实用妇女保健学

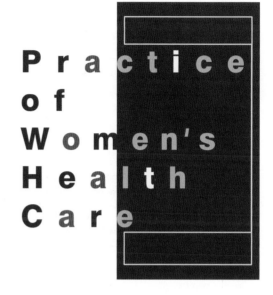

Practice of Women's Health Care

主　编　王临虹
副主编　李　芬　熊　庆　狄江丽

人民卫生出版社
·北　京·

图书在版编目（CIP）数据

实用妇女保健学 / 土临虹主编. —北京：人民卫
生出版社，2021.12
　ISBN 978-7-117-32592-9

　Ⅰ．①实⋯　Ⅱ．①王⋯　Ⅲ．①妇女保健学　Ⅳ.
①R173

中国版本图书馆 CIP 数据核字（2021）第 268347 号

人卫智网	www.ipmph.com	医学教育、学术、考试、健康，
		购书智慧智能综合服务平台
人卫官网	www.pmph.com	人卫官方资讯发布平台

实用妇女保健学
Shiyong Funübaojianxue

主　　编：王临虹
出版发行：人民卫生出版社（中继线 010-59780011）
地　　址：北京市朝阳区潘家园南里 19 号
邮　　编：100021
E - mail：pmph @ pmph.com
购书热线：010-59787592　010-59787584　010-65264830
印　　刷：人卫印务（北京）有限公司
经　　销：新华书店
开　　本：889×1194　1/16　印张：41
字　　数：1212 千字
版　　次：2021 年 12 月第 1 版
印　　次：2022 年 2 月第 1 次印刷
标准书号：ISBN 978-7-117-32592-9
定　　价：268.00 元

打击盗版举报电话：010-59787491　E-mail：WQ @ pmph.com
质量问题联系电话：010-59787234　E-mail：zhiliang @ pmph.com

编委名单
（按姓氏笔画排序）

丁　叶	南京医科大学公共卫生学院		吴尚纯	国家卫生健康委科学技术研究所
于学文	西安交通大学第一附属医院		张　迅	四川大学华西第二医院
王　梅	国家体育总局体育科学研究所		张　岱	北京大学第一医院
王临虹	中国疾病预防控制中心		张　渺	京东健康家庭医生部
王晓东	四川大学华西第二医院		张小松	北京大学妇儿保健中心
王惠珊	中国疾病预防控制中心妇幼保健中心		张欣文	西安市人民医院
占琪涛	浙江大学医学院附属妇产科医院		张敬旭	北京大学公共卫生学院
冯国芳	浙江大学医学院附属妇产科医院		杨慧霞	北京大学第一医院
邢爱耘	四川大学华西第二医院		林　元	福建省妇幼保健院
毕　蕙	北京大学第一医院		林　蓓	中国医科大学附属盛京医院
朱丽萍	上海市妇幼保健中心		罗　荣	中国疾病预防控制中心妇幼保健中心
朱依敏	浙江大学医学院附属妇产科医院		周　淑	四川大学华西第二医院
苏穗青	北京妇幼保健院		周晓军	重庆市妇幼保健院
杜玉开	华中科技大学同济医学院		赵更力	北京大学妇儿保健中心
杜其云	湖南省妇幼保健院		段学宁	北京大学第一医院
李　芬	西安交通大学第一附属医院		保毓书	北京大学公共卫生学院
吴久玲	中国疾病预防控制中心妇幼保健中心		钱　序	复旦大学公共卫生学院
汪之顼	南京医科大学公共卫生学院		符绍莲	北京大学公共卫生学院
陆　叶	北京大学第一医院		梁　娟	四川大学华西第二医院
陈　倩	北京大学第一医院		程蔚蔚	中国福利会国际和平妇幼保健院
狄江丽	中国疾病预防控制中心妇幼保健中心		游　川	首都医科大学附属北京妇产医院
吴方银	四川省妇幼保健院		熊　庆	四川省妇幼保健院

前　言

随着社会的进步和科学技术的发展，妇幼健康事业已取得长足的进步，妇女儿童健康状况也得到了极大的改善。妇女的健康状况不仅反映妇女本身的健康问题，还体现一个国家政治、经济、文化和整个社会人群健康的整体水平。妇女的健康直接关系到社会的稳定、家庭的幸福、儿童的生存和发展。妇女已从生儿育女和照顾家庭的单一角色向重要的多层面的社会角色转变，妇女的健康需求也随之发生了根本的变化。妇女的健康是人类健康的基础，关系到从受精卵期开始到胎儿期、新生儿期、儿童期、青少年期、青春期、围婚期、孕产期、更年期及老年期等各个重要的生命阶段。每个阶段都有其独特的生理、病理及保健特点。并且妇女的健康还影响到下一代的健康质量，以致影响到整个人口素质和社会的发展。

随着我国社会经济迅速发展，人民生活水平逐步提高，妇女对健康和妇女保健服务的需求也在不断增大，特别是由于我国政府对公共卫生和妇幼保健事业的高度重视，我国妇女保健在延长妇女平均期望寿命、降低孕产妇死亡率、妇女常见病的防治、职业妇女的劳动保护等方面均取得了显著的成效。同时，我国从事妇女保健的队伍也在不断扩大，妇幼健康服务机构的建设得到不断加强和完善，而提高妇女保健人员的服务质量便成为当务之急。为适应时代的发展，特编写本书以供妇女保健人员参考学习。

新时代更加关注妇女全生命周期健康，在妇女保健服务提供上强调高质量发展。为适应妇女保健新需求，促进从事妇女保健专业人员的能力，提高和规范服务技能，特组织专家商讨编写了这本集妇女保健理论与实践、预防保健与临床、专业技术与管理相结合的实用性书籍。本书分为妇女全生命周期保健、生育调节、妇女综合性保健、妊娠期常见合并症及并发症的防治和管理、妇女常见病防治与管理，以及妇女保健管理六篇，共二十五章，涵盖了妇女保健的发展历史和趋势，妇女一生各阶段的保健，营养、运动、心理、环境、性暴力、性与妇女保健、妇女常见病筛查与管理、妇女保健管理、信息化与妇女保健以及健康教育与妇女保健等内容。本书的另一个特点是以妇女全生命周期保健为基础，保健与临床相结合，系统介绍了孕产期合并症/并发症、妇女常见疾病以及新生儿疾病的诊疗常规，以供妇女保健人员在保健服务时及早识别生理、心理疾病，及时给予治疗。因此，本书不仅是从事妇女保健和管理人员的必备参考书，对妇产科临床医师也不失为一本充实保健知识的实用参考书。

本书由中华预防医学会妇女保健分会组织编写，参与编写人员涉及各大专院校、各级妇幼保健机构、各相关专业和研究机构等在国内外本专业领域享有声望的专家，同时也吸纳了部分年轻有为的中青年专家。本书编写历时三年，各位专家都倾注了大量心血和热情，在此对所有参加编写的专家们表示衷心的感谢，同时对参加编写管理人员的辛勤工作和对本书编写给予支持的相关人员表示由衷的谢意。

由于我们在专业理论和保健服务方面的认识和经验有限，本书尚不能完全满足所有专业需求，在编写过程中难免出现问题和错误，本书出版之际，恳切希望广大读者在阅读过程中不吝赐教，欢迎发送邮件至邮箱 renweifuer@pmph.com，或扫描封底二维码，关注"人卫妇产科学"，对我们的工作予以批评指正，以利于我们在今后的编写和修订中加以补充和改正，更好地为大家服务。

2022 年 1 月

目　录

绪 论

妇女的健康是人类生存和发展的要素,妇幼保健工作是健康保障体系的重要组成部分,妇女儿童健康状况直接影响到整个人群的健康水平,对于促进社会经济发展有着重要作用。妇女保健(women's health)是以预防为主,以维护妇女健康为目的,针对妇女的主要健康问题,发展有效的社会机制,在政府有关妇女儿童健康的公共政策保障下,建立妇幼保健服务体系,以基层妇幼医疗保健为基础提供全生命周期妇女保健服务,提高公众妇女健康教育水平,增进妇女身心健康状况,预防妇女常见疾病和减少死亡率,不断提高妇女期望寿命,特别是健康期望寿命,最大限度地改善妇女不同阶段的生命质量。

第一节 妇女保健的重要性

一、妇女健康是构建和谐社会的基础

妇女不但是国家现实人力资源不可忽视的重要组成部分之一,同时还承担着无可替代的健康代际传递这一历史使命,妇女一生的健康关系到社会和家庭的和谐与稳定,同时也是社会生产力和劳动力的重要部分。妇女健康直接关系到儿童的健康,儿童是国家的未来,是人类健康的起点,民族的希望,儿童的健康状况不仅影响到儿童自身整个生命周期的生存状态,而且通过直接影响其智力和行为发育水平而关系到他们未来的生产力和创造力。因此,在人口总体健康中,妇女儿童健康是关键性的环节,具有对人类发展的久远影响。对于任何国家和人口来说,如果没有妇女和儿童的健康就谈不上社会成员的整体健康。妇女和子女是家庭的重要组成部分,是家庭存续不可或缺的前提与条件,如果没有妇女儿童的健康,就不可能有家庭的和谐与幸福。因此,提高妇幼卫生水平、促

进妇女儿童健康状况,对于推动国家的社会经济发展、构建和谐社会具有全局性和战略性的意义。

二、妇幼健康是衡量一个国家或地区社会发展水平和文明程度的重要指标

健康不仅意味着没有疾病和不适,而且是指在生理、心理和社会适应方面的完好状态。因此,健康,尤其是人口整体的健康是社会发展的基本前提和动力,也是人类始终为之奋斗的方向。由于妇女儿童是社会及社会发展中的弱势群体,他们在各类人口群体中的生存和健康状况相对较差,也最脆弱,因此妇女儿童的生存和健康状况,不仅反映一个国家或地区医疗卫生水平的同时,也成为体现国家发展质量的一个基础性社会指标。在国际社会,将妇幼卫生指标的孕产妇死亡率和婴儿死亡率作为衡量社会发展和公平性的综合性指标已成为惯例,1990—2015 年联合国"千年发展目标(millennium development goals,MDGs)"以及2016—2030 年"全球可持续发展议程(sustainable development goals,SDGs)"提出的目标要求都将降低孕产妇死亡率和儿童死亡率以及改善妇幼保健和生殖健康等妇幼卫生领域内容作为全球发展的重要目标。因此,在国际社会,妇幼卫生指标一直受到关注和重视,妇幼健康状况不仅直接影响到现实的社会经济发展,而且更将惠及几代人甚至几个世纪。加强妇幼卫生投资应该成为国家整体发展战略中的一个重要组成部分,为国民经济的持续、健康和快速的发展提供基础和保障,同时加强对妇幼卫生领域的投资具有明显提高国家公共卫生服务边际效益的作用。

三、妇女儿童健康代表着整体人口健康素质和卫生保健需求

妇女和儿童占据着全世界总人口的 2/3,他们

的健康状况对人口的总体健康水平有着很大的影响和作用。与其他人群相比，妇幼群体由于生理、心理特点以及涉及生命早期健康，保健内容较为独特，因此，他们对医疗卫生和健康促进的需求，代表着最广大、最基本、最迫切的健康需求。特别是在我国，由于人口众多，妇女儿童健康状况和妇幼卫生服务水平仍然不足和发展不平衡，妇女儿童健康成为反映我国医疗卫生事业发展水平和质量以及体现整体人口健康素质的"温度计"。由于婴幼儿和孕产妇死亡很大程度上与国家策略、社会因素以及妇幼卫生服务质量等综合因素相关，降低婴幼儿和孕产妇死亡率对于降低人口死亡率、延长人均期望寿命、提高人口整体健康素质具有关键性的意义，应列为社会发展和医疗卫生事业发展的优先领域。

四、孕产妇死亡率和儿童死亡率的降低对提高人口平均期望寿命贡献巨大

人类死亡模式演变的规律表明，不同年龄人口的死亡率下降对人口平均期望寿命提高的贡献不同。国际经验显示，对尚不发达、人口死亡水平相对较高的发展中国家来说，在各人口年龄组中，儿童死亡率特别是婴儿死亡率的降低对人均期望寿命的提高有着重要的作用。根据我国 2015 年全国人口抽查资料计算出的数据显示：2015 年我国男性和女性的出生时平均期望寿命分别为 73.6 岁和 79.4 岁。在 2000—2015 年间我国人口平均期望寿命提高了 4.9 岁。其中，5 岁以下儿童死亡率的下降对寿命延长作出了约 23.5% 的贡献，即仅因 5 岁以下儿童死亡率的降低就提高了中国人口 1.2 岁的寿命。全球疾病负担研究显示，我国孕产妇死亡和 5 岁以下儿童死亡导致对期望寿命的损失 1990 年为 3.89 岁，2015 年为 0.97 岁，说明妇幼健康对人口期望寿命的影响巨大，也体现出我国在降低孕产妇和儿童死亡率方面做出的努力，以及对提高我国人均期望寿命作出的巨大贡献。

五、维护妇女儿童的健康权益责无旁贷

党和政府始终把维护妇女儿童的健康权益、促进妇女儿童发展作为义不容辞的责任。自新中国成立以来，《中华人民共和国宪法》就将妇女儿童受国家保护列入其中。20 世纪 90 年代以来，我国先后制定和发布了《中华人民共和国母婴保健法》《中华人民共和国人口与计划生育法》《妇女权

益保障法》和每 10 年颁布的《中国妇女发展纲要》《中国儿童发展纲要》等一系列法律法规和条例规划，特别是 2016 年中共中央和国务院颁布的《"健康中国 2030"规划纲要》，将保障妇女儿童健康列入推进健康中国建设的重要内容之一，规划纲要不仅明确提出妇幼健康的发展目标，还将提高妇幼健康水平作为加强重点人群健康服务的重要任务加以部署。妇幼卫生服务承载了保证基本国策贯彻和推行的职能，特别是在提供技术服务、提高人口素质方面发挥了重要的基础性作用。近年来，随着我国的生育策略的调整和相应政策的出台，从另一方面给我国的妇幼卫生事业发展和人口素质的提高提出了更高和更多的要求，使得妇幼卫生承担着具有特殊意义的历史使命。

综上所述，长期以来，我国十分重视妇幼卫生工作的发展，加大了对妇幼卫生事业的投入，建立和改善了妇幼卫生服务体系和设施，明显改善了妇女儿童的生存和健康状况。随着我国社会经济状况的迅速发展，人民生活水平逐步提高，对健康和妇女保健服务需求不断增大，特别是党和政府对公共卫生的高度重视，都对妇幼卫生工作的内涵与目标提出了更高的要求，但同时也为妇幼卫生事业的发展带来了新的机遇和挑战。

（王临虹）

第二节　国际妇女保健策略与发展

世界卫生组织（World Health Organization，WHO）在 2009 年发布的《妇女与健康：当今的证据和未来的议程》报告将妇女全生命周期分为：女童期（从出生到 9 岁），青春期（10～19 岁），成年期（20～59 岁）和其中的育龄期（15～44 岁），老年期（60 岁及以上）。报告认为，如果不能在妇女生命历程的适当时期处理其健康问题，则可能造成后期更为严重的结果和付出更大的代价。在一个人口日益老龄化的现实世界中，我们所面临的挑战是如何预防和管理今天的风险因素，以确保它们不会导致明天的慢性健康问题。

一、妇女生命全程保健的重要性

出于生物和行为方面的优势，妇女的寿命一般比男性长，但这并不表明她们就一定更健康。有些健康问题只限于妇女，例如妊娠和分娩等，只有妇女可能遭受其负面影响。妊娠和分娩并非疾病，而是

具有健康风险并需要卫生保健的生理和社会过程。

1. 一个公平的开端对于妇女健康至关重要 成年妇女面临的许多健康问题源自儿童期。女童的营养状况是女性一生健康的决定因素，同时女性营养不良会产生跨代影响。防止虐待和忽略女童，并确保其在幼儿期生活在一个公平的支持性环境中，将有助于女性健康在生理、心理和社会各方面都达到最佳发展状态，同时可避免各种危险行为和疾病负担。

青少年要健康地过渡到成人期，必须解决他们的健康和发展需求。社会应为青少年提供必要的支持环境以减少与不安全性行为、物质滥用、不良饮食及身体活动有关的潜在有害行为因素，预防和避免这些有害行为的发生。在许多高收入国家，少女的吸烟、饮酒行为日益增加，而且肥胖症也越来越多。做好青春期保健，帮助青少年在青春期养成健康的生活习惯，将使其在成年期获得健康受益，包括可以降低心血管疾病、脑卒中和癌症导致的死亡率和残疾率。

在年轻时确立健康生活习惯可以帮助妇女积极健康地活到高龄岁数。由于妇女寿命通常比男性长，所以她们在整个老年人口中的比例越来越高，因此做好妇女保健有助于预防和管理老年相关的慢性健康问题，减少承担与照护老年妇女的相关费用。

2. 性和生殖是妇女健康的核心问题 生育年龄期间的妇女健康不仅仅与妇女自身有关，而且还对下一代的健康与发展产生影响。例如，妊娠和分娩并发症是导致发展中国家 15～19 岁年轻妇女死亡的主要原因。在全球，人类免疫缺陷病毒（简称"艾滋病病毒"）/获得性免疫缺陷综合征（简称"艾滋病"）是育龄妇女的主要死因之一，在生物因素和基于性别的不平等因素的综合作用下，女童和妇女特别容易遭受艾滋病病毒的感染。在低收入和中等收入国家中，缺乏避孕措施以及不安全的性行为导致意外妊娠、不安全堕胎、妊娠和分娩并发症，以及包括艾滋病病毒在内的性传播感染。暴力是影响妇女性与生殖健康的另一个重要风险因素，并还可能导致不良精神健康和其他慢性健康问题。

3. 慢性病、损伤和精神健康不良的代价 妇女还面临其他一些重要的健康挑战。道路交通损伤是导致少女和育龄妇女死亡的五大主要原因之一；自杀是全球 20～59 岁妇女的主要死因之一；

精神健康问题，特别是抑郁症，是导致各个年龄段妇女残疾的主要原因。低收入、中等收入以及高收入国家 60 岁以上妇女的主要慢性健康问题是心血管疾病和脑卒中。另一个重要的死亡和残疾原因是慢性阻塞性肺病，这主要与妇女作为家庭主妇经常接触烟雾和室内空气污染有关。对于多数妇女而言，随年龄增长会丧失视力——每年有 250 多万老年妇女失明，她们如果能够获得必要的卫生保健服务，特别是白内障手术，这种残疾负担多可避免；在低收入国家，妇女遭受的另一个可避免的致盲原因是沙眼。

二、促进妇女健康与发展的全球策略

自 20 世纪 70 年代以来，国际社会和各国政府为保障妇女健康已召开了多次国际性元首级会议，颁布了一系列重要的宣言和行动纲领。这些具有里程碑意义的事件，在一定程度上推动了国际妇女健康的发展，其所达成的共识至今仍然对妇女健康的发展具有重要的指导意义。

1. 国际妇女年及第一次世界妇女大会 作为"国际妇女年"的重要活动之一，首次世界妇女大会于 1975 年 6 月 19 日～7 月 2 日在墨西哥首都墨西哥城召开。此次大会是自联合国成立以来第一次专门讨论妇女问题的世界性政府间会议，来自 133 个国家和地区的代表团、联合国各专门机构和有关组织的 1 000 多名代表（其中 70% 是妇女）出席了会议。

会议通过了《关于妇女的平等地位和她们对发展与和平的贡献的宣言》（简称《墨西哥宣言》）和《实现妇女年目标而制定的世界行动计划》（简称《世界行动计划》）。《墨西哥宣言》中特别明确了男女平等的基本定义，即：男女作为人的尊严和价值的平等以及男女权利、机会和责任的平等。

2. 阿拉木图国际初级卫生保健会议 1978 年，国际初级卫生保健会议制定了八项初级卫生保健任务，并将妇幼保健和计划生育纳入其中。大会号召各国及国际社会采取有效行动，在全球特别是在发展中国家开展初级卫生保健。会议发表的《阿拉木图宣言》中初级卫生保健的八大任务包括：

1）对当前主要卫生问题及其预防和控制方法的健康教育。

2）改善食品供应和合理营养。

3）供应足够的安全卫生水和基本环境卫生设施。

4）妇幼保健和计划生育。

5）主要传染病的预防接种。

6）预防和控制地方病。

7）常见病和外伤的合理治疗。

8）提供基本药物。

3. 国际母亲安全会议 1987 年，在肯尼亚的首都内罗比召开的国际母亲安全研讨会上第一次向全世界提出"母亲安全"的倡议，以动员政府和国际社会对妇女的健康以及对降低孕产妇死亡率和患病率给予足够重视。母亲安全行动倡导的核心内容包括：

1）提供计划生育服务和流产后保健。

2）促进产前保健。

3）确保分娩时有专业助产人员在场。

4）改善基本产科服务。

5）满足青少年的生殖健康需要。

4. 世界儿童问题首脑会议 1990 年，联合国世界儿童问题首脑会议在纽约联合国总部举行，共有 70 多个国家的国家元首或政府首脑以及数十个国家的外长出席会议。会议通过了《关于儿童生存、保护和发展的世界宣言》（简称《宣言》），并制订了《执行九十年代儿童生存、保护和发展世界宣言行动计划》。

《宣言》对国际社会加强合作，共同采取行动的 10 点方案作出承诺：①努力推动尽早批准和执行《儿童权利公约》；②努力推动扎实的全国性和国际性行动，以增进儿童健康、促进产前保健，并降低所有国家、所有民族的婴儿和儿童死亡率；③努力通过消除饥饿、营养不良和饥荒的措施，使儿童获得最大限度地成长和发展；④努力加强妇女的作用和地位；⑤尊重家庭在抚养儿童方面的作用，并支持父母、其他保育人员和社区对儿童，从童年早期至青春期的养育和照料；⑥制订减少文盲、提供教育和就业机会的方案；⑦努力改善千百万生活在特殊困难环境中的儿童的命运；⑧保护儿童免遭战争之灾祸，给予世界各地的儿童一个和平与安全的未来；⑨采取共同措施，在所有层次上保护环境；⑩努力向贫穷发起全球性进攻，促进儿童的福利。这些承诺不仅改变了很多女童的命运，更是通过加强妇女的作用和地位，确保孕产保健，保护了母亲安全。

5. 第三次国际人口与发展大会 1994 年 9 月 5～13 日，在埃及首都开罗召开了第三次国际人口与发展大会。这次会议是继 1974 年的布加勒斯特世界人口大会和 1984 年的墨西哥城国际人口大会之后，联合国主持召开的第三次国际人口问题专门会议。

会议通过了《国际人口与发展会议行动纲领》（简称《行动纲领》），这个纲领不仅全面地阐述了人口与可持续发展之间的关系，还提出了"生殖健康"这一国际健康新概念。此外，其《行动纲领》指出所有国家应不迟于 2015 年，致力于尽早通过初级保健制度，为所有适龄人群提供生殖保健。生殖保健可定义为通过预防和解决生殖健康问题而促进生殖健康的各种方法、技术和服务。初级卫生保健中的生殖保健范围应包括：

1）计划生育咨询、资料、教育、交流、服务和转诊。

2）产前、安全分娩和产后保健的教育和服务，特别是母乳喂养和母婴保健。

3）不孕症的预防和适当治疗。

4）流产、预防流产及流产后保健。

5）生殖道感染和其他生殖健康方面的干预。

6. 第四届世界妇女大会 1995 年 9 月 4～15 日，第四次世界妇女大会在中国北京召开。本次会议的主题是"以行动谋求平等、发展与和平"，并以"教育、健康、就业"为次主题。

会议通过了《北京宣言》和《行动纲领》，敦促各国政府作出政治承诺，用行动消除对妇女的一切歧视，实现平等、发展与和平的崇高目标。行动纲领的战略目标及内容涵盖了妇女与贫困、妇女与教育、妇女与保健、妇女与暴力、妇女与战争、妇女与经济、妇女与参政、提高妇女地位的机制、妇女的人权、妇女与媒体、妇女与环境、女童和老年妇女。

7. 联合国千年发展目标 在 8 个千年发展目标（millennium development goals，MDG）中，目标 5（MDG5）是直接与妇女健康有关的全球目标。其中 MDG5a：到 2005 年将孕产妇死亡率降低 3/4，倡导由熟练技术的接生人员进行分娩照护，以减少孕产妇死亡；MDG5b：到 2015 年实现普遍享有生殖保健，主要通过对青少年生育率、避孕现用率、产前保健率和为满足的计划生育需要这四个指标来监测全球生殖保健的进展。而目标 1（MDG1）"消灭极端贫穷和饥饿"是妇女生存的基础，目标 2（MDG2）"实现普及初等教育"和目标 3（MDG3）"促进两性平等并赋予妇女权力"是妇女健康的重要社会决定因素，目标 6（MDG6）"控制艾滋病病毒／艾滋病、疟疾以及其他疾病"直接影响妇女健康。

8. 2005 年世界卫生报告　重视每个母亲和儿童的健康。2005 年,对于母亲、新生儿和儿童健康来说是重要的一年。世界卫生组织在 2005 年 4 月 7 日世界卫生日之际发布主题为孕产妇和儿童健康的《2005 年世界卫生报告:重视每个母亲和儿童的健康》;报告主要介绍了目前在孕产妇和儿童卫生保健方面不均衡的进展情况,制定加速改善孕产妇和儿童卫生保健状况的可行战略。

大多数儿童和孕产妇的死亡发生在发展中国家,尤其是撒哈拉以南的非洲。造成这种地区不公平的关键因素是妇女儿童得不到及时保健。因此,报告提出了新的战略,具体包括:

1) 更新技术,分配任务,重新定义责任。

2) 孕产妇和新生儿保健的关键有赖于提供专业的保健服务。

3) 使每个地区都能开展持续的全程保健。

4) 依靠卫生系统的发展来重建孕产妇和新生儿保健项目。

9. 促进妇女儿童健康全球战略　2010 年,在千年发展目标峰会举行之际,联合国及其合作伙伴于 9 月 22 日在纽约共同发布了《促进妇女儿童健康的全球战略》,旨在大力推动改善妇女和儿童健康的行动,降低孕产妇和 5 岁以下儿童死亡率,实现相关千年发展目标。

为了增进融资,加强政策,改善服务提供,全球战略提出了迫切需要采取行动的关键领域。这些领域包括:①支持国家主导的卫生计划,通过增加可预见和可持续投资给予支持;②综合提供卫生服务和拯救生命干预措施,使妇女儿童能够在需要时、在适当地点获得预防、治疗和护理;③加强卫生系统,配备足够数量和技术熟练的卫生骨干队伍;④以革新方法开展融资、产品开发和提供优质高效的卫生服务;⑤改进监测和评估,确保所有行为者对结果负责。

与妇女保健相关的一揽子服务包括:计划生育宣传和服务、产前、分娩和产后护理、产科急诊和新生儿护理、在分娩期间提供熟练照护、安全的堕胎服务(如果法律不禁止堕胎),以及艾滋病病毒和其他性传播感染的预防。保健干预重在改善健康促进,加强卫生部门与其他部门的协调,以解决对健康有影响的问题,包括环境卫生、安全饮用水、营养不良、两性平等和赋予妇女权力。

10. 可持续发展议程和可持续发展目标　2015 年 9 月,联合国通过了《改变我们的世界:2030 年可持续发展议程(sustainable development goal,SDG)》,为以下 5 个愿景制订行动计划:①人类(people):消除一切形式和层面的贫穷与饥饿,确保所有人能够平等和有尊严地在一个健康的环境中施展自己的潜能。②地球(planet):保护地球免遭退化,要以可持续的方式进行消费和生产及管理地球的自然资源,并在气候变化问题上紧急采取行动,使地球能够满足今世后代的需求。③繁荣(prosperity):确保所有人都能过上优裕和充实的生活,实现与大自然保持和谐的经济、社会和技术进步。④和平(peace):推动创建没有恐惧与暴力的和平、公正和包容的社会。没有和平,就没有可持续发展;没有可持续发展,就没有和平。⑤伙伴关系(partnership):加强全球团结的精神,在所有国家、所有利益攸关方和全体人民的参与下,恢复全球可持续发展伙伴关系的活力,尤其注重满足最贫穷、最弱势群体的需求。

联合国在通过 2030 可持续发展议程的同时,还宣布了 17 个可持续发展目标,这 17 个目标是一个整体,不可分割,它兼顾了可持续发展的三个方面:经济、社会和环境。包括:

目标 1:在全世界消除一切形式的贫穷。

目标 2:消除饥饿,实现粮食安全,改善营养和促进可持续农业。

目标 3:让不同年龄段的所有人都过上健康的生活,促进他们的福祉。

目标 4:提供包容和公平的优质教育,让全民终身享有学习机会。

目标 5:实现性别平等,增强所有妇女和女童的权能。

目标 6:为所有人提供水和环境卫生并对其进行可持续管理。

目标 7:每个人都能获得价廉、可靠和可持续的现代化能源。

目标 8:促进持久、包容性的可持续经济增长,促进充分的生产性就业,促进人人有体面工作。

目标 9:建设有韧性的基础设施,促进包容性的可持续工业化,推动创新。

目标 10:减少国家内部和国家之间的不平等。

目标 11:建设包容、安全、有韧性的可持续城市和人类住区。

目标 12:采用可持续的消费和生产模式。

目标 13:采取紧急行动应对气候变化及其影响。

目标 14:养护和可持续利用海洋和海洋资源

以促进可持续发展。

目标 15：保护、恢复和促进可持续利用陆地生态系统，可持续地管理森林，防治荒漠化，制止和扭转土地退化，阻止生物多样性的丧失。

目标 16：创建和平、包容的社会以促进可持续发展，让所有人都能诉诸司法，在各级建立有效、可问责和包容的机构。

目标 17：加强执行手段，恢复可持续发展全球伙伴关系的活力。

为了确保在今后 15 年中妇幼健康的可持续发展，确保每个妇女、儿童和青少年享有健康福祉，一个更新版的《妇女、儿童和青少年健康全球战略（2016—2030）》也于 2015 年发布。更新的妇女、儿童和青少年全球战略有三个总目标：生存、繁荣和变革。

终结可预防死亡的生存目标如下：将全球孕产妇死亡率降低到小于 70/10 万活产；将各国新生儿死亡率降低到小于 12‰ 活产；将各国 5 岁以下儿童死亡率降低到小于 25‰ 活产；终结艾滋病、结核病、疟疾、被忽略的热带病和其他传染病的流行；使非传染性疾病造成的过早死亡概率减少 1/3，促进精神健康和福祉。

确保健康和福祉的繁荣目标如下：终结各种形式的营养不良，满足少女、孕妇、乳母和儿童的营养需要；确保普遍可及的生殖保健服务（包括计划生育服务）和权力；确保所有女童和男童都能实现高质量的幼儿期发展；大幅度减少污染相关的死亡和疾病；实现全民健康覆盖，包括个人经济风险保护和获得高质量的基本服务、药物和疫苗。

扩大促进性环境的变革目标如下：消灭极端贫困；确保所有女童和男童完成免费、公平和优质的中等教育；消除所有针对妇女和女孩的有害做法、歧视和暴力；实现普遍获得安全且可负担的饮用水以及环境卫生和个人卫生；加强科学研究，提高技术能力和鼓励创新；为所有人提供法律身份，包括出生登记；加强促进可持续发展的全球伙伴关系。

这一全球战略基于生命历程理念，以便在各个年龄都实现最高可及的身体、精神和社会健康状况和福祉标准。一个人在生命各个阶段的健康状况都会影响其他阶段的健康，并对下一代的健康产生累积效应。我们现在的行动到 2030 年将会产生巨大的回报：终结可预防的孕产妇、新生儿、儿童和青少年死亡及死产；在妇女、儿童和青少年

健康和营养方面的投资将通过更好的学业成就、劳动力参与和社会贡献实现至少 10 倍回报；全球卫生大趋同是所有妇女、儿童和青少年获得生存和繁荣的平等机会。

（钱　序）

第三节　中国妇女保健的发展

妇女的健康状况与其所处的社会阶段、享有的社会地位以及当时的社会、经济、政治、文化发展状况密不可分。在中华人民共和国成立之前，中国长期处在半封建半殖民地状态，医疗卫生体系发展及人民健康状况较差，特别是妇女社会地位极其低下，整体医疗卫生水平处于较低的状况，不能为妇女和儿童提供最基本的医疗保健服务。当时，妇女早婚、早育、多产极为常见，几乎没有孕产期就医和医疗保健服务，妇女在家分娩，由传统接生婆接生，孕产妇感染、出血、新生儿破伤风、营养不良、子宫脱垂、尿瘘发生率极高，严重威胁妇女儿童的健康与生命。中华人民共和国成立之后，党和国家对妇女儿童健康极为关注，妇幼卫生事业逐步发展，经过几十年努力，妇幼卫生保障体系建设和妇女儿童健康改善取得了巨大的成就。

一、新中国成立初期妇女保健事业开始发展

1949 年新中国建立以来，妇女在政治、经济、社会等各方面享有与男子平等权利。《中华人民共和国婚姻法》保障妇女婚姻自由，废除买卖婚姻与一夫多妻制。

我国妇幼保健工作的发展，经历过一个漫长的由低到高、由点到面的过程。回顾 70 年来妇女保健事业的发展，一些较大的妇女保健事件，始终贯穿着面向基层大众和预防为主、防治结合的精神和理念。

新中国成立前，威胁我国妇女儿童生命的最突出原因是产褥热（产褥感染）和新生儿破伤风，主要是由于在家庭分娩和传统的接生婆接生所造成。于是，当时妇幼卫生的重点为改造旧接生婆，推广"新法接生"，最主要的就是倡导措施为消毒接生，提出"三消毒"，指接生人员的手、接生器械和产妇外阴清洁消毒，之后加上新生儿脐带断端消毒为"四消毒"。通过倡导、培训以及政策要求，

在比较短的时间内，孕产妇感染和新生儿破伤风得到了有效控制，此后我国孕产妇和婴儿死亡率有了明显下降。

另外，针对当年的以梅毒和淋病为主的性病流行，开展了突击封闭所有的性交易场所，解放性工作者，免费为她们查病治病，为他们培训文化和劳动技能，使她们成为自食其力的劳动者。与此同时，国家组织了"驱梅队"，到农村、牧区、少数民族和边远地区为性病患者免费治疗。到20世纪60年代中期，我国宣布已基本消灭了性病，这在世界上都成为公共卫生成就的壮举。

20世纪50年代中期，出现了妇女集中的工厂发生女职工生殖道感染和滴虫性阴道炎的小流行，查证由于工厂为女职工新建的浴池是传播媒介。为此，工厂普遍将女浴池改造为淋浴室，并积极为患者进行治疗，使滴虫性阴道炎的小流行很快得到控制。这是我国妇女疾病以预防为主、防治结合成功的又一事例。

同时，针对妇女子宫脱垂和尿瘘发生率高的情况，开展对接生人员的培训，加强分娩时的助产保护和接生技能，减少子宫脱垂和尿瘘的发生。与此同时，政府动员全国妇产科力量，集中为新旧患者免费治疗，大大解除了广大妇女的病痛。目前，由于生育次数的减少和产科质量的提高，这两种疾病在我国的发生率已大为降低。

为了能对妇女常见病（特别是恶性肿瘤）的早发现、早治疗，从20世纪70年代开始，在全国大中城市，先后开始了每2~3年定期进行一次妇女病普查普治，主要包括妇女常见的妇科炎症、妇女恶性肿瘤及子宫肌瘤等良性疾病。经过几十年的努力，宫颈癌的发病率、死亡率逐年下降。社会经济发展、医疗水平、卫生条件的改善，性行为和生育观念的改变，以及普查发现的生殖系统各种生殖道感染、癌前病变得到及时治疗是宫颈癌发病率、死亡率下降的主要原因。再次证明预防工作在妇女保健中的重要性。

二、改革开放时期妇女保健的进展

20世纪70年代，在我国改革开放的初期，首先加强孕产期和儿童系统保健服务，逐步建立由孕晚期开始的保健服务向孕早期开始的系统保健服务制度；大力推广住院分娩，提高住院分娩率；开始探索并逐步形成高危孕产妇管理雏形，提高基层孕产妇和婴幼儿救治能力；关注农村高孕产

妇死亡地区，致力于降低高发地区的孕产妇和儿童死亡率。由于我国人口众多，人口质量不高，我国推行少生优生的人口政策，并大力推广以避孕为主的计划生育，这又给妇幼保健工作带来新的工作和技术任务，计划生育和避孕技术研发和策略实施进入了前所未有的发展阶段。在控制生育数量的同时，注重孕产妇和婴儿的保健，改善营养状况，降低各种疾病的发生，提高了妇女和儿童的健康。20世纪80~90年代，大力加强国际合作，一方面，学习和吸收国际先进理念和技术；另一方面，以项目合作形式获得大量国际组织经费支持，针对我国农村和偏远地区的孕产妇和儿童死亡率高的状况，通过加强基层妇幼卫生合作项目，开展大量针对基层妇幼人员的培训，配备大批妇幼卫生医疗基本设备，大大提高了基层和农村地区的妇幼保健服务的知识和技能，减少城乡差距。

1995年颁布的《中华人民共和国母婴保健法》，将母婴保健工作法制化，使妇女们能享受到有法律保障的医疗保健服务。逐步完善妇幼健康信息统计制度，为科学决策提供支撑。推动妇幼卫生的法制化建设，颁布《中华人民共和国母婴保健法》及其实施办法，形成了"以保健为中心，以保障生殖健康为目的，实行保健和临床相结合，面向群体、面向基层和预防为主"的妇幼卫生工作方针，为妇幼体系建设、工作制度建立、妇幼卫生服务的优先重点人群的确立提供了基本保障。为加强妇幼健康工作的落实，中国政府颁发第一个儿童发展纲要和妇女发展纲要，将妇女儿童健康事业推向了更高的台阶。

但是，20世纪80年代，随着改革开放和对外交往的扩大，人们的生活态度和性行为也受到了较大影响，使得性传播疾病在我国死灰复燃，梅毒、淋病等性病发病率逐年增高，以致之后艾滋病感染开始在我国悄然流行。与性行为传播相关人乳头瘤病毒（human papilloma virus，HPV）感染造成的宫颈癌的发病率和死亡率也面临上升的威胁；由于生活方式的改变，乳腺癌发病率上升趋势明显，已成为我国妇女恶性肿瘤发病之首，我国妇女健康与保健需求又面临新的挑战。

三、21世纪妇女保健的变革

进入21世纪，随着我国社会经济的不断发展，我国妇幼卫生也在逐步调整自己的工作内容和方向，以顺应社会和时代的发展及民众健康的需要。

在采取各种防控措施、继续加强孕产妇系统保健、提高住院分娩率、降低农村孕产妇和婴儿死亡的同时，在城市及经济发达地区，力求建立多层次的妇幼卫生服务体系，提供多维度更加人性化的、涉及全生命周期妇女保健服务，从理论到实践发展，从青春期、育龄期、孕产期、更年期到老年期各生命时期保健服务内涵的扩展，以满足不同人群的要求。同时，通过大量的科学研究，制定医疗保健各种规范、制度，使妇幼卫生工作向科学化、法制化的发展更加深入。

在我国政府颁布新十年《中国妇女发展纲要》和《中国儿童发展纲要》的指引下，先后修改和制定了一系列与妇女保健相关的法律法规，为进一步加强妇女保健工作，规范妇女保健和生殖健康服务提供了有力的政策支撑。新"两纲"的颁布是我国政府对联合国成员国共同签署的《千年发展目标（1990—2015）》的承诺，对我国政府制定我国社会发展规划、相关政策法规和妇女健康指标等起到了积极的促进作用，妇幼卫生和生殖健康服务在新千年得到了进一步的发展。主要表现在妇幼卫生相关管理、技术法规的不断完善，注重推进先进的、适宜的医疗技术在广大妇女儿童保健中的应用。为加强妇幼保健机构的体系建设，在2006年卫生部出台的《妇幼保健机构管理办法》基础上，2015年又出台了《妇幼健康服务机构标准化建设与规范化管理指导意见》和《各级妇幼健康服务机构业务部门设置指南》，指导妇幼健康服务医疗保健规范化服务与管理，特别注重基层和农村地区的基本妇幼健康服务和危重急救医疗的能力建设，提高基层人员医疗保健服务水平。并针对妇女儿童的主要问题设立和开展不同重点的国内和国际合作项目。

为促进基本公共卫生服务均等化，2009年开始国家加大了医药卫生改革和投入力度，将实施基本公共卫生服务项目和重大公共卫生专项作为促进基本公共卫生服务均等化的两项重要任务。在妇女保健方面，为孕产妇提供系统的孕前保健和孕产期保健服务以及0～6岁儿童基本保健内容纳入了基本公共卫生服务中。农村孕产妇住院分娩补助项目，农村妇女宫颈癌和乳腺癌"两癌"检查项目、预防艾滋病、梅毒和乙肝母婴传播项目，以及为准备怀孕的妇女免费增补叶酸预防神经管畸形的农村妇女孕前及孕早期补服叶酸项目均被列入重大公共卫生专项，这些对妇幼卫生事业的

进一步发展和让广大弱势妇女和儿童享有基本保健服务起到了巨大的、历史性的促进作用，进一步促进了公共卫生服务的公平性和可及性。

四、新时期妇女保健的新需求

在"全球可持续发展议程（2016—2030）"指引下，2016年中共中央、国务院出台《"健康中国2030"规划纲要》和《"十三五"卫生与健康规划》，将人均期望寿命、孕产妇死亡率、婴儿死亡率作为主要健康指标，明了了在2016—2030年期间妇幼健康工作目标与任务，提出至2030年，人均期望寿命达到79.0岁，孕产妇死亡率达12.0/10万，婴儿死亡率达5.0‰，5岁以下儿童死亡率达6.0‰的目标。在妇女保健方面提出了实施母婴安全计划，倡导优生优育，继续实施住院分娩补助制度，向孕产妇免费提供生育全过程的基本医疗保健服务；加强出生缺陷综合防治，构建覆盖城乡居民，涵盖孕前、孕期、新生儿各阶段的出生缺陷防治体系；提高妇女常见病筛查率和早诊早治率；实施妇幼健康和计划生育服务保障工程，提升孕产妇和新生儿危急重症救治能力；减少不安全性行为，加强对性传播高危行为人群的综合干预，减少意外妊娠和性相关疾病传播；预防艾滋病母婴传播等重点任务。

2016年国家生育政策调整后，生育需求和高龄孕产妇比例增高，妊娠并发症和合并症也随之增加，保障母婴安全面临新挑战。为了加强危重孕产妇和新生儿救治中心建设与管理，建立完善转/会诊和救治网络，提高救治能力和服务质量，保障救治服务的及时性和安全性，切实降低孕产妇和新生儿死亡率，2017年国家卫生和计划生育委员会研究制订了《危重孕产妇救治中心建设与管理指南》和《危重新生儿救治中心建设与管理指南》。两个"指南"紧紧围绕保障母婴安全这个主题，聚焦预防和减少孕产妇和新生儿死亡，对危重孕产妇和新生儿救治中心的区域组织管理、机构内部管理、业务管理、服务能力、设施设备配备、人员配置、工作制度等提出了明确要求，重点用于指导各级危重孕产妇和新生儿救治中心加强救治能力建设与质量安全管理。为了落实"健康中国2030"规划纲要提出的实施母婴安全计划和健康儿童计划，切实保障母婴安全，促进儿童健康成长，国家卫生健康委员会于2018年发布《母婴安全行动计划（2018—2020）》和《健康儿童行动计划（2018—

2020)》，对母婴和儿童健康管理等工作做了更为翔实的要求和规定。《母婴安全行动计划》的行动内容包括开展妊娠风险防范、危急重症救治、质量安全提升、专科能力建设、便民优质服务等五大行动，要求各级医疗保健机构全面落实母婴安全保障系列要求，改善生育全程医疗保健服务，加强医疗机构质量安全，提升产/儿科服务能力。

2019年9月，国务院下发了"健康中国重大行动之妇幼健康促进行动"，进一步提出到2030年，婴儿死亡率控制在5‰及以下，5岁以下儿童死亡率控制在6‰及以下，孕产妇死亡率下降到12/10万及以下，产前筛查率达到80%及以上，先天性心脏病、唐氏综合征、耳聋、神经管缺陷、地中海贫血等严重出生缺陷得到有效控制，农村适龄妇女宫颈癌和乳腺癌筛查覆盖率以县级为统计单位达到90%及以上。提倡适龄人群主动学习掌握出生缺陷防治和儿童早期发展知识；主动接受婚前医学检查和孕前优生健康检查，倡导0~6个月婴儿纯母乳喂养，为6个月以上婴儿适时合理添加辅食等具体目标。在个人与家庭层面提出5项、社会和政府层面提出10项具体措施。妇幼健康促进行动是落实"健康中国2030"规划目标、保护妇女儿童健康权益、促进妇女儿童全面发展、维护生殖健康的重要举措。

上述70年来我国的妇女保健事业的发展，为整体提高我国妇女儿童的健康水平起到了极大的促进作用。妇女人均期望寿命，已由1949年前的37.6岁，提高到2018年的79.5岁。孕产妇死亡率已由1949年的1 500/10万降到2 000年的53.0/10万，再降至2010年的30.0/10万（是1949年的1/50）和2018年的18.3/10万。婴儿死亡率亦从1949年的200‰，下降到2000年的32.2‰，再降至2010年的13.1‰（是1949年的1/15）和2018年的6.1‰。5岁以下儿童死亡率2000年已降至39.7‰，再降至2010年的16.4‰和2018年的8.4‰。但是，这些平均数字下还掩盖着极大的不平衡。以孕产妇死亡率为例，东、中、西部地区仍存在差距，内地和边远地区远远高于沿海地区。在大城市，孕产妇死亡率接近于发达国家，可达10/10万以下，西部地区为50/10万以上，而边远地区可达100/10万。从全国范围来看，可相差5~10倍。因此，近几十年，妇幼保健工作的重点持续向农村地区，特别是贫困地区倾斜。在这方面国家给予了高度重视和经费支持，同时也得到了联合国相关国际组织资

金和技术支持，包括重点扶贫项目为贫困地区补充必要的设备和技能，组织城市医师为农村和贫困地区医疗扶贫，并为基层的医疗和保健人员进行逐级培训，为广大群众普及健康教育等，把知识和服务送到最亟须的地区和人群，有力地促进了我国妇幼保健事业的均衡发展。

（王临虹）

第四节　妇女保健工作特色与要素

妇女保健学是一门以维护和促进妇女健康为目的的学科，以妇女群体为服务和研究对象，以预防为主，以保健为中心，坚持保健与临床密切结合，面向群体和基层的工作方针。一个国家的妇女保健水平，是与该国妇女的政治、经济、社会地位与平等紧密相连的。70年来，我国妇幼卫生事业有了很大发展，形成了中国特色的妇幼保健体系和医疗保健工作模式，妇女儿童健康有了极大的提高。但是在全国范围内，妇女保健和妇女身心健康水平的提高，还存在很多问题，尚需在新的历史时期加以重视和努力，以适应新的发展时代的需要。

一、完善妇女儿童健康的法律保障

我国在1994年就相继出台并实施了《中华人民共和国母婴保健法》《母婴保健实施办法》，并先后制定了《女职工劳动保护规定》《计划生育服务管理条例》《婚前保健工作规范》和《爱婴医院管理办法》等相应文件。特别是1995年我国颁布的首部"母婴保健法"提出了"以保健为中心，以保障生殖健康为目的，实行保健和临床相结合，面向群体、面向基层和预防为主"的妇幼保健工作方针，使得妇女儿童健康事业发展及妇幼保健工作体系建设有了更坚实的政策保障。进入21世纪以来，逐渐建立各类妇女保健工作的技术规范，先后颁布了《产前诊断管理办法》《新生儿疾病筛查管理办法》和《计划生育技术服务管理条例》《计划生育技术常规》《孕产期保健工作管理办法》《孕产期保健工作规范》等一批工作规范和规章制度，有效地规范了各项妇幼保健工作。为了规范妇幼保健机构建设，2006年卫生部出台了《妇幼保健机构管理办法》以及2015年下发了《妇幼健康服务机构标准化建设与规范化管理指导意见》和《各级妇幼健康服务机构业务部门设置指南》等一系列文件，以进一步探

索妇幼保健机构规范化管理模式,指导各地妇幼保健机构建设。

2009年,国家深化医药卫生体制改革,设立了包括孕产妇保健服务、儿童保健服务项目在内的基本公共卫生项目,孕产妇住院分娩补助项目、增补叶酸预防神经管畸形项目、宫颈癌和乳腺癌"两癌"检查项目被列入国家重大公共卫生服务项目,不断加大对妇女儿童健康投入的力度。2019年9月,国家又加大了基本公共卫生服务的力度和投入,将农村妇女"两癌"检查项目、基本避孕服务、增补叶酸预防神经管缺陷、国家免费孕前优生健康检查等项目纳入了基本公共卫生服务项目,进一步提高了妇幼保健服务的覆盖率和公平性、可及性。

在2016年"全球可持续发展议程(2016—2030)"指引下,中共中央、国务院出台了《"健康中国2030"规划纲要》和《"十三五"卫生与健康规划》都将孕产妇死亡率、婴儿死亡率作为主要健康指标,提出了明确的妇幼健康服务的任务目标。2016年全面两孩政策实施后,针对母婴安全面临的新挑战,2017年国家卫生和计划生育委员会下发了《危重孕产妇救治中心建设与管理指南》和《危重新生儿救治中心建设与管理指南》,重点用于指导各级危重孕产妇和新生儿救治中心加强救治能力建设与质量安全管理。为了落实"健康中国2030"规划纲要提出的实施母婴安全计划和健康儿童计划,切实保障母婴安全,促进儿童健康成长,国家卫生健康委员会于2018年发布《母婴安全行动计划(2018—2020)》和《健康儿童行动计划(2018—2020)》,对母婴和儿童健康管理等工作做了更为翔实的要求和规定。2019年9月健康中国行动之妇幼健康促进行动的颁布,有利于促进和落实"健康中国2030"规划目标的实现,进一步保证妇女儿童健康的全面发展。

不断制订和修订适合新形势下妇幼保健工作的系列法规、规范,以保证不断发展中的妇幼保健工作有法可依,有章可循,保证妇幼卫生事业健康和有序发展。同时,要加大综合执法和监督的力度,加强对妇幼保健相关法律法规的监督执法,促进与妇幼健康相关的各项法律、法规的贯彻实施。

二、妇幼保健服务体系建设

1. 妇幼保健机构建设 我国妇幼保健机构建设在历史上经历了"三起三落"的发展过程,由于政府对妇女儿童特殊群体健康的重视,使作为

承载妇幼卫生发展和直接为妇女儿童提供医疗保健服务的妇幼保健机构得到了空前的稳固和发展。目前,我国每个行政区域均有一所由政府举办的、独立建制的妇幼保健机构,分为省、市(地)、县(区)三级设置,我国现有妇幼保健机构3 000多所,从业人员30余万人。各级妇幼保健机构作为本行政区域妇幼卫生医疗保健服务和业务指导中心,对辖区内的城乡基层卫生服务机构以及开展妇幼保健相关服务的各级各类医疗卫生机构提供业务指导和技术支持,协助卫生行政部门强化妇幼卫生行业管理。各级妇幼保健机构接受同级卫生行政部门的领导及上一级妇幼保健机构的业务指导。同时各级妇幼保健机构还针对个体和群体妇女儿童开展与规定范围和级别相适应的各类妇幼保健医疗保健服务。

2. 制定妇幼保健机构建设标准,加强规范化建设 依据《中华人民共和国母婴保健法》《妇幼保健机构管理办法》等一系列现行相关法律法规和规范的要求,明确规定新形势下妇幼保健机构基本职能和任务。根据各级妇幼保健机构的职能任务,明确各级妇幼保健机构必须开展的医疗保健服务项目,根据服务制定各级妇幼保健机构科室设置,基础设施的建设,人员配备及准入标准、岗位职责,必备设备配置,保健服务考核标准和绩效评估等系列标准,加强妇幼保健机构的基础建设,提高其服务能力,促进妇幼保健机构的健康和可持续性发展。

3. 明确妇幼保健机构功能定位,加强妇幼保健全行业管理 强化妇幼保健机构对辖区开展妇幼保健相关服务的各级各类医疗卫生机构的业务指导、技术支持和质量控制,行使妇幼保健机构对辖区妇幼保健服务的管理职能。在政府指导下,根据相关技术和管理指标,执行和完成妇女儿童健康的医疗保健服务机构职责和任务。同时有机整合地区医疗保健技术力量,提高当地妇幼保健工作技能和妇女儿童健康水平。加强上下级妇幼保健机构之间以及妇幼保健机构对城乡基层卫生服务机构的业务指导、工作督导和人员培训。加强对妇幼保健机构资源与服务的监测,定期开展对妇幼保健机构规范化建设和服务质量和绩效的考核评估,保证妇幼保健机构更好地履行职能,保障妇女儿童健康。

三、坚持政府主导和多部门合作机制

1. 加强政府对妇女儿童健康的责任 妇幼卫

生属于公共卫生领域，必须加强政府在妇幼卫生工作中的主导作用，将妇幼卫生工作作为政府职责，围绕"一法两纲"和国家卫生与健康规划将所涉及的有关妇女儿童生存与健康相关指标纳入对当地政府工作政策和当地社会经济综合发展规划及考核指标中。加强政府对妇幼卫生的经费和人力投入，建立制度化、递增式的妇幼卫生经费投入机制，由政府对基本妇幼健康服务实行专项投入，保证妇幼卫生事业与社会经济同步发展甚至超前发展。

2. 加强多部门之间的合作，建立长期伙伴关系 以妇女健康为中心，加强卫生部门与其他部门的协作，特别是发展和改革委员会、财政、妇联、工会、教育、宣传、民政、残联、公安等有关部门的合作，建立长期合作协调机制，在妇女个体保健服务、辖区妇幼卫生群体保健服务、科学研究等多领域，整合资源，相互配合，更好地为广大妇女健康服务。

在卫生系统内部建立辖区协作组织，加强妇幼保健机构与辖区其他医疗保健专业机构的合作，充分利用综合医疗机构妇产科、儿科和其他相关科室的技术力量，建立辖区妇幼保健技术指导专家组织，开展对辖区妇女保健工作的业务指导和督导；同时，建立各级妇幼卫生专业机构的医疗保健转诊通道，整合辖区卫生资源，更好地为辖区妇女儿童健康提供服务。同时，加强妇幼保健机构与疾病预防控制机构、医疗机构、高等院校及相关科研机构的合作，在开展妇幼卫生工作和协作的同时，开展妇幼卫生领域的相关科研活动及人才培养。

四、加强学科建设和人才培养

逐步建立具有中国特色的妇女保健学科体系建设，利用不同形式，针对不同级别人员进行人才培养。加强大专院校妇幼卫生学科建立与发展，加强妇幼保健专业本科生和研究生培养。根据妇幼保健与临床密切结合的特点，培养模式以临床与预防相结合，加强预防医学相关学科（社会学、健康教育学、流行病学、卫生统计学、传媒学等）知识的学习，使妇幼卫生人才成为多学科的复合型人才。

建立妇幼保健机构在职人员继续医学教育长效机制，制订在职人员培训计划，根据个人知识结构，制订个性化的培训菜单。鼓励支持在职人员参加学历教育、学位教育；对新进入单位的本科毕业生实行 3 年住院医师规范化培训。安排优秀人才技术骨干到上一级机构进修学习。对所有业务人员按照国家继续医学教育有关规定，完成新知识、新技术培训等。

重点加强对县级妇幼保健机构、城市农村基层医疗卫生机构妇幼卫生人员的培养，提高基层妇幼保健服务能力。政府应提供专项经费支持，妇幼保健机构应有相应配套经费用于妇幼保健机构人员人才培养。

五、加强科学研究、鼓励科技创新

加强有关妇女儿童健康及生理、心理发育规律、行为特征和变化的科学研究，为妇女儿童生命周期各阶段的全方位服务提供理论依据；开展孕产妇生理病理、心理保健、疾病预防与救治、不孕不育与辅助生殖科学研究；开展重大出生缺陷病因学和防治研究；妇科肿瘤、生殖道感染 / 性传播疾病、盆底功能障碍等妇女常见的防控研究；针对妇女全生命周期重点领域和关键问题开展全方位和深入的研究；注重加强基础科学研究，以及适宜技术的开发与推广。

鼓励科技创新，推进科学技术体制改革，调动各方研究人员的积极性，努力突破核心关键技术，促进科技成果转化通道，实现创新与健康需求和应用有效对接，强化创新发展的人才和科技基石作用。依托"互联网＋"平台，充分利用众智创新的机制，改善科技进步的环境，发挥科学研究发展的协同优势和竞争机制，在理论形成和实践应用上促进妇女全面健康和保健管理更好地发展。

六、加强妇幼卫生信息建设，提高妇幼保健科学管理水平

（一）加强妇幼卫生信息化和智能化建设

利用现代信息化、智能化、互联网＋技术，加强全国妇幼卫生信息网络化建设，实现纵向从基层到国家的数据采集、报告和反馈系统，横向多层次、多机构信息互联互通共享机制。加强对现有妇幼卫生信息年报及监测信息系统的建设和完善，逐步建立全国妇女儿童健康管理信息的上报和应用体系。充分利用现有网络资源，逐步建立信息共享和服务系统。

（二）加强妇幼卫生信息年报及监测工作

不断加强和拓展妇幼卫生信息报告系统的监测网络，使数据有更强的统计代表性，更科学、准

确地反映妇女、儿童健康状况和变化趋势；建立妇幼健康重大基础数据的纵向监测和干预评价机制；建立信息质量控制和督导系统，进一步提高数据质量；加强各级对妇幼卫生监测年报信息的分析与利用，使数据转化为信息，并为科学决策提供依据。

（三）建立健全信息共享机制和信息发布制度

建立妇女儿童健康信息共享机制，保证全面、及时提供有关数据和信息。根据部门职能和国家信息管理有关规定，建立完善妇女儿童健康的信息发布制度，明确各类信息的发布归口、协调程序及责任追究，保证信息发布的权威性、时限性和准确性。

七、加强国际交流与合作

在我国妇幼卫生发展的历程中，也离不开长期的国际交流和合作。特别在 20 世纪 90 年代不断加强的妇幼卫生国际交流与合作，争取到诸多外援项目，使我国农村贫困地区得到更多的妇幼卫生投入，更重要的是引进国外先进的管理科学、适宜技术。通过项目合作，引起政府重视和妇幼卫生政策的支持，促进了项目目标的实现；各项目间资源的整合增强了项目优势；有效的管理机制和实践提高了妇幼卫生服务管理能力；获得的基础设施的投入提高了基层妇幼卫生服务能力；专家技术指导和多种技术规范保证了项目的质量；适宜的妇幼卫生人员培训奠定了项目持续发展的基础。同时，国际合作项目促进了项目工作向常规工作的转化，以保证项目的成绩和经验得以延续，并向全国推广。

八、开展社会动员和妇女健康教育宣传

长期以来已形成大众妇幼卫生健康教育和健康促进社会氛围，与大众媒体（广播、电视、报刊、专栏、网络等）合作，利用多层次社会动员的手段，开展内容丰富、形式多样的公益活动和健康教育。同时，利用社区动员、社区干预，特别是近期发展的新媒体手段开展妇女保健知识的宣传教育，使人们积极采取主动寻求健康的行为，妇女健康状况得到改善。重点加强了对婚前保健、孕前保健、孕产期保健、住院分娩、母乳喂养、控制出生缺陷、妇女常见病防控、宫颈癌和乳腺癌防控、生殖道感染和性传播疾病防治、艾滋病、先天梅毒、乙肝母婴传播预防，以及青春期保健、更年期保健及健康生活方式改善等多方位的教育和宣传。

九、提供全生命周期各阶段妇女保健服务

妇女一生是一个连续发育发展的过程，各生理阶段有其不同的保健特点，且其初期阶段对后期阶段又有明显影响。妇女保健服务将力争保证妇女一生的健康，针对每一生理阶段给予特殊保护。妇女在整个生命周期应享有良好的基本医疗卫生服务，延长妇女预期寿命，降低孕产妇和婴儿死亡率。注重生命早期 1 000 天，生命早期的健康状况，往往对生命后期的健康有密不可分的影响，生命发育起源对成人健康以及慢性疾病影响已被证实，孕期胎儿宫内环境及出生后早期营养和健康状况是奠定一生健康的基础。女童期和青春期的营养与发育、身心健康发展、健康生活方式的养成、生殖功能保护、性传播疾病预防、伤害与暴力预防等问题应引起重视。做好婚前保健、孕前保健、孕产期及产后系统保健，以保证母婴安全，预防与控制妊娠期和产后疾病威胁，提高服务满意度以获得良好体验。育龄期妇女面临着性行为与避孕指导、防止意外妊娠与人工流产后服务、生殖道感染与性传播疾病防控、子宫颈癌/乳腺癌防控等生殖健康问题，同时注重对不良生活方式、体重管理、慢性病的预防控制。重视围绝经期健康，针对内分泌改变和身心影响，开展全方位更年期保健服务，提高生命质量。随着人口老龄化，应逐步加强老年期妇女健康保健，防治心脑血管病、骨质疏松、恶性肿瘤等慢性疾病，提倡健康乐观的生活方式，重视膳食营养和适当运动，预防老年跌倒，防止对老年的歧视和虐待，维护老年妇女的健康权益。同时，应开发保障妇女全生命周期健康的政策，创建支持性环境和协调机制，提高医疗保健服务的可及性，加强社会动员与健康教育，强化家庭支持与社区服务，以达到改善妇女全生命周期健康的目的。

（王临虹）

第五节　生殖健康与妇女保健

生殖健康（reproductive health）（又称"生育健康"）概念的提出是在 20 世纪 80 年代随着西方女权运动的发展，国际上提出的从更为广泛的领域全面维护妇女健康的新概念，同时也关注了男性生殖健康。之后，在充分的论证和实践中，世界卫生组织和一些国际组织及会议，先后接受和认可

了这个概念并将其付诸实施和推广。在 1991 年第七届世界人类生殖会议上，世界卫生组织（WHO）高级顾问 Mahmoud Fathalla 博士正式提出生殖健康的概念。1994 年 9 月，在开罗召开的"国际人口与发展"大会上，正式通过了生殖健康的定义，并将其写进了改善生殖健康的《行动纲领》中。

一、生殖健康的定义和内涵

20 世纪 80 年代以来，生殖健康的概念和内涵逐渐形成，是一个发展过程。世界卫生组织根据健康定义给予生殖健康的定义为："在生命所有阶段的生殖功能和过程中，身体、心理和社会适应的完好状态，而不仅是没有疾病和虚弱"。其内涵主要强调以下方面：

1. 性生活方面，人们能进行负责、满意和安全的性生活，不必担心感染性传播疾病和计划外妊娠。

2. 在生育方面，人们具备生殖能力，并能够根据自我意愿决定是否生育、何时生育及生育间隔。

3. 母婴安全方面，能够获得安全的妊娠和分娩过程，妊娠结局良好，婴儿存活并健康成长。

4. 在节育方面，夫妇可以知情选择节育方法，并获得安全、有效、价廉和易接受的避孕措施。

二、生殖健康的特点

生殖健康（或生育健康）理念的提出，不仅涵盖我国所推行的妇女保健重点，更多地强调全面的生殖健康维护、生殖健康的社会性、公平性和权力，和从更宽泛的领域去理解和实践全方位女性和男性生殖健康过程和功能的完好状态。生殖健康主要强调：

1. **以人为中心** 生殖健康要求保障母婴安全、降低孕产妇死亡率，不单纯是从健康角度考虑，而认为是母亲的生存权和健康权；节育方法的知情选择是妇女自决权的体现。也就是说，把保护妇女生殖健康提高到享有健康权的水平来推动，把提高妇女地位以及保障妇女和家庭的权益作为先决条件。

2. **以服务对象的需求为评价标准** 既往评价妇女保健工作以孕产妇、围产儿死亡率和避孕普及率等作为指标，而忽视服务对象对保健工作的评价和对服务的满意程度。健康问题的解决，不是单纯通过生物医学等技术手段，而是需要通过增强妇女权力，提高妇女地位，满足妇女和家庭的生殖健康需求，最终达到降低死亡率和人口出生率、提高妇

女全生命周期各阶段生殖健康质量的目标。

3. **强调性健康** 生殖健康强调满意和安全的性生活。长期以来，人类自身的性问题一直没有得到正确的认识。一方面，由于受传统文化习俗的影响，人们不能公平地对待性问题，因而产生许多生理和心理疾患。另一方面，由于不安全的性行为，造成性传播疾病的流行和非意愿怀孕的增加，以及由此带来的各种生理、心理及社会问题，以及生活质量的下降。非常有必要针对我国性教育极为缺乏和不适宜的情况开展全方位的生殖健康活动，更全面地达到生殖健康的目的。

4. **强调社会参与和政府责任** 生殖健康的落实，需要强化政府责任以及人们的广泛参与，需要多部门的合作与各部门之间的协调，社区以及妇联、工会、共青团、广电等部门以及社团组织的参加；强调政府部门给予政策和条件的保证。

5. **涉及学科广泛** 生殖健康不仅涉及生物医学领域，还包括心理学、社会学、人类学、人口学、伦理学、政策学、信息技术等多学科领域。

三、以生殖健康为核心的妇女保健

我国既往实施的妇女保健内容，是生殖健康的一部分，而且是重要的部分。生殖健康强调以人的健康为中心，特别强调以妇女为中心，这就从宏观角度对生殖健康的实施提出了策略上的倡导和战略上的决策。妇女生殖健康是一个超越生育功能的全面的妇女健康定义，它更为重视妇女地位的提高和妇女权力的拥有，更重视全面的保健服务的提供，更强调妇女全面的生活质量的提高，以及更关注健康的社会性和科际整合性（interdisciplinary）。目前在我国，生殖健康的概念已经普遍被接受，生殖健康的要求已经被列入国家相关法规和规划，纳入中国妇幼保健工作内容和服务体系之中，同时也作为全面提高妇女健康水平的工作目标。

虽然我国在妇女保健的某些方面取得了巨大的成就，但是与全面的生殖健康目标相比，还存在很大的差距。如生殖健康强调的生理、心理、社会适应综合的健康状态，在目前妇女保健工作目标和服务中还不能充分体现；目前妇女保健服务的提供从广度和深度上还不能满足广大妇女的健康需求，尤其在农村和贫困地区仍然存在着不平衡与差距；在工作中不仅要强调各种"率"的变化，更要强调在"率"变化的同时注意健康和服务质量的

提高；在近年国家生育政策调整的状况下，如何调整和扩展妇女保健与生殖健康的内涵，从注重人口数量的控制与增长，向更加全面的妇女生殖健康保护转化，为妇女提供综合性的保健服务；应注重健康教育、信息、咨询服务，使广大妇女掌握保健知识，提倡健康行为，提高妇女自我保健能力，充分体现妇女的健康权力；加强性健康教育，防止和控制性传播疾病，尤其加强青少年的性教育极为重要。生殖健康强调健康的社会性和科际整合性，在妇女健康方面应加强各部门的合作和全社会的支持，才能将妇女生殖健康推向新的、更高的层次。

（王临虹）

参 考 文 献

1. 严仁英. 中国妇女保健工作的回顾与前瞻. 中国预防医学杂志，1995，29：262-263.
2. 黄醒华，王临虹. 实用妇女保健学. 北京：中国协和医科大学出版社，2006.
3. 熊庆，王临虹. 妇女保健学. 北京：人民卫生出版社，2014.
4. 曹泽毅. 中华妇产科学. 3版. 北京：人民卫生出版社，2014.
5. 钱序，陶芳标. 妇幼卫生概论. 北京：人民卫生出版社，2014.
6. 世界卫生组织. 妇女和健康：当今的证据和未来的议程. 世界卫生组织，2009.
7. 联合国第七十届会议.《改变我们的世界：2030可持续发展议程》. 联合国，2015.
8. 每个妇女每个儿童行动战略和协调小组.《妇女、儿童和青少年健康全球战略（2016—2030）》，联合国，2015.
9. 王临虹. 中华医学百科全书：妇幼保健分册. 北京：中国协和医科大学出版社，2018.
10. 中国妇女发展纲要（2011—2020年）. 国务院，2011.
11. 中国儿童发展纲要（2011—2020年）. 国务院，2011.
12. 中国卫生健康统计年鉴（2019）. 国家卫生和健康委员会，2019.
13. 2018年中国妇女发展纲要（2011—2020年）统计监测报告. 国家统计局，2019.
14. "健康中国2030"规划纲要. 国务院，2016.
15. 平等发展共享：新中国70年妇女事业的发展与进步. 国务院，2019.
16. JUAN LIANG, XIAOHONG LI, CHUYUN KANG, et al. Maternal mortality ratios in 2852 Chinese counties, 1996-2015, and achievement of Millennium Development Goal 5 in China: a subnational analysis of the Global Burden of Disease Study 2016. Lancet，2019，393：241-252.
17. 中国妇幼健康事业发展报告（2019）. 国家卫生和健康委员会，2019.
18. 健康中国行动（2019—2030年）. 国务院，2019.

第一篇

妇女全生命周期保健

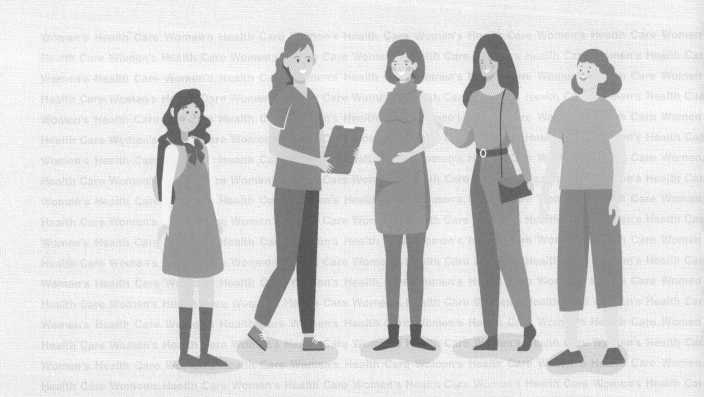

第一章
孕 前 保 健

孕前和孕期保健是促进人口健康的重要举措，是维护人口健康的基石。孕前保健（preconception care，PCC）是婚前保健服务的延续，孕期保健的前移。规范的孕前保健可以降低孕产妇和围产儿并发症的发生率及死亡率、减少出生缺陷的发生。

第一节　概　述

导读：孕前保健是 20 世纪 90 年代初，由国外学者总结提出的一个新的卫生保健理念和卫生服务模式。我国《孕前保健服务工作规范（试行）》中指出：孕前保健是以提高出生人口素质，减少出生缺陷和先天残疾发生为宗旨，为准备怀孕的夫妇提供健康教育与咨询、健康状况评估、健康指导为主要内容的保健服务。孕前保健是婚前保健的延续，是孕产期保健的前移。

一、孕前保健的概念

孕前保健（PCC）是指通过孕前评估计划妊娠夫妇在生理、心理和社会行为等方面，存在的可引起不良妊娠结局发生的各种危险因素，并采取相关预防和干预措施，维护与促进双方在孕前的健康状况，达到改善妊娠相关结局及预防出生缺陷发生，提高出生人口素质的目的。

20 世纪 80 年代初，欧洲学者 Chamberlain 首次提出孕前保健概念。最初，孕前保健服务对象为既往曾有不良妊娠结局、计划再次妊娠的女性，主要提供相关的孕前指导和干预，以帮助其改善妊娠结局。以后随着孕前保健实践的发展，孕前保健在概念、服务对象及服务内涵等方面更为系统，欧美一些国家渐形成医学检查、围孕期咨询和医学干预等基本框架，并具备相应的筛查和评估

工具，开展孕前检查、妊娠准备和孕早期保健服务模式。

二、我国孕前保健的发展及现状

（一）我国孕前保健服务政策的演变

我国最初孕前保健是以出生缺陷防控为主要目的。2003 年 10 月，我国新《婚姻登记条例》实施。由于新条例中取消强制婚检，各地的婚前检查率大幅下降，婚前保健服务利用率也随之降低。2005 年，基于落实预防出生缺陷的一级预防措施面临严重挑战，国内有学者首次提出"孕前-围孕保健"概念，建议以"风险评估-孕前咨询-干预行动"为要素，开启出生缺陷一级预防模式。2007 年 2 月，卫生部颁布实施《孕前保健服务工作规范（试行）》，规范中指出："孕前保健是以提高出生人口素质，减少出生缺陷和先天残疾发生为宗旨，为准备怀孕的夫妇提供健康教育与咨询、健康状况评估、健康指导为主要内容的保健服务。孕前保健是婚前保健的延续，是孕产期保健的前移。"这一文件的发布与实施，旨在指导各地各级医疗卫生机构为辖区居民提供孕前保健服务，探索孕前保健服务新模式；同时也标志着我国开始在全国范围内逐渐开展规范化、系统化的孕前保健服务。

2007 年 9 月，国家人口和计划生育委员会下发《国家人口和计划生育委员会关于开展出生缺陷一级预防工作的指导意见》。面对婚检率持续偏低的状况，计划通过孕前保健建立出生缺陷孕前预防的第一道防线。2008 年起，河北、河南、山东、浙江、湖南、云南、广东、贵州等 8 个出生缺陷高发省被选为开展"孕前优生健康检查"试点工作；2009 年起，吉林、上海、重庆、四川等也被纳入试点省市。2009 年 8 月，《国家人口和计划生育委员会优生促进工程实施方案》中明确指出，出生缺陷一级预防包括以下 6 方面任务：宣传倡导、健康促

进、优生咨询、高危人群指导、孕前优生健康检查和均衡营养。

2010年开始，孕前保健内涵扩大，并逐渐覆盖全国。2010年4月，国家人口和计划生育委员会、财政部联合制定了《国家免费孕前优生健康检查项目试点工作方案》，启动"国家免费孕前优生健康检查项目"试点工作。首批确定在河北、吉林、江苏、浙江、安徽、山东、河南、湖北、湖南、广东、广西、重庆、四川、贵州、云南、陕西、甘肃、新疆的部分地区等18个省共100个试点项目县，为符合生育政策、计划怀孕的农村夫妇（包括流动人口计划怀孕夫妇）提供免费孕前检查。同年5月，为保证国家免费孕前优生健康检查项目试点工作科学规范实施，国家人口和计划生育委员会又发布了《国家免费孕前优生健康检查项目试点工作技术服务规范（试行）》。进一步明确了开展免费孕前优生项目的重要意义、试点工作的基本内容和要求。规定了包括优生健康教育、病史询问、体格检查、临床实验室检查、影像学检查、风险评估、咨询指导、早孕及妊娠结局追踪随访等在内的19项具体服务内容，并建立了国家免费孕前优生健康检查项目信息系统。2011年，国家免费孕前优生健康检查项目试点省份扩大为31个省，并新增120个试点项目县。2012年，国家再次新增1 494个试点项目县。2013年3月，国家人口和计划生育委员会、财政部下发《关于推进国家免费孕前优生健康检查项目全覆盖的通知》，除部分不具备条件的偏远区县之外，在全国全面实施国家免费孕前优生项目。提出"建立免费孕前优生健康检查制度，让每一对计划怀孕的夫妇都能享受到免费孕前优生健康检查服务，有效降低出生缺陷发生风险，提高出生人口素质"的总目标。

除此之外，国家还出台过与孕前保健相关的其他政策性文件，如《中华人民共和国母婴保健法》《中国妇女发展纲要（2001—2010年）》及《中国儿童发展纲要（2001—2010年）》《增补叶酸预防神经管缺陷项目管理方案》《卫生部关于印发贯彻2011—2020年中国妇女儿童发展纲要实施方案的通知》等。

（二）我国孕前保健服务开展现状

随着政策文件的指引，我国孕前保健实践的发展效果明显。各省市建立免费孕前优生健康检查制度，提供夫妇双方相应的免费孕前医学检查项目，开展孕前健康指导，提供免费叶酸等。同时，国内专家根据实践需要制定《孕前和孕期保健

指南》。目前我国孕前保健时间为孕前3个月起，内容包括：①健康教育和指导。②常规保健（评估孕前高危因素、身体检查）。③辅助检查（包括必查项目、备查项目）。

通过10多年的孕前保健工作，育龄夫妇对孕前保健重要性的认识明显提高，免费孕前检查知晓率和利用率有所上升，叶酸用于出生缺陷一级预防的效果显著，神经管缺陷发病率显著下降。

（三）我国孕前保健服务存在的问题

目前我国的孕前保健服务尚处发展阶段，在实施过程中还存在以下不足有待进一步补充完善。

1. 孕前保健与婚前保健的差异性 婚前保健（premarital health care）是对即将婚配的男女双方在结婚登记前所提供的婚前医学检查、婚前卫生指导和婚前卫生咨询服务。孕前保健是帮助服务对象选择适宜的受孕时期及医疗保健措施。

两者共同点：无论婚前或孕前保健，其目的都是希望通过婚前及孕前保健服务，可以尽早发现影响婚育相关疾病，并根据疾病的生物学规律，选择适宜干预方法，以助于生育健康后代，提高出生人口素质。

两者不同点：婚前保健的重点在于通过医学检查的手段发现有影响结婚和生育的疾病，给予及时治疗，并提出有关婚育的医学意见。同时，通过婚前卫生指导，促使服务对象掌握性保健、生育保健和新婚避孕知识，为个人达到生殖健康目的奠定基础。孕前保健则是通过孕前评估及改善计划妊娠夫妇健康状况，减少或消除可引起不良妊娠结局发生的各种危险因素，从而降低不良妊娠结局及出生缺陷的发生。

2. 孕前保健的同质化服务 ①在各地的孕产妇保健手册中均未有系统开展孕前保健工作的记录。②各地区受房屋、资金等限制，一些地方没有孕前专科门诊，缺乏统一的操作规范和流程。③专业人员服务质量参差不齐，一些人员缺乏规范培训，尤其是咨询指导方面。咨询服务实际上是孕前保健服务的最核心服务内容，孕前保健专业人员需掌握广泛的孕前保健知识，一定的专业临床基础，具备良好的交流能力等。④缺乏有效的孕前风险评估工具，检查后对孕前风险因素缺乏有效的干预措施。

3. 孕前保健服务资源的不平衡性 由于各地经济条件及医疗条件差别，在孕前保健服务的可及性、公平性、广泛性等方面还存在明显的地域差异。

4. 孕前保健服务可接受程度方面　目前我国采用的免费孕前保健服务模式基本都是计划妊娠的夫妇主动到指定的机构寻求孕前保健服务。孕前保健重视及接受程度与服务对象的年龄、城市与农村、文化程度、经济条件、既往生育史、个人意识、配偶配合程度等都有相关性。

5. 公众的认知度和健康教育的普及性方面　健康教育和健康促进是孕前保健服务的重要内容和基础工作，孕前保健是每个人整个生命周期的责任，应更加重视及广为宣传孕前保健的必要性及国家孕前保健相关政策。针对不同背景的人群开发适宜的健康教育材料，加强与媒体的合作，宣传健康生活方式对孕前健康的重要性，提高公众的认知度，加强对育龄人群的健康教育。

三、孕前保健的必要性和意义

（一）对公民健康权利的维护

孕前保健是为计划妊娠夫妇，围绕生育提供的全面保健服务，在充分尊重公民知情权及隐私权的原则下，从医学角度帮助服务对象认识影响生育因素及出生缺陷风险，是国家对公民健康权利的维护及提供的公共卫生服务。

（二）有助于出生缺陷防控

出生缺陷日益成为突出的公共卫生和社会问题。据估计，全球每年约有 500 多万出生缺陷儿出生。目前我国的出生缺陷发生率在 5.6% 左右，每年新增出生缺陷儿约 90 万例。世界卫生组织（World Health Organization，WHO）提出的出生缺陷"三级预防"策略，其中一级预防是最有效、最经济和无痛苦的策略，重点就在于婚前和孕前的综合干预，孕前保健无疑是最重要措施。

（三）有利于男女双方的健康促进

为评估计划妊娠夫妇的健康状况，孕前保健一个重要内容就是对备孕夫妇进行一次有重点而又全面的体格检查，通过孕前医学检查可以及早发现影响妊娠结局的遗传、环境、心理和行为等方面存在的风险因素，不仅可以针对性地进行优生咨询指导，还可以及时进行疾病干预，使夫妇双方能够在最佳状态和最适宜的时机妊娠，保证生殖健康。

（四）避免非计划妊娠发生

计划妊娠的临床意义在于：①可以将非意愿妊娠的发生率降至最低，进而降低人工流产的发生率。②计划妊娠尽量避免怀孕前后各种风险因素的影响，可以明显减少出生缺陷和不良妊娠结局的发生。③可以帮助准备怀孕夫妇及早发现与妊娠相关的一些疾病，从而降低妊娠合并症和并发症的发生，降低妊娠风险。

在我国，非计划妊娠（unintended pregnancy）仍处于一个相对较高的水平，意味着相当比例的待孕妇女面临较高的意外妊娠风险。意外妊娠可能增加母胎风险，孕前保健提倡的计划妊娠对母胎都会有一个较好的健康保障。

（五）提高家庭幸福

生育是每个家庭重要事件，健康后代是家庭幸福感最重要的因素。通过孕前保健，降低妊娠风险及不良妊娠结局，降低出生缺陷发生，一个健康的孩子，对家庭幸福是最重要的。

四、孕前保健的目的

孕前保健的主要目的为：①提高计划妊娠比例。②提高计划怀孕夫妇优生科学知识水平，增强孕前风险防范意识。③改善计划怀孕夫妇健康状况、降低或消除导致出生缺陷等不良妊娠结局的风险因素，预防出生缺陷发生，提高出生人口素质的目的。

专家点评：通过孕前保健为育龄夫妇提供健康促进和预防服务，以实现显著减低非计划妊娠，促进育龄女性对产前保健服务的利用，改善育龄男女双方的不良行为和生活方式，降低可能影响妊娠结局的危险因素从而改善妊娠结局。因此，应努力采取不同措施、积极推动和引导孕前保健的健康发展，使所有育龄夫妇都能够接受适宜的孕前咨询、筛查和预防服务。

（张欣文）

第二节　孕前保健内容

导读：孕前保健由风险评估、孕前咨询和健康促进、知情选择和干预行动三部分组成，其服务对象包括所有即将结婚、已婚及预备生育的夫妇。孕前保健的目标是以危险因素的风险评估作为基础，有针对性地向目标人群提供健康咨询和预防保健服务，降低不良妊娠结局的发生风险。

一、孕前保健服务对象

对孕前保健服务对象的确定经历了一个不断修正的过程。国外最初孕前保健,是为既往有不良妊娠结局的女性提供的一项特殊服务。之后有学者提出应为所有计划妊娠的育龄女性提供该服务。其结果是有相当一部分非计划妊娠或未意识到孕前保健重要性的女性就不能享受到该项服务,而事实上,非计划妊娠的女性往往比计划妊娠的女性更有必要进行孕前保健,包括心理及营养咨询。随着生育健康及孕前保健服务的发展,人们逐渐认识到男性在优生优育中也同样起着关键作用,因此开始鼓励男性参与孕前保健过程,接受孕前相关检查和指导,以保证受精卵质量,更好地孕育下一代。

从本质上看,孕前保健是一种全人群预防策略,孕前保健服务对象应是所有计划妊娠的育龄男女,必要时还可包含家族成员。

二、孕前保健服务内容

孕前保健的基础是筛查、识别和评估对妊娠结局有不良影响的孕前风险因素,并根据评估结果提供相应的健康促进、咨询指导和干预措施。因此,孕前保健服务内容,主要包括优生健康教育、病史询问、体格检查、临床实验室检查、影像学检查、风险评估、咨询指导、早孕及妊娠结局追踪随访等。

(一)健康教育与咨询

热情接待夫妻双方,讲解孕前保健的重要性,介绍孕前保健服务内容及流程。通过询问、讲座及健康资料的发放等,为准备怀孕的夫妇提供健康教育服务。主要内容有:

1. 与怀孕生育有关的心理、生理基本知识。

2. 实行计划妊娠的重要性和基本方法,以及孕前准备的主要内容。

3. 慢性疾病、感染性疾病、先天性疾病、遗传性疾病对孕育的影响。

4. 生活方式、孕前及孕期运动方式、饮食营养、药物及环境有害因素等对孕育的影响。

5. 出生缺陷及遗传性疾病防控的主要措施。

6. 孕前优生健康检查的主要目的及内容等。

(二)健康状况检查

通过咨询和孕前医学检查,对准备怀孕夫妇的健康状况做出初步评估。针对存在的可能影响生育的健康问题,提出建议。孕前医学检查(包括体格检查、实验室和影像学等辅助检查)应在知情选择的基础上进行,同时应保护服务对象的隐私。

(三)病史询问

1. 询问基本信息 包括夫妇双方姓名、性别、出生日期、民族、文化程度、职业、居住地等。

2. 询问病史 了解计划怀孕夫妇和双方家庭成员的健康状况,识别影响生育的风险因素。重点询问与优生有关的孕育史、疾病史、家族史、用药情况、生活方式、饮食营养、职业状况及工作环境、运动(劳动)情况、社会心理和人际关系等。

(四)孕前医学检查

在健康教育、咨询及了解一般情况的基础上,征得夫妻双方同意,通过医学检查,掌握准备怀孕夫妇的基本健康状况。同时,对可能影响生育的疾病进行专项检查。

1. 体格检查 按常规操作完成男女双方体格检查。包括常规体检,如身高、体重、血压、心率等测量,甲状腺触诊、心肺听诊、肝脏脾脏触诊、四肢脊柱检查等操作;女性应做乳腺检查,同时进行男、女生殖系统专科检查。

2. 临床实验室检查

(1)实验室检查:共9项。包括血常规、尿常规、阴道分泌物检查(含白带常规、淋病奈瑟球菌和沙眼衣原体检测),血型(含ABO、Rh)、血糖、肝功能(谷丙转氨酶)、乙型肝炎血清学五项检测,丙型肝炎、梅毒、艾滋病检测,肾功能(肌酐)、甲状腺功能(促甲状腺激素)等检查。对于月经紊乱的女性孕前还应进行性激素检测。

(2)实验室筛查:共5项。包括风疹病毒、巨细胞病毒、疱疹病毒(Ⅰ型、Ⅱ型)、弓形虫、梅毒螺旋体等感染检查。

(3)卵巢功能评估实验室检查:对于高龄(≥35岁)计划妊娠的女性孕前可考虑行基础激素水平测定(月经来潮第2~3天)、抗米勒管激素(anti-Müllerian hormone,AMH)水平测定。

(4)专项检查:如地中海贫血等遗传性疾病筛查,染色体核型等特殊检查;可能引起胎儿感染的肺结核等传染病及性传播疾病;精神疾病;精液检查等,根据需要确定。

3. 影像学检查 1项。妇科超声建议采用经阴道超声检查,主要观测子宫和附件形态、大小、内部回声、位置及毗邻关系、活动程度等。

(五)风险评估

对所获得的计划怀孕夫妇双方的病史询问、体格检查、临床实验室检查、影像学检查结果进行综合分析，识别和评估夫妇存在的可能导致出生缺陷等不良妊娠结局的遗传、环境、心理和行为等方面的风险因素，形成评估建议。依据评估结果，将受检夫妇区分为一般人群和高风险人群。

1. 一般人群　指经评估未发现可能导致出生缺陷等不良妊娠结局风险因素的计划怀孕夫妇。

2. 高风险人群　指经评估发现一个或多个方面有异常的计划怀孕夫妇。

对于未发现风险因素的计划怀孕夫妇，建议定期接受健康教育与指导；对于仅一方接受检查评估、未发现风险因素的计划怀孕夫妇，建议另一方尽快前来接受孕前优生健康检查；对于发现风险因素的计划怀孕夫妇，建议接受进一步咨询、查治和转诊，必要时建议暂缓怀孕。

（六）咨询指导

将检查结果及评估建议告知受检夫妇，遵循普遍性指导和个性化指导相结合的原则，为夫妇提供针对性的孕前优生咨询和健康指导。

1. 普遍性指导　对风险评估未发现异常的计划怀孕夫妇（即一般人群），告知可以准备怀孕，并给予普遍性健康指导。指导内容主要包括：

（1）制订妊娠计划。建议有计划妊娠，避免大龄生育，介绍计划受孕方法和避孕措施。

（2）合理营养。提前增补叶酸。平衡膳食，适当增加肉、蛋、奶、蔬菜、水果摄入，保证营养均衡，根据情况科学的补充营养素及微量元素。

（3）积极预防慢性疾病和感染性疾病。

（4）谨慎用药，需要用药时应在医师指导下选用。

（5）避免接触生活及职业环境中的有毒有害物质（如放射线、高温、铅、汞、苯、甲醛、农药等）。

（6）保持健康的生活方式和行为，保持心理健康，预防围孕期及产后心理问题的发生。

（7）告知早孕征象和孕早期保健要点。

（8）告知妇女妊娠12周内，主动领取保健手册，并接受随访和指导。

（9）若接受孕前优生健康检查6个月或更长时间后仍未怀孕，夫妇双方应共同接受进一步咨询、检查和治疗。

（10）分娩后6周内或其他妊娠结局结束后2周内，应复诊并接受随访和指导。

2. 个体化咨询指导　对风险评估为高风险的计划怀孕夫妇，进行面对面咨询，给予个性化指导。在普遍性指导的基础上，告知存在的风险因素及可能给后代带来的危害，提出进一步诊断、治疗或转诊的建议和干预措施，必要时建议暂缓怀孕。指导内容主要包括：

（1）及时治疗和控制慢性疾病、感染性疾病，合理用药。

（2）改变不良生活习惯，戒除毒、麻药品，戒烟酒，改变吸烟、饮酒行为，调整饮食结构，适当运动。

（3）脱离接触物理、化学等有毒有害物质（如放射线、高温、铅、汞、苯、农药等）的工作及生活环境。

（4）接受心理咨询和辅导，缓解精神压力，消除不良情绪。

（5）对于特定病毒易感人群，指导接种乙肝等疫苗。

（6）对于有高遗传风险的夫妇，指导接受遗传咨询、产前筛查和诊断。

（7）必要时接受进一步检查、治疗和转诊。

通过收集基本信息和详细病史，并进行体格检查、临床实验室检查、妇科超声检查等结果时，应及时针对已发现的风险因素，对计划怀孕夫妇进行指导和干预。

（七）早孕及妊娠结局追踪随访

1. 早孕追踪随访　对所有接受孕前优生健康检查的妇女，应及时准确了解怀孕信息，在怀孕12周内进行早孕随访，并作相应记录。随访内容包括：

（1）通过询问末次月经日期、尿妊娠试验、B超检查确定宫内妊娠以及胚胎是否存活。

（2）了解夫妇孕前优生健康检查各项干预措施依从情况。

（3）告知孕期注意事项和产前检查的时间，给予必要的健康指导和咨询，建议定期接受孕期保健。

2. 妊娠结局追踪随访　了解孕妇妊娠结局，收集出生缺陷等不良妊娠结局相关信息，为评估服务效果、提高服务质量提供基础资料。

高度重视高风险人群早孕随访和指导，指导高风险人群接受产前筛查及产前诊断，并及时了解情况，重点做好妊娠结局随访。

三、孕前保健服务模式

（一）孕前保健"三阶段"模式与"孕前-围孕保健"模式

匈牙利孕前保健专家 Czeizel 结合其国内的实

际情况,提出由有经验的护士或助产士主导的孕前保健"三阶段"模式,即:孕前检查、危险因素筛查阶段;孕前 3 个月准备阶段;孕早期即胚胎发育敏感期阶段。我国郑晓瑛等则提出"孕前 - 围孕保健"概念和以"风险评估 - 孕前咨询 - 干预行动"为三要素的孕前出生缺陷一级预防模式,实现了"产前 - 围孕保健"模式向"孕前 - 围孕保健"模式的转变,能更经济有效地降低出生缺陷发生风险。

(二)孕前保健整合入女性全生命周期健康

随着医学及人体健康理念的发展,更多的人认为孕前保健不应该是一项孤立、特定阶段的服务。

近 20 年,国内外专家已普遍采用"健康与疾病的发育起源假说(developmental origins of health and diseases)"即 DOHaD 理论,认为成年期慢性非传染性疾病的患病风险,可因母亲的健康或身体状况导致胎、婴儿的适应性改变而引起。DOHaD 理论倡导对于围产期保健,应高度关注对孕前、孕期营养膳食和营养状况的评价,高度重视胎儿期发育的评估。

随着 DOHaD 理论的不断发展,对发育编程短期和长期健康结局的理解逐渐深入,孕前保健对于子代健康效应的研究逐渐深入。在妊娠开始较长时间里,其实就已存在对妊娠结局产生巨大影响的因素,包括生理、心理、社会行为等各个方面。为获得良好妊娠结局而采取的孕前干预措施,如孕前对肥胖、酒精和成瘾药物滥用、吸烟、性传播性疾病等问题加以干预,将对育龄女性健康维护与促进起到重要作用,也避免和降低孕期疾病及其他应激事件发生对孕妇的影响;同时,还会降低胎儿成年期疾病的发生率。因此,不断有学者呼吁应重视孕前和孕期保健对子代健康和生活质量的长期效应。

专家点评:从女性整个生命周期的健康出发,孕前保健在时间跨度和内涵上都可进一步扩展。从孕前开始,孕前、孕期和儿童早期的生活时空、代际效应、危险因素的累积等对终身健康都可能产生影响。因此,所有育龄男女应从整个生命周期的角度重视并参与孕前保健服务,将孕前保健整合到女性全生命周期的持续保健项目中,以利于提升育龄女性的整体健康,也更有助于优生优育。

(张欣文)

第三节 孕前风险筛查与评估

导读:孕前风险筛查与评估是通过健康状况评估、危险因素筛查、健康宣教及有效的干预,最大限度地减少不良妊娠结局的发生。出生缺陷严重影响出生人口素质,对计划妊娠的夫妻双方开展孕前风险筛查与评估是预防出生缺陷的重要环节,可有效降低不良孕产史,也是保障母婴安全的有效途径。

一、孕前风险评估的内容

随着我国三孩政策的实施,具有孕前风险因素的女性也逐渐增多,此类人群也易发生不良孕史和出生缺陷。孕前风险因素筛查是指通过了解夫妻双方的年龄、职业、环境、生活习惯、营养、生育史、基础疾病、药物使用史、家族史以及致畸物质接触史等,发现可能导致不良妊娠结局的风险因素,并针对这些因素进行相关检查,为夫妻双方提供孕前咨询、宣教、指导或干预措施,目的在于提高人口素质、降低出生缺陷。

(一)基本状况

1. 年龄 女性生育最佳年龄为 24～29 岁,过早(≤18 岁)或过晚(≥35 岁)都增加发生出生缺陷、妊娠期并发症等不良妊娠结局的风险。男性生育年龄应 <45 岁。

2. 职业及环境 职业暴露和环境毒物因素接触是可减轻或预防的。应对计划妊娠的夫妻双方进行宣教,以识别环境暴露和职业危害,避免接触不良因素,包括高温、重金属、化学、放射及有毒物质,对不良因素接触史者应重点筛查。近年来逐渐受到关注的是在家里(例如含有双酚 A 的塑料、杀虫剂、铅涂料、石棉)、工作中都可能发生接触的有毒物质,有潜在危险暴露的部门包括农业(农药)、制造业(有机溶剂和重金属)、干洗(溶剂)和医疗保健(生物制品和辐射)。

3. 生活习惯 生活方式不规律、暴饮暴食、过度减肥、偏食或不良嗜好、工作压力大、吸烟、饮酒、饲养宠物等均属不良生活习惯,需在孕前纠正。妊娠期间没有安全的饮酒量或饮酒类型,与乙醇有关的出生缺陷包括生长畸形、面部畸形、中枢神经系统损伤、行为障碍和智力发育障碍。

4. 营养状况 计划妊娠前应将体重指数(body

mass index，BMI）维持在正常范围内，因为过高或过低的 BMI 与不孕及妊娠并发症相关。孕前超重或肥胖是发生母胎并发症的独立危险因素，还可增加子代成年后的患病风险。孕前超重的影响主要包括不孕、流产、出生缺陷、早产、妊娠糖尿病、妊娠高血压综合征、剖宫产和血栓栓塞疾病等。孕前低体重是胎儿生长受限、低体重儿的独立危险因素。对于 BMI 过低（≤18.5kg/m²）或过高（≥24kg/m²）者应进行营养指导，改变饮食结构，适当运动，以调整体重，将 BMI 维持在正常水平。

（二）生育史

自然流产史、复发性流产史、死胎或死产史、生育过发育异常儿史，均需咨询专业医师，必要时进行相关检查，无异常后再计划妊娠。

（三）基础疾病

夫妻双方应身体健康，无活动性疾病，女方如患有心血管、肝、肾、内分泌、血液系统等疾病、传染性疾病、生殖系统疾病等，应经专业医师诊治，评估是否能耐受妊娠及分娩过程。男方如患有传染性疾病或影响生殖的疾病应经过治疗，非活动期再考虑生育。

（四）药物使用史

孕前咨询应对夫妻正在使用的药物进行评估，还应包括可能会影响妊娠的营养品，分析每种药物和营养补充剂对妊娠的影响，评估具有潜在致畸性的药物，并给出每种药物的具体风险，使用致畸药物者应采取可靠的避孕措施，有生育计划时在停止避孕前应调整潜在致畸药物的用量，停药后待药物代谢在体内清除后再考虑妊娠。

（五）家族史

孕前是筛查遗传病的最佳时间，夫妻双方或一方有遗传病家族史应先咨询，进行家系分析遗传方式并评估再发风险，并作出完全知情的决定，必要时提供潜在干预措施的推荐，如用捐赠的卵子或精子、辅助生殖技术胚胎植入前基因诊断等。

二、孕前风险评估的方法

（一）询问病史

除询问年龄、职业等基本信息外，要了解夫妻双方及其家庭成员的健康状况，识别影响生育的危险因素。重点询问与优生有关的孕育史、疾病史、家族史、用药情况、生活习惯、饮食营养、职业状况及工作环境等。

（二）体格检查

1. 常规检查 包括身高、体重、血压，计算BMI。

2. 专科检查 女性进行妇科检查（外阴、阴道、宫颈、宫体、附件），必要时行宫颈细胞学检查及人乳头瘤病毒（human papillomavirus，HPV）检查，并观察第二性征发育状况（乳房）。男性进行生殖系统检查。

（三）辅助检查

1. 实验室检查 包括血常规、尿常规、阴道分泌物检查、血型、肝功能、肾功能、血糖、甲状腺功能、传染病检查、TORCH[TO 即弓形虫（toxoplasma gondii，TOX）；R 即风疹病毒（rubella virus，RV），C 即巨细胞病毒（cytomegalovirus，CMV），H 即单纯疱疹病毒（herpes simplex virus，HSV）]筛查等。男性还应进行精液分析检查。对于高龄（≥35 岁）计划妊娠的女性孕前可行基础激素水平测定、AMH 水平测定以评估卵巢功能。

2. 影像学检查 妇科超声、乳腺 B 超。夫妻双方行心电图检查，必要时可进行超声心动检查。

三、孕前风险评估的流程和管理

（一）初次生育

对初次生育的夫妇需要在计划妊娠前 3～6 个月进行生育前风险评估，根据评估结果进行生育指导，见图 1-1。

1. 一般人群 夫妻双方生育前医学检查未发现任何异常，符合世界卫生组织对健康的定义，生理、心理、社会适应均正常的夫妇，进行常规的孕前保健指导。

2. 高风险人群 夫妻双方生育前医学检查中发现以下情况者为高风险人群：①女方年龄≥35 岁，男方年龄≥40 岁。②女方 BMI≤18.5kg/m² 或 ≥24kg/m²。③不良生活习惯，如作息不规律、暴饮暴食、过度减肥、偏食或不良嗜好、工作压力大、吸烟、饮酒、饲养宠物等。④夫妻双方中有职业暴露和环境毒物因素接触，如高温、重金属、化学、放射及有毒物质等。⑤有不良孕产史、习惯性流产、死胎、死产等。⑥有重要脏器疾病史、传染性疾病史、性传播性疾病史、生殖系统疾病史及精神病史等。⑦体格检查发现心、肝、肺、肾等有异常症状。⑧夫妻双方有生殖系统疾病。⑨辅助检查化验有异常影响生育者。

（二）再次生育

随着我国三孩政策的实施，具有孕前风险因

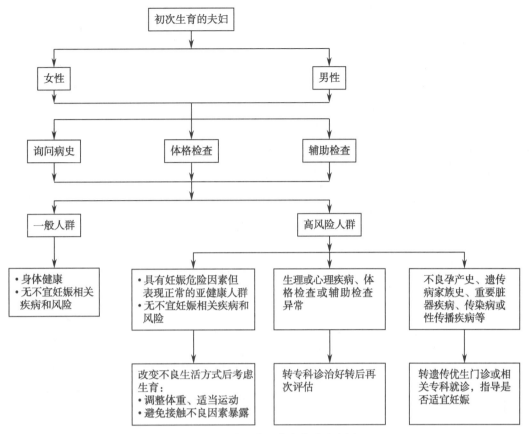

图 1-1 孕前风险评估和管理流程图

素的女性也逐渐增多，特别是高龄夫妻，此人群易发生不良孕史和出生缺陷，对计划再次妊娠的夫妻双方除了依据初次生育筛查评估外，还应重点筛查评估：慢性疾病史、不良孕产史、女性卵巢功能、既往产科疾病史、生殖道疾病、剖宫产子宫瘢痕等。再次生育前风险评估流程见图 1-2。

四、孕前风险因素的干预

对初次生育和再次生育前风险筛查与评估具有高危因素者，应提供孕前咨询、宣教、指导或干预措施。

（一）高龄

孕妇高龄是发生出生缺陷的高危因素，针对年龄≥35 岁的妇女，需要告知流产、胎儿发育异常、死胎死产、妊娠期并发症等风险均增加，建议进行孕前检查和咨询、孕期产前诊断。女性卵巢功能随年龄的增加而减退，特别是年龄＞35 岁的女性应建议进行卵巢功能的评估，男性进行精液检查，超过 6 个月未孕者可积极助孕，必要时借助辅助生殖技术解决生育问题。

（二）瘢痕子宫

瘢痕子宫是指剖宫产术、子宫肌瘤剔除术、子宫穿孔或破裂修复术、子宫成形术等妇产科手术后子宫组织留存瘢痕者。瘢痕子宫孕前需要充分评估风险并进行个体化指导，应详细了解既往手术指征、手术方法、手术过程、术后子宫恢复状况、术后病理结果等。由于瘢痕子宫再次妊娠存在瘢痕部撕裂或子宫破裂风险，因此，女性应在孕前通过二维超声和三维超声成像技术评估剖宫产瘢痕愈合情况，是否有瘢痕部缺损（憩室），如有瘢痕部缺损应评估其严重程度，包括缺损宽度和深度、缺损处子宫浆膜层是否平整连续、剩余肌层厚度。剖宫产术后满 2 年若瘢痕轻度缺损可考虑妊娠，但应告知其风险，中重度缺损者不建议再次妊娠。早孕期应行 B 超检查，确定孕囊着床位置与瘢痕的关系，若为瘢痕妊娠应尽早终止妊娠。

（三）体重异常

通过指导饮食结构、适当运动、平衡膳食调节体重。低体重者应适当增加营养并规律运动以增加体重，超重或肥胖者应改变不良饮食和生活习惯，减少高脂肪、高热量、高糖食物的摄入，多摄入富含膳食纤维、营养素的食物，并适当增加运动量，每天坚持30～60 分钟中等强度的运动，体重降低速度以 0.5～1.0kg/ 周为宜，不主张过度节食或使用减肥产品。

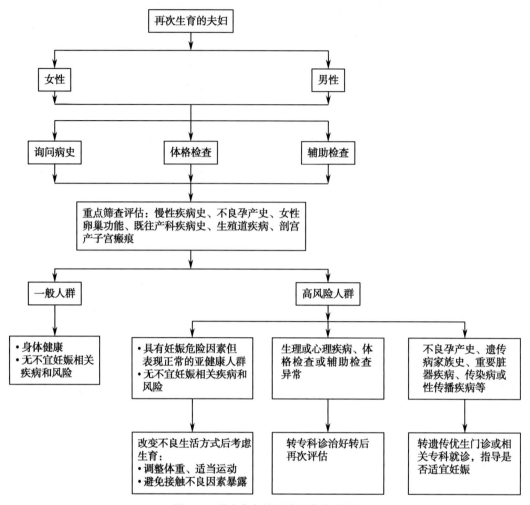

图 1-2　再次生育前风险评估流程图

（四）不良生活习惯

孕前纠正不良生活习惯，夫妻双方应戒烟戒酒、适当运动锻炼以增强体质、保持规律的作息时间、心理调整及缓解精神压力，科学补充营养素及微量元素。计划受孕期间尽量避免使用药物，如必须服药，需调整药物，避免使用可影响胎儿正常发育的药物。

（五）复发性流产

我国通常将 2 次或 2 次以上在妊娠 28 周之前的胎儿丢失称为复发性流产（recurrent abortion，RA）。复发性流产病因十分复杂，主要包括遗传因素、解剖因素、内分泌因素、感染因素、免疫功能异常、血栓前状态、孕妇的全身性疾病及环境因素等。此外，仍然有大约 50% 的复发性流产患者病因不明，即使在已知病因中，发病机制和治疗方案亦存在诸多争议。妊娠不同时期的复发性流产，其病因有所不同。妊娠 12 周之前的早期流产多由遗传因素、内分泌异常、生殖免疫功能紊乱及血液

高凝等所致。妊娠 12～28 周的晚期流产且出现胚胎停止发育者，多由于感染、妊娠附属物异常、严重的先天性异常所致。晚期流产多数是由于子宫解剖结构异常或宫颈功能不全所致。因此，对复发性流产应在孕期根据具体情况进行相关检查和评估，针对病因进行治疗后再计划妊娠。

（六）TORCH 异常

TORCH 是弓形虫、风疹病毒、巨细胞病毒、单纯疱疹病毒等英文名称首字母缩写及其他病原体如梅毒螺旋体（treponema pallidum，TP）、水痘 - 带状疱疹病毒（varicella zoster virus，VZV）、人类微小病毒 B19（human parvovirus B19，HPVB19）等组合而成。TORCH 病原微生物可以通过胎盘垂直传播，引起宫内感染，造成早产、流产、死胎或胎儿畸形；通过产道感染新生儿，造成新生儿多系统、多脏器损伤和智力障碍等。孕前 TORCH 筛查旨在了解备孕妇女对相关病原体的免疫状况，明确是否需要接种疫苗，指导受孕时间及孕前和孕期注意事项。

1. 风疹病毒 孕前 IgG 阴性的妇女是孕期风疹病毒感染的高危人群。建议：①接种 RV 疫苗，待 IgG 阳性且数值＞10U/ml 后再妊娠或行辅助生殖技术。②若不能接种疫苗，或接种疫苗后抗体 IgG 未达标，或备孕期未能自然感染风疹病毒获得免疫者，孕早期有暴露风险时可复查风疹病毒 IgG 和 IgM 水平，以便及时发现孕期初次感染。③如果在不知道已经妊娠的情况下接种了疫苗，或接种疫苗后立即受孕，目前尚无这种情况下患先天性风疹综合征的病例报道。

检测结果出现以下两种情况需要动态观测抗体水平：① IgG 阴性、IgM 阳性：可能是急性感染或 IgM 假阳性，需间隔 5～10 天动态监测。如果 IgG 转为阳性则为初次感染，应等待急性期后、IgG 水平维持稳定后再妊娠；如果 IgG 仍为阴性，则考虑 IgM 为假阳性，可以妊娠。② IgG 和 IgM 均为阳性：可能是急性感染，或感染后期，或 IgM 假阳性，或 IgM 长期阳性，同样需间隔 5～10 天再次检测，如果 IgG 上升 4 倍为急性感染，暂不宜妊娠。否则按 IgG 阳性、IgM 阴性处理，考虑已具有免疫力，不需要动态观测。

2. 巨细胞病毒 建议巨细胞病毒 IgG 阴性的妇女在孕前和孕早期进行动态定量监测。孕前筛查结果有以下几种情况：①巨细胞病毒 IgG 和 IgM 均阴性或者 IgG 阳性 IgM 阴性，均可以准备妊娠，但前者无免疫力，孕期易发生初次感染；后者免疫保护弱，孕期应注意复发感染。② IgG 阴性 IgM 阳性或者 IgG 和 IgM 均阳性，2～3 周后复查，如果前者 IgG 由阴性转为阳性（发生了初次感染），后者 IgG 抗体滴度升高 4 倍（发生了复发感染），应避孕 3～6 个月再准备妊娠。巨细胞病毒 IgG 阳性孕妇应在孕早期和晚期监测尿液中病毒 DNA 的复制情况，发现复发感染。可疑胎儿感染的病例，可行超声检查判断胎儿结构异常，也可考虑羊膜腔穿刺进行确诊，但由于垂直传播率低，羊膜腔穿刺的风险收益比并不高。

3. 弓形虫 检测弓形虫 IgG 阳性提示感染过弓形虫，孕妇将终身免疫，胎儿患先天性弓形虫病的概率很小。但要注意，存在自身免疫缺陷性疾病或应用糖皮质激素治疗时，可能再次激活弓形虫，造成胎儿感染。孕前 IgG 阴性说明未感染过弓形虫，无免疫力，孕期易发生初次感染造成出生缺陷。应向备孕妇女说明，妊娠期间弓形虫急性感染可严重影响胎儿健康。如果摄取了未煮熟的肉类或食用了污染的食物和水，可导致弓形虫急性感染。建议：①孕期避免接触猫、狗等动物的唾液和尿液，不与它们分享食物或共用器具。②蔬菜、水果清洗干净。③蛋、肉类要洗净并煮熟，器具生熟分开。④饭前便后洗手。⑤做好家居环境卫生，防止动物粪便污染食物。建议孕期进行血清学动态定量监测，及时发现 IgG 转为阳性。

4. 单纯疱疹病毒 孕前单纯疱疹病毒筛查 IgG 阴性，提示未感染过单纯疱疹病毒，无免疫力，孕期易发生初次感染。孕前单纯疱疹病毒 IgG 阳性提示感染过单纯疱疹病毒并产生了抗体，可以取宫颈分泌物，采用定量聚合酶链反应（polymerase chain reaction，PCR）检测病毒载量，低于参考值范围可准备妊娠，否则需要治疗后再准备妊娠。

5. 微小病毒 B19 孕前 HPV B19 IgG 和 IgM 均为阴性，提示未感染过 HPV B19，无免疫力，是易感高危人群。在病毒暴发流行期，应尽量减少工作时暴露，避免接触儿童呼吸道飞沫和手 - 口接触感染。孕前动态监测 HPV B19 IgG 由阴转为阳性，同时 IgM 也为阳性，提示发生了初次感染，建议暂缓妊娠，待 IgG 抗体稳定后再计划妊娠。孕前筛查 HPV B19 IgG 阳性且 IgM 阴性，提示已具有免疫力，孕期可不再检测 HPV B19 病毒抗体。

（七）慢性病

1. 糖尿病 对于有糖尿病史计划妊娠的女性，全面的体格检查应包括：体重、血压、脉搏、甲状腺情况、心肺听诊、肝脾情况、下肢有无皮肤病损、视力和眼底检查等。相关的实验室检查应包括：血尿常规、空腹和餐后血糖、糖化血红蛋白（HbA1c）、肝肾功能、血脂代谢指标、心电图等，根据病情的轻重酌情增加甲状腺功能、心肌酶学和心脏超声等检查。

（1）生活方式的干预与调整：对于有孕前糖尿病病史的妇女来说，孕前干预首先是生活方式的干预与调整。饮食控制和运动减重是减轻孕前胰岛素抵抗状态最好的方法，应告知其具体的饮食建议。饮食疗法建议个体化，但总体应多食用高纤维的食物，如蔬菜、水果、全谷类、豆类、低脂乳制品和新鲜鱼类，少食富含饱和脂肪的高能量食物。同时应该尽可能多地进行体力活动，包括有氧运动、阻力和灵活性训练。适当的体力运动有益于血糖的控制，每天坚持 30～60 分钟的中等强度有氧运动，每周至少 5 天；需要减重者还应继续增加每周运动强度和时间。

（2）降糖药物的调整：孕前应调整为孕期相对安全的降糖药物。胰岛素为首选，如果因各种原因不能改用或不能坚持应用胰岛素者，可选择口服降糖药二甲双胍。虽然另一种口服降糖药格列本脲可在非孕期使用，但妊娠期间尤其是早孕期其安全性缺乏大样本、高级别的循证医学证据的支持，因此目前不推荐其在孕期作为一线降糖药物使用。胰岛素可以在内分泌科医师、产科医师的共同指导下使用，根据血糖的水平和糖尿病的类型选择合适的胰岛素剂型和给药方式，同时要教育备孕的女性掌握胰岛素的注射技巧、低血糖的识别及防治措施等。

2. 慢性高血压　慢性高血压的妇女孕前需了解年龄、高血压程度、病程、有无靶器官损害（如心脏、肾、眼底）、是否合并其他疾病（如糖尿病）等。需做全面体检，包括生化检查、心电图、心功能情况、眼底检查、糖代谢筛查。孕前应评估高血压药物的致畸风险，妊娠期禁用血管紧张素转换酶抑制剂和血管紧张素受体阻滞剂；对长期高血压或高血压控制不佳的女性应评估是否有终末器官损害，例如心室肥大、视网膜病变和肾功能不全等，转诊至相关专科医院就诊。

3. 心脏病　孕前需至专科医院评估心脏病种类和心功能。首先详细询问心脏病病史，明确患者心脏疾病基本类型和是否有胸闷、气促、乏力、咳嗽等自觉症状进行性加重以及孕前心功能分级等。患者孕前有心脏手术史，要详细询问手术时间、手术方式、手术前后心功能的改变及用药情况；其次了解患者一般情况，是否存在例如肥胖、高血压、糖尿病、吸烟史等与不良妊娠结局有关的高危因素。孕前需咨询心脏科、产科、产前诊断专家，进行孕前风险分级评估，加强不同风险级别心脏病孕妇的管理，孕期联合多学科专家诊治，做到及时诊治和合理掌握妊娠适应证及禁忌证，降低母儿并发症的风险。

4. 甲状腺疾病　孕期甲状腺功能异常患者，其妊娠时机应咨询专科医师意见。

（1）甲状腺功能亢进：甲状腺功能亢进（简称甲亢）未控制的孕产妇易发生流产、早产、死胎等，可诱发妊娠高血压综合征，增加不良妊娠结局风险，建议暂不怀孕。丙硫氧嘧啶为首选药。治疗停药后妊娠较安全或用药以最小剂量能控制病情为好。已患甲亢的妇女最好在甲状腺功能控制至正常后考虑妊娠，碘治疗的甲亢患者需要在治疗

结束至少 6 个月后妊娠。

（2）甲状腺功能减退：甲状腺功能减退增加先兆子痫、胎盘早剥、贫血、产后出血等的发生风险，故甲状腺功能未恢复正常时建议暂不怀孕。如经正规治疗，胎儿及新生儿一般无甲状腺功能异常，预后好。左甲状腺素为首选药，通过胎盘量少，不影响胎儿甲状腺功能。促甲状腺激素（thyroid-stimulating hormone，TSH）水平可作为药物治疗的监测指标。已患临床甲状腺功能减退的妇女计划妊娠时一般需要将血清 TSH 控制到 <2.5mU/L 水平后再怀孕，一旦怀孕，要立即调整左甲状腺素片的剂量。

5. 肾脏病　避免劳累，防止受凉感冒，保持良好的生活习惯，戒烟酒，加强营养，提高机体免疫力。必要时减轻体重。狼疮性肾炎患者注意避免日晒，IgA 肾病患者尽量选择无麸质饮食，以降低饮食抗原的 IgA 水平。计划妊娠时停用妊娠期禁忌的药物，补充多种维生素。不适宜妊娠者应严格避孕，避免使用含雌激素的药物。不同类型肾炎患者应在专科医院进行全面的检查和评估，病情稳定期再计划妊娠。

（八）遗传病

医师应详细了解并记录包括遗传病、出生缺陷、精神疾病及乳腺癌、卵巢癌、子宫癌和结肠癌等家族病史。有生育遗传病患儿的高风险夫妇应进行孕前筛查，当夫妻一方或双方被诊断出有任何遗传病携带时，建议遗传咨询，使他们了解下一代的患病风险并作出完全知情的生育决定。患有特定遗传病风险的夫妇可就疾病的遗传方式和病程进行咨询，并提供潜在干预措施的推荐，如用捐赠的卵子或精子、辅助生殖技术助孕前及选择进行胚胎植入前遗传诊断等。

遗传病的咨询与筛查建议举例：

脆性 X 染色体筛查：有脆性 X 疾病、智力低下家族史或所有 40 岁以下不明原因卵巢功能早衰的女性；无脆性 X 高风险因素，自愿要求脆性 X 筛查的女性可在知情同意后进行检测。

（九）传染病

1. 病毒性肝炎　病毒性肝炎常见的有甲肝、乙肝、丙肝、丁肝和戊肝 5 种肝炎病毒，其中乙肝、丙肝和丁肝可经血液、母婴、性接触传播，具有病毒携带者。

（1）急性病毒性肝炎：在传染期应暂缓妊娠，最好在肝功能恢复 3～6 个月后再检查评估。由于

甲肝和戊肝不会演变为慢性肝炎和病原携带者，肝功能恢复后不影响患者婚育。

（2）慢性病毒性肝炎和病毒携带者：由于乙型病毒性肝炎在我国发病率比较高，以乙肝为例：①非活动性 HBsAg 携带者。血清 HBsAg 阳性、HBeAg 阴性、抗 HBe 阳性或阴性、HBV-DNA 检测不到，谷丙转氨酶在正常范围，不限制其生育。②慢性 HBV 携带者和慢性乙型肝炎。女性患者孕前应该接受专科医师的评估。还应告知对象采取相应的医学防治措施，如使用安全套、戒烟酒、合理营养。避免过度劳累，定期复查肝功能、甲胎蛋白、肝脾超声。而 HBsAg 阳性患者更应检测 HBV-DNA 载量，对于载量过高的人群建议孕前接受药物治疗，待 HBV-DNA 载量降低后，在医师指导下停用或更换抗病毒药物后计划妊娠。

2. 肺结核 肺结核是结核分枝杆菌导致的慢性肺部感染性疾病，主要传播途径是肺结核患者与健康人之间的空气传播，痰中排菌者称为传染性肺结核，其次是生活密切接触，通过被结核菌污染的食物、物品等间接传播。活动性肺结核患者应适当隔离、积极进行抗结核治疗，待肺部活动病灶消失，痰菌阴性后再安排结婚。患肺结核的女性也应先彻底治愈，再择时生育。

3. 淋病 淋病的主要传播方式是性接触传播。治愈后可以结婚和生育。性伴应同时接受检查、治疗。若尚未治愈而双方坚持结婚，应尊重其意愿，对其说明本病传染性极强且有危害，提出相关医学措施，避免疾病传播，婚后继续治疗和定期复查至痊愈。

4. 梅毒 梅毒主要通过性接触传播，也可通过间接接触等途径传播，还可以通过胎盘由母亲传染给胎儿。快速血浆反应素试验（rapid plasma regain test，RPR）转为阴性即为血清治愈，在 PR 转阴性后安排生育为宜。患者在一期、二期梅毒或早期潜伏梅毒确诊之前的 3 个月内，如婚配对象曾与之有过性接触，虽 RPR 检查为阴性，仍可能已被感染，应给予治疗。

5. 艾滋病 主要传播途径是性接触传播、经血液传播、母婴传播。任何有生育计划的 HIV 感染患者都应接受抗反转录病毒治疗，并在妊娠前将血浆病毒载量抑制到检测下限。如果未感染人类免疫缺陷病毒的女性与已感染的男性伴侣计划妊娠，应被转诊到传染病或生殖内分泌和不孕方面的专家处进行咨询。人工授精是 HIV 感染夫妇妊娠最安全的受孕方法，同时将 HIV 病毒传播给未感染伴侣的风险降至最低。

> **专家点评**：孕前风险筛查与评估对改善孕妇和胎儿的安全，降低出生缺陷和提高出生人口素质均有积极的意义。目的是通过孕前检查和风险评估，关口前移，最大可能地消除风险因素，最终达到正常妊娠的目的，同时还能够降低妊娠的并发症和合并症，降低孕产妇并发症的发病率和死亡率。

（李 芬 王 丽）

第四节 孕前生育、遗传优生咨询

导读：生育是人类的一项社会目标，是需要通过人类个体的后代孕育来实现社会群体遗传素质的传递。生育咨询则是通过认识和改变备孕女性的生活方式、行为习惯，干预其不良医学状况，并降低相关的遗传及其他妊娠相关风险，从而有效降低围产期疾病及改善不良妊娠结局。因此，生育咨询具有非常重大的现实意义和社会价值。

一、围孕期保健

（一）围孕期保健概念

有关围孕期，至今尚未有确切的划分。一般认为围孕期指孕前及孕期。因此，围孕期保健（periconception health care）包含孕前保健（preconception care）和孕期保健（prenatal care）。围孕期保健是降低孕产妇和围产儿并发症的发生率及死亡率、减少出生缺陷的重要措施。通过规范化的孕前保健和产前检查，能够及早防治妊娠风险，及时发现胎儿异常，评估孕妇及胎儿的安危，确定分娩时机和分娩方式，保障母儿安全。孕前保健是孕期保健的前移。

围孕期保健是针对围孕期夫妇双方进行的有关生殖问题的保健服务，围孕期保健服务：有利于优生优育；有利于女性的身心健康；有利于国家的计划生育政策的实施。

（二）围孕期保健与健康教育

围孕期优生健康教育是通过一定形式的健康教育途径，针对准备怀孕的对象从孕前到分娩前，尤其是孕早期,传达必要的优生优育知识,一般始于孕前4~6个月。

1. 鼓励孕前健康检查　孕前健康检查的目的是通过双方检查,发现将会影响孕妇身体健康和未来胎儿健康的疾病,以及影响受孕的疾病。孕前健康检查可以避免或者减小很多孕后的风险,避免因为患有某些感染性疾病、传染病、遗传性疾病以及一些性传播性疾病而面临是终止妊娠还是冒险继续怀孕的两难选择。还可以及早发现一些可能导致不易受孕的风险因素。

从2010年开始,国家卫生和计划生育委员会启动实施国家免费孕前优生健康检查项目,为符合生育政策、计划怀孕的农村夫妇免费提供健康教育、健康检查、风险评估、咨询指导等19项孕前优生服务。2013年,项目实施范围已扩大至全国所有县(市、区),目标人群覆盖全部农村计划怀孕的夫妇。通过健康教育宣传,要让每个符合条件的家庭享受孕前优生服务;对于项目尚未覆盖地区,也应鼓励计划妊娠的双方进行孕前健康检查。

2. 计划妊娠　计划妊娠是基于当前人们对生育行为的科学认识,育龄夫妇有意识地对自己妊娠行为做出安排。有计划地受孕和生育,也是建立优生的开始。

计划妊娠指导,是根据夫妻双方的健康状况、生理条件和生育计划,排除遗传和环境方面的不利因素,在心理和生理、精神和物质等各方面都有准备的情况下,选择最佳受孕时机或避孕方法。计划妊娠指导包括:①树立计划妊娠是男女双方共同责任的观念:计划妊娠应双方一起配合和相互支持,共同积极参与。②宣传与孕育有关的基本生理知识:包括保持健康体重、预防贫血、控制慢性病、预防感染性疾病、合理用药等。③选择适宜的受孕时机;受孕年龄上,最佳生育年龄女性在24~29岁,男性在25~35岁,应指导计划妊娠双方在最佳的身体、心理和环境状态下受孕。④了解环境和疾病对后代影响等孕前保健知识:日常工作生活中避免接触影响胎儿生长及健康的包括药物的有毒、有害物质;了解慢性疾病、感染性疾病、先天性疾病、遗传性疾病等对孕育的影响。⑤健康生活,创造良好的孕育环境:母体应均衡营养,多摄入一些胎儿生长所需要的养分,双方保持良好的生活习惯和方式,包括:坚持生活规律,科学饮食,参加户外运动,戒烟、戒酒,远离宠物等,使之适应优生的需要。⑥估算易受孕时间:通过

简单易行的方法预测排卵日,估算"易孕期"。计划妊娠女性,可通过科学地预测排卵日以利于受孕。一般情况下,正常育龄妇女卵巢每月排出一个卵子,如果未能受精,卵细胞在排卵后12~24小时内将退化,而精子在女性生殖道内一般能生存3~5天,因此在女性排卵前3~5天至排卵后1天内同房,则容易受孕。目前常用估算排卵日的方法有:尿LH测定、基础体温测量法、日程推算法、宫颈黏液观察法和B超监测排卵。

3. 重视孕前和孕早期保健　目前我国产前检查大多始于孕3个月以后,有些人甚至在孕20周(5个月)以后才开始做产检。很多夫妇没有意识到在孕前及孕早期时,夫妇双方健康状况、生活中接触有害物质、吸烟、饮酒等不良的生活方式对胚胎可能产生的影响,而忽略了孕前和孕早期的保健检查。如:叶酸必须于孕前3个月在医师的指导下进行补充,直至孕后3个月,才能有效预防神经管畸形;遗传病的筛查更应该放在孕前进行,如果夫妇双方经过筛查确定为遗传病的高风险携带者,则有充分时间获得遗传病方面的咨询和生育指导意见,以了解自己是否适合生育;孕早期掌握胚胎发育情况等。

4. 围孕期心理卫生指导　平衡妊娠心理是围孕期心理健康的关键。对于妊娠的期望程度,夫妇双方因其年龄、家庭背景、社会环境、文化价值观等因素的影响可能有所不同,但双方共同决定生育计划有助于家庭生活和谐。双方可以及时调整学习和职业计划、作好怀孕的心理准备、作好承担责任及确定孩子养育方式的准备、适应未来家庭结构变化等。

虽然怀孕是大多夫妇的愿望,但不孕症始终是婚姻家庭可能面临的一个重大问题。有研究认为,目前我国生育期女性中有10%~15%面临不孕的影响。不孕症对正常婚姻中夫妻双方都会构成压力。在各种不孕原因中,女方因素相对略高于男方因素,因而一旦婚姻生活中出现不孕症问题,女性可能面临更多的心理压力。而长期紧张、焦虑的情绪又可影响卵子受精,导致越盼望越不孕,甚至影响夫妻关系和性活动,引起婚姻满意度下降等。辅助生育技术虽然为不孕症家庭提高了生育机会,但治疗结局的不确定性,使女性在治疗期间会表现出较高水平的心理不适。通过健康教育,指导计划妊娠的夫妇双方理解妊娠不代表爱情生活的全部目的和意义,应平衡妊娠心态,不要

因为妊娠原因导致婚姻困难。

5. 生育消费计划 宣传当地与生育相关的政策,让围孕期夫妇能够知道哪些保健服务可由医疗保健机构承担,哪些费用医疗保险可以分担,并能预先对生育消费做家庭经济计划。

二、围孕期感染对生育的影响

围孕产期的各种感染现象,在不同阶段,会对妊娠结局造成不同的影响;甚至一些严重感染,虽然孕妇本身几乎无明显症状产生,但对胎儿及婴儿可能已造成严重危害。因此,预防围孕期感染已受到临床的广泛重视。

(一)围孕期感染的相关概念及生育风险

从广义上讲,女性在围孕期间受到致病微生物感染而引起胎儿及婴儿感染统归为母婴传播(maternal-neonatal transmission)。已知病原体各种类中,病毒、细菌、寄生虫、真菌、螺旋体、衣原体、支原体、立克次体等均发现可引发围孕期感染,并且研究已明确了一些病原体通过母婴传播诱发胎儿及婴儿先天性发育缺陷的风险。因病原体种类、病原体感染时机及感染途径、母体免疫状态等因素的不同,胎儿及婴儿受累脏器及受累程度可有不同,妊娠结局也不尽相同。

1. 垂直传播(vertical transmission) 即母婴传播(maternal-neonatal transmission)或称母婴垂直传播(mother-to-infant vertical transmission),指病原体由亲代传至子代,使胎婴儿感染上与母亲相同的疾病。包括经生殖细胞传播、妊娠期经胎盘传播、分娩期经产道传播、围产期传播及产后经哺乳传播。

2. 先天性感染(congenital infection) 又称宫内感染(intrauterine infection)或母婴传播疾病(mother to child transmission diseases),是指在母体妊娠期间,各种病原微生物通过受感染母体经胎盘传播至胎儿,使胎儿在宫内即已获得的感染。宫内感染是造成先天性缺陷和先天性残疾的重要原因。据国内外调查,有3%~8%的新生儿受到母源性细菌、病毒及原虫的感染。

先天性感染对胎儿的影响与感染时的胎龄、孕妇的免疫状态、致病微生物的种类及感染的严重程度有关。一般认为,因为妊娠早期是胎儿器官发育的敏感阶段,这一时期发生宫内感染影响较为严重。从总的影响看,虽然严重宫内感染多可导致流产、先天性畸形(含先天性残疾)、死产

等,但不同的致病微生物对胎儿的损伤各有特点:先天性白内障是风疹病毒感染的典型特征;先天性巨细胞病毒感染与感觉神经性耳聋(sensorineural hearing loss,SNHL)的发生有密切关系,另外一种常见的感染后果是新生儿肝炎综合征;柯萨奇病毒感染常引起先天性心脏病,如动脉导管未闭、室间隔缺损等;疱疹病毒感染以胎儿中枢神经系统的损害为主,引起小头畸形、大脑发育不全等。

3. 围产期感染 围产期(perinatal period)是指出生前后的一个阶段。在我国一般采用的围产期规定时间多是指怀孕满28周至产后7天的这段时期。这一时期发生的感染称围产期感染(perinatal infection)。围产期孕妇和新生儿免疫力差,最容易引发感染。围产期感染可致先天性感染和生后持续感染。

4. 原发性感染(primary infection) 是指病原微生物首次侵入人体引发的感染。

5. 继发性感染(secondary infection) 是指宿主感染过一种病原微生物之后,在机体抵抗力减弱情况下,又由新侵入的或原来存在于体内的同种病原微生物再次引起的感染。继发感染大多为内源性感染,少数由外源性感染所致。妊娠期母体免疫状态改变,增大了继发感染的发生机会。

6. 活动性感染(active infection) 是指病原微生物侵入机体后快速繁殖并引发明显临床症状的感染。妊娠期病原微生物活动性感染会明显增加母婴传播风险。

7. 潜伏感染(latent infection) 是指病原体的一种持续性感染状态。原发感染后病原体局限化,长期潜伏在病灶或某些组织或细胞中,机体成为携带者(carrier)。在某些条件下病原体可被激活,感染可急性发作而出现症状。例如单纯疱疹病毒感染后,潜伏于三叉神经节,此时机体既无临床症状,也无病毒排出。受机体免疫力低下、劳累、环境、内分泌和辐射等因素的影响,潜伏的病毒可被激活,沿感觉神经到达皮肤和黏膜,引起口唇单纯疱疹。

8. 机会性感染(opportunistic infection) 是指由机会性病原体引发的感染。正常状态下,这些病原体寄居在人体某些部位而不致病;在寄居部位改变,机体免疫功能低下或菌群失调等特定条件下可引发感染。如在10%~20%的正常妇女阴道中可有少量白色念珠菌(即内源性白假丝酵母菌),但并不引起症状。妊娠期细胞免疫功能减低,

同时由于体内雌激素增加而致阴道上皮内糖原含量增多，成为有利于念珠菌生长的培养基，易诱发外阴阴道念珠菌病。经母亲产道念珠菌感染的新生儿可患口腔念珠菌病，多发生在出生后 7 天内。

（二）围孕期感染的病原体分类及对生育的影响

病原体（pathogen）是指可以侵犯人体，引起感染甚至传染病的微生物，或称病原微生物（pathogenic microorganism），包括细菌、病毒、寄生虫、真菌、螺旋体、支原体、立克次体、衣原体、朊病毒。能感染人的微生物超过 400 种，它们广泛存在于人的口、鼻、咽、消化道、泌尿生殖道以及皮肤中。每个人一生中可能受到 150 种以上的病原体感染。妊娠期妇女相对非孕期免疫力减弱，更易受病原体侵袭。妊娠期先天性感染的病原体中，以病毒感染最多，危害也最大。

1. 病毒（virus）　是一类非细胞形态的微生物，仅含 RNA 或 DNA 一种类型的核酸，必须在活细胞内复制繁殖。病毒是微生物中个体最小、结构最简单的成员，其大小范围为直径 20～300nm，病毒基本结构是由核酸核心（core）和蛋白质衣壳（capsid）构成核衣壳（nucleocapsid），有些病毒的核衣壳外还有脂质双层膜的包膜（envelope），还有的病毒表面有突起的糖蛋白结构称包膜子粒（peplomeres）或刺突（spike）。病毒具有受体连接蛋白，与敏感细胞表面的病毒受体连接，进而感染细胞。病毒的形态多种多样，多数为球形或近似球形，亦有砖形、杆形和蝌蚪形等。75% 的人类传染病是由病毒引起的。妊娠期病毒感染的发生率比正常女性要高，而且大部分病毒都能传染给胎儿。

母亲病毒感染对生育、胎儿及婴儿的影响，主要与感染病毒的种类、感染时间、母体免疫状态等相关。病毒垂直传播对生育可能有以下影响：①引起妊娠的终止。②引起胎儿的先天畸形。③胎儿发育障碍。④新生儿先天性感染。⑤胎儿未发生明显异常。

2. 细菌（bacterium）　是一类单细胞的原核细胞型微生物，是在自然界分布最广、个体数量最多的有机体，是大自然物质循环的主要参与者。细菌大小一般为 0.5～5μm，按其基本形态可分为球菌（coccus）、杆菌（bacillus）和螺旋菌（spiral bacterium）三大类。凡能引起人类疾病的细菌，统称为致病菌或病原菌（pathogenic bacteria）。细菌能引起感染的能力称为致病性（pathogenicity）。

围孕期细菌宫内感染途径分为：血行性胎盘胎儿感染、腹腔经输卵管逆向下行性播散、下生殖道上行性感染以及侵入性操作。由于母体子宫内膜的基蜕膜和胎儿绒毛膜组成的胎盘屏障的保护作用，正常情况下，母体感染的致病菌及其毒性产物难以通过胎盘屏障进入胎儿体内。上行性感染是细菌宫内感染的主要途径，其病原菌与孕妇阴道细菌有关，革兰氏阴性杆菌占 50%。近年来，B 族链球菌（group B streptococcus，GBS）感染有逐年上升趋势。

围孕期细菌感染对生育、胎儿及婴儿的致病作用，与致病菌的毒力（virulence）、侵入机体的数量、侵入途径及孕妇的免疫状态等密切相关。构成病原菌毒力的主要因素是侵袭力（invasiness）和毒素（toxin）。致病菌侵袭力的物质基础是细菌荚膜、黏附素、侵袭性酶类和细菌生物被膜等。细菌毒素则按其来源、性质和作用的不同，分为外毒素（exotoxin）和内毒素（endotoxin）两大类。产生外毒素的细菌主要是某些革兰氏阳性菌，少数为革兰氏阴性菌，如霍乱弧菌的肠毒素等。外毒素化学成分为蛋白质，毒性强，具有高度的组织特异性和选择性，抗原性强，稳定性差，引发临床症状不同。内毒素来源于革兰氏阴性细菌细胞壁的脂多糖（lipopolysaccharide，LPS），是菌体的结构成分，只有当菌体崩解时释放。内毒素免疫原性弱，毒性作用无选择性，机体对内毒素敏感，引起的病理改变和临床症状大致相同。

3. 真菌（fungus）　是一种真核细胞型微生物。有典型的细胞核和坚固的细胞壁，以寄生或腐生方式生存。真菌广泛分布于自然界，种类繁多，有 10 余万种。其中对人类有致病性的真菌约有 300 余种，引起常见真菌病的真菌只有几十种。根据侵犯人体部位的不同，真菌感染性疾病分为 4 类：浅表真菌病、皮肤真菌病、皮下组织真菌病和系统性真菌病；前两者合称为浅部真菌病，后两者又称为深部真菌病。浅部致病真菌仅侵犯皮肤、毛发和指 / 趾甲，为慢性，浅部真菌病对治疗有顽固性，但对机体的影响较小。深部致病真菌则可侵犯全身脏器，严重的可引起全身播散性感染，甚至导致死亡。

围孕期最常见的真菌感染为内源性白假丝酵母菌（C.albicans）感染。白假丝酵母菌为双相菌，正常情况下一般为酵母相，致病时转化为菌丝相，以出芽方式繁殖。作为条件致病菌，10%～20% 非孕妇女及 30% 的孕妇阴道中有白假丝酵母菌寄生，但菌量极少，呈酵母相，并不致病。当机体抵抗力、免疫力降低及菌群失调时，白假丝酵母菌由酵母相转为菌丝相，在局部大量繁殖，侵入细胞引起假丝酵母菌病。

围孕期假丝酵母菌感染引起的母婴传播可发生在妊娠期和产时。孕妇患病后，极少数人阴道中的白假丝酵母菌能经宫颈上行，穿透胎膜感染胎儿，引起早产。另外，当胎儿经母亲阴道分娩时，也可能被白假丝酵母菌感染，多引起口腔假丝酵母菌病。随着假丝酵母菌耐药的增加，其菌种发生改变，白假丝酵母菌在外阴阴道炎中的感染比例有所下降，而其他假丝酵母菌所致的外阴阴道炎增加。

4. 常见的寄生虫 寄生虫（parasite）是永久或暂时地生活在其他动物体内或体表，获取营养并损害被寄生动物的一种生物。人类寄生虫（human parasite）指以人作为宿主的寄生虫。可分为内部寄生虫和外部寄生虫两大类。大多属原生动物、线形动物、扁形动物、环节动物和节肢动物。寄生虫学中习惯上把原生动物称为原虫类（protozoa），把线形动物和扁形动物合称为蠕虫类（helminthes）。寄生虫对人体的危害，主要包括其作为病原体引起寄生虫病及作为疾病的传播媒介两方面。寄生虫侵入人体而引起的疾病，因虫种和寄生部位不同，引起的病理变化和临床表现各异。流行相当广泛的原虫病有：贾第虫病、阴道滴虫病、阿米巴病；蠕虫病有：旋毛虫病、华支睾吸虫病、并殖吸虫病、包虫病、带绦虫病和囊虫病等。机会致病性寄生虫病，如隐孢子虫病、弓形虫病、粪类圆线虫病的病例近年逐渐有所增加。

围孕期寄生虫感染对生育的影响，主要取决于侵入体内的寄生虫数量和毒力以及寄主的免疫力。侵入的虫体数量愈多、毒力愈强，发病的机会就愈多，病情也较重。寄主的抵抗力愈强，感染后发病的机会就愈小，即使发病，病情也较轻。有多种寄生虫虫种感染可引起母婴传播。如孕妇感染弓形虫，病原可通过胎盘染胎儿，直接影响胎儿发育，致畸严重，是人类先天性感染中最严重的疾病之一；疟原虫（plasmodium）可自母体进入胎儿引起宫内感染，发生流产、早产、死产及新生儿先天性疟疾；溶组织内阿米巴（entamoeba histolytica）可直接或间接感染胎儿，以致引起胎儿死亡；埃及血吸虫病和曼氏血吸虫病可累及胎盘。

5. 其他常见致病微生物

（1）衣原体（chlamydia）：是一类严格在真核细胞内寄生，有独特发育周期，能通过滤器的原核细胞型微生物，衣原体的共同特性是：①革兰氏染色阴性，呈圆形或椭圆形体。②含有 DNA 和 RNA 两类核酸。③具有独特的发育周期，行二分裂方式繁殖。④具有细胞壁，其组成与革兰氏阴性菌相似。⑤含有核糖体和较复杂的酶类，能进行多种代谢，但缺乏供代谢所需的能量来源，必须依靠宿主细胞的三磷酸盐和中间代谢产物作为能量来源。⑥对许多抗生素敏感。

与围孕期感染有关的衣原体病有：衣原体性肺炎、非淋菌性尿道炎、衣原体性宫颈炎、性病淋巴肉芽肿等。

（2）支原体（mycoplasma）：是一类没有细胞壁的原核细胞型微生物，是目前已知的能在无生命培养基中生长繁殖的最小微生物，繁殖方式多样，主要呈二分裂繁殖，还有断裂、分枝、出芽等方式。支原体大多不侵入机体组织与血液，一般为表面感染，在呼吸道或泌尿生殖道上皮细胞黏附并定居后，通过不同机制引起细胞损伤，如获取细胞膜上的脂质与胆固醇造成膜的损伤，释放有毒的代谢产物如神经（外）毒素、磷酸酶及过氧化氢等。支原体对热的抵抗力与细菌相似。对环境渗透压敏感，渗透压的突变可致细胞破裂。与围孕期感染有关的主要是肺炎支原体、人型支原体、生殖器支原体和解脲支原体（Ureaplasma urealyticum, Uu）。

（3）螺旋体（spirochete）：是一类细长、柔软、螺旋状、运动活泼的原核细胞型微生物。在生物学上的位置介于细菌与原虫之间。它与细菌的相似之处是：具有与细菌相似的细胞壁，内含脂多糖和胞壁酸，以二分裂方式繁殖，无定形核，对抗生素敏感；与原虫的相似之处有：体态柔软，胞壁与胞膜之间绕有弹性轴丝，借助它的屈曲和收缩能活泼运动，易被胆汁或胆盐溶解。在分类学上由于更接近于细菌而归属在细菌的范畴。与围孕期感染有关的致病性的螺旋体有：梅毒螺旋体。

（4）放线菌属（*Actinomyces*）：一般寄居在人和动物的口腔、上呼吸道、胃肠道和泌尿生殖道，多为致病菌，呈革兰氏染色阳性杆菌，一般为厌气菌或兼性厌气专性厌氧。放线菌与龋齿和牙周炎有关，在拔牙、外伤或其他原因引起口腔黏膜损伤时，放线菌可由伤口侵入，引起内源性感染；也可通过吞咽或吸入带菌物质进入胃肠或肺。根据感染途径和涉及器官的不同，临床分为面颈部、胸部、腹部、盆腔和中枢神经系统放线菌病。对人致病较强的主要为衣氏放线菌（*Actinomyces israelii*），也是围孕期主要致病放线菌。

放线菌病常同时合并其他细菌感染。病变常迁延不愈。

三、围孕期药物选择对生育的影响

妊娠期是人体特殊生理时期，选择药物时应注意药物代谢动力学变化特点、胎盘对药物的转运特点以及药物对胎儿的影响等。

（一）围孕期药物代谢动力学特点

1. 孕妇药物代谢动力学特点

（1）药物吸收：妊娠期受甾体激素水平影响，母体胃肠道张力和动力下降，蠕动减慢，可使药物吸收更加完全；同时，母体胃酸和胃蛋白酶分泌减少，弱酸性药物吸收率下降，弱碱性药物吸收率升高。

（2）药物分布：妊娠期女性血容量逐渐增加，药物分布的容积也随之逐渐增加，血药浓度可出现稀释性下降。母体白蛋白等血浆蛋白减少，血液中呈游离状态的药物增多，药物活性增高，使药物容易通过胎盘转运到胎儿体内。

（3）药物的生物转化：妊娠期肝内胆汁淤积，肝酶活性下降，对药物的生物转化减少。

（4）药物排泄：肾脏是药物及其代谢产物的主要排泄器官，其次是肠道，其他途径排泄作用较弱。妊娠期肾血流量增加，肾小球滤过率增加，肾脏对药物的排泄增加，药物的半衰期缩短。

2. 胎盘药物转运特点

（1）转运功能：胎盘对药物的转运能力受药物理化性质的影响。其中脂溶性高、分子量小、血浆蛋白结合率低、非极性药物较易通过胎盘转运。

（2）母胎界面药物相关受体表达对药物转运的影响：糖皮质激素、胰岛素、叶酸、β- 肾上腺素、表皮生长因子等内、外源性受体可在胎盘表达，有利于相应药物的胎盘转运。

（3）生物转化作用：胎盘可对药物进行生物转化，部分药物的生物转化中间产物或终产物具有致畸作用。

3. 胎儿药代动力学特点

（1）胎儿对药物的摄取：胎盘 - 胎儿循环是胎儿重要的药物摄取方式。此外，胎儿还可经消化道摄取羊水中的药物。

（2）胎儿体内药物分布：药物随胎儿循环分布到胎儿体内。脑、肝等胎儿器官占据身体比例相对

较大，血液供应相对较多，药物分布也相对较多。

（3）胎儿体内药物的生物转化：胎儿肝酶系统发育不完善，对外源性化学物质的生物转化能力低下，因此胎儿血药浓度常高于母体血药浓度。

（4）胎儿的药物排泄能力：胎儿肾小球滤过率低，胆囊排泄能力也低，生物转化产物也难以通过胎盘向母体血液循环转运，因此胎儿体内药物不易排泄。

（二）围孕期常见用药风险及种类

1. 围孕期常见用药风险　药物对生育的不良影响受多种因素制约。包括以下几个方面：

（1）药物自身特性：药物本身是一个重要的决定因素，包括药物的种类、药物的理化特点、药代谢动力学特点、生物学效应及阈值、使用剂量、胎盘转运速率、组织器官亲和力等。

（2）药物对成人生殖细胞及胚胎的毒性特点：药物对精子及卵子的毒性、母亲因不同基因型对药物吸收的敏感性等均可影响孕育结局。同时，药物如果经胎盘进入胎儿体内，因药物的组织器官亲和力可能会影响胎儿相应器官的发育；另一方面，胎儿的酶系统不完善，对药物的解毒功能差，很易造成药物在胎儿体内蓄积，也会对胎儿产生毒作用。

（3）围孕期用药时间：用药时间节点是决定药物对生育影响的另一个重要因素，母体吸收药物作用于不同胚胎发育阶段可以造成不同胎儿发育风险。因为子代各组织器官在不同孕周的分化、生长、发育特点不同，处于高速分化、发育阶段的组织对外源性毒物作用最敏感。

一般来说，在受精后 2～12 周是致畸敏感期，该阶段是胚胎各组织器官分化、发育的关键时期，对药物等外源性毒性物质极其敏感，不恰当用药可能导致多器官畸形。

2. 药物影响生育的作用方式　药物被夫妇双方吸收后，可通过不同方式对生育产生影响：①对成人生殖细胞产生毒性，从而影响受精卵质量。②药物通过母胎屏障对胚胎或胎儿产生等同于母亲的药效。③药物在母体胎盘或胎儿体内形成药物代谢物质，从而对胎儿产生影响。④药物改变了母体的生理，使子宫内环境发生改变，从而导致胎儿发育畸形。

3. 围孕期常见影响生育的药物种类　不同药物对生育的不良影响可导致胚胎或胎儿停止发育，各种胎儿异常（包括解剖结构或功能异常），胎儿

代谢异常，出生后行为发育异常等。

目前研究已证明，以下药物对生育有较明确的不良影响：①抗肿瘤类药物：尤以抗代谢类药物中的氨基蝶呤和甲氨蝶呤最为明显；环磷酰胺、6- 巯基嘌呤也可致畸，造成四肢短缺、外耳缺损、唇裂、腭裂及脑积水。②激素类药物：如雌激素己烯雌酚可引起出生后女孩阴道腺癌；睾酮可诱发女胎的外生殖器男性化；可的松增加无脑儿、唇裂、腭裂及低体重儿风险等。③抗生素类药物：链霉素可致先天性耳聋并损害肾脏；四环素类药物可致骨骼发育障碍和乳牙发黄等。④镇静药。⑤抗癫痫药。⑥抗血凝药等。

另外，还有相当一部分药物胚胎药理学尚处于萌芽阶段，对生育的影响尚待进一步临床实践验证和深入研究。

（三）围孕期用药咨询及指导原则

1. 围孕期短时间用药的生育指导

（1）夫妇双方任何一方患急性疾病需短期内用药，一般建议疾病痊愈并停止用药后再考虑怀孕。

（2）双方从停止用药到计划妊娠间隔时间应当根据药物的理化性质、药物半衰期及体内是否蓄积等药代动力学情况决定。

如青霉素在体内半衰期短且对胚胎没有危害，因此停药后即可怀孕；利巴韦林进入体内后可以直接进入红细胞，数周后在血中还可以测出血药浓度，因此，建议停药一定时间后再考虑怀孕。

2. 围孕期长期用药的生育指导

（1）夫妇任一方因患慢性疾病需长期用药，尤其女方，应首先评估疾病是否能够承受妊娠。

（2）夫妇双方能够承受妊娠的前提下，应由专科医师根据病情及计划妊娠时间建议停药时机；如果不能停止用药，应在专科医师和优生医师的配合下，进行药物风险评估，必要时更换用药。

（3）根据药物的理化性质、药物半衰期及体内蓄积时间等药代动力学情况，决定从停止用药或更换药物到计划妊娠的间隔时间。

（4）男方药物治疗既要选择对疾病治疗有效，又要考虑药物毒性及对精子质量的影响，原则上应选用对生殖细胞没有毒性作用或毒性作用最小的药物；如果治疗用药不能达到上述要求，建议暂缓妊娠。

（5）女方药物治疗既要选择对疾病治疗有效，又要考虑药物对生殖细胞无药物毒性或药物毒性最小外，同时还要考虑选择没有胚胎毒性或胚胎毒性最小的药物进行治疗；如果治疗用药不能达到上述要求，建议暂缓妊娠。

（6）孕前不能停止药物治疗且所必需用药的生殖细胞毒性或胚胎毒性均相对较小时，虽然可以妊娠，但应向当事夫妇双方说明药物的生育风险，由其自己决定是否妊娠。

（7）长期用药的夫妇，在决定计划妊娠后，可到有资质进行产前诊断的医疗机构进行孕期产前筛查与诊断的相关咨询。

3. 关于围孕期疫苗的使用　孕妇为感染传染病的高危人群，因此，建议在怀孕前尽可能地进行相关疫苗的注射。如：丈夫为乙肝携带者，女方为正常且没有免疫力时应当在计划妊娠前注射乙肝疫苗。注射疫苗后到计划妊娠的间隔时间是根据疫苗种类决定的。如：一般的乙肝疫苗注射结束后即可怀孕；但是活病毒疫苗或菌苗最好于注射后 6 个月再怀孕，如风疹疫苗、麻疹疫苗等。

四、慢性疾病患者的孕前保健

孕母身体健康对胎儿具有重要的作用。母体患慢性疾病可增加妊娠期合并症、并发症的发病风险，同时增加胎儿发育异常发生率；因慢性疾病长期使用的药物也可通过母体影响胎儿发育。因此，慢性疾病患者的孕前保健有助于降低不良妊娠结局，对母胎安全均有极其重要的意义。

（一）孕前糖尿病与生育

糖尿病是一组以高血糖为特征的代谢性疾病。妊娠糖尿病包括孕前糖尿病（pre-gestational diabetes mellitus，PGDM）和妊娠糖尿病（gestational diabetes mellitus，GDM），PGDM 可能在孕前已确诊或在妊娠期首次被诊断。

1. 妊娠糖尿病的发病特点　随着糖尿病发病率日益升高，以及孕期常规 GDM 筛查诊断，妊娠合并糖尿病患者不断增多。在糖尿病孕妇中，有 80% 以上为 GDM，糖尿病合并妊娠者占近 20%。糖尿病孕妇的临床经过复杂。对母儿均有较大危害，必须引起重视。

2. 孕前糖尿病的诊断　符合以下 2 项中任意一项者，可确诊为 PGDM：

（1）妊娠前已确诊为糖尿病的患者。

（2）妊娠前未进行过血糖检查的孕妇，尤其存在糖尿病高危因素者，首次产前检查时应明确是否存在糖尿病，妊娠期血糖升高达到以下任何一项标准应诊断为 PGDM：

1) 空腹血浆葡萄糖（fasting plasma glucose, FPG）≥7.0mmol/L（126mg/dl）。

2) 75g 口服葡萄糖耐量试验（oral glucose tolerance test，OGTT），服糖后 2 小时血糖≥11.1mmol/L（200mg/dl）。

3) 伴有典型的高血糖症状或高血糖危象，同时随机血糖≥11.1mmol/L（200mg/dl）。

4) 糖化血红蛋白（glycosylated hemoglobin, HbAlc）≥6.5%[采用美国国家糖化血红蛋白标准化项目（National Glycohemoglobin Standardization Program，NGSP）/ 糖尿病控制与并发症试验（Diabetes Control and Complications Trial，DCCT）标化的方法]，但不推荐妊娠期常规用 HbAlc 进行糖尿病筛查。

3. 糖尿病对生育的影响

（1）对孕妇的影响

1) 孕妇易出现复发性外阴阴道假丝酵母菌病（recurrent vulvovaginal candidiasis，RVVC）。

2) 孕妇发生高血压、感染、羊水增多、剖宫产风险增加。

3) 妊娠糖尿病的发生增加孕妇未来发生 2 型糖尿病的风险。

（2）对胎儿及婴儿的影响：回顾性研究表明，与正常产妇相比，孕前糖尿病妇女在妊娠 40 周前发生死胎的风险增加。同样，目前大量队列和模拟研究认为妊娠糖尿病女性在妊娠 36～39 周时发生死胎的风险较高；胎儿流产、早产、胎儿生长受限（fetal growth restriction，FGR）、胎儿畸形、肩难产和大于胎龄儿等的发生风险增加；胎儿及新生儿易出现低血糖、低血钙等。

4. 糖尿病的生育评估 与糖尿病有关的不良结局实质上与高血糖症和共存的代谢环境有关。孕前糖尿病患者的孕前保健，是通过多学科管理改善胎儿 / 新生儿、妊娠前糖尿病和妊娠糖尿病母亲的结局，其目标是实现最佳的血糖控制和适当的胎儿监视。

已患糖尿病的女性应该接受孕前保健，优化血糖控制和其他合并症。尤其应与专科医师会诊，共同评估患者状况判断是否可以妊娠；发现怀孕的糖尿病女性也应尽早就诊，由专科医师与妇产科医师、优生医师等共同分析病情，评估母胎风险后判断是否能够承受妊娠。

孕前准备：

（1）糖尿病妇女在备孕时应停用一切口服降糖药，改用胰岛素治疗，并在孕前把血糖控制在正常水平。

（2）围绕糖尿病并发症进行全面筛查，包括血压、心电图、眼底、肾功能等，最后由多学科医师会诊，根据检查结果评估是否适合计划妊娠。

（二）心脏疾病与生育

心脏病患者的生育问题较为复杂，需根据患者心脏病的种类、心功能状态、有无并发症、孕前治疗效果、年龄、医疗机构诊治能力等多种因素综合评估。本部分侧重先天性心脏病患者的生育评估。

1. 先天性心脏病分类 我国常见的先天性心脏病分别为：房间隔缺损、室间隔缺损、动脉导管未闭、法洛四联症、肺动脉瓣狭窄等，女性先天性心脏病多见房间隔缺损和动脉导管未闭。结合病理生理和病理解剖，可将本病分为：①无分流型（无发绀型）。②左至右分流型（潜伏发绀型）。③右至左分流型（发绀型）。无分流型及无发绀型多见于肺动脉狭窄和主动脉狭窄等；左至右分流型常见于房间隔缺损、动脉导管未闭、室间隔缺损等；右向左分流型多见于法洛四联症。

随着年龄的增长，先天性心脏病患者可出现病变进展及继发性病变，无发绀型或潜伏发绀型疾病可转化为发绀型。

2. 心脏病对母胎安全的影响 对于患有严重心脏疾病的女性而言，妊娠对母体的危害性不言而喻。妊娠可使心脏负荷增加，诱发心律失常，加重心力衰竭，导致肺动脉高压加重及肺水肿的发生，危害孕母生命安全。同时，先天性心脏病女性妊娠，胎儿出现生长受限、胎儿窒息及死胎的风险明显增高。

3. 先天性心脏病的生育评估

（1）先天性心脏病有严重心脏代偿功能不全时，应积极治疗，不宜妊娠。

（2）先天性心脏病非发绀型，病情较轻，心功能Ⅰ～Ⅱ级，无并发症者，一般可耐受妊娠、分娩以及产褥期的负担。

（3）发绀型先天性心脏病，病情较重，心功能Ⅲ～Ⅳ级，或伴有明显的肺动脉高压或其他并发症时，均不宜妊娠。

（4）房间隔缺损合并肺动脉高压的女性，不宜妊娠；如已妊娠，应于妊娠早期行人工流产术。

（5）动脉导管未闭的导管小或中等大小，肺动脉压正常，无症状及并发症者，一般可耐受妊娠，但需严密观察肺血管阻力。

（6）室间隔缺损：缺损口径小病情较轻者，不伴右向左的血液分流，一般很少发生心力衰竭，在严密监测下可以妊娠；但如果缺损口较大，常合并肺动脉高压，易导致右向左分流和心力衰竭，此种情况不宜妊娠；室间隔高位缺损，多合并肺动脉口狭窄、房间隔缺损、大血管移位等其他心血管异常，一般不宜妊娠。

（7）先天性心脏病手术矫治后是否可以妊娠，取决于术后心功能状况。根据术后心功能情况、有无发绀及肺动脉高压等评估是否能够耐受妊娠及妊娠时机、分娩方式选择等。

患先天性心脏病的女性一定要做孕前保健，根据病情状况综合分析，尤其应与专科医师会诊，共同评估患者状况判断是否有妊娠条件，如何把握妊娠时机。对不宜生育的心脏病患者，应建议其采用长效避孕或节育措施。

（三）系统性红斑狼疮与生育

系统性红斑狼疮（systemic lupus erythematosus，SLE）是一种累及多系统的自身免疫性疾病。临床表现复杂，病程迁延反复，肾脏为最常累及脏器。

1. 系统性红斑狼疮的临床特点 SLE 高发于育龄期妇女，发病具有明显年龄、地域及种族差异，我国人群发病率远高于白种人。SLE 发病原因不明，一般认为它与遗传、感染、内分泌及环境等因素有关。妊娠期红斑狼疮病情活动与雌激素密切相关，故在相当长的一段时间内 SLE 患者禁忌妊娠。近年来，随着医疗水平的提高，SLE 患者预后已有极大改善，可以在专业医师指导下正常生育。

2. 妊娠对 SLE 病情活动的影响 妊娠是否会加重 SLE 病情目前仍有争议。多数研究者认为妊娠增加 SLE 病情活动。SLE 的发生是以 Th2 发挥主导作用的。妊娠期妇女体内的免疫应答以 Th2 型细胞因子占优势，这易造成 SLE 病情的活动度升高。妊娠期雌、孕激素的增加会影响机体的免疫反应，也是 SLE 活动的诱因之一。另外，妊娠期 SLE 病情变化与受孕时 SLE 疾病状态密切相关：病情活动期间妊娠的患者病情发生重度活动的概率明显高于稳定期内妊娠的患者。SLE 合并狼疮性肾炎（lupus nephritis，LN）患者，妊娠可造成其病情恶化，且预后较差。如果病情稳定患者不严密随访和正规治疗也会使病情加重。

3. SLE 对妊娠的影响 SLE 对妊娠的影响主要与 SLE 产生的抗 Ro 抗体和抗磷脂抗体等自身抗体及血管病变，以及造成胎盘功能障碍有关。通常认为 SLE 与妇女的生育能力间并无直接关系。但可增加孕妇出现妊娠并发症的概率，导致患者处于高危妊娠状态。SLE 对妊娠结局及胎儿的影响和疾病的严重程度有关。SLE 患者在妊娠前 3 个月容易发生流产，16%～37% 的孕妇可发生早产，特别是狼疮性肾炎如病情加重，可增加孕妇先兆子痫、妊娠丢失、胎儿早熟、胎儿生长受限以及子代新生儿低胎龄等的发生率。SLE 孕妇体内抗 Ro 抗体透过胎盘，还可导致子代新生儿红斑狼疮的发生，出现新生儿先天性心脏传导阻滞。所以，SLE 活动期妊娠具有很大风险，影响妊娠结局、胎儿及婴儿的预后。

4. SLE 生育评估

（1）SLE 患者妊娠时机：SLE 患者的妊娠时机主要取决于病情活动情况。如果在疾病活动期怀孕，一半多患者可能出现病情加重，少数可死亡或遗留永久性肾损害，预后与疾病的活动程度明显相关。在 SLE 病情稳定、疗效改善及医师指导下，多数患者病情缓解后可以安全地妊娠、生育。妊娠前 3 个月病情已缓解的 SLE 患者能更好地耐受妊娠。而且严密监视，恰当用药，一般对胎儿发育也无明显影响。

（2）SLE 患者妊娠条件：目前较公认的包括病情长期稳定（1～2 年）；小剂量泼尼松维持（<15mg/d），无严重糖皮质激素不良反应；妊娠前停用细胞毒药物 6 个月以上；临床无泌尿系统、心血管系统、呼吸系统、中枢神经系统等重要器官的损害；伴狼疮性肾炎者肾功能稳定（肌酐≤140μmol/L、尿蛋白<3g/d、肾小球滤过率>50ml/min）；抗 dsDNA 抗体阴性，补体 C3、C4 正常；抗磷脂抗体阳性者最好等抗体转阴 3 个月以上再怀孕，以减少流产的发生。

（四）病毒性肝炎

目前公认的人类肝炎病毒至少有五种类型，即甲型、乙型、丙型、丁型和戊型病毒。除了甲型和戊型病毒为通过肠道感染外，其他类型病毒均通过肠外途径传播。除上述五种肝炎病毒外，还有 10%～20% 的肝炎患者病原不清，目前缺少特异性诊断方法。

1. 肝炎病毒的流行病学特点 在中国，病毒性肝炎是一个严重的公共卫生问题。根据卫生统计资料，在法定报告的传染病中，病毒性肝炎的发病率和死亡率占首位。我国病毒性肝炎的平均发病率约为 100/10 万，即每年新发生的病毒性肝炎约 120 万例，其中约 50% 为甲型，25% 为乙型，5% 丙型，10% 为戊型，另 10% 为非甲～戊型；在 HBV 携带者中，约 1% 同时携带丁型肝炎病毒（hepatitis D virus，HDV）。孕妇在妊娠任何时期都可被肝炎病毒感染，以乙型肝炎最为常见。

2. 妊娠对病毒性肝炎的影响　虽然欧美文献认为妊娠并不增加肝炎的发病率，肝炎病情的严重性也与妊娠本身无关，但发展中国家的资料一般认为：由于妊娠妇女血液中高水平的肾上腺皮质激素可能会促进病毒复制，孕妇常伴有调节性 T 细胞数量和活性的增加，可导致对乙型肝炎病毒（hepatitis B virus，HBV）免疫应答不足。妊娠期新陈代谢率高，营养物质消耗多；胎儿的代谢和解毒作用要依靠母体肝脏来完成；孕期内分泌变化所产生的大量性激素，如雌激素也需在肝内代谢和灭活；分娩时的疲劳、出血手术和麻醉等，这些均加重了肝脏的负担。所以，妊娠期间容易感染病毒性肝炎，或易促使原已有的肝病恶化。

国内研究也认为，妊娠时患肝炎预后差，特别晚期妊娠如伴发急性肝炎，发生重症肝炎及病死的概率远比非妊娠期肝炎患者为多。如孕晚期患戊肝，孕妇病死率可达 10%～20%；肝炎孕妇如伴发妊娠高血压综合征，孕妇乙肝病情通常较重，极易发生大面积肝坏死。

3. 病毒性肝炎对生育的影响

（1）对母体的影响：妊娠早期合并病毒性肝炎，可使妊娠反应加重。发生于妊娠晚期，则子痫前期的发生率增高，这可能与肝病时醛固酮灭活能力下降有关；还可能诱发早产。分娩时因肝功能受损，凝血因子合成功能减退，产后出血率增高；孕妇急性重型肝炎发生率明显高于非孕妇女；若为重症肝炎，常并发弥散性血管内凝血（disseminated intravascular coagulation，DIC）出现全身出血倾向，直接威胁生命。

（2）对围产儿的影响：目前，没有明确证据表明妊娠期的急性 HBV 感染会引起胎儿畸形。国内一般认为，患病毒性肝炎的孕妇发生流产、早产、死胎和死产均较非肝炎孕妇高，新生儿患病率升高，围产儿死亡率也明显增加。妊娠合并病毒性肝炎可引起胎儿早产和低体重。围产期 HBV、丙型肝炎病毒（hepatitis C virus，HCV）感染的婴儿，有相当一部分将转为慢性病毒携带状态，以后容易发展为肝硬化或原发性肝癌。

4. 妊娠时机选择　因为目前孕期尚无慢性 HBV

特异性治疗方法，所以应尽可能在孕前 6 个月完成抗病毒治疗。

（1）妊娠时机：慢性 HBV 感染妇女计划妊娠前，最好由感染科或肝病科专科医师评估肝脏功能。肝功能始终正常的感染者可正常妊娠；肝功能异常者，如果经治疗后恢复正常，且停药后 6 个月以上复查正常则可妊娠。

（2）治疗期间妊娠的选择：抗病毒治疗期间妊娠必须慎重，根据患者所应用的抗病毒药物酌情采取不同的处理措施：①干扰素（interferon，IFN）存在妊娠毒性，能抑制胎儿生长，使用期间必须避孕。采用 IFN 抗病毒治疗期间意外妊娠的患者要告知妊娠风险。②核苷（酸）类似物中，阿德福韦（adefovir，ADV）和恩替卡韦（entecavir，ETV）对胎儿发育有不良影响或致畸作用，妊娠前 6 个月和妊娠期间忌用。采用 ADV 或 ETV 抗病毒治疗期间意外妊娠的患者要告知妊娠风险。③替诺福韦（tenofovir，TDF）和替比夫定（telbivudine，LdT）属于妊娠 B 类用药，孕中晚期使用对胎儿无明显影响。拉米夫定（lamivudine，LAM）虽属于 C 类药，但研究认为妊娠早、中、晚期用于预防 HIV 母婴传播时，不增加新生儿出生缺陷。

尽管如此，如在使用任何抗病毒药物期间妊娠，须告知患者所用药物的各种风险，同时请相关医师会诊，以决定是否终止妊娠或是否继续抗病毒治疗。

5. 配偶为肝炎患者的生育评估

（1）配偶为肝炎患者的生育风险：甲型肝炎、戊型肝炎不会演变为慢性肝炎和病原携带者，因此配偶在治愈后可以生育；目前认为 HBV 不会通过精子引起胎儿感染。但父亲是乙肝患者可通过接触传染新生儿。

（2）配偶抗病毒治疗期间的生育风险：①应用 IFN 抗病毒治疗的男性患者，应在停药后 6 个月方可考虑妊娠；②有研究认为，男性应用核苷（酸）类似物抗病毒治疗可以诱发精子细胞异常，治疗期间应在与患者充分沟通的前提下考虑生育。

（五）妊娠合并性传播性疾病

性传播疾病（sexually transmitted diseases，STDs）是一类通过性接触传染的疾病。我国重点防治的有 8 种，包括淋病、非淋菌性尿道炎、尖锐湿疣、生殖器疱疹、梅毒、获得性免疫缺陷综合征（简称艾滋病）、软下疳、性病性淋巴肉芽肿，均属于《中华人民共和国传染病防治法》规定管理的乙类传染病。近年来，通过母婴传播的性病发病率有较快增长趋势，对胎儿及婴儿危害严重。孕前保健可及时筛查出可疑性病患者，以便于明确诊断，及时治疗，根据诊治情况提出婚育医学意见，这对生育健康有重要意义。

1. 生殖器疱疹 人疱疹病毒感染是我国第四大传染病。主要引起生殖器部位皮肤黏膜感染的是单纯疱疹病毒的 2 型（HSV-2），占 HSV 感染的 90%。

（1）HSV-2 的流行病学特点：HSV 人群普遍易感，成年人群中有很高的 HSV 抗体检出率。HSV 的感染呈全球性分布，据估计，全球人口中约 1/3 罹患过单纯疱疹。HSV 原发性感染多为隐性，仅有少数可出现临床症状。正常人群中约有 50% 以上为本病毒的携带者，孕妇发生 HSV 感染为非孕妇的 2～3 倍。单纯疱疹的发生多为散发或原有潜伏病毒感染的反复发作。HSV 抗体的存在不能完全保护机体免受疱疹病毒的重复感染。患者也可先后遭受不同亚型的单纯疱疹病毒感染。

（2）HSV-2 母婴传播方式及致病性：妊娠妇女 HSV 母婴传播途径有三个：经胎盘传播、逆行感染传播及产时传播。70% 的新生儿单纯疱疹是由 HSV-2 引起，大多系在患病孕妇阴道娩出过程中受感染；其次是母体妊娠期感染 HSV 后，病毒经宫颈进入宫腔，导致胎儿宫内感染，常发生在孕妇破水后；目前公认经胎盘 HSV 严重感染胎儿的病例少见。

母体如有原发性 HSV 感染，有 40%～60% 的新生儿会被传染。感染类型有：①全身播散型：约占 50%，病毒播散到内脏，发生脓毒血症（sepsis），常引起死亡。②中枢神经系统感染型：约占 30%，以中枢神经系统损害为主，常表现为脑膜脑炎症状。③单纯疱疹型：约占 20%，仅为口腔、皮肤、眼部疱疹；疱疹部位有时与分娩时的先露部位一致，损害可局限于局部，也可使皮肤较大面积受累。

（3）生殖器疱疹的生育评估：

1）疱疹液中含有大量病毒，传染性强。因此，对于夫妇双方中任何一方有生殖器疱疹原发性感染，治疗期间应注意避孕。治疗后及在症状消除一段时间后再考虑妊娠。

2）妊娠早期患生殖器疱疹原发感染，充分告知不良妊娠结局的风险，必要时应考虑终止妊娠。

3）注意妊娠期感染者分娩方式的选择。

2. 尖锐湿疣（condyloma acuminate） 是由人乳头状瘤病毒感染引起，属于 DNA 病毒。目前已知 HPV 有 100 种以上类型，其中 1/3 HPV 类型与生殖器、肛门感染有关。HPV16、18 有高度致癌性。生殖道尖锐湿疣主要与低危型 HPV6、11 感染有关。

（1）HPV 的母婴传播风险：患尖锐湿疣的女性未经治疗或治疗不彻底，妊娠后在分娩过程中，胎儿经过 HPV 感染的产道，或在宫内吞咽被 HPV 污染的羊水而感染；分娩时新生儿皮肤、黏膜的破损是 HPV 感染的门户，对新生儿吸痰或气管插管等操作可能导致黏膜损伤，是 HPV 感染新生儿咽喉部的途径；新生儿与患病产妇密切接触；或人工喂养时接触被 HPV 污染的橡皮奶头，亦可感染 HPV。

（2）尖锐湿疣的生育风险：相当一部分尖锐湿疣患者临床症状不明显，目前也无明确研究结论提示 HPV 感染与流产、早产、死胎或畸形有关。胎儿宫内感染极罕见，但先天性尖锐湿疣及喉乳头瘤已有报道，其母亲大多有生殖系统湿疣病史。因 HPV 除主要通过性接触传染外，尚可间接传染，并可经母婴传播，在分娩过程中经过感染的产道感染或生后接触感染，导致新生儿、婴幼儿患病。

（3）尖锐湿疣的生育评估

1）尖锐湿疣有高度传染性，因此，夫妇双方任何一方有感染，在未治愈前应当暂缓妊娠。

2）经有效治疗后 3 个月内治疗部位无再生疣即为基本治愈，可视为无传染的可能，可考虑计划妊娠。

3）目前尚无根除 HPV 的药物，治疗目的是去除疣体，改善症状，消除体征。因此，治疗后尚有复发，备孕前应注意监测临床情况。

3. 梅毒 梅毒螺旋体（*Treponema pallidum*）是梅毒的病原体。梅毒是一种广泛流行的性病，在中国发病率有所回升。梅毒螺旋体只感染人类，分获得性梅毒与胎传梅毒。获得性梅毒主要通过性接触传染；胎传梅毒由梅毒螺旋体通过胎盘，经血液循环传给胎儿，可引起胎儿全身感染。螺旋体在胎儿内脏及组织中大量繁殖，可引起胎儿死亡或流产。

（1）梅毒的流行病学特点及母婴传播风险：梅毒通过性行为可以在人群中相互传播，并可以由母亲传染给胎儿，危及下一代。极少数患者通过接吻、哺乳、接触有传染性损害患者的日常用品而传染。在性传播疾病中，梅毒的患病人数是低的，但由于其病程长，危害性大，应予以重视。

梅毒母婴传播方式包括：宫内感染、分娩时感染、哺乳感染、输血感染。先天性梅毒发病率与孕产妇梅毒的发病率密切相关，妊娠女性中患有未经治疗的早期梅毒，其胎儿发生先天性梅毒的概率为75%~95%。

（2）梅毒对生育的影响：梅毒的临床表现较为复杂。其病程、症状、体征、病情轻重等均与梅毒螺旋体的活性、所侵犯的系统及人体抵抗力密切相关。

早期梅毒传染性强，如妊娠螺旋体在胎儿内脏和组织大量繁殖，可以引起16周后的流产、死胎和死产。据统计，未经治疗的早期梅毒的孕妇几乎100%传给胎儿；早期潜伏梅毒孕妇感染胎儿的可能性也在80%以上。未经治疗的晚期梅毒女性妊娠，感染胎儿的可能性在30%左右，其所生婴儿中，10%可能患先天梅毒，20%可能是死胎及早产；晚期的潜伏梅毒孕妇（感染病期超过2年），虽然性接触已经没有传染性，但是仍有10%的可能会感染胎儿。

（3）梅毒患者的生育评估

1）及早诊断：相关个人史和既往史，可疑病例应及时予以相关检查，以便早期诊断和及时治疗。

2）一期、二期、三期梅毒临床未治愈前应当暂缓妊娠。

3）梅毒治疗后达到临床治愈标准，且梅毒血清学检测转为阴性，方可考虑妊娠。

4）如治疗期妊娠，应在妊娠早期积极治疗，妊娠16周以前得到充分治疗者，可有效预防先天性梅毒的发生。

5）如孕妇因避免先天梅毒发生，在足量抗梅毒治疗同时终止妊娠，一般建议随访2年，待梅毒血清学阴性后再计划妊娠。

4. 获得性免疫缺陷综合征（acquired immunodeficiency syndrome，AIDS）　简称艾滋病，是由人类免疫缺陷病毒（human immunodeficiency virus，HIV）感染引起的一种传染病。HIV是感染人类免疫系统细胞的一种慢病毒（lentivirus），也是潜伏期极长的一种反转录病毒。HIV分为两型：HIV-1与HIV-2。多数国家的HIV感染是由HIV-1造成的，并且感染HIV-1后超过90%的患者会在10~12年内发病为至今无有效治疗方法的致命性传染病，即获得性免疫缺陷综合征。

（1）HIV的流行病学特点：在世界范围内，自从艾滋病流行以来，导致了近1 200万人的死亡，已有600万孕妇感染了HIV，其中90%以上发生在亚洲和非洲。如果不采取干预措施，全世界每天将有1 600名婴儿成为感染者。

（2）HIV母婴传播方式：性接触传播、血液传播、母婴传播是HIV感染的三条传播途径。其中，母婴传播是婴儿和儿童感染HIV的主要途径，新生儿艾滋病病毒感染约有90%是通过母婴传播而获得的。感染了HIV的母体可通过胎盘、分娩和母乳喂养三种方式感染胎儿及婴儿，其垂直传播率为30%~50%。

（3）HIV感染对生育的影响

1）妊娠促使艾滋病病毒感染者病情进展

A. 由于妊娠本身造成孕妇的免疫功能处于抑制状态使妊娠期发生机会性感染概率较大，而此时的药物治疗又受到种种限制，导致妊娠期间艾滋病病毒感染者的并发症发生率增加，并加速进展为艾滋病。

B. 妊娠期间生殖器感染增加胎儿感染HIV的机会。

2）HIV感染对妊娠及生殖状态的影响

A. 妇科疾病发生率增加：HIV感染引起免疫力低下，导致妇科疾病发生。主要表现为人类乳头瘤病毒感染及宫颈上皮内瘤变发生率增加、性传播疾病及盆腔炎性疾病的发生率也明显增加。

B. 月经失调发生率增加。

C. HIV感染者的妊娠率下降：可能与盆腔炎或其他性传播疾病有关；另外，可能与HIV感染者的行为有关，因为其本身不愿意妊娠，更倾向于避孕以减少HIV传播。

D. HIV感染者发生自然流产和胚胎停育增加：早期宫腔内感染影响胚胎发育。

E. HIV感染孕产妇早产、胎儿生长受限及围产儿死亡率增加。

（4）艾滋病的生育评估：艾滋病病毒感染者的妊娠问题应注意如下几点：

A. 若夫妇双方均为HIV感染者，应采取充分避孕措施避免妊娠；一旦怀孕，强调妊娠、分娩和产后哺乳HIV母婴传播的危险，建议尽早终止妊娠。

B. 若夫妇双方有一方为HIV感染者：此时如果采用无保护性性交，就有把HIV传播给对方的危险。若计划妊娠而又希望降低对方被HIV感染的危险，可采用排卵期无保护性性交方法；对于男性为HIV感染者，女性为HIV检测阴性者，可考虑采用无艾滋病病毒感染者精子进行人工授精的方法；另外，也有将HIV感染丈夫的精子进行清洗处理后,去除精子表面游离的 HIV,再行人工授精的方法。

C. 对可疑 HIV 感染者,应转至卫生行政部门指定的医疗保健机构尽快明确诊断。

五、遗传咨询及遗传学检测

人类遗传病的种类繁多。按照遗传方式可分为染色体病、单基因遗传病、多基因遗传病、线粒体遗传病和体细胞遗传病五大类。随着现代医学的发展,特别是对表观遗传等的认识,遗传病的范围有所扩大,遗传疾病已成为人类常见病,临床对于遗传咨询的需求日见迫切。

(一)孕前遗传咨询概念及服务对象

1. 孕前遗传咨询的概念 孕前遗传咨询是指通过了解夫妻双方的种族、年龄、家族史、疾病史和妊娠史等情况,就某种遗传病的发生原因、再发风险和防治等进行探讨,提出适当的遗传相关检测方法,对未来的妊娠结局进行风险评估,并对是否合适妊娠、计划妊娠时间、妊娠方式等进行建议和指导。

2. 遗传咨询的服务对象 遗传咨询的对象包括:

(1)夫妇双方或家系成员患有某些遗传病或先天畸形者。

(2)夫妇一方已知或可能是遗传病致病基因携带者,或染色体平衡易位携带者。

(3)曾生育过遗传病患儿或先天畸形儿的夫妇。

(4)不明原因智力低下患儿的父母。

(5)不明原因的反复流产或有死胎、死产等情况的夫妇。

(6)孕期接触不良环境因素以及患有某些慢性病的孕妇。

(7)性器官发育异常者或行为发育异常者。

(8)婚后多年不育的夫妇及 35 岁的高龄孕妇。

(9)近亲婚配的夫妇。

(10)有环境有害因素接触史或孕期用药史等其他需要排除生育风险的咨询者。

(二)孕前遗传咨询主要内容

1. 发病风险分析

(1)明确诊断及相关遗传方式:明确诊断疾病是遗传咨询的第一步,也是最基本和很重要的一步。只有确定诊断,才能了解病因、预后与治疗,也为分析遗传方式与计算再发风险奠定基础。一些遗传病的遗传方式是已知的,故确定诊断后也

就能了解该病的遗传方式。但对于有表型模拟、遗传异质性和基因多效性的疾病,通过家系调查及家系验证,分析遗传方式,是遗传咨询中极为重要的不可缺少的步骤。

(2)再发风险分析:不同种类的遗传病,其子代的再发风险率均有其各自独特的规律,在明确诊断、确定遗传方式以后,就可分别计算再发风险率。

还应注意的是大多数三体综合征的发生与母龄呈正相关,即随着母亲年龄增大,三体综合征的再发风险率也随之增大。这主要由于 35 岁以上的妇女的卵巢开始退化,从而导致卵细胞形成过程中染色体不分离高发。

2. 婚育医学意见

(1)婚育医学意见的依据

1)疾病明确的诊断。

2)详细正确的家族病史资料。

3)家系分析结果。

4)必须的实验诊断和 / 或辅助检查资料。

(2)婚育医学意见的原则

1)向服务对象阐明某种严重遗传性疾病的病因、发展和预后。

2)对患者提出可能的治疗方法。

3)对可疑携带者做携带者检出,若不能做携带者检出,必须估计其为携带者的风险。

4)对孕期可以进行产前诊断的,建议在孕期进行产前诊断。

5)如果不能作产前诊断,估计子代再发风险 >10% 的,应提出不宜生育的医学意见。

6)X 连锁遗传性疾病患者或携带者,子代再发风险与性别有关,如果无条件作产前诊断,应建议选择生育子代的性别。

总体而言,夫妻任何一方患有出生缺陷或曾生育过出生缺陷患儿,应当在怀孕前进行优生遗传咨询。对生育过严重、再发风险高、又不能进行产前诊断的出生缺陷或遗传性疾病患儿的情形,建议不宜生育或采用辅助生殖技术生育。有家族遗传病病史或近亲属中有遗传性疾病且可能对计划怀孕夫妻有影响的情形,应当建议在怀孕前进行相关检查以确定是否为遗传病的携带者,必要时应当在孕期进行相关产前诊断。

(三)遗传学筛查与诊断技术

1. 遗传学筛查 遗传筛查能够及早发现遗传病患者和致病基因携带者,以便尽早采取有效的预防或可能的治疗措施。遗传学筛查包括新生儿筛

查和携带者筛查。适合筛查的遗传病须符合下列条件：①发病率较高。②有致死、致残、致愚的严重后果。③疾病早期缺乏特殊症状或体征。④有较准确且经济实用的筛查方法。⑤筛出的疾病有治疗措施。

2. 遗传学诊断性检测技术　目前遗传学诊断技术主要有五种：①影像学方法对胎儿作形态学诊断。②羊水成分分析。③生化遗传检测。④染色体核型分析。⑤基因检测。能够进行产前诊断的疾病以一些胎儿感染、先天畸形、染色体病[如唐氏综合征（Down syndrome，DS）]等、拷贝数变异和单基因病等几大类为主。

（1）医学影像学技术：超声诊断的基础是胎儿形态学改变。超声由于安全方便成为目前最常用的产前检查方式，尤其近年来三维和四维超声成像技术能够通过多种显示模式提供立体图像，提高了对胎儿形态解剖和生物物理学方面的评估，为常规的二维超声提供了有效的补充信息。但要说明的是，虽然超声诊断技术不断发展，但作为一种物理的影像学诊断，仍存在一定局限性：对形态改变较大的胎儿畸形超声检出率高；形态改变微小的（如染色体异常）容易漏诊，即超声的诊断符合率不可能达到 100%。

与超声相比，磁共振成像（magnetic resonance imaging，MRI）对软组织的对比度更强、不受胎位影响、对某些疾病显示的图像比超声更清晰、图像质量更好，能对产前超声发现的胎儿结构畸形进行进一步分析诊断，已成为胎儿超声检查的重要补充手段。

（2）细胞遗传学检测技术：目前，传统的细胞遗传学诊断技术即染色体核型分析，仍是诊断胎儿染色体疾病的金标准。

（3）分子遗传学检测技术：分子学技术为染色体疾病的诊断提供了广阔前景，DNA 水平的遗传学检测技术成为出生缺陷更为可靠、先进和科学的诊断手段，借助分子学技术平台，开展染色体病快速产前诊断是出生缺陷预防的一个重要发展方向。可用于染色体病快速诊断技术包括：荧光原位杂交（fluorescence in situ hybridization，FISH）技术，光谱核型分析（spectral karyotyping，SKY）技术，比较基因组杂交（comparative genome hybridization，CGH）技术包括微阵列 - 比较基因组杂交技术（aCGH），定量荧光聚合酶链反应（quantitative fluorescent polymerase chain reaction，QF-PCR）染色体技术，多重连接探针扩增（multiplex ligation-dependent probe amplification，MLPA）技术等。

（4）下一代高通量测序技术：利用孕妇外周血中胎儿细胞、胎儿游离 DNA 及 RNA 等物质，采用下一代高通量测序技术（next generation sequencing，NGS）进行非侵入性产前检测，可以早期对胎儿异常作出较为安全有效的评估，无疑是最具有发展前景的产前检测手段。目前，胎儿外周血游离 DNA 检测（无创 DNA）尚作为一种产前筛查技术应用于临床，相信随着研究的进展及临床应用的不断拓宽，NGS 技术在核酸检测中的作用会更为突出。

（四）遗传疾病围孕期系统管理

1. 遗传性疾病的诊断　遗传病（genetic diseases）是指生殖细胞或受精卵的遗传物质在结构、数量或功能上发生改变，从而使由此发育成的个体罹患疾病。遗传性疾病往往有家族聚集性发病特点；患者也常有一些一般性体征，如：精神状态异常、智力发育障碍、特异面容及五官异常、先天性听力及视力障碍、先天性四肢及手足畸形伴功能异常、先天性骨骼畸形、肌张力异常、肌肉萎缩或假性肥大、生殖器发育异常、尿异味、非传染性肝脾大、严重贫血久治不愈等。有上述体征之一结合家族史应考虑遗传性疾病的可能。

2. 家系分析确定遗传方式　家系分析是遗传性疾病诊断的重要方法之一，也是遗传咨询和群体遗传学研究中不可缺少的基本知识及技能。根据病史询问所获得的患者家族病史资料，应用遗传学理论，对一个家系中成员的基因型及基因传递规律进行分析，确定遗传方式，预测子代各种基因型频率，估计疾病再发风险。因此，家系分析对提出婚育意见有重要价值。家系分析的步骤包括：

（1）按照完整、准确的先证者和家族病史资料绘制家系图（系谱），判断是否为遗传性疾病及类型。

（2）如果是单基因遗传性疾病，应进一步判断其遗传方式。

（3）根据疾病的遗传方式，确定家系中每个成员的基因型。

（4）预测后代发病风险。

遗传性疾病有表型模拟、遗传异质性及基因多效性等，诊断较为复杂，难度较大，有些尚需进行实验室检查，方能确诊。

3. 随访和扩大咨询　有些遗传性疾病在进行家系分析后，需根据遗传性疾病的病史特点、疾病的一般体征特点及家系分析做进一步咨询，必要时扩大家系中检测人群，以助于对家系中的有关成员提出医学意见，包括：遗传性疾病的病因、发展和预后，可能干预方法，婚育医学意见，子代再发风险等。

4. 遗传学筛查与诊断　遗传学筛查，大多用于产前，是指用简便、经济和较少创伤的方法，预测胎儿可能发生先天性缺陷的风险率，从孕妇群体中检出出生缺陷高风险人群。目前产前筛查方法为：孕期检查时的病史询问、母血清生化指标检测和超声影像学检查，产前筛查主要疾病有唐氏综合征和神经管缺陷（neural tube defect，NTD）以及地中海贫血等。产前筛查出的高风险者需进一步作产前诊断。产前诊断是指在胎儿出生前用各种方法诊断胎儿是否患有某种遗传病或先天性疾病。

产前诊断是遗传学诊断的一个重要内容。目前遗传学检测技术见前述。

5. 婚育咨询与医学指导　严重遗传性疾病情况比较复杂，应分析不同情况提出婚育医学意见，虽然遗传病的种类很多，从指导婚育的角度可分为：

（1）致死性的严重遗传性疾病：致死性的严重遗传性疾病是指此类疾病的患者存活不到生育年龄即死亡。例如，进行性假肥大性肌营养不良（Duchenne muscular dystrophy，DMD）、染色体 13-三体综合征、猫叫综合征（染色体 5p- 综合征）等。由于这些患者在生育年龄前即死亡，因此对整体人群素质影响不大。

（2）迟发性的严重遗传性疾病：迟发性的严重遗传性疾病患者出生时无异常表现，发育到一定年龄才表现出症状，患者有生育能力。尤其是一些迟发的常染色体显性遗传性疾病，发病年龄晚，发病间期长。如遗传性痉挛性共济失调（Maris 型）一般在 20～40 岁发病，少数患者 50～60 岁才发病；面肩肱型肌营养不良，发病年龄在 15～60 岁之间；这些疾病的患者在发病前仍能结婚和生育。将致病基因传给子代，可以影响人口素质。

（3）不完全外显的严重遗传性疾病：不完全外显的严重遗传性疾病是指携带显性致病基因的个体中，有些发病，有些不发病，不发病者终身不再发病，但他 / 她可以把致病基因传给子代，导致子代发病。这些致病基因携带者，容易被忽视，潜在危害很大。

（4）慢性进行性的严重遗传性疾病：有些遗传性疾病的病情发展表现为进行性的，开始时病情较轻，以后逐渐加重，病情发展缓慢。这类患者在病情未加重前，仍能结婚和生育。例如，少年型家族性进行性脊肌萎缩症，一般 17 岁以后发病，阵挛癫痫症 10～20 岁发病，病情逐渐加重；Ⅱ型显性遗传的腓骨肌萎缩症，10～25 岁发病。这些疾病的患者不了解病情发展的后果，往往在病情未加重前结婚，并能生育，可能生育疾病患儿。

（5）表现程度不同的严重遗传性疾病：此类疾病的患者，有的病情表现较轻，有的病情严重。例如，成骨发育不全、马方（Marfan）综合征、面肩肱型肌营养不良等，有的患者本人表现较轻，但婚后生育的子女可能为重型患者。

（6）严重遗传性疾病的致病基因携带者：严重遗传性疾病的致病基因携带者本人不发病。她 / 他们可能生出遗传病患儿。例如，视网膜母细胞瘤是不完全外显的常染色体显性遗传病，有些致病基因携带者（男女均可）本人不发病，但可能生育患儿；进行性假肥大性肌营养不良、血友病 A 等，致病基因携带者是女性，她本人不发病，但可生出男性患儿和女性携带者。

专家点评：孕前保健是出生缺陷防治的一级预防，孕前生育、遗传优生咨询的好坏在一定程度上决定着未来生命的质量。做好孕前生育、遗传优生咨询是保护早期胚胎健康的环境优生策略之一，对降低出生缺陷和提高出生人口素质均有积极的意义。

（张欣文　李　芬）

参 考 文 献

1. 秦耕，朱丽萍，宋莉. 孕产妇风险筛查评估与诊治管理教程. 北京：人民卫生出社，2019.
2. 黄醒华，王临虹. 实用妇女保健学. 北京：中国协和医科大学出版社，2006.
3. 杜玉开，丁辉. 生殖健康概论. 北京：人民卫生出版社，2012.
4. 罗荣，金曦. 妇幼保健机构专业人员"三基"培训教材. 北京：北京大学医学出版社，2019.
5. 国家卫生计生委妇幼健康服务司，全国妇幼卫生监测办公室. 再生育咨询指南. 北京：中国人口出版社，2017.
6. 张宁，于月新，封志纯，等. 孕前 TORCH 筛查专家共识. 发育医学电子杂志，2019，7（02）：6-10.
7. 王子莲，陈海天. 糖尿病史女性孕前管理. 中国实用妇科与产科杂志，2018，34（12）：135-1348.
8. 董艳玲，漆洪波. ACOG"孕前咨询（2019）"解读. 中国实用妇科与产科杂志，2020，36（2）：145-149.

第二章
孕产期保健

孕产期是妇女一生的重要时期，广义的孕产期可从孕前准备到产后康复。孕产期保健的目的是保障母婴健康和安全，预防不良结局的发生，如孕产妇死亡、新生儿死亡、出生缺陷及妊娠合并症和并发症所致的远期不良影响。这些不良结局也是评价社会发展的指标，良好的孕产期保健就是社会发展进步的标志。随着国家生育政策的调整、孕产妇年龄的逐渐增高和生殖技术的发展，多胎、多产和高龄等问题对孕产期保健提出了新的挑战。本章从主要健康问题入手，按照三级预防的原则编写，主要包括孕产期保健、妊娠期常见合并症及并发症的防治和管理、分娩期并发症的防治和产褥期并发症的防治。

孕产期保健含孕期保健、分娩期保健、产褥期保健、母乳喂养与哺乳期保健、孕产期用药、孕产期妇女评估与管理、出生缺陷预防等内容；以生理心理特点、主要健康问题、防治策略、保健要点为主线进行阐述。

妊娠期、分娩期和产褥期常见并发症与合并症防治涵盖流产、早产、前置胎盘、胎盘早期剥离、羊水过多、羊水过少、多胎妊娠、胎膜早破、过期妊娠、妊娠期合并常见心脏疾病、妊娠高血压综合征、糖尿病、妊娠合并甲状腺功能异常、妊娠期合并常见肾脏疾病、妊娠期合并常见肝脏疾病、妊娠合并常见血液疾病、妊娠合并感染性疾病；产力异常、胎位异常、胎儿宫内窘迫、脐带脱垂、子宫破裂、羊水栓塞、产后出血；产褥感染、晚期产后出血和产后抑郁症等。从定义、流行病学特征、临床表现、诊治流程、治疗原则和预防措施等进行阐述，为妇女保健人员提供保健与临床相结合的工作指引。

第一节　孕　期　保　健

导读：孕期保健主要目的是保证女性以最低的风险分娩尽可能健康的新生儿。是降低孕产妇和围产儿并发症的发生率和死亡率、减少出生缺陷的重要措施。需要尽早准确估算孕龄，识别高危孕妇，持续评估母胎健康状态，尽可能早干预，以预防并发症或使并发症的程度降到最低。

孕期保健（prenatal care/antenatal care，ANC）是指从确定妊娠之日开始至临产前，为孕妇及胎儿提供的系列保健服务。

一、孕期生理、心理特点

（一）生理、心理特点

孕期的各项生理改变都是为促进妊娠的维持和分娩作准备。

1. 生殖系统

（1）子宫：未妊娠成年女性子宫重 50～70g，容量约 5ml，妊娠后宫体增大、变软。妊娠达 12 周时，增大的子宫超出盆腔，可出现不规律、无痛性的生理性收缩。受精卵着床后，受雌、孕激素影响，子宫内膜腺体增大，血管充血，变成蜕膜。宫颈变化是可逆性的，包含极少的平滑肌组织，主要是结缔组织，妊娠期变软，可进一步扩张，还会产生大量黏液，并逐渐变黏稠，酸性更强。

（2）阴道：阴道黏膜变软，阴道壁皱襞增多；糖原水平增加，使阴道 pH 降低，可抑制致病菌生长，有利于防止感染；血管增生充血。可导致外阴静脉曲张形成或加重。

（3）卵巢：卵巢略增大，不排卵。妊娠黄体于妊娠 10 周前产生雌、孕激素，以维持妊娠。黄体功能在妊娠 10 周后由胎盘取代。

（4）输卵管：妊娠期输卵管伸长，但肌层并不增厚，黏膜上皮细胞变平，有时可见蜕膜细胞。

（5）外阴：外阴部充血，大小阴唇着色，血管增多，结缔组织变软，故伸展性增加，因子宫压迫，部分妊娠妇女出现外阴或下肢静脉曲张。

（6）乳房：受雌、孕激素影响，乳腺腺管及腺泡增多，乳房增大。乳头增大变黑，易勃起。乳晕着色，其上较多皮脂腺肥大形成散在结节状突起称"蒙氏结节"。

2. 血液及循环系统

（1）血容量：增加 40%～50%，主要是血浆和红细胞增多。血液循环量于妊娠 6～8 周开始增加，30 周达稳定水平，30～34 周达高峰，然后保持恒定到分娩。

（2）血液成分：①红细胞：孕 10 周开始增加，可以增至足月。但增加的速度慢于血容量。妊娠期骨髓造血增加，网织红细胞计数轻度增加。因血浆增加量多于红细胞，故血浆比容下降，出现生理性贫血。生理性贫血在孕 30～34 周达最低点。②血小板：孕期的血小板破坏增加和血液稀释，表现为血小板减少。8% 的孕妇在孕晚期进展为妊娠期血小板减少症，为 $(70～150) \times 10^9/L$，与各种妊娠期并发症无关。产后 1～2 周恢复正常。但孕期的血小板凝集功能增强。③白细胞：白细胞计数轻度增加，早期 $8 \times 10^9/L$，中晚期 $8.5 \times 10^9/L$，一般 $(5～12) \times 10^9/L$，有时可达 $15 \times 10^9/L$，分娩时可高达 $(20～30) \times 10^9/L$。主要为中性粒细胞增多，淋巴细胞增加不明显，单核细胞及嗜酸性粒细胞几乎无改变。产后 1～2 周恢复正常。④凝血系统：妊娠期发生血管栓塞性疾病的风险较非孕期增加 5～6 倍。主要由于静脉血的淤滞，血管壁的损伤和凝血的级联反应。妊娠期血液呈高凝状态，凝血因子 II、V、VII、VIII、IX、X 水平升高，仅凝血因子 XI、XII 降低。血浆纤维蛋白原含量早期开始增加，孕晚期达高峰，较孕前增加 50%。大部分凝血指标不受影响，血浆凝血酶原时间、部分凝血活酶时间和凝血酶时间略降低，出血时间和全血凝血时间无变化。产后 2 周凝血因子水平恢复正常。⑤血浆蛋白：由于血液稀释从孕早期即下降，至妊娠中期达 60～65g/L，主要是白蛋白降低，约为 35g/L，以后持续此水平直至分娩。

（3）循环系统：心血管系统发生了重大变化，为母体和胎儿提供足够的氧气。①子宫位置：子宫增大使膈肌升高，心脏向左、上、前方移位。心脏沿着长轴旋转。心脏的左侧缘变直，肺动脉圆锥较为突出，所以心脏表现为心影增大，但心胸比值无明显变化，所以检查要以超声心动图为准，不能仅靠 X 射线诊断心脏扩大。妊娠期心脏适应性的增大，出现偏心性心肌肥大，与妊娠早、中、晚期血容量增多和妊娠晚期后负荷增加有关。②心脏节律：心率增加，房性和室性期前收缩明显增多。③心排血量：早期开始增加，最高可超过孕前 30%～50%，孕 25～30 周是高峰；双胎比单胎增加 20%。主要供应子宫、胎盘和乳房。孕妇心排血量与体位有关，站立位和仰卧位时心排血量减少。④动脉压和体循环阻力：血压是心排血量与体循环的乘积。由于心排血量在孕期显著增加，但体循环血管阻力在妊娠中期降到最低，随后缓慢上升，直至足月，因此母体的血压表现为先下降，后上升。血压下降可在孕 8 周或更早。舒张压和平均动脉压在孕中期达到最低点，足月回到孕前水平。⑤静脉压：孕妇上肢静脉压保持不变，下肢静脉压显著升高。可以导致下肢静脉水肿、静脉曲张和痔疮，也增加深静脉血栓的形成风险。因胶体渗透压明显下降，伴随毛细血管通透性增加或心脏前负荷增加，孕妇更容易发生肺水肿。⑥类似心脏疾病的妊娠变化：孕早期第一心音增强，可能伴有分裂，第二心音变化小，孕中后期可以听见第三心音。96% 的孕妇可在左胸骨旁听到小于 III 级的收缩期喷射样杂音，18% 的孕妇可在舒张期闻及杂音。妊娠相关的呼吸困难通常出现在 20 周前，75% 出现在孕晚期。与心源性的呼吸困难不同，随着孕周的增大并无加重的表现。其次，生理性的呼吸困难通常比较轻微，不影响孕妇的日常活动，休息期间不会发作，是因为呼吸肌做功增加所致。还包括运动耐力下降、疲劳、偶尔端坐呼吸、晕厥和胸部不适。

3. 泌尿系统 肾脏增大 1cm。输尿管和肾盂的扩张至妊娠第二个月开始，妊娠中期最明显。右侧肾盂肾盏至足月可扩张 5～25mm，左侧 3～8mm。主要由于孕激素对平滑肌的松弛作用和增大的子宫和卵巢的静脉丛压迫。扩张后的输尿管肾盂使以无症状菌尿（发生率为 2%～8%）为表现的肾盂肾炎发生率增高（其中 30% 发展为炎症）。膀胱三角在孕中期提高，迂曲的血管增多，使孕妇镜下血尿现象增加。随着孕周增加，增大的子宫压迫膀胱，使膀胱容积减少，导致尿频、尿急甚至尿失禁。

血浆流量及肾小球滤过率（glomerular filtration rate，GFR）增高。由于 GFR 增加的同时肾小管对葡萄糖的重吸收能力未相应增加，因而出现生理性糖尿，但反复尿糖的孕妇应该进行糖尿病的筛查。尿蛋白排泄增加，但不超过 300mg/24h。

4. 消化系统 受激素影响，齿龈肥厚，易充血、出血，发生牙龈瘤，个别会有多涎症；受激素影响，平滑肌张力降低，易出现烧灼感、饱胀感导致孕期的胃食管反流和消化不良发生率增高；肠道蠕动功能紊乱，导致一部分孕妇便秘或者腹泻；胆囊排空减慢，胆汁胆固醇饱和度增加，易诱发胆囊炎及胆石症。

5. 呼吸系统 孕激素增高引起慢性过度通气。通气量每分钟约增加 40%，潮气量早期增加 30%～50%，呼吸次数不变，残气量约减少 20%，肺泡换气量约增加 65%。母体耗氧量比非孕期增加 20%～40%，残气量减少，导致母体氧气储备水平降低，故插管时更容易发生窒息，窒息后容易发生低氧血症、高碳酸血症和呼吸性酸中毒。同时，受雌激素影响，上呼吸道黏膜增厚，轻度充血、水肿，容易发生鼻塞、鼻出血和通气不畅。

6. 内分泌 尽管甲状腺的形态、组织学和实验室指标都发生了改变，但孕妇的甲状腺功能仍然表现为正常。甲状腺孕期表现为血管增多和滤泡增生，表现为轻度肿大，但妊娠期显著的肿大应进行评估。妊娠初期，游离 T_3、游离 T_4 增加，孕中期达到高峰，促甲状腺素在孕早期短暂下降，孕早期末升至孕前水平并维持稳定。母体甲状腺生理功能对胎儿的影响较为复杂。母体甲状腺并不直接控制胎儿甲状腺的功能，但通过胎盘调控碘和微量甲状腺素对胎儿的传递。T_4、促性腺激素释放激素可以通过胎盘，而 TSH 不通过胎盘。胎儿甲状腺有功能之前都需要母体供给，即便有功能后，一部分甲状腺素也要依靠母体通过胎盘传递。研究发现，孕早期胎儿神经系统的发育依赖母体 T_4 的供应。催乳素、促甲状腺激素、促肾上腺皮质激素、促黑素细胞刺激激素、糖皮质醇、醛固酮、甲状腺激素等的分泌增多。

7. 皮肤 妊娠期促黑素细胞刺激激素的分泌增多，以及雌、孕激素作用导致孕妇乳头、乳晕、腹白线、外阴等处出现色素沉着。色素沉着于颧颊部并累及眶周、前额、上唇和鼻部，边缘较明显，呈蝶状褐色斑，称为妊娠黄褐斑。妊娠期间肾上腺素皮质分泌的糖皮质激素增多，子宫的增大使孕妇腹壁皮肤张力加大，皮肤的弹力纤维断裂，呈紫色或淡红色不规律平行略凹陷的条纹，称为妊娠纹，多见于初产妇。陈旧性妊娠纹呈银色光亮，见于经产妇。有些孕妇出现多毛症和头发增多是因为静止期的毛囊被激活。妊娠期还会出现高雌激素引起的毛细血管扩张症和肝掌。

8. 睡眠 妊娠可导致睡眠障碍、睡眠类型和睡眠周期的改变，产后才能恢复。

9. 新陈代谢

（1）基础代谢率：妊娠早期稍下降，于妊娠中期渐增高，至妊娠晚期可增高 15%～20%。

（2）体重：孕期增重模式呈"S"曲线改变。孕早期因妊娠反应及食欲缺乏，体重可下降，孕中期体重增加最高，到足月时平均增加 12.5kg。孕期增重的模式取决于孕妇的体重指数。

（3）矿物质代谢：①钙的代谢：整个孕期总的钙的水平是下降的，主要由于血清蛋白的下降导致钙结合蛋白的减少。维持钙的水平主要通过肠道钙的吸收。孕早期即开始增加钙的吸收，至孕 20 周时钙的吸收可增加一倍并于整个孕期保持高吸收率。因此，各孕期应保证母体钙含量，并适当增加钙摄入量以保证母体因满足胎儿对钙的需要而导致自身钙耗竭。母体长期或严重缺钙时，不但会引起孕妇手足抽搐，增加妊娠高血压综合征的发病率，而且影响胎儿生长发育，甚至会出现先天性佝偻病。②铁的代谢：十二指肠吸收二价铁，体内铁储备正常时，人体仅能吸收 10% 的摄入铁量。随着妊娠的进展，孕妇血容量和红细胞数量逐渐增加，胎儿、胎盘组织的生长均额外需要铁，整个孕期约额外需要铁 600～800mg。孕早期 0.8mg/d，晚期 6～7mg/d。孕期铁的吸收量、红细胞增加程度和胎儿铁贮备量均受产妇铁营养状况的影响。

10. 骨骼系统 妊娠是一个骨转换和骨重塑时期。妊娠和哺乳会引起可逆性的骨质流失。骨转换在妊娠前半期较少，在晚期增加，与胎儿的需求有关。妊娠可使腰椎前突逐渐增加，可以代偿子宫增大导致的重心前移，但可以导致腰痛。耻骨联合分离增宽导致疼痛。

11. 中枢神经系统 调查发现孕期头痛、注意力下降问题比较常见，但中枢神经系统很少发生器质性的病变。研究发现脑容积随着孕周的增大而减小，但产后 6 个月恢复，机制尚不明确。孕期血管壁的改变容易发生血管瘤的破裂，孕期发生蛛网膜下腔出血风险增高 5 倍。

二、孕期心理改变

妊娠期是女性一生中的特殊阶段。孕妇经受着生理、心理变化,其所导致的症状和体征会引起孕妇的担心,并且受家庭、社会和环境等因素的影响,孕妇会出现情绪不稳定、易激惹、易受伤害、好流泪、焦虑、抑郁、对事物过于敏感等表现。孕妇的情绪状态对胎儿的发育有很大的影响,严重焦虑的孕妇经常伴有恶性妊娠呕吐,可能导致流产、早产、产程延长和难产。过分的精神压力与情绪紧张,使肾上腺分泌增加,促使血管收缩、痉挛,可诱发妊娠高血压及影响胎儿生长发育。因此孕妇应该正确对待身体的一系列变化,进行心理调节,保持平和、开朗、活泼的良好心理状态。爱人及家庭成员也应主动关心孕妇,给予理解和支持,保持家庭和睦。

(一)孕早期

怀孕之后,孕妇体内的激素水平发生明显的变化,大多数孕妇会出现头晕、乏力、嗜睡、食欲缺乏、恶心、呕吐等早孕反应,早孕反应使怀孕妇女较易于产生心理波动,很难保持愉快、平静的情绪,而出现烦躁、委屈等不良情绪。伴有阴道出血史、保胎史、习惯性流产史、不良产史、服药史、接触电脑、家庭装修、吸烟、饮酒等情况时,往往使孕妇紧张焦虑,担心流产,担心胎儿畸形。孕早期孕妇的主要心理问题是情绪不稳定,容易接受暗示,依赖性增强。

(二)孕中期

孕妇逐渐适应,情绪趋于稳定。随着早孕反应种种不适逐渐减轻和消失,对妊娠有一定的了解,孕妇食欲恢复或增加,情绪进入平稳阶段。这段时期身体外形虽然发生了很大的变化,体重有所增加,腹部渐渐隆起,体形发生改变,可以感觉胎动,但由于已经怀孕了一段时间,孕妇对妊娠导致的生理、心理变化逐渐适应,情绪趋于稳定,但感知觉、反应能力可能会略有下降。在这一阶段,通过生活、工作和休息的适当调整,医务人员的健康教育,大多数孕妇可保持良好的心理状态。

(三)孕晚期

在孕晚期,胎儿生长迅速,孕妇体重增长较快,外形变化更为明显,活动减缓,加之可能出现妊娠水肿、妊娠高血压综合征、妊娠糖尿病等并发症,并且容易发生疲倦、睡眠障碍、便秘、食欲减退等健康问题,孕妇的心理负担加重,主要是想象和猜测孩子,担心孩子的健康、长相,害怕早产、临产、分娩,对丈夫更加依赖,对要做产妇和怎样做好一个产妇激动不安或茫然。对分娩过程、胎儿情况的担忧,以及对疼痛、产科出血的惧怕。孕妇可出现情绪不稳定,精神上感到压抑,易出现紧张、焦虑、易哭、忧郁、易激惹等不良情绪。

(四)孕妇的心理状态

1. 恐惧心理 由于孕妇对妊娠的认知缺陷,担心妊娠期间会出现不良反应,过分注重自己身体变化,稍不适即产生恐惧不安。部分孕妇经历过不良孕产史,则更加担心不能顺利分娩或不能生一个健康的婴儿,担心胎儿有畸形,甚至担心在分娩时发生意外而死亡。心理压力增强和恐惧感的产生,可导致产程进展异常,产后出血量增多,胎儿窘迫,增加难产率。

2. 焦虑、烦躁 怀孕早期出现的早孕反应以及胎儿的长大给孕妇带来的行动不便,会使有些孕妇后悔,认为自己不该怀孕,因此易烦躁、发脾气,甚至迁怒于家人。部分孕妇受重男轻女思想的影响,因担心胎儿性别而焦虑不安,长期处于紧张忧虑状态。家庭对妊娠期的过度重视,同样会使孕妇出现心理改变。许多家庭对孕妇每一个细微的变化与要求都给予足够的关心与满足,因而使某些孕妇产生自骄自怜的心理,稍有不满就发泄怒气。

3. 移情现象 在孕期以及产后的一段时间内,孕产妇将大部分情感由丈夫身上转移到孩子身上,体验着神秘的生命孕育过程,情感不是在丈夫那里。这种移情现象在产后继续维持并有强化趋势,使丈夫产生被疏远、被忽视的感觉,久而久之会影响夫妻关系。

4. 性疏远 进入孕期的女性会感到性兴奋增加,但由于害怕与丈夫过性生活会伤害胎儿,或害怕自己的形体引不起丈夫的性兴奋,因而努力克制自己的性兴奋,尽量避免实际的性生活。当孕期女性避免性生活"苦衷"不能为其丈夫所理解时,她便可能渐渐地弱化性欲望,从而使夫妻的性生活更加不协调。

三、孕早期保健

从妊娠开始至妊娠 12 周末称为孕早期(first trimester)。这是胎儿各器官发育形成的重要时期,易受到外界干扰而致畸,也是育龄妇女从未孕到妊娠的重要的生理和心理转变时期。此期的重要生理改变是为避免胎儿受到外界干扰的适应性改变。

（一）主要健康问题及处理

【妊娠呕吐诊治及保健指导】 70%～85% 的孕妇有头晕、疲倦、食欲缺乏、轻度恶心、呕吐等早孕反应，约 50% 孕妇有恶心、呕吐反应，大部分比较轻微，不影响工作和休息。这些症状多始于孕 4 周，孕 9 周时最为严重；60% 的孕妇 12 周以后消失，91% 的孕妇 20 周后缓解，约 10% 孕妇持续整个孕期。程度严重者发生妊娠剧吐，如处理不及时则会出现严重的并发症如脾破裂、食管撕裂、气胸、Wernicke 脑病、肝肾衰竭等导致死亡，但与胎儿畸形没有关系。现在认为妊娠剧吐与心理、进化性适应及内分泌等因素有关。妊娠剧吐常见的危险因素有多胎妊娠、妊娠滋养细胞疾病患者、妊娠剧吐家族史等。治疗中要与患者及家属充分沟通，树立信心，发生酮症酸中毒的患者需要输液治疗，如饮食调节、药物治疗及营养支持等。

【阴道流血诊治和保健指导】 孕早期阴道流血要考虑宫外孕、先兆流产和葡萄胎等。

1. 流产 包括先兆流产、难免流产、不全流产、完全流产等。主要原因有胚胎发育不良、孕妇本身患有疾病或者精神刺激等。先兆流产表现为停经后少量阴道出血，暗红色 / 血性白带，出血后下腹 / 腰骶部胀痛。出血多时多为不全流产或难免流产。查体发现宫颈口未开或者妊娠物嵌顿在宫颈口，或者已经完全排出妊娠物。治疗可卧床，禁性生活，营养支持，情绪稳定；黄体功能不足者补充黄体酮；不全流产者清除组织；完全流产者观察随访人绒毛膜促性腺激素（human chorionic gonadotropin, hCG）；伴有感染者要加强抗感染。

2. 异位妊娠 异位妊娠是指受精卵种植在子宫体腔以外的部位。最常见的是输卵管妊娠（96%），其他包括卵巢妊娠、子宫肌壁间妊娠、腹腔妊娠、阔韧带妊娠和宫颈妊娠等。异位妊娠是妇产科常见的急腹症，是早期妊娠相关产妇死亡的主要原因。异位妊娠发生的主要原因是由各种因素（如感染、手术、先天畸形或肿瘤）引起的正常输卵管解剖结构的破坏。高危因素有：既往异位妊娠史，盆腔炎性疾病和其他生殖系统感染，不孕相关因素（不孕、体外受精、输卵管修复手术、促孕药使用等），使用避孕药具失败者（宫内节育器、药物等）、高龄、吸烟、阴道冲洗者等。主要临床表现为腹痛和阴道流血，特别应注意发生腹腔内大出血时，阴道流血量与临床严重程度表现往往不一致。诊断主要依据为检测 hCG 和超声检查。目前临床上缺乏早期诊断异位妊娠的有效手段，难以与先兆或难免流产、宫内妊娠合并黄体破裂以及宫内外同时妊娠等相鉴别。对于任何可能妊娠的女性出现阴道流血 / 腹痛，都应评估是否为异位妊娠。阴道超声是诊断异位妊娠的首选方法。hCG 曲线有助于判断早期妊娠结局。目前认为，以间隔 48 小时的 hCG 上升 <35% 来定义无活力妊娠可能更可靠。阴道超声（定性）与 hCG（定量）结合可提高异位妊娠早期诊断的准确性。确诊后应该依据具体情况采取保守、内科或外科手段治疗。

3. 妊娠滋养细胞疾病 是一组与妊娠相关的罕见疾病，包括良性的部分性葡萄胎和完全性葡萄胎，以及恶性侵蚀性葡萄胎和转移性葡萄胎、绒癌、胎盘部位滋养细胞肿瘤和上皮样滋养细胞肿瘤。葡萄胎排空后可能发生 hCG 持续升高（完全性葡萄胎占 15%～20%，部分性葡萄胎占 0.1%～5%），也可能进展为绒癌。葡萄胎在亚洲一些地区较常见，发病率高达 2/1 000 妊娠。欧洲和北美发病率通常 <1/1 000 妊娠。

（1）葡萄胎：最常见的表现是妊娠期阴道流血。早孕期超声有特异性改变不难诊断，但一些葡萄胎妊娠仅在自然流产后清宫的病理检查得到诊断。葡萄胎应有经验的妇科医师在超声引导下清宫。如果没有持续性出血，通常不需要二次清宫，葡萄胎清宫后应严密监测 hCG 6 个月。在 hCG 恢复正常后的监测期间，如果意外妊娠，不需要终止妊娠。研究表明，清宫后口服避孕药是安全的。葡萄胎很少共存于正常妊娠，虽然自然流产风险高，仍有约 40% 患者最终活产，而且并不增加肿瘤的风险。若不存在并发症、基因正常，可以在超声严密监测下，允许继续妊娠。

（2）妊娠滋养细胞肿瘤：葡萄胎后发生的妊娠滋养细胞肿瘤通常通过 hCG 的监测得以诊断，患者一般无症状。如果葡萄胎连续每周查 hCG，连续 2～3 周升高或不降，或 6 个月持续升高，或病理诊断确诊即可诊断。注意应用 CT 检查胸部、脑部和肝脏的转移。妊娠滋养细胞肿瘤的主要治疗方法是化疗，化疗方案取决于分期和分级。

【静脉曲张诊治和保健指导】 妊娠时由于静脉的曲张、静脉压力升高和静脉功能不全容易发生静脉曲张。可单独发生外阴静脉曲张或合并下肢静脉曲张。4% 的孕妇曾经发生过，一般产后 6 周自行消退。在产前和产后的任何时候都可能出现。常无症状，有时有外阴不适、肿胀或压迫感。

避免久坐久站、取左侧卧位、锻炼、腿抬高和穿弹力袜有利于症状的缓解。

【便秘和腹泻的保健指导】 妊娠期间增加膳食纤维和液体的摄入或者使用容积性轻泻药是便秘治疗的优选方式。对于顽固性病例，偶尔使用氢氧化镁、乳果糖或比沙可啶可能不会有害，因为镁盐已在妊娠期被广泛应用并有良好的安全谱，而乳果糖和比沙可啶虽未在人类妊娠期中进行研究，但极少吸收。蓖麻油可刺激子宫收缩，过多使用矿物油可干扰脂溶性维生素的吸收，因此妊娠期通常避免使用这些物质。妊娠期急性腹泻患者的处理首先包括补液和膳食调整等一般措施。因为腹泻常呈自限性且多由病毒引起，所以极少需要抗生素治疗。

【睡眠的保健指导】 在妊娠期，尤其是在妊娠晚期，多数孕妇反映睡眠断续，夜间常觉醒、浅睡眠更多、深睡眠更少。主要原因可能是夜尿、夜间胃食管反流、焦虑、不安、腿或腿部痛性痉挛、腰痛、身体受限而无法达到舒适的体位和肥胖女性的阻塞性睡眠呼吸暂停。不建议妊娠女性用药物助眠。建议在低刺激性环境下保持规律的睡眠时间安排；睡前几个小时减少液体摄入量；中午以后避免摄入茶或咖啡因；在睡前至少几个小时规律锻炼至少 20 分钟；将枕头放在膝盖之间、垫于腹部下方或背后以降低腰部所承受的压力；在卫生间安装小夜灯以避免打开易导致觉醒增加的强光灯；使用一些放松的技巧；避免在日间晚些时候的小睡。

【孕早期接触可疑不良因素的咨询及指导】 围产期感染或用药如果发生在妊娠早期会干扰胎儿器官的分化。妊娠中、晚期也会导致胎儿神经系统损害或发育障碍。

现在证实有限的药物对人类有致畸作用，也几乎没有药物被最终证实是安全的。因此，应将药物使用的数量控制在最少，仅在益处明显大于风险时使用，并且建议选择最佳的安全范围、使用有效的最低剂量和最短疗程。

感染对胎儿有潜在性的危害，应采取干预措施将感染降至最低，应避免与有传染性疾病的患者接触。推荐在流行性感冒的季节进行疫苗接种，对孕晚期的孕妇可以进行破伤风、白喉和百日咳疫苗接种，孕期应避免与所有啮齿类动物接触。

先天性感染也可以完全没有临床症状，但宫内感染有可能发现异常超声表现，包括胎儿生长受限、肠回声增强、颅内或肝内钙化、脑积水、小头畸形、孤立性腹水、心包或胸腔积液，或非免疫性水肿等。几种严重的病毒感染的防控如下：

1. 巨细胞病毒感染 巨细胞病毒（cytomegalovirus，CMV）感染是最常见的先天性感染，其发生率占全部新生儿的 0.2%～2.2%，也是导致先天性耳聋的主要原因。原发感染发病率为 0.7%～4%，而复发感染发病率升至 13.5%。CMV 的垂直传播可能经胎盘感染、分娩时暴露于污染的生殖道分泌物或者母乳喂养。垂直传播可以发生在妊娠的任何阶段，当感染发生在妊娠晚期时，垂直传播的风险最大。产妇孕早期 CMV 感染会导致更加严重的胎儿后遗症。初次感染 CMV 的孕妇垂直传播给胎儿的风险是 30%～40%，复发性 CMV 感染风险是 0.15%～2%，感染了产妇再激活的 CMV 病毒的胎儿出生时通常没有症状。

2. 细小病毒 B19 感染 细小病毒 B19 大多数通过呼吸道和手 - 口接触传播。孕妇感染细小病毒 B19 的风险与同感染人群接触的程度有关。尽管细小病毒 B19 感染可对胎儿造成不良影响，但孕妇近期感染对胎儿的致病风险是比较低的。有报道称胎盘传播约占 33%，与自然流产、胎儿水肿、死胎有关。细小病毒 B19 感染对胎儿造成严重的影响多数发生在妊娠 20 周之前感染的孕妇。胚胎停育常发生于孕妇感染病毒后 1～11 周。然而，如果孕妇感染后 8 周内没有发生胎儿水肿，则水肿不会再发生。对存活下来的先天性细小病毒 B19 感染的胎儿长期随访的结果通常都是正常的。

3. 水痘 - 带状疱疹病毒感染 水痘 - 带状疱疹病毒（varicella zoster virus，VZV）传染性很强，通过呼吸道或密切接触传播。因为人群中广泛存在自然免疫力，怀孕妇女感染水痘并不多见（发生率为 0.4～0.7/1 000 孕妇）。孕期并发水痘的感染对孕妇、胎儿和新生儿会造成意外的不良影响。孕期水痘性肺炎是导致孕妇死亡的一个高危因素。孕期水痘可能通过胎盘传播，导致先天性或新生儿水痘。妊娠前 20 周感染才有导致先天性水痘综合征的风险，发生率低，大约只有 2%，表现为皮肤瘢痕形成，四肢发育不全，脉络膜视网膜炎和小头畸形。当孕妇在分娩前 5 天至分娩后 48 小时内发生水痘时，因新生儿免疫系统相对不成熟，出生后缺乏母体抗体的保护，所以感染 VZV 的新生儿死亡率较高。

4. 弓形虫病 是由寄生于细胞内的弓形虫所

致。人类通常是通过食用了感染弓形虫动物的未煮熟的肉、被感染的昆虫叮咬、与感染弓形虫的猫(唯一确定的宿主)密切接触等途径感染的。感染弓形虫通常无症状。感染弓形虫后会出现寄生虫血症,发生于孕妇弓形虫可种植于胎盘继而导致胎儿的感染。感染孕妇传播弓形虫是目前公认的先天性弓形虫最重要的传播方式。且传播概率取决于孕妇感染的时间,感染发生的孕周越晚,传播的概率就越大。早孕期感染垂直传播的概率是10%~15%,中孕期可达25%,晚孕期则超过60%。感染的严重性也取决于发生垂直传播的孕周。胎儿越早被感染,病情就越重。大多数被感染的婴儿出生时没有感染的表现,但55%~85%的婴儿会出现后遗症,包括脉络膜视网膜炎(对视力会造成严重的损害)、失聪或智力缺陷。弓形虫急性感染后,IgM抗体出现较早并在1个月内达高峰。IgG抗体出现在IgM抗体后,感染后的几周内都可以检测到,并有免疫力。高滴度的IgG、IgM抗体可能持续多年,在免疫功能健全的成人,其临床过程是良性和自限的。

【产前筛查和产前诊断咨询和指导】 应向孕妇提供21-三体等染色体异常疾病的简单、易懂、完整的信息,以便患者根据自己的意愿作出筛查和诊断性的试验的知情决定。产前筛查适合的人群为所有的女性,在20^{+6}周之前均应进行非整倍体筛查,不管年龄如何均可以选择是否进行侵入性检查(绒毛活检、羊水穿刺、脐血穿刺等)。对于年龄在35岁以上,或者符合其他产前诊断指征的孕妇,均应推荐其做产前诊断。诊断性试验适合的人群为有胎儿三体征既往史的女性,当前妊娠有至少1个主要或2个次要的胎儿结构异常的女性和自身或其配偶有染色体易位、倒位或非整倍体异常的妊娠女性。报告要尽快告知孕妇及其配偶,最好由具备该病丰富知识的医护人员告知,必要时应将他们转诊至相关专家(如医学遗传学专家、遗传咨询师、心脏病专家、新生儿专家及小儿外科专家等),染色体异常的胎儿的处理要根据孕妇的信仰和价值观,包括终止妊娠、继续妊娠、他人收养等。

【工作和运动的指导】 对没有并发症(如子痫前期、胎儿生长受限等)的孕妇如果工作没有超出日常生活中可能遇到的潜在危险则可以继续工作,但应考虑工作场所的安全性、体力需求,特别是有早产风险的孕妇。尽管普遍认为卧床休息可以改善某些妊娠的结局,但没有良好的证据表明卧床

可以降低自然流产、早产或子痫前期,或者改善多胎妊娠或胎儿生长受限的妊娠结局。

孕期运动与非孕期一样可以获得锻炼的好处,孕期可以保持和提高心肺功能、肌肉的收缩力和耐力、保持体形、减少盆底和泌尿系统的疾病,避免体重过重,可以减少腰背疼痛,可能减少巨大胎儿、妊娠糖尿病、子痫前期和剖宫产的风险。身体健康没有并发症的孕妇在孕期可以继续孕前的运动,如继续走路、游泳、骑自行车、有氧舞蹈、划船、慢跑等,每天30分钟,运动前要有5~10分钟热身运动。但在阴道流血、规律的腹痛、可疑羊水破裂、眩晕、头痛、胸痛等症状时应该停止运动。

【性行为的指导】 理论上性交(对子宫下段的刺激、性高潮释放的催产素和精液中的前列腺素或感染等)可能诱发临产,但如果没有妊娠并发症(如阴道流血、胎膜破裂等),并没有足够的证据支持孕期不能性交,但性交可能增加性传播疾病的风险。

【体重管理的指导】 孕期适宜增重有助于获得良好妊娠结局,应重视体重监测和管理。超重和肥胖在妊娠女性中较常见,并与不良妊娠和非妊娠性结局有关。与BMI<25kg/m²的妊娠女性相比,BMI≥30kg/m²女性发生一些不良结局的风险增加,包括流产、先天异常、死产、妊娠高血压综合征、早产和过期产、妊娠糖尿病、多胎妊娠、分娩大于胎龄儿的发生率增加。巨大胎儿可能导致肩难产及其后遗症(臂丛神经损伤)或剖宫产增加。当肥胖女性进行剖宫产时,伤口感染和血栓栓塞的发生率增加。肥胖妊娠女性发生母体疾病的风险也增加,如睡眠相关呼吸障碍、腕管综合征、产后抑郁症、静脉血栓栓塞等。妊娠体重过度增长可增加未来发生心血管疾病和糖尿病的风险。体重过度增长和肥胖均与剖宫产和巨大胎儿风险增加有关。产前保健应告知孕妇体重管理的好处与超重的妊娠风险,其膳食和锻炼能使体重适当增加。孕期根据体重指数提出的体重增加的范围如表2-1所示。孕早期体重变化不大,可每月测1次,孕中、晚期应每周测量1次体重。

【出行与旅行的指导】 旅行时孕妇应考虑几个问题:应考虑如果没有就近的医疗资源,发生异常情况的风险;旅行期间长期不能活动患静脉血栓的风险;感染(腹泻等)的风险;航空旅行的风险(低氧环境、活动受限和医务人员的缺乏等)。对于没有并发症的孕妇,航空旅行是比较安全的,但每个航空公司规定不同,多数航空公司允许孕妇孕

表 2-1 妊娠期妇女体重增长范围和妊娠中晚期每周体重增长推荐值

妊娠期女性 体重指数分类	总增长值 范围 /kg	妊娠早期 增长值范围 /kg	妊娠中晚期 增长值均值及范围 /kg·周 $^{-1}$
低体重（BMI＜18.5kg/m²）	11.0～16.0	0～2.0	0.46（0.37～0.56）
正常体重（18.5kg/m²≤BMI＜24.0kg/m²）	8.0～14.0	0～2.0	0.37（0.26～0.48）
超重（24.0kg/m²≤BMI＜28.0kg/m²）	7.0～11.0	0～2.0	0.30（0.22～0.37）
肥胖（BMI≥28.0kg/m²）	5.0～9.0	0～2.0	0.22（0.15～0.30）

龄多达 37 周。航空旅行中孕妇所受到的宇宙辐射量低于可能对胎儿有害的水平。尽管一般孕妇可以耐受中高海拔（1 524～2 438m）的情况，但孕妇在高海拔地区心率增快，氧分压下降，血压升高，有氧代谢能力下降，所以有并发症孕妇应避免航空或中高海拔地区的旅行。

推荐妊娠妇女乘坐机动车时系好腰部和肩部的安全带，且不应关闭安全气囊。建议在系安全带时应持续使用三点安全带。其中腰带应绕过髋部，置于子宫的下方，肩带置于两乳之间，斜跨子宫侧方。

【膳食营养的指导】 妊娠期是生命早期 1 000 天，营养作为最重要的环境因素，对母子双方的近期和远期健康都将产生重要影响。妊娠各期妇女的膳食应在非孕妇女的基础上，根据胎儿生长速率及母体生理和代谢的变化进行适当的调整。我国的《孕期膳食指南》指出应特别注意以下 5 点：

1. 补充叶酸，常吃含铁丰富的食物，推荐除膳食补充以外至少服用 0.4mg/d 的叶酸；为预防早产、流产，满足孕期血红蛋白合成增加和胎儿铁储备的需要，孕期应常吃含铁丰富的食物（孕中晚期应每天增加 20～50g 红肉，每周吃 1～2 次动物内脏或血液），铁缺乏者在医师指导下适量补铁；碘是合成甲状腺素的原料，除选用碘盐外，每周还应摄入 1～2 次含碘丰富的海产品。

2. 孕吐严重者，可少量多餐，保证摄入含必要量碳水化合物的食物，孕期每天必须摄取至少 130g 碳水化合物，首选易消化的粮谷类食物。

3. 孕中晚期适量增加奶、鱼、禽、蛋、瘦肉的摄入，孕中期开始，每天增加奶 200g，使奶的总摄入量达到 500g/d；孕中期每天增加鱼、禽、蛋、瘦肉共计 50g，孕晚期再增加 75g 左右；每周最好食用 2～3 次深海鱼类。

4. 适量身体活动，推荐孕期适宜增重。

5. 禁烟、禁酒，愉快地孕育新生命，积极准备母乳喂养。

【维生素和营养指导】 对于多数的孕产妇来说，标准的含铁多种维生素可以满足每天需要，营养好的孕妇可不需要多种维生素，如果没有营养师评估的孕妇推荐补充多种维生素。

1. **叶酸** 推荐对所有计划妊娠的女性在孕前和孕期补充叶酸，可以降低神经管缺陷的发生和既往患该病的再发风险降低 70%。也有资料显示叶酸可以降低其他一些先天性异常（先天性心脏缺陷、肢体短缺、脑积水、泌尿道畸形等）以及某些疾病（生长受限、孤独症、妊娠高血压综合征、自发性早产、自然流产）的风险。叶酸来源于牛肝、叶类蔬菜、豌豆和豆类、牛油果、蛋、奶类等天然食物，也可来自多种维生素或纯叶酸的补充制剂和强化叶酸的食物，如面粉、面包和谷物等。对于多数女性在准备怀孕的前 3 个月建议每天补充 0.4～0.8mg 叶酸。对于后代患神经管畸形风险高（曾经怀过神经管畸形胎儿的妇女或父母一方有神经管畸形病史，二级或三级亲属有神经管畸形病史，正在服用抗癫痫药，正在服用可以降低叶酸活性的药物，患有可能降低叶酸吸收的疾病如肠道手术、乳糜泻、糖尿病、酗酒等）的女性建议补充 1～4mg 并在孕早期维持此剂量，妊娠早期后可以降至 0.4mg，因为妊娠早期后补充叶酸不再具有治疗意义，且不排除长期暴露对胎儿的不良影响。但不推荐补充叶酸之前或后测定母体的叶酸盐水平。在没有维生素 B_{12} 缺乏症时补充叶酸无明显危害，且服用叶酸不能预防所有的神经管缺陷，如与染色体相关或非叶酸相关的神经管缺陷。

2. **铁** 妊娠合并贫血对母体、胎儿和新生儿均会造成近期和远期影响，对母体可增加妊娠高血压综合征、胎膜早破、有无自觉不适的发病风险；对胎儿和新生儿可增加胎儿生长受限、胎儿缺氧、羊水减少、死胎、死产、早产、新生儿窒息、新生儿缺血缺氧性脑病的发病风险。我国孕妇缺铁性贫血患病率为 19.1%，妊娠早、中、晚期患病率分别为 9.6%、19.8% 和 33.8%。母体铁储存耗尽时，胎儿铁储存也随之减少。补铁可增加母体铁储存。通过饮食指导可增加铁摄入和铁吸收。铁吸收量取决于生理需求量、食物含铁量和生物利用度。孕妇对铁的生理需求量比月经期高3倍，且随妊娠进展增加，妊娠中晚期需要摄入元素铁30mg/d。孕妇膳食铁吸收率约为15%（1%~40%）。血红素铁比非血红素铁更容易吸收。膳食铁中95%为非血红素铁。含血红素铁的食物有红色肉类、鱼类及禽类等。水果、土豆、绿叶蔬菜、菜花、胡萝卜和白菜等含维生素C的食物可促进铁吸收。牛奶及奶制品可抑制铁吸收。其他抑制铁吸收的食物还包括谷物麸皮、谷物、高精面粉、豆类、坚果、茶、咖啡、可可等。所有孕妇在首次产前检查时（最好在妊娠12周以内）检查血常规，每8~12周重复检查血常规。有条件者可检测血清铁蛋白。建议血清铁蛋白<30μg/L的孕妇口服补铁，为了避免食物抑制非血红素铁的吸收，建议进食前1小时口服铁剂，与维生素C共同服用，以增加吸收率。口服铁剂避免与其他药物同时服用。口服铁剂的患者约1/3出现剂量相关的不良反应。补充元素铁≥200mg/d时容易出现恶心和上腹部不适等胃肠道症状。较低铁含量制剂可减轻胃肠道症状。

3. 钙　WHO强烈推荐在钙摄入比较低的地区，补钙应该作为预防子痫前期的产前保健内容，特别是子痫前期高风险[肥胖、前次患子痫前期、糖尿病、慢性高血压、肾脏疾病、自身免疫性疾病、初产妇、高龄、少女妊娠、胎盘过大的妊娠（如双胎等）]的孕妇。建议所有孕妇从孕20周至足月服用，每天摄入1.5~2.0g元素钙，每天总量分三次就餐服用，并且和铁的服用间隔数小时，建议补铁在两餐之间。对于没有补钙标准的地区补钙的总量不超过3g/d（1g元素钙相当于2.5g碳酸钙，4g枸橼酸钙）。

（二）防治策略

有数据显示，产前检查次数和/或较早孕龄开始检查和妊娠结局存在相关关系。然而，有关产前检查最佳次数、频率或内容方面的数据有限。一般认为，妊娠没有并发症且身体健康的正常女性患病风险低，但通过评估孕妇内外科疾病，既往产科并发症或人口学特征（如年龄过大或过小，多产、缺乏社会支持等）高风险的女性需要额外增加产检次数。

各个地区或国家的孕期保健指南都是根据疾病的地区性和资源的获得性而制定的。我国的医务人员应在中国《孕前和孕期保健指南》的指导下实施保健策略，针对某些疾病的危险因素，针对某

些方面作全面筛查。根据2018年中华医学会妇产科学分会产科学组制定的指南，孕早期的防治策略如下：

1. 建立孕期保健手册　对于各个区域的育龄妇女妊娠后都应纳入保健系列，进行相应的监管。建立保健手册方便孕产妇了解围产期相关知识，利于医务人员记录各个时期的健康状况，也利于孕产妇转诊时病史的完整交接。

2. 评估孕产妇高危因素　可以从孕前开始，而且在整个孕期连续评估。让不适宜妊娠者做好避孕，或尽可能在妊娠早期终止妊娠挽救患者的生命；识别内外科合并症、产科并发症或胎儿风险增加的孕产妇，使医务人员和孕产妇有充分的时间进行讨论出现的问题及处理办法，并尽可能提供干预措施，将不利的风险降至最低。可通过以下几个方面进行评估：

（1）人口学特征：全面详细填写保健手册的首页。

（2）病史：孕产史（特别是不良孕产史如流产、早产、死胎、死产史），生殖道手术史，有无胎儿畸形或幼儿智力低下。孕妇及配偶的家族史、遗传病病史、个人史、既往外科手术史、月经和妇科病史、本次妊娠史。注意有无妊娠合并症，如慢性高血压、心脏病、糖尿病、肝肾疾病、系统性红斑狼疮、血液病、神经和精神疾病等。异常时及时请相关学科会诊，不宜继续妊娠者应告知并及时终止妊娠；高危妊娠继续妊娠者，评估是否转诊。本次妊娠有无阴道出血，有无可能致畸的因素。

（3）全面体格检查：包括心肺听诊，测量基线血压、体重和身高，计算BMI；常规妇科检查（孕前3个月未查者）。①血压：监测对于判定疾病的类型和严重程度都有很大关系。基础血压高应尽可能追溯既往血压，判断是否有缓进型高血压，孕中后期血压增高对判定子痫前期更为重要。②体重：结合身高计算体重指数有助于识别高危人群，并可告知妊娠期恰当的增加体重的计划（见表2-1）。③盆腔检查：对于子宫大小、形态以及附件都要仔细评估，特别是怀疑附件肿块、子宫肌瘤等异常者，必要时进行超声检查。

（4）实验室检查：每个孕妇在第一次产检就应该做一组标准的检查套餐，有特定风险的妇女增加相关的检查。如：Rh阴性血型孕妇进行血型和抗体筛查，必要时给予抗体注射。血细胞比容、平均血红蛋白容积检查筛查有无地中海贫血；21岁以

上的妇女应进行宫颈癌细胞学筛查，且妊娠不改变宫颈癌筛查频率，但异常结果的处理不同。尿蛋白的检查可评估肾脏功能。对传染病的检查（HIV、梅毒、肝炎等）。有些疾病需要根据当地的情况进行实际增加检查项目：如对甲状腺功能、丙肝、结核等疾病的评估，TORCH 等的评估。

3. 识别并与孕产妇讨论潜在的社会心理问题 包括计划内妊娠还是意外妊娠，参与围产保健有无顾虑（交通、通信、儿童养育与保健经济限制、工作日程等）、有无固定的住所，心理健康和压力水平等。评估后如果存在相应的情绪或精神问题应适时干预或转诊。

4. 确定孕周 仔细询问月经史、早孕开始时间、胎动开始时间、同房时间和胚胎移植时间等，对于早产和足月引产的干预安排时间和评估胎儿生长发育非常重要。对于月经不规律的妇女，超声评估很重要。

（三）保健要点/指导

1. 产检的次数和频率应告知孕妇。

2. 常规的妊娠监测，如体重、血压、子宫状况、胎儿状况、胎心等。

3. 孕妇在非工作时间怎样与医务人员联系。

4. 识别异常情况及如何就诊，如阴道流血、发热、腹痛等。

5. 流产的认识和预防。

6. 营养和生活方式的指导（卫生、性生活、运动锻炼、旅行、工作）。根据孕前 BMI，提出孕期体重增加建议。

7. 继续补充叶酸 0.4～0.8mg/d 至孕 3 个月，有条件者可继续服用含叶酸的复合维生素。

8. 避免接触有毒、有害物质（如放射线、高温、铅、汞、苯、砷、农药等），避免密切接触宠物。

9. 慎用药物，避免使用可能影响胎儿正常发育的药物。

10. 改变不良的生活习惯（如吸烟、酗酒、吸毒等）及生活方式；避免高强度的工作、高噪声环境和家庭暴力。

11. 保持心理健康，解除精神压力，预防孕期及产后心理问题的发生。

四、孕中期保健

从妊娠 13 周起到 27 周末称为孕中期（second trimester），此期胎儿生长迅速，保健的重点是营养、心理与畸形筛查。

（一）主要健康问题及处理

【**阴道流血的诊治和指导**】 阴道出血量或多或少，是否有部分妊娠组织物排出，伴有阵发性/无自觉的下腹痛，主要鉴别以下疾病：

1. 晚期流产 妊娠 12～28 周之间的晚期流产且出现胚胎停止发育者，多见于血栓前状态、感染、妊娠附属物异常（包括羊水、胎盘异常等）、严重的先天性异常（如巴氏水肿胎、致死性畸形等）；晚期流产但胚胎组织新鲜，甚至娩出胎儿仍有生机者，多数是由于子宫解剖结构异常所致，宫口开大之前或胎膜破裂之前没有明显宫缩，其病因多为宫颈功能不全；先有宫缩，其后出现宫口开大或胎膜破裂，其病因多为生殖道感染、胎盘后血肿或胎盘剥离等。

2. 胎盘前置状态 孕妇伴或者不伴有腹痛的少量阴道流血。超声提示胎盘前置状态，在 28 周后可能发展为前置胎盘。超声应随访，并根据具体情况增加随访次数。妊娠 18～23 周时胎盘边缘达到但没有覆盖宫颈内口（0mm），持续胎盘前置状态的可能性基本为零，如覆盖宫颈内口范围超过 25mm，分娩时发生前置胎盘概率为 40%～100%。

3. 胎盘早剥 胎盘早剥是胎盘后出血，进而出现临床症状，随着剥离面增大，病情逐级加重，危及胎儿及孕妇生命。胎盘早剥时一旦发生胎儿死亡，孕产妇弥散性血管内凝血的风险明显增高。高危因素有：血管病变（子痫前期、慢性高血压、妊娠糖尿病、系统性红斑狼疮等）、机械因素、子宫静脉压升高，高龄多产、外伤及辅助生育技术助孕者/前次妊娠有胎盘早剥者。妊娠中、晚期出现伴有腹痛的阴道流血，伴有这些高危因素者更应注意。产科检查提示子宫张力高、有压痛、宫底升高、胎心减弱甚至消失，B 超提示胎盘位置正常、胎盘增厚、结构异常，胎盘与子宫壁间有液性暗区应高度怀疑胎盘早剥。胎盘早剥伴有胎儿窘迫发生，胎儿达可存活孕周，则以手术终止妊娠为宜。治疗原则为早期识别，减少并发症。

4. 早产 见第十七章第二节。

5. 宫颈息肉 孕期因为激素的作用，内生性的息肉可能在孕期可见，并且也可见于孕前未进行相关体检而本身患有息肉的女性。

6. 宫颈癌 大多见于孕前未进行宫颈癌筛查的女性。表现为阴道少量的出血，有些患者也没有出血的表现，往往没有腹痛。特别指出，并没有因为妊娠而改变女性宫颈癌筛查的时间间隔。

【头昏的指导】 孕妇出现血压增高、头昏、头痛、严重恶心、呕吐、下肢水肿、视物不清、尿液检查蛋白阳性时，需警惕妊娠高血压、肾炎或子痫的可能。另外，胎儿吸取了孕妇体内大部分铁质，所以孕妇可能有轻微的贫血，也常会出现头昏症状。

【贫血的指导】 妊娠中、晚期贫血的患病率分别为19.8%和33.8%。多数为缺铁性贫血。母体铁储存耗尽时，胎儿铁储存也随之减少。补铁可增加母体铁储存。妊娠合并贫血指妊娠期血红蛋白（Hb）浓度<110g/L。根据血红蛋白浓度分为轻度贫血（100～<110g/L）、中度贫血（70～<100g/L）、重度贫血（40～<70g/L）和极重度贫血（<40g/L）。高危因素有：曾患贫血、多次妊娠、在1年内连续妊娠及素食等。孕妇表现：疲劳、易怒、注意力下降及脱发等，加重时表现为面色苍白、乏力、心悸、头晕、呼吸困难、烦躁等，与贫血程度相关。应积极寻找贫血原因，针对病因进行治疗。

【产前筛查和产前诊断的选择指导】

1. 无创产前基因检测（non-invasive prenatal testing，NIPT） NIPT筛查的目标疾病为3种常见胎儿染色体非整倍体异常，即21-三体综合征、18-三体综合征、13-三体综合征。适宜孕周为12～22^{+6}周。具体参考国家卫生健康委员会发布的《孕妇外周血胎儿游离DNA产前筛查与诊断技术规范》。不适用人群为：①孕周<12周。②夫妇一方有明确的染色体异常。③1年内接受过异体输血、移植手术、异体细胞治疗等。④胎儿超声检查提示有结构异常须进行产前诊断。⑤有基因遗传病家族史或提示胎儿罹患基因病高风险。⑥孕期合并恶性肿瘤。⑦医师认为有明显影响结果准确性的其他情形。NIPT检测结果为阳性，应进行介入性产前诊断。NIPT报告应当由产前诊断机构出具，并由副高以上职称并具备产前诊断资质的临床医师签署。

2. 胎儿染色体非整倍体异常的中孕期母体血清学筛查 妊娠15～20周检测，最佳检测孕周为16～18周。注意事项同早孕期血清学筛查。

3. 细胞遗传学产前诊断 适合妊娠16～22周检测，主要针对高危人群。35岁以上的高龄孕妇；产前筛查出来的胎儿染色体异常高风险的孕妇；曾生育过染色体病患儿的孕妇；产前B超检查怀疑胎儿可能有染色体异常的孕妇；夫妇一方为染色体异常携带者；医师认为有必要进行产前诊断的其他情形。介入性产前诊断手术包括绒毛取

材术、羊膜腔穿刺术和经皮脐血管穿刺术，分别应在孕10～13^{+6}周、16～23^{+6}周和18周后进行。

4. 胎儿系统超声和心脏超声的检查 属于产前诊断技术，主要检查胎儿有无结构的异常。

【妊娠糖尿病指导】 有条件的地区常规在24～28周行75g OGTT，其正常上限为：空腹血糖水平为5.1mmol/L，1小时血糖水平为10.0mmol/L，2小时血糖水平为8.5mmol/L。医疗资源缺乏的地区，建议妊娠24～28周首先检测空腹血糖。有高危因素（体重指数>30kg/m^2，既往有妊娠糖尿病的，一级亲属有糖尿病的）的患者需在孕早期进行糖尿病的筛查，具体参考中华医学会《妊娠合并糖尿病诊治指南（2014）》和第十七章第十二节。

（二）防治策略

1. 了解流产、早产的高危因素等相关的认识和预防。

2. 了解妊娠糖尿病筛查的意义及进行筛查和预防。

3. 注意胎动、阴道出血、饮食、运动情况。

4. 体格检查注意胎儿的生长发育。

5. 及时进行胎儿非整倍体的产前筛查和产前诊断试验。

（三）保健要点/指导

1. 流产的认识和预防。

2. 妊娠生理知识的了解。

3. 营养、生活方式和心理的指导。

4. 胎儿非整倍体的筛查，必要时进行诊断。

5. 非贫血孕妇，如血清铁蛋白<30μg/L，应补充元素铁60mg/d；诊断明确的缺铁性贫血孕妇，应补充元素铁100～200mg/d，具体参考中华医学会围产医学分会发布的《妊娠期铁缺乏和缺铁性贫血诊治指南》。

6. 20周开始常规补充钙剂0.6～3g/d。

7. 早产的认识和预防，必要时进行宫颈管的检查。

8. 胎儿系统超声筛查的意义。

9. 糖尿病的筛查。

五、孕晚期保健

孕28周起至41周末属于孕晚期（third trimester），孕晚期易发生产科特有的并发症，需要对孕中期胎儿的异常进行随访，并进行分娩知识和分娩镇痛的宣教，进一步预防和降低妊娠并发症的发生，减少出生缺陷。

（一）主要健康问题及其处理

【前置胎盘诊治及指导】 无痛性阴道流血是其典型的临床表现。前置胎盘属于孕晚期严重并发症，特别是凶险性前置胎盘，可因为阴道流血而危及母儿的生命，也可能无阴道出血，但在分娩或手术时发生严重出血而需切除子宫或耗费大量的血源。早期诊断和正确处理具有重要意义。妊娠28周后，胎盘仍附着于子宫下段，其下缘达到或覆盖宫颈内口，位置低于胎儿先露部。根据胎盘与宫颈口的关系而进行分类。并根据胎盘植入子宫肌层的深度而进行胎盘植入的分类。具体参见第十七章第三节。

【子痫前期诊治及指导】 子痫前期高危因素包括：年龄≥40岁、体重指数≥28kg/m²、子痫前期家族史（产妇或姐妹）、既往子痫前期病史，以及存在的内科病史或隐匿存在（潜在）的疾病（包括高血压病、肾脏疾病、糖尿病和自身免疫性疾病如系统性红斑狼疮、抗磷脂综合征等）；初次妊娠、妊娠间隔时间≥10年、此次妊娠收缩压≥130mmHg或舒张压≥80mmHg（孕早期或首次产前检查时）、孕早期24小时尿蛋白定量≥0.3g或尿蛋白持续存在（随机尿蛋白≥++1次及以上）、多胎妊娠等也是子痫前期发生的风险因素。妊娠期如果有头痛、视觉改变、持续右上腹的疼痛应警惕子痫前期的发生。具体参见第四篇第十七章第十一节。

【早产的指导】 如有腰痛、子宫活动增强、月经样疼痛、腹泻、盆腔压力增加、阴道漏液、点滴出血或流血/宫缩等需要警惕早产。对16～28周经阴道超声监测宫颈管偏短与35周前的早产相关，如果存在宫颈管短，可以采用措施进行预防，可以具体参见第四篇第十七章第二节。

【妊娠瘙痒的指导】 在特殊地区要询问有无四肢瘙痒为主要症状的妊娠期肝内胆汁淤积症。注意检查肝功能和胆汁酸，如果异常应该进一步排查引起肝功异常的原因。具体参见第四篇第十七章第十五节。

【抑郁症的指导】 应采用经验性的筛查工具在妊娠期间或产后对女性进行至少1次针对焦虑或抑郁症状的评估。但筛查时间并没有达成共识，且在不同的地区实践中存在显著的差异。对于筛查结果为阳性的女性应及时转诊以进一步评估和咨询。具体参见第十三章。

（二）防治策略

1．及时发现妊娠期并发症，注意有无体重的急剧增加，有无无阴道流血、流液、腹痛、皮肤瘙痒、头痛、眼花等不适。

2．评估胎儿大小、骨盆，与孕妇及家人讨论分娩方式，并对分娩前生活方式进行指导。

3．加强胎儿宫内状况的监测、体检及超声检查胎儿的生长发育，继续有无畸形状况的检查，监护胎儿的宫内状况，及时发现异常并处理。

4．教会孕妇监测胎动。

5．母乳喂养指导。

6．抑郁症的预防。

7．新生儿疾病筛查知识的了解。

8．产褥期指导。

9．妊娠≥41周，住院并引产。

（三）保健要点/指导

1. 29～32周

（1）评估前一次产检后的重大事件，如疾病、旅行、应激事件或感染等。

（2）询问胎动感觉。

（3）询问不适：如头痛、眼花、阴道出血、宫缩、饮食、运动、心境等情况。

（4）产前检查：听胎心、胎位检查，必要时进行宫颈管的检查。

2. 32～36周

（1）询问胎动、阴道出血、宫缩、皮肤瘙痒、饮食、运动、分娩前准备情况。

（2）体格检查同妊娠30～32周产前检查。

3. 37～41周

（1）询问胎动、宫缩、见红等。

（2）体格检查同妊娠30～32周产前检查。

专家点评：孕期保健通过为孕妇及胎儿提供常规产前检查、出生缺陷产前筛查和产前诊断等系列保健服务，确保尽早发现妊娠合并症及并发症，及早干预，从而有效地保障母婴安全。

（周　淑　熊　庆）

第二节　分娩期保健

导读：分娩期是整个孕期中最易突发危险情况的阶段。牢记分娩期母体重要系统的变化，重视分娩期特殊的生理心理特点，全面完善的保健措施和多科室协作，确保产妇安全分娩。

一、分娩期生理和心理特点

（一）生理特点

1. 分娩的定义　分娩（delivery）指妊娠满 28 周（196 天）及以后的胎儿及其附属物，从临产开始至全部从母体排出的过程。根据妊娠时间长短，分娩又分为早产分娩（premature delivery）（妊娠满 28 周至不满 37 足周，196～258 天）、足月产分娩（full-term delivery）（妊娠满 37 周至不满 42 足周，259～293 天）及过期产分娩（overdue delivery）（妊娠满 42 周及其后，≥294 天）。

2. 分娩的发动　分娩发动的原因目前仍未研究清楚，目前已发表的与分娩发动有关的学说有：免疫学说、神经内分泌学说、炎症反应学说、机械性理论及内分泌控制理论等。但这些学说和理论都无法全面解释分娩启动的具体机制。孕妇在分娩发动前往往会出现一些预兆提示即将分娩，包括不规律宫缩增加、胎儿下降使上腹部压迫感减轻，出现压迫膀胱引起尿频症状及少量阴道血性黏液排出（即见红）等。正式临产的重要标志为有规律且逐渐增强的子宫收缩，持续时间 30 秒及以上，间歇 5～6 分钟，同时伴有进行性宫颈管消失、宫口扩张及胎先露下降。临产预兆出现时间长短不一，如预兆出现时间较长而又迟迟不正式临产可能会影响孕妇进食，造成孕妇夜间睡眠质量差、疲惫，易造成宫缩乏力、产道水肿，对于产程进展及阴道试产成功率有一定影响。

3. 分娩的过程　分娩全程指出现规律宫缩开始至胎儿胎盘娩出为止，称为总产程。总产程分为 3 个阶段。第一产程指规律宫缩开始至宫口开全，产科变化为宫缩规律、宫口扩张、胎头下降及胎膜破裂。第一产程又分为潜伏期和活跃期，传统的产程标准认为初产妇需 11～22 小时，经产妇需 6～16 小时。第二产程为胎儿娩出期，指宫口开全到胎儿娩出，传统的产程标准认为初产妇约需几十分钟～3 小时，经产妇约数分钟～2 小时。第三产程为胎盘娩出期，指胎儿娩出后到胎盘娩出的过程，一般不超过 30 分钟。

决定分娩的因素主要包括产力、产道、胎儿和精神心理因素。其中产力为分娩的动力，但受产道、胎儿和精神因素的制约。产妇的精神因素可直接影响产力正常与否，产力也可因产道和 / 或胎儿异常而出现异常。四者相互影响、相互制约，共同影响产程进展。产力包括子宫收缩力、腹肌和膈肌收缩力（即腹压）以及肛提肌收缩力。其中主要产力为子宫收缩力，贯穿从临产开始直至胎盘娩出的整个分娩过程。子宫收缩力的特点为节律性、对称性和极性以及缩复作用。腹肌和膈肌收缩力（腹压）在第二产程中参与协助胎儿娩出。而肛提肌收缩则帮助产程中胎头在骨盆中内旋转及胎头仰伸娩出。

产道分为骨产道及软产道。骨产道即骨盆腔，是包括骨盆入口平面、中骨盆平面及出口平面，具有一定倾斜度的骨性腔道。软产道由子宫下段、宫颈、阴道、外阴及骨盆底软组织组成。非孕期长约 1cm 的子宫峡部在孕晚期及分娩期子宫收缩力的作用下逐渐拉长形成子宫下段，最长时可达 10cm，成为产道的一部分。子宫颈在孕期各种激素及细胞因子的作用下逐渐软化，子宫收缩力使宫颈管逐渐缩短，宫口扩张。盆底软组织及阴道在胎头下降过程中逐渐扩张，外阴组织变薄，以便于胎儿娩出。

胎儿的胎位及大小也是影响产程的重要因素。纵产式、头先露最容易通过产道顺利分娩。以左枕前位为例，胎儿在分娩过程中要经历以下过程：衔接、下降、俯屈、内旋转、仰伸胎头娩出、复位和外旋转及胎肩和胎儿娩出。这些过程在产力作用下连续完成，也可以理解为是胎儿适应产道的过程。胎儿为臀先露时，由于柔软的胎体不能充分扩张产道，使最后娩出的胎头容易发生分娩困难。而横产式肩先露由于胎位与产道垂直，分娩过程中会发生产道梗阻，无法经产道分娩。

4. 分娩期母体各重要系统的变化　妊娠期孕妇全身各系统重要脏器为适应妊娠均发生相应改变，这种变化在分娩期达到巅峰，是孕妇顺利经历分娩过程的生理基础。

（1）血液系统：分娩期孕妇血容量较孕前增加 40%～45%，其中血浆增多大于红细胞增多，血液相对稀释。中性粒细胞、凝血因子、纤维蛋白原增多，血液呈高凝状态。

（2）循环系统：妊娠末期，由于增大子宫上推膈肌，造成心脏轻度移位，与孕前相比，心脏容量增加约 10%，心排血量增加可达 30%。分娩期第一产程时，子宫收缩挤压子宫肌层血管，每次宫缩时约 500ml 血液进入循环系统，使回心血量增加，心脏前负荷进一步增大。进入第二产程后，孕妇屏气使肺循环压力增高，腹压加大使内脏血液回流增加。屏气时膈肌和骨骼肌收缩使周围血管阻力升高，心搏量和心排血量进一步增加，心脏负荷在第二产程达最重阶段。胎儿娩出后腹内压急剧降低，血液暂时积聚在内脏血管，回心血量骤减。当胎盘娩出后胎盘血液循环中断，子宫进一步收缩，大量血液又回到循环系统中。短短的分娩期循环系统血流动力学急剧变化，心脏负担急剧增加。分娩期血压的变化随着循环系统改变而发生变化，第一、第二产程血压均有所升高，尤其第二产程时循环系统变化剧烈，血压可较孕前升高 $25 \sim 30mmHg$。宫缩间期血压应恢复至原有水平。第三产程胎盘娩出后血压恢复至原来水平。

（3）呼吸系统：分娩期孕妇身体负荷等同于重体力劳动，孕妇耗氧量约为孕末期的 2 倍。为缓解宫缩疼痛，孕妇可出现呼吸浅快，严重时可造成过度通气，血氧饱和度降低，甚至造成胎儿缺氧。

（4）消化系统：分娩期与孕期相同，胃肠道平滑肌张力降低，蠕动减慢，排空时间延长。分娩期用力屏气，盆腔静脉压增加可使孕期原有痔疮症状加重。

（5）泌尿系统：分娩期输尿管轻度扩张，平滑肌张力降低。产程中胎头下降挤压膀胱，另加宫缩引起的疼痛，易致解尿困难或尿潴留。

（二）心理特点

妊娠及分娩是一个自然的生物学过程，但随着人类的进化及文明的发展，妊娠成为特殊且重大的生活事件，不但造成孕妇身体发生相应的生理变化，同时在心理上也发生一系列改变，是一个持续时间较长、强度较大的心理应激源。孕期发生的心理和生理变化相互作用，形成孕妇特殊的行为特征和心理应激。这种应激从备孕期就已经出现，随着孕妇在不同孕期关注目标的不断改变，该应激源贯穿整个孕期，延续至分娩期，甚至持续至分娩后。由于我国以往的计划生育政策造成孕妇以初产妇居多，近年来生育政策的放开随之出现了高龄高危孕妇比例增加，产妇心理因素已经成为不容忽视的、影响产程进展，甚至影响母胎安全分娩的重要因素。

分娩期孕妇的心理状态包括：

1. 焦虑和恐惧　由于我国以往的计划生育政策，使我国孕妇以初产妇居多。她们缺乏生育经验和必要的医学知识，许多产妇从各种途径中得到的信息暗示分娩过程如何痛苦、如何危险，所以她们更容易出现一系列心理变化。初产妇对宫缩疼痛缺乏足够的认识和心理承受能力，担心分娩过程不顺利，由顺产转为难产可能遭受双重痛苦。面对住院、产房的陌生环境，同时又没有家属在身边陪伴疏解，在陌生人面前害怕暴露身体，尤其还可能会有男性医护人员在场，所以她们普遍存在焦虑、恐惧等不安情绪。

近年来，随着生育政策的调整，许多高龄经产妇也加入了分娩大军。高龄孕妇的焦虑、恐惧原因与初产妇不尽相同。由于高龄孕妇孕前和孕期的合并症、并发症发生率较高，她们更担心原有疾病对此次妊娠及分娩的影响，更担心胎儿是否有畸形，更担心在分娩过程中胎儿和自己的安全。另外，经产妇还存在担心第二胎性别不理想等社会因素。有调查证实，98% 的孕妇在分娩期有恐惧、焦虑感，住院后有心理负担和希望改善病房环境的占 82%，适当的焦虑可以伴随着交感神经系统的适度激活，提高个体适应环境的能力。但过度焦虑可导致体内去甲肾上腺素分泌减少，进而导致宫缩乏力，使助产率、难产率和产后出血率均增加。另外，过度焦虑、恐惧可引起孕妇交感神经系统过度兴奋，儿茶酚胺升高，使孕妇血管收缩，血压升高。分娩时剧烈的宫缩疼痛使孕妇大声喊叫，呼吸浅快，造成血氧饱和度降低，导致孕妇重要脏器缺血缺氧，甚至影响胎盘血供。分娩过程中宫缩疼痛造成产妇得不到良好的休息，摄入减少，导致电解质紊乱、酸碱平衡失调，多方面因素会造成胎儿缺血缺氧，出现胎儿宫内窘迫。

2. 孤独感和陌生感　产妇独自进入产房后，面对陌生的环境，医务人员忙于工作而表现出的职业麻木和冷漠，命令式的语气，周围产妇的呻吟甚至大喊大叫，产妇得不到关心和照顾，由此引起产妇的孤独无助感。同时连续数小时甚至十几小时的宫缩疼痛，影响睡眠和进食，使产妇陷入恐惧、焦虑和孤独的恶性循环。调查证实，几乎 100% 的孕妇希望分娩时家属在身边陪伴以得到鼓励和安慰。

3. 部分产妇的悲伤情绪　随着高龄孕妇的增多，由于妊娠合并症和并发症、胎儿畸形或染色体异常或死胎等原因，需要引产的病例也有所增加。这些产妇会感到悲伤痛苦。如果这些产妇在产房分娩，周围正常产妇的胎心音及新生儿的啼哭声更会加重其悲伤情绪。她们尤其需要家属陪伴或者需要有同情心的陪伴者给予关怀抚慰，舒缓悲伤情绪，缓解她们超负荷的心理压力。

在产妇分娩期间，医护人员及家属要给予产妇心理、生理、体力和技术上的全方位保健和支持，帮助产妇顺利渡过分娩关，在生理、心理各方面安全圆满地完成这一重要而又难忘的生命时期。

二、分娩期的保健策略

孕产妇和围产儿死亡率是衡量一个国家和地区综合发展水平的重要指标。随着我国经济水平不断发展，人民生活水平不断提高，政府部门对安全分娩也高度重视。在政府部门及广大医护人员的不断努力下，我国孕产妇死亡率已低于 20.0/10 万，上海等局部地区孕产妇死亡率已低于 6/10 万，达到发达国家水平。分娩期是整个围产期最关键、最紧张的时期，而且一旦处理不及时、不妥当，母儿就可能受到不同程度的损伤，甚至引起母儿死亡的严重后果。所以，应在分娩期积极推行和坚决落实各项保健措施，应推行住院分娩、科学接生，加强医护人员业务技能培训教育，及时发现分娩过程中的异常情况并作出正确处理，是保障母婴安全，降低孕产妇及胎婴儿患病率、致残率及死亡率的切实有效的方法。

（一）健康教育

1. 普及分娩期生理知识　分娩期是整个孕期中最易突发危险情况的阶段。在孕前做好分娩期的健康教育，使用通俗易懂的语言，结合图像、模型等方法，使孕妇和家属，尤其是初产妇了解临产先兆、产程阶段及相应表现、可能出现的症状和感受，以及针对各个产程缓解症状的手段，利用腹压的方法等，帮助产妇顺利安全分娩。分娩期健康教育应在晚孕期产前检查时常规进行，尽量普及到每一位孕妇。

需要普及的分娩知识包括：①分娩四要素。解释产力、产道、胎儿和精神心理因素在自然分娩中的作用及对自然分娩的影响。②分娩三产程。解释各产程的过程、表现及产妇的感受，以及怎样通过呼吸、按摩等方法缓解不适症状，可能采用的医疗帮助措施及如何应对突发情况等。③临产征兆。胎位为头位的孕妇孕周接近 37 周后，如果出现下腹不规律隐痛伴阴道排出血性分泌物多提示即将临产，如出现规律性腹痛或阴道流液应尽快到医院分娩。如胎位为臀位或横位的孕妇，出现阴道流液，应平卧位送往医院，以免出现脐带脱垂危及胎儿生命。④分娩疼痛的原因和可以采取的缓解疼痛的方法。⑤提倡住院分娩。⑥分娩前需要准备的物品等。

2. 普及分娩期心理知识　影响分娩的因素除了产力、产道和胎儿以外，孕妇的精神心理因素也非常重要。对产妇普及分娩期心理知识，可以提高产妇对分娩的信心，是保护和支持自然分娩的重要措施之一。医护人员要了解产妇的性格、文化程度等特点，要时刻注意自己的言行举止，避免加重产妇的紧张和恐惧。随着预产期和临产先兆来临，准妈妈的心理会发生变化。她们既期待分娩来临和宝宝降生，又担心分娩过程的痛苦、害怕发生意外。这种心理会在产程中起到减弱产力的负面作用，影响产程的顺利进展。医护人员要善于运用恰当的语言安慰产妇，耐心听取产妇的问题和疑虑并尽心解答，主动关心产妇的需要，使产妇没有孤独感而有安全感，赢得产妇的信任，争取产妇的配合。产妇对疼痛的耐受力与心理因素关系密切，要教会产妇既要认识到良好的宫缩有利于产程进展，又可以用呼吸和按摩的方法缓解宫缩疼痛。激发产妇产生即将成为母亲的喜悦和自豪感，增加顺利分娩的信心。心理状态不佳的产妇在宫缩时会大喊大叫、拒绝进食、要求手术，使体力和精力都消耗巨大，可能导致宫缩乏力，进而造成难产。

（二）分娩期的营养支持

分娩是正常的生理过程，但持续时间长，历时长达十几小时。分娩期产妇处于紧张、焦虑等不良情绪影响下，胃黏膜血管收缩造成胃黏膜缺血，胃肠活动减弱，消化腺分泌减少，胃内酸度下降，不利于食物消化。如果不良情绪长期影响产妇，可导致消化性溃疡发病率升高。分娩期一方面产妇体力消耗巨大，需要充足的能量供应，而另一方面宫缩疼痛又影响产妇休息进食，焦虑情绪不利食物消化。为保证产妇有充足的体力完成分娩的全过程，分娩期间要向产妇提供高热量，易消化的半流质、流质饮食，如面条、馄饨、厚粥、蛋糕、牛奶等，既要补充能量又要注意补充液体。采取少食多餐的就餐模式。医务人员要鼓励产妇在宫缩间歇期进食饮水以补充体力。有报道，当心理压力过重、情绪欠佳时，体内所消耗的维生素 C 比平时多 8 倍，分娩期可适当补充富含维生素 C 的新鲜水果和果汁，会有助于消除不良情绪。若孕妇无法进食，需静脉补液补充能量及维持水电解质平衡。

（三）陪伴分娩

妇女生产的过程很大程度上受到环境和周围人的影响。在分娩的过程中如果有人陪伴，不断给予鼓励和支持，有利于消除产妇的焦虑情绪，使分娩顺利进行。分娩时产妇有着复杂的需求，尤其是初产妇。她们面对分娩充满恐惧，害怕分娩不顺利，自己遭受顺产和剖宫产的双重痛苦，又害怕胎儿在分娩过程中出现意外。医院陌生的环境，周围产妇的呻吟喊叫，医务人员的不当语言和分娩的疼痛使产妇陷入紧张、恐惧和焦虑的情绪中。这时她们不仅需要丈夫爱的陪伴，同时也需要具有分娩经验和一定专业知识的妇女或者助产士的陪伴。她们在需要安全感的同时，还需要得到不断地安慰、鼓励和尊重。陪伴分娩是保护和支持自然分娩的一个重要措施。

陪伴分娩最初由导乐分娩发展而来。"导乐"是希腊语"Doula"的音译，原意为"女性照顾女性"，现在指有生育经验的、有爱心、乐于助人的妇女。目前国内多为助产士一对一的陪伴分娩。分娩时丈夫的陪伴可以给予产妇爱抚和关心，消除产妇的紧张情绪和孤独感，是不可替代的。但由于丈夫缺乏分娩专业知识，有些丈夫在分娩过程中反而表现出焦躁不安、无所适从，不能起到安慰、鼓励产妇的作用，反而加重产妇的焦虑情绪，不利于自然分娩。而陪伴者或助产士可以弥补丈夫陪伴分娩的不足，使产妇不仅在分娩过程中享受到丈夫的关爱体贴，也能得到陪伴者或助产士带来的安全感和安慰、鼓励，树立其自然分娩的信心。

陪伴者在产程不同阶段可以给予产妇不同的措施和帮助。在第一产程时，只要没有禁忌，可以鼓励产妇起床多活动，采取各种能让产妇感到舒适的体位。可以洗温水澡，胎膜破裂后可以淋浴以缓解肌肉疼痛。鼓励产妇进食喝饮料，督促排尿以免发生尿潴留并影响胎先露下降。向产妇解释宫缩疼痛的原因，指导产妇正确面对，教会产妇通过调整呼吸来保持安静与放松。帮助产妇按摩腰背部以减轻疼痛，不断表扬和鼓励产妇。指导丈夫拥抱产妇或握住产妇的手以提供支持。在第二产程时指导产妇掌握正确的呼吸和屏气方法。可采取自由体位，可站、可蹲、可跪、可坐，寻找最能让她感到舒适的、最适合产妇的分娩体位，不仅可以减轻疼痛，在重力帮助下还有利于胎头下降，使产程进展更顺利快速。分娩结束后可以尽早让产妇与新生儿多接触，利于母儿之间尽早建立亲密感情，尽早让新生儿吸吮产妇乳头，以利于母乳喂养。

（四）分娩镇痛

分娩镇痛指在分娩过程中采取各种方法缓解产妇疼痛，为母婴提供安全、舒适的分娩条件。分娩疼痛是客观事实，分娩时的疼痛可达到十级（最重度）。产痛的形成原因主要是由于宫缩造成组织缺血缺氧，刺激神经末梢，上传冲动至大脑痛觉中枢产生疼痛感以及缺血缺氧的组织释放致痛物质，还有胎儿通过产道造成的牵拉压迫。当然，不可否认的是在产程中产妇心理状况也会对疼痛感产生影响。有研究统计显示，近60%的产妇在分娩时感受到重度和极重度的疼痛。产痛对母婴的影响包括：①使产妇副交感神经反射亢进，呼吸加深加快导致过度通气、呼吸性碱中毒，母体血红蛋白携氧量下降，造成胎儿缺氧。另外，可导致母体大量出汗、恶心、呕吐，进而出现脱水、酸中毒。②使神经递质分泌增多，减少子宫血流、影响有效宫缩，造成产程延长、胎儿缺氧。③强烈疼痛造成心理创伤，可能与产后抑郁发生有关。

理想的分娩镇痛要求对产程无不利影响；对母婴无害；产妇需清醒能配合分娩以及起效快，方法简便，作用可靠。目前常用的分娩镇痛方法包括非药物镇痛和药物镇痛。非药物镇痛包括精神安慰、陪伴分娩、针刺麻醉、经皮穴位电神经刺激仪、水中分娩等。非药物治疗具有对产程和母儿无不良影响的优点，但缺点是镇痛效果不确定。从倡导自然分娩减少人为干预角度，WHO提倡非药物性镇痛。

药物性镇痛由于镇痛效果好受到越来越多产妇的欢迎。药物镇痛包括哌替啶、地西泮、氧化亚氮吸入法、区域性麻醉阻滞及椎管内分娩镇痛。其中椎管内分娩镇痛是目前国内外麻醉界公认的镇痛效果最可靠、使用最广泛、最可行的镇痛方法，包括连续硬膜外镇痛和腰 - 硬联合镇痛，镇痛有效率达95%以上。其优点包括：镇痛效果好，可做到无痛；产妇清醒可正常行走活动，不影响进食，可全程参与产程过程；以及可灵活地满足产钳和剖宫产的麻醉需要。硬膜外阻滞镇痛技术含量高，需要由掌握麻醉专业技能的麻醉科医师来操作和观察；有技术风险和3%左右的镇痛失败率，如及药物剂量和浓度选择不当时，可能对运动阻滞、产程及母婴产生不良的影响。既往由于我国麻醉人员的不足，只有约 1% 的产妇能够享受到硬膜外阻滞镇痛，近年在国家卫生健康委员会重视和要求下，各地分娩镇痛率大大提高，这也是为落实 WHO 倡导安全分娩、舒适分娩提供了保障。

（五）产时保健

产程因人而异，持续数小时甚至十几小时。在这期间母儿情况瞬息万变，在产妇临产后医护人员需要对产妇及胎儿仔细观察，及时识别出产程异常的信号，并做出对应的措施。医护人员要加强专业知识的学习和更新，确保母婴安全。

1. 异常分娩信号　分娩是产力、产道、胎儿及产妇精神心理因素相互适应的动态变化过程，其中任意一项出现异常就可能导致异常分娩。异常分娩在母体方面表现为：①产程延长造成产妇烦躁不安，乏力，进食减少。产妇可表现为口干舌燥，体温升高，出现肠胀气、尿潴留。②产科方面可出现胎膜早破、子宫收缩乏力或过强过频、宫颈扩张停滞或缓慢、宫颈水肿，严重时出现病理缩复环、先兆子宫破裂。异常分娩在胎儿方面表现为胎头水肿或血肿、胎头骨缝过度重叠和胎儿窘迫。

近年来，随着人类社会的发展，婚育年龄推迟，孕妇及胎儿体重增加，分娩镇痛的广泛开展等多因素发生变化，以及一些新的循证医学研究证据，2014 年，中华医学会参考了美国国家儿童健康和人类发育研究所（National Institute of Child Health and Human Development，NICHD）、美国母胎医学会（Society for Maternal-Fetal Medicine，SMFM）和美国妇产科医师协会（American College of Obstetricians and Gynecologist，ACOG）的联合推荐，发布了国内《新产程标准及处理专家共识》。新产程标准旨在保证母胎安全的前提下，给予产妇更多的阴道试产机会，减少不必要的产程干预、降低剖宫产率并减少剖宫产带来的近、远期并发症。该共识推荐第一产程活跃期起点为宫口扩张 ≥6cm，第一产程、第二产程所需时间也较以往增加。由此对于产程延长和停滞的诊断标准也相应发生变化。产程时限异常主要包括：

（1）潜伏期延长：新产程标准提出从规律宫缩开始至宫口扩张 6cm 为潜伏期。初产妇 >20 小时，经产妇 >14 小时可诊断为潜伏期延长。

（2）活跃期停滞：破膜后宫口扩张 ≥6cm 后出现宫口停止扩张，宫缩正常时宫口停止 >4 小时，宫缩乏力时宫口停滞 ≥6 小时。

（3）第二产程延长：初产妇 >3 小时，经产妇 >2 小时。硬膜外麻醉镇痛分娩时初产妇 >4 小时，经产妇 >3 小时。产程无进展（胎头无下降、旋转）。

（4）胎头下降延缓：在宫颈扩张进入减速期后以及第二产程时，初产妇 <1.0cm/h，经产妇 <2.0cm/h。

（5）胎头下降停滞：宫颈扩张进入减速期后胎头下降停止 >1 小时。

（6）滞产：总产程 >24 小时。

在产程中出现异常产程信号时要结合具体情况具体分析，快速做出相应的处理。如出现潜伏期延长趋势时可先给予镇静剂，休息后再根据有无产程进展决定是否进一步处理。如休息后仍未进入活跃期应行阴道检查排除头盆不称后行人工破膜，根据胎心率和羊水情况判断有无胎儿宫内窘迫存在。排除胎儿宫内窘迫后可促进宫缩继续观察产程进展。如出现活跃期停滞延缓、胎头下降停滞延缓或第二产程延长者则多与骨盆狭窄、头盆不称及宫缩乏力有关，应仔细行阴道检查寻找原因积极处理。

2. 产时胎儿监护　胎儿在娩出前，氧供依赖产妇的呼吸和循环系统，胎盘血流灌注，胎盘气体交换以及脐带和胎儿的血液循环。其中任何一环节出现异常均可导致胎儿组织缺氧。缺氧的强度、持续时间、缺氧发生的重复情况以及胎儿的个体差异决定了缺氧后果的严重性。胎儿监护的目的是防止缺氧和酸中毒引起的胎儿不良结局，包括神经系统短期并发症——缺氧-缺血性脑病和长期并发症——脑瘫。为了防止出现不良结局，胎儿监护需要专人观察、正确判断、出现异常及时处理。

2015 年，国际妇产科联盟（International Federation of Gynecology and Obstetrics，FIGO）发布了《胎儿监护指南》，明确了产时应采取间歇性胎心听诊和胎心监护（cardiotocography，CTG）进行胎儿监护。评估胎儿氧合状态的方法包括胎儿头皮血分析、持续胎儿血 pH 和乳酸监测、胎儿头皮刺激、胎儿脉搏血氧饱和度监测和胎心 ST 段分析等。CTG 在预测胎儿缺氧和酸中毒方面敏感度较高而特异度有限。胎儿血 pH、乳酸监测由于其有创性、有感染或出血风险以及检查所需时间等多方面因素目前在我国应用并不广泛。

在产时监护中，低危孕妇和没有连续 CTG 监护条件时可以采用间歇胎心听诊和间断 CTG 了解胎儿宫内安危，但对于存在高危因素的孕妇、发现胎心出现减速等异常情况和进入第二产程的孕妇应该进行连续 CTG 监护。CTG 通过解读基线胎心

表 2-2　CTG 分类标准、解释及处理

类别	基线	变异性	减速	解释	处理
正常（Ⅰ类）	110~160 次 /min	5~25 次 /min	无重复发生的减速	胎儿无缺氧 / 酸中毒	无需干预
可疑（Ⅱ类）	缺乏至少一种正常特征但无异常特征出现	缺乏至少一种正常特征但无异常特征出现	缺乏至少一种正常特征但无异常特征出现	胎儿缺氧酸中毒可能性小	若有可逆因素立即纠正，加强监护或增加评估胎儿氧合状态的方法
异常（Ⅲ类）	<100 次 /min	变异性降低或增高，或出现正弦波型	重复发生晚期减速或延长减速 >30min，有变异性降低时 >20min，或 1 次延长减速 >5min	胎儿缺氧、酸中毒可能性	立即采取紧急措施纠正可逆因素，当不能加快分娩时增加评估胎儿氧合状态的方法，在紧急情况下应立即完成分娩

率、变异性、胎心加速、胎心减速、正弦波型及宫缩将胎心情况分为三类（表 2-2）。

3. 新生儿窒息复苏　Apgar 评分仍是临床最常用的新生儿窒息程度评价标准，它反映了新生儿呼吸、心血管和神经系统功能。1 分钟评分高低是评估是否启动新生儿复苏的关键指标，5 分钟评分则与近期和远期神经系统后遗症以及新生儿死亡关系密切。需要注意的是 Apgar 评分带有主观性，同时受到非缺氧性因素影响，如早产、产伤、感染、孕妇使用药物及新生儿早期使用气管插管等。

在分娩时医护人员要对产妇加强产时心理的支持宣教，解除产妇不安情绪。在产程中严密观察，及时发现和处理胎儿窘迫，严格掌握剖宫产指征，采用科学方法接生，减少胎儿分娩过程中羊水胎粪的吸入，预防新生儿窒息。

新生儿复苏（neonatal resuscitation）成功的准备包括经过培训的人员、器械和设备及药品。在复苏过程中不断重复评估 - 决策 - 措施的基本程序，直至复苏完成。评估 3 个体征：呼吸、心率、氧饱和度，来确定每一步骤是否有效。其中心率对于决定是否进入下一步骤是最重要的。新生儿出生后立即评估 4 项指标：①足月吗？②羊水清吗？③有哭声或呼吸吗？④肌张力好吗？只要其中任何一项为否，应立即启动复苏。复苏应遵循 ABCDE 方案，即 A-Airway，清理呼吸道；B-Breathing，建立呼吸；C-Circulation，恢复循环；D-Drug，药物治疗；E-Evaluation，监护。针对所有新生儿的初步复苏包括保暖、摆正体位、清理气道、擦干及刺激呼吸。必要时给氧、正压辅助通气，而气管插管、胸外按压和药物治疗仅少数新生儿需要（图 2-1）。

（六）避免非医学指征的剖宫产

随着医疗技术的不断进步和子宫下段剖宫产手术技术不断完善成熟，世界各国的剖宫产率都居高不下，尤其近年来我国已经成为世界上剖宫产率最高的国家之一。剖宫产术是处理妊娠并发症和合并症、解决难产和抢救胎儿宫内缺氧的重要手段，一些比较困难的阴道助产手术也渐渐被剖宫产所取代，但由此带来的手术风险和各种母儿近、远期并发症也不容忽视。2014 年，美国妇产科医师协会与美国母胎医学会联合发布了《安全避免初次剖宫产》，建议医护人员权衡剖宫产及阴道分娩的近期和远期利弊，避免滥用剖宫产，尤其是初次剖宫产。

与阴道自然分娩产妇相比，剖宫产产妇近期可能出现诸如出血、手术切口撕裂、羊水栓塞、周围邻近脏器损伤、麻醉等严重并发症，远期可能出现如晚期产后出血、感染、深静脉栓塞、手术切口及子宫切口愈合不良、子宫憩室、腹壁切口子宫内膜异位灶等严重并发症概率显著增加。剖宫产还可增加新生儿近、远期并发症，如过敏性疾病、呼吸窘迫综合征、远期感知综合失调、学习能力减弱等。

在分娩期，医护人员要加强心理疏导及宣传教育，充分告知自然分娩对母儿的优点及剖宫产的风险和并发症，严格掌握剖宫产指征，坚决杜绝非医学指征初次剖宫产，确保母儿分娩安全。

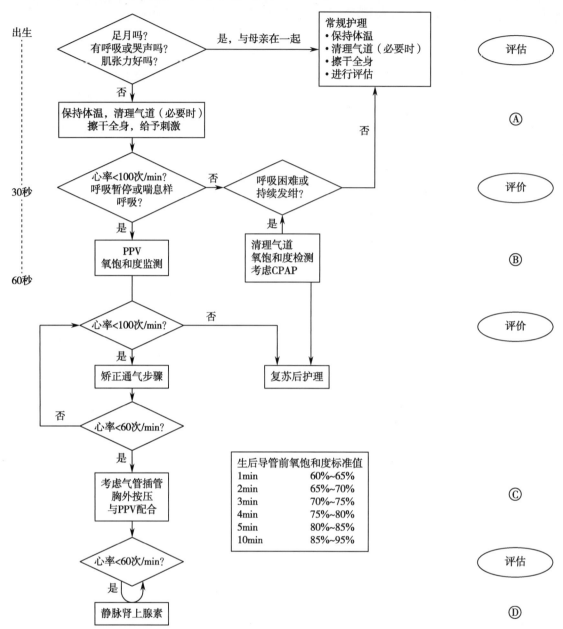

新生儿复苏流程图

流程图叙述了确定需要复苏和全部NRP复苏程序的必需步骤，
菱形图是指评估，长方形图显示根据评估结果决定进行的操作。

图 2-1　新生儿复苏流程

专家点评：分娩期作为孕期最重要、最危险的阶段，随时可能发生危及母儿生命的突发情况。医护人员要重视孕期健康教育，为孕妇提供镇痛分娩和心理支持，减轻孕妇分娩痛苦，仔细观察产程，做好应对突发情况的预案，保障母儿安全。

（王澍颖　程蔚蔚）

第三节　产褥期保健

导读：产褥期的生理和心理恢复同样重要。产褥期能否顺利恢复关系着产妇和新生儿双方的健康安全，对远期健康也有着重要影响。产后心理状态甚至影响产妇和新生儿生命安全。

一、产褥期生理及心理特点

（一）生理特点

产褥期（puerperal period）指从胎盘娩出至产妇全身各器官除乳腺外恢复至妊娠前状态，包括形态和功能。产褥期时限一般定义为6周。

产褥期变化最大的是生殖系统。尤其是子宫。胎盘娩出后子宫逐渐恢复至未孕状态，称为子宫复旧，需时6~8周。产后子宫不断收缩，肌细胞长度和体积明显缩小，子宫体积亦逐渐缩小，子宫下段缩复，宫颈口在产后1周关闭。蜕膜坏死脱落，伴有出血，形成恶露。恶露随产后时间延长逐渐由血性变为淡红色的浆液性恶露，直至白色恶露，一般持续4~6周。恶露可有血腥味，但无臭味。子宫内膜间质细胞增殖，新的子宫内膜形成。阴道、盆底组织逐渐恢复弹性。分娩后随着胎盘娩出，雌孕激素急剧下降，在催乳素作用下开始泌乳。乳汁的产生与产妇足够睡眠、充足营养、愉悦的情绪和健康状况密切相关。母乳含有丰富的营养物质，包括蛋白质和脂肪、多种免疫物质、矿物质、维生素和酶，既经济卫生，又是新生儿最佳的天然食物。

产褥期产妇全身各系统也逐渐变化恢复至孕前状态。胎盘娩出后子宫胎盘循环停止，大量血液由子宫进入体循环，再加上组织间隙潴留的液体回到体循环，产妇的血液循环量在产后72小时内可增加15%~25%，心脏负担明显加重，直至产后2~3周恢复至孕前水平。产褥期早期产妇血液仍呈高凝状态，需预防血栓性疾病。血白细胞由较高水平逐渐降低，血小板和血红蛋白逐渐上升。产后体内蓄积的液体通过泌尿系统排出，故产后1周尿量增多。但由于分娩过程膀胱受压、敏感性下降、产程中或剖宫产手术时导尿对尿道损伤以及伤口疼痛，产妇易出现排尿困难、尿潴留。产妇消化系统在产后1~2周内逐渐恢复，由于胃肠道平滑肌张力仍较低，产妇食欲欠佳，易便秘。产后雌孕激素水平迅速下降，不哺乳的产妇于产后6~8周恢复排卵。哺乳产妇一般在哺乳阶段无月经，但也可有偶发排卵，有意外妊娠的可能。

（二）心理特点

由于产后雌孕激素水平迅速下降，与情绪活动有关的儿茶酚胺分泌减少，产妇体内内分泌调节处于不平衡状态，使情绪不稳定。另外，产前的心理状态、分娩的过程、产妇本身的性格倾向、家庭及环境因素对产妇的心理变化也有着重要影响。由于分娩时体力消耗过大，产妇较疲劳，体质虚弱，加上刚开始喂养婴儿需要适应过程，母乳喂养造成夜间睡眠质量不佳，担心母乳量不够，还有婴儿性别不满意、家庭成员对于坐月子不同意见等原因导致家庭关系紧张，有50%~70%的产妇在产后3~10天会感到怀疑、焦虑、抑郁，表现为易哭、情绪不稳定、健忘及注意力不集中。这种情况多为自限性，随着内分泌调节逐渐平衡，喂养婴儿逐渐适应，满月后与外界接触增多，娱乐活动增加，产妇的心理状态逐渐稳定。但仍有少量产妇会发展为产褥期心理障碍，需引起重视及早治疗干预，以免造成严重后果。

二、产褥期常见疾病及保健措施

（一）加强产后观察、宣教和疾病治疗随访

1. 出血 包括产后出血和晚期产后出血。

（1）产后出血：多发生在产后2小时内。故阴道分娩产妇产后需留产房观察2小时。期间需要加强观察产妇生命体征、子宫收缩情况及阴道出血量，需注意产妇膀胱是否充盈，督促产妇解尿，必要时导尿，以免影响子宫收缩。如出现产后出血应积极寻找病因，同时采取措施止血治疗。

（2）晚期产后出血：指发生在胎盘娩出24小时后，在产褥期发生的大量出血。其主要原因包括胎盘胎膜残留、蜕膜残留、感染、子宫胎盘附着部位复旧不全及剖宫产切口愈合不良。虽然晚期产后出血并不多见，但其危害较大，严重影响产妇健康和生命安全，理应引起重视。发生晚期产后出血应结合病史、体征，寻找病因的同时给予积极治疗。

2. 感染 由于产妇分娩体力消耗大，抵抗力较差，易受病原体感染，哺乳期乳腺易发生乳汁淤积诱发乳腺炎，再加上传统习俗的影响其产妇的房间通风较差，易并发产褥感染、乳腺炎、呼吸道感染等。故产后可通过简单的体温监测了解产妇情况。正常产褥期大多数产妇体温正常，少数产妇可在产后24小时内出现低热，一般不超过38℃。如产后持续出现体温升高，需引起重视。

（1）产褥感染：产褥感染是产褥期发热的主要原因。产褥感染指产褥期内生殖道受病原体侵袭而引起的局部或全身的感染。其诱因包括胎膜早破、产程延长、孕期生殖道感染、严重贫血、产科手术操作、产后出血等。引起产褥感染的细菌有

需氧菌、厌氧菌、支原体和衣原体等。感染途径分为内源性和外源性两种。临床表现包括外阴、阴道、宫颈炎，最常见的是会阴裂伤或会阴侧切切口感染；子宫感染包括急性子宫内膜炎、子宫肌炎；急性盆腔结缔组织炎、急性附件炎、腹膜炎；血栓性静脉炎等，最严重者可发生脓毒血症和败血症。产褥感染重在预防，在孕期要加强保健及卫生宣教，晚孕期避免盆浴及性生活，积极治疗贫血等并发症，增强机体抵抗力。在分娩过程中严格无菌操作，减少不必要的阴道检查及操作，积极预防产程过长和产后出血。指导产妇保持会阴清洁。对于有高危因素，有阴道助产和剖宫产的产妇应预防性抗感染治疗。出现产褥感染后应积极足量抗感染治疗，局部病灶清创引流，避免感染扩散，血栓性静脉炎还应加用肝素等抗凝药物。

（2）乳汁淤积和乳腺炎：哺乳产妇如出现乳管不通畅、乳汁淤积，也可能出现发热。产后2～3天产妇会出现乳房增大充血，形成硬结伴胀痛低热，这不一定是乳腺炎。可以对硬肿局部进行按摩，促进乳汁排出，也可以用煮沸冷却的水对乳房外敷，一般2天左右硬肿自行消退，此为产后正常现象。医护人员应加强宣教，指导产妇正确哺乳姿势的方法，以及如何进行按摩和外敷，鼓励其树立母乳喂养的信心，将母乳喂养坚持下去。

哺乳产妇反复出现高热，乳房局部出现触痛肿块，表面皮肤红肿、皮温升高，则可能为急性乳腺炎，应及时就医检查。急性乳腺炎多发生于产后3～4周，血白细胞和中性粒细胞比例升高，治疗原则为在脓肿形成前以抗感染促进乳汁排出为主，脓肿形成后以切开引流为主。

（3）其他引起发热的原因：产褥期引起发热的常见原因还包括呼吸系统感染、泌尿系统感染，以及应用青霉素和头孢菌素类药物后的非特异性药物热。应根据产妇症状、体征，结合辅助检查及时进行诊断及治疗。非特异性药物热产妇一般情况良好，白细胞计数在正常范围，停药后体温恢复正常。

3. 血栓性疾病 产褥期血栓性疾病包括血栓性静脉炎、深静脉血栓和肺栓塞。

引起血栓性静脉炎的常见原因是在静脉治疗过程中经静脉输入强刺激性、高浓度药物或使用时间较长，损伤静脉内皮细胞；浅表静脉曲张、血流淤滞；肥胖、吸烟、外伤造成静脉内皮损伤；细菌感染等。在产后，除一般的静脉损伤因素以外，产

褥期血液高凝状态和产褥感染也是引起血栓性静脉炎的主要原因。深静脉血栓及肺栓塞是产褥期的严重疾病，近年来越来越受到广泛重视，尤其是肺栓塞是妊娠期和产褥期妇女死亡的主要原因之一。血栓性静脉炎和深静脉血栓可出现下肢肿胀、疼痛，浅表静脉栓塞可导致局部静脉压痛，可触及条索状硬结，伴有发热。肺栓塞表现为呼吸困难、胸痛、咳嗽、大汗淋漓、晕厥，甚至猝死。

产褥期栓塞性疾病的预防首先在孕期应做好血栓高危疾病的筛查和妊娠合并症及并发症的防治，尤其是子痫前期等有血管病变的疾病；严格掌握剖宫产指征，避免非医疗指征剖宫产；医护人员在手术操作过程中要严格无菌操作；鼓励产妇在产后和术后尽早下床活动；对有高危因素的产妇可鼓励穿弹力袜，加强预防性抗感染治疗、预防性抗凝治疗。

4. 重视合并症及并发症的治疗随访 对于妊娠合并症及并发症孕妇，产褥期要对疾病进行持续治疗和随访。如妊娠合并慢性高血压、妊娠高血压综合征的产妇，产褥期应继续降压治疗，监测血压。妊娠高血压综合征需在产后持续监测血压至产后12周方能明确诊断。妊娠糖尿病孕妇其产后乃至远期血糖升高的风险都明显高于正常产妇，其子代亦有发生肥胖和糖尿病的可能，故即使产后血糖恢复正常，也需要加以饮食控制，长期监测。需要胰岛素治疗的妊娠糖尿病产妇需要调整胰岛素用量甚至停药。另外，如妊娠合并甲状腺疾病、心脏病、病毒性肝炎、肾病产妇等也需要长期随访治疗。

社区医疗机构在产妇产后1周内及28天各上门访视1次，产后42天产妇及婴儿应回医院进行产后检查。访视和产后检查需了解分娩情况，检查产妇伤口、恶露、精神状态及哺乳情况。对妊娠合并症及并发症的后续治疗随访作出指导。对于新生儿要了解出生情况、喂养情况，观察精神状态、肤色、哭声、脐带和臀部情况，测量体重、身长及头围等了解生长发育情况，并根据检查结果给予相应治疗。

（二）积极倡导母乳喂养

在过去的几十年中，有越来越多的证据证明母乳喂养对健康有益。母乳的优点不胜枚举：营养丰富，易于消化吸收，蛋白质、脂肪、糖三大营养素比例适当，适合6个月以下婴儿生长发育的需要；母乳矿物质含量低，缓冲力小，对胃酸中和作

用弱，有利于消化；肾脏负担轻，有利于保护肾功能；母乳中富含 sIgA、乳铁蛋白、双歧因子、溶菌酶等免疫因子，可以预防婴儿肠道感染性疾病的发生；母乳还含有促进大脑发育的牛磺酸、促进组织发育的核苷酸、增强视力的 DHA 等。母乳喂养还可以促进母子感情；有利于婴儿的健康成长；同时可以刺激子宫收缩，促进产妇早日康复。另外，母乳喂养经济实惠、方便快捷、干净安全，可减少婴儿过敏现象。

世界卫生组织认为，母乳喂养可以降低儿童的死亡率，它对健康带来的益处可以延续到成人期。建议出生后最初 6 个月应给予纯母乳喂养，接着以持续母乳喂养并添加适当的补充食品的方式进行喂养，直至 2 岁或更长。

早期持续的母婴接触有助于增加母乳喂养的时间和效率。在新生儿出生后提倡"三早"，即早接触、早吸吮、早开奶，能够有助于建立母婴生理反射，有利于母乳喂养的成功。护理人员必须在产妇喂奶的第一天对喂奶姿势进行现场指导，并教会产妇如何做到按需哺乳，如何判断婴儿的需要和乳汁是否充足，以及如何进行乳房护理，如何应对乳头疼痛和破裂，帮助产妇建立母乳喂养的自信心。

（三）防治产褥期精神障碍

近年来，产褥期精神障碍越来越受到关注。事实上产褥期精神障碍并不少见，国内资料报道发病率 10%～18%，国外报道甚至高达 30%，由此引发的严重后果在新闻媒体上也屡见不鲜。

产褥期精神障碍根据临床表现分为忧郁型、神经症型、错乱谵妄型、躁狂型、幻觉妄想型和无力困惑型，其中最常见的忧郁型即产后抑郁症。产后抑郁症是指产妇既往无精神障碍史，在分娩后出现抑郁症状。多于产后 2 周发病，于产后 4～6 周症状明显。临床表现为心情沮丧、情绪低落、易激惹、恐怖、焦虑，对自身及婴儿健康过度担忧，失去生活自理及照料婴儿的能力，有时还会出现嗜睡、思维障碍、迫害妄想，甚至伤婴或自杀行为。目前最常用的心理评估量表是爱丁堡孕产期抑郁量表（Ediburgh Postnatal Depression Scale，EPDS），还有产后抑郁筛查量表（Post-partum Depression Screening Scale，PDSS）、医院焦虑抑郁量表（Hospital Anxiety and Depression Scale，HADS）等。

产褥期抑郁症至今尚无统一的诊断标准。美国精神病学会（1994）在《精神疾病的诊断与统计手册》一书中，制定了产褥期抑郁症的诊断标准（表 2-3）。

表 2-3　产褥期抑郁症诊断标准

1. 在产后 2 周内出现下列 5 条或 5 条以上的症状，必须具备①②两条 　①情绪抑郁 　②对全部或多数活动明显缺乏兴趣或愉悦 　③体重显著下降或增加 　④失眠或睡眠过度 　⑤精神运动性兴奋或阻滞 　⑥疲劳或乏力 　⑦遇事皆感毫无意义或自罪感 　⑧思维力减退或注意力溃散 　⑨反复出现死亡想法 2. 在产后 4 周内发病

医务人员和产妇家属应重视产褥期抑郁症的预防。家属应加强对孕妇心理和精神状态的关怀，医务人员可利用孕妇学校等多种渠道普及有关妊娠、分娩常识，减轻孕妇妊娠和分娩的紧张、恐惧心情，完善自我保健，指导孕妇及家属尽量调整好家庭关系；医务人员应仔细询问病史，注意孕妇、产妇的精神状态，运用医学心理学、社会学知识，对孕妇在分娩过程中多关心和爱护，对于预防产褥期抑郁症有积极意义。产褥期抑郁症的治疗包括心理治疗和药物治疗。心理治疗包括心理支持、咨询与社会干预等。中重度抑郁症及心理治疗无效者应给予药物治疗，应注意尽量选择不通过乳汁排泄的抗抑郁药物。

（四）产褥期营养指导及产后运动

分娩后产褥期妇女一方面要逐步补偿妊娠分娩所造成的营养素消耗，使全身各脏器系统功能恢复；另一方面还要分泌乳汁哺育婴儿，因此产褥期的营养供给要合理安排，充足供给。基本饮食原则仍然是均衡、合理，无特别需要禁忌的食物。产后最初几天适量进食清淡、易消化的食物，剖宫产术后产妇 24～48 小时胃肠功能恢复，应先给予进半流质饮食，排气后转为普通膳食。如阴道分娩伴有Ⅲ度会阴撕裂缝合后，应无渣或少渣膳食 1 周，以延缓排便，利于伤口愈合。恢复正常饮食后，应注意营养平衡多样，可比平时多摄入优质蛋白质，如鸡蛋、禽肉类、鱼类、动物肝脏等，但不应过量。产褥期还要重视蔬菜、水果的摄入，以补充母体和乳汁中的维生素，预防便秘。一些地方坐月子习俗不吃蔬菜水、果是不科学的。产褥期产妇的餐次可每天 5～6 次，除三餐以外可有 2～3 次加餐，产后胃肠道蠕动减慢，应避免一次进食过多过饱。产妇摄入的水量与乳汁分泌量密切相关，故应多摄入汤水类食物。在哺乳期应避免烟酒、浓茶、咖啡和刺激性大的辛辣食物。

大多数妇女生育后，体重都会较孕前有不同程度的增加，甚至造成生育性肥胖。因此产褥期妇女除合理膳食以外，还应适当运动，做产后健身操，以帮助产后恢复，避免深静脉血栓形成，保持健康体重。如运动时出现不适和出血，应立即停止。产后运动包括深呼吸、胸部运动、颈部运动、腿部运动、臀部运动、产道收缩运动、缩肛运动等。产后运动应从简单、轻便开始，循序渐进，持之以恒。

专家点评：产褥期应加强产后观察、重视合并症及并发症的治疗随访，支持母乳喂养，加强营养，适当活动，关注心理健康，确保产妇顺利恢复，婴儿健康成长。

（王澍颖　程蔚蔚）

第四节　母乳喂养与哺乳期保健

导读：母乳喂养是大自然赋予产妇的一种生物本能，无论在营养学、免疫学还是心理情感等方面，母乳喂养都具有人工喂养无法比拟的优点。哺乳期保健直接关系到产后康复、新生儿健康成长。

母乳喂养（breast feeding）是世界卫生组织联合国儿童基金会全力倡导的科学育儿方法，是保障儿童健康成长的基本措施，随着母乳喂养好处的大力宣传，母乳喂养越来越被广大产妇所重视。纯母乳喂养：是指 6 个月内婴儿除母乳外不得接受任何其他食物、饮料，甚至是水。几乎纯母乳喂养：除母乳外，婴儿还会进食维生素、水、果汁，但每天不超过 1~2 次，每次不超过 1~2 口。

一、泌乳的生理特点

（一）乳房的结构和妊娠期发育

成年女性未产妇的乳房呈半球形，丰满而有弹性，乳房的中央有圆形突起，称为乳头。乳头顶端有 4~18 个（平均 9 个）乳导管的开口，称为输乳孔。从解剖学看，乳房由支持系统、导管和乳腺组织、乳头和乳晕、血液、淋巴和神经系统构成。结缔组织向深部发出许多小隔，将乳腺分为 14~18 个

乳腺叶，叶间被致密的结缔组织和脂肪填充。每一个乳腺叶又由乳腺小叶和腺泡形成的分支结构组成。腺泡上排列着一单层乳腺细胞，即可分泌乳汁的上皮细胞。腺泡腔与小叶内收集导管相连，并排空到 14~18 个主腺叶收集导管，即乳导管。

在妊娠期乳房会发生很大变化：妊娠期间胎盘分泌大量雌激素刺激乳腺腺管发育，分泌大量孕激素刺激乳腺腺泡发育。垂体催乳素、人胎盘生乳素以及胰岛素、皮质醇等激素都参与乳腺的发育完善。孕早期，孕妇即自觉乳房发胀，随后乳晕色素沉着增加，乳晕区域增大；乳头颜色变深；乳晕处的皮脂腺肥大而隆起，形成许多圆形结节状突起，即蒙氏结节。妊娠末期，尤其接近分娩期挤压乳房时，可有少量淡黄色稀薄液体溢出称为初乳。妊娠期间乳腺充分发育，为泌乳作好准备，但并无乳汁分泌，与大量雌、孕激素抑制乳汁生成可能有关。产后胎盘娩出后，雌、孕激素水平迅速下降，胎盘生乳素迅速分泌，新生儿吸吮乳头，乳汁开始分泌。

（二）泌乳过程

人乳分泌包括泌乳准备和泌乳（泌乳始动、射乳、泌乳维持 3 期）两个阶段。妇女乳腺小叶和腺泡发育是在妊娠期开始的。妊娠末期引起泌乳的激素主要是催乳素、糖皮质激素。催乳素的功能是与乳腺细胞上的受体结合，促进乳腺发育并使已经发育完善的具备泌乳条件的乳腺开始泌乳和维持泌乳。雌激素及孕酮对乳腺细胞上的催乳素受体有抑制作用。所以孕期乳腺虽发育完善，但并不泌乳。泌乳始动期与分娩后机体雌激素及孕酮浓度骤降，消除了对催乳素受体的抑制作用，而催乳素继续增加使发育成熟的乳腺细胞开始合成和分泌乳汁。射乳期是在激素、神经反射条件下完成的。当婴儿吸吮乳头时，冲动传入丘脑，反射性地引起催产素和催乳素分泌。催产素使包绕在腺泡外壁的肌细胞收缩，从而将腺泡中的乳汁挤入导管迅速到乳头而射出。在催乳素的作用下，乳房呈现旺盛分泌状态。

1. 成功哺乳产妇需要的三个反射　分娩后的产妇需产生三种生理反射以保证喂哺的成功。

（1）泌乳反射：乳汁的产生需要通过催乳素的作用实现，产生于脑底部的腺垂体，它可使乳房的腺细胞分泌乳汁。婴儿每次吸吮乳头时，刺激了乳头的神经末梢，将信息传递至腺垂体，使之产生催乳素，经过血液输送到乳房，使乳腺细胞分泌乳

汁。外界各种刺激如婴儿的哭声、婴儿的吃奶愿望，尤其是婴儿对乳头吸吮的刺激等，传入中枢神经系统，使腺垂体分泌催乳素增多，泌乳增多。刺激越早、越多，催乳素分泌也就越快越多。

（2）喷乳反射：是靠催产素来调节，由下丘脑合成，神经垂体分泌。催产素除可刺激子宫收缩，有催产及产后止血、促进子宫复旧的作用，也可以促使乳腺导管的肌肉收缩，使已产生的乳汁能通过输乳管，经过乳头内输乳管的开口排出来，这种反射强烈时，可使乳汁从乳头喷出。

（3）立乳反射：乳头肌肉受到刺激而收缩，使乳头变硬，便于婴儿吸吮。

2. 成功的母乳喂养婴儿需具备的三个反射

（1）觅食反射：在婴儿的脸颊部予以刺激，婴儿的头会转向刺激的方向，并张开嘴等待吸吮。

（2）吸吮反射：当婴儿的口中放入东西后就会吸住此物并做有节奏的吸吮。

（3）吞咽反射：当婴儿吸出乳汁或其他液体后能很协调地咽入食管、胃，而不流入气管内。

成熟的婴儿出生时就已经具备了这三个反射，但早产儿（尤其是 32～34 周以前的早产儿）及发育异常的婴儿，这些反射很差，常常需要用胃管来喂养。

（三）母乳的成分

1. 水分　是母乳最主要的成分，约占 88%，母乳喂养的婴儿不需要再加水。

2. 脂肪　母乳中的脂肪提供婴儿所需热量的 50%。母乳富含人体所需但无法自行合成的必需脂肪酸。母乳中亦含有多种长链不饱和脂肪酸，如二十二碳六烯酸（docosahexenoic acid，DHA）和花生四烯酸（arachidonic acid，AA），对婴儿的脑部、神经系统及视网膜的发育十分重要。

3. 蛋白质　主要分为酪蛋白与乳清蛋白，比例为 40:60。其中 α-乳蛋白、乳铁蛋白、免疫球蛋白，均具有抗病毒、抗菌、抗肿瘤，促进免疫功能的作用；溶菌酶具有帮助婴儿肠道正常菌群建立的作用。

4. 糖类　乳糖是母乳中最主要的糖类，提供婴儿所需热量的 40%。母乳中还富含寡糖，是牛奶的 10 倍以上，无法人工合成，具有抗感染的作用。

5. 矿物质　母乳中的钙磷比例适中，使钙容易被吸收利用。母乳中矿物质含量低于牛乳，适合婴儿肾功能未发育完善的特点，尤其是早产儿。

6. 维生素　母乳中含丰富的维生素 A、D、E 及维生素 B、C 等，水溶性维生素随产妇的饮食而变化，而脂溶性维生素则较为稳定。

（四）乳汁的变化

1. 初乳　产妇分娩后最初几天产生的特殊乳汁，黏稠，颜色为黄色或清亮。初乳中蛋白质含量特别高，为成熟乳的 2 倍以上，主要为分泌型 IgA 和乳铁蛋白；钠、钾、氯、脂溶性维生素、矿物质等也较成熟乳高。

2. 过渡乳　介于初乳与成熟乳之间的乳汁，免疫球蛋白与蛋白质浓度下降，乳糖、脂肪、水溶性维生素的浓度逐渐增加，一般为产后 2～5 天至 10～14 天的乳汁，个体差异大。

3. 成熟乳　转型后的乳汁，成分变动较为固定。

4. 前奶与后奶

（1）前奶：在一次哺乳过程中前期产生的奶，含大量水、蛋白质、乳糖及其他营养物质，相当于婴儿的开胃菜，能够让婴儿解渴，在婴儿安慰性吸吮时，进行较短较浅的吸吮，吃的主要是前奶。

（2）后奶：在一次哺乳过程中后期产生的奶，富含高热量的脂肪，提供较多能量，更加耐饿，当婴儿饥饿时会持续较长时间地吸吮以获得更多后奶。

二、哺乳期心理特点

（一）产妇的心理问题

分娩后，某些产妇因分娩时疲劳未完全恢复，乳汁少，新生儿体重下降，往往会出现烦躁、紧张和焦虑的心情。疑虑自己无足够的泌乳能力去承担哺育婴儿的任务，医护人员此时应抓住产妇情感变化，多给她们鼓励和支持，向产妇讲解早期母乳喂养的一些常遇问题，消除她们的紧张心理。

1. 分娩后最初几天可能出现所谓"空乳房"，无乳汁分泌，但这并不意味着不能产乳。产妇一定要耐心等待。

2. 出生后 1 周婴儿体重下降属正常生理现象，只要坚持频繁吸吮，婴儿体重会很快恢复。恢复所需时间存在很大差异，一般足月儿平均 10 天，体重下降不应超过出生时体重的 10%，早产儿则在 14～21 天，体重下降不超过 15%。

3. 早期频繁吸吮，有助于尽早泌乳，促进产妇子宫收缩，减少出血，让婴儿吸吮到营养和免疫价值极高的初乳，促进胎粪排出。

4. 产妇紧张、焦虑的心情会阻碍排乳反射，推迟泌乳。产妇应愉悦，拥抱和抚摸婴儿，通过目光和肌肤接触，增进母婴情感交融，促进产乳和婴儿情绪安定。

5. 新生儿生活往往缺乏规律性，产妇应尽量与自己婴儿同步休息，这样，有助于消除疲劳和增加泌乳量。

（二）产妇可能出现的精神问题

经过妊娠分娩，机体疲惫，精神紧张，神经系统功能状态不佳，加上妊娠后体内各种激素有不同程度增加，分娩后激素水平的改变，此期间产妇可能出现的精神问题有：

1. 产后郁闷　指产后 3～5 天出现的一过性的哭泣或忧郁状态。发生率高达 50%～80%。一般数天内即可恢复如常，产后郁闷是一种情绪表现，但也有少数可能会发展为产后抑郁症。

2. 产后焦虑症　有妊娠并发症的产妇担心自身健康问题，对新生儿性别的过分期盼，担忧职业生涯受到影响，家庭经济压力加大或有精神疾病的家族史，缺乏家庭尤其是丈夫的关心和帮助，都是发生产后焦虑症的诱因。产后焦虑症为产后的一种以焦虑为主要表现的精神疾患。通常在产后 4 周内出现症状。与家人关系紧张，对周围事情缺乏兴趣，出现自暴自弃、恐怖、焦虑、沮丧和对自身及婴儿健康过度担忧，常失去生活自理及照料婴儿的能力，对人充满敌意，呼吸、心跳加快，泌乳减少，进而厌食、失眠、消瘦。

3. 产后抑郁症　指在产褥期内发生的以情绪低落、欲望下降、活动降低和评价消极为特征的一组综合征。临床表现为持续情绪低落、悲伤、哭泣、孤独、焦虑、易怒、自责自罪、处事能力下降、不能照看婴儿、对生活缺乏信心等，同时伴有头昏、乏力、失眠、食欲缺乏等躯体症状，甚至出现自杀和杀婴的念头。通常在产后 2 周内发病，如果积极治疗，预后良好，少数有残留症状或再次妊娠时有复发的危险。

4. 产后精神病　指产后发生的严重的精神和行为障碍。临床特征是精神错乱，急性幻觉和妄想、严重抑郁和狂躁交替出现，症状复杂、易变，伴有睡眠障碍、饮食变化等生物学改变。多于产后 7 天内发病，需要立即住院治疗。

哺乳期的妇女一般都有着初为人母的喜悦，心理状态良好。但亦有产妇，特别是初产妇对哺乳、产后护理、身材恢复、性生活、家庭关系等有着不同程度的困惑，此时医护人员和家人应给予充分的指导和关怀，帮助产妇在生理及心理上顺利地渡过哺乳期。

三、母乳喂养常见健康问题

（一）乳头扁平或凹陷

常见于一些产妇先天性乳头颈短平、个别内陷乳头产前未完全纠正或乳房过度充盈累及乳晕部致使乳头顶得较平坦。

改善方法：建立产妇信心，说明婴儿是吸吮乳房而非吸乳头，帮助产妇调整婴儿的姿势，在哺乳前使乳头更突出。

1. 哺乳前可以按摩或冷敷乳头，或用任何可以产生负压的方法拉出乳头，如使用吸乳器等。喂奶时，产妇可以用示指从乳晕下部往里向上推，帮助乳头挺出来。

2. 采用乳房三明治式喂养。这种方法适用于伸展性好的乳房。产妇一手保持 U 形或 C 形托住乳房，同婴儿嘴巴平行方向压扁乳房，再塑"乳头"；另一手托住婴儿的头颈部，帮助婴儿找乳，确保婴儿张大嘴深含接在乳晕上。还可以挤出一些乳汁，维持婴儿持续吸吮。

3. 采用乳头罩替代乳头。选择大小合适的乳头罩，能卡在乳头根部且不疼痛。注意同样要确保婴儿的嘴深含接在乳晕上。

4. 乳头乳管保留矫正术。对于真性乳头内陷，无创治疗是无效的；有创治疗可以采取乳头乳管保留矫正术且不影响母乳喂养。因此，乳管保留矫正术是治疗真性乳头内陷的首选方案。备孕前，如果想进行乳头矫正，可以咨询乳腺外科医师。

5. 乳头内陷的产妇会有内疚感、羞愧感，喂养需要更多技巧和磨合，家庭成员要多言语鼓励及支持，帮助建立自信。

（二）母乳不足

1. 导致乳量不足的风险因素　产妇营养不良、睡眠障碍、精神情绪不良及某些妊娠相关疾病如希恩综合征、接触激素或激素疗法、乳腺恶性肿瘤、甲状腺功能失调、多囊卵巢综合征等。

2. 母乳不足的可能原因　限定或延长哺乳间隔；婴儿含接不好；使用奶瓶奶粉等。

3. 母乳不足的征象

（1）婴儿体重增加缓慢：出生后最初几天体重减轻超过 7%～10%；出生 2 周后体重仍较出生体重低；之后每个月体重增加少于 500g 或每周不超过 125g。

（2）婴儿尿量少，出生 5 天后如一天少于 6 次，尿色深黄到橘色且气味重；新生儿通常在第 1～3

天排出胎便，第 4～6 天颜色变淡，第 6 天后每天 3～4 次黄色大便，如出生后 5～6 天仍只有胎便，或者出生后第 2～3 周，大便次数减少，需要注意可能存在乳汁吸入不够。

（3）睡眠情况：两次喂奶之间婴儿是否很满足，能安静入睡 1～3 小时。

（4）哺乳次数：提倡按需哺乳。3 个月以下的小婴儿每天哺乳次数应不少于 8 次。在每次哺乳前，产妇乳房有充胀感，在哺乳时有下奶感，哺乳之后乳房有排空感。

母乳不足的临床管理：①协助婴儿正确的含乳与吸吮。②增加哺乳的次数，刺激垂体泌乳激素的增加。③夜间哺乳对乳汁的增加非常重要。④排空乳房的间隔不能过长。⑤更彻底地排空乳房。⑥家人、朋友，尤其是专业人员的支持鼓励。

（三）乳头皲裂和疼痛

1. 乳头皲裂与疼痛的原因　产妇怀抱婴儿的姿势不正确，婴儿含乳姿势不正确，使用人工奶嘴，乳头局部过度清洁或使用药物，念珠菌感染，婴儿舌系带短缩等因素。

2. 哺乳指导　哺乳时先在损伤轻的一侧乳房哺乳，以减轻对另一侧乳房的吸吮力；让乳头和大部分乳晕含吮在婴儿口内；使吸吮力分散在乳头和乳晕四周；温和地中断吸吮。哺乳后挤出少许乳汁涂在乳头和乳晕上，短暂暴露和干燥乳头，因乳汁具有抑菌作用且含有丰富蛋白质，能起到修复表皮的功能；穿戴棉制宽松内衣和胸罩，并放置乳头罩，以利于空气流通及皮损的愈合。注意：如果乳头疼痛剧烈，可暂时停止母乳喂养 24 小时，但应将乳汁挤出，用小杯或小匙喂养婴儿。

（四）乳房肿胀

1. 乳房肿胀的原因　通常发生在产后第 3～5 天，造成乳腺肿胀的原因除了乳汁过多以外，通常是因为开始哺乳的时间太晚；婴儿含乳不好，限制哺乳次数或哺乳时间过短造成。

2. 乳房肿胀的机制　当产奶的速度超过乳汁排出的速度时，乳腺腺泡张力变大，当超过一定程度时，腺泡细胞之间的间隙变大，乳汁就会渗入组织间隙，引起组织的炎症水肿反应。过度充盈的腺体会压迫乳腺导管、周围血管和淋巴管，引起乳汁排出受阻和体液回流不畅，继而发生整个乳房的肿胀。腺泡充盈到一定程度后，人体会启动抑制反馈，使得乳汁分泌减少。当产乳速度小于乳汁排出速度时，乳房肿胀得以缓解，炎症消退则需要一段时间。

3. 乳房肿胀的临床管理　①产后尽早开展早接触、早吸吮。②增加哺乳的次数，使乳汁能及时排出。③包心菜冷敷法：使用冷藏包心菜叶，压软后包在乳房上约 20 分钟，一天 2 次至肿胀消退。④软化乳晕帮助含接、指尖轻柔反式按压乳晕。

注意：肿胀的乳房组织是很脆弱的，任何干预措施都应是轻柔的，禁止长时间粗暴地按摩乳房。乳房肿胀是个过程，急性期通常需要 1～2 天时间得以缓解，可能持续 1～10 天。

（五）乳腺管阻塞和乳腺炎

急性乳腺炎是指乳腺组织的急性化脓性感染，多发于初产妇，由于乳腺皲裂，乳腺导管开口阻塞，引起乳汁淤积而致。本病起病急，初起乳房肿胀、疼痛，皮肤不红或微红，继之局部硬结渐渐增大，疼痛加剧，伴发热。往往发生于产后 3～4 周，一侧或双侧同时发病，致病菌多为金黄色葡萄球菌，其次为链球菌。乳腺管阻塞的体征是乳房有胀痛的硬块，表层的皮肤有时是红的，类似乳腺炎的皮肤表层但比乳腺炎轻微；有时不太容易分辨轻微的乳腺炎或严重的乳腺管阻塞。

1. 乳腺管阻塞和乳腺炎的原因　哺乳不够频繁；哺乳的习惯改变；婴儿含乳的姿势不正确；不正确地佩戴胸罩压迫后造成阻塞等以及乳头损伤后细菌感染导致的乳腺炎。

2. 乳腺管阻塞和乳腺炎的临床管理　①患侧继续哺乳，引流硬块，将阻塞处吸通。②热敷患部（用热敷包或热水袋，要注意温度要适宜，不要烫伤皮肤）。③经常喂哺，当婴儿吸吮时产妇可用手指轻轻向乳头方向按摩。④鼓励产妇休息。⑤根据病情合理使用抗生素。

（六）乳房疼痛

1. 乳房疼痛的原因　乳房疼痛可能源于许多原因：不良的含乳导致的乳房疼痛；血管痉挛或雷诺氏综合征；乳腺管阻塞；乳头损伤；乳头感染（细菌、假丝酵母菌或两者皆有）；乳房充血；强烈的乳汁喷出；快速的乳腺管充盈；乳腺炎。

2. 乳房疼痛的管理　①评估乳房疼痛的原因。②根据原因采取针对性的措施。

（七）特殊情况下的母乳喂养

1. 产后大出血　只要产妇生命体征处于平稳状态并且愿意接受为婴儿哺乳，可以协助产妇进行母乳喂养。

2. 重度子痫前期（子痫）　在监测产妇血压的

同时，可以进行母乳喂养，鼓励产妇与婴儿同步休息，并安排人员协助产妇照顾婴儿，产妇不可过度劳累，以免加重病情。

3. 肝炎

（1）甲型肝炎：甲型肝炎发病急、经粪 - 口传播，产妇急性期在隔离时，应暂停母乳喂养。

（2）乙型肝炎：产妇乳汁中病毒的含量远没有血液中多，加上乙肝病毒的传播途径主要是通过血液，所以新生儿出生后应尽早接种乙肝疫苗和乙肝免疫球蛋白进行阻断，之后可以母乳喂养。

（3）丙型肝炎：对产妇正确引导，告知母乳喂养的优点，同时提示产妇母乳喂养不是婴儿感染丙型肝炎的危险因素。

4. HIV 的母乳喂养问题　建议人工喂养、避免母乳喂养、杜绝混合喂养。

5. 结核　患有活动性结核的产妇不应该哺乳，是否可以正常母乳喂养有争议。

6. 妊娠糖尿病母乳喂养的好处

（1）母乳喂养可以缓解精神上的压力。

（2）减少婴儿成年后患糖尿病的风险。

（3）消耗额外热量。

（4）能够有效地缓解糖尿病的各种症状。

（5）不因产妇应用胰岛素影响母乳喂养。

（6）要注意血糖水平、个人卫生、保护好乳头不受感染。

7. 甲状腺疾病

（1）甲状腺功能亢进：丙硫氧嘧啶（用药分级）在乳汁中浓度低，作为哺乳期妇女用药首选。该药物对产妇和胎儿均是安全的。

（2）甲状腺功能减退：有报道乳汁中可以测出甲状腺素，但母乳喂养仍不是禁忌。服用甲状腺素补充治疗的产妇仍可以进行母乳喂养，并要定期检测婴儿的甲状腺功能。

8. 精神疾病　根据精神疾病的类型和分类管理。可试着让母婴待在一起，给予共同护理和照顾。如用药及病情无母乳喂养禁忌，可以让产妇给婴儿喂奶，但需要家人共同照看，以确保产妇不致忽视或伤害婴儿。

9. 产妇患急性感染性疾病，如感冒、乳腺炎、产褥感染，这类疾病一般都可以继续哺乳。但如体温过高，可短期暂停哺乳。

10. 产妇患心脏、肺脏、肝脏、肾脏等主要脏器疾病，需考虑疾病的严重程度和母体的体力，听取专科医师的意见。

（八）多胎妊娠的母乳喂养

1. 母乳喂养多胞胎的益处　帮助产妇与婴儿产生情感连接，让产妇觉得乳汁对婴儿是非常宝贵的（尤其对早产多胎儿）；提供婴儿情绪安全感及营养、免疫益处；是健康、方便以及节省经济开支的哺乳方式。

2. 多胞胎的母乳喂养管理

（1）如果是足月健康的婴儿，就如同一般的方式开始按需正确哺乳。

（2）如是早产儿，除了直接哺乳之外还需要开始挤奶，即使只有少量初乳，对低体重儿的多胞胎都是弥足珍贵的。

（3）若是母婴分离，无法哺乳，要教导产妇挤奶，以维持泌乳。一天至少挤奶 8～10 次，2～3 小时挤一次，每次挤奶需 10～20 分钟。

（4）当产妇和婴儿的健康状况良好时，母婴同室可以增进母婴感情，使产妇尽早泌乳，教导帮助产妇及家人可以同时照顾 2 个或 2 个以上的婴儿。

（5）当母婴因为健康问题必须分离时，医院仍应尽可能让婴儿与产妇接近。在新生儿病房中鼓励产妇和婴儿持续的肌肤接触（如袋鼠式产妇照顾），提供安静、隐秘及舒适的环境让产妇可以陪伴婴儿或者在婴儿身旁挤奶，皆有利于早期泌乳。

（九）哺乳期用药与母乳喂养

多数药物，少量进入母乳，少数药物影响婴儿。大多数情况下，停止母乳喂养弊处大于药物风险。很少因产妇用药而必须停止母乳喂养。产妇用药对早产儿及 <2 月龄婴儿影响可能性较大，最好选择不影响母乳喂养的药物。

1. 哺乳期用药的基本原则

（1）医师指导下，有明确用药指征。

（2）用有效最小剂量，不能随意停药或加大剂量。

（3）在不影响治疗效果的情况下，用入乳汁少、对新生儿影响最小的药物。

（4）用药时间在哺乳刚结束后，一般间隔 4 小时以上哺乳，或根据药物的半衰期调整哺乳间隔。

（5）用药时间长或者剂量较大，可能造成不良影响时，监测新生儿血药浓度。

（6）产妇必须用药且又缺乏相关的安全证据时，建议暂停哺乳。

2. 禁忌母乳喂养的药物

（1）抗癌药物或放射性物质治疗时。

（2）产妇服用治疗精神病的药物或者抗惊厥药物。

（3）会引起哺乳的婴儿嗜睡或衰弱无力。特别是苯巴比妥类和地西泮。

3. 抗菌药物的应用问题

（1）大多数抗感染药物在母乳喂养期是可用的。乳汁中有药物分泌，但母乳中药物含量仅不到1%产妇服用量，婴儿从母乳喂养中获得的药量小于儿科感染性疾病治疗时的直接用量。

（2）哺乳期患者应避免选用：氨基糖苷类、大环内酯类、喹诺酮类、四环素类、万古霉素、甲硝唑、氯霉素、磺胺药等慎用。

（3）甲硝唑、替硝唑为产科分娩后常用抗生素，哺乳期用药有争议。甲硝唑（半衰期8～10小时）：①如术后静脉滴注，仍可以母乳喂养；婴儿从母乳（20mg/kg）中获得的甲硝唑仅是治疗剂量的1/10～1/5。②可以于输液前先让婴儿哺乳，再挤出部分乳汁，输液期间用小杯或小勺喂养。③使用期间暂停哺乳12小时，用药4小时为高浓度期，应禁止喂乳。④美国儿科学会：鉴于存在潜在危险，单次口服2g，暂停哺乳12～24小时。

替硝唑（半衰期12～14小时）：①单剂量静滴13mg/（g·d）乳汁中达峰时间（1.3±0.6）小时，新生儿从乳汁中摄入剂量，占产妇摄入量的19.9%。②建议：慎用，给药4～6小时后再哺乳，早产产妇不宜使用。

（4）应避免应用减少奶量的药物：避免应用含有雌激素的避孕药，噻嗪类利尿剂，如氯噻嗪，能减少奶量，若有可能则换药。

四、宣扬母乳喂养的好处

（一）母乳喂养对婴儿的好处

1. 完美的婴幼儿营养　母乳是婴儿最理想的天然食物，乳汁营养优于任何代乳品；营养素比例适宜，蛋白质、脂肪、糖类比例为1:3:6。母乳完全能满足出生后4～6个月婴儿生长发育的全部营养需要。其所含的各种营养物质最适合婴儿的消化吸收，且具有最高的生物利用率，在这段时间内不需要给婴儿喂母乳以外的食品。

2. 免疫调节　母乳中含有许多具有生物活性与调节免疫功能的因子，可增强婴幼儿的抵抗力，降低各种感染的风险。纯母乳喂养的婴儿具有较低的腹泻、呼吸道和皮肤感染的危险，且能预防过敏。初乳中含有不可替代的免疫成分（营养性被动

免疫），如sIgA，可以保护呼吸道和消化道黏膜；含有较多乳铁蛋白、巨噬细胞、溶菌酶、双歧因子等，可以对抗大肠埃希氏菌和白色念珠菌。母乳喂养可以减少坏死性结肠炎的发生，减少婴儿猝死综合征的发生，对早产儿尤其重要。

3. 社会心理学问题　婴儿与产妇皮肤的频繁接触，产妇的爱护与照顾及母婴间的相互作用促进心理与社会适应性的发育，有利于增强母婴感情。母乳喂养对儿童心理发育的促进作用，可能与哺乳时婴儿经常听到在宫内早已熟悉的产妇心跳以及产妇爱抚、母子目光交流、母子语言交流等非营养因素有关。

4. 牙齿的发育和保护　肌肉运动有助于面部正常发育，预防因奶瓶喂养引起的龋齿发生。

5. 易于消化　母乳以乳清蛋白为主，其中的酶和其他物质既利于婴儿的消化，又利于营养物质的吸收。

6. 智力发育　母乳含不饱和游离脂肪酸较多，初乳中更高，胆固醇含量高，有利于婴儿大脑神经系统发育。越来越多的研究表明，母乳喂养可促进儿童智力发育。

7. 对婴儿远期的影响　降低成年后患高血压、心脏病、糖尿病等慢性疾病的风险，预防儿童、青少年肥胖。

（二）母乳喂养对产妇的好处

1. 吸吮能反射性引起催产素分泌增加，促进子宫收缩，减少产后出血，促使子宫复旧。

2. 由于正常的母乳喂养能产生"哺乳期闭经"，使产妇在这段时间内体内的蛋白质、铁和其他营养物质减少消耗，得以贮存，既有利于产妇产后的康复，亦有利于延长生育间隔。

3. 母乳喂养可减少乳腺癌和卵巢癌发生的危险。

4. 增加母儿接触，加深母儿感情，促进心理健康。

（三）母乳喂养对家庭及社会的好处

1. 母乳喂养最卫生、方便、安全、新鲜和经济。特别在经济方面，医院可以节约消毒、配制人工喂养品所需的奶瓶、奶粉及人力。从家庭和社区的角度来看，用于产妇营养的消费比用于婴儿营养的消费要便宜；由于婴儿较少得病，因此可以减少医疗咨询、药物、化验和住院消费等。

2. 能增进家庭成员之间的感情，有利于稳定家庭关系。

3. 降低婴儿的发病率和死亡率，提高妇幼保健水平，促进社会人口素质的提高。人工喂养的婴儿易患腹泻、急性呼吸道感染等感染性疾病；易患营养缺乏病；易患湿疹、哮喘等；人工喂养儿易进食过量，引起肥胖、某些慢性疾病如糖尿病危险性增加。

五、促进母乳喂养策略

母乳喂养是一个自然传统的喂养方法。然而，随着工业化的发展，奶粉、配方奶的生产，人工喂养逐渐成为一种时尚的喂养方式，导致母乳喂养率大幅下降。大量研究表明，母乳喂养对母婴的身心健康有利后，全世界范围内，母乳喂养率逐步回升，呈现了"V"字变化形势。

近年来，国际上已将促进母乳喂养作为妇幼卫生工作的一项重要内容。世界卫生组织及联合国基金会共同制定了 10 点措施以保护、促进和支持母乳喂养，并制定了《国际代乳品销售守则》10 条。广泛宣传母乳喂养对母婴的益处。

（一）《促使母乳喂养成功的十点措施》

1. 制定保护婴儿健康和安全的有关规定，并常规地传达到全体医疗卫生人员。

2. 对全体医疗卫生人员进行必要的管理和技术的培训。

3. 将有关母乳喂养的好处及方法告诉所有的孕产妇。

4. 帮助产妇在产后 1 小时内开始母乳喂养。

5. 指导产妇如何哺乳以及保持良好的泌乳。

6. 除母乳外，禁止给新生儿吃任何食物或饮料，除非有医学指征。

7. 实行 24 小时母婴同室。

8. 鼓励按需哺乳。

9. 不要给母乳喂养的新生儿吸人工奶嘴或使用奶嘴作安慰物。

10. 促进母乳喂养支持组织的建立，并将出院的产妇转给这些组织，并提供后续服务。

（二）《国际代乳品销售守则》

1. 禁止对公众进行代乳品、奶瓶或橡胶奶嘴的广告宣传。

2. 禁止向产妇免费提供代乳品样品。

3. 禁止在卫生保健机构中使用这些产品。

4. 禁止公司向产妇推销这些产品。

5. 禁止向卫生保健工作者赠送礼品或样品。

6. 禁止以文字或图画等形式宣传人工喂养，

包括在产品标签上印婴儿的图片。

7. 向卫生保健工作者提供的资料必须具有科学性和真实性。

8. 有关人工喂养的所有资料包括产品标签都应该说明母乳喂养的优点及人工喂养的代价与危害。

9. 不适当的产品，如加糖炼乳，不应该推销给产妇。

10. 所有的食品必须是高质量的，同时要考虑到使用这些食品的国家气候条件及存储条件。

六、母乳喂养保健要点及指导

（一）早接触

1. 正常产的母婴皮肤接触是在新生儿断脐、清理呼吸道、擦干血迹后 30 分钟内，将新生儿裸体放在产妇胸前进行皮肤接触，接触时间不能少于 30 分钟；同时吸吮乳头，并注意保暖。

2. 剖宫产母婴皮肤接触一般在手术室，新生儿护理后与产妇进行脸颊皮肤接触，手术结束转入病房后再放在产妇胸前进行皮肤接触。

（二）早吸吮

定义：生后在母婴皮肤接触的同时开始吸吮产妇乳头。

早吸吮的好处：

1. 可练习、巩固吸吮反射，有助于母乳喂养成功。

2. 出生后婴儿立即吸吮产妇乳头，可刺激乳汁分泌，有助于尽早泌乳。

3. 让婴儿吸到营养和免疫价值极高的初乳，增强免疫力，促进胎粪排出。

4. 促进产妇子宫收缩，减少产后出血。

（三）母婴同室

定义：产妇和婴儿一天 24 小时在一起，医疗及其他操作每天母婴分离不超过 1 小时。

母婴同室的重要性：

1. 促进乳汁分泌，保持有足够的母乳。

2. 有益于早吸吮和按需哺乳。

3. 有利于增加母子感情。

4. 有利于产妇护理婴儿，并学会护理新生儿的方法。

5. 为出院后持续母乳喂养创造条件。

（四）指导正确的母乳喂养姿势

母乳喂养姿势可各种各样，但应母婴均感到舒适。

1. 产妇的体位

（1）喂养姿势：①摇篮式：用手部肘关节部拖住婴儿头部。②交叉式：用对侧的手臂拖住婴儿身体，适合小婴儿。③橄榄球式：适合困倦或焦虑的婴儿以及剖宫产手术的产妇。④侧卧式：适合夜间哺乳及剖宫产手术的产妇。见图 2-2。

（2）要点：①产妇和婴儿都采取舒适放松的姿势。②婴儿的头和身体呈一直线。③产妇抱紧婴儿并靠近自己身体。④使婴儿整个身体有支托（不但支撑头和肩，还要托住婴儿臀部）。⑤婴儿靠近乳房，鼻子对着乳头。⑥产妇承托乳房的正确姿势，拇指和四指应分别放在乳房上、下方，托起整个乳房喂哺，支持乳房的手指远离乳头。

2. 婴儿的姿势 正确的含接姿势：产妇托住乳房，乳头轻触宝宝上唇，婴儿嘴巴张大，将乳头及乳晕送入婴儿口中。

3. 正确含接的要点

（1）婴儿嘴巴张得很大，下唇外翻。

（2）舌呈勺状环绕乳房。

（3）面颊鼓起呈圆形。

（4）含接时可见到上方的乳晕比下方多。

（5）有慢而深的吸吮，有时会有暂停。

（6）能看到吞咽动作和听到吞咽声音。

（7）产妇有下奶感觉、喂奶后感觉乳房酥软。婴儿含接姿势详见图 2-3 所示。

（五）挤奶方法指导

喂养过程中需要随时排空乳房，以免发生乳腺管阻塞及胀奶。需要教会产妇正确的挤奶方法。

1. 手挤奶

（1）彻底洗净双手。

（2）选择舒适的姿势，坐或站都可以。

（3）将大拇指放在乳头及乳晕上方，示指在乳头及乳晕下方（距离乳头根部约 2cm 处），并以其他手指托住。

（4）用大拇指及示指相对，向胸壁方向轻轻下压。

（5）挤压 - 放松、挤压 - 放松，正确的挤奶方式不应引起疼痛，否则，表示方法有误。

（6）以相同的方式，从各个方向按压乳晕，使各个乳叶的乳汁都被挤出。

（7）避免手指摩擦或在皮肤上滑动。

（8）避免挤压乳头，因为挤压乳头不会使乳汁流出。

（9）一侧乳房至少挤压 3～5 分钟，直到乳汁流出变慢，然后挤另一侧，如此反复数次。

正确挤奶方式详见图 2-4 所示。

要点：
· 妈妈和宝宝都采用舒适放松的姿势；
· 宝宝面对乳房，鼻尖对乳头；
· 宝宝下颌紧贴乳房

· 宝宝身体紧贴妈妈，耳、肩及臀部成一直线；
· 宝宝张大嘴含住乳头和大部分乳晕

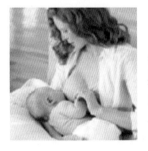 摇篮式 用手臂肘关节部托住宝宝头部

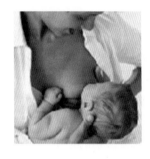 交叉式 用对侧的手臂托住宝宝身体，适合小婴儿

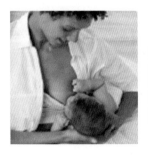 橄榄球式 适合新生儿、困倦或焦虑的宝宝，以及剖宫产手术的妈妈

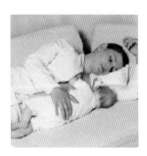 侧卧式 适合夜间哺乳，也适合剖宫产手术的妈妈

图 2-2 母乳喂养姿势

要点：

- 宝宝嘴巴张大，含住乳头和大部分乳晕；
- 宝宝口腔上方露出的乳晕比下方多

- 宝宝下唇外翻；
- 宝宝下颌紧贴乳房

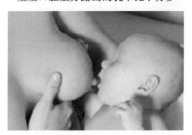

1. 用手托住乳房，拇指在上，手指避开乳晕部位

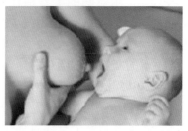

2. 用乳头轻触宝宝嘴唇，使他张大嘴巴

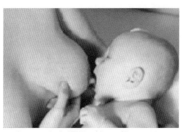

3. 在宝宝张大嘴的瞬间，拉近宝宝，将乳头及乳晕送入口中

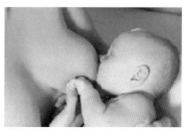

4. 抱住宝宝，避免吸吮过程中乳头松开

图 2-3 婴儿含接姿势

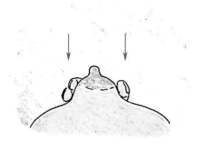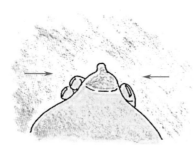

图 2-4 正确挤奶方式

2. 吸奶器挤奶 彻底地洗净双手、吸乳器及配件。

（1）使用尺寸合适的吸乳器乳罩，将乳头放在吸奶器漏斗的中央。

（2）将吸奶器设定在可以吸出奶的最低马力，而不是产妇可以忍受的最高马力。

（3）每侧乳房最多挤 15 分钟，如不到 15 分钟时乳汁就变少或流不出来，则可以挤到乳汁不再流出后再挤 2 分钟。

（六）母乳喂养的评估

1. 产妇评估

（1）产妇一般情况的评估：评估产妇的年龄、一般健康状况、营养及社会经济地位。研究表明，年龄较大、已婚、多次妊娠、教育水平和社会地位

较高的产妇更愿意选择母乳喂养，且母乳喂养持续时间更长。

（2）评估产妇的目标和愿望：国外对母乳喂养的测评工具研究较多，其中应用较为广泛的有新生儿喂养态度量表、母乳喂养评价表、母乳喂养自我效能感量表、母乳喂养行为预测量表、母乳喂养支持系统评价量表等。主要从产妇对母乳喂养的认知情况、主观感受、母乳喂养行为预测以及社会支持系统等方面进行评估，而这些方面与母乳喂养水平都有关联。

（3）乳房评估

1）乳房形态：检查乳房的大小、形状、对称性、颜色、有无损伤；重量、结构、有无肿块。乳房的大小不影响乳汁的产生，很多妇女担心较小的

乳房不能产生足够的乳汁，这是不必要的。乳房的大小主要由脂肪的多少而非腺体组织的多少决定的，因此，无论乳房大小都可以产生足够的乳汁。然而，在有些妇女的乳房没有正常发育的情况下，以及某些乳房手术后的产妇可能导致无法制造足够的乳汁，但这种情况比较少见。

2）乳头形态：在评估乳头时，从乳头的外观来看一般分为竖立、平坦、凹陷三种。对于那些扁平乳头，这并不意味着婴儿无法吸吮她的乳房，乳头只占婴儿含住的乳房组织的 1/3，正确的含乳是婴儿应含住尽量多的乳房组织而不仅仅是乳头。另外，乳头的弹性和伸展度比乳头的形状更为重要，如果产妇的乳头弹性和伸展性较好，则母乳喂养困难的可能性小。因此，在产前不能仅凭乳头的大小或形态来预测母乳喂养的情况。

2. 新生儿评估

（1）婴儿一般情况的评估：观察婴儿的一般健康、营养及清醒度，是平静放松还是烦躁、哭闹，饥饿时有无吃奶的征象。婴儿饥饿的表现有眼球动作增加；嘴巴张大，伸出舌头，头转向乳房，吸吮手指或其他和嘴巴接触的物品，当婴儿大声哭泣，背向后弓时已经是饥饿晚期的表现。

（2）婴儿口腔结构功能的评估：一般情况下导致吸吮障碍有多个因素：例如早产儿、低体重儿、代谢功能紊乱、神经系统疾病、先天畸形如唇腭裂、黏膜下裂、舌系带短缩等。此外，对于一些健康的足月婴儿还可能有更为特殊的吸吮障碍，被称为口腔运动障碍，其原因可能是新生儿神经系统不成熟、面部疼痛（产钳所致）、人工奶嘴的使用造成的"乳头混淆"等。

（3）母乳喂养观察表：促进母乳喂养的十条措施中的第二条中要求所有医务人员都应接受母乳喂养的专项培训，培训中强调了使用特定的方案（母乳喂养观察和评估表）来评估母乳喂养，包括观察产妇和婴儿的姿势、婴儿的反应、母婴亲子关系、乳房解剖以及与婴儿吸吮相关的因素。世界儿童基金会/WHO 母乳喂养观察表详见表 2-4 所示。

七、哺乳期营养保健及指导

（一）产妇的生理及营养特点

1. 产妇生理变化特点 在正常情况下，新生儿在出生 8 小时后应该开始得到母乳的喂哺，即进入哺乳期。产后 1 个月称产褥期。此期是母体生理变化最明显的时期，特别是皮肤排泄功能旺盛，

表 2-4 世界儿童基金会/WHO 母乳喂养观察表

母乳喂养进行良好的迹象	母乳喂养可能出现困难的迹象
一般情况	
产妇	
• 产妇看起来健康	• 产妇看起来生病或情绪低落
• 产妇轻松和舒适	• 产妇看起来紧张和不舒服
• 产妇和婴儿之间有情感联系的表现	• 母婴没有眼神的接触
婴儿	
• 婴儿看起来很健康	• 婴儿看起来昏昏欲睡
• 婴儿平静和放松	• 婴儿焦躁不安或哭闹
• 饥饿时会主动寻找乳房	• 没有主动寻找乳房
乳房	
• 乳房看起来很健康	• 乳房看起来红、肿或疼痛
• 没有疼痛或不舒服	• 乳房或乳头疼痛
• 支持乳房的手指远离乳头	• 支持乳房的手指停在乳晕
• 乳头突出	• 乳头扁平、不突出
婴儿位置	
• 婴儿的头部和身体成一直线	• 婴儿的颈部和头扭转吃奶
• 抱紧婴儿靠近产妇的身体	• 婴儿身体离开产妇
• 婴儿的整个身体有支托	• 只有婴儿的头和颈部有支托
• 婴儿接近乳房，鼻子对乳头	• 婴儿接近乳房，下唇/下巴对乳头
婴儿含乳	
• 婴儿的上唇部位看到更多乳晕	• 婴儿下唇部位看到更多乳晕
• 婴儿嘴巴张得很大	• 婴儿嘴巴没有张大
• 婴儿下唇外翻	• 婴儿嘴唇朝前或内翻
• 婴儿的下巴贴着乳房	• 婴儿的下巴没有贴着乳房
吸吮	
• 深和慢，且有停顿的吸吮	• 快和浅的吸吮
• 吸吮时两颊鼓起	• 吸吮时两颊凹陷
• 吃完奶，婴儿松开乳房	• 产妇将婴儿移离乳房
• 产妇有喷乳反射的表现	• 没有喷乳反射的表现

出汗量多，尤以睡眠时更明显。由于产后卧床较多，腹肌和盆底肌松弛，易发生便秘。因为活动较少，进食高蛋白、高脂肪的食物较多，故易发生产后肥胖。

除此以外，哺乳期内生理上的改变还有：

（1）血中激素水平急剧降低：胎盘生乳素在 1 天之内，雌激素、孕激素在 1 周之内降到妊娠之前正常水平。

（2）基础代谢率增高：一般基础代谢比未哺乳妇女高 20%，以保证自身机体的恢复和哺乳的顺利完成。为了保证分泌优质的乳汁，母体对能量、优质蛋白质、脂肪、无机盐、维生素和水的需求均相应增加。

（3）母体的子宫及其附件将逐渐恢复孕前状态，乳房泌乳加强，喂哺有利于产后妇女性器官及机体更快的复原。

2. 产妇营养特点　哺乳期的营养需求远大于妊娠期，因为产妇不但要分泌乳汁哺育婴儿，还要恢复自身的健康。因此，产妇的营养有两个要求：其一是为泌乳提供物质基础；其二是满足恢复母体健康的需要。

（二）产妇的营养需要

为了保证乳汁的质量，产妇大多数营养素的摄入量都应该增加。

1. 能量　中国营养学会建议产妇在产后 1～6 个月内能量供给在孕前基础上额外增加 500kcal/d，如果 6 个月以后仍是纯母乳喂养，则需额外增加 500～650kcal/d，产妇间存在着个体差异，在孕期的脂肪储备量也不一定一致，而哺乳量和乳汁质量也不尽相同。如泌乳量小，额外需要的能量就少；泌乳量多，额外需要的能量就多，因人而异。在对个体产妇进行膳食指导时，体重的改变仍然可作为提供能量是否足够的信号，如体重减轻迅速，应考虑热量的供给可能存在不足，如体重迅速增加，应考虑热量的供给可能过多，应增加体力活动，以免发胖。还需注意各营养素之间的比例适宜，蛋白质、脂肪、糖类供能比应分别为 15%、25%、60%。

2. 蛋白质　我国营养学会建议每天为产妇供给额外的蛋白质 25g，亦即一位轻体力劳动的产妇应有 70+25=95g 蛋白质。如劳动强度大些，则每天需 100g 蛋白质。其中优质蛋白应占总蛋白质量的 1/2 为宜，产妇蛋白质的摄入量对泌乳影响很大，蛋白质供应不足，泌乳量减少，同时还要夺取产妇组织的蛋白质，用以保证乳汁蛋白质的含量；产妇摄入的蛋白质质量差时乳汁的质量也差，优质蛋白主要来源于动物性食品、大豆及其制品。

3. 脂类　脂类与婴儿脑发育有关。尤其是不饱和脂肪酸，如二十二碳六烯酸（DHA）对中枢神经的发育和视觉发育非常重要，母乳中的脂肪含量可因婴儿吮吸的影响而改变，在每次哺乳过程中，后段乳汁中脂肪的含量比前段高，产妇膳食中脂肪的含量和脂肪酸的组成可以影响乳汁中脂肪的含量和组成。膳食中脂肪的高低可影响乳中脂肪的含量。注意少摄入富含饱和脂肪酸的畜肉、禽肉，以免引起乳儿脂肪痢；建议多食用植物油。为了胎儿的脑发育应多摄入富含磷脂的豆类、卵黄。我国建议产妇脂肪的供给量，应使其所提供的能量达到膳食总能量的 20%～25%，并要考虑到必需脂肪酸的含量要适宜。

4. 维生素　为促进乳汁分泌，保证乳汁成分、维持产妇健康，各种维生素均应增加。为保证母乳中有足够的维生素 A，中国营养学会建议产妇的维生素 A 的推荐摄入量（recommended nutrient intake，RNI）为 1 200μgRE。母乳中维生素 D 的含量较低，从产妇自身钙吸收考虑，建议产妇补充维生素 D，以预防发生骨软化症。人乳中维生素 E 含量高于牛乳，母乳中水溶性维生素的含量可随产妇膳食中相应维生素含量的变化而变化。因此，为了保证乳汁的质量，维生素 B_1、维生素 B_2、维生素 B_6、维生素 B_{12}、维生素 C 的供给量均需比非孕妇女多。

5. 无机盐　产妇需要充足的钙质为其提供本身及乳汁钙含量的需要。乳汁中钙的含量一般是稳定的，初乳含钙量为 48mg/100ml，过渡乳 46mg/100ml，而成熟乳为 34mg/100ml。如产妇食物中钙不足或不能有效吸收，则将从产妇体内储备钙移出以保持乳汁中钙含量的稳定。如持续钙补充不足，产妇可发生缺钙症状，表现为腰酸背痛、小腿抽筋，甚至发生骨质软化症。我国建议产妇钙摄入量为 1 200mg/d，主要食物来源有奶类、钙片及动物的骨粉可作为钙的辅助来源。奶类的钙一般比植物性食物中的钙吸收好。钙的片剂和动物的骨粉可以作为钙的辅助来源。产妇要摄入一定量的维生素 D，或晒太阳利用光合作用，促进钙的吸收与利用。哺乳妇女由乳汁丢失磷，但是磷的吸收率增加，尿磷的排出减少，提供了泌乳所需的磷，使血清磷没有降低，所以建议的磷摄入量不需要增加。产妇每天通过哺乳损失铁 0.3mg，但由于此时产妇闭经，实际需要的铁反而略低于绝经前的成年妇女，考虑补偿分娩时丢失的铁，需给予纠正贫血。

6. 水分　产妇的膳食和饮食中，需要增加水分，因为每天水分通过乳汁排出约为 750ml 以上。若摄入水分不足，乳量则减少。故产妇除喝白开水外，还要多吃含水分多的食物，如各种汤汁。

（三）产妇的膳食指导

产妇的膳食除了要满足自身的需要外，还要

满足正常的泌乳、承担哺育婴儿的重任，因此，这个时期需要更多的营养，应该给予合理的安排。如果产妇营养不足，不但会影响产妇的健康，还会因降低乳汁的质量而影响婴儿的生长发育。在哺乳期间，应注意的膳食要点如下：

1. 应该尽量做到食物种类齐全，不要偏食，数量要相应的增加，保证能够摄入足够的营养素，除了主食外，副食应该多样化，一天以4～5餐为宜。产妇膳食中的主食不能单一，更不能只吃精白米、面，应该粗细粮搭配，每天食用一定量的粗粮，并适当调配些杂粮、燕麦、小米、赤小豆、绿豆等。

2. 多食含钙丰富的食品，产妇钙的需要量大，需要特别注意补充。

（1）乳及乳制品（如牛奶、酸奶等）含钙量最高，并且易于吸收利用，每天应供给一定数量。

（2）小鱼、小虾含钙丰富，可以连骨带壳食用。

（3）深绿色蔬菜、豆类也可提供一定数量的钙。

（4）适当选用骨粉或奶片等食物供给足够的钙。

3. 应多摄入含铁高的食物预防贫血，如动物的肝脏、动物血、肉类、鱼类、绿叶蔬菜、大豆及其制品等，为避免新生儿颅内出血的发生，应保证新生儿有充足的维生素 K，产妇应多摄入动物肝脏及绿叶蔬菜等富含维生素 K 的食物。

4. 摄入足够的新鲜蔬菜、水果和海藻类。新鲜蔬菜和水果含有多种维生素、无机盐、纤维素、果胶、有机酸等成分，海藻类还可以供给适量的碘。这些食物可增加食欲，防止便秘，促进泌乳，是产妇每天膳食中不可缺少的食物，每天要保证供应500g 以上。产妇还要多选用绿叶蔬菜。有的地区产后有禁吃蔬菜和水果的习惯，应予以纠正。

5. 应避免摄入高盐饮食和盐渍食品，少摄入刺激性大的食品（如某些香辛料）。

6. 产妇尽量避免吸烟、饮酒等。酒会抑制泌乳反射，减少乳汁分泌。

7. 促进乳汁分泌。要经常给产妇提供一些汤汁类食物以利于泌乳，比如鸡、鸭、鱼、肉汤，用豆类及其制品和蔬菜做成的菜汤等，尽可能选用产妇喜爱的汤，可增加食欲，用豆类、肉类等做成的粥也是增加水分的一种方式。

以下为产妇一天的摄入量，可作为参考，主食：450～500g；豆类：50～100g；蛋类：100～150g；肉类：150～200g；蔬菜：500～600g；水果：250～500g；食用油：40g。

> **专家点评**：母乳是婴儿的天然健康食品，母乳喂养的意义及其对母婴健康的有利影响已被全世界所公认。切实做好母乳喂养指导工作，加强哺乳期营养及健康保健，是妇幼卫生保健工作的重要内容之一。

（沈　虹　程蔚蔚）

第五节　孕产期用药

> 导读：任何药物都具有二重性，用药恰当可以治愈疾病，用药不当也会带来危害。孕产妇在妊娠、分娩及产褥期罹患疾病，所应用的药物既要对孕产妇本人无明显不良反应，还必须考虑对子宫内的胚胎、胎儿以及出生的新生儿无直接或间接的不利影响。

孕产期用药不仅要合理，还要将母婴安全放在首位去考虑。合理用药是指用药前充分考虑到疾病与患者的实际情况，能够正确运用药效学和药物代谢动力学知识，筛选出最佳的药物及其制剂，认真制订并能够及时调整适当的用药方案（包括药物剂量、用药途径、用药间隔时间以及疗程等），安全地治愈所患的疾病。我们应该强调产科用药必须考虑孕产妇和胎儿、婴儿两方面因素，认真权衡利弊，做到合理用药，确保母婴安全，进一步降低孕产妇死亡率和围产儿死亡率。

一、药物的转运

（一）药物从母体到胎儿的转运

胎儿吸收药物主要经过胎盘、脐静脉进入体内，一部分药物经羊膜进入羊水，胎儿吞咽羊水后胃肠道吸收药物，而药物经肾脏再排泄到羊水中，可再经胎儿的吞咽重吸收，形成羊水 - 肠道循环。因胎儿血液循环特点，药物在胎儿体内的分布不均匀，肝、脑分布较多，而肺则较少。由于胎儿的血浆蛋白含量明显低于成人，故未结合游离状态的药物增加，加上胎儿肝脏微粒体酶活性低，代谢产物的能力差，同时药物通过胎盘进入胎体的速度远远大于通过胎盘排出的速度，所以胎儿体内的药物容易蓄积。

（二）药物从母体到新生儿的转运

几乎所有存在于产妇血液中的药物都可进入

乳汁，药物在乳汁中的浓度受到药物特性的影响，如药物的酸碱度、蛋白结合率、脂溶性、分子量大小、离子化程度和产妇血浆药物浓度等。绝大多数的药物是从产妇血浆被动弥散到乳汁中去的。因此，母体的血药浓度是决定新生儿将接受的药物浓度的最重要因素，随着母体血浆药物浓度的下降，乳汁中的药物又会返回到血浆中，继而乳汁中的药物浓度会下降。所以，在药物治疗期间，应该劝告产妇，哺乳后立即服用药物，这样可以使下一次哺乳时药物浓度尽可能低些。

新生儿通过吸吮母乳摄入的药物，必须经其胃肠道的吸收才能进入新生儿的体循环，口服生物利用度低的药物不易被新生儿吸收。脂溶性药物比水溶性药物更容易通过乳房小泡上皮细胞的脂质膜，但是水溶性药物在乳汁中的清除高峰较血浆迟。因此，水溶性药物在乳汁中停留的时间较长。一般来说，与蛋白结合的药物成分不易进入乳汁，蛋白结合率高的药物在乳汁中的水平较低。药物的酸碱性也是决定母乳喂养儿接触乳汁中药物量的重要因素，乳汁的 pH 一般为 $6.35\sim7.30$，而健康产妇的血浆 pH 为 $7.35\sim7.45$，弱碱性的药物更容易以非离子态的形式从血浆进入乳汁，在乳汁中的浓度等于或高于血浆中的浓度。

因此，医师在给哺乳期产妇选择最安全的药物时，应选择短半衰期、大分子量、高蛋白结合率、高离子化程度和低亲脂性的药物。

二、妊娠期用药对胚胎、胎儿的影响

妊娠期是女性一段特殊的生理期，期间各系统均有明显的适应性改变，药物在孕妇体内发生的药代动力学和药效变化也会与非妊娠期有明显的差异；药物可直接作用于胚胎，对其产生影响；也可间接通过生物转化成代谢产物后具有致畸作用。妊娠期母体代谢状态、胎儿的生长发育、胎盘功能变化都会影响药物的吸收、分布、代谢、排泄，对药物的毒性产生不同程度的影响。因此，孕产妇一定要合理用药。

（一）妊娠期母体药物和化合物代谢的特点

1. 吸收　受妊娠期高雌、孕激素水平的影响，消化系统张力降低，动力下降，胃肠蠕动减慢，使吸收更加完全。胃酸和蛋白酶分泌减少，弱酸性药物吸收率降低，弱碱性药物吸收率增加。

2. 分布　药物在体内的分布与药物和组织、血浆蛋白的结合情况有关。从妊娠早期开始，血容量逐渐增加，妊娠 $32\sim34$ 周达高峰并持续到分娩，使药物分布容积增加，血药浓度下降。血浆蛋白尤其是白蛋白减少，使游离状态的药物增多，一方面药物活性增加，另一方面易通过胎盘扩散进入胎儿体内，增加胎儿的风险。

3. 生物转化　妊娠期高雌激素水平可使胆汁在肝内淤积，特别是妊娠晚期，肝酶系统的活力也有所下降，从而影响药物的生物转化与排泄。

4. 排泄　肾脏是药物排泄的主要器官，其次是肠道，很少部分通过唾液腺、汗腺排泄。从妊娠早期开始，肾脏血流量、肾小球滤过率逐渐增加，加速了药物经肾脏的排泄，使药物半衰期缩短。

5. 胎盘屏障作用　在药代动力学上，胎盘的作用主要是转运功能、受体表达以及生物转化作用。随着妊娠进展，这些功能也发生相应变化。胎盘对药物的转运受药物本身理化性质影响，分子量小、脂溶性高、血浆蛋白结合率低、非极性的药物容易到达胎儿。胎盘有多种内源性、外源性受体表达，包括：β- 肾上腺素、糖皮质激素、表皮生长因子、叶酸、胰岛素、维 A 酸类等多种受体。受体的存在增加了胎盘转运量。胎盘的生物转化作用使某些药物的中间产物或终产物具有致畸活性，如苯妥英钠、利福平、抗组胺药、己烯雌酚等。

（二）药物对妊娠影响的因素

1. 胚胎、胎儿暴露于药物时所处的发育阶段　妊娠期间，药物可影响母体内分泌、代谢等，间接影响胚胎、胎儿，也可通过胎盘屏障直接影响胎儿。最严重的药物毒性是影响胚胎分化和发育，导致胎儿畸形和功能障碍，这与用药时的胎龄密切相关。排卵后的 17 天内，即使暴露的药物是致畸原，存活胚胎的畸形率与未暴露者相似，因为此时的胚胎为全能细胞，损伤轻者可被其他细胞代替而正常存活；损伤重者因无法修复损伤而死亡。而且此期的受精卵大部分时间还在输卵管管腔或宫腔分泌液中，故着床前期用药对其影响不大，药物影响胚囊的必备条件是药物必须进入分泌液中一定数量才能起作用。晚期胚囊着床后至 12 周左右是胚胎、胎儿各器官处于高度分化、迅速发育、不断形成的阶段，首先是心脏、脑开始分化发育，随后是眼、四肢等。此时孕妇用药，其毒性能干扰胚胎、胎儿组织细胞的正常分化，任何部位的细胞受到药物毒性的影响，均可能造成某一部分的组织或器官发生畸形。所以，此期为致畸易感期。药物毒性作用出现越早，发生畸形可能越严重。妊娠 12 周以后直至分娩，胎儿各器官已形成，药物致畸作用明显减弱。但对于尚未分化完全的器官，如生殖系统，某些药物还可能对其产生影响，而神经系统因在整个妊娠期间继续分化发育，故药物对神经系统的影响可以一直存在。同时，分娩期用药也应考虑到对即将出生的新生儿有无影响。

2. 药物本身的因素 根据药物对胚胎、胎儿危害性的不同，美国食品药品监督管理局（Food and Drug Administration，FDA）将药物分为 A、B、C、D、X 类，可供妊娠期用药参考：

A 级：经临床对照研究，无法证实药物在妊娠早期与中晚期对胎儿危害作用，对胚胎、胎儿伤害可能性最小，是无致畸性的药物。如适量维生素。

B 级：经动物实验研究，未见对胚胎、胎儿有危害。无临床对照试验，未得到有害证据。可以在医师观察下使用。如青霉素、红霉素、地高辛、胰岛素等。

C 级：动物实验表明对胚胎、胎儿有不良影响。由于没有临床对照试验，只能在充分权衡药物对孕妇的益处，胚胎、胎儿潜在利益和对胚胎、胎儿危害情况下，谨慎使用。如庆大霉素、异丙嗪、异烟肼等。

D 级：有足够证据证明对胚胎、胎儿有危害性。只有在孕妇有生命威胁或患严重疾病，而其他药物又无效的情况下考虑使用。如硫酸链霉素、盐酸四环素等。

X 级：动物和人类试验证实会导致胚胎、胎儿异常。在妊娠期间或可能妊娠的妇女禁止使用。如氨甲蝶呤、己烯雌酚等。

妊娠期推荐使用 A、B 类，慎用 C 类，不用 D 及 X 类，尤其是在妊娠前 12 周，不宜用 C、D、X 类药物。

3. 药物使用疗程的长度 致畸原在相同致畸剂量下，急性暴露可能很少致畸，而长期慢性暴露能使致畸风险显著增加。故妊娠期用药尽可能短疗程。

4. 药物暴露剂量 通常剂量越大毒性越大。由于胚胎对有害因子较成人敏感，故当致畸因素的强度对母体尚未引起明显毒性作用时，可能已对胚胎产生不良影响。剂量受到母儿两方面多种因素的影响，包括：剂量 - 效应关系、阈值、药物代谢动力学特征、孕妇本身代谢状态、胎盘转运效率、胎盘上的特殊受体、母胎基因型、药物在胎儿体内的分布情况等。因此，在如此复杂的情况下，

很难确定个体安全剂量。胎盘对药物的转运受药物理化性质影响，分子量小、脂溶性高、血浆蛋白结合率低、非极性的药物容易到达胎儿。胎盘上有多种内源性、外源性受体表达、受体的存在增加了胎盘转运量。当然也有药物经胎盘转化后失活，对胎儿影响小，如皮质醇、泼尼松等，而地塞米松则不经胎盘代谢直接进入胎体。

5. 遗传易感性 我们常见到不同的人群在相同暴露时产生完全不同的结局，基因多态性会导致某一人群比另一人群更容易产生畸形。母胎的基因型均能影响药物的吸收、转运、代谢、分布、与受体的结合，从而影响化合物的致畸效应。但这方面的理论还需要进一步的研究和探讨。

（三）妊娠期患者抗菌药物的应用

妊娠期抗菌药物的应用需考虑药物对母体和胎儿两方面的影响。

1. 对胎儿有致畸或明显毒性作用，如利巴韦林等，妊娠期应禁用。

2. 对母体和胎儿均有毒性作用，如氨基糖苷类、四环素类等，妊娠期避免应用；但在有明确应用指征，经权衡利弊，用药时患者的受益大于可能的风险时，也可在严密观察下慎用。氨基糖苷类等抗菌药物有条件时应进行血药浓度监测。

3. 药物毒性低，对胎儿及母体均无明显影响，也无致畸作用，妊娠期感染时可选用。如青霉素类、头孢菌素类等 β- 内酰胺类抗菌药物。

（四）妊娠期使用中药的注意事项

孕妇使用中药，必须考虑到中药对孕妇本人以及胎儿的影响，以防导致胎儿畸形、流产等风险，能不用的药材尽量不用。凡辛散耗气、大辛大热、滑利、祛瘀、破血、有毒的药品都应慎用或禁用，详情如下：

1. 禁用的中药 辛香通窍药：麝香。破血逐瘀药：水蛭、虻虫、莪术、三棱。峻下逐水药：巴豆、牵牛、芫花、甘遂、商陆、大戟。大毒药：水银、清粉、斑蝥、蟾蜍。

2. 慎用的中药 活血祛瘀药：桃仁、蒲黄、五灵脂、没药、苏木、皂角刺、牛膝。行气破滞药：枳实。攻下利水药：大黄、芒硝、冬葵子、木通。辛热温里药：附子、肉桂、干姜。

3. 禁用的中成药 牛黄解毒丸、牛黄清心丸、龙胆泻肝丸、开胸顺气丸、益母草膏、大活络丹、小活络丹、紫血丹、至宝丹、苏合香丸等。

（五）孕产妇用药原则

1. 孕前做体格检查，争取在健康状态下妊娠。

2. 必须有明确指征，避免不必要的用药。

3. 必须在医师指导下用药，不要擅自使用药物。

4. 用药时注意包装袋上的孕妇慎用、忌用、禁用的字样。

5. 能用一种药物，就避免联合用药。

6. 能用疗效肯定的药物，就避免使用尚难确定对胎儿有无不良影响的新药。

7. 能用小剂量药物，就避免使用大剂量药物。

8. 严格掌握药物剂量和用药持续时间，注意及时停药。

9. 妊娠早期若病情允许，尽量推迟到妊娠中晚期再用药。

10. 孕妇误服致畸或可能致畸的药物后，应在医师的指导下，根据妊娠时间、用药量、用药时间等综合考虑是否终止妊娠。中成药的说明书大多比较简单，许多说明书中未设孕妇用药注意事项，因孕妇用药的利弊难以权衡，应谨慎用药，确保用药安全。

11. 若病情所需，在妊娠早期应用对胚胎、胎儿有害的致畸药物，应先评估是否终止妊娠再用药。

药物对胎儿的影响复杂，同一种药物的不同剂量、用药途径、用药时的孕周等因素的不同，对生长发育的影响也可以完全不同。同时，妊娠期各种原发疾病的存在也增加了安全性评估的复杂性。暴露后是否发生不良反应，需要流行病学的研究，但也可能因研究中的各种偏倚而误解。随着新药的不断上市，其远期效应也无法得到及时评价。所以，产科用药倾向于用经典老药。目前临床上评价妊娠期药物安全性最常用的仍然是美国食品药品监督管理局药品分类标准，但该分类比较模糊、粗糙，不能对影响程度等重要的临床情况进行评价。

三、分娩期用药对胎儿的影响

分娩活动本属正常的生理过程，在分娩过程中无论是出现并发症、合并症，还是出现胎儿窘迫，产程中用药都是不可避免的。产程中常用的药物有宫缩剂、宫缩抑制剂、镇静剂、血管扩张剂、解痉剂、强心利尿剂以及抗生素等。

产程中用药不同于在非妊娠时，也不同于在妊娠期。足月妊娠进入产程时，胎儿已发育成熟，已不存在致畸危险，但因胎儿在不长的时间内即将离开母体，产科医师在产程中用药时一定要考虑对新生儿的影响，例如在产程中产妇使用利血平，可致新生儿鼻充血而出现鼻塞症状，再如产妇在产程中使用普萘洛尔，可致新生儿出现窦性心动过缓等。

产程中用药必须注意从开始注射药物到胎儿娩出的时间。胎儿娩出时间一定要避开药物在胎儿体内浓度最高时，尽可能让出生时的新生儿体内的药物浓度处在低水平。例如在产程中为产妇肌内注射哌替啶，血中最高浓度在用药后的 2～3 小时，为使药物呼吸抑制副作用降至最低程度，以让胎儿在用药后 1 小时内或 4 小时后娩出为最理想。

正常产程通常不主张用药，只有在产程中发生异常情况时才不得不用药。用药必须以保证母婴安全为原则。紧急处理通常需要静脉给药，多以葡萄糖液为载体，以 5% 液体为宜且用量需适当，否则输入葡萄糖过多常造成胎儿胰岛素分泌增多致使胎儿血糖下降，导致出生时的新生儿低血糖发生率明显增加，值得警惕。以下就介绍几类常见的分娩期用药：

（一）前列腺素制剂

1. 可控释地诺前列酮栓是一种可控制释放的前列腺素 E_2（prostaglandin E_2，PGE_2）栓剂，含有 10mg 地诺前列酮，以 0.3mg/h 的速度缓慢释放，需低温保存。可以控制药物释放，在出现宫缩过频时能方便取出。已报道在地诺前列酮阴道给药期间或之后可出现胎心监护（CTG）的改变和非特异性胎儿窘迫，增加子宫收缩和子宫高张收缩伴或不伴胎儿窘迫的可能性，如在使用催产素之前没有取出地诺前列酮，将会增加子宫过度刺激的风险，因为已知前列腺素有潜在的增加催产素对子宫张力的作用。

2. 米索前列醇是一种人工合成的前列腺素 E_1（PGE_1）制剂，有 100μg 和 200μg 两种片剂。米索前列醇用于妊娠晚期促宫颈成熟。母体和胎儿使用米索前列醇产生的多数不良后果与每次用药量超过 25μg 相关。使用不当可导致强制性宫缩，致胎儿宫内缺氧，甚至胎死宫内等不良情况发生。

（二）宫缩剂

分娩期宫缩剂主要能选择性兴奋子宫平滑肌，由于药物、剂量及子宫的生理状态不同，用药后可表现为子宫节律性收缩或强直性收缩。前者可用于产前的催产和引产；后者则多用于产后促进子宫复旧防止产后出血。常用的宫缩剂有以下 3 类：

1. 神经垂体制剂

（1）垂体后叶素：从动物神经垂体中提取，主要成分中除含有缩宫素（催产素）外还含有较多的升压素，因易引起产妇血压升高，现产科已基本不用。

（2）缩宫素：分化学合成和生物制剂两种，常用于产科引产或催产，也用于产后出血和子宫复旧不良的治疗。此类药物如应用不当，可引起子宫强直性收缩、胎盘早剥、子宫破裂，导致胎儿宫内缺氧或胎死宫内。

2. 麦角制剂　包括麦角新碱、麦角流浸膏、甲麦角新碱，主要用于产后子宫出血和子宫复旧不良的治疗。因可引起子宫破裂和胎儿死亡的风险，故产前禁用。

3. 前列腺素（prostaglandin，PG）　是一类具有广泛生理活性的不饱和脂肪酸，分布于身体各组织及体液，最早从人的精液和羊精囊提取。临床常用的有前列腺素 E（PGE_1、PGE_2）和前列腺素 $F_{2\alpha}$（$PGF_{2\alpha}$）等。该类药物可用于引产、催产、促进宫颈成熟和产后促进子宫收缩等。应用不当可导致胎儿宫内缺氧、死胎、死产、急产和新生儿颅内出血等严重问题。

（三）镇痛、镇静、麻醉剂

1. 镇痛剂　镇痛药主要作用于中枢神经系统。大多数镇痛药属于阿片类生物碱，如吗啡及可待因等，也有一些是同类人工合成品，如哌替啶、美沙酮、喷他佐辛等。

（1）吗啡：为阿片受体激动剂。主要的药理作用包括：镇痛、镇静、呼吸抑制、镇咳、兴奋平滑肌、扩张血管等，可导致胎儿及新生儿呼吸抑制和新生儿截断综合征，孕产妇和哺乳期禁用。

（2）哌替啶：作用机制与吗啡相似，也是阿片受体激动剂。镇痛作用相当于吗啡的 1/18～1/10，持续时间 2～4 小时。增加胆道、支气管平滑肌张力的作用较弱，能使胆总管括约肌痉挛。对呼吸有抑制作用。大量应用可抑制胎儿及新生儿呼吸。

（3）美沙酮：为阿片受体激动剂。镇痛效果与吗啡相等或略强。对胎儿呼吸有抑制作用，故妊娠和分娩期间禁用。

2. 镇静剂　本类药物对中枢神经系统有广泛的抑制作用，产生镇静、催眠和抗惊厥等效应。小剂量时，产生镇静作用，使患者安静，减轻或消除激动和焦虑等；中等剂量时，引起近似生理性睡眠；大剂量时则产生抗惊厥、麻醉作用。长期使用几乎都可产生耐受和依赖，突然停药可产生戒断症状。

代表药物包括地西泮、苯巴比妥、水合氯醛等。

（1）地西泮：连续应用可蓄积，可透过胎盘屏障进入胎儿体内。主要经肾脏排出，也可以从乳汁排出。大量应用可抑制胎儿及新生儿呼吸。

（2）苯巴比妥：强烈的镇静作用。产生肝微粒体酶，引发胎儿及新生儿出血性疾病；同时还抑制呼吸。

（3）甲丙氨酯、氯氮䓬：分娩期大量应用可导致胎死宫内。

3. 麻醉剂　根据给药途径和麻醉范围将麻醉剂分为全身麻醉药（吸入和静脉）和局部麻醉药。全身麻醉药，作用于中枢神经系统，使机体功能受到广泛抑制，静脉给药几乎都可以通过胎盘，引起新生儿呼吸抑制，常用的药物有硫喷妥钠和氯胺酮等。局部麻醉药能阻断神经冲动，首先抑制感觉、压觉和痛觉，在浓度增加时也能抑制运动神经的功能。分娩期常用的有利多卡因、丁哌卡因等酰胺脂肪类和普鲁卡因（脂类）局麻药，目前尚无人类胎儿及新生儿不良影响的研究报道。

4. 常用分娩镇痛药物　罗哌卡因复合芬太尼自控硬膜外是目前国内外应用最广泛的分娩镇痛方法。

（1）罗哌卡因：对运动神经的阻滞作用与药物浓度有关，浓度为 0.2% 的罗哌卡因对感觉神经阻滞较好，几乎无运动神经阻滞作用；其麻醉强度较强，作用时效较长。最主要的罗哌卡因不影响新生儿结局。其可阻断神经根疼痛的传导，缓解产妇的疼痛，同时使外周血管扩张，血压下降，但其用量少，血压仅微量下调，不会引起血压大幅度下降导致胎盘早剥从而危及母儿生命。

（2）芬太尼：为脂溶性阿片受体激动剂，属强效的麻醉性镇痛药。作用迅速，维持时间短，不释放组胺，对心血管功能影响小。芬太尼对呼吸的抑制作用较弱。对产妇心血管稳定，对新生儿呼吸、循环无明显影响。但单独使用芬太尼会导致低血压、呼吸抑制等副作用。加大剂量增加其副作用的发生，而且不能完全缓解第二产程的疼痛。

故临床上罗哌卡因与芬太尼联合使用可减少药物使用量，改善椎管内镇痛分娩的有效性，缩短起效时间，具有较好的协同效果。同时也大大减少了高剂量的单一药物引起的副作用，还能降低药物的浓度，减少不良反应的发生。因此，该方法是安全的、可靠的，可于临床推广，以减轻产妇痛苦，保障母婴健康。

（四）硫酸镁

硫酸镁对中枢 - 神经系统有抑制作用，镁离子可抑制运动神经末梢对乙酰胆碱的释放，阻断神经与肌肉间的传导，从而使平滑肌松弛，是预防和控制子痫抽搐的首选药，临产前后大量应用时，可抑制子宫收缩，新生儿可能出现肌张力低下、嗜睡、短暂呼吸抑制，故应在严密观察下应用，产后预防出血并加强对新生儿的监护。

（五）分娩期用药原则

1. 尽量选择对产程和母胎没有影响或影响较小的药物。

2. 根据分娩期的药代动力学特点，分娩期母体血药浓度较高，应适当减少药物用量。掌握好用药时机和剂量。

3. 注意药物对新生儿的毒副作用。

4. 尽量减少不必要的药物干预产程；推荐使用非药物性分娩镇痛，减少麻醉、镇痛剂对新生儿的影响。

5. 掌握好用药时机。产程中用药必须注意从开始注射药物到胎儿娩出的时间。胎儿娩出时间一定要避开药物在胎儿体内浓度最高时，尽可能让出生时的新生儿体内的药物浓度处在低水平。

6. 掌握好用药剂量。许多药物常量使用时无害，但过量使用可有不良反应，如宫缩剂、镇静剂、麻醉剂等。

四、哺乳期用药对新生儿的影响

（一）哺乳期用药对新生儿影响的决定因素

哺乳期用药对新生儿的影响主要取决于药物本身的性质和药物在乳汁中的浓度。药物在乳汁中的浓度受以下因素影响：

1. 药物的分子量 分子量 > 200 道尔顿（Da）的物质难以穿透细胞膜，如肝素、胰岛素等高分子化合物难以向乳汁转运；而分子量 < 200 道尔顿（Da）的药物如酒精、吗啡、四环素等通过单纯扩散即可从血浆向乳汁转运。

2. 药物的 pH 母体血液 pH 为 7.35～7.45，乳汁 pH 为 6.35～7.30。实验证明弱碱性药物如红霉素、异烟肼等易于通过血浆乳汁屏障，用药后乳汁中药物浓度可与血浆相同，甚至高于血浆。相反，弱酸性药物如青霉素、磺胺类等药物，不易通过屏障，则乳汁中药物浓度常低于血浆中浓度。

3. 脂溶性程度 脂溶性强的药物为非离子型，易于透过富于脂质的细胞，溶于母乳的脂肪中；脂溶性低的药物，即使是非离子型，也难以向乳汁中转运。

4. 药物的离解度 离解度越低，乳汁中药物浓度就越低。例如，电解质锂易进入乳汁并可达到高浓度。

5. 药物与母体血浆蛋白的结合能力 药物与血浆蛋白结合后，难以通过细胞膜，只有在母体血浆中处于游离状态的药物才能进入乳汁。例如，抗血凝的苄丙酮香豆素不可能在乳汁中出现。

6. 母体因素 乳汁中富含脂肪成分，有利于脂溶性药物向乳汁转运。当母体肝肾功能不全，对药物解毒及排泄功能降低，药物可在血中蓄积，如氨基糖苷类药物在母血中浓度可因母体肝肾功能不全而显著增高，因此乳汁转运药物量也相对增多。

7. 给药途径 不同的给药途径，母血中药物峰值出现时间大相径庭。例如，抗生素类药物，静脉给药后血中很快出现峰值，口服则因药而异，常需 60～120 分钟出现峰值，乳汁中峰值一般比血浆中晚出现 30～120 分钟，其峰值一般不超过血浆中药物峰值。乳汁中药物代谢的速度慢于血浆。

（二）药物在乳汁中的浓度

几乎所有的药物都能通过血浆 - 乳汁屏障（由毛细血管、内皮 - 间质、基底膜、细胞膜、腺上皮细胞组成）转运到乳汁，但其中的含量很少超过产妇摄入量的 1%～2%。要注意的是不同的药物在乳汁中的浓度差别也较大。

（三）哺乳期用药原则

1. 熟悉药物的药理学特性，避免滥用药物。如确有医学指征，应尽量避免应用哺乳期禁用和慎用药物，否则停止哺乳，以免危及新生儿。

2. 哺乳期应用对新生儿比较安全的药物时，一般不需要中断哺乳。因为母体的血药浓度是决定新生儿将接受的药物浓度的最重要因素，随着母体血浆药物浓度的下降，乳汁中的药物又会返回到血浆中，继之乳汁中的药物浓度下降。因此，可选择在哺乳后立即服药，尽可能延迟下一次哺乳时间，延长服药至哺乳的间隔时间，避开血药浓度的高峰期，以减轻乳汁中的药物浓度。

所以，医师在给哺乳期产妇选择最安全的药物时，应选择短半衰期、大分子量、高蛋白结合率、高离子化程度和低亲脂性的药物。

（四）哺乳期常用药物对新生儿的影响

除个别例外，大多数药物在母乳中的浓度极

低，在哺乳期应用是安全的。另外，每一类药物也至少有几个药物被认为在哺乳期使用是安全的。

1. 镇痛剂 大多数镇痛药对哺乳期的产妇或新生儿极少或几乎没有危险。

（1）对乙酰氨基酚（扑热息痛）：对乙酰氨基酚极少分泌到乳汁中，常规剂量时对新生儿没有危险。医师可能会担心新生儿肝功能不成熟而容易中毒，然而，新生儿可通过氢硫化物旁路结合代谢大多数的对乙酰氨基酚。因此，可以放心地给哺乳期妇女应用此药。

（2）阿司匹林：阿司匹林很少分泌到乳汁，产妇短期服药对新生儿几乎没有影响，不会引起血小板聚集和出血。但是，当产妇长期应用大剂量阿司匹林治疗时，阿司匹林在新生儿中有累积倾向，并有引起代谢性酸中毒的可能。因此，最好还是选择半衰期较短的对乙酰氨基酚和非类固醇类抗炎药作为哺乳期产妇的止痛剂。

（3）非类固醇类抗炎药：此类药物在乳汁中的水平极低，尤其是布洛芬和双氯芬酸，没有对母乳喂养儿不利影响的报道。萘普生在乳汁中的水平也很低，但是，由于其半衰期长而使人们有理论上的担心。有 1 例产妇应用萘普生治疗 7 天的报道，其新生儿发生了血尿、胃肠道出血和急性贫血。吲哚美辛以极小量排泄到乳汁中，除有 1 例产妇摄入 200mg/d 吲哚美辛其新生儿有惊厥报道外，没有见到其他负面影响的报道。对于此类药物，美国儿科学会（American Academy of Pediatrics，AAP）认为，哺乳期产妇短期应用是安全的，至于长期应用则首选布洛芬。

（4）阿片类制剂：①吗啡：吗啡以低剂量进入母乳，而且口服生物利用度低。因此，不会对健康的足月儿造成不利的影响。但是，2 个月以下的新生儿对该药的清除率较低，特别是患病儿或早产儿。②芬太尼：芬太尼口服生物利用度低，半衰期短，转运到母乳中浓度极低甚至检测不到。③哌替啶：哌替啶以低水平出现在母乳中，但是其活性代谢产物去甲哌替啶可以引起新生儿惊厥。有比较产妇应用吗啡和哌替啶对新生儿影响的一项研究显示：两药对产妇产生了同样的镇痛作用，但哌替啶组的母乳中去甲哌替啶浓度持续升高，其新生儿也有明显的神经行为抑制现象。因此，哺乳期应当避免应用哌替啶。④可待因：仅少量可待因及其代谢产物进入乳汁，平均为产妇摄入剂量的 0.17% 或更低。新生儿期对此药比较敏感，曾

有 4 例暴露于含可待因乳汁中的新生儿发生呼吸暂停的文章报道。

2. 抗微生物药物 大多数抗感染药物在母乳喂养期是可用的。然而，即使是被认为安全的抗生素，偶尔也可以引起新生儿的胃肠道反应。哺乳期患者接受抗菌药物后，某些药物可自乳汁分泌，通常母乳中药物含量不高，不超过哺乳期患者每天用药量的 1%；少数药物乳汁中分泌量较高，如氟喹诺酮类、四环素类、大环内酯类、氯霉素、磺胺甲噁唑、甲氧苄啶、甲硝唑等。青霉素类、头孢菌素类等 β- 内酰胺类和氨基糖苷类等在乳汁中含量低。然而，无论乳汁中药物浓度如何，均存在对新生儿潜在的影响，并可能出现不良反应。哺乳期患者应用任何抗菌药物时，均宜暂停哺乳。

（1）青霉素和头孢类抗生素：除有少数母乳喂养儿腹泻的报道外，青霉素和头孢类药物对新生儿几乎没有不利影响。

（2）大环内酯类：红霉素在人乳中的浓度高于母体血浆的浓度，当静脉给药时，其在乳汁中的浓度更高。有母乳喂养儿经乳汁摄入红霉素引起幽门狭窄的个例报道，但目前认为在哺乳期应用红霉素是安全的。因此，它是儿童常用的药物。阿奇霉素半衰期长，可在乳汁中堆积，尚无母乳喂养儿不良反应的报道。因此，当哺乳期需要应用大环内酯类抗生素时，首选红霉素。

（3）磺胺类药物：磺胺类药物可与胆红素竞争白蛋白，一般不用于新生儿期。磺胺类药物也不应用于有葡萄糖 -6- 磷酸脱氢酶缺乏症（glucose-6-phoshate dehydrogenase deficiency，G-6-PD）或高胆红素血症新生儿的哺乳期产妇。如果必须应用磺胺类药物，磺胺异噁唑是分泌到乳汁中最低的磺胺类药物。

（4）四环素类：众所周知，当直接给予儿童四环素时，可引起牙齿染色和骨骼生长异常。由于四环素与乳汁中的钙结合，被新生儿吸收的量是极少的，哺乳期可以短期应用四环素，然而应当阻止产妇长期应用该药。多西环素半衰期长，直接用于儿童时，引起牙齿变色和骨骼生长异常的问题比四环素轻。然而，多西环素与钙的结合比四环素少，事实上可能有比四环素更多地被新生儿吸收，尽管短期应用不禁忌，但长期应用应当避免。

（5）氟喹诺酮类：应用氟喹诺酮类应当谨慎。因为它们与新生动物的关节病变相关，此类药物通常不用于患儿。环丙沙星在乳汁中的量是相当

低的，然而有哺乳期应用环丙沙星的母乳喂养儿发生光毒性、牙齿变色和假膜性结肠炎的个例报道。哺乳期可以应用环丙沙星，但是应当作为抗菌药物的最后选择，并告知患者其新生儿可能存在的风险。氟喹诺酮类中，氧氟沙星、诺氟沙星或左氧氟沙星在乳汁中的浓度低，可以是哺乳期产妇的优先选择。总之，氟喹诺酮类不应当作为哺乳期妇女的第一线治疗选择。

（6）甲硝唑：甲硝唑在啮齿类动物中有致癌的危险，但在人类中没有被证实。此药未被美国食品药品监督管理局批准在新生儿中应用。然而，在实践中它常常被用来治疗贾第虫病及危重厌氧菌感染。母乳喂养期间应当尽可能避免应用甲硝唑，但不是哺乳期的绝对禁忌。如果产妇必须应用甲硝唑，尽可能应用单剂（2g），同时泵出并丢弃乳汁（24 小时）。

（7）氨基糖苷类：氨基糖苷类以低浓度分泌到乳汁中，口服吸收差。未见哺乳期用药的母乳喂养儿不良反应的报道。然而，鉴于氨基糖苷类抗生素的耳毒性，建议该类药物不要作为哺乳期妇女的第一线治疗用药。

（8）克林霉素：克林霉素易溶于水，分子量小，60%～90% 与血浆蛋白结合，这些特性限制了其在乳汁中的分布。哺乳期妇女应用克林霉素可以继续母乳喂养。对克林霉素最大的担心还是导致假膜性结肠炎的发生，应当告知产妇，如果其新生儿发生腹泻，特别是大便中含有黏液和血液时，要及时与医师联系。

3. 抗凝血药

（1）肝素：肝素由于其分子量大而不转运到乳汁中，即使是少量转运到乳汁中，肝素被新生儿摄食后也在新生儿的胃中迅速被破坏。哺乳期应用肝素是安全的。

（2）华法林：华法林有的蛋白结合率高，因此，进入乳汁量极少。主要的担心是早产儿摄入含华法林的乳汁后有脑室内出血的危险，哺乳期产妇应用该药的新生儿都应监测抗凝血指标。尽管由华法林导致的出血性疾病的风险很低，但对其新生儿都应使用维生素 K 治疗。

（五）哺乳期间需要谨慎应用的药物

某些药物在哺乳期不是绝对禁忌，但是，由于曾经有过对新生儿不利影响的报道，或是由于理论上的担心而应在哺乳期谨慎或避免应用。

1. 心血管药物和抗高血压药 尽管大多数心血管药和抗高血压药，如钙通道阻滞剂、利尿剂和血管紧张素转换酶抑制剂等对于母乳喂养的新生儿几乎没有任何风险，但胺碘酮和某些 β- 肾上腺素能受体阻滞剂在哺乳期应当慎重。β- 肾上腺素能受体阻滞剂是常用来治疗产后高血压的药物。此类药物如阿替洛尔、纳多洛尔和索他洛尔主要通过肾脏排泄，醋丁洛尔通过肝脏及肾脏排泄，其活性代谢产物主要通过肾脏排泄。由于新生儿肾功能不成熟，这些药物可以在体内累积。另外，这些药物有相对高的 M/P 比值，可以高浓度存在于乳汁中（超过治疗剂量的 10%），已有产妇应用阿替洛尔和醋丁洛尔的新生儿发生心动过缓和低血压的报道。因此，如果哺乳期必须应用 β- 肾上腺素能受体阻滞剂，建议首选普萘洛尔（心得安），其在产妇血浆和乳汁中浓度相对较低。

2. 胺碘酮 胺碘酮是急诊用于治疗室性心律失常的药物，它也可以预防性地用来治疗对其他治疗无效的室上性心动过速。胺碘酮可以分泌到乳汁中，由于该药半衰期长，理论上可以导致新生儿暴露于高浓度胺碘酮的乳汁中。因此，在胺碘酮治疗期间，应该停止母乳喂养。如果产妇希望继续母乳喂养，必须监测新生儿的血浆药物浓度、心血管功能和甲状腺功能。因胺碘酮含有 37% 的碘，所以有诱发甲状腺功能减退的可能。

3. 抗抑郁药物及锂制剂 母乳中抗抑郁药的水平达到常规治疗剂量的 10% 是罕见的。然而，产妇持续服用氟西汀、多塞平、舍曲林和锂对接受母乳婴儿的累积作用已被报道，尽管这些药物在乳汁中的浓度低，但有报道母乳喂养的新生儿中氟西汀致肠绞痛和多塞平的镇静作用。也有新生儿锂中毒的病例报道，症状为肌张力低下、嗜睡和 T 波倒置。因此，哺乳期的产妇如果必须应用锂制剂，应当严密监测新生儿的锂水平和甲状腺功能。

4. 抗精神病药与镇静药 氯丙嗪少量出现在母乳中但不堆积，哺乳期产妇摄入此药时其新生儿有镇静和发育评分降低的风险。氟哌啶醇是另一类强有力的抗精神失常药，可出现在母乳中，用药需谨慎并告知患者其新生儿有发育评分降低的可能。地西泮是一种常用的急诊用药，该药的累积作用是对母乳喂养儿主要的担心。单剂应用不会导致累积，但是长期应用可导致新生儿吃奶差、镇静和体重丢失。地西泮的半衰期为 43 小时，而劳拉西泮为 12 小时，咪达唑仑为 2～5 小时。因此，当急诊需要单剂作为镇静时，可以考虑应用半衰期较短的咪达唑仑或劳拉西泮替代地西泮。

5. 抗癫痫药 哺乳期产妇应用卡马西平、苯妥英钠和丙戊酸钠被认为是可接受的，估计其新生儿暴露于这些药物的水平为治疗剂量的 3%～5%。在母乳喂养儿中，不良事件的报道包括肝功能障碍（卡马西平所致）、高铁血红蛋白血症（苯妥英钠所致）和血小板减少症及贫血（丙戊酸钠所致）。相反，产妇摄入苯巴比妥、乙琥胺或扑痫酮的母乳喂养儿在母乳中接受的药物浓度较高，分别为治疗量的 100%（苯巴比妥）、50% 以上（乙琥胺）和 10% 以上（扑痫酮），并且，镇静作用已在含苯巴比妥的母乳喂养的新生儿中发生。较新抗癫痫药拉莫三嗪在乳汁中的分泌水平还不清楚，估计为治疗剂量的 10%，尚无新生儿不良反应发生。由于拉莫三嗪主要通过葡萄苷酸化途径代谢，其清除率在新生儿早期可能较低。

（六）哺乳期应当避免使用的药物

极少种类的药物会对新生儿造成危险而需要暂时或完全停止母乳喂养。哺乳期需要绝对禁忌的药物是细胞毒性药物、放射性核素和产妇滥用的药物。

即使是极低浓度的细胞毒药物如免疫抑制剂，对于新生儿也是有害的。产妇滥用的可卡因、海洛因、大麻等已在母乳中被发现。致幻药苯异丙胺（安非他明）可以明显分泌到乳汁中。临床医师应当劝告继续滥用这些药物的产妇，在其成功戒断之前，不要用母乳喂养新生儿。应用放射性核素检查时，母乳喂养必须被暂停一段时间。核医学医师也应考虑应用在母乳中排泄时间最短的药物，检查之后患者应当泵出并丢弃乳汁直至它不再含有放射性。

五、新生儿期用药

（一）新生儿药物代谢的特点

新生儿器官功能发育不完全，生理过程变化迅速，因此在药物的吸收、分布、转运、代谢及排泄等药代动力学方面有其特殊的方面。

1. 药物吸收 胎儿未娩出前通过胎盘吸收药物及产时注入的药物可在新生儿体内存在一定的时间，对新生儿有潜在影响药物。可根据新生儿 Apgar 评分，用脐血测定药物及其主要代谢产物的浓度，以及新生儿有无大的畸形以判断其影响。对新生儿神经系统及行为可能产生影响的药物，则可以用新生儿身体的张力、生理反射、莫罗反射、针刺反应以及其他检查加以观察。

药物在新生儿胃肠道较容易吸收。一方面，胎儿出生后胃肠细菌繁殖及内脏血液循环的建立，吸收面积大，通透性强，有利于药物的吸收。同时，药物吸收与 pH 有关，出生后胃液 pH 呈中性，24 小时呈酸性，pH 在 1～3，以后酸度降低，1 周内均无酸分泌，9～10 天时呈无酸状态。早产儿产酸能力更低。低酸度有利于药物吸收，可减少药物失活。胃的排空时间较长，吸收速度较成人稍慢。肌内注射和皮下注射吸收速度与局部血液循环有关，缺氧儿吸收差。

2. 药物分布 新生儿全身体液总量占体重的 70%～75%，早产儿约占 85%；血浆量较恒定，但细胞内外水分有波动，细胞外液量占体重的 40%～45%。成人细胞外液量占 15%～20%。药物进入细胞外液与受体结合起作用，新生儿细胞外液多，药物作用较强。

3. 药物与蛋白结合能力 新生儿特别是早产儿，血浆白蛋白含量低，结合药物分子能力差；并且在出生后 1 周内须结合的内源性物质较多（如胆红素、激素及脂肪酸等），因而游离药物多，为成人的 1.2～2.4 倍，所以药物作用强。新生儿体内药物与蛋白结合过程中可能与内源性物质（如胆红素）竞争，使游离胆红素增加，增加早产儿发生核黄疸的可能性。

4. 受体作用 药物起作用主要在受体部位，故应确定新生儿有无各种药物的受体。

5. 药物的代谢 大多数脂溶性药物必须经过体内代谢转化为水溶性及离子化的代谢产物排出体外。药物代谢过程包括氧化、还原、水解（Ⅰ期反应）和结合（Ⅱ期反应）。早产儿及足月新生儿的代谢主要在肝内，虽然生化转换反应的功能已出现，但相当低，且酶的作用差，所以药物的氧化及醛化作用不足，药物在血清中半衰期延长。窒息、营养不良、低血糖、体重不足、某些特殊疾病和药物的毒性反应可以进一步使代谢过程减慢。

6. 药物的排泄 在新生儿阶段大部分药物或代谢产物由肾脏排出，少部分从肠道、胆道和肺排出。新生儿肾脏在出生时发育尚未完全成熟，早产儿肾脏发育更不成熟；出生后肾小管及肾单位变长并逐渐成熟，但肾血流量、肾小球滤过率和肾小管的吸收及分泌均低于成人。出生后肾血液循环迅速增加，肾滤过率在出生后 10～20 周可以达到成人水平，故刚出生时药物排泄较成人慢，药物的半衰期略长，需注意药物的蓄积作用和减少药物毒性。

（二）新生儿用药原则

由于新生儿生理及代谢的特点决定了用药的特殊性，因此在用药上应掌握特殊性、选择性、目的性、整体性和计划性等原则。具体需注意以下几个方面：

1. 充分了解药物的药理学特点，即药物功能、毒性反应和药物动力学。严格掌握用药的适应证。

2. 根据药物特点和病情需要决定给药途径、剂量、用药时间，适时停药。

3. 尽量避免或减少联合用药。

4. 注意药物的毒副作用。

5. 根据体重或体表面积计算用药剂量，并根据临床适当加减剂量。

（1）根据体重计算：用药量 = 体重 × 成人剂量 /60。

（2）根据体表面积计算：用药量 = 体重 ×0.035+ 0.1。用药量 = 体表面积 × 成人剂量 /1.7。其中 1.7 为成人（70kg）的体表面积。

6. 新生儿皮肤薄，皮下毛细血管丰富，体表面积大，皮肤对药物吸收作用强，应注意外用药物的中毒问题。

（三）新生儿患者抗菌药物的应用

新生儿期一些重要器官尚未完全发育成熟，在此期间其生长发育随日龄增加而迅速变化，因此新生儿感染使用抗菌药物时需注意以下事项：

1. 新生儿期肝、肾均未发育成熟，肝代谢酶的产生不足或缺乏，肾清除功能较差，因此新生儿感染时应避免应用毒性大的抗菌药物，包括主要经肾排泄的氨基糖苷类、万古霉素、去甲万古霉素等，以及主要经肝代谢的氯霉素等。确有应用指征时，需进行血药浓度监测，据此调整给药方案，个体化给药，以使治疗安全有效。

2. 新生儿期避免应用可能发生严重不良反应的抗菌药物（表 2-5）。可影响新生儿生长发育的四环素类、喹诺酮类应避免应用，可导致脑性核黄疸及溶血性贫血的磺胺类药和呋喃类药应避免应用。

3. 新生儿期由于肾功能尚不完善，主要经肾排出的青霉素类、头孢菌素类等 β- 内酰胺类药物需减量应用，以防止药物在体内蓄积导致严重中枢神经系统毒性反应的发生。

4. 新生儿的组织器官日益成熟，抗菌药物在

新生儿的药物代谢动力学亦随日龄增长而变化，因此使用抗菌药物时应按日龄调整给药方案。

表 2-5　新生儿应用抗菌药物后可能发生的不良反应

抗菌药物	不良反应	发生机制
氯霉素	灰婴综合征	肝酶不足，氯霉素与其结合减少，肾排泄功能差，使血游离氯霉素浓度升高
磺胺药	脑性核黄疸	磺胺药替代胆红素与蛋白的结合位置
喹诺酮类	软骨损害（动物）	不明
四环素类	齿及骨骼发育不良，牙齿黄染	药物与钙络合沉积在牙齿和骨骼中
氨基糖苷类	肾、耳毒性	肾清除能力差，有遗传因素、药物浓度等个体差异大
万古霉素	肾、耳毒性	同氨基糖苷类
磺胺药及呋喃类	溶血性贫血	新生儿红细胞中缺乏葡萄糖 -6- 磷酸脱氢酶

产科合理用药原则是在给孕产妇用药之前，要充分考虑到在妊娠期、分娩期或产褥期的生理特点和异常情况，正确选择对胚胎、胎儿、新生儿影响小而又对孕产妇所患疾病最有效的药物，制订给药方案时要重视产科特点，注意个体差异，并随病情变化及时调整药物。

总之，药物致畸概率毕竟很小，但产科医师仍需要同时关注疾病本身对胎儿的影响与药物对胎儿的影响。有时疾病本身对胎儿的影响更严重，医师和患者都应考虑疾病治疗的风险与不治疗的风险孰轻孰重。无论是妊娠期还是产褥期，只要能充分了解药物的药理学特点，即药物功能、毒性反应和药物动力学；严格掌握用药的适应证；正确把握药物特点和病情选择给药途径、剂量、用药时间，适时停药；尽量避免或减少联合用药。

专家点评：妊娠期、分娩期、哺乳期及新生儿用药，要把握合理用药指征，避免不必要的用药，特别是妊娠早期应尽量避免用药。药物选择应遵循最小有效剂量原则，多选择经典、明确且安全性的药，以降低药物对胎儿、新生儿及孕产妇的不良风险。

（黄 鼎 程蔚蔚）

第六节 孕产妇评估与管理

导读：孕产期的病理因素或致病因素可能危及孕妇和胎儿的健康或导致难产，采用适宜的评估方法可对具有不同危险因素的孕妇进行分类管理，提高孕产期保健质量。

一、高危筛查和评估

（一）问题概述

1. 我国的高危孕产妇管理概况 在妊娠期由于某种病理因素或致病因素的影响，可能危害孕妇、胎儿与新生儿健康或导致难产者，称为高危妊娠（high risk pregnancy）。具有高危妊娠因素的孕妇，称为高危孕妇。与妊娠有关的高危因素主要包括孕产妇因素、胎儿因素和社会环境因素等。高危妊娠可增加围产期的发病率、死亡率以及不良妊娠结局。

1984年，世界卫生组织提出了在孕产期保健中实行危险管理（risk approach，RA），其理由是在发展中国家卫生资源十分有限，为了合理使用卫生资源，通过对孕妇进行危险因素筛查，区分出"高危"和"正常"孕妇，对正常孕妇实行一般照顾，对高危孕妇实行更多的照顾和关怀，以降低孕产妇死亡率。

1987年，全球启动"产妇安全"项目，将加强对高危妊娠的管理作为主要措施之一。

2000年以来，我国在中西部12个省（自治区、直辖市）的378个县开始实施"降低孕产妇死亡率、消除新生儿破伤风"项目（简称"降消"项目），"降消"项目地区的孕期保健实行高危妊娠评分管理，将影响孕产妇及胎儿安全的因素按照一般情况、异常产史、严重内科合并症、妊娠并发症、本次妊娠异常情况、致畸因素和社会因素等多个项目进行分类，每一项目赋予一定的分值，每个孕妇将所有影响因素的分值累加形成该孕妇的高危分值，分值越高，表示妊娠风险越大，并规定高危评分10分以下者可在乡镇卫生院保健和住院分娩，≥10分者需要转诊到县级以上医疗保健机构进行孕期保健和住院分娩。通过这种高危因素评分管理，使很多高危孕妇得到及时救治，对降低项目地区的孕产妇死亡率起到了强有力的保障作用。"降消"项目结束后，不少地区仍然使用这种评价方式进

行高危孕妇的管理。该模式的优点是通过高危分值累加，分值越高表示妊娠风险越大，通过分值显示让人一目了然；缺点是危险因素评分包含的危险因素内容较少、有一定局限性。

在高危妊娠评分管理法的基础上，部分地区又探索开展了高危因素分类管理法，该模式是将严重危及孕产妇和胎儿的各种疾病及影响因素分为A、B、C三类，A类为一般高危孕妇，可在条件较好的乡镇卫生院或县级医疗保健机构进行孕期保健和住院分娩；B类为较严重的高危孕妇，要求在县级以上医疗保健机构保健和住院分娩；C类为有严重高危因素的孕妇，要求在市级以上医疗保健机构进行孕期保健和住院分娩。高危因素分类管理法的优点是将妊娠危险因素分为一般高危、较严重高危和严重高危，分类简单明确，分类转诊操作性较强；缺点是分类过于简单，有些危险因素难以归类。

妊娠期高危险因素颜色管理是近年来上海等地在妊娠高危因素分类管理模式基础上的拓展和创新，该管理模式是将妊娠风险严重程度用不同的颜色进行分级标识，从低风险、一般风险、较高风险、高风险和患有传染病等类别用不同的颜色表示，并将相应的颜色标识在孕妇保健手册或门诊病历上，让接触该孕妇的医务人员和管理者对该孕妇妊娠风险的严重程度一目了然，更有利于对高危孕妇的分类管理和逐级转诊。该管理模式的优点是直观明了、各级医疗保健机构均可应用、操作性强，更有利于流动人口较多地区的高危妊娠管理；缺点是危险因素分类较复杂、基层医务人员掌握有一定难度。

2. 高危孕产妇管理工作中面临的问题

（1）"高危妊娠"概念含糊。多年来，孕产期保健工作中习惯对有妊娠危险因素的孕妇统称为"高危妊娠"，由于妊娠有关的危险因素种类多且复杂，有的危险程度低只需要适当增加保健措施即可，有的危险程度高甚至可能危及孕妇和胎儿生命安全需要较多的医疗干预，统一将妊娠风险定义为"高危因素"不利于孕产期保健的分类管理，也不利于卫生统计结果的综合利用。高危妊娠是表述妊娠过程和结局，妊娠风险筛查与评估是医务人员主动提供服务和管理，近年来使用"妊娠风险"替代"高危因素"更切合实际。

（2）缺乏全国统一的妊娠风险评价标准。2011年，卫生部下发了《孕产期保健工作管理办法》和

《孕产期保健工作规范》，明确要求医疗保健机构为怀孕的妇女提供孕期保健，包括筛查危险因素。随着国家生育政策的调整，高龄孕妇比例增多、高危妊娠增加、瘢痕子宫增多，孕产期保健管理面临巨大的挑战。但由于全国各地没有妊娠期危险因素评定和管理的统一标准，各地在围产保健管理中使用不同的筛查标准和管理模式，导致无法统一评价各地妇幼健康工作的成效，也难以对跨地区的孕妇进行统一分类管理。

（3）妊娠风险筛查与评估管理职责不明确。"降消"项目实施以来，各地相继制定了辖区高危妊娠管理办法，多数地区也明确了妊娠风险筛查和管理的工作流程，明确了谁筛查、谁管理，但由于缺乏相应的约束机制，相当一部分助产技术服务机构只注重孕妇每次就诊的医疗保健业务，未落实妊娠风险筛查与评估管理的群体保健工作职责，导致部分妊娠高风险孕妇漏筛、漏管，最终发生不良妊娠结局。

（4）妊娠风险筛查与评估管理信息流转不畅。多年来，各地开展妊娠风险筛查与评估管理多采用个案信息和报表信息相结合的管理模式，但由于没有信息系统支撑，多数个案信息管理滞后，特别是对跨地区流动的高危孕产妇，相关信息流转不畅，导致管理部门未及时掌握相关信息、高风险孕产妇漏管的情况时有发生。随着近年来跨省（市、区）流动孕产妇的增多，高风险孕妇信息流转不畅情况更为严峻。

（二）对健康的危害

1. 对孕妇健康的影响 高危妊娠的孕妇在孕产期有更高的妊娠并发症及合并症的发病率、死亡率和不良妊娠结局。妊娠合并内外科疾病的妇女，多数情况下妊娠后合并的疾病病情会加重或控制难度增加，对孕妇健康带来不利影响。妊娠并发症如妊娠高血压综合征、妊娠肝内胆汁淤积症、妊娠期急性脂肪肝等疾病，都会对孕妇健康带来严重危害，甚至危及生命安全。有妊娠危险因素的孕妇，产后出血发生率高、剖宫产率及阴道助产率增加。妊娠合并糖尿病和孕期体重增加过多的孕妇，更容易发生产后出血，手术切口愈合更慢，发生感染的机会更多。孕期妇女体重超过推荐范围更容易发生产后体重滞留和肥胖，孕期增重15kg以上的妇女在绝经后发生乳腺癌的风险增高。

2. 对胎儿及新生儿健康的影响 具有妊娠危险因素的孕妇，发生流产、早产、出生窒息和新生

儿死亡的发生率增高，宫内的不良环境引起的胎儿生长受限对成人期发病也存在着重要影响。

20世纪80年代，英国David Barker教授发现英格兰和威尔士1968—1978年间冠心病死亡率的地区分布与1921—1925年间新生儿死亡率的地区分布惊人的一致。在此基础上，Barker教授进行了一系列的研究，发现孕期营养缺乏与后代心血管疾病、高血压病、糖代谢异常、中心性肥胖和血脂异常等一系列疾病的发生均存在着密切联系。

20世纪90年代，Barker教授提出了"成人疾病的胎儿起源（fetal origin of adult disease，FOAD）"假说。Barker博士认为，胚胎时期和1岁以前的营养状况对孩子以后的一生有着深远的影响。这项流行病学调查结果表明：因孕妇的各种疾病、营养等危险因素，出生时体重过低的孩子，在成年以后患冠心病、糖尿病、肥胖的危险性比同时期体重和营养正常的孩子高7倍以上。

国际上于2003年正式提出了健康与疾病的发育起源（Developmental Origins of Health and Disease，DOHaD）学说，DOHaD是一个近些年提出的关于人类疾病起源的新概念。

（三）保健策略与保健措施

2017年7月，国家卫生和计划生育委员会下发了《关于加强母婴安全保障工作的通知》（国卫妇幼发〔2017〕42号，以下简称《通知》），《通知》的主要内容包括：从源头严防风险，全面开展妊娠风险筛查与评估；盯重点人群，严格进行高危专案管理；严守安全底线，着力加强危急重症救治；建立督查机制，强化母婴安全责任落实等4部分10个方面的内容，《通知》对妊娠风险评估及管理提出了一系列具体的要求，有很强的针对性和可操作性。《通知》是近年来从国家层面制定的保障母婴安全方面的规范性文件，标志着我国的孕产期保健工作进入了一个新的历史时期。

孕产妇妊娠风险筛查：主要从孕妇基本情况、异常妊娠及分娩史、妇产科疾病及手术史、家族史、既往疾病及手术史、辅助检查和需要关注的表现特征及病史等七个方面进行妊娠危险因素的筛查。

孕产妇妊娠风险评估：二级以上医疗机构对筛查阳性的孕妇进行妊娠风险的评估，将每一个孕妇的妊娠风险评估结果用不同的颜色来表示：绿色（低风险）、黄色（一般风险）、橙色（较高风险）、红色（高风险）和紫色（孕妇患有传染性疾病）。

《通知》强化首诊医疗机构妊娠风险筛查责任，

强化二级以上医疗机构妊娠风险评估责任，明确医疗机构对高危人群管理职责，严格要求医疗机构落实高危专案管理，医疗机构要将妊娠风险分级为"橙色""红色"和"紫色"的孕产妇作为重点人群纳入高危孕产妇专案管理，同时要求各地要抓好危急重症救治网络建设，落实危急重症救治分片责任，畅通危急重症转诊救治绿色通道，提升孕产妇和新生儿危急重症临床救治能力，建立死亡孕产妇个案报告及约谈通报机制。

妊娠风险筛查和评估工作是孕期保健的重要内容，是保障母婴安全的重要举措，是降低孕产妇死亡率的关键环节，在孕产期保健工作中，应从以下几个方面进行把握：

一是要在全国统一实施5种颜色的妊娠风险管理标识。《通知》按照妊娠风险严重程度分别以"绿、黄、橙、红、紫"5种颜色进行分级标识，分别代表低风险、一般风险、较高风险、高风险和患有传染病。随着全国城市化进程的推进，跨省流动的孕产妇数量呈现逐年增加的趋势，各省的孕产妇妊娠风险评估的内容和颜色分类要与国家要求保持一致，否则，孕产期保健工作将难以实现各省相关工作接轨，各地医务人员对跨区域流动孕妇的分级容易产生混淆。因此，在全国范围内务必实行统一使用5种颜色的妊娠风险管理。

二是将妊娠风险管理与国家基本公共卫生服务规范紧密结合。《通知》对妊娠风险管理提出了从源头严防风险，全面开展妊娠风险筛查与评估，要求首诊医疗机构负责妊娠风险筛查，二级以上医疗机构做好妊娠风险评估。我国基本公共卫生服务规范要求乡镇卫生院和社区卫生服务中心对辖区孕妇进行首次建卡并在孕期至少5次随访，与《通知》提出的首诊医疗机构负责妊娠风险筛查、二级以上医疗机构做好妊娠风险评估的策略是一致的。实施基本公共卫生的乡镇卫生院和社区卫生服务中心要对照《孕产妇妊娠风险筛查表》的内容进行逐一筛查，发现异常及时转诊，助产服务机构在做孕期检查时进行妊娠风险评估，按照《孕产妇妊娠风险评估表》进行逐一评估，并按《通知》要求的妊娠风险种类进行颜色标识，把妊娠风险分级为"橙色""红色"和"紫色"的孕产妇作为重点人群纳入高危孕产妇专案管理，专人专案、全程管理、动态监管、集中救治，确保做到"发现一例、登记一例、报告一例、管理一例、救治一例"。

三是将妊娠风险筛查与评估融入孕产期保健日常工作中。我国多数地区的孕期保健模式是根据孕妇本人的意愿在其居住地就近选择医疗保健机构进行建立孕期保健手册并定期产检。根据《通知》要求，提供孕产期保健服务的各级医疗保健机构都要将妊娠风险筛查与评估融入孕产期保健日常工作中。为了及时对妊娠风险进行筛查和有效干预，原则上在妊娠6~8周时要为孕妇建立保健手册并完成相关的辅助检查，同时进行一次风险筛查和评估，坚决纠正"妊娠3个月才建卡"的错误观念。整个孕期至少在妊娠早、中、晚期分别进行一次风险筛查和评估，孕期保健过程中发现新增危险因素时及时再次评估，对高风险孕妇及时进行干预并按照属地化管理原则上报相关信息到辖区妇幼保健机构。

四是妊娠风险管理与母子健康手册发放工作紧密结合。母子健康手册承载政府提供的妇幼健康服务内容，记录母子接受医疗保健服务的过程。目前，母子健康手册已在全国广泛发放和应用，医疗保健机构在为孕妇提供孕产期保健服务时，要对孕妇的妊娠风险分级颜色标识在母子健康手册封面醒目位置，以警示孕妇本人及家属，同时也提醒医务人员定期动态评估妊娠风险。

五是妊娠风险管理与妇幼卫生信息化工作紧密结合。对已建立医院信息管理系统（hospital information system，HIS）的医疗保健机构，要及时将《通知》涉及的妊娠危险因素筛查、妊娠风险评估的相关内容融入医院信息管理系统中，同时与辖区妇幼卫生信息系统接轨。按照《通知》要求，对妊娠风险分级为橙色（较高风险）、红色（高风险）的孕产妇，各医疗机构要及时向辖区妇幼保健机构报送相关信息。结合国家对妇幼卫生信息工作的部署，高风险孕妇的网络逐级报送势必是下一步管理的要求，各地在建立辖区孕产期保健"一卡通"信息系统时，要增加和完善妊娠危险因素筛查、妊娠风险评估功能，并确保系统中显示的颜色与《通知》要求及实际工作保持一致。随着移动通讯技术的发展，杭州等地区已率先实现手机端"孕产妇五色智控码"，孕妇在手机端就可了解自身健康状况，查看每次产检的详细高危因素以及相应的解读、个性化的健康宣教、注意事项和指导建议等，让孕妇主动参与妊娠风险管理。通过医疗保健机构规范的信息共享和移动终端高危管理的应用能较好地实现跨机构、跨区域的高危专案的追踪、随访与管理。

附：1. 孕产妇妊娠风险筛查表（附表1）
　　2. 孕产妇妊娠风险评估表（附表2）

附表1　孕产妇妊娠风险筛查表

项目	筛查阳性内容
基本情况	1.1　周岁≥35 岁或≤18 岁
	1.2　身高≤145cm，或对生育可能有影响的躯体残疾
	1.3　体重指数（body mass index，BMI）>25 kg/m² 或 <18.5kg/m²
	1.4　Rh 血型阴性
异常妊娠及分娩史	2.1　生育间隔<18 个月或>5 年
	2.2　剖宫产史
	2.3　不孕史
	2.4　不良孕产史（各类流产≥3 次、早产史、围产儿死亡史、出生缺陷、异位妊娠史、滋养细胞疾病史、既往妊娠并发症及合并症史）
	2.5　本次妊娠异常情况（如多胎妊娠、辅助生殖妊娠等）
妇产科疾病及手术史	3.1　生殖道畸形
	3.2　子宫肌瘤或卵巢囊肿≥5cm
	3.3　阴道及宫颈锥切手术史
	3.4　宫 / 腹腔镜手术史
	3.5　瘢痕子宫（如子宫肌瘤挖除术后、子宫肌腺瘤挖除术后、子宫整形术后、宫角妊娠后、子宫穿孔史等）
	3.6　附件恶性肿瘤手术史
家族史	4.1　高血压家族史且孕妇目前血压≥140/90mmHg
	4.2　糖尿病（直系亲属）
	4.3　凝血因子缺乏
	4.4　严重的遗传性疾病（如遗传性高脂血症、血友病、地中海贫血等）
既往疾病及手术史	5.1　各种重要脏器疾病史
	5.2　恶性肿瘤病史
	5.3　其他特殊、重大手术史、药物过敏史
辅助检查*	6.1　血红蛋白<110g/L
	6.2　血小板计数≤100×10⁹/L
	6.3　梅毒筛查阳性
	6.4　HIV 筛查阳性
	6.5　清洁中段尿常规异常（如蛋白、管型、红细胞、白细胞）持续两次以上
	6.6　尿糖阳性且空腹血糖异常（妊娠 24 周前≥7.0mmol/L；妊娠 24 周起≥5.1mmol/L）
	6.7　血清铁蛋白<20μg/L
需要关注的表现特征及病史	7.1　提示心血管系统及呼吸系统疾病
	7.1.1　心悸、胸闷、胸痛或背部牵涉痛、气促、夜间不能平卧
	7.1.2　哮喘及哮喘史、咳嗽、咯血等
	7.1.3　长期低热、消瘦、盗汗
	7.1.4　心肺听诊异常
	7.1.5　高血压 BP≥140/90mmHg
	7.1.6　心脏病病史、心力衰竭史、心脏手术史
	7.1.7　胸廓畸形
	7.2　提示消化系统疾病
	7.2.1　严重食欲缺乏、乏力、剧吐
	7.2.2　上腹疼痛，肝脾大
	7.2.3　皮肤、巩膜黄染
	7.2.4　便血

项目	筛查阳性内容
需要关注的表现特征及病史	7.3 提示泌尿系统疾病 　　7.3.1 眼睑水肿、少尿、蛋白尿、血尿、管型尿 　　7.3.2 慢性肾炎、肾病史 7.4 提示血液系统疾病 　　7.4.1 牙龈出血、鼻出血 　　7.4.2 出血不凝、全身多处瘀点及瘀斑 　　7.4.3 血小板减少、再生障碍性贫血等血液病病史 7.5 提示内分泌及免疫系统疾病 　　7.5.1 多饮、多尿、多食 　　7.5.2 烦渴、心悸、烦躁、多汗 　　7.5.3 明显关节酸痛、面部蝶形或盘形红斑、不明原因高热 　　7.5.4 口干（无唾液）、眼干（眼内有摩擦异物感或无泪）等 7.6 提示性传播疾病 　　7.6.1 外生殖器溃疡、赘生物或水疱 　　7.6.2 阴道或尿道流脓 　　7.6.3 性病史 7.7 提示精神神经系统疾病 　　7.7.1 言语交流困难、智力障碍、精神抑郁、精神躁狂 　　7.7.2 反复出现头痛、恶心、呕吐 　　7.7.3 癫痫史 　　7.7.4 不明原因晕厥史 7.8 其他 　　7.8.1 吸毒史

注：带*的项目为建议项目，由筛查机构根据自身医疗保健服务水平提供。

附表2 孕产妇妊娠风险评估表

评估分级	孕产妇相关情况
绿色（低风险）	孕妇基本情况良好，未发现妊娠合并症、并发症
黄色（一般风险）	1. 基本情况 　1.1 年龄≥35岁或≤18岁 　1.2 体重指数>25kg/m² 或<18.5kg/m² 　1.3 生殖道畸形 　1.4 骨盆狭小 　1.5 不良孕产史（各类流产≥3次、早产、围产儿死亡、出生缺陷、异位妊娠、滋养细胞疾病等） 　1.6 瘢痕子宫 　1.7 子宫肌瘤或卵巢囊肿≥5cm 　1.8 盆腔手术史 　1.9 辅助生殖妊娠 2. 孕产期合并症 　2.1 心脏病（经心内科医师诊治无需药物治疗、心功能正常） 　　2.1.1 先天性心脏病（不伴有肺动脉高压的房间隔缺损、室间隔缺损、动脉导管未闭；法洛四联症修补术后无残余心脏结构异常等） 　　2.1.2 心肌炎后遗症 　　2.1.3 心律失常 　　2.1.4 无合并症的轻度的肺动脉狭窄和二尖瓣脱垂 　2.2 呼吸系统疾病：经呼吸内科诊治无需药物治疗、肺功能正常 　2.3 消化系统疾病：肝炎病毒携带（表面抗原阳性、肝功能正常）

评估分级	孕产妇相关情况
黄色（一般风险）	2.4　泌尿系统疾病：肾脏疾病（目前病情稳定，肾功能正常） 2.5　内分泌系统疾病：无需药物治疗的糖尿病、甲状腺疾病、垂体泌乳素瘤等 2.6　血液系统疾病 　　2.6.1　妊娠合并血小板减少［血小板（50～100）×10⁹/L］但无出血倾向 　　2.6.2　妊娠合并贫血（血红蛋白 60～110g/L） 2.7　神经系统疾病：癫痫（单纯部分性发作和复杂部分性发作），重症肌无力（眼肌型）等 2.8　免疫系统疾病：无需药物治疗（如系统性红斑狼疮、IgA 肾病、类风湿性关节炎、干燥综合征、未分化结缔组织病等） 2.9　尖锐湿疣、淋病等性传播疾病 2.10　吸毒史 2.11　其他 3.　孕产期并发症 3.1　双胎妊娠 3.2　先兆早产 3.3　胎儿生长受限 3.4　巨大胎儿 3.5　妊娠高血压综合征（除外红色、橙色） 3.6　妊娠肝内胆汁淤积症 3.7　胎膜早破 3.8　羊水过少 3.9　羊水过多 3.10　≥36 周胎位不正 3.11　低置胎盘 3.12　妊娠剧吐
橙色（较高风险）	1.　基本情况 1.1　年龄≥40 岁 1.2　体重指数≥28kg/m² 2.　孕产期合并症 2.1　较严重的心血管系统疾病 　　2.1.1　心功能Ⅱ级，轻度左心功能障碍或者射血分数 40%～50% 　　2.1.2　需药物治疗的心肌炎后遗症、心律失常等 　　2.1.3　瓣膜性心脏病（轻度二尖瓣狭窄瓣口＞1.5cm²，主动脉瓣狭窄跨瓣压差＜50mmHg，无合并症的轻度肺动脉狭窄，二尖瓣脱垂，二叶式主动脉瓣疾病，Marfan 综合征无主动脉扩张） 　　2.1.4　主动脉疾病（主动脉直径＜45mm），主动脉缩窄矫治术后 　　2.1.5　经治疗后稳定的心肌病 　　2.1.6　各种原因的轻度肺动脉高压（＜50mmHg） 　　2.1.7　其他 2.2　呼吸系统疾病 　　2.2.1　哮喘 　　2.2.2　脊柱侧弯 　　2.2.3　胸廓畸形等伴轻度肺功能不全 2.3　消化系统疾病 　　2.3.1　原因不明的肝功能异常 　　2.3.2　仅需要药物治疗的肝硬化、肠梗阻、消化道出血等 2.4　泌尿系统疾病：慢性肾脏疾病伴肾功能不全代偿期（肌酐超过正常值上限） 2.5　内分泌系统疾病 　　2.5.1　需药物治疗的糖尿病、甲状腺疾病、垂体泌乳素瘤 　　2.5.2　肾性尿崩症（尿量超过 4 000ml/d）等

评估分级	孕产妇相关情况
橙色（较高风险）	2.6 血液系统疾病 　2.6.1 血小板减少［血小板（30～50）×10⁹/L］ 　2.6.2 重度贫血（血红蛋白40～60g/L） 　2.6.3 凝血功能障碍无出血倾向 　2.6.4 易栓症（如抗凝血酶缺陷症、蛋白C缺陷症、蛋白S缺陷症、抗磷脂抗体综合征、肾病综合征等） 2.7 免疫系统疾病：应用小剂量激素（如泼尼松5～10mg/d）6个月以上，无临床活动表现（如系统性红斑狼疮、重症IgA肾病、类风湿性关节炎、干燥综合征、未分化结缔组织病等） 2.8 恶性肿瘤治疗后无转移、无复发 2.9 智力障碍 2.10 精神病缓解期 2.11 神经系统疾病：癫痫（失神发作）、重症肌无力（病变波及四肢骨骼肌和延脑部肌肉）等 2.12 其他 3. 孕产期并发症 3.1 三胎及以上妊娠 3.2 Rh血型不合 3.3 瘢痕子宫（距末次子宫手术间隔<18个月） 3.4 瘢痕子宫伴中央性前置胎盘或伴有可疑胎盘植入 3.5 各类子宫手术史（如剖宫产、宫角妊娠、子宫肌瘤挖除术等）≥2次 3.6 双胎、羊水过多伴发心肺功能减退 3.7 重度子痫前期、慢性高血压合并子痫前期 3.8 原因不明的发热 3.9 产后抑郁症、产褥期中暑、产褥感染等
红色（高风险）	1. 孕产期合并症 1.1 严重心血管系统疾病 　1.1.1 各种原因引起的肺动脉高压（≥50mmHg），如房间隔缺损、室间隔缺损、动脉导管未闭等 　1.1.2 复杂先天性心脏病（法洛四联症、艾森门格综合征等）和未手术的发绀型心脏病（SpO₂<90%）；Fontan循环术后 　1.1.3 心脏瓣膜病：瓣膜置换术后，中重度二尖瓣狭窄（瓣口<1.5cm²），主动脉瓣狭窄（跨瓣压差≥50mmHg）、马方综合征等 　1.1.4 各类心肌病 　1.1.5 感染性心内膜炎 　1.1.6 急性心肌炎 　1.1.7 风湿性心脏病风湿活动期 　1.1.8 妊娠期高血压性心脏病 　1.1.9 其他 1.2 呼吸系统疾病：哮喘反复发作、肺纤维化、胸廓或脊柱严重畸形等影响肺功能者 1.3 消化系统疾病：重型肝炎、肝硬化失代偿、严重消化道出血、急性胰腺炎、肠梗阻等影响孕产妇生命的疾病 1.4 泌尿系统疾病：急、慢性肾脏疾病伴高血压、肾功能不全（肌酐超过正常值上限的1.5倍） 1.5 内分泌系统疾病 　1.5.1 糖尿病并发肾病Ⅴ级、严重心血管病、增生性视网膜病变或玻璃体积血、周围神经病变等 　1.5.2 甲状腺功能亢进并发心脏病、感染、肝功能异常、精神异常等疾病 　1.5.3 甲状腺功能减退引起相应系统功能障碍，基础代谢率<50% 　1.5.4 垂体泌乳素瘤出现视力减退、视野缺损、偏盲等压迫症状 　1.5.5 尿崩症：中枢性尿崩症伴有明显的多饮、烦渴、多尿症状，或合并有其他垂体功能异常 　1.5.6 嗜铬细胞瘤等

评估分级	孕产妇相关情况
红色（高风险）	1.6　血液系统疾病 　　1.6.1　再生障碍性贫血 　　1.6.2　血小板减少（<30×10⁹/L）或进行性下降或伴有出血倾向 　　1.6.3　重度贫血（Hb≤40g/L） 　　1.6.4　白血病 　　1.6.5　凝血功能障碍伴有出血倾向（如先天性凝血因子缺乏、低纤维蛋白原血症等） 　　1.6.6　血栓栓塞性疾病（如下肢深静脉血栓、颅内静脉窦血栓等） 1.7　免疫系统疾病活动期，如系统性红斑狼疮（systemic lupus erythematosus，SLE）、重症IgA肾病、类风湿性关节炎、干燥综合征、未分化结缔组织病等 1.8　精神病急性期 1.9　恶性肿瘤 　　1.9.1　妊娠期间发现的恶性肿瘤 　　1.9.2　治疗后复发或发生远处转移 1.10　神经系统疾病 　　1.10.1　脑血管畸形及手术史 　　1.10.2　癫痫全身发作 　　1.10.3　重症肌无力（病变发展至延脑肌、肢带肌、躯干肌和呼吸肌） 1.11　吸毒 1.12　其他严重内、外科疾病等 2.　孕产期并发症 2.1　三胎及以上妊娠伴发心肺功能减退 2.2　凶险性前置胎盘，胎盘早剥 2.3　红色预警范畴疾病产后尚未稳定
紫色（孕妇患有传染性疾病）	所有妊娠合并传染性疾病——如病毒性肝炎、梅毒、HIV感染及艾滋病、结核病、重症感染性肺炎、特殊病毒感染（H1N7、寨卡病毒等）

注：除紫色标识孕妇可能伴有其他颜色外，如同时存在不同颜色分类，按照较高风险的分级标识。

（吴方银　熊　庆）

二、孕产妇急救体系

（一）概述

孕产妇的病情变化是一个动态过程，即经历从正常孕产妇→高危孕产妇→危重孕产妇→孕产妇死亡，据此可将孕产妇分类（图2-5）。危重孕产妇（maternal near-miss，MNM）是指罹患严重疾病的孕产妇，即妊娠期、分娩期或产后42天濒临死亡，但是被成功抢救或由于偶然因素而继续存活的孕产妇。由于各种原因引起的，具有潜在危及生命状况（potentially life-threatening conditions）的孕产妇发生循环系统、呼吸系统和/或中枢神经系统衰竭，导致孕产妇意识水平降低或丧失，以及潜在心搏骤停和死亡等危及生命状况（life-threatening conditions）的过程，称为孕产妇衰竭（maternal collapse in pregnancy and puerperium，MCPP）。

孕产妇急救包括：①危重孕产妇的早期识别。

②MCPP孕产妇病发时的实时抢救。孕产妇急救体系的具体建设，包括高危产科门诊、妇产科急诊、主诊医疗单元和值班医疗单元、应急快速反应医疗单元等医疗团队，以病种分类为基础的救护套件及应急车的准备，危重孕产妇早期预警系统，多学科团队（multi-disciplinary team，MDT）医疗应急快速反应培训和演练，重症监护，以及不良事件报告、总结及剖析原因、改进处理方案等。危重孕产妇是指罹患严重疾病的孕产妇，即妊娠期、分娩期或产后42天濒临死亡，但是被成功抢救或由于偶然因素而继续存活的孕产妇。危重孕产妇是孕产妇死亡的前期过程，是一个动态过程指标，即危重孕产妇的发展具有双向性：康复←好转←危重孕产妇→孕产妇衰竭→孕产妇死亡。重视危重孕产妇管理，加强对高危孕产妇的预测、识别与管理，减少妊娠并发症的发生，降低危重孕产妇发生率，加强危重孕产妇与孕产妇死亡的监测和评估，

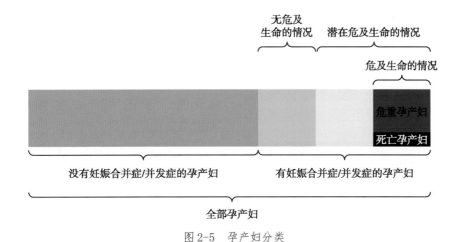

图 2-5 孕产妇分类

加强高效救治 MCPP 孕产妇的 MDT 建设，提高危重孕产妇管理与临床救治水平，前移孕产妇死亡防控关口，进而实践"并非所有高危妊娠均可能演变成为危重孕产妇、并非所有合并严重疾病的孕产妇均可能发生 MCPP、并非所有 MCPP 均会导致孕产妇死亡"，再次促进孕产妇死亡率显著下降进程，有效推进妇女健康水平再上新台阶。

完善的孕产妇急救体系是提高孕产妇急救成功率的前提和保障。MCPP 孕产妇的实时抢救要求以产科为中心的 MDT，以临床指南、专家共识（clinical expert consensus documents）等为依据，随时作好应对突发事件的准备，有效的交流和团队协作、以产科为中心的 MDT 医疗急救技术等，对孕产妇急救具有重要意义。

（二）危重孕产妇的预测与识别

对 MNM 预测、识别与判断应该涵盖以下三个方面：①是否合并严重母体疾病（severe maternal morbidity，SMM），包括重度子痫前期、子痫、严重产后出血、羊水栓塞等；②是否需要对患者进行紧急救治干预，包括转入重症监护病房（intensive care unit，ICU）、紧急子宫切除、输血等。该条件能较好的弥补①的不足，排除了病情较轻的母体疾病。不同地区、不同级别的医院把握的干预标准可能不同，仅以此作为判断标准，缺乏同质性；③是否发生器官系统功能障碍，如心功能衰竭、急性肾功能不全、弥散性血管内凝血（disseminated intravascular coagulation，DIC）等。

WHO 建议，在妊娠期、分娩期或产后 42 天内，发生如下三大类判定标准中任何一项威胁其生命的情况并存活下来的孕产妇，就可认定为 MNM（表 2-6）。

（三）危重孕产妇早期预警系统

英国孕产妇和儿童健康调查报告（Confidential Enquiry into Maternal and Child Health）推荐，孕产妇管理应常规使用改进的产科早期预警系统（modified early obstetric warning system，MEOWS），该系统包括以下 2 个方面：① MEOWS 黄色预警：孕产妇体温为 35～36℃；收缩压为 20.0～21.3kPa（150～160mmHg）；舒张压为 12.0～13.3kPa（90～100mmHg）；心率为 100～120 次 /min 或 40～50 次 /min；呼吸频率为 21～30 次 /min；疼痛评分为 2～3 分，对声音等刺激有应答。② MEOWS 红色预警：孕产妇体温 <35℃或 >38℃；收缩压 <12.0kPa（90mmHg）或 >21.3kPa（160mmHg）；舒张压 >13.3kPa（100mmHg）；心率 <40 次 /min 或 >120 次 /min；呼吸频率 <10 次 /min 或 >30 次 /min；动脉血氧饱和度 <95%；除了疼痛，神经系统对声音等其他刺激无应答。此外，启动应急团队（rapid response teams，RRT）的产科预警系统内容还应包括产科特有急症：孕产妇急性大量出血、严重腹痛、胎儿窘迫、子痫等。产科急救应结合学科特征，明确危重孕产妇抢救的响应标准，制定专用抢救路线图，并确保其畅通，规范医护人员抢救报告流程，为抢救成功提供保障。此外，必须结合临床观察及判断，如果目测孕产妇存在不适或孕产妇本人自述感觉不适，即使 MEOWS 的评价结果正常，临床也应及时提高保健、监护级别，对其采取高度疑诊 MCPP 的处理措施。虽然我国已经开展针对子痫前期、产科出血、凶险性前置胎盘等产科危重疾病的风险评估临床研究，但是目前尚无规范、统一的 MEOWS 及 MEOWS 启动应急团队的标准。

表 2-6 MNM 临床标准

孕产妇症状、体征或相关疾病	
急性发绀	意识丧失≥12 小时
喘息	意识丧失伴脉搏 / 心跳停止
呼吸次数>40 次 /min 或<6 次 /min	脑卒中
休克	无法控制的痉挛或全身瘫痪
补液或利尿剂无效的少尿	子痫前期伴黄疸
凝血障碍	
MNM 临床实验室标准：孕产妇器官功能紊乱或失代偿的检验标准	
氧饱和度<90%超过 60 分钟	血 pH<7.1
动脉血氧饱和度与吸入气氧浓度的比值（PaO_2/FiO_2）<200mmHg	血乳酸>5mmol/L
肌酐≥300μmol/L 或 3.5mg/dl	急性血小板减少（<50 000/ml）
血胆红素>10.0μmol/L 或 6.0mg/dl	意识丧失伴尿糖或者尿酮阳性
MNM 处理标准：针对孕产妇的特殊干预	
连续运用血管活性物质	与麻醉无关的气管插管及通气≥60 分钟
感染或者出血导致的子宫切除	因急性肾衰竭而透析
输血≥5U 红细胞	心肺复苏
出血性疾病	
胎盘早剥	产后出血
胎盘植入	子宫破裂
异位妊娠	
高血压性疾病	
重度子痫前期	高血压性脑病
子痫	HELLP 综合征
严重高血压	
其他系统疾病	
子宫内膜炎	败血症
肺水肿	血小板减少<100 000
呼吸衰竭	甲状腺危象
抽搐	
严重的处理指标	
输血	住院时间（产后>7 天）
中心静脉置管	非麻醉的气管插管
子宫切除	重返手术室
入住 ICU	手术干预

（四）应急团队

应急团队于 2005 年首次被提出，现已广泛应用于临床，也称为医疗急救团队（medical emergency teams，MET）。参照 MEOWS，监护人员发现患者出现任一"扳机"临床表现，均应启动应急团队，无需事先通知主诊医师。这与传统的逐级汇报模式差异较大。立即启动应急团队可为抢救争取更多时间，使临床尽快实施干预措施，以避免不良事件发生，如减少患者术后不良结局、降低术后死亡率、缩短住院时间、降低 ICU 入住率。应急团队的目标是收到启动信号后 5 分钟内到达患者床旁，为患者提供如气管插管、无创机械通气、动脉血气分析、中心静脉通道、静脉补液、补充血液制品等干预措施。

在危重孕产妇临床应急管理过程中，可合理借鉴"Ferrari 车队进站维修"经验，设立总指挥，明确各级分工，促进整个抢救方案有条不紊地执行。参与抢救的产科主任医师及主诊医疗单元或值班医疗单元医护人员中，由最高职称医师作为抢救总指挥，对各级医护人员的职责进行明确分工，医院行政职能部门组织多学科会诊，调配抢救资源。各级医护人员严格执行各自岗位职责，可避免不必要的人力、物力资源浪费，为抢救争取更多时间，优化临床抢救效率和效果，提高危重孕产妇抢救成功率。

一个专业、完整的应急团队应包括以下 4 个部分：启动者、响应者、质量控制和行政管理。启动者包括临床医护人员、患者家属，或者任何一个觉得患者病情异常的人员，均可以呼叫、启动应急团队。对于医疗机构，应定期组织医务人员进行临床应急救治培训和演习，对于患者及其家属，应在患者入院后，对其进行相应的宣传教育，确保他们熟知启动应急团队的标准。应急团队启动后，床旁护士应争取时间立即实施供氧等初步抢救措施。响应者是第一时间到达患者床旁并稳定患者病情、决定下一步诊疗的临床医师；当响应者到达患者床旁，启动者应立即简明扼要地向响应者汇报患者病史及当前病情，类似于情况 - 背景 - 评估 - 建议（situation-background-assessment-recommendation，SBAR）汇报模式，以便于启动者简明汇报患者信息，有利于响应者快速准确判断患者病情，为患者提供恰当的医疗服务。响应者将组建应急团队，开展现场急救、决定是否转诊、修正当前诊疗计划等。此时，启动者应转换成响应者帮助稳定患者病情。

加强产科质量控制体系建设，建立危重孕产妇及应急团队评价机制，提出持续改进计划和行动建议，具有重要临床意义。分析危重孕产妇疾病发生、发展过程，相对于单独分析孕产妇死因，更有利于医疗干预措施的实施。及时识别可避免的孕产妇死亡或临近死亡的情况，对于降低孕产妇病死率极为重要。

《孕期和产褥期孕产妇衰竭指南（2019）》特别强调了 MCPP 孕产妇救护的 MDT，除了心搏骤停小组外，还应包括资深助产士、产科专家和产科麻醉专家，如果 MCPP 孕妇可能分娩，应尽早通知新生儿科团队，危重病学专家也应尽早介入。2018 年，我国因非产科因素导致的孕产妇死亡占比已超过 54%。对于 MCPP 孕产妇的救治，产科专家不是万能的，无产科麻醉专家是万万不能的，而无 MCPP 病因专业专家、无危重病学专家、无高效能的多学科专家团队更是万万不能的。

除了临床诊疗、医疗技术外，行政管理对危重孕产妇救治亦具有重要支撑作用。加强应急转运与物流系统建设、优化救治流程、调配急救资源、讨论危重孕产妇病例、评价不良事件、制订改进方案和行动计划等行政管理措施，均是改善危重孕产妇预后、促进医疗安全质量持续改进的重要举措。

（五）危重孕产妇救治

对发生 MCPP 孕产妇的最佳初步处理措施主要包括：对其实施复苏、减轻主动脉腔静脉压迫、气管插管、呼吸支持及改善循环功能 5 个方面的措施。

对于孕龄 >20 孕周的 MCPP 孕产妇，如果实施心肺复苏 4 分钟后，或者持续复苏时间 >4 分钟时，仍然无反应则应采取围死亡期剖宫产术（peri-mortem caesarean section，PMCS）协助孕产妇复苏。胎儿和胎盘分娩后，可减少氧耗，改善静脉回流和心排血量，有助于胸外按压和通气。PMCS 应该被视为复苏过程，主要目的是帮助孕产妇复苏，而非拯救胎儿，主要基于产妇生存而实施。国内对 PMCS 尚缺乏相关经验，可能涉及复杂的社会伦理及医疗相关问题，也缺乏相应的法律、法规支撑，应谨慎探索。

（六）紧急终止妊娠

紧急终止妊娠是为抢救母儿生命而进行的紧急抢救手术，决定紧急剖宫产术至胎儿娩出的时间（decision to delivery interval，DDI），是国际上评估产科质量及鉴定医疗纠纷的重要指标。对于 DDI 的最佳时限，迄今尚缺乏统一标准，目前比较统一的观点建议 DDI 在 30 分钟内，并且 DDI 越短越好。早在 1957 年，Halsey 与 Dougl 率先针对紧急剖宫产术的 DDI 进行了研究，然而时至今日，DDI 的最佳时限及其对围产结局的影响仍存在争议。美国妇产科医师学会在《妇产科标准》（第 6 版）中，将紧急剖宫产术的 DDI 建议调整为 30 分钟。但是，英国皇家妇产科医师学院（Royal College of Obstetricians and Gynaecologists，RCOG）和英国国立健康与临床优化研究所（National Institute for Health and Care Excellent，NICE）制定的剖宫产术相关临床指南，将 Ⅱ 类剖宫产术的 DDI 更改为 ≤75 分钟。Kotarski 与 Bobiñski 提出，DDI 与产科医师的决策能力、手术技能、应急转运与物流系统、术前准备、麻醉技能，以及训练有素的团队合作密切相关。为缩短 DDI，Kotarski 与 Bobiñski 建议县级孕产妇急救中心、区域医疗中心、围产医学中心等助产机构，在产房内设置手术室，应急布置急救手术室也可以满足现场紧急救治需要。

（七）危重孕产妇监护

ICU 已从初期的综合性危重患者监护向更现代化、更专业化、更深层次的专科 ICU（special ICU）方向发展，如新生儿 ICU（neonatal ICU，NICU）、产科 ICU（obstetrics ICU）或孕产妇 ICU（maternal ICU，MICU）等。孕产妇具有特殊的心理、生理和病理变化，建立 MICU，识别危重孕产妇与非妊娠人群危重症在监护及救治上的不同，具有重要作用。对于危重孕产妇，建议在 MICU 进行监护和救治，要求由具有相关经验的资深专业人员组成的 MDT 尽早参与，基于对 MCPP 病因的了解，确保对危重孕产妇采取最佳措施。

（八）孕产妇急救培训与演练

美国联合委员会（Joint Commission）研究结果发现，超过 50% 产科不良事件是由于无效交流和不能进行团队协作造成的，资源缺乏、观念传统，以及忽视医院及其地区具体情况、不能变通执行标准和方案，也是阻碍产科急救成功的重要因素。基于医院及其地区实际、急救案例具体状况、持续改进危重孕产妇抢救方案与行动计划，定期组织和设计孕产妇救治培训与演练，反复强化应急团队急救意识和团队精神，不断优化急救环节、流程和循证模板，持续提高危重孕产妇救治系统应答能力和应急团队急救能力，可有效降低孕产妇不良结局的发生。

（九）孕产妇死亡及危重孕产妇监测评价

仅仅知道孕产妇死亡的水平是不够的，死亡的数字不能告诉我们在防止孕产妇死亡所需的知识和资源都能触手可及的当今世界，孕产妇死亡事件仍在继续的原因。因此，必须加强孕产妇死亡公共卫生评审管理，通过孕产妇死亡监测评价，了解导致死亡的根本原因和死因顺位，持续调整危重孕产妇监测和评价重点，预测危重孕产妇防控方向。前移孕产妇死亡防控关口，加强危重孕产妇产科质量评价管理，对严重的急性产科事件先兆症状及体征进行及时识别和处理，是今后很长一段时间危重孕产妇管理和孕产妇死亡防控的重点。

（王晓东　刘丹霓　张佳妮）

三、孕产妇危重症评审

妊娠妇女可以从生理妊娠发展到病理妊娠，或者妊娠前患有的慢性疾病在妊娠期间病情加重，这些妊娠相关疾病甚至可能威胁到孕产妇的生命。据 WHO 报道，2015 年全球每天大约有 830 名妇女死于孕产期并发症或合并症，主要死亡原因是产科出血、妊娠高血压综合征、感染等，而且大多数死亡是可以预防的。在孕产妇中，大约有 15% 的人将可能发展患有危及生命的潜在疾病，并需要获得有效保健和医疗干预措施。孕产妇危重症是严重威胁孕产妇生命安全的重要因素。如果孕产妇危重症在发展到危及生命之前能够被医务人员早期识别，并得到及时和正确的治疗，就可保障孕产妇的生命安全和提高她们的生存质量，而任何医疗服务过程的延误都能导致孕产妇死亡。

保障孕产妇安全的关键在于确保所有孕产妇都能接受并获得优质的产科服务，保证医疗机构的产科急救和转诊系统处于良好的功能状态。因此，不断提高孕产期医疗、保健服务质量，预防危重症的发生、及时发现危重症并尽早干预、阻止危重症向更坏的结局转化是降低孕产妇危重症发生率和孕产妇死亡率的关键环节。开展孕产妇危重症评审有助于将预防孕产妇死亡的关口前移。许多国内外学者认为孕产妇危重症评审的应用是孕产妇死亡评审方法的延伸和发展，在孕产妇死亡率非常低的地区可以作为孕产妇死亡评审的补充与替代。孕产妇危重症评审为临床医务人员和卫生行政管理者提供了严格审查产科危重患者医疗服务和管理质量的工具。

2005 年，孕产妇危重症评审（maternal near-miss audit）方法由中国疾病预防控制中心妇幼保健中心（简称国家妇幼保健中心）在借鉴 WHO 推荐的"严重产科并发症评审"方法的基础上，进行改编并开展了适合中国本土化的试点研究和推广应用。该评审方法经历了由县级、市级、省级多家医疗机构逐级扩展试点应用和不断完善验证过程。自 2010 年以来，国家妇幼保健中心一直在全国各地开展培训和推广应用。2015—2018 年，国家卫生健康委员会（原国家卫生和计划生育委员会）先后出台《国家卫生计生委关于妇幼健康服务机构标准化建设与规范化管理的指导意见》《关于印发三级和二级妇幼保健院评审实施细则》《关于加强妇幼安全保障工作》《关于印发危重孕产妇和新生儿救治中心建设和管理指南通知》等文件，以及江西、湖南、新疆、吉林、北京、上海、深圳等多个省市级卫生健康委员会也纷纷出台各类相关文件以推动孕产妇危重症评审工作开展。现将该具体应用方法进行介绍如下。

（一）孕产妇危重症评审的意义

大量的国际国内资料已经表明导致孕产妇死亡的可能有三个延误：①孕妇及其家属作出就医决定太迟导致的延误。②虽然孕妇及其家属决定就医但因交通、经济等因素造成难以迅速到达医疗机构导致的延误。③医疗机构自身原因，提供诊疗措施不当导致医疗救治延误。

据我国孕产妇死亡监测数据显示，孕产妇死于县级及以上医疗机构的比例自 2000 年以来呈现上升趋势，而死于家中和途中的比例呈现下降趋势；产科出血、妊娠高血压综合征、羊水栓塞、心脏病一直是导致我国孕产妇死亡的前几位主要疾病。这种死亡地点的改变和这些死亡原因与产科服务质量如孕产期保健服务能力、危重孕产妇转诊及会诊网络的建立与通畅、危重孕产妇的救治水平等有着密切的关系。

随着我国"农村住院分娩补助"政策的出台，基层住院分娩率有着显著提高，特别是开放两孩政策以后，医疗机构产科服务也面临着严峻的挑战。如果医疗机构没有配备良好的医疗设施，没有经验丰富的医务人员，缺乏急诊处理能力，或即使有配备的医疗设备，但缺乏产科质量有效管理，也难以避免医院内的孕产妇死亡发生，或者即使挽救了产科危重症患者的生命但难以保障其今后的生存质量；如果这些疾病在发展到危及生命之前能够被医务人员早期识别，并得到及时和正确的治疗，就可保障孕产妇的生命安全和提高她们的生活质量，而任何医疗服务过程的延误都能导致孕产妇死亡或危重症的严重程度增加。

因此，加强医疗机构的产科建设、改进服务质量是有效减少孕产妇死亡率和减少孕产妇危重症发生率的主要手段，亦已成为人们关注的焦点。多年来孕产妇死亡评审一直是我国用于降低孕产妇死亡率的干预措施之一和评价产科服务质量的主要方法。但是孕产妇死亡评审用于对第三种延误的干预，有其局限性，而孕产妇危重症评审的优势就是重点对第三种延误进行早期干预。开展孕产妇危重症评审工作不仅有助于提高医务人员对孕产妇危重症的早期识别、干预和救治能力，更重要的是有助于提高医疗管理者对产科服务质量管理的认识与重视，增强对产科建设的投入和管理力度，从而有利于孕产妇危重症发生率降低和产科医疗纠纷的降低以及提高危重症幸存者的生存质量。

（二）孕产妇危重症评审的特点与优势

孕产妇危重症评审与其他改进产科质量的方法有所不同，具有以下主要特点与优势：

1. 获得更充分、更全面的医疗服务信息　因为：①孕产妇危重症的发生数量远远多于孕产妇死亡数，因而可获得更详细的、可量化的相关因素的信息进行更综合性的定量分析。②在评审过程中对每个病例的全部医疗服务和管理过程进行了解与分析，所获得的信息量远远超过病历所记载的信息。

2. 有更多观察和回顾医疗服务质量的机会　有些危及生命的危重症可能发生在孕产妇住院期间，也可能来自基层的转诊，对诊治的全过程（甚至包括转诊前及转诊过程中的诊治情况）进行了全面的回顾和分析，为获得更多有关医疗服务质量的详细信息提供了机会。而相反，有些孕产妇死亡是由于其到达医院的时间太迟，失去了抢救机会，因而，可获得的医疗信息也太少，不能对其医疗服务全过程信息进行充分分析。

3. 获得更真实的医疗服务信息　①讨论孕产妇危重症病例比讨论孕产妇死亡病例可能对医务人员所带来的心理压力要小得多。由于医务人员成功抢救了孕产妇的生命，因而会感到欣慰，不会感到紧张，同时评审人员对病例进行了解、分析时，也较少带有指责性，评审现场气氛较为轻松而不是凝重。曾经参与救治人员的心情也较为轻

松，愿意配合病例的评审，并且能积极参与病例的讨论，说出当时的医疗服务和救治的现实过程。②如果有必要，可以直接访谈康复妇女本人而不是其家人或其他人，她所提供的有关自身医疗服务的信息，可能是被忽视且非常重要的医疗服务质量问题。

4. 获得更全面的知识技能　①评审专家组由多学科专业和管理人员组成，可以从多学科和多角度分析医疗服务提供过程中存在的不足和提出改进建议。②评审内容不仅仅局限于临床诊断、辅助检查和处理，而且还要找出医院在产科质量管理方面存在的问题，甚至帮助找出当地卫生政策和卫生监督执法方面的缺陷，从而改进整体的产科服务质量。

5. 专家指导更具有针对性、实用性和有效性　①医务人员参与整个评审过程，为医务人员和管理者提供了一个学习和交流的平台，在聆听专家组对评审病例每个医疗环节的逐一评审时，可以获得专家们面对面的点评与指导。②医务人员带着处理过程中疑惑的问题共同参与讨论，可以得到及时的解答。这种互动式评审与交流，显示出实际指导的效果与普通的专业理论培训相比更加既有理论又有实践的指导，令聆听者印象深刻，所获效果更具有针对性、实用性、及时性和有效性。

6. 获得及时、有效的评审信息反馈　针对所发生的危重症病例进行及时评审，可以减少评审中所需了解的医疗信息随着时间的流逝而遗忘，同时针对评审所发现的不足之处和提出的改进措施等相关信息能够及时采纳，并反馈给未参加评审的相关人员。评审次数越多，评审效果越好。如果医疗保健机构危重症病例不多时，可以发生一例就评审一例，病例多时，可以选择典型病例进行评审。医疗保健机构内部评审如能保持每月进行一次，将对产科质量起到明显促进作用。

（三）孕产妇危重症评审方法、流程与步骤

1. 孕产妇危重症定义和筛选标准　WHO专家组建议应用的定义即"在妊娠至产后42天内，孕产妇因患疾病濒临死亡经抢救后存活下来的孕产妇病例"作为孕产妇危重症（maternal near-miss）的新定义。

为了便于数据收集的统一性和地区之间、国家之间的数据比较，WHO专家组于2009年推荐应用表2-7所描述的统一标准，作为孕产妇危重症评审筛选标准。我国自2012年以来开展的全国

438 家机构的危重孕产妇监测工作的筛选标准也是遵循以下 WHO 标准。

表 2-7　孕产妇危重症筛选标准

临床症状及体征

1. 休克
2. 发绀
3. 呼吸速率 >40 次 /min 或者 <6 次 /min
4. 少尿或无尿
5. 凝血功能障碍
6. 心搏骤停
7. 先兆子痫伴有黄疸
8. 子痫抽搐
9. 脑卒中
10. 全身性抽搐持续状态
11. 中度或重度昏迷

实验室检查

1. 氧饱和度 <90% 持续 60 分钟及以上
2. PaO_2/FiO_2 <200mmHg
3. 肌酐 ≥300μmol/dl 或 ≥3.5mg/dl
4. 胆红素 >100μmol/L 或 >6.0mg/dl
5. pH <7.1
6. 血乳酸 >5mmol/L（>45mg/dl）
7. 血小板减少（<50×10^9/L 或 <50 000/μl）

管理措施

1. 持续使用血管活性药
2. 因感染或出血行子宫切除术
3. 输入 ≥5U 的红细胞悬液或全血 ≥1 000ml
4. 非麻醉因素的气管插管
5. 急性肾衰竭所致血液透析
6. 心肺复苏

2. 评审内容基本概要　评审内容主要包括医疗服务基本要素和医院管理要素两个方面,涉及以下四个方面内容:

（1）回顾医疗服务全过程:针对评审对象所经历的每个医疗环节(从入院至出院),确定其环节中恰当或不恰当的医疗服务行为。

（2）原因 / 因素分析:分析不恰当的医疗服务行为产生的原因,是知识技能还是管理水平问题。

（3）提出改进建议:明确在医疗服务过程中需要改进的方面,提出改进建议和措施。比如医疗管理规章的制定和完善,相关知识技能的培训以及医疗文件设计内容上的修改与完善等。

（4）总结成功经验:在病例审评过程中,不仅要找出存在的不足之处,同时要总结成功经验和好的医疗服务实践,表扬和鼓励正确的、规范的医疗行为,以便继续保持和给他人提供借鉴经验。

3. 评审流程与要点　"孕产妇危重症评审流程"简称"评审流程",内容丰富、涵盖了对危重孕产妇从入院至出院的医疗管理各环节因素。它的使用不仅是对专业知识技能进行评估,而且也是对产科管理质量的检验。它是指导各级评审专家组对所评审病例的每个医疗环节进行有条不紊、循行渐进、由浅入深、全面细致的探讨与分析,避免专家在评审中因跳跃性和过度发散性思维而遗漏所需评审的内容或影响评审速度。该"评审流程"的具体内容如下:

【医疗服务基本要素的评审】

（1）入院

1）当妇女到达医院时,她当时的状况是否符合"孕产妇危重症病例筛选标准"?

2）到达医院后,在医师 / 护士首诊之前,是否有延误情况?为什么?

3）从到达医院至收住院期间有无延误?为什么?

（2）诊断

1）首诊时对患者状况的了解是否正确、充分和全面?包括:①患者孕产史(主要包括孕产期保健情况、分娩史)、病史、症状、体格检查是否全面?为什么?②入院时即为危重症者,其以往相关就医情况(当时就医有无延误?诊断是否正确?是否给予相关处理?治疗是否正确?是否有延误?为什么?)

2）相关辅助检查是否全面?包括:①是否对所有必要的辅助检查开具了医嘱?如实验室检查,B 超、心电图等。为什么?②是否做了所有必要的辅助检查?为什么?③是否所做的辅助检查是必需的?为什么?④做辅助检查和出具结果报告时有无延误?为什么?

3）做诊断的过程中有无延误?为什么?

4）是否对需要鉴别的问题给予了充分的考虑?为什么?

5）诊断是否正确?如不正确,为什么?

（3）医疗 / 管理

1）诊疗计划是什么?是否符合医疗常规和临床路径非危重症患者?为什么?

2）最初采取了哪些处理?这些处理是否恰当?为什么?(如医嘱是否正确?建立静脉通道并且保证了足够的静脉补液量?首次负荷剂量的硫酸镁应用是否正确?)。

3）其后的处理是否恰当?为什么?(如手术前、中、后准备与应对措施,针对并发症或感染的

药物治疗及输血等)

4) 在病情发生变化或由非危重症转变为危重症时：①原因是什么？是否适时评估？②是否进行了危重症病例讨论？③是否调整了治疗方案？④调整治疗方案后的处理是否适宜？为什么？

5) 对必要的处理开医嘱时有无延误？(如等待上级医师查看患者的延误或对治疗措施必要性认识上的延误)。

6) 在执行医嘱时有无延误？为什么？(如以剖宫产为例，可将这个处理分为多个步骤：通知手术医师、通知麻醉师等其他人员、手术室接患者、术前准备、麻醉、手术等)。

7) 血制品应用有无延误？为什么？(如配血、取血、输血的过程)。

8) 麻醉处理是否正确？(如麻醉前评估、麻醉方式、麻醉药应用和剂量、术中情况监测与处理、术后随访等)。

9) 医务人员之间的病情交流有无延误？为什么？(如医师与护士或上级医师与下级医师或值班人员之间)。

10) 在病情危重或发生变化时，是否有良好的医患沟通？为什么？

(4) 监测与随后的处理

1) 对患者的监测是否符合医疗常规和护理常规？监测病情是否全面？为什么？

2) 是否密切观察病情，及时发现病情的变化？为什么？(包括症状、体征及辅助检查等)。

3) 对患者所开具的监测医嘱是否正确、充分和适宜？为什么？(如护理级别、脉搏、血压、失血量等)。

4) 执行监测医嘱是否及时、准确？为什么？

(5) 出院

1) 出院诊断是否正确？

2) 出入院诊断是否符合？为什么？

3) 出院时间是否恰当？为什么？

4) 出院后的随访事宜是否充分和清楚地向患者交代？

(6) 病历记录的信息

1) 病历记录是否完整？(如查房记录、危重症病例讨论记录、抢救记录、术前讨论记录、手术记录、会诊记录、死亡记录、转诊记录等，请列出记录中遗漏的项目)。

2) 病历设置的项目是否合理、完整？为什么？

3) 病历记录中的信息是否充分？是否准确？

是否及时？(如病情监测、各级诊疗意见、会诊、辅助检查结果等，以及对异常现象分析等)。

(7) 转诊情况：下级医院转诊患者的情况(通过接诊医师/护士回忆和病例记录了解)。

1) 转诊指征是否适当？为什么？

2) 转诊时机是否及时、恰当？为什么？

3) 转诊时处理是否正确？为什么？

4) 是否有转诊记录？转诊记录能否全面反映患者转诊前的诊疗详细情况？为什么？

5) 在转诊途中，有无医务人员陪同？转诊途中做了哪些处理？为什么？

6) 转诊前是否通知上级医院？为什么？

7) 转诊的交通工具是什么？

8) 如果是急救车，车上急救设备配置如何？是否有专科人员接或送患者？为什么？

9) 转诊路途是否有延误？为什么？

(8) 其他情况：可能还有些因素没有在以上内容中列出，将其列在"其他"栏目下。

【医院管理基本要素评审】

(1) 医务人员

1) 资质(指人员是否具有执业资格来从事这个操作)。

2) 技能(指人员虽然有认定的执业资格但是没有足够的能力或技术承担此项工作)。

3) 可用性：①持久性(如医院没有固定的麻醉师或化验员)。②临时性(如医院有麻醉师但是没有上班或在休假)。③人员的安排(如没有安排上级值班人员，没有安排通知值班人员的人员)。④值班室(如缺少值班人员休息的房间，值班人员住在远离医院的地方)。⑤值班人员不坚守岗位(指值班时不遵守医院的规章制度)。

4) 医务人员的工作态度

5) 对下级医疗机构人员的督导。

6) 沟通交流(医务人员之间、医务人员和患者之间)。

(2) 设备

1) 可用性：①永久性(如产房内没有真空吸引器)。②临时性(如找不到血压计；手术包、缝线或试剂没能及时供应等)。

2) 易获取性(所需物品被锁，拿不到；或放置在远离抢救现场的地方)。

3) 不能使用或损坏。

所有必需的设备应处于功能状况，列出不能正常工作或没有及时供应的设备名单，并找出问题存在的原因。

（3）药物

急救药品：①在本医院一直是可获得的（在手术室、急救室、产房）。②暂时不可得（药品架上没有或被锁了，不能及时得到）。

本院没有所需药品，列出不可及时得到的药品清单，分析其原因。

（4）针对此病的医疗常规/指南

1）本院没有相应的医疗常规/指南或上级下发的医疗常规/指南。

2）有相关医疗常规，但是没有参照执行。

3）医疗常规中是否包括病历记录和其他登记记录中所需信息的内容。

（5）组织和管理（包括转诊前医院和本院均要考虑到医院每个部门的组织和管理对处理过程的影响）。

1）是否采取了应对急诊患者突然增加的措施（如只有一个手术室或手术包，可能导致患者处理的延误）？

2）是否在节假日合理安排值班人员，并有应对危重症抢救的机制和能力？

3）是否采取措施保证在主要工作人员离开医院时有代理人员在岗？

4）是否请示上级医师，请示时间是否有延误？

5）是否启动院内抢救小组？启动是否有无延误？

（6）患者及其家庭

1）经济能力（请标明哪些是患者及其家庭可以支付和不能支付）。

2）拒绝配合或不同意关键的处理（如患者自动要求出院，家属由于某种原因拒绝输血等）。

【提出解决问题的方法（需改进的具体措施）】评审过程的最后一步也是最关键的一步就是提出已知问题的解决方法。这些建议必须结合每个医院的实际情况而提出。在评审会中会提出许多具体的意见和建议，应该详细记录。在评审结束后应把评审问题和结果告知所有参与本病例医疗服务的相关人员，并在以后的医疗服务中和下次评审会时了解其医疗服务改进情况。

【总结好的经验（成功经验）】 在病例评审过程中，不仅需要找出各个医疗环节中不足之处，同时，要总结危重症抢救成功的经验，表扬、鼓励和保持符合医疗规范的操作和行为，给他人提供可借鉴的经验。

4. 评审主要程序与注意事项

【评审前准备】

（1）评审前做好评审资料的收集与准备：按照危重症鉴别标准选好评审病例，复印完整的病历，而不是病例摘要，将其送达评审专家手中以保证专家有一定时间提前阅读病历，了解其相关内容以保障评审质量。

（2）所有参加评审工作的专家需要接受评审方法的培训，并能够熟悉"孕产妇危重症评审流程"，以利于评审工作有序进行，提高评审效率。

（3）确定一名评审现场主持人，负责整个评审现场的组织工作，在评审过程中能够引领专家按照评审流程、有序逐项评审。

【评审中】

（1）由参与危重症病例医疗救治的医师简要报告病历（隐去患者姓名和住院号），以便大家快速了解病历主要内容。

（2）在主持人的引领下，评审专家按照"评审流程"逐项与参与医疗救治相关人员进行友好、相互尊重的交流与讨论，分析存在问题，给予正确知识和技能讲解，帮助总结成功经验、提出改进建议。

（3）主持人在评审过程中需要敏锐地抓住交流中的关键信息、深入探讨、挖掘原因，在评审中既要避免遗漏或跳跃评审环节，保证评审质量，又要掌握好评审节奏，避免专家过度发散性思维和偏离讨论主题。

（4）开展孕产妇危重症评审的各级医疗保健机构，应安排专人负责记录专家对每份病历的详细评审意见。

【评审后】

（1）每次评审结束后，应收集、整理每例病例的评审意见并撰写个案分析报告。

（2）把专家对所有病例的评审意见进行归纳、分析、总结，形成评审工作报告，上报本辖区卫生行政部门以及上级妇幼保健机构。

（3）评审工作报告还应及时反馈至各个医疗机构的管理者和相关科室的其他非直接参与医疗救治的医务人员，使他们从中获得经验教训，改进自身医疗服务水平。

（4）必要时，可以组织本单位人员对专家评审过的病例再次评审，既可加深专家点评印象，又可使未参加评审的医务人员获得一次学习机会。

【评审注意事项】 要获得有效的评审效果，在评审过程中应注意以下事项：

（1）在评审正式开始前强调人人遵循保密原则，遵循评审纪律。评审现场所有信息和资料不能对外传播。参加评审人员应充分认识评审目的是改进服务质量，评审结论不作为医疗事故、医疗过错鉴定和处理依据。

（2）评审现场应注意营造评审专家与医务人员相互尊重、轻松和谐、有效互动的气氛，避免以专家自居、强加于人的态度和轻视、指责的口吻。

（3）鼓励医务人员积极参与评审过程。特别是主要参与救治的医务人员应放下思想包袱，积极参与到评审的互动式讨论与交流中，以利于深入探讨相关问题和补充相关信息、及时获得改进产科质量的机会。鼓励其他医务人员和辅助科室人员到场听评。

（4）评审现场尽可能备有病历原件，以便大家在必要时进行重要信息的查阅与核实；尽可能备有数个麦克风，以便参与者能清楚听到专家意见和大家的交流。

（5）评审现场桌椅摆放为实心长方形或正方形或椭圆形，围绕其就座，以便专家与医务人员更好地交流。

（四）评审工作管理与效果评价

1. 评审工作管理 为了保障孕产妇危重症评审工作顺利、有效开展，各级卫生行政部门、医疗保健机构、医务人员应该做好评审工作的各项管理工作，分工明确、各负其责，按照评审工作原则和工作要求，做好每一次评审工作。

（1）各级卫生管理部门和医疗机构职责：各级卫生行政部门应领导、组织、监督和协调本辖区内评审工作，将评审工作纳入辖区内产科质量管理日程及产科质量考核内容；各级妇幼保健机构应在卫生行政部门领导下，具体负责实施本辖区内孕产妇危重症评审工作包括负责收集、审核本辖区的医疗保健机构的孕产妇危重症病例相关信息，督促医疗机构开展评审工作，并定期组织辖区内的评审工作；各级医疗保健机构应将孕产妇危重症评审纳入医疗质量管理常规，定期对医院内发生的孕产妇危重症病例进行评审。

（2）评审专家组构成和职责：评审专家组由卫生管理、妇幼保健、妇产科、麻醉科、重症监护、护理部、内科、外科、急诊/急救等多学科专业人员和管理人员组成。每次评审时的评审组成员不应少于5人（卫生管理、妇幼保健、妇产科、麻醉科、护理每次均必参加）。评审专家组成员应接受评审方法培训，了解评审要求和流程；应在评审前认真复习完整病历，在评审中按照"评审流程"对病例的医疗保健服务全过程进行评审，并提出改进建议。

（3）评审范围与时限：①提供助产技术服务的医疗保健机构，应依据"孕产妇危重症筛选标准"筛选、收集在本机构救治的全部病例。每1~3个月内应至少组织一次院内典型病例评审，最好能做到发生一例就评审一次。②辖区内妇幼保健机构负责收集、审核、汇总辖区内各级医疗保健机构的评审信息，筛选典型病例，组织辖区内专家组至少每6个月进行一次病例评审，并撰写、上报评审工作总结。

2. 评审效果评价 孕产妇危重症评审的最终目的是提高助产医疗保健机构对孕产妇危重症的抢救服务能力，降低助产机构内的孕产妇危重症新发病例和危重孕产妇死亡。因此，医疗保健机构内孕产妇危重症及孕产妇死亡是否减少，直接反映了孕产妇危重症评审的效果。其评审活动的投入状况和评审质量，则直接影响到评审活动的最终效果。因此，孕产妇危重症评审效果的评价可分为对评审过程的评价和评审效果的评价。

（1）对评审效果进行评价的具体目的

1）通过对评审过程的评价，发现评审中存在的问题和障碍，提出改进意见、建议，并提供技术支持和指导，以规范孕产妇危重症评审工作。

2）通过对评审质量的评价，总结评审工作中取得的经验、教训及可能遇到的挑战，形成改进措施和策略，以促进评审工作的进一步发展与完善。

3）通过对评审效果的评价，了解评审实施效果及工作指标的完成情况。

（2）评价内容

1）评审投入的评价内容主要包括对评审过程中组织安排、人员投入的情况等进行评价。

2）评审产出的评价内容主要包括建立的评审制度，形成的评审规范和流程，针对评审发现的问题制定或修订相关制度和措施，以及举办相关培训班等进行评价。

3）评审结局的评价内容主要包括对评审后服务机构的抢救服务能力、医务人员的知识技能、各种孕产妇危重症的发生情况、产科医疗纠纷事件，以及产科质量指标等进行评价。

4）评审效果的评价内容主要包括对评审后因孕产妇危重症所导致的孕产妇死亡情况以及评审后产生的经济和社会效益等进行评价。

（3）主要评价相关指标解释与计算方法

1）机构内孕产妇严重结局（危重孕产妇＋死亡孕产妇）发生率：指每 1 000 例活产儿中危及生命的孕产妇数。

计算方法：孕产妇严重结局发生率＝（危重孕产妇＋死亡孕产妇）/活产数×（1 000/1 000）。

2）机构内新发孕产妇危重症比例：指住院 12 小时后转成孕产妇危重症数占全部孕产妇危重症的比例。

计算方法：新发孕产妇危重症比例＝（住院新发孕产妇危重症数 / 孕产妇危重症总数）×（100/100），比例越低反映产科质量越高。

3）孕产妇死亡率：指每 100 000 例活产儿中死亡孕产妇数。

计算方法：孕产妇死亡率＝死亡孕产妇数 / 活产数×（100 000/100 000）。

4）危重孕产妇与死亡孕产妇比

计算方法：危重孕产妇与死亡孕产妇比＝危重孕产妇数 / 死亡孕产妇数，比值越高反映产科质量越高。

5）孕产妇危重症发生率：指每 1 000 例活产儿中孕产妇危重症数。

计算方法：孕产妇危重症发生率＝（孕产妇危重症数 / 活产数）×（1 000/1 000）。

6）孕产妇死亡指数

计算方法：孕产妇死亡指数＝死亡孕产妇 /（危重孕产妇＋死亡孕产妇），比值越低反映产科质量越高。

四、孕产妇死亡评审

（一）定义

2015 年 11 月，联合国机构和世界银行集团共同发布的报告估计，全世界每年的孕产妇死亡数从 1990 年的约 53.2 万例降到目前的 30.3 万例，而全球孕产妇死亡率（maternal mortality rate，MMR）从 1990 年的每 10 万活产 385 例降到了 216 例，这表明自 1990 年以来全球孕产妇死亡率已下降 44%。全球孕产妇死亡率虽然没有实现联合国千年发展目标（2015 年的 MMR 在 1990 年的基础上降低 75%），但还是属于取得了显著的进展。

联合国于 2015 年 9 月发布了一项新的《妇女、儿童和青少年健康全球战略》，其目的是促进在全球实现将孕产妇死亡降至每 10 万活产 70 例之内，消除可避免孕产妇死亡，这一雄心勃勃的目标已

经被纳入 2030 年可持续发展目标之内。中国的孕产妇死亡率于 2014 年提前一年实现了联合国千年发展目标，但要消除可避免孕产妇死亡，仍须加倍努力。

准确理解女性在怀孕、分娩或产后死亡的原因是防止类似死亡事件再次发生的关键第一步。除了查明死亡的医疗原因外，了解该女性的个人经历以及她死亡时的具体情况非常重要。她去世的时候在什么地方？她和她的家人是否意识到她需要紧急护理？她是否得到了护理，护理质量是否良好？她获得护理时是否遇到什么障碍？2004 年，世界卫生组织出版的《Beyond the Numbers》（《数字背后》）强调了回答这些问题以及针对结果采取行动的重要性，为旨在制定以消除可避免孕产妇死亡为目标的政策和方案提供信息。孕产妇死亡评审是完成这些任务的唯一途径。

世界卫生组织将孕产妇死亡评审（maternal death audit）定义为"对孕产妇死亡的原因和环境进行的定性和深入调查"。孕产妇死亡评审目的：明确孕产妇死亡原因，分析导致孕产妇死亡的相关因素，确定可避免环节；及时吸取孕产期保健和助产技术服务的经验教训；不断完善和落实技术服务规范，提高产科质量；引起全社会对孕产妇健康和安全的关注；提出有针对性的降低孕产妇死亡的干预措施，为政府制定改善妇女健康决策提供科学依据；监督和评估干预效果。

1. 孕产妇死亡（maternal death）　在第 10 版国际疾病分类（ICD-10）中，将孕产妇死亡定义为：处在妊娠期或妊娠终止后 42 天之内的妇女，不论妊娠期长短和受孕部位，由于任何与妊娠或妊娠处理有关的或由此而加重了的原因导致的死亡，但不包括由于意外或偶然原因导致的死亡。

2. 晚期孕产妇死亡　指处在妊娠终止 42 天以后但未满 1 年之内的妇女，由于直接或间接产科原因导致的死亡。

3. 与妊娠有关的死亡　指处在妊娠期或妊娠终止后 42 天之内的妇女，不管任何原因导致的死亡原因。

4. 孕产妇死亡率　指某地区某一定时期内的每 10 万个妊娠妇女中发生的死亡。它的计算公式应是某地区一定时期内的孕产妇死亡数除以同期内所有的妊娠数。但在实际应用中，即使在生命统计制度很健全的国家，亦难将每例妊娠都不无遗漏地进行登记统计。因此现在计算孕产妇死亡

率，一般都用同期的活产数代替妊娠数。活产数可以通过出生登记或出生医学证明得到。因此，我们常说的孕产妇死亡率其准确的术语应该是孕产妇死亡比率（maternal mortality ratio），它指某地区某一定时期内每 10 万个活产数中发生的孕产妇死亡数。但大家已习惯用孕产妇死亡率代替孕产妇死亡比率这一说法。实际使用的孕产妇死亡率计算公式如下：

孕产妇死亡率 = 当年孕产妇死亡数 / 当年活产数 × 100 000

5. 活产（live birth）　指妊娠满 28 周，胎儿娩出后有心跳、呼吸、脐带搏动、随意肌收缩 4 项生命体征之一者。如孕周不清楚，可以出生体重≥1 000g 为参考标准。

世界各个国家确定孕产妇死亡率的分子有所不同。我国和大多数发展中国家选择的是孕产妇死亡数，一些发达国家还包括晚期孕产妇死亡数。

国际社会将孕产妇死亡率作为衡量一个国家社会经济发展水平的重要指标，同时，也作为评价该地区母婴安全、妇幼保健质量的指标之一。一个国家孕产妇死亡率的高低可以反映出这个国家妇女的社会和经济地位。发展中国家与发达国家比较，孕产妇死亡率可相差很大，2015 年发达国家平均孕产妇死亡率 <12/10 万，撒哈拉以南的非洲则高达 546/10 万。降低孕产妇死亡率，消除可避免死亡，提高妇女生存质量，已被很多国家，尤其是发展中国家列为 2030 年的重要目标。

（二）孕产妇死亡评审基本流程

根据死亡地点，由社区和医疗保健机构即时通报疑似孕产妇死亡后，确认是否为孕产妇死亡（即不是意外或偶然原因）病例。随后提交详尽的孕产妇死亡信息用于评审，并进入孕产妇死亡评审流程（图 2-6）。

在制定孕产妇死亡评审流程之前，必须考虑几个关键因素：当地卫生行政主管部门发文组织评审，并指定负责实施的单位；评审的覆盖范围（例如是所有孕产妇死亡个案，还是死亡样本；是单一还是所有医疗保健机构内的所有死亡个案；是社区中的所有死亡个案，还是社区或区域范围内的样本；是某个地区的所有区域，还是部分区域）；根据本次孕产妇死亡病例的特点，选择专家组成员；拟评审死亡病例的资料是否收集齐全，包括孕产妇死亡报告卡、调查报告、医疗机构的原始病历复印件等；要预先设定结构化指标或统计变

量，用于汇总分析和效果评估；以怎样的评审深度产生最大的社会效益，孕产妇死亡评审的深度应该着眼于识别可改变的因素和行为，并将其与经过证实的干预措施和改善孕产妇存活概率的策略联系起来。

最简单和最便宜的方法是定期的、正式的，基于医疗卫生机构的孕产妇死亡评审，因此建议，凡发生了孕产妇死亡的医疗保健机构及时进行本机构内的评审。但是，为了让孕产妇死亡评审能够衡量孕产妇死亡率的实际数量，评审还应扩大到包括所有基于医疗保健机构的死亡个案和社区中发生的所有死亡个案。

（三）组织结构及职责

1. 卫生行政主管部门　当地卫生行政主管部门是孕产妇死亡评审的组织者和管理者，同时，也是制定和实施降低孕产妇死亡率有效干预措施的决策者。各级卫生行政主管部门应全面领导和组织实施本地区孕产妇死亡的评审和干预工作，并提供相关工作所需的人力和财力资源，负责成立本辖区内孕产妇死亡评审委员会和评审结果的发布，协调评审和干预工作所需的相关部门和机构的支持，全面监督实施过程，及时发现并解决存在的问题，保障评审和干预的顺利进行。

2. 协调员　由当地卫生行政主管部门指定。一般由辖区内妇幼保健机构负责孕产妇死亡监测或孕产妇保健部门的负责人担当。协调员应该熟悉当地孕产妇保健和孕产妇死亡情况，熟悉孕产妇死亡数据收集流程和病例的调查过程，通过卫生行政主管部门，协调有孕产妇死亡发生的医疗保健机构为评审提供病历资料支持，并有权监督数据质量。协调员还应协调评审委员会专家的日程和评审会议日期。孕产妇死亡评审过程的有效协调可以显著影响到数据收集的质量以及评审过程的总体平稳运行。

3. 评审委员会　孕产妇死亡评审可以医疗保健机构为单位，也可分区县、地市、省市或国家不同级别进行。各级评审均应成立孕产妇死亡专家评审委员会。专家组成员应由各级卫生行政主管部门、相关部门（教育、交通、民政、公安、财政等）领导人员和多学科专家组成。评审委员会的人员中还可包括了解当地风俗和习俗的人士如社区代表，或者社会科学家。

卫生行政主管和相关部门领导有将评审结果和专家建议转化为政府决策并付诸实践的能力，

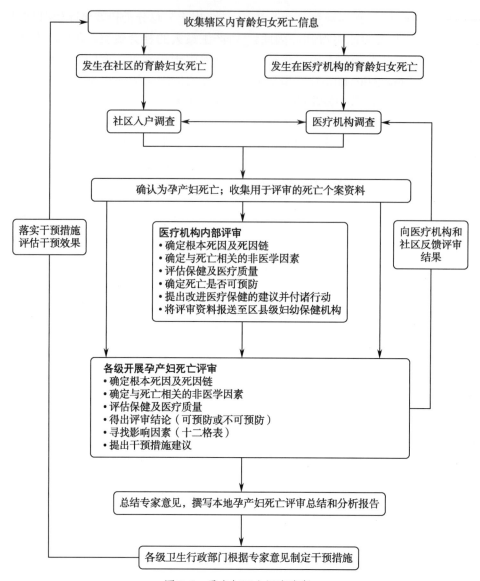

图 2-6　孕产妇死亡评审流程

多学科专家的专业知识使评审结果和建议更具科学性。多学科专家可包括产科、内科、外科、急诊科、ICU、麻醉科和病理科等，另外评审委员会还应包括助产士、护理人员、药剂师、统计、公共卫生学和社会学工作者等。可建立一个孕产妇死亡评审多学科专家库，根据评审病例的需要，抽取相关学科的专家。

专家评审委员会的主要职责是：①根据本地实际情况，确定孕产妇死亡调查方法和评审形式。②每年定期进行孕产妇死亡评审。③确定每例孕产妇死亡的死因、确定死亡是否可以避免。④确定导致死亡的影响因素，及时提出有针对性的干预措施建议。⑤评估医疗保健机构医疗质量，制定、规范或改进医疗保健服务标准。⑥综合分析本地区孕产妇死亡情况，汇总评审结果，提供干

预建议，并将它们报告到当地卫生行政主管部门。⑦监督和评估干预效果。

（四）评审原则

1. 保密原则　评审人员不得擅自将评审相关资料、评审经过和评审结论对外披露。评审信息应由当地卫生行政主管部门负责统一发布。

2. 保护原则　在进行孕产妇死亡调查时，如要得到被调查者的积极配合和支持，就应充分考虑到被调查者的权利和利益。死者家属和参与医疗救治的医疗工作者有要求保护隐私和自愿参与的权利。因此，用于评审的资料事先应隐去评审对象的个人家庭和医疗保健机构等信息。

3. 评审结论不作为医疗事故鉴定和法律诉讼的依据　孕产妇死亡评审的目的是为了揭示死因，寻找可以避免死亡发生的环节，以减少类似死亡

的发生，拯救更多的生命，而不是为了追责某个人或组织机构，更不是为了惩罚某个人或团体。为追究责任而进行的调查或评审会阻碍被调查者自愿参与的积极性，因此，调查和评审内容不能作为法律诉讼、管理制裁或责备的依据。

4. 少数服从多数的原则　根据评审委员会多数人的意见确定评审结论。

5. 回避原则　如被评审的死亡个案为某评审专家主治医生，该专家可以申请回避。

（五）死亡个案评审形式

1. 专家组评审　由妇幼卫生管理部门组织，以多学科专家为主体、多部门参加的专家评审会。专家组评审的优势在于：经验丰富，死因诊断较为准确，分析问题全面深刻，建议的干预措施针对性强。

2. 专题学术会　妇幼卫生管理部门组织有关专家和本地的产科专业人员参加，以当地近期常见的孕产妇死亡原因为主题，进行专题讨论。例如以妊娠期高血压疾病、羊水栓塞、妊娠合并心脏病等为专题，从病因、临床特征、治疗手段等方面较为系统地进行学习、探讨，同时找出当地在这些疾病的实际诊治中存在的问题，有的放矢地提出改进意见，可使参加会议的专业人员受益。专题评审优势：针对性强，能尽快提高对某种疾病的诊治水平。

3. 现场评审　选择孕产妇死亡发生较多或死亡个案较典型的地方，由卫生行政主管部门组织专家进行现场指导，参加人员为当地产科、相关学科、基层妇幼保健人员或相关部门负责人。现场评审优势：专家亲临现场，能敏锐发现导致当地孕产妇死亡的主要问题，并提出针对性的改进建议。同时通过与基层专业人员面对面交流，手把手指导，有助于提高基层产科技术和服务水平。

（六）数据收集

自 2017 年 10 月 1 日起，国家卫生和计划生育委员会决定将全国每例孕产妇死亡个案纳入常规报告制度。但由于上报的死亡个案只报告极其简单的一些信息，对死因的诊断和影响因素的判断没有多大帮助，更不能提出有针对性的干预措施。因此，对于已上报的孕产妇死亡个案，第一步要根据 ICD-10 判断标准，通过多种途径收集的数据确定是否真正属于孕产妇死亡；第二步要开展孕产妇死亡调查，为孕产妇死亡评审收集相关资料；第三步要根据孕产妇死亡病例核实和调查的资料，

为死亡评审书写死亡病例调查摘要，提交评审委员会。

1. 确定孕产妇死亡病例　要通过多种途径和资料，尽可能多地识别死亡孕产妇病例。

（1）死亡证明：每例死亡孕产妇病例都有死亡证明。发放死亡证明的单位留有存根，大多数死亡证明登记了死亡原因，死亡证明是确定孕产妇死亡的第一手资料。

（2）病历记录：在医疗保健机构分娩、治疗后死亡的孕产妇都有病历记录。对明确的孕产妇死亡病例，可以通过查阅病历记录了解死者妊娠、分娩、治疗的全过程，帮助确定死亡原因和影响因素。对医疗保健机构内所有的育龄妇女死亡病例，通过查阅病历记录中有关末次月经的记录，可以确定死亡时是否妊娠，这对发现孕期因患其他疾病，特别是孕早期在产科以外的其他科室死亡的孕产妇病例非常重要。

（3）急诊科记录：一些危急重症的孕产妇在送到医疗保健机构时，首先进入的是急诊科，但由于病情太重，一些孕产妇在到达医院前或刚进入急诊科就可能停止了心跳及呼吸。急诊科的病历一般不归入病案室，只有接诊、抢救和死亡记录，这些记录是发现和确定孕产妇死亡病例的重要线索之一。

（4）户籍登记：我国公安系统的户籍管理也是发现孕产妇死亡的一个重要途径。在销户的死亡育龄妇女中常常能够寻找到死亡孕产妇死亡病例，并确认其归属地。

（5）民政登记：殡仪馆的火葬记录对死因进行了登记，从中可发现可疑线索，但不论发现的是孕产妇死亡，还是育龄妇女死亡，都要进行追踪确认。

（6）疾病监测：我国疾病预防和控制中心建立的疾病监测系统规定所有死亡病例由医疗机构通过网络直接报到国家疾病预防和控制中心。医疗机构根据 ICD-10 对死亡原因进行分类登记，妇产科一般将与妊娠有关的疾病作为主要死亡原因，报告时排列在首位。其他科室对合并妊娠的死者进行死因登记时，常常将不构成主要死亡原因和对死亡有影响的妊娠排列在最后，甚至忽略。因此，通过疾病监测系统筛选孕产妇死亡病例时，需要核对系统里记录的所有死因，对可疑的育龄妇女死亡病例要进行追踪，以免漏报。

2. 孕产妇死亡调查方法　进行孕产妇死亡评审前，为了获得详细的资料，需要对死亡个案进行

全面调查。由于孕产妇死亡既可发生在医疗保健机构，也可发生在社区中（妇女在家中分娩或在去医疗保健机构途中或在孕期没有接受医疗护理而死亡），因此，孕产妇死亡评审的数据来源和方法可能有所不同。具体而言，有助于孕产妇死亡评审的数据来源包括怀孕建卡记录、人口记录、产前检查记录、医疗记录和卫生机构登记册，以及对家属、当地社区成员、传统接生员、助产士、护士和医师的访谈。2004 年，世界卫生组织《死亡数字的背后》针对不同死亡地点的孕产妇和评审目的，详细介绍了收集信息的调查方法。

（1）以医疗机构为基础的孕产妇死亡回顾调查：这是一项较为深入的定性调查，针对那些在医疗保健机构内发生的孕产妇死亡的原因和当时的情况进行的调查。该调查在卫生服务系统和医疗保健机构内部进行，并强调追溯孕产妇死亡的全过程，以发现任何可避免或可补救的因素，以便改善孕产妇保健服务。以医疗机构为基础的调查需要为死亡孕产妇提供过医疗保健服务的人员的配合，需要他们主动准确讲述该病例处理的过程。

（2）以社区为基础的孕产妇死亡回顾调查（口头尸解）：对大多数发生在家中的孕产妇死亡病例，这是一种唯一能够分析出导致死亡事件中的医源性与非医源性因素，因而提供更全面与孕产妇死亡相关因素的信息，查找发生在医疗保健机构以外的孕产妇死亡的医学原因，探讨可能与死亡相关的个人、家庭和社会因素的回顾性调查方法。调查对象为所有知情人员，如家庭成员、邻居和接生员。这种方法也可用于对发生在医疗保健机构的孕产妇死亡的相关影响因素的调查。以社区为基础的回顾调查需要得到死亡妇女家属的配合，在讨论死亡相关情况时应注意相关的敏感问题。

（3）孕产妇死亡保密性调查：这是一项多系统的、多学科的匿名调查。调查对象是各区县、地市、省（自治区、直辖市）或者全国发生的所有的或者个别有代表性的孕产妇死亡病例，其目的在于确定死亡人数以及相关的死因和可避免或可补救因素。保密性调查通过每例妇女的死亡和总体数据所获得的教训，为以下几个方面提供证据：①降低孕产妇死亡的主要问题。②分析哪些是切实可行的措施。③对卫生系统和社区中的关键部门提出建议以及改善临床结局的实践指南。保密性调查需要有效的统计管理资料（如生命记录、出生和死亡的统计分析、人力资源和记录人员的情况等），或是由每一个医疗保健机构指派的专业人员定期向调查小组汇报孕产妇死亡情况。

3. 书写死亡病例调查摘要 在孕产妇死亡评审前，通常要为评审委员会准备每一例死亡病例的书面摘要。摘要应包括主要调查结果，此摘要应使用来自所有来源的数据，虽然它简明扼要，但包含了所有相关信息，包括医疗和非医疗，以及标准人口统计数据。个案摘要可以从一些常见的、明确的变量开始，如：①孕产妇个人的基本信息，如年龄、种族、受教育程度、胎次和死亡时的孕龄等。②妊娠过程和产前保健情况。③妊娠合并症及治疗情况。④产妇入院或分娩发作的情况（产前或分娩期间死亡）。⑤本次住院期间发生的事件（包括时间和日期）。⑥分娩和死亡的日期和时间。⑦既往患病情况等。此外，社区死亡病例评审还应探讨家属在死亡之前对医学并发症的认知，对医疗保健的态度，寻求医疗的行为以及护理或转诊的障碍等。对于医疗保健机构和社区死亡病例的评审，应始终收集与妊娠相关的护理信息，如产前护理、熟练的助产人员、出生时基本或全面的产科和新生儿护理以及产后护理等。这些信息通常以叙述的方式描述导致孕产妇死亡的事件。摘要作者应具有强大的医学背景，尤其是关于妊娠和新生儿健康问题的背景知识，以及对医学和非医学因素在孕产妇死亡中可能起到的作用的鉴别能力。经验丰富的医师、高级产科护士或助产士是执行此任务最合适的人选。

病例摘要应提供客观的和去识别化的信息（即没有任何关于患者、医疗保健提供者或医疗保健机构的识别数据）。数据收集完成后应进行去识别化。虽然医疗保健机构的身份对基于单一医疗保健机构的评审是显而易见的，并且患者和医疗卫生工作者的身份可能是已知的，但应该尽可能遵守这一规定。

（七）孕产妇死亡评审频率及内容

1. 评审频率 理想情况下，发生孕产妇死亡的医疗保健机构应立即就地开展评审，如果需要更多信息，则应在一个月内进行，以便尽早采取行动防止未来可能发生类似的死亡事件。医疗保健机构评审后，应将评审资料，包括原始病历复印件、病历摘要、评审意见及改进措施提交所属辖区的妇幼保健机构，以进入更高级别的评审。

各级评审的频率一般视死亡的个案数量而定。

但总体来讲,尽可能在发现孕产妇死后尽快进行评审。越早评审,信息损失越少,达到预期的效果更好。建议每1~3个月召开一次评审会议。

2. 孕产妇死亡评审内容

(1)确定死亡原因:确定每一例孕产妇的死亡原因是死亡评审工作的重要任务之一。死因的确定应依据国际疾病分类(ICD-10)对孕产妇死亡疾病进行诊断和分类。死亡证明、病历记录和尸解报告是死因诊断的主要依据。

根据ICD-10分类原则,做死因分类时,应注意以下几种情况:

1)原发病与并发症:以原发病为主,如妊娠期高血压疾病合并胎盘早剥,原发死因应是妊娠期高血压疾病。

2)重病与轻病,以重病为主。

3)传染病与非传染病,一般以传染病为主。

4)先天性畸形与其他疾病:如果其他疾病在孕产妇死亡中起主要致死作用,并与先天性畸形无明显关系时,应归类于其他致死疾病。

按孕产妇常见疾病死因,死亡分类可分为两大类:

1)直接产科死亡:指由于妊娠状态(妊娠、分娩和产褥期)下的产科并发症,由于医疗的操作干预、疏忽遗漏、处理不当或由于上述任何一个情况而引起的一系列事件导致的死亡。

2)间接产科死亡:指由于妊娠以前已存在的疾病或在妊娠期新发生的疾病,这些疾病虽非由直接产科原因所引起,但由于妊娠的生理影响而加重,从而导致的死亡。

在作死因诊断时,不能以临床症状或临死情况代替死因诊断,如呼吸衰竭、循环衰竭、失血性休克等,而必须写出导致上述症状、体征的原发疾病。如果死亡只涉及一种疾病,则死因诊断填写此疾病,如果死亡涉及两种或更多的疾病时,则要从中找出最根本的死因。根本死因是指引起一系列直接导致死亡事件的疾病或损伤。

(2)确定可避免性

1)可避免死亡:根据本地区医疗保健设施、技术水平以及个人身心状况,其死亡是可以避免的,但因其中某一环节处理不当或失误造成的死亡。

2)创造条件可避免死亡:本地区医疗保健设施条件、技术尚未达到应有的水平,或因个人和家庭经济困难、缺乏基本卫生知识而未能及时寻求帮助造成的死亡,通过改变患者行为,医疗服务提供者/院内诊疗或医疗卫生服务条件和政策可以避免的死亡。

3)不可避免死亡:由于本地区当前最好的医疗保健技术水平(特别是省级)所限,尚无法避免的死亡。

(3)确定主要影响因素:世界卫生组织建议对被认为是可避免或创造条件可避免的每例死亡个案,应从家庭/社区、各级医疗保健机构和社会各部门等三个环节确定造成这些死亡的各种因素并提出适当的建议。推荐使用十二格表(表2-8),从四个方面对以上每个环节的问题进行评审归类,并对主要影响因素进行量化分析。但须注意,在评审记录里对归类的影响因素,要指出具体问题所在,问题越具体,干预建议越具有针对性。

表2-8 十二格表评审的内容与形式

项目	知识技能	态度	资源	管理系统
个人、家庭及居民团体				
医疗保健系统				
社会其他相关部门				

1)三个环节

A. 个人、家庭及居民团体:三者称为非正式的保健系统。

B. 医疗保健系统:包括各级医疗保健机构。三级医疗保健网包含在这一环节中。这一环节不仅要发挥各级医疗保健机构及其专业人员的作用,还要重视发挥基层妇幼保健人员在个人、家庭、居民团体与医疗保健机构之间所起的桥梁作用。

C. 社会其他相关部门:包括交通、通信、教育等相关部门以及政府的相关决策机构。

2)四个方面

A. 知识技能问题:由于缺乏信息、教育水平低或缺乏培训等所造成的知识技能问题在第一个环节上,表现为人们可能不了解哪些行为属于健康的行为,不能认识存在的健康问题,当发现健康问题的时候也不知道如何寻求帮助,不了解产前检查、住院分娩的重要性,不能正确认识危险症状,或不知道如何正确选择就医地点而延误抢救。在医疗保健系统环节上,表现为医务人员不能识别、不会处理某一健康问题,或选派了不适当人员去处理某一健康问题。在社会其他相关部门则表现为没有意识到某些因素可能会对孕产妇的健康与安全产生影响，因此在制定有关政策时缺乏对这方面的考虑。

B. 态度问题：三个环节都可能出现态度问题。在第一个环节，人们可能担心受到某些批评或惩罚，在出现健康问题时不愿寻求医疗保健机构或社会其他相关部门的帮助。在医疗保健系统表现为有关人员缺乏责任心或应有的工作热情，或由于经济利益等原因不愿意转诊到上级医疗保健系统。其他相关部门表现为不愿提供可能的帮助。

C. 资源问题：包括人力、资金以及材料（基本设备、血源、药品或健康教育宣传材料等）。

D. 管理问题：主要是组织管理系统的问题，如医疗保健机构的管理制度不完善，相关部门或科室配合不协调，或没有相关政策支持（如医疗保障制度等），以致引发一些问题。

（4）确定"三个延误"：为全面分析妇女怀孕后在寻求医疗保健服务时所遇到的障碍，以制定有效的干预策略，世界卫生组织提出了一个"三延误模型"的框架（图 2-7）。这个框架将妇女得到最佳保健服务的障碍概括为个人家庭、社会服务和医疗保健系统服务三个方面。不论哪个方面出现障碍，都会导致保健服务的"延误"。

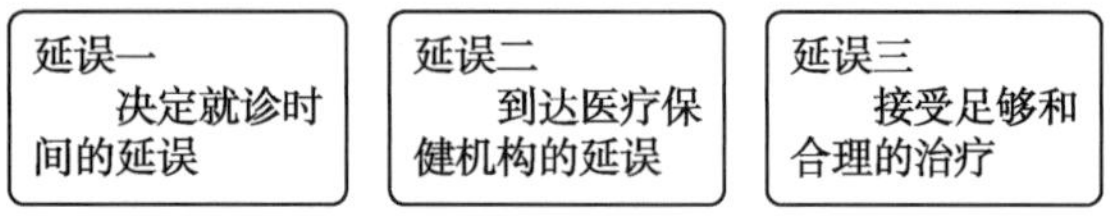

延误一 决定就诊时间的延误	延误二 到达医疗保健机构的延误	延误三 接受足够和合理的治疗

图 2-7 "三延误模型"的框架

三个延误模型：

1）决定就诊时间的延误：死亡孕产妇或家庭作出请医师或到医疗保健机构就诊的决定太晚或根本没有就诊的愿望而使病情延误，失去治疗时机。这种延误主要是由于个人家庭寻求医疗保健服务障碍而发生。死亡孕产妇或她的家庭因缺乏对正常妊娠和妊娠并发症症状和体征的知识，没有意识到发生了健康问题，或虽意识到了，但由于文化或风俗习惯的差异，没有寻求医疗保健服务的愿望。

2）到达医疗保健机构的延误：死亡孕产妇或家庭作出了请医师或到医疗保健机构就诊的决定，如及时治疗，应该有机会治愈。但因路途遥远或无交通工具或因寻找交通工具或交通阻塞而使病情加重。这种延误主要是因社会提供服务能力的障碍而发生，如死亡孕产妇或家庭无经济承受能力、交通问题和居住地附近没有医疗保健服务机构等。

3）接受足够和合理治疗的延误：各级医疗保健机构人员和设备齐全、根据孕产妇当时病情状况及时提供优质医疗服务，可以避免死亡的发生，但因某一环节处理不当或失误造成了死亡。这种延误主要是由于医疗保健机构提供服务障碍而发生的，包括保健服务的及时性和治疗的正确性。

（5）提出建议：制定降低孕产妇死亡率干预策略的重要依据来自孕产妇死亡监测和评审工作中发现的问题。干预策略大致可分为以下 3 类：

1）一级预防策略：从健康教育和服务水平预防某些疾病的发生。例如提供健康教育和计划生育服务，防止意外妊娠和高危妊娠，改善营养状况，提高孕前保健意识和改善性传播疾病，防止宫外孕及产时、产后感染及其他妊娠期疾病的发生等。

2）二级预防策略：重点在于早发现、早处理某些情况以降低其对育龄妇女或孕产妇的不良影响。例如，可以让社区居民更多地了解正常和异常妊娠的特点，孕期出现的异常体征的相关知识，重视提高患者对保健服务的满意度，以增加她们对保健医师建议的依从性。提高产前、产时和产后的保健、随访等服务质量，一旦发现异常情况，及早就诊、及早治疗，尽早阻断或阻止病程进展、防止疾病蔓延或减缓发展，最大限度地减少其危害。

3）三级预防策略：提供如何采用最优方案处理已出现的任何状况，防止病情恶化，降低死亡率和患病率，例如可以改善产科和内科并发症的诊治质量，改进临床操作、辅助设施、转诊服务和服务机构的组织管理。

在每例孕产妇死亡个案的死因，特别是主要影响因素明确后，评审委员会应找出每类影响因素中的具体问题，提出将来预防类似死亡发生的针对性建议。

评审委员会的专家还要对当地孕产妇死亡发生的特点进行分析，找出医疗保健服务系统中共同的薄弱环节，提出改进保健服务、提高产科质量、降低孕产妇死亡发生的针对性措施。随着个案的积累，特别是在地区和国家层面，影响力最大的干预措施应被优先考虑。

评审委员会在每次评审结束后，应将评审情况、结果和建议撰写成书面报告，上报卫生行政主管部门，为当地政府部门及时了解妇女儿童健康状况、制定相应妇幼卫生决策提供重要参考依据。

同时，评审委员会还应将在评审中发现的医疗保健服务问题反馈到各级医疗保健机构，并提出具体整改意见，督促改进。如主要问题涉及个人家庭，评审委员会可将评审结果和建议反馈到其所在社区，并帮助社区制定一些能解决当地问题的措施和决议，促进社区健康教育活动的开展。如主要问题属于卫生行政主管部门或其他相关部门，评审委员会可将专家的意见通过行政主管部门提交到相关部门，以引起政府和社会的关注，促使职能部门改善社会服务，提高妇女生存质量。

将建议与行动联系起来是许多孕产妇死亡评审的薄弱环节之一。因此，评审委员会还应协助卫生行政主管部门，对提出的建议和改进措施是否已在相应部门实施，实施过程中是否存在问题要进行及时的监督或评估，以保证评审委员会的各项建议得以落实，当地孕产妇的卫生健康状况和安全性逐步得到改善。

专家点评：妊娠危险因素的筛查和评估要按照分级管理的原则，严格落实国家卫生健康委员会关于母婴安全保障的五项制度：妊娠风险和评估制度、高危孕产妇专案管理制度、危急重症救治制度、孕产妇死亡个案报告制度和通报约谈制度，以保障母婴安全。

（吴久玲　梁　娟）

第七节　出生缺陷预防

导读：预防出生缺陷、提高出生人口素质的关键是以预防为主，应从婚前、孕前开始，并贯穿整个孕产期。加强出生缺陷三级预防措施，减少出生缺陷的发生，提高我国的人口素质。

出生缺陷（birth defect）是指胚胎在发育过程中，由于胚胎发育紊乱所致的结构异常、代谢异常、运动异常、精神异常等。目前，中国出生缺陷的发生率为5.6%，每年新增出生缺陷患儿90万。我国是一个人口大国，出生缺陷的发生严重影响了出生人口素质，出生缺陷已经成为一个公共卫生问题。因此，预防出生缺陷、提高人口素质是迫在眉睫的工作。

提高人口健康素质不仅关系到千家万户的幸福，也关系到国家和民族的未来。人口素质包括健康素质、科学文化素质和思想品德素质等多方面内容，而健康素质是人口素质的基础。实行优生可为提高健康素质提供生物学条件，其宗旨是减少出生缺陷的发生，提高出生人口素质。

预防出生缺陷、提高出生人口素质的关键是预防为主。因此，世界卫生组织提出了"三级预防"策略。一级预防是指预防出生缺陷的发生，包括婚前医学检查、孕前优生健康检查、孕前健康教育等；二级预防是指预防出生缺陷患儿的出生，包括孕期保健、产前筛查和产前诊断技术，早发现、早诊断和早干预来减少出生缺陷儿的出生；三级预防是指对已出生的患儿进行早期诊断、早期治疗和康复，以减轻患儿的伤残程度，提高患儿的生活自理能力，主要方法是新生儿疾病筛查。

"三级预防"措施是对出生缺陷发生的各环节全方位地采取措施并有效预防的体系。每级预防的区别在于针对出生缺陷的不同发生原因、不用发生阶段，采取不同的预防措施，达到不同的效果，有效地预防出生缺陷。

一、出生缺陷一级预防

（一）一级预防的目的和意义

引起出生缺陷发生的原因是出生缺陷发生的源头，因此，能够预防出生缺陷发生的重要环节就是针对出生缺陷发生的原因进行预防，这样才能真正有效地降低出生缺陷的发生率。

目前已知引起出生缺陷发病的原因为：①遗传因素。包括单基因遗传、多基因遗传、染色体异常。②环境因素。包括营养（蛋白、营养素）、疾病（糖尿病、甲状腺功能亢进症）、感染（风疹病毒、梅毒、艾滋病病毒）、用药（包括酒精）、长期接触有害物质（环境污染或职业接触）等。一级预防的目的就是针对可能造成出生缺陷的上述原因进行预防。

遗传病是指疾病的发生需要有一定的遗传基础，并通过这种遗传基础按照一定的方式传递给后代发育形成的疾病。也就是说，从父母亲那里接受了已发生突变的遗传物质（基因）或发生畸变的遗传物质（染色体）而引起相应的疾病或缺陷。这种遗传因素按一定的方式传给子代，子代就可能发生遗传病。

而遗传病的发生通常有两种方式，一是亲代传递，即致病基因从亲代遗传病患者或致病基因携带者向子代传递而引起子代患病；二是基因突变或染色体畸变，即生殖细胞或孕卵发生基因突变或染色体畸变而引起患病。而由环境因素造成的基因突变或染色体畸变是可以进行一级预防的。

就环境因素而言，既可能造成生殖细胞的遗传损伤，也可能直接造成胚胎的损伤而发生出生缺陷。环境因素是可以有效预防的。

（二）一级预防的管理

一级预防的医学措施包括：婚前医学检查、孕前优生健康检查、孕期保健。

婚前医学检查是母婴保健技术服务项目之一，按照《母婴保健法》规定，婚前医学检查属于行政审批项目。因此，开展婚前医学检查的医疗保健机构必须获得《母婴保健技术执业许可证》才能开展婚前医学检查工作。从事婚前医学检查的医师必须获得《母婴保健技术考核合格证》才能从事婚前医学检查工作，否则为违法。

孕前优生健康检查是国家提供的一项惠民政策。由卫生健康行政部门指定的医疗保健机构为准备怀孕的夫妻提供免费的孕前优生健康检查。

凡是具有产科服务资质的医疗保健机构均可开展孕期保健服务。

（三）一级预防的措施

一级预防是针对引起出生缺陷发生的病因所采取的预防措施，是在婚前、孕前和孕期采取相应的措施，以预防出生缺陷的发生。它既包括针对个体健康的措施，也包括针对整个公众的社会措施。这是最积极、最有效的预防措施，内容包括：优生科普教育、婚前医学检查、孕前检查、遗传咨询、选择最佳生育年龄、孕前及孕早期保健（包括合理营养、预防感染、谨慎用药、戒烟、戒酒、避免接触高温、有毒的环境等）。在一级预防中，比如杜绝近亲结婚、不宜生育的杜绝生育、性连锁疾病的性别控制、增补叶酸、接种风疹疫苗等，都是根本性预防。

1. 婚前保健 婚前保健是对准备结婚的男女双方，在结婚登记前进行的婚前医学检查、婚育健康指导和咨询服务，是母婴保健服务和生育全程服务的重要内容，也是被实践证明促进生殖健康、预防出生缺陷、提高出生人口素质行之有效的重要措施。婚前医学检查是对准备结婚的男女双方可能患有影响结婚和生育的疾病进行的医学检查，并进行干预，是预防出生缺陷发生的第一道关口。

（1）婚前保健的法律法规依据：

《中华人民共和国母婴保健法》规定：婚前应当提供以下内容的保健服务：

1）婚前卫生指导：关于性卫生知识、生育知识和遗传病知识的教育。

2）婚前卫生咨询：对有关婚配、生育保健等问题提供医学意见。

3）婚前医学检查：对准备结婚的男女双方可能患影响结婚和生育的疾病进行医学检查。

婚前医学检查包括对下列疾病的检查：严重遗传性疾病；指定传染病；有关精神病。

（2）婚前医学检查的内容：①婚前卫生指导：婚前卫生指导是对准备结婚的男女双方进行的以生殖健康为核心，与结婚和生育有关的保健知识的宣传教育。婚前卫生指导内容包括有关性保健和性教育；新婚避孕知识及计划生育指导；受孕前的准备、环境和疾病对后代影响等孕前保健知识；遗传病的基本知识；影响婚育的有关疾病的基本知识；其他生殖健康知识。②婚前卫生指导方法：婚前保健机构通过多种方法系统地为服务对象进行婚前生殖健康教育，并向婚检对象提供婚前保健宣传资料。宣教时间不少于 40 分钟，并进行效果评估。

（3）婚前医学检查

1）婚前医学检查项目包括询问病史、体格检查、常规辅助检查和其他特殊检查。常规辅助检查应进行胸部透视，血常规、尿常规、梅毒筛查，血转氨酶和乙肝表面抗原检测，女性阴道分泌物滴虫、霉菌检查。其他特殊检查，如乙型肝炎血清学标志检测、淋病、艾滋病、支原体和衣原体检查、精液常规、B 型超声、乳腺、染色体检查等，应根据需要或自愿原则确定。

2）婚前医学检查的主要疾病：①严重遗传性疾病：由于遗传因素先天形成，患者全部或部分丧失自主生活能力，子代再现风险高，医学上认为不宜生育的疾病。②指定传染病：《中华人民共和国传染病防治法》中规定的艾滋病、淋病、梅毒以及医学上认为影响结婚和生育的其他传染病。③有关精神病：精神分裂症、躁狂抑郁性精神病以及其他重型精神病。其他与婚育有关的疾病，如重要脏器疾病和生殖系统疾病等。

3）婚前医学检查的转诊：婚前医学检查实行逐级转诊制度。对不能确诊的疑难病症，应由原婚前医学检查单位填写统一的转诊单，转至设区的市级以上人民政府卫生行政部门指定的医疗保健机构进行确诊。该机构应将确诊结果和检测报告反馈给原婚前医学检查单位。原婚前医学检单位应根据确诊结果填写《婚前医学检查证明》，并保留原始资料。对婚前医学检查结果有异议的，可申请母婴保健技术鉴定。

4）医学意见：婚前医学检查单位应向接受婚前医学检查的当事人出具《婚前医学检查证明》，并在"医学意见"栏内注明：双方为直系血亲、三代以内旁系血亲关系，以及医学上认为不宜结婚的疾病，如发现一方或双方患有重度、极重度智力低下，不具有婚姻意识能力；重型精神病，在病情发作期有攻击危害行为的，注明"建议不宜结婚"。

发现医学上认为不宜生育的严重遗传性疾病或其他重要脏器疾病，以及医学上认为不宜生育的疾病，注明"建议不宜生育"。

发现指定传染病在传染期内、有关精神病在发病期内或其他医学上认为应暂缓结婚的疾病时，注明"建议暂缓结婚"。

对于婚检发现的可能会终身传染的不在发病期的传染病患者或病原体携带者，在出具婚前检查医学意见时，应向受检者说明情况，提出预防、治疗及采取其他医学措施的意见。若受检者坚持结婚，应充分尊重受检双方的意愿，注明"建议采取医学措施，尊重受检者意愿"。

未发现前款情况，为婚检法定允许结婚的情形，注明"未发现医学上不宜结婚的情形"。

在出具任何一种医学意见时，婚检医师应当向当事人说明情况，并进行指导。

（4）婚前卫生咨询：婚检医师应针对医学检查结果发现的异常情况以及服务对象提出的具体问题进行解答、交换意见、提供信息，帮助受检对象在知情的基础上作出适宜的决定。医师在提出"不宜结婚""不宜生育"和"暂缓结婚"等医学意见时，应充分尊重服务对象的意愿，耐心、细致地讲明科学道理，对可能产生的后果给予重点解释，并由受检双方在体检表上签署知情意见。

2. 孕前优生健康检查 孕前优生检查是以提高出生人口素质，减少出生缺陷发生为宗旨，为准备怀孕的夫妻提供孕前优生健康教育、孕前健康状况检查与评估、孕前健康咨询与指导为主要内容的孕前保健服务。孕前保健是婚前保健的延续，是孕期保健的前移。孕前保健是出生缺陷一级预防的重要手段，也是出生缺陷预防的关键环节。

孕前优生健康检查的目的包括：提高计划妊娠比例；提高计划怀孕夫妇优生科学知识水平，增强孕前风险防范意识；改善计划怀孕夫妇健康状况，降低或消除导致出生缺陷等不良妊娠结局的风险因素，预防出生缺陷发生，提高出生人口素质。

孕前优生检查主要包括：优生健康教育、病史询问和收集、体格检查、临床实验室检查、影像学检查、风险评估和咨询指导等内容。

（1）孕前优生检查的对象和检查时间：所有计划怀孕的夫妻都应该在怀孕前进行孕前优生检查。孕前优生健康教育是一项长期的、持续性的工作，没有时间限制。但对计划怀孕的夫妇，至少应该在计划怀孕4~6个月前接受一次孕前优生健康教育。孕前优生检查、健康状况评估、咨询指导最好应该在计划怀孕前4~6个月进行。孕前优生检查后如果超过6个月没有怀孕，建议应当重新进行相关咨询和检查。

（2）孕前优生检查基本内容和流程

1）孕前优生健康教育：孕前健康教育虽然重点时限是在怀孕前，但实际上它是一项长期和持续的工作，使计划妊娠的夫妇早一点知晓和掌握相关优生的知识，避免在计划怀孕时，发生不可逆的生育影响。在怀孕前，孕前健康教育可以通过多种方式，向计划怀孕夫妇宣传优生科学知识，增强出生缺陷预防意识，树立"健康饮食、健康行为、健康环境、健康父母、健康婴儿"的预防观念。与计划怀孕夫妇充分沟通，了解需求，建立良好的人际关系。积极引导夫妇接受知识、转变态度、改变行为，共同接受孕前优生检查，作好孕前准备。孕前优生健康教育的形式包括：设置优生健康教育宣传栏、提供优生健康教育资料，提供优生健康教育折页、健康教育处方、健康教育手册等资料，播放优生健康教育音像制品、举办优生知识讲座、开展公众咨询活动等。

优生健康教育主要内容包括：与怀孕生育有关的心理、生理基本知识；实行计划妊娠的重要性和基本方法，以及孕前准备的主要内容；慢性疾病、感染性疾病、先天性疾病、遗传性疾病对孕育的影响；不良生活习惯、营养不均衡、肥胖、药物及环境有害因素等对孕育的影响；预防出生缺陷等不良妊娠结局的主要措施；孕前优生检查的主要目的及内容等。

2）孕前优生健康检查

【病史采集】

• 基础信息：姓名、民族、年龄、文化程度、职业、户口所在地、一般情况采集。

• 疾病史：通过疾病史的采集，初步了解受检夫妻双方目前身体状况、所患疾病，以及曾经或者目前采取的治疗措施对生育以及胎儿可能的影响。对于不能明确诊断的疾病，必要时需要建议采取进一步的检查方法对所患疾病进行进一步的判断，或转诊到上一级的医疗保健机构对疾病进行确诊。根据疾病的诊断和治疗情况，分析疾病和治疗对生育及优生的影响并进行评估，提出相关医学指导意见。

• 用药史：近期用药情况、疫苗注射情况、避孕措施等情况。

• 孕育史：包括月经史、妊娠史以及现有子女状况。一个人的孕育史可能反映：性发育情况、内分泌功能情况、生育能力情况、是否有遗传性疾病或为遗传性疾病的携带者等。完整的孕育史收集可以对受检夫妻的以上情况进行初步判断，提出进一步的诊治方案，并对是否能够生育或如何进行生育前的准备以及产前诊断提出指导性意见。

• 家族史：通过家族史的采集，了解在家族的婚姻状况中，是否存在近亲结婚的情况以及家族中的疾病发生情况，以判断家族中是否存在有遗传性疾病或发生遗传性疾病的可能性。根据对家族史情况的判断，提出咨询和指导意见，避免遗传性疾病的发生。

• 饮食营养状况：妊娠是孕育生命的一个漫长过程，而生命的孕育对营养的要求非常高。营养是胎儿健康发育的物质保障，孕前营养储备是保障胎儿生长发育所需要的各种营养素的前提，营养不良不仅影响胎儿的正常发育，还可能发生出生缺陷。甚至有些成人疾病的起源为胎儿时期的营养不良。

• 生活习惯：不良的生活习惯包括吸烟、吸食毒品、饮酒、化妆、染发等，这些习惯对生殖细胞有影响，使生殖细胞发生基因突变、染色体畸变以及数量较少、存活率低等。如果孕妇在孕期仍然保持这些生活习惯，则对胚胎和胎儿的生长发育也有严重的影响，例如，孕妇饮酒可以造成"胎儿酒精中毒综合征"。因此，在孕前了解受检夫妻的生活习惯有利于指导其纠正这些对胎儿发育有影响的生活习惯，指导建立优良的生活习惯，促进胚胎和胎儿的正常发育。

• 环境有害物质接触史：环境是指人所处的周围条件。环境一般分为自然环境和社会环境。环境优生学所涉及的环境主要是自然环境，包括生活环境和职业环境。人类赖以生存的外界自然环境存在着各种物质，如空气、水、土壤、食物等。由于人类的生产和生活活动，使外界环境中的物质往往具有各种复杂的构成而形成不同的环境状态，并对人体健康产生一定的影响，甚至可以造成对生殖细胞的损伤。对于生活在母体内的胎儿来说，同样会受到环境因素的影响，这种影响则对胚胎或胎儿的发育造成损害。因此，孕前对受检夫妻所处环境进行了解和指导，尽量避免和降低不良环境的危害，为宝宝的健康发育创造良好的条件。环境毒害物质接触信息应该包括生活环境和职业环境的毒害物质的接触情况，包括物理因素、化学因素和生物因素等。

• 社会心理因素：社会心理因素是指某些影响到心理变化的社会因素，而这些心理变化又反作用于人们的健康和疾病以及生殖功能。生殖系统功能和表现行为主要是在神经内分泌系统和复杂的心理活动支配下所产生，受经济、文化、工作压力、人际关系等社会因素的影响很大。不良的社会心理因素可能影响男女双方的内分泌功能、生殖细胞的发育、受孕能力以及胚胎和胎儿的正常发育。因此，孕前调整好社会心理因素，提高生育能力并为胎儿的正常生长发育创造良好的条件。社会心理因素采集的要点包括：工作生活压力情况，与亲友、同事的关系情况，以及经济压力等情况；对生育能力的信心；对妊娠的期待程度；对生育的恐惧等情况。

【医学检查】

• 基本检查：是指常规体格检查项目，包括：身高、体重、血压、心率、甲状腺触诊、心肺听诊、肝脏及脾脏触诊、四肢及脊柱检查等。女性生殖系统检查、男性生殖系统检查。

• 实验室检查：阴道分泌物（白带常规、淋病奈瑟球菌检测、沙眼衣原体检测）、血液常规检验（血红蛋白、红细胞、白细胞及分类、血小板）、尿液常规检验、血型（包括 ABO 血型和 Rh 血型）、血清葡萄糖测定、肝功能检测（谷丙转氨酶）、乙型肝炎血清学五项检测、肾功能检测（肌酐）、甲状腺功能检测（促甲状腺激素）、病毒筛查（梅毒螺旋体筛查、输血免疫全套、艾滋病、TORCH）。妇科常规超声检查等。

• 选择性检查：指不在基本检查项目范围内，但受检夫妻根据自己的情况自愿选择的检查，例如：染色体检查、精液常规检查、丙肝检查、心电图检查，肝、胆、胰、脾、肾的医学影像检查等。随着医学遗传学检测技术的发展,遗传病的筛查技术也逐渐应用于临床,所以在孕前也可以选择进行常见常染色体隐性遗传病携带者的筛查。

- 针对性检查:是指在信息收集中已经发现或怀疑异常情况,在基本检查或选择性检查中发现或怀疑异常情况所进行的相关检查。特别是针对再生育夫妻,可能第一胎本身就存在异常情况,针对性检查就显得更加重要。针对性检查包括染色体检查、基因检查、生育力评估等。

3)孕前优生检查的风险评估与咨询指导:通过孕前优生检查,对所获得的计划怀孕夫妻双方的病史、体格检查、实验室检查、医学影像学检查等所有资料(包括进一步检查、会诊、转诊等资料)进行综合分析,识别、判断和评估存在的可能导致出生缺陷等不良妊娠结局的遗传、环境、心理、身体和行为等方面的风险因素,形成风险评估意见。通过风险评估,有针对性地对计划怀孕夫妻进行咨询指导,提出具体预防措施,进行健康促进,降低风险,减少出生缺陷发生,提高出生人口素质。

风险评估的原则:经过孕前优生检查后,每一例接受检查的对象必须做出孕前优生检查的结论后才能进行风险评估;对不能做出结论的情况应当进行会诊或转诊,在获得会诊、转诊结果并能做出检查结论后,再进行风险评估。

风险的评估应由专人进行统一评估,形成风险评估的意见:

- 评估为高风险人群,指存在可能导致出生缺陷等不良妊娠结局的因素,经评估发现这些高风险因素可能对生育造成影响的计划怀孕夫妻。
- 评估为低风险人群,指不存在可能导致出生缺陷等不良妊娠结局的高风险因素或存在可能导致出生缺陷等不良妊娠结局的高风险因素,经评估没有发现这些高风险因素可能对生育造成影响的计划怀孕夫妻。

无论评估为高风险人群或是低风险人群,只要在孕前优生检查中发现计划怀孕夫妻双方存在可能导致出生缺陷等不良妊娠结局的高风险因素,无论是否可以在孕前避免,均应当提出相关的书面指导建议书。指导建议书的内容应当包括:普遍性指导意见、针对评估为高风险因素的个性化指导意见。

【咨询指导原则】

- 普遍性咨询指导原则:对所有计划怀孕夫妻,无论在孕前优生检查过程中是否发现有高风险因素存在,都应给予普遍性健康指导,制订妊娠计划,建议有准备、有计划妊娠,避免意外妊娠,避免大龄生育。建议在计划怀孕之前采用避孕套避孕。一旦决定怀孕而没有采取任何避孕时,随时均可能怀孕,因此必须在解除避孕措施后按照已经怀孕对待。在计划怀孕期间,避免在生活环境中和工作环境中接触任何环境不良因素,如物理因素、化学因素和生物因素,包括放射线、高温、铅、汞、甲醛、苯系列物质、农药等。不能接触家禽和喂养宠物等。对风疹、乙肝、流感等传染病没有免疫力的受检夫妻应当注射相关疫苗。戒除不良嗜好,保持健康的生活方式和行为。保持良好的心理素质,以平常心对待妊娠。合理营养、均衡膳食。适当增加肉、蛋、奶、蔬菜、水果的摄入,保证营养均衡,根据情况科学地补充营养素及微量元素;服用叶酸增补剂。积极治疗慢性疾病和感染性疾病。在计划怀孕期间,尽量避免使用药物,如果必须使用时,应在专科医师的指导下使用。接受了孕前优生健康检查6个月或更长时间后仍没有怀孕,夫妇双方应共同接受进一步咨询、检查和治疗。

- 针对性咨询指导原则:评估为高风险人群的计划怀孕夫妇,必须进行一对一的咨询,在普遍性指导的基础上,根据存在的高风险因素进行详细的分析、指导和提出医学建议。

孕前优生检查结果及评估建议的告知:根据每一位受检者的孕前优生检查结果填写《孕前优生健康检查结果及评估建议告知书》,注明评估意见和医学建议。对所有的接受孕前优生检查的计划怀孕夫妻都应当给予书面的有关优生的普遍性指导意见和医学建议。凡是在孕前优生检查中发现的高风险因素或评估为高风险人群的情况,都必须书面给予针对性医学建议,同时将这些医学建议详细向夫妻双方进行解释,让夫妻双方充分了解并完全理解这些建议内容。

3. 孕期预防　出生缺陷发生的第二个重要阶段是孕早期。

人类的胚胎发育过程分为3个阶段:①细胞增殖期:受孕1~2周为细胞增殖期,该阶段以细胞的分裂为主,受到环境不良因素的影响后,对胚卵的损伤表现为全或无的效应,即受损伤的细胞较少时,可以通过细胞自身的增殖作用进行弥补,不会发生结构异常。如果受损伤的细胞过多,则胚胎死亡而流产。②器官发育期:受孕3~8周为器官形成期。该期细胞开始分化形成不同的细胞、组织和器官。该期是致畸敏感期,即出生缺陷发生的非常重要的时期。如果在器官发育期胚胎受到不良环境因素的影响,则极易发生出生缺陷,且以结构异常为主。③功能发育期:受孕 9 周开始至出生为功能发育期。该时期胚胎对畸形发生不敏感、神经系统和外生殖器官仍敏感,同时,各器官的功能持续发育。如果在这一时期受到环境不良因素的影响,更多发生的出生缺陷是功能异常。因此,从组织胚胎学上来划分,受孕 8 周以内称之为胚,受孕 8 周以后称之为胎。胚的时期是出生缺陷发生的危险时期。

孕早期出生缺陷预防的重要性往往被忽略,因为部分孕妇没有在孕前进行充分的准备,也没有进行孕前优生健康检查就怀孕了,怀孕后才发现存在许多影响胎儿发育的高危因素。同时,多数产科机构要求怀孕 12 周才建卡进入围产保健,而孕 12 周后对有些高危因素造成的影响后果已经没有办法纠正。

孕早期出生缺陷预防重点有以下重要工作:①孕前保健必须与孕期保健衔接,不要留下空白。在孕前进行充分准备并怀孕后,应当尽早发现妊娠,并立即进入孕期保健进行监护,从而保障早期胚胎的正常发育。同时对孕妇夫妻提供健康教育,为胚胎的健康发育提供良好的条件。②对有不良妊娠史的孕妇,必须进行早期监控和相应的跟踪检查。及时发现高危因素,及时进行处理,在最佳时间内消除高危因素的影响,避免对胚胎造成不良后果。

二、出生缺陷二级预防

(一)二级预防的目的和意义

二级预防是指在孕期采取产前检查、产前筛查和产前诊断等技术措施,识别和发现严重出生缺陷儿,及时采取相关措施,避免严重出生缺陷儿的出生。二级预防是对一级预防的一种补充,通过预防严重出生缺陷儿的出生,达到降低出生缺陷发生率的目的。

(二)二级预防的管理

根据《中华人民共和国母婴保健法》《中华人民共和国母婴保健法实施办法》及国家卫生健康委员会《产前诊断技术管理办法》的相关规定,国家卫生健康委员会根据医疗需求、技术发展状况、组织与管理的需要等实际情况,制订产前诊断技术应用规划。产前诊断技术应用实行分级管理。

国家卫生健康委员会制定开展产前诊断技术医疗保健机构的基本条件和人员条件;颁布有关产前诊断的技术规范;指定国家级开展产前诊断技术的医疗保健机构;对全国产前诊断技术应用进行质量管理和信息管理;对全国产前诊断专业技术人员的培训进行规划。

省、自治区、直辖市人民政府卫生行政部门(以下简称省级卫生行政部门)根据当地实际情况,因地制宜地规划、审批或组建本行政区域内开展产前诊断技术的医疗保健机构;对从事产前诊断技术的专业人员进行系统培训和资格认定;对产前诊断技术应用进行质量管理和信息管理。

县级以上人民政府卫生行政部门负责本行政区域内产前诊断技术应用的日常监督管理。

开展产前诊断技术服务的医疗保健机构必须符合国务院卫生行政部门规定的条件和技术标准,并经县级以上地方人民政府卫生行政部门许可。

从事产前诊断的人员,必须经过省、自治区、直辖市人民政府卫生行政部门的考核,并取得相应的合格证书。

(三)二级预防的措施

1. 产前检查 产前检查是围产期保健的一部分,包括:定期进行产前检查,了解胎儿生长发育及孕妇的健康状况;为孕产妇提供卫生、营养、心理等方面的医学指导与咨询;对高危孕妇进行重点监护、随访和医疗保健服务。

通过产前检查,识别和发现胎儿是否有出生缺陷的可能和征象,提出进一步进行产前诊断的医学建议。

2. 产前筛查 是简便、经济和较少创伤的检测方法,从孕妇群体中发现某些怀疑有先天性缺陷和遗传性疾病胎儿的高危孕妇,以便进一步明确诊断。产前筛查必须在广泛宣传的基础上,让所有孕妇都有权知情并自主进行选择。

产前筛查目标疾病的原则:目标疾病的危害程度大、筛查后能落实明确的诊断服务,筛查、诊断技术必须有效和可接受,发病率较高、人群分布明确、筛查方法较简易、筛查费用明显低于治疗费用。

产前筛查的技术包括:

胎儿常见染色体异常与开放性神经管缺陷的产前筛查(母体血清学筛查)、孕妇外周血胎儿游离 DAN 产前筛查与诊断(无创 DNA 产前检测)。

Ⅲ级超声检查(系统筛查)。

（1）母体血清学筛查：母体血清学筛查是采取母体血液并对其中的相关血清标志物进行检测，结合孕妇年龄、孕周、体重、病史等进行综合风险评估得出胎儿罹患相关疾病的风险度。母体血清学筛查的目标人群：分娩时年龄在 35 岁以下的低危孕妇人群。

母体血清学筛查的目标疾病：唐氏综合征（21-三体综合征）、爱德华综合征（18-三体综合征）、开放性神经管缺陷。

1）母体血清筛查生化标志物

• 中孕期：甲胎蛋白（alpha fetal protein，AFP）、人绒毛膜促性腺激素游离 β 亚基（free β-hCG）或人绒毛膜促性腺激素、游离雌三醇（uE$_3$）、抑制素 A（inh-A）。

• 早孕期：妊娠相关血浆蛋白 A（pregnancy associated plasma protein-A，PAPP-A）、人绒毛膜促性腺激素游离 β 亚基或人绒毛膜促性腺激素。

2）母体血清学筛查方式：早孕筛查、早孕联合筛查、中孕筛查、序贯筛查等。

3）母体血清学筛查的时限：中孕期母血清学筛查：孕 15～20^{+6} 周；早孕期母血清学筛查：孕 9～13^{+6} 周（早孕筛查不能筛查开放性神经管畸形）。

（2）孕妇外周血胎儿游离 DAN 产前筛查与诊断（无创 DNA 产前检测）：母体血清学筛查存在一定的漏筛率，孕妇需承担漏筛带来的风险，给孕妇带来巨大的心理压力，同时也为产前诊断机构和产前筛查机构带来巨大工作压力。而介入性产前诊断由于存在流产和感染的风险，依从率较低，部分高危孕妇存在介入性产前诊断手术禁忌证。

无创 DNA 产前检测仅需采取孕妇静脉血，利用新一代 DNA 测序技术对母体外周血浆中的游离 DNA 片段（包含胎儿游离 DNA）进行测序，并将测序结果进行生物信息分析，可以从中得到胎儿的遗传信息，从而判断胎儿是否患 21-三体综合征、18-三体综合征、13-三体综合征（帕托综合征）三大染色体疾病的风险。故无创 DNA 产前检测是一种高精度的筛查技术。

无创 DNA 产前检测的时限：适用的检测时间是 12^{+0}～26^{+6}；最佳检测时间 12^{+0}～22^{+6} 周。小于 26 孕周的目的是：若无创 DNA 产前检测阳性，预留充分时间进行产前诊断以确诊。

无创 DNA 产前检测的目标人群：

• 适用人群：血清学筛查显示为常见染色体非整倍体风险介于高风险切割值与 1/1 000 之间的孕妇；有介入性产前诊断禁忌证者（如先兆流产、发热、出血倾向、慢性病原体感染活动期、孕妇 Rh 阴性血型等）；孕 20^{+6} 周以上，错过血清学筛查最佳时间，但要求评估 21-三体综合征、18-三体综合征、13-三体综合征风险者。

• 慎用人群：有下列情形的孕妇进行检测时，检测准确性有一定程度下降，检出效果尚不明确；或按有关规定应建议其进行产前诊断的情形。包括：早、中孕期产前筛查高风险；预产期年龄≥35 岁；重度肥胖（体重指数 > 40kg/m^2）；通过体外受精-胚胎移植方式受孕；双胎或多胎妊娠；医师认为可能影响结果准确性的其他情形。

• 不适用人群：有下列情形的孕妇进行检测时，可能严重影响结果准确性。包括：孕周 < 12^{+0} 周；夫妇一方有明确染色体异常的孕妇；孕 1 年内接受过异体输血、移植手术、异体细胞治疗等；胎儿超声检查提示有结构异常需进行产前诊断；有基因遗传病家族史或提示胎儿罹患基因病高风险；孕期合并恶性肿瘤；医师认为有明显影响结果准确性的其他情形；除外上述不适用情形的，孕妇在充分知情同意的情况下，可选择无创 DNA 产前检测。

Ⅲ级超声检查（系统筛查）：妊娠 20～24 周时，胎儿多个器官已发育成熟，羊水量适中，胎儿相对容易变换体位，有利于超声筛查胎儿结构。超声系统筛查的内容包括：胎儿数目、胎心搏动、胎儿大小、胎儿结构畸形的筛查、胎盘位置和羊水情况。

3. 产前诊断 是指对胎儿进行先天性缺陷和遗传性疾病的诊断，包括相应筛查。产前诊断的项目包括：遗传咨询、医学影像、生化免疫、细胞遗传、分子遗传。

（1）遗传咨询：遗传咨询是通过咨询医师与咨询者共同商讨咨询者提出的各种遗传学问题和在医师指导帮助下合理解决这些问题的全过程。在这一过程中，需要解答遗传病患者或其亲属提出的有关遗传病病因、遗传方式、诊断、预防、治疗、预后等问题，估计亲属或再生育时该病的再发风险或患病风险，提出可以选择的各种处理方案，供咨询者做决策的参考。

涉及生育的遗传咨询是在一个家庭范围内预防严重遗传病患儿出生最有效的程序。通过广泛开展遗传咨询，配合有效的产前诊断措施，就能降低遗传病的发病率，从而减轻家庭和社会的负担，提高人口素质。

遗传咨询的对象：夫妇双方或家系成员患有某些遗传病或先天畸形者；曾生育过遗传病患儿的夫妇；不明原因智力低下或先天畸形儿的父母；不明原因的反复流产或有死胎、死产等情况的夫妇；婚后多年不育的夫妇；预产期 35 岁以上的高龄孕妇；长期接触不良环境因素的育龄青年男女；孕期接触不良环境因素以及患有某些慢性病的孕妇；常规检查或常见遗传病筛查发现异常者；其他需要咨询的情况。

遗传咨询人员根据咨询结果应向咨询对象提供结婚、生育或其他建议。在咨询过程中尽可能提供客观、依据充分的信息，在遗传咨询过程中尽可能避免医师本人的导向性意见。

（2）医学影像：出生缺陷包括结构异常，而结构异常属于形态学的范畴。利用医学影像技术进行产前诊断可以诊断出大部分胎儿的结构畸形。目前用于产前诊断的医学影像技术主要是超声诊断及磁共振诊断。

1）产科超声检查：包括常规产科超声检查、产科超声筛查、超声产前诊断。

• 常规产科超声检查的目的：了解胎儿生长发育状况；对宫外孕、各种类型的流产、胎死宫内、葡萄胎等情况进行判断；胎儿生物物理评分；胎儿附属物的超声检查；妊娠 16～24 周应诊断的致命畸形包括无脑儿、脑膨出、开放性脊柱裂、胸腹壁缺损内脏外翻、单心房单心室、致命性软骨发育不全等进行诊断。

• 产科超声筛查的目的：胎儿先天性结构异常筛查；胎儿遗传学超声软指标筛查。

• 超声产前诊断的目的：针对在常规产科超声检查和产科超声筛查及唐氏综合征筛查中，怀疑或发现的结构异常进行诊断性检查，并得出诊断结论。

超声产前诊断类别：胎儿系统超声产前诊断及利用超声心动图对胎儿心脏超声产前诊断。

2）磁共振产前诊断：磁共振产前诊断是利用磁共振技术对胎儿的结构异常进行诊断，在我国应用比较晚。近年来才开始越来越多地应用于胎儿各系统的检查，尤其是应用于胎儿中枢神经系统的检查。超声产前诊断与磁共振产前诊断各有所长，相互弥补和补充。目前认为，在孕 20 周以后进行胎儿磁共振的检查是比较安全的。

（3）介入性产前诊断技术：介入性产前诊断技术也称为侵入性产前诊断技术，这种技术是直接

获取胎儿的标本，再利用产前诊断的实验室技术进行最终诊断。介入性产前诊断技术包括：羊膜腔穿刺术、绒毛活检术、脐静脉穿刺术。

（4）产前诊断实验室技术：产前诊断实验室技术包括：生化遗传学、细胞遗传学、分子细胞遗传学和分子遗传学技术。

1）生化遗传学技术：生化遗传方法是诊断遗传性代谢性疾病的重要手段，主要检测异常的代谢物，或者是反映代谢阻断或改变的异常代谢物水平，最终对造成代谢阻断或改变的缺陷或缺陷基因产物进行识别、量化和描述。

生化遗传学技术检查适宜人群：生育过遗传性代谢性疾病孩子的夫妻；有遗传性代谢性疾病家族史的夫妻；夫妻一方或双方患有遗传性代谢性疾病。

2）细胞遗传学技术和分子细胞遗传学技术：细胞遗传学技术是指通过细胞遗传学技术，对绒毛细胞、羊水、胎儿血细胞进行培养和染色体核型分析，从而对胎儿是否存在染色体异常作出诊断。染色体 G 显带技术是目前应用最为广泛的显带技术，是染色体病诊断和产前诊断的金标准。分子细胞遗传学技术是指利用分子遗传学的技术来解决细胞遗传学的问题。它是细胞遗传学和分子遗传学结合的产物，用于探测某些染色体位点上遗传物质的改变，解决了许多传统染色体分析，甚至高分辨染色体分析所不能解决的问题。近年来，该技术在产前诊断和染色体核型分析方面得到了很大的完善与提高。目前应用于产前诊断领域的分子细胞遗传学技术主要有：荧光原位杂交（fluorescence in situ hybridization，FISH）、定量荧光聚合酶链反应（real-time fluorescence polymerase chain reaction，QF-PCR）、染色体微阵列分析（chromosome microarray analysis，CMA）、高通量测序分析等。这些检查技术对缩短检查时间、诊断染色体微缺失和微重复等方面起着重要的作用。

细胞遗传学及分子细胞遗传学检查的适宜人群：预产期 35 岁以上的高龄孕妇；产前筛查高危人群；曾生育过染色体病患儿的孕妇；产前检查怀疑胎儿患染色体病的孕妇；夫妇一方为染色体异常携带者；孕妇可能为某种 X 连锁遗传病基因携带者；其他医师认为需要进行细胞遗传学及分子细胞遗传学检查的情形，如曾有不良孕产史者或特殊致畸因子接触史者。

3）分子遗传学技术：通过对某些特异性基因

进行分析，以判断胎儿是否患有某种遗传性疾病的手段。随着分子生物学技术的飞速发展，从基因水平诊断遗传病的病种越来越多，同时在操作上也日趋简单、快速，并且进入自动化和程序化。

分子遗传学检查的适宜人群：生育过单基因遗传病患儿的夫妻；夫妻之一是单基因遗传病患者；夫妻双方均为单基因遗传病致病基因的携带者；有单基因遗传病家族史的夫妻。

三、出生缺陷三级预防

（一）三级预防的目的和意义

三级预防即新生儿疾病筛查。新生儿疾病筛查是指在新生儿期对严重危害新生儿健康的先天性、遗传性疾病施行专项检查，提供早期诊断和治疗的母婴保健技术。新生儿疾病筛查采用快速、简便、敏感的检测方法对临床上尚未出现疾病表现，但会危及儿童生长发育，导致残疾的一些先天性疾病、遗传代谢性疾病进行的群体筛检，其目的是早期发现、早期确诊、早期治疗筛查疾病，使患儿的生长发育、智力发育达到同龄儿童的水平，成为健康的社会人，减少儿童智力残疾的发生，提高出生人口素质。

（二）三级预防的管理

《中华人民共和国母婴保健法》第二十四条：医疗保健机构对婴儿进行体格检查和预防接种，逐步开展新生儿疾病筛查、婴儿多发病和常见病防治等医疗保健服务。

《中华人民共和国母婴保健法实施办法》第三条：母婴保健技术服务主要包括以下事项：新生儿疾病筛查；第二十五条：医疗、保健机构应当按照国家有关规定开展新生儿先天性、遗传代谢病筛查、诊断、治疗和监测。

国家卫生健康委员会负责全国新生儿疾病筛查的监督管理工作，根据医疗需求、技术发展状况、组织与管理的需要等实际情况制定全国新生儿疾病筛查工作规划和技术规范。

省、自治区、直辖市人民政府卫生行政部门负责本行政区域新生儿疾病筛查的监督管理工作，建立新生儿疾病筛查管理网络，组织医疗机构开展新生儿疾病筛查工作。

省、自治区、直辖市人民政府卫生行政部门应当根据本行政区域的实际情况，制定本地区新生儿遗传代谢病筛查中心和新生儿听力筛查中心（以下简称新生儿疾病筛查中心）设置规划，指定具备能力的医疗机构为本行政区域新生儿疾病筛查中心。

新生儿疾病筛查中心应当开展以下工作：开展新生儿遗传代谢疾病筛查的实验室检测、阳性病例确诊和治疗或者听力筛查阳性病例确诊、治疗；掌握本地区新生儿疾病筛查、诊断、治疗、转诊情况；负责本地区新生儿疾病筛查人员培训、技术指导、质量管理和相关的健康宣传教育；承担本地区新生儿疾病筛查有关信息的收集、统计、分析、上报和反馈工作。

（三）三级预防的措施

新生儿疾病筛查是提高出生人口素质，减少出生缺陷的预防措施之一。各级各类医疗机构和医务人员应当在工作中开展新生儿疾病筛查的宣传教育工作。

按照规定，目前我国新生儿疾病筛查病种包括先天性甲状腺功能减退症、苯丙酮尿症等新生儿遗传代谢病和听力障碍。

新生儿遗传代谢病筛查程序包括血片采集、送检、实验室检测、阳性病例确诊和治疗。新生儿听力筛查程序包括初筛、复筛、阳性病例确诊和治疗。

1. 新生儿遗传代谢病的筛查　血片采集：必须在符合规定的医疗机构内进行新生儿遗传代谢病筛查血片采集。从事血片采集的人员应当符合要求并取得技术合格证书。严格按照血片采集步骤进行操作。

送检及实验室检测：检测机构的设置。省、自治区、直辖市人民政府卫生行政部门按照本区域规划指定具有能力的医疗机构为新生儿遗传代谢病筛查中心，其实验室年筛查检测量应当达 3 万人次以上。

实验室检测人员必须符合相关条件并达到一定的技术水平。实验室检测设备符合要求。对于 2 次实验结果均大于阳性切值的，须追踪确诊。

（1）苯丙酮尿症：以苯丙氨酸（phenylalanine，Phe）作为筛查指标。Phe 浓度阳性切值根据实验室及试剂盒而定，一般 $> 120\mu mol/L$（2mg/dl）为筛查阳性。筛查方法为荧光分析法、定量酶法、细菌抑制法和串联质谱法。

（2）先天性甲状腺功能减退症：以促甲状腺素（thyroid stimulating hormone，TSH）作为筛查指标。TSH 浓度的阳性切值根据实验室及试剂盒而定，一般 $> 10\sim20\mu U/ml$ 为筛查阳性。筛查方法为时间分辨免疫荧光分析法（time-resolving fluorescence immunoassay，Tr-FIA）、荧光酶免疫分析（fluoroenzyme immunoassay，FEIA）和酶联免疫吸附试验（enzyme linked immunosorbent assay，ELISA）。

筛查确诊患者的治疗原则：一旦确诊，立即治疗，以避免或减轻脑损伤。

（3）苯丙氨酸羟化酶缺乏症：在正常蛋白质摄入情况下，血苯丙氨酸浓度持续＞360μmol/L 两次以上者均应当给予低苯丙氨酸饮食治疗，血苯丙氨酸浓度≤360μmol/L 者需定期随访观察。

血苯丙氨酸浓度监测：低苯丙氨酸饮食治疗者，如血苯丙氨酸浓度异常，每周监测 1 次；如血苯丙氨酸浓度在理想控制范围内可每月监测 1～2 次，使血苯丙氨酸浓度维持在各年龄组理想控制范围。定期进行体格发育评估，在 1 岁、3 岁、6 岁时进行智能发育评估。

治疗至少持续到青春发育成熟期，提倡终身治疗。

对成年女性 PKU 患者，应当告知怀孕之前 6 个月起严格控制血苯丙氨酸浓度在 120～360μmol/L，直至分娩。

（4）四氢生物蝶呤缺乏症：给予四氢生物蝶呤、神经递质前质（多巴、5- 羟色氨酸）等联合治疗。

（5）先天性甲状腺功能减退症：甲状腺激素补充治疗，先天性甲状腺功能减退症患儿给予左甲状腺素治疗，每天 1 次，口服。左甲状腺素初始治疗剂量 6～15μg/（kg·d），使 FT_4 在 2 周内达到正常范围。在之后的随访中，左甲状腺素维持剂量必须个体化，根据血 FT_4、TSH 浓度调整。血 FT_4 应当维持在平均值至正常上限范围之内。高 TSH 血症酌情给予左甲状腺素治疗，初始治疗剂量可根据 TSH 升高程度调整。

患者需定期复查 FT_4、TSH 浓度，以调整左甲状腺素治疗剂量。首次治疗后 2 周复查。如有异常，调整左甲状腺素剂量后 1 个月复查。在甲状腺功能正常情况下，1 岁内者 2～3 个月复查 1 次，1～3 岁者 3～4 个月复查 1 次，3 岁以上 6 个月复查 1 次。

定期进行体格发育评估，在 1 岁、3 岁、6 岁时进行智能发育评估。

甲状腺发育不良、异位者需要终身治疗，其他患儿可在正规治疗 2～3 年后减药或者停药 1 个月，复查甲状腺功能、甲状腺 B 超或者甲状腺同位素扫描。如 TSH 增高或伴有 FT_4 降低者，应当给予左甲状腺素终身治疗；如甲状腺功能正常者为暂时性甲状腺功能减退症，停药并定期随访。

2. 听力障碍筛查　新生儿听力筛查是早期发现新生儿听力障碍，开展早期诊断和早期干预的有效措施，能减少听力障碍对语言发育和其他神经精神发育的影响，促进儿童健康发展的有力保障。

（1）机构设置：省、自治区、直辖市人民政府卫生行政部门根据本行政区域规划的实际情况，开展新生儿听力筛查和诊断治疗工作，指定新生儿听力筛查中心或具有能力的医疗机构承担听力障碍诊治工作。

筛查机构应当设在有产科或儿科诊疗科目的医疗机构中，配有专职人员及相应设备和设施，由省、自治区、直辖市人民政府卫生行政部门组织考核后指定。

（2）人员要求：诊治机构应当设在具有较强耳鼻咽喉科学和听力学技术水平的医疗机构中，至少配备 1 名新生儿听力障碍诊治高级技术职称医师和 2 名听力检测人员，并配置相应的设备和设施，由省、自治区、直辖市人民政府卫生行政部门组织考核后指定。从事新生儿听力筛查的人员必须符合相关规定并取得技术合格证书。从事新生儿听力筛查的诊治人员必须符合相关规定并取得合格证书。

（3）场所要求：开展新生儿听力筛查的场所和设施、设备应当符合相关规定。

（4）技术流程：听力筛查，正常出生新生儿实行两阶段筛查：出生后 48 小时至出院前完成初筛，未通过者及漏筛者于 42 天内均应当进行双耳复筛。复筛仍未通过者应当在出生后 3 月龄内转诊至省级卫生行政部门指定的听力障碍诊治机构接受进一步诊断。

新生儿重症监护治疗病房（neonatal intensive care unit，NICU）婴儿出院前进行自动听性脑干反应（automatic auditory brainstem response，AABR）筛查，未通过者直接转诊至听力障碍诊治机构。

具有听力损失高危因素的新生儿，即使通过听力筛查仍应当在 3 年内每年至少随访 1 次，在随访过程中怀疑有听力损失时，应当及时到听力障碍诊治机构就诊。

在尚不具备条件开展新生儿听力筛查的医疗机构，应当告知新生儿监护人在 3 月龄内将新生儿转诊到有条件的筛查机构完成听力筛查。

听力诊断：复筛未通过的新生儿应当在出生 3 个月内进行诊断；筛查未通过的新生儿重症监护治疗病房患儿应当直接转诊到听力障碍诊治机构

进行确诊和随访；听力诊断应当根据测试结果进行交叉印证，确定听力障碍程度和性质。疑有其他缺陷或全身疾病患儿，指导其到相关科室就诊；疑有遗传因素致听力障碍，到具备条件的医疗保健机构进行遗传学咨询。

听力障碍干预：对确诊为永久性听力障碍的患儿应当在出生后 6 个月内进行相应的临床医学和听力学干预。

阳性患者随访：筛查机构负责初筛未通过者的随访和复筛。复筛仍未通过者要及时转诊至诊治机构；诊治机构应当负责可疑患儿的追访，对确诊为听力障碍的患儿每 6 个月至少复诊 1 次；各地应当制定追踪随访工作要求和流程，并纳入妇幼保健工作常规。妇幼保健机构应当协助诊治机构共同完成对确诊患儿的随访，并做好各项资料登记保存，指导社区卫生服务中心做好辖区内儿童的听力监测及保健。

听力康复：对使用人工听觉装置的儿童，应当进行专业的听觉及言语康复训练。定期复查并调试；指导听力障碍儿童的家长或监护人，到居民所在地有关部门和中国残疾人联合会备案，以接受家庭康复指导服务。

专家点评：出生缺陷是影响人口素质的重要因素，本节从三级预防入手，阐述了从婚前、孕前、孕产期各个时期的防控措施，在国家政策的指引下，建立了出生缺陷预防管理机制和技术规范，为提高防控意识和措施落实给予了很好的指导。

（张 迅）

参 考 文 献

1. 谢幸，孔北华，段涛. 妇产科学. 9 版. 北京：人民卫生出版社，2018.
2. 黄醒华，王临虹. 实用妇女保健学. 北京：中国协和医科大学出版社，2006.
3. 熊庆，王临虹. 妇女保健学. 2 版. 北京：人民卫生出版社，2014.
4. 让蔚清，刘烈刚. 妇幼营养学. 北京：人民卫生出版社，2014.
5. 罗家有，张静. 妇幼健康教育学. 北京：人民卫生出版社，2014.
6. 中华医学会妇产科学分会. 新产程标准及处理的专家共识（2014）. 中华妇产科杂志，2014，49（7）：486.
7. 赵建林. FIGO 产时胎儿监护指南解读（第一部分）：胎儿氧合生理和监护主要目标以及相关辅助技术. 中国实用妇科与产科杂志，2016，32（5）：432-436.
8. 中国新生儿复苏项目专家组. 中国新生儿复苏指南（2016 北京修订）. 中华围产医学杂志，2016，19（07）：481-486.
9. ［美］托马斯·W·黑尔，［美］希拉里·E·罗. 药物与母乳喂养：第 17 版. 辛华雯，杨勇，主译. 上海：世界图书出版公司，2019，1：160-1012.
10. 《抗菌药物临床应用指导原则》修订工作组. 抗菌药物临床应用指导原则（2015 版）. 国卫办医发〔2015〕43 号附件. 2015.
11. 国家药典委员会. 中华人民共和国药典——2020 年版（一部）. 中国医药科技出版社，2020.
12. 王临虹. 孕产期保健技术指南. 北京：人民卫生出版社，2013.
13. 熊庆. 孕期体重管理. 成都：四川大学出版社，2012.
14. 金曦，罗荣. 妇幼保健质量与安全管理——孕产期保健. 北京：人民卫生出版社，2015：59-81.
15. 中华医学会妇产科学分会产科学组. 孕前和孕期保健指南（2018）版. 中华妇产科杂志，2018，53（1）：7-13.
16. 国家卫生和计划生育委员会. 国家卫生计生委关于加强母婴保障安全工作的通知. 国卫妇幼发〔2017〕42 号.
17. 国家卫生和计划生育委员会办公厅. 国家卫生计生委办公厅关于印发孕产妇妊娠风险评估与管理工作规范的通知. 国卫办妇幼发〔2017〕35 号.
18. 刘丹霓，王晓东，周芷伊，等. 危重孕产妇管理与孕产妇死亡防控. 中华妇幼临床医学杂志（电子版），2018，14（1）：8-17.
19. CHU J, JOHNSTON TA, GEOGHEGAN J. Maternal collapse in pregnancy and the puerperium: Green-top guideline No. 56. BJOG, 2019.
20. 张佳妮，牟祎，刘娜，等. 《孕期和产褥期孕产妇衰竭指南（2019）》要点解读. 中华妇幼临床医学杂志（电子版），2020，16（01）：23-31.
21. ABDOLLAHPOUR S, HEIDARIAN MIRI H, KHADIVZADEH T. The global prevalence of maternal near miss: a systematic review and Meta-analysis. Health Promot Perspect, 2019, 9（4）：255-262.
22. MU Y, WANG X, LI X, et al. The national maternal near miss surveillance in China: a facility-based surveillance system covered 30 provinces. Medicine（Baltimore），2019，98（44）：e17679.
23. American College of Obstetricians and Gynecologists Committee on Patient Safety and Quality Improvement. Committee opinion No. 590: preparing for clinical emergencies in obstetrics and gynecology. Obstet Gynecol,

2014, 123（3）: 722-725.

24. 马可心, 张为远. 紧急剖宫产术的决定手术至胎儿娩出时间. 中华妇产科杂志, 2017, 52（02）: 134-137.

25. WHO, UNICEF, UNFPA. Managing complications in pregnancy and childbirth（MCPC）: A guide for midwives and doctors. 2nd Edition. Geneva: WHO, 2017.

26. 吴久玲. 孕产妇危重症评审指南. 北京: 人民卫生出版社, 2013.

27. World Health Organization（WHO）. Time to Respond: A Report on the Global Implementation of Maternal Death Surveillance and Response. Geneva: WHO, 2016.

28. 国家卫生计生委妇幼健康服务司 / 全国妇幼卫生监测办公室. 中国妇幼卫生监测工作手册（2013 版）. 中国妇幼卫生监测, 2018.

29. 李芬, 王和. 优生学. 北京: 人民卫生出版社, 2014.

30. 段涛, 胡娅莉, 吕时铭, 等. 产前诊断. 北京: 人民卫生出版社, 2010.

31. 陆国辉. 产前遗传病诊断. 广州: 广东科技出版社, 2019.

第三章
生命早期保健

随着我国社会经济的快速发展，以及人民生活水平的提高，肥胖、糖尿病和相关代谢疾病的发生率逐年升高，相关研究提示上述疾病可能来自生命最早期，因此生命早期保健对于预防成人慢性非传染性疾病十分重要，尤其是生命早期 1 000 天是预防成年慢性非传染性疾病的"机遇窗口期"，对全生命周期的健康具有深远的影响。

第一节　生命早期健康与疾病预防

导读：健康与疾病的发育起源，即 DOHaD 理论，指出人类在生命发育早期（包括胎儿、婴儿时期）的经历将会影响成年后糖尿病、心血管疾病、哮喘、肿瘤、骨质疏松等疾病的发生。这一理论的产生提示孕期保健应该"窗口前移"，即在生命早期甚至孕前即开始对躯体、精神及健康的不利因素进行监测和干预，建立胎儿正常健康的发育模式，改善母婴结局，从而降低成年期疾病的发生风险。

一、概述

英国著名流行病学家 David Barker 教授通过对 20 世纪初出生于英国且死于心血管疾病的男性患者调查，发现低体重和 1 岁时体重低于正常标准的男性死于缺血性心脏病的人数较多。随后陆续有研究显示，胎儿宫内生长发育状况与某些成人疾病的发生有关，人类早期营养与远期健康有着密切的关系，生活水平较差地区的成年人心血管疾病患病率高于富裕地区，生命早期营养不良等不利因素将会增加成年后罹患肥胖、糖尿病、心血管疾病等的风险，这种影响甚至会持续多代人，这提示生命早期的生活和营养状况对成年后慢性非传染性疾病（non-communicable disease，NCD）的

易感性具有重要影响。这一关联目前已得到国内外专家的一致认可，因此，Barker 在 1995 年提出了"成人疾病的胎儿起源"假说，这一假说认为胎儿在妊娠中晚期营养不良会引起其生长发育失调，从而导致成年后易患冠状动脉性心脏病（简称冠心病），大量的研究在一定程度上证实了这一假说。此外，研究也提示与出生体格较小相关的疾病还包括高血压、胰岛素抵抗、代谢综合征、2 型糖尿病、骨质疏松等。不仅是出生时体格小，孕妇体型异常（消瘦或超重、肥胖），孕妇的饮食、代谢和内分泌状态异常都会引起胎儿生理功能的改变，进而增加成年后发生慢性疾病的概率。所以，"成人疾病的胎儿起源"的概念渐渐过渡到了健康与疾病的发育起源（Developmental Origins of Health and Disease，DOHaD）理论。该理论指出人类在生命发育早期（包括胎儿、婴儿时期）的经历将会影响成年后糖尿病、心血管疾病、哮喘、肿瘤、骨质疏松等疾病的发生。

二、DOHaD 的流行病学研究

（一）心血管疾病的 DOHaD 流行病学研究

出生体重是衡量胚胎（胎儿）发育的基础指标，能反映其所受营养供应的情况。近年来，很多流行病学和临床研究在不同国家、不同种族人群中已经证实了低体重或胎儿生长受限与心血管疾病之间的联系。Barker 教授在对英格兰和威尔士心血管疾病的流行病学调查中发现：早期婴儿死亡率与冠心病和脑卒中死亡率在地理分布上高度一致，由此推测胎儿生长可能在某种程度上与成年期的冠心病、脑卒中有关。在目前认为成人高血压与新生儿出生体重、出生头围等指标有明确的相关性。宫内多种不良环境因素，包括母体缺氧、低营养或糖皮质激素治疗等，均可诱导胎儿产生不良的适应性反应，从而增加出生后某些心血管

疾病的发病风险。Frankel 等研究发现出生体重与成年期的冠心病发病率相关，并且出生体重和成年期体重指数相互作用。Forsen 等在芬兰的研究不仅包括研究对象的出生体重，还包括出生身长，结果发现 Ponderal 指数（出生体重/身长）可以更好地反映胎儿的生长。Ponderal 指数可以粗略估计新生儿的身体成分和瘦体质。其他相关研究也指出，与出生体重相比，新生儿出生时头围小、消瘦、矮小，与成年后患冠心病风险的相关性更强。

高血压是发生冠心病和脑卒中的重要原因之一，Barker 的研究提示，出生体重与成年期血压呈负相关，我国学者的队列研究显示仅有低体重可能增加女性在儿童期和成年期高血压的风险。Gamborg 等研究者进行的系统综述结果显示出生体重与收缩压呈负相关，男性的出生体重始终与收缩压呈负相关，女性出生体重≤4kg 者为负相关，而 >4kg 者呈正相关。此外，出生体重与收缩压的相关性在老年人中表现更明显。此研究进一步揭示了出生体重与收缩压之间的关系以及性别与年龄的差异。

同时，有研究也提示胎儿期生长不良和婴儿期生长对成年后冠心病风险增加有累加和交互的效应。英国的一项对于 1911—1930 年出生的男性随访研究中发现，1 岁时低体重与冠心病高风险有明显的相关性，并且后续分析也显示了胎儿和婴儿生长不良的累计效应。

（二）糖代谢异常的胎儿起源流行病学

近年来，相关研究提示低体重的胎儿存在胰岛素抵抗、胰岛素释放减少和胰岛素敏感性降低的现象。Barker 的研究发现一系列的成人疾病（如高血压、2 型糖尿病和血脂代谢异常等）均与低体重有关。英国的 Hertfordshire 队列研究调查了 15 726 名 1911—1930 年出生的新生儿成年后的血糖水平，发现当新生儿出生体重 <2.5kg 时，发生 2 型糖尿病的可能性增加（$OR = 3.8$），而出生体重过高也是成人糖尿病的高危因素。Raveli 等研究结果显示处于饥荒年代的孕妇与正常孕妇相比其子代糖耐量试验结果血糖增高（$P = 0.006$）。瑞典对于 1929—1945 年出生的新生儿进行了调查，结果提示低体重儿成年后患糖尿病的风险是正常体重儿的 1.76 倍。

国内也有类似研究，一项对 973 名上海市成年人（平均年龄 46.2 岁）的研究显示出生体重是 2 型糖尿病的独立危险因素。米杰等对 1948—1954 年在北京协和医院出生的 627 人（平均年龄 45 岁）调查发现，低体重与成年后胰岛素抵抗有相关性。

2008 年，由多个国家参与的"高血糖与不良妊娠结局（the hyperglycemia and adverse pregnancy outcomes study, HAPO）"研究结果还显示，无论孕妇的血糖水平是否达到妊娠糖尿病的诊断标准，胎儿乃至远期不良结局的发生风险都将随着孕期血糖水平的升高而增加，说明妊娠糖尿病孕妇子代远期并发症主要与宫内的高血糖环境有关。北京大学第一医院针对 222 例产后 3~4 年的妊娠糖尿病妇女及其后代的随访研究也发现，妊娠糖尿病妇女分娩的巨大胎儿后代与妊娠糖尿病妇女分娩的非巨大胎儿后代及妊娠期血糖水平正常妇女的后代相比，体重、体重指数、腰围、舒张压、肩胛下皮褶厚度、肥胖以及超重的比例均显著升高。

（三）其他相关疾病的流行病学研究

流行病学研究还显示出生体重与肿瘤的发生也存在一定的关系。Hjalgrim 等学者的 mete 分析结果指出，出生体重每增加 1kg，儿童期急性淋巴细胞白血病的发病率增加 14.00%，急性髓细胞性白血病的发生率增加 29.00%。此外，巨大胎儿成人后发生乳腺癌、结肠癌和前列腺癌的机会也有所增加。瑞典的研究发现，当女性新生儿出生体重≥2.5kg 时，体重每增加 500g，其成年后发生乳腺癌的风险比就增加 1.62，出生体重较低和较高的男性在成年后发生睾丸癌的风险均明显增加。

此外，相关研究也支持神经精神疾病的 DOHaD 假说。2005 年，《美国医学会杂志》发表了我国贺林院士的研究结果，通过对安徽省芜湖及其周边地区 1971—2001 年精神分裂症患者的回顾性调查发现，在"三年严重困难"出生的孩子，其成年后发生精神分裂的风险大大增加。被调查人群中，1959、1960、1961 年出生者成年后发生精神分裂症的风险分别为 0.84%（与正常人群的基础水平相当）、2.15% 和 1.81%。在"三年严重困难"中（1960、1961 年）出生的孩子，成年后发生精神分裂的相对风险分别为 2.3 和 1.93。这与国外的研究结果类似，荷兰研究者发现荷兰饥荒的妊娠中期妇女其子代患精神分裂症的危险性增加 2 倍，妊娠期高血糖者子代精神分裂症的发病率是非糖尿病妊娠的 7 倍。提示受孕前和宫内不良的营养状况可能对子代成年后的精神状况有影响。

当然，胎儿的神经发育贯穿整个孕期，不仅是孕前和孕期营养状况对于胎儿神经系统发育有影响,孕期合并症或并发症的发生,以及孕期的心理健康状况等对于胎儿的神经系统发育也有一定的影响。妊娠期高血压患者绒毛浅着床及血管痉挛导致子宫胎盘血流灌注下降,同时胎盘螺旋动脉呈急性粥样硬化,胎盘功能下降,营养物质转运障碍及胎儿处于低营养宫内环境,进而使其生长及发育受限产生近期和远期的不良影响,如胎儿生长受限、低体重、儿童期肥胖、高血压及糖尿病等的发生。母亲孕期焦虑不安可能会影响子宫动脉血流性阻力发生变化,造成胎儿宫内缺氧、生长受限、智力发育障碍、早产,甚至围产儿死亡等不良妊娠结局。胎儿生长受限也是导致胎儿神经系统发育异常的高危因素,有研究显示胎儿生长受限对于生后儿童期的认知能力有明显影响,对于非遗传因素和胎儿畸形所导致的胎儿生长受限的9~11岁儿童进行随访,发现其学习困难者的比例高达50%。

相关研究还提示胎儿生长受限和低体重与肺的发育及功能改变有密切关系,包括增加了呼吸窘迫的风险、降低呼吸道功能、减少肺顺应性和削弱肺泡的通气效率。一项8 960名研究对象的随访研究中,在去除混杂因素后发现最低体重组(<2kg)和对照组(3~3.5kg)在成年期支气管哮喘的发生率分别是1.99∶1。

不良的发育环境如营养不良、吸烟、内分泌干扰素等经异常程序化下丘脑-垂体-性腺轴的发育,造成远期生殖器官形态和/或功能异常。有队列研究表明小于胎龄儿的女性在青春期卵巢大小与适于胎龄儿女性比较平均减小20%($P<0.006$),子宫大小则减小38%($P<0.000\ 2$)。不论在婴幼儿期还是成年期(>18岁),小于胎龄儿女性体内的卵泡刺激素(follicle-stimulating hormone,FSH)与黄体生成素(luteinizing hormone,LH)水平之中高于适于胎龄儿。并且有研究者发现小于胎龄儿男性与适于胎龄儿相比,在青春后期(平均17岁)睾丸体积减小,睾酮水平降低、LH增高,这些改变会影响生育能力。

三、DOHaD 的理论基础

(一)发育可塑性

发育可塑性是指发育过程中,在不同的环境条件下,一个基因型能够产生许多不同的生理和形态学状态的现象。一般认为妊娠第9周开始胎儿迅速生长,对外界环境变化敏感,并且有适应环

境变化的能力,称为"可塑性"。人类发育的可塑性主要在宫内、婴儿期和儿童早期体现,任何一个环节受到干扰都有可能增加成年疾病的发生风险。不利因素有可能会干扰细胞增殖和分化,改变细胞数量和类型,引发组织重建,导致影响器官特有功能单位的形成,以及组织基因的表达,从而影响细胞信号通路和激素的生成。

(二)适应性反应

因为发育可塑性的存在,机体在面对环境干扰时才能做出适应性反应。适应性包括即刻的适应性反应和预测的适应性反应。宫内发育不良出现的即刻适应性反应是胎儿生长减慢及胎儿生长受限,这种改变虽然能够保证胎儿存活,但是却导致低体重,增加了新生儿合并症的发生甚至是新生儿死亡的风险,成年疾病的易感性也会增加,为远期健康埋下了隐患。

发育中的器官对其代谢环境极为敏感,根据其所预测生后环境调节其内环境自稳调定点,选择发育轨迹,这一机制组成了预测的适应性反应。适当的预测适应性反应所预测的环境引发的表型与未来实际环境相"匹配",发育成熟的器官适应能力强,机体保持健康,具有进化优势;不适当的适应性反应所预测的环境引发的表型与未来实际环境相"不匹配",发育成熟的器官不适应可塑期以外的环境,将导致成年疾病的发生。

(三)节约基因型假说和节约表型假说

有学者提出,人类在远古时期由于食物短缺以及不宜储存,因此能够有效利用食物的个体具有生存的优势,这些个体基因组中调节胰岛素分泌的基因(节俭基因)其有在饱餐后分泌大量胰岛素的能力,可以转化利用食物造成的高血糖,减少能量丢失。随着时间推移,食物短缺的现象基本消失,但节俭型基因仍然被保存下来,并有可能引起餐后高胰岛素血症激发的胰岛素抵抗,出现细胞功能衰竭和糖尿病。

节约表型假说认为胎儿在发育过程中遇到不良生长环境,如营养不良,将通过最大限度利用匮乏的营养供应来适应宫内不良环境以保证生存,而为了保证生存需要的某些重要器官的顺利发育、可能会引起其他组织永久性的发育以及功能方面的改变。

(四)表观遗传学

研究表明许多疾病的个体差异并非源于其基因结构的差异,而是由于环境因素引起的基因表

达不同。宫内环境因素可通过影响胎儿的基因表达而持续影响其器官发育，而且在胎儿特定发育阶段基因表达的表观修饰可遗传至下一代。表观遗传学（epigenetics）被定义为"基因组序列不变的情况下，可决定基因表达与否并可稳定遗传下去的调控密码"，是研究在基因的核苷酸序列不发生改变的情况下，基因表达了可遗传变化的一门遗传学分支，是能遗传的可逆性的基因表达调节。

表观遗传的机制包括 DNA 甲基化、组蛋白修饰、基因印记、染色质重塑以及 RNA 干扰、微小 RNA 调控等，其中 DNA 甲基化为表观遗传修饰的主要方式，是指由 DNA 甲基转移酶催化 S- 腺苷甲硫氨酸作为甲基供体，将胞嘧啶转变为 5- 甲基胞嘧啶的一种反应，DNA 甲基化通常会抑制基因表达。S- 腺苷甲硫氨酸直接受饮食的影响。Wolff 等研究者发现孕鼠孕期食物中是否富含甲基化可以影响到后代小鼠基因的甲基化水平，进而影响到它们的毛色、体型、疾病易感性和寿命。在其他的动物实验中也陆续证实，孕期的饮食、应激状态、外界毒素等都可以改变后代甲基化的情况。有研究显示孕鼠低蛋白饮食子代出生后 34 天肝脏代谢转录调节因子过氧化物酶体增殖物激活受体 α 和糖皮质激素受体过度表达，伴随启动子低甲基化，DNA 甲基转移酶 1 表达下调；进一步研究发现，给予低蛋白饮食孕鼠补充高剂量叶酸，可阻止上述表型的出现，呈现正常的甲基化状态。心血管发育候选基因也易于被印迹化发生表观调控改变。2型糖尿病相关基因的表观遗传学调控可能是胎儿生长受限者发展为 2 型糖尿病的机制之一。

目前大量研究已经提示，孕期的营养不良或过剩均可以导致表观遗传调控改变，但也有研究表明这些改变也是可逆的，因此提示有营养或药物干预的可能性。

四、DOHaD 理论的实践

DOHaD 理论让人们意识到生命的早期存在着一个"窗口期"，通过在"窗口期"规范生活方式，可以提高后代的健康水平，降低慢性疾病在人群中的发生概率。也提示妇幼保健人员应当在妇幼保健工作中更多地运用 DOHaD 理论，达到促进孕妇和后代近、远期健康的作用。

（一）孕期营养

大量研究已经提示孕期营养状况对母婴近、远期健康有重要影响，目前孕妇的孕期营养状况在很多国家或地区仍有很多问题，营养过剩和营养不良的问题同时存在，有研究显示很多国家50% 以上的孕妇孕期存在超重和肥胖问题，导致许多母婴不良结局的发生，包括妊娠期并发症 / 合并症（妊娠高血压综合征、妊娠期高血糖）、巨大胎儿等，同时还会使子代儿童期肥胖和远期慢性非传染性疾病等的发生风险显著增加。此外，营养不良多是由于食物摄入不足或比例不均衡、营养素需求量或丢失量增加、对营养吸收利用不佳等，营养不良会导致子代早期生长发育迟缓、低体重或消耗性疾病等，继而对感染等有害因素抵抗力下降，同时也会增加子代远期慢性非传染性疾病的发生风险。

妊娠期是胚胎和母体营养物质不断积累的过程，孕期营养的摄入应当遵循膳食平衡的原则，即膳食中所含的营养素种类齐全、数量充足、比例适当；膳食所提供的各种营养素与机体的需要保持平衡。研究显示对于营养过剩或营养不良的孕妇积极给予干预可以改善母婴健康结局。重视对超重和肥胖孕妇的孕前咨询、宣传教育和管理干预，鼓励超重和肥胖女性计划妊娠，积极减重，自身体重控制达标后再妊娠。超重和肥胖孕妇的妊娠期管理是妊娠前管理的补充和延续，旨在通过正确的生活方式干预维持合理的体重增长，降低妊娠期糖尿病等妊娠期并发症的发生风险，主要是通过合理膳食和运动锻炼维持适宜的妊娠期体重增长。北京大学第一医院开展的"运动预防肥胖和超重孕妇妊娠期糖尿病发生"的随机对照研究发现，妊娠早期开始规律的中等强度固定式自行车运动可使超重和肥胖孕妇妊娠期糖尿病的发生率显著下降，下降幅度高达 46.5%，并可有效控制超重和肥胖孕妇的妊娠期体重增长。

对于营养不良女性同样应积极予以干预，中国台湾省一项研究发现，第一胎新生儿出生后，如果营养不良的女性每天给予补充 800kcal 能量和40g 蛋白质进行干预，与每天仅补充 80kcal 能量的女性相比第二胎新生儿的出生体重显著增加；美国一项类似的研究发现，第一胎新生儿出生后对女性进行 5～7 个月的营养素补充剂干预，与仅干预 2 个月的女性相比，第二胎新生儿的出生体重显著增加；孟买孕妇营养研究同样显示，孕前和孕期每天给予孕妇富含微量营养素的食品能够降低高危孕妇妊娠糖尿病的风险。因此，通过孕期合理膳食营养以及建立良好的生活方式对于促进母婴健康、降低子代成年慢性非传染性疾病的发生风险具有重要的意义。

2016 年，中国营养学会和中国营养学会妇幼营养分会制定并颁布了《中国居民膳食指南》和《中国妇幼人群膳食指南》，针对备孕期及孕期女性提供了具体的膳食建议，指南推荐孕期应在一般人群膳食指南基本原则（食物多样，谷物为主；吃动平衡，健康体重；多吃蔬果、奶类、大豆；适量吃鱼、禽、蛋、瘦肉；少盐少油，控糖限酒；杜绝浪费，兴新食尚）的基础上再做到以下 5 个方面内容：①补充叶酸，常吃含铁丰富的食物，选用碘盐。②孕吐严重者，可少量多餐，保证摄入含必要量碳水化合物的食物。③孕中晚期适量增加奶、鱼、禽、蛋、瘦肉的摄入。④适量身体活动，维持孕期适宜体重。⑤禁烟、酒，愉快孕育新生命，积极准备母乳喂养。而对于备孕期女性，在一般人群膳食指南的基础上也增加了 3 条建议，包括调整孕前体重至适宜水平；常吃含铁丰富的食物，选用碘盐，孕前 3 个月开始补充叶酸；禁烟、酒，保持健康生活方式（具体营养建议见"第十一章 妇女营养与保健"相关内容）。

（二）孕期体重管理

孕期体重增长的主要组成包括胎儿、胎盘、羊水、组织液、母体增大的子宫、乳腺组织和孕妇的脂肪储备等。孕前期增加 1/3，孕后期增加 2/3，主要为胎儿生长发育提供所需营养。积极进行孕期体重管理可以有效减少妊娠并发症或合并症的发生，减少母婴不良妊娠结局。有学者对于有关孕期体重管理与妊娠结局关系的 14 篇文献进行 meta 分析，结果显示，孕期体重管理可以减少剖宫产（$OR = 0.53$，95% 置信区间：0.46，0.61）、巨大胎儿（$OR = 0.29$，95% 置信区间：0.23，0.30）、妊娠高血压综合征（$OR = 0.43$，95% 置信区间：0.33，0.58）、妊娠糖尿病等并发症的发生（$OR = 0.29$，95% 置信区间：0.21，0.40）。因此，孕期应当定期记录体重，并要根据孕妇孕前体重指数开展个体化指导，中华医学会妇产科学分会产科学组于 2018 年发布的《孕前和孕期保健指南（2018）》推荐了孕前不同体重指数的孕妇孕期的合理增重范围，如表 2-1 所示。

孕期体重管理需要通过多种途径和策略进行开展，包括健康教育、产前监测、营养指导及运动干预等综合干预措施，并且要根据孕妇的实际情况给予个性化管理。对于孕妇及家属应当开展宣教，使其了解孕期体重管理的重要性，积极配合专业人员的指导以及开展自我体重监测和管理。营养管理的原则是不同孕期，不同推荐，确定营养素摄入的需要量，多样化膳食种类（具体营养建议见"第十一章 妇女营养与保健"相关内容）。产前监测包括产妇自我监测和定期医院产检。孕妇应在孕期自我监测体重和腹围并记录。产检是指医务人员应指导孕妇按时进行产前检查并根据体重增加情况提出指导建议。此外，孕妇可以根据自身情况制订运动计划，选择适当的运动方式，运动时间和强度由孕妇自己掌握，运动的原则是安全适量。

（三）妊娠糖尿病

妊娠糖尿病（gestational diabetes mellitus，GDM）是妊娠期最常见的并发症之一，对母亲和胎儿都有可能产生不良影响。我国 GDM 患病率约为 20%。妊娠期高血糖环境对于后代的影响不仅仅局限于孕期，而是对子代近远期均有深远的影响。高血糖与不良妊娠结局研究显示，随着孕妇血糖水平的升高，大于胎龄儿、剖宫产率、新生儿低血糖、高胰岛素血症的风险增加，早产、肩难产、产伤、新生儿入住 ICU 等风险同样增加，且血糖水平与上述并发症的发生呈线性关系。北京大学第一医院针对 222 例产后 3～4 年的 GDM 妇女及其后代的随访研究发现，GDM 妇女分娩的巨大胎儿后代与 GDM 妇女分娩的非巨大胎儿后代及妊娠期血糖水平正常妇女的后代相比，体重、体重指数、腰围、舒张压、肩胛下皮褶厚度、肥胖以及超重的比例均显著升高。

妊娠期高血糖环境不仅会增加孕期相关的风险，也会增加儿童期、青春期以及成年期后代发生超重、肥胖、糖脂代谢异常的风险。针对不同的时期，应采取不同的干预措施，以降低后代的近、远期不良结局。根据《妊娠合并糖尿病诊治指南》的内容，建议计划妊娠的糖尿病和糖尿病前期患者进行孕前咨询，有 GDM 史的女性计划再次妊娠时，孕前或孕早期行糖耐量试验。计划妊娠的糖尿病患者应尽量控制血糖。计划妊娠的糖尿病患者孕前应评价并发症状况：如糖尿病视网膜病变、糖尿病肾病、神经病变和心血管疾病等。孕期应严密监测血糖状况，同时注意孕妇并发症及胎儿的生长发育状况。总体的治疗原则包括控制血糖水平正常，预防酮体发生，维持体重合理增长，保证胎儿生长发育正常。对于 GDM 孕妇的治疗，需要不同血糖水平进行分层管理。对于轻度血糖升高的孕妇而言，单纯饮食及运动的调整即可将血糖控制在正常范围，对于无法达到目标血糖的孕妇要及时开始进行药物治疗。

（四）妊娠高血压疾病

妊娠高血压疾病包括妊娠期高血压、子痫前期、子痫、慢性高血压并发子痫前期及妊娠合并慢性高血压。目前对于该疾病的发病机制仍未明确。有研究显示母亲和胎儿基因在子痫前期的遗传中约占55%。大多数患者发病是由不同基因座的基因突变导致，单个位点的小变异虽然影响较小，但是相互累加使个体易感性增加，所以子痫前期表现为复杂的基因紊乱。目前，已有70多个相关基因参与致病过程，如血管活性蛋白、易栓性、纤溶低下、氧化应激、脂代谢、内皮损伤和免疫异常等。至今尚不能以某一个基因的变化阐明大部分子痫前期的发病原因，但推测与来自母体的易感基因有关。

流行病学调查显示，重度子痫前期与孕妇低蛋白血症、碳水化合物摄入失衡、血脂代谢紊乱、微量营养素缺乏、肥胖及低社会经济状况等相关，从DOHaD角度来阐述重度子痫前期对子代成年期健康影响的可能机制为胎盘发育过程中血管形成受损导致胎盘血流灌注减少，营养物质转运障碍及胎儿处于低营养宫内环境，进而使其生长及发育受限产生近期和远期的不良影响，如胎儿生长受限、低体重、儿童期肥胖、高血压及糖尿病等的发生。因此，应在孕前、孕期及产后早期对重度子痫前期患者实施全面的监测和合理的干预。对既往有子痫前期病史的孕妇，应在再次妊娠前对其膳食和营养状况进行全面评估，提高孕妇营养认知水平，改变其不良饮食习惯，避免体重过轻或过重；纠正相应合并症并充分考虑胎儿终身认知发展及健康。对孕妇实施个体化的营养指导，避免营养不均衡。

专家点评：DOHaD理论的产生使专业人员对于生命发育早期的保健有了新的认识和理解，通过在生命早期甚至孕前开始对母亲进行有效的保健和干预，不仅降低母婴不良结局的发生，对于成年期后的健康也有明显的影响。

（杨慧霞　张小松）

第二节　胎儿期保健

> 导读：近年来，胎儿医学作为与产科、母体医学并重的亚专科，越来越受到关注。胎儿期保健通过胎儿宫内监测、胎儿疾病的产前筛查和产前诊断、宫内治疗、双胎妊娠监测与宫内治疗等对胎儿异常或疾病进行早发现、早诊断和早治疗，从而促进胎儿健康。

一、胎儿医学概述

以往母体是产科医师主要关注的对象，随着围产医学的发展，胎儿作为一个有生命的独立的个体，已经受到越来越多的关注和研究。近30年来，胎儿医学逐渐发展壮大，成为与普通产科、母体医学并重的三大亚专科。近10多年来，我国胎儿医学的发展尤其迅猛，涌现了很多新进展，且成为科学研究的热点。这些进展很大程度上得益于一些新技术、新方法的应用，如母血胎儿游离DNA的发现、芯片技术、二代测序技术等。

目前，胎儿期保健（fetal health care）主要包括胎儿宫内监测、胎儿疾病的产前筛查和产前诊断、宫内治疗、双胎妊娠监测与宫内治疗等方面。胎儿期保健的目的是在胎儿期及早发现并诊断胎儿异常或胎儿疾病，并及时予以干预或治疗，以利于胎儿及出生后的健康。

二、胎儿宫内监测

胎儿宫内监测的内容主要为监测胎儿宫内生长发育，并评估宫内状态。其目的是评估胎儿宫内情况，及时发现胎儿生长的异常及宫内缺氧、胎儿窘迫等情况，以避免胎死宫内，改善围产儿结局。宫内监测的方法包括常规产前检查测量宫高腹围和胎心听诊、孕妇计数胎动、超声监测、电子胎心监护（electronic fetal monitoring，EFM）和生物物理评分（biophysical profile，BPP）等。

（一）胎动计数

胎动计数是最常用的评估胎儿状态的方法，对孕妇来说简便易行。我国《孕前和孕期保健指南》推荐每一位孕妇从孕30周左右起监测胎动。胎动计数与不计数相比，能改善围产儿结局。正常胎动提示胎儿状态良好，胎动减少意味着可能存在胎儿缺氧，围产期并发症尤其是死产和胎儿生长受限（fetal growth restriction，FGR）发生风险明显升高。胎动计数方法为孕妇在每天早、中、晚相对固定时间内各测 1 小时胎动，将 3 次胎动数相加乘以 4 即得出 12 小时的胎动计数。12 小时内胎动少于 10 次即为胎动减少。目前对胎动减少的定义也有其他计数方法，包括"1 小时内胎动 <3 次""24 小时内胎动较前减少 1/2""胎动消失 24 小时"等。不管怎样计数，最重要的是母亲对胎动减少的明显及持续的感知。

（二）超声监测

超声监测包括基本的胎儿生物物理测量、羊水、胎盘、脐带和多普勒血流监测。生物物理监测即双顶径、头围、腹围、股骨长、估测体重，并绘制胎儿生长曲线。多普勒血流的监测，包括脐动脉、大脑中动脉、静脉导管、子宫动脉等。正常发育的胎儿的脐动脉舒张期血流量高，且收缩期峰流速 / 舒张期末期流速（S/D）随孕周增加而下降。脐动脉阻力升高[S/D、搏动指数（pulse index，PI）]、舒张期血流消失或反流表明胎盘循环阻力升高，提示胎盘功能不良、脐带异常、FGR、胎儿缺氧等问题。大脑中动脉血流阻力降低，大脑中动脉与脐动脉阻力比值倒置，提示胎儿缺氧出现脑保护效应；大脑中动脉峰流速升高提示胎儿贫血可能。静脉导管 a 波缺失或反流提示胎儿严重缺氧和预示胎死宫内。子宫动脉阻力升高提示子宫胎盘循环不良、胎盘着床异常等。对于 FGR 的胎儿，超声

监测，尤其是多普勒监测，能很好地反映胎儿宫内情况并指导临床分娩时机。

（三）电子胎心监护

电子胎心监护也称为胎心宫缩描记图（cardio-tocography，CTG），是晚孕期最常用的评估胎儿宫内贮备能力的手段。产前电子胎心监护包括无宫缩状态下的无应激试验（non-stress test，NST）、缩宫素诱发宫缩的激惹试验和自身宫缩状态下的宫缩应激试验（contraction stress test，CST）。

NST 的基本原理是对于没有酸中毒或神经抑制的胎儿，胎动时胎心率会瞬时加速，从而反映正常胎儿的自主神经功能。缺乏反应通常和胎儿睡眠周期最相关，也可能是中枢神经抑制（如酸中毒）所致。NST 分为反应型和无反应型，反应型指在监护时间内出现 2 次及以上的胎心加速，无反应型指监护 40 分钟无足够的胎心加速。对于低危孕妇，NST 可以从妊娠 34 周开始监护（目前我国列为备查项目，国外对低危孕妇不常规做 NST），高危妊娠的孕妇酌情提前，可从妊娠 26～28 周开始。

产时胎心监护根据胎心率基线、变异、加速、减速等情况，可以分为三类。Ⅰ类是正常 EFM；Ⅲ类为异常 EFM，对窒息、神经系统损伤、胎死宫内有很好的预测价值，一旦出现应立即分娩；Ⅱ类图形介于上述两种之间，是可疑的 EFM 图形。具体分类详见表 3-1。

表 3-1　产时电子胎心监护三级评价系统及其意义

级别	图形特点	临床意义
Ⅰ级	· 基线：110～160 次 /min · 基线变异：正常 · 加速：有或无 · 减速：有或无早期减速，无晚期减速或变异减速	提示在监护期内胎儿酸碱平衡状态良好，不需要特殊的处理
Ⅱ级	除Ⅰ、Ⅲ类以外的波形，包括以下任何一项，①基线：胎儿心动过缓但不伴变异缺失；胎儿心动过速。②基线变异：变异缺失但不伴反复性减速；微小变异；显著变异。③加速：刺激胎儿后没有加速。④减速：周期性或偶发性减速；反复性变异减速伴微小变异或正常变异；延长减速（≥2 分钟，<10 分钟）；反复性晚期减速伴正常变异；变异减速有其他特征如：恢复基线缓慢，存在"尖峰"或"双肩峰"	可疑的胎心监护图形，尚不能提示胎儿宫内有异常的酸碱平衡状况，需要综合考虑临床情况、持续监测、采取其他评估方法来判定胎儿有无缺氧，可能需要宫内复苏
Ⅲ级	包括以下任何一条： ①基线变异缺失 + 以下任何一条： · 胎儿心动过缓 · 反复性晚期减速 · 反复性变异减速 ②正弦模式	异常的胎心监护图形，提示在监护期内胎儿出现异常的酸碱平衡状态，必须立即宫内复苏，同时终止妊娠

（四）生物物理评分

生物物理评分采用 Manning 评分法（表 3-2），满分 10 分，10～8 分无急慢性缺氧，8～6 分可能有急或慢性缺氧，6～4 分有急或慢性缺氧，4～2 分有急性缺氧伴慢性缺氧，0 分有急慢性缺氧。评分 6 分时的处理有争议：对于足月的胎儿，要求立即终止妊娠；对于未足月的胎儿，应该在 24 小时内复查 BPP。在此期间，对 <34 孕周的孕妇应予以使用糖皮质激素促胎肺成熟。重复试验可疑的评分者应终止妊娠或继续加强监测。BPP 评分 ≤4 分时提示存在胎儿窘迫，BPP 评分 4 分通常提示即使孕周很小，也应立即终止妊娠，处理应遵循个体化。

三、产前筛查和产前诊断

（一）产前筛查

产前筛查（prenatal screening）是指通过一些检查在广大孕妇人群中挑出胎儿异常高风险的孕妇，以进行产前诊断。产前筛查的目的是筛出危害严重且发生率高的出生缺陷。产前筛查主要包括染色体非整倍体筛查和结构畸形筛查。

非整倍体的筛查方法包括早孕期（11～13^{+6} 周）超声测量胎儿颈后透明层厚度（nuchal translucency，NT）、早孕期母体血清学生化筛查、中孕期母体血清学生化筛查、超声软指标和母血检测胎儿游离 DNA。早孕期母体血清生化标记物主要包括妊娠相关血浆蛋白 A、β-hCG，筛查内容为 21- 三体综合征及 18- 三体综合征；中孕期标志物主要包括甲胎蛋白、β-hCG、游离雌三醇和抑制素 A（inhibin A）等，筛查内容为 21- 三体综合征、18- 三体综合征及开放性脊柱裂。超声软指标主要包括侧脑室增宽、脉络丛囊肿、肾盂增宽、肠管强回声、长骨短小、鼻骨缺失或短小、NT 增厚或颈部淋巴水囊瘤等。母血检测胎儿游离 DNA 属于无创产前基因检测，目前国家批准用于临床检测 21- 三体综合征、18- 三体综合征及 13- 三体综合征，对于 21- 三体综合征的检出率达 99%，建议妊娠 12 周以后采血。染色体非整倍体筛查应该结合年龄、孕周、体重、病史、NT、血清学、超声软指标、无创产前基因检测等计算综合风险值。

胎儿结构畸形的筛查分为早孕期筛查和中孕期筛查。早孕期 NT 检查同时应进行结构的筛查，此时可检出严重结构畸形，如无脑儿、无叶全前脑、单腔心、腹裂、脐膨出、体蒂异常、巨膀胱等。随着超声分辨率和检查技术的提高，早孕期筛查已经在有条件的医院逐渐推广，并成为趋势，以便于尽早对有问题的胎儿进一步诊断和处理。详细的中孕期结构筛查于妊娠 18～24 周，由经过专门培训的有资质的超声医师进行。检查过程中强调标准切面、标准测量，且检查时间需充分。中孕期超声筛查的主要意义为发现重要的胎儿结构畸形，测量胎儿各径线，为胎儿的后续生长速度评估提供基础参数。超声检测具有局限性，受孕妇腹壁厚度、胎儿体位、胎儿活动、羊水量等多种因素的影响，某些器官或部位可能无法显示或显示不清。同时，胎儿发育是一个动态生长的过程，如神经系统，胎儿结构筛查不能排除所有先天性畸形。

（二）产前诊断

产前诊断（prenatal diagnosis）是对筛查出的高风险孕妇进行确诊，包括：①绒毛、羊水或脐血穿刺取样，进行细胞遗传学、分子遗传学及生物化学分析，明确胎儿有无染色体数目、结构异常以及 DNA 拷贝数异常变异或部分基因缺陷、遗传代谢性疾病。②影像学诊断胎儿是否有严重结构畸形，包括超声诊断和磁共振诊断。对结构畸形的胎儿推荐作遗传学病因检查。通过产前诊断，尽早发现胎儿严重畸形，进而根据情况选择进一步处理。

超声影像学是产前诊断的重要组成部分，超声筛查异常者需行超声诊断。超声诊断需在有资质的中心由经过培训并取得资质的超声医师进行，并签署超声诊断报告及意见。胎儿磁共振检查对于超声有重要的补充作用，并且对诊断某些器官系统疾病有优势，如神经系统异常。胎儿心脏异常或

表 3-2 Manning 评分法

项目	2分（正常）	0分（异常）
无应激试验（20分钟）	≥2 次胎动伴胎心加速 ≥15 次 /min，持续 ≥15 秒	<2 次胎动；胎心加速 <15 次 /min，持续 <15 秒
胎儿呼吸运动（30分钟）	≥1 次，持续 ≥30 秒	无；或持续 <30 秒
胎动（30分钟）	≥3 次躯干和肢体活动（连续出现算 1 次）	≤2 次躯干和肢体活动；无活动肢体完全伸展
肌张力	≥1 次躯干和肢体伸展复屈，手指摊开后合拢	无活动；肢体完全伸展；伸展缓慢，部分复屈
羊水量	羊水暗区垂直直径 ≥2cm	无；或最大暗区垂直直径 <2cm

有其他心脏异常高危因素者（如 NT 增厚、糖尿病早孕期血糖控制不满意）应行胎儿超声心动检查。

染色体非整倍体的产前诊断方法有：传统的细胞核型分析，快速染色体检测如荧光原位杂交、定量荧光聚合酶链反应和液相基因芯片检测（BACs-on-Beads，BoBs），以及染色体微阵列分析和低深度全基因组测序技术。

CMA 有基于比较基因组杂交（comparative genomic hybridization，CGH）和基于单核苷酸多态性（single nucleoside polymorphism，SNP）两种。CMA 除应用于非整体检测外，更多地应用于染色体微缺失和微重复综合征的检测，但是 CMA 无法检出平衡易位和低水平的嵌合。超声发现结构畸形但核型正常的胎儿，CMA 检测出异常的概率约为 6%，所以结构畸形者应首先行 CMA，并且可以取代传统核型分析。出具 CMA 报告及报告的解读咨询需要有相应医学遗传学资质的专业人员。

如果怀疑单基因疾病或者有单基因疾病家族或分娩史，需要行基因检测，方法有一代测序和二代测序。遗传性代谢性疾病的检测需要进行相应羊水生物化学分析，如检测某些酶、遗传代谢产物等。对于胎儿有结构异常，而染色体核型分析和 CMA 等均阴性者，及反复多次妊娠胎儿异常原因不明者，可考虑医用全外显子检测，全外显子目前尚未普遍应用于临床，但有良好的应用前景。

此外，无创产前基因检测现发展迅速，已向无创产前诊断（non-invasive prenatal diagnosis，NIPD）迈进，并且已在国外的多个中心应用于临床的多种疾病，如软骨发育不良、地中海贫血等。

四、多胎妊娠的管理

多胎妊娠中双胎妊娠最常见，多胎妊娠易发生多种产科并发症，胎儿异常、早产发生率及围产儿死亡率高，故属高危妊娠，也是胎儿医学重要的一部分。

双胎妊娠分为双卵双胎和单卵双胎，根据绒毛膜性和羊膜性分为双绒毛膜双羊膜囊（dichorionic diamniotic，DCDA）双胎、单绒毛膜双羊膜囊（monochorionic diamniotic，MCDA）双胎和单绒毛膜单羊膜囊双胎。双卵双胎为双绒毛膜双羊膜囊双胎，单卵双胎根据受精卵分裂时间的不同可表现为双绒毛膜双胎、单绒毛膜双羊膜囊双胎、单绒毛膜单羊膜囊双胎和连体双胎。其中单绒毛膜双胎易并发胎儿并发症，是胎儿医学关注的重点。

判断绒毛膜性的最佳孕周是 6～14 周。妊娠 6～9 周，可通过宫腔内妊娠囊、卵黄囊和羊膜囊数目确定绒毛膜性。妊娠 10～14 周，可通过双胎间胎膜分隔与胎盘连接处的形态来判定绒毛膜性。DCDA 胎膜分隔与胎盘连接处呈"λ"征，即双胎峰；MCDA 胎膜分隔与胎盘连接处呈"T"征。如可见两个完全分开的胎盘，则为双绒毛膜双胎。

所有双胎妊娠应常规进行早孕期超声检查和中孕期系统筛查。妊娠 16 周以后双绒毛膜双胎应每 4 周进行 1 次超声检查，单绒毛膜双胎每 2 周进行 1 次超声检查。

MCDA 双胎的常见并发症有：

1. 双胎输血综合征（twin to twin transfusion syndrome，TTTS） 单绒毛膜双羊膜囊双胎；双胎羊水异常：一胎羊水过多（孕 20 周前羊水池最大深度 >8cm，孕 20 周后羊水池最大深度 >10cm），一胎羊水过少（羊水池最大深度 <2cm），TTTS 的 Quintero 分期见表 3-3。

表 3-3 TTTS 的 Quintero 分期

Ⅰ期	受血儿羊水过多，同时供血儿羊水过少
Ⅱ期	超声检查观察 60 分钟，供血儿的膀胱仍不显示
Ⅲ期	任何一胎儿出现多普勒血流异常，如脐动脉舒张期血流缺失或倒置，静脉导管血流、大脑中动脉血流异常或脐静脉出现搏动
Ⅳ期	任何一胎儿出现水肿
Ⅴ期	一胎儿或两胎儿发生宫内死亡

2. 双胎贫血 - 多血质序列征（twin anemia-poly-cythemia sequence，TAPS） 产前诊断标准为排除 TTTS，两胎儿大脑中动脉峰值血流速度分别 ≥1.5 中位数倍数（multiple of the median，MoM）和 ≤0.8MoM，或两胎儿大脑中动脉峰值血流速度差值 ≥1.0MoM。产后诊断标准为两胎儿血红蛋白值相差 >80g/L，并且贫血儿与多血质儿的网织红细胞比值 ≥1.7。

3. 双胎反向动脉灌注序列（twin reversed arterial perfusion sequence，TRAPS） 双胎之一超声检查未见心脏显示，但胎体内可见血液流动，其循环依赖于另一正常胎儿泵血。

4. 选择性胎儿生长受限（selective fetal growth restriction，sFGR） 诊断 sFGR 需符合双胎中一胎估测体重 <第 3 百分位数，或符合以下 4 项中的至少 2 项：①一胎估测体重 <第 10 百分位数；②一胎腹围 <第 10 百分位数；③2 个胎儿估测体重差

异≥25%；④较小胎儿的脐动脉搏动指数＞第95百分位数。

以上任一并发症出现，均称为复杂双胎。

对于复杂性双胎患者，一旦发现应转诊至地区性胎儿医学中心进行标准化诊治。首先应行产科超声会诊，确认两个胎儿是否有明显的结构畸形，并为患者进行分期或分级。其次要进行胎儿心脏超声检查，除外心脏畸形并对胎儿心脏功能进行评价，为下一步治疗奠定基础。与患者及家属充分沟通，包括疾病的发病原因、发病率、可供选择的治疗方式、各种治疗方法的优缺点、医师建议采取的治疗方法、治疗的风险、治疗的预期结果和治疗后的注意事项，以求让患者及家属充分了解疾病及治疗情况，自主选择治疗方案。Quintero分期Ⅱ期及以上的孕16～26周的TTTS，应首选胎儿镜激光术治疗。但需充分咨询并告知孕妇胎死宫内、早产、脑瘫、术后TAPS等风险。

如无并发症及合并症，DCDA可期待至38周时再考虑分娩，MCDA可期待至37周时再考虑分娩，单绒毛膜单羊膜囊双胎为避免脐带缠绕一般在32～34周终止妊娠。对于复杂性双胎的患者，根据疾病类型选择不同的分娩时机。因胎儿畸形或TRAPS而行减胎术的双胎患者处理原则与单胎妊娠相同。

五、宫内治疗

胎儿疾病经诊断明确后，需判断能否治疗及如何治疗，宫内治疗、产时子宫外手术还是生后治疗。目前疗效比较确切的宫内治疗包括TTTS胎盘血管激光凝固术、严重胎儿贫血的宫内输血、减胎术（包括双绒毛膜双胎的氯化钾减胎和单绒毛膜的射频减胎和双极电凝减胎）、一部分积液引流术等，除此以外，还有膈疝封堵、心脏介入性治疗、开放性手术或腔镜手术修补脊柱裂等。有些疾病需要产时子宫外手术，如巨大肿物阻塞气道无法进行插管通气，需要在维持胎盘循环状态下手术。尽管在胎儿治疗方面有很多快速进展，但是也还有很多未知需要进一步研究探索，尤其需要较大样本的临床随机对照研究。

六、胎儿疾病的多学科合作模式

胎儿医学疾病纷繁复杂，涉及产科临床、影像、遗传、儿科、伦理等多方面的知识，因此需要跨学科会诊和合作，包括围产医学专家、超声影像、

临床遗传、实验室、新生儿内科和新生儿外科等，涉及的内容涵盖病因、病理及生理过程、干预治疗、监测随访、预后、再次妊娠再发风险等。唯有多学科合作的模式，才能对胎儿疾病进行最精准的诊断，提供最全面的咨询。

专家点评：胎儿健康是儿童乃至其一生健康的重要基础，要保证胎儿健康，需要对胎儿医学有较为全面的认识，同时加强胎儿期保健，开展多学科合作、全方位检查和精准的诊断，保障胎儿期的健康及疾病预防。

（杨慧霞　朱毓纯）

第三节　新生儿期保健

导读：新生儿期是人生命中最脆弱的一个时期，各项生理功能尚不完善和协调，容易患病和死亡。新生儿又有着不可思议地看、听、运动和模仿本领，令人惊叹！新生儿保健的目的就是要为新生儿，尤其是早产儿的生存保驾护航，促进其健康发展。

一、新生儿期特点

从脐带结扎至不满28天为新生儿期（neonatal period）。出生后不满7天者称早期新生儿。新生儿期是婴儿出生后适应环境的阶段，因此应采取一定的保健措施。例如，定期新生儿访视、宣传母乳喂养的好处、指导新生儿护理和合理喂养等。做好新生儿期疾病的预防和治疗，以降低新生儿的发病率和死亡率。

（一）身体各系统发育特点

1. 呼吸系统　正常足月新生儿肺部已经发育成熟，能够产生足够的表面活性物质。生后第一次呼吸后，肺泡张开。新生儿呼吸与年长儿不一样，经常出现呼吸暂停几秒钟；呼吸频率也较快，但呼吸次数不应超过60次/min。

2. 循环系统　新生儿出生后，血液循环途径和血流动力学发生重大改变。断脐带后，婴儿循环系统与胎盘分开，体循环血压上升，肺动脉压下降，右心室搏出的血液进入肺部，左心房压力上升，血液PaO_2上升，导致卵圆孔和动脉导管功能关闭。新生儿心率为120～160次/min。

3. 消化系统 新生儿的胃呈水平位，幽门括约肌发育较好，但食管下段的贲门括约肌发育尚不成熟，张力较低，故容易溢奶。生后空气进入口腔，3～6小时即到达结肠。生后24小时内开始排胎便，3～4天排完。生后已有消化蛋白质和脂肪的消化酶，但是淀粉酶活性尚低。

4. 泌尿系统 生后随喂奶量的增加，新生儿排尿的次数迅速增加，生后3天后平均每天排尿次数在6次及以上。新生儿肾小球滤过率低，肾小管浓缩和稀释功能也差，容易发生水、电解质平衡紊乱和代谢性酸中毒。

5. 神经系统 出生时新生儿的头围平均是34cm，脑的重量平均为370g，约为成人脑重的25%，但新生儿脑神经细胞的数目与成人相同。此时脑神经细胞发育还不成熟，其树突与轴突数量少、长度短；大脑虽然已有主要沟回，但皮层较薄，沟裂较浅。故此时新生儿的活动主要由皮质下系统调节，如足月儿已具备的一些原始发射，随着大脑皮层发育成熟才逐渐转为皮层中枢调节。

6. 免疫系统 新生儿免疫功能尚不成熟，容易发生感染性疾病。妊娠晚期，母体体内产生的抗体IgG能通过胎盘进入胎儿，IgM和IgA不能通过胎盘，因此新生儿母体带来的IgG水平较高，生后随着月龄的增长逐渐降低。新生儿体内T细胞功能也不足，识别、消灭外来抗原的能力低下，在不良条件下还容易出现免疫调节紊乱。

（二）特殊生理状况

1. 生理性体重下降 新生儿生后通过大便、小便、呼吸等排泄渠道丢失大量水分，而吃奶量还不多，容易在生后2～3天开始出现生理性体重下降。但这种体重下降是暂时的，一般在生后1周内恢复到出生体重。生理性体重下降幅度一般不超过出生体重的10%，如果下降速度过快或下降至7%时，应密切观察，及时查找原因和干预。

2. 生理性黄疸 新生儿每天生成的胆红素较多（6～10mg%），是成人的2～3倍。主要原因是新生儿红细胞数相对较多，出生后破坏也多；肝脏发育还不成熟，排泄胆红素的能力尚差；新生儿肠道还不能将胆红素还原成胆素原，导致其重吸收后经门静脉到达肝脏，形成肝肠循环。生后3～4天，半数以上的足月新生儿会出现生理性黄疸，即眼球、皮肤发黄，血清胆红素不超过12mg/dl。即使不采取任何措施，黄疸在1周左右会自然消退。

3. 乳房肿大 无论男女新生儿，生后3～5天均可见到乳房肿大，约蚕豆到鸽子蛋大小，甚至少量分泌乳汁。这是由于母体分泌的孕酮和催乳素刺激而产生的。随着激素在新生儿体内水平的下降，乳头肿大很快消失。新生儿乳头肿大是一种生理现象，切忌挤压，以免继发感染。

4. 假月经 女婴生后5～7天，可有血性液体的分泌物从阴道口流出，一般持续1～3天自然消失。这是由于母体雌激素在孕期进入胎儿体内，出生后突然中断所致，不需特殊处理。

5. 马牙 多数新生儿出生4周后，在口腔上腭中线两侧和齿龈上，可见黄白色、针头大小的黏液囊肿，很像长出来的牙齿，俗称"马牙"或"板牙"。此为上皮珠，是一种正常的生理现象，一般会在数周后消退。告知家长不要擦或挑马牙，以免引起感染。

（三）行为发育特点

近50年来，儿科和心理学家对新生儿进行了深入细致的观察研究，发现新生儿有瞌睡、安静睡眠、活跃睡眠、安静觉醒、活跃觉醒和哭六种状态。懂得这些状态的变化规律，就可以预知新生儿的行为表现。另外，新生儿一降生，就表现出许多不可思议的技能。了解这些技能，能对科学养护新生婴儿提供帮助。

1. 视觉能力 新生儿的感官先天就具有接受所有他所需信息的能力。在新生儿安静觉醒状态，用一个颜色鲜艳的红球距眼睛20cm处慢慢移动，健康新生儿的目光会跟随着红球移动，这种能力从新生儿出生不久就可以观察到。

研究表明，新生儿喜欢看轮廓鲜明、颜色对比强烈的图形，比如黑白相间的条栅、棋盘等图形，当然最喜欢看的是人类的脸。生理学家范茨做过一个经典试验，给新生儿看两张人的脸谱，一张是规则的脸谱，另一张是将眼睛、鼻子、嘴移动歪曲的脸谱。结果显示，新生儿喜欢看规则的脸谱。新生儿看人脸时，先扫视人脸的轮廓，然后再看眼睛、嘴等细节，尤其眼睛最能引起新生儿的注意。新生儿不仅会看东西，而且还能记住看到的形象。如果熟悉的母亲戴上眼镜或换了发式，他们会表现出迷惑不解的样子，说明新生儿已经有视觉记忆力，有了更高级的脑功能。

2. 听觉能力 新生儿一出生就对声音有定向力。当用一个声响盒在距离新生儿一侧耳旁10～15cm处摇响时，新生儿会表现出警觉、眨眼、活动停止等听性反应，之后会向声音的方向转动眼，接着转头。

新生儿偏爱柔和、缓慢、淳厚的声音，喜欢听人说话的声音，尤其喜欢听自己母亲的声音，超过听父亲或其他母亲的声音。这可能因为他们在胎儿期听习惯了母亲的声音。新生儿对过强的声音表示厌烦，头转向声音相反的方向；对尖利的响声则表现出烦躁情绪，甚至用哭来抵抗噪声的干扰。

3. 触觉能力 新生儿的触觉器官最大，全身皮肤都有相对灵敏的触觉，尤其是嘴、前额、眼皮、手为触觉最灵敏的部位，也是他们利用触觉探索外界事物最常用的部位。由于在胎儿期习惯于被子宫内温暖的软组织和羊水包裹，生后也喜欢紧贴身体的温暖环境。如果母亲怀抱新生儿，让他紧贴母亲的身体，利用触觉安抚他；或者将新生儿包裹好，可以使他们睡得安稳，减少惊跳。

4. 味觉和嗅觉能力 新生儿有良好的味觉，喜欢甜味。令人诧异的是，生后1天的新生儿就可以区别对不同浓度的糖水，对浓度较高的糖水吸吮力强，吸吮量大。新生儿不喜欢酸味和苦味。

新生儿还能区别不同的气味，闻到妈妈的奶香就会寻找奶头。英国学者做了一个试验，用纱布垫分别吸收几位母亲流出的乳汁，将新生儿自己母亲和其他母亲的乳垫分别放置在新生儿的鼻两侧，发现生后2天的新生儿向两侧转头的差异不大，但生后6天的新生儿大多数已经常将头转向自己母亲的乳垫。说明新生儿有嗅觉记忆，能闻出自己母亲的气味。

5. 运动能力 当成人把一个手指放在新生儿的手心，他会紧紧攥住你的手指，甚至你可以顺势将他提起来。当新生儿趴着的时候，他会撅起屁股、膝盖蜷在腹下，用力踢腿，几乎是一个标准的爬行姿势。当用双手夹住宝宝的腋下竖着抱起来，使他的脚接触床面，他会做出踏步的样子。这些都是新生儿的运动能力，是他先天的特殊的反射性反应。在新生儿能够进行有意识的活动后，这种先天反射就会逐渐消失。

6. 模仿能力 新生儿喜欢注视着养育者的面部，他们不仅感兴趣于成人的面部反应，还能模仿某些表情，比如微笑、惊讶、伸舌、打哈欠。母亲对新生儿来说像一面镜子，当母亲温和地模仿和启发他们时，新生儿做出的模仿反应就会明显增多。新生儿是如何获得这种复杂的惊人本领，目前还不清楚。当然，不是所有的新生儿都喜欢玩模仿伸舌头、打哈欠这种游戏，他们的爱好可能各不相同。

二、主要健康问题与防治策略

（一）新生儿主要健康问题

全国妇幼卫生三网监测数据显示：近15年来，我国新生儿死亡率大幅度下降（图3-1），但新生儿死亡占5岁以下儿童死亡仍近半数（图3-2），高于全球新生儿死亡占5岁以下儿童死亡44%的比例，被联合国列为新生儿死亡占5岁以下儿童死亡超过40%的35个优先干预国家之一。新生儿死亡中2/3发生在出生后3天之内，且许多新生儿死亡的病因是可以避免的，比如早产、肺炎及其他感染（图3-3）。

世界卫生组织指出，许多降低新生儿死亡的适宜技术是简单实用且成本低廉，包括早产儿保暖、母乳喂养、脐带护理、窒息复苏等技术。

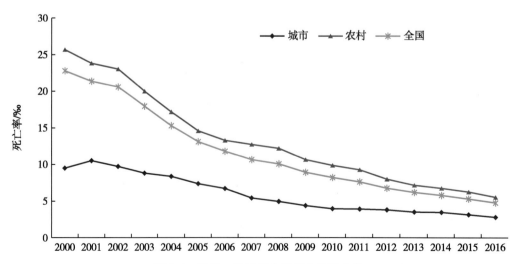

图 3-1 2000—2016 年全国新生儿死亡率
（数据来源：中国妇幼卫生监测）

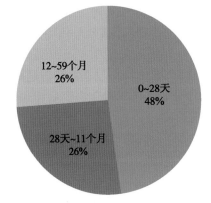

图3-2 2016年5岁以下儿童死亡的年龄构成
（数据来源：中国妇幼卫生监测）

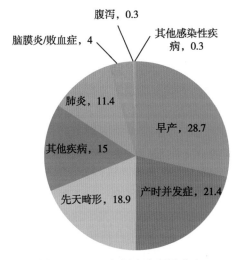

图3-3 2016年新生儿死因分布
（数据来源：中国妇幼卫生监测）

据世界卫生组织估计，全球每年有1 500万例早产（<37周）婴儿出生，且这一数字仍在上升。在184个国家中，新生儿出生的早产比例从5%到18%不等。早产并发症是5岁以下儿童的主要死亡原因之一，2015年导致了近100万例儿童死亡。许多存活下来的儿童面临终身残疾，包括学习障碍和视力、听力等问题。即便没有重症监护设施，现有干预措施也能够挽救其中3/4的死亡。

虽然我国已实现千年发展目标和两纲目标，但因人口多，儿童死亡绝对数较大，婴儿死亡原因已发生改变，早产低体重、出生窒息与产伤、先天畸形是5岁以下儿童死亡的前三位死因。早产儿不仅死亡率高，而且早产儿患脑瘫、慢性肺部疾病、体格发育落后，以及视觉、听觉缺陷的比例均明显高于正常足月新生儿。早产成活者在儿童期和青春期的体能与智能发育方面均可能受到一定不良影响。继续降低婴儿死亡率和伤残率，提高人口素

质，就应及时解决造成主要死亡原因的这些问题。

然而，我们还面临着许多挑战，比如早产的原因至今不清，目前还没有找到可预测早产的方法；急需提高基层医疗保健机构专业技术能力、完善转诊和随访系统，规范新生儿重症监护治疗病房的管理，解决早产儿母乳喂养与保暖的问题；规范早产等高危儿的专案管理流程，建立早产等高危儿相关的信息管理体系。因此，继续降低新生儿死亡率、减少发病率，改善新生儿健康，是未来10年医疗卫生工作，尤其是妇幼健康工作的奋斗目标。

（二）降低新生儿死亡的策略

2014年6月，世界卫生组织和联合国儿童基金会（United Nations International Children's Emergency Fund，UNICEF）提出了"每一个新生儿：终结可避免死亡的行动计划"，针对如何降低新生儿死亡提出了具体的策略和干预措施，并号召各国采取措施，加强新生儿医疗保健能力建设，促进新生儿的生存、健康和发展。

1. 推行住院分娩，完善产科、儿科协作机制 从2009年开始，中央财政继续投入资金在全国范围内实施农村孕产妇住院分娩补助，2015年全国住院分娩率已提高至99.7%，同时加强助产技术的培训。需要在助产机构进一步加强产科、儿科合作，建立高危孕产妇会诊、新生儿科医师进产房等制度，为新生儿安全出生提供保障。

2. 建立新生儿危急重症救治体系 以省为单位建立省、市（地）、县（区）三级新生儿危急重症救治中心。按照《新生儿危急重症救治中心建设与管理指南》，推进新生儿危急重症救治工作。依托技术力量较强的医疗机构，加强新生儿危急重症救治能力的培训，提高院前急救反应能力，实现科学的院前急救、院内科室间无缝有效衔接。

3. 加强早产儿救治 加强助产机构能力建设，在新生儿危重症急救中心设立新生儿重症监护治疗病房，提高早产、低体重新生儿救治能力，特别是早产儿呼吸窘迫和感染等并发症处理，以及喂养支持。建立健全早产、低体重新生儿会诊、转诊网络体系，做好早产、低体重新生儿院内特别护理和出院后随访管理。

4. 推广新生儿安全适宜技术 新生儿基础保健是世界卫生组织最近推广的一项适宜技术，它包括新生儿复苏、袋鼠式护理、母乳喂养等。在分娩过程和出生后立即进行基础的、低成本的新生儿基础保健服务，可以降低约22%的新生儿死亡、

80% 低体温,窒息从 7%～10% 下降到 3%～7%,新生儿坏死性小肠结肠炎和颅内出血均下降,减少新生儿科住院患者 20%～30%,提高纯母乳喂养率(>80%)。加强对医护人员开展关于新生儿常见疾病早期诊断、新生儿基本保健等知识和技能的培训,能极大地提升服务质量。

5. 加强新生儿随访监测 加强新生儿家庭访视,提供母乳喂养、科学护理、预防疾病、亲子交流等咨询指导,早期发现异常和疾病,及时处理和转诊。开展早产儿等高危儿专案管理,密切监测高危儿生长发育情况,根据监测情况给予针对性的早期发展建议。

6. 关注特殊人群 实行分类指导,关注中西部地区、流动孕产妇等重点地区和重点人群,提高服务的可及性和公平性,进一步改善新生儿健康水平,降低新生儿死亡率。加强新生儿死亡评审工作,通过评审强化防治措施。

三、新生儿期保健措施

(一)新生儿早期基础保健

2013 年,世界卫生组织制定和发布了"新生儿早期基础保健(early essential newborn care,EENC)",内容涵盖了新生儿从出生时刻开始的新生儿早期的临床保健措施,如生后即刻母婴皮肤接触、延迟脐带结扎、新生儿复苏、袋鼠式护理等,可以显著改善新生儿的健康水平。2016 年,国家卫生和计划生育委员会妇幼健康服务司与联合国儿童基金会合作,将 EENC 适宜技术引入中国并开展试点,委托中国疾病预防控制中心妇幼保健中心组织中华医学会围产医学分会、中华护理学会妇产科专业委员会专家,结合我国新生儿医疗保健现状,讨论并制定中国指南。主要内容如下:

1. 分娩前准备

(1)环境与物品:保持产房温度在 26～28℃,确保分娩区无空气对流。助产人员接产时,能方便地看到钟表,以便于记录时间。接产前,助产人员认真洗手,依次准备产包及助产相应的器械和物品,准备产后使用的缩宫素,并抽取备用。

(2)准备新生儿复苏区:复苏区可以是辐射保暖台(设置温度 34℃)或提前预热的处置台。复苏区应放置干净的毛巾。检查复苏气囊、面罩和吸引装置等复苏设备功能是否良好。复苏区与产床距离不应超过 2m。复苏区和复苏气囊等设备应与产床按 1:1 配备,多胎分娩按多胎数目配备复苏

区和复苏人员。

(3)监测与沟通:准备物品的同时应对母胎进行密切监测,并根据监测情况及时处理。与产妇多沟通,鼓励产妇选择自己喜欢和舒适的体位,鼓励家属陪伴分娩,向产妇介绍产后即刻需要进行的保健处理措施。

(4)准备产台:助产人员认真洗手,穿隔离衣,将产单铺于产妇臀下。在产妇腹部放置一条无菌干毛巾,为擦干新生儿作准备。在便于助产人员拿取的位置放另外一条无菌干毛巾和 1 个软的新生儿小帽子,给新生儿保暖作准备。助产人员在准备产台时戴 2 副无菌手套,并按照方便取用的顺序由近到远依次摆放接产器械[止血钳 2 把、脐带夹 1 个或脐带结扎绳 1 根、脐带剪(刀)1 把]。

2. 新生儿出生 1 分钟内的保健措施

(1)新生儿娩出后,助产人员报告新生儿出生时间(时、分、秒)和性别。立即将新生儿置于产妇腹部已经铺好的干毛巾上,在 5 秒内开始彻底擦干新生儿,在 20～30 秒内完成擦干动作。擦干顺序为眼睛、面部、头、躯干、四肢及背部。擦干的过程中快速评估新生儿的呼吸状况。

(2)彻底擦干、刺激后,若新生儿有呼吸或哭声,撤除湿毛巾,将新生儿置于俯卧位与产妇开始皮肤接触。取另一清洁已预热的干毛巾遮盖新生儿身体,给新生儿戴上小帽子。

(3)若新生儿出现喘息或不能呼吸,应立即寻求其他人员帮助。脱掉第一副手套,用无菌止血钳夹住并剪断脐带,迅速移至预热的复苏区开始复苏,务必在 1 分钟内建立有效通气。

(4)生后 1 分钟内不建议常规进行口鼻吸引,除非有胎粪污染且新生儿无活力时才进行气管内插管吸引胎粪。

(5)助产人员检查产妇腹部排除多胎妊娠后,由助手在 1 分钟内给产妇注射缩宫素,预防产后出血。首选肌内注射,因为肌内注射能更迅速达到药效峰值。

3. 生后 1～3 分钟的保健措施

(1)若新生儿状况良好,保持新生儿与产妇皮肤接触,除非新生儿出现严重的胸廓凹陷、喘息或呼吸暂停、严重畸形,或产妇出现医疗状况需紧急处理。多胎及剖宫产手术时也建议进行生后立即母婴皮肤接触,但需在确保母婴安全的前提下进行。

(2)可在母婴皮肤接触同时处理脐带。助产人员在接触或处理脐带之前脱掉被污染的第一副

手套,务必确保接触或处理脐带的手套和器械是无菌的。如果有其他助手在场,助手需洗手后戴无菌手套处理脐带。等待脐带搏动停止后(生后1～3分钟),用两把无菌止血钳分别在距脐带根部2cm和5cm处夹住脐带,并用无菌剪刀在距脐带根部2cm处一次断脐。

4. 生后90分钟内的保健措施

(1)让新生儿与产妇保持不间断的持续皮肤接触至少90分钟。

(2)严密观察新生儿的生命体征及觅食反射,当出现流口水、张大嘴、舔舌/嘴唇、寻找/爬行动作、咬手指动作时,指导母亲开始母乳喂养,促进早吸吮和早开奶。大部分新生儿出生20分钟后会出现觅食反射,少数新生儿需要更长的时间,因此不应强迫新生儿和母亲进行母乳喂养。医护人员应该及时进行指导,确保母亲正确的哺乳体位和新生儿正确的含接姿势。

(3)任何常规保健操作(如测量体重和身长、常规查体、注射疫苗等),应推迟到生后90分钟进行,避免干扰母婴皮肤接触和第一次母乳喂养。

(4)母亲和新生儿身边要有医务人员或家属照顾,每隔15分钟监测1次新生儿的呼吸和体温。若新生儿出现疾病症状,则应对新生儿进行检查并及时处理。

(二)新生儿疾病筛查

新生儿筛查(neonatal screening)是指通过快速、简便、敏感的检验方法,对危及儿童生命、危害其生长发育和/或智能障碍的先天性遗传代谢性疾病和/或内分泌疾病进行群体筛检,从而在患儿未出现临床表现时早期诊断并及时治疗,以预防症状出现和/或减轻远期严重后果。新生儿疾病筛查的病种应符合以下条件:①发病率高或发病率虽不高但严重影响健康。②筛查方法简便、可靠、迅速,适合大样本检测。③对疾病有充分的认识,筛查的疾病可治疗。④具备有效的干预和随访系统。

我国目前主要筛查苯丙酮尿症(phenylketonuria,PKU)和先天性甲状腺功能减退症(congenital hypothyroidism,CH)两种。据来自我国主要筛查实验室的222万个新生儿筛查资料统计,PKU的发病率为1/11 188,CH为1/3 624。广东、广西壮族自治区对红细胞葡萄糖-6-磷酸脱氢酶缺乏症进行筛查,部分省市还增加了先天性肾上腺皮质增生症、半乳糖血症等6项或24项的筛查。以下介绍

的是先天性甲状腺功能减退和苯丙酮尿症的筛查。

1. 采血时间　目前我国多采用干血滤纸片法进行新生儿疾病筛查。正常血样采集在新生儿出生72小时后、7天之内,并充分哺乳(至少8次)后进行。既避免了在未哺乳无蛋白质负荷下可能出现PKU筛查的假阴性,又可避开生理性促甲状腺素上升,减少CH筛查的假阳性,减少漏诊和误诊的发生。对早产、低体重、正在住院治疗、提前出院的未采血新生儿,采血时间一般不超过出生后20天。

2. 采血部位及方法　宜选择足跟内、外侧缘针刺采血。事先应按摩或热敷足跟使局部充血,刺入深度<3mm,应用消毒过的干棉球拭去第一滴血,用滤纸片接触血滴,使血液自然渗透滤纸背面。至少需3个血斑。不可在同一部位的血斑上重复滴入血液,若滴血过少和充盈不足将影响检测结果。所用滤纸要与实验标准、质控的滤纸一致。载血滤纸片悬空平置,在清洁空气中自然晾干呈深褐色,避免阳光及紫外线照射、烘烤、挥发性化学物质的污染。及时将检查合格的滤纸干血片置于密封袋内,保存于2～8℃冰箱中待用,有条件可于0℃以下保存。

3. 检测指标　由于低浓度的甲状腺素水平会导致血液中促甲状腺素分泌明显增加,因此CH选择促甲状腺素作为筛查指标,PKU则直接检测血液中苯丙氨酸的浓度。

4. 检测方法　目前筛查CH实验室多采用时间分辨荧光免疫分析、荧光酶免疫分析和酶联免疫吸附试验。筛查PKU的实验室方法有荧光分析法、定量酶法、细菌抑制法和串联质谱法。当血TSH>10～20μU/ml时诊断为CH可疑阳性,血苯丙氨酸>2mg/dl(120μmol/L)时诊断为PKU可疑阳性。经复查静脉血,促甲状腺素仍增高,T_4降低,则可确诊CH;血苯丙氨酸持续高于6mg/dl者,可确诊为经典型PKU。

5. 组织管理　新生儿疾病筛查是一项需要多部门参与,且质量受到严格控制的长期工作。因此,在省、市一级设有新生儿疾病筛查中心,在卫生行政部门的领导下,负责所在地区新生儿疾病筛查工作的业务管理,包括各个环节的质量控制,患者的确诊、治疗和随访、数据统计分析等。开展住院分娩的各级医疗保健机构负责新生儿疾病筛查标本和信息的采集、递送及相关的宣教工作,并协助可疑患者的追访。由此,建立起一整套比较完善的组织机构和管理体系,保证整个工作顺利实施。

（三）新生儿家庭访视

新生儿访视是指产科、儿科医师或妇幼保健人员去产妇家中随访新生儿（newborn），目的是宣传普及科学育儿知识，指导家长做好新生儿的喂养、护理和疾病预防，早期发现异常和疾病，及时处理和转诊，以降低新生儿的发病率和死亡率，促进新生儿健康生长。

1. 访视对象与次数 辖区内居住的新生儿均为访视对象。正常足月新生儿访视2次，时间分别为出院后7天内、生后28～30天。对早产、低体重、多胎、产伤、出生窒息、高胆红素血症、感染等高危新生儿，在得到该新生儿出院（或家庭分娩）报告后3天内访视，并酌情增加访视次数。对体重低于2 000g、体温不正常、生活能力差的新生儿每天访视一次，必要时转诊，情况好转后每周访视1～2次。

2. 访视内容

（1）询问：向产妇了解孕期及新生儿出生时及出生后的情况。如母亲分娩的年龄、孕期健康状况及药物使用情况、孕周、胎次、产次、是否足月、分娩方式、有无产伤、窒息和畸形、Apgar评分、出生体重、身长、头围等围产期情况。询问新生儿喂养方式、吃奶次数、奶量及睡眠情况、大小便是否正常、有无疾病征象、是否接种卡介苗和乙肝疫苗，是否已做新生儿听力筛查和新生儿遗传代谢病筛查等。

（2）观察：首先注意新生儿的一般情况，如面色、精神、呼吸节律、哭声和反应性，哺乳时母婴姿势、含接姿势及吸吮力，以及室内温度、通风卫生条件等。观察新生儿精神、面色和反应，有无嗜睡、烦躁、吸吮无力、黄疸、青紫、呼吸急促、反应差等异常表现，并且测试体温。

（3）体格检查：在进行全面的体格检查之前，家庭访视医师需洗净双手，检查动作要轻柔、迅速，勿过多暴露小儿。一般按以下顺序检查：①头面部前囟及颅缝情况，有无血肿、唇腭裂、鹅口疮、眼外观有无异常、颈部是否有异常包块。②皮肤有无黄疸、皮疹、硬肿等，颈部、腋下、腹股沟、臀部等皮肤皱褶处有无潮红或糜烂。③心脏有无杂音，肺部呼吸音有无异常。④脐部脐带是否脱落，脐窝内或结痂下有无异常。⑤外生殖器及肛门有无畸形。⑥四肢活动情况如何、肌张力有无异常，有无先天性发育性髋关节发育不良。

（4）测量及检测：①测量体温用腋表测量，保持5分钟后读数。②测量体重，观察新生儿生理性体重下降恢复情况，评价其生长状况。③未做新生儿听力筛查者需进行听力筛查。

（5）处理：发现鹅口疮、脐炎、尿布皮炎、脐部污染等异常情况，医师要及时处理，向父母说明孩子的病情和注意事项，并预约好下次访视时间。访视中若新生儿出现反应差、面色发灰、呼吸频率<20次/min或>60次/min、心率<100次/min或>160次/min、体温≤35.5℃或≥37.5℃、脐部脓性分泌物多、皮肤严重黄染、喂养困难等危险征象时，医师应协助家长将患儿立即转诊至当地有诊治新生儿疾病条件的医疗保健机构。如果发现新生儿有心脏杂音、皮疹、颈部有包块、畸形等征象时，也建议择期转诊。

3. 咨询指导要点

（1）保暖：新生儿体温多在36～37℃，但调节中枢功能尚不完善，体温不易稳定，加上皮下脂肪薄，体表面积比成人大2倍，极易散热。所以，首先要注意新生儿的保暖，如果气候寒冷，应积极采取措施，确保房间温暖。条件允许时，新生儿居室冬季室温应保持在22～26℃，湿度保持在50%～60%。新生儿在炎热季节或室温过高时还容易出现"脱水热"，因此在炎热的季节不可包、盖过多，注意通风，以免引起脱水、发热等不良后果。早产儿更应注意保暖，在换尿布时注意先将尿布加温；必要时可放入成人怀中，采用袋鼠式保暖法，即将早产儿放于母体胸前，皮肤接触，并用产妇衣物裹覆保暖，以维持正常体温，防止寒冷损伤。

（2）喂养：新生儿生后就有觅食和吸吮的能力，剪断婴儿脐带后，医务人员就会把新生儿放在产妇的胸前，大约15分钟后他就能开始吸吮产妇的乳房。这种早接触、早吸吮和早开奶，对母乳喂养的成功起着重要作用。营养充足的新生儿终日酣睡，不分白天和黑夜。产妇应按需哺乳，每天至少喂8次，尤其夜间至少要喂2～3次，这样才能保证母乳的充足和新生儿的需要。两次喂奶间不需喂水。每次喂奶之前先洗手，喂奶后要排空剩余的乳汁。早产儿出生后应尽早开始喂养，以免发生低血糖。早产儿的喂养应根据其成熟程度、吸吮力和反应性而定。能吸吮母乳者尽可能母乳喂养，吸吮力差的早产儿可用小勺或滴管喂养。

根据新生儿小便次数、体重增长情况，及时估计哺喂的乳量是否充足，鼓励、支持纯母乳喂养。

只要新生儿体重长得好，第二周后每周增长 200g
以上，无论他吃奶和排便的次数是多少，都是正
常的。如果体重增长不好，即使吃奶和排泄均有
规律，也应及时寻找原因。为防止脂溶性维生素
缺乏，产妇应加强营养，特别是维生素 A、D、K 的
摄入量。足月儿生后数天开始每天口服维生素 D
400U，母乳喂养的新生儿应于生后补充维生素 K。

（3）护理：正常新生儿出生体重平均为 3 000g，
身长平均是 50cm，头围 34cm，呼吸约 40 次 /min，
为腹式呼吸。要注意观察和监测新生儿的这些体
格生长指标和生理指标。另外注意新生儿的皮肤
和脐带护理，保持皮肤清洁，每天用温开水清洗头
皮、耳后、面部、颈部、腋下及其他皮褶处。脐带一
般于生后 2 周内脱落，未脱落前注意保持脐部干燥
清洁，有分泌物时可用 75% 的酒精擦拭脐部，脐带
脱落后可盆浴。每次大便后用温水洗臀部，肛周
涂少许鞣酸软膏以防臀红。尿布应用柔软、清洁、
吸水性强的棉织品，勤洗勤换，每次洗后应经日光
照射或开水浸烫消毒。内衣应选用柔软、宽松、浅
色的棉织品，不宜用带子捆绑。

（4）疾病预防：新生儿居室应定时开窗通风换
气，保持室内空气新鲜。尽量减少亲友探望，产妇
或家人患感冒接触新生儿时要戴口罩，避免交叉
感染。新生儿的一切用具要经常煮沸消毒，洗脸
与洗臀部的毛巾要分开。不给新生儿挤乳头、不
擦口腔、不挑马牙，以防乳腺炎和口腔感染。提醒
家长不要随便给新生儿用药，生病要在医师的指
导下治疗。

（5）亲子交流：产妇要常抱新生儿，轻柔的抚
摸会使他 / 她感到舒服和安全。新生儿喜欢看色
彩鲜艳的玩具、听柔和的声音，看着他 / 她的眼睛
与他 / 她说话，他 / 她会将眼睛转向玩具或声音的
方向。让新生儿的手脚能自由活动，还可经常让
他 / 她趴着，用玩具逗引使他 / 她努力抬头。通过
以上训练来促进新生儿感知觉和运动的发育。

专家点评：许多新生儿死亡的病因是可以
避免的，新生儿的健康还需要更好的保障。然
而，新生儿早期基础保健等有效的适宜技术还
没有广泛推广，基层医疗保健机构专业技术能
力急需提高，新生儿医学随访咨询需要加强，
以进一步改善新生儿健康水平。

（王惠珊）

参 考 文 献

1. 杨慧霞，段涛. 健康与疾病的发育起源——DOHaD 在中国. 北京：人民卫生出版社，2013.
2. 樊寻梅. 儿科学. 北京：北京大学医学出版社，2003：91-92.
3. 鲍秀兰. 0～3 岁儿童最佳人生开端. 北京：中国妇女出版社，2013：19-49.
4. 陈荣华，赵正言. 儿童保健学. 南京：江苏凤凰科技出版社，2017：95-96.
5. BARKER DJ, OSMOND C. Infant mortality, childhood nutrition and ischaemic heart disease in England and Wales. Lancet, 1986, 1(8489): 1077-1081.
6. GLUCKMAN PD, HANSON MA, BEEDLE AS. Early life events and their consequences for later disease: a life history and evolutionaryperspective . Am J Hum Biol，2007, 19(1): 1-19.
7. GOYAL R, GOYAL D, LEITZKE A, et al. Brain renin-angiotensin system: fetal epigenetic programming by maternal protein restriction during pregnancy. Reprod Sci, 2010, 17(3): 227-238.
8. 米杰. 成人慢性病的发生起源与儿童期防治. 中华预防医学杂志, 2018, 52(11): 1089-1090.
9. ZHU WW, YANG HX, WANG C, et al. High prevalence of gestational diabetes mellitus in beijing: effect of maternal birth weight and other risk factors. Chin Med J, 2017, 130(9): 1019-1025.
10. 中国营养学会妇幼营养分会. 中国妇幼人群膳食指南（2016）. 北京：人民卫生出版社，2016.
11. 中华医学会妇产科学分会产科学组. 孕前和孕期保健指南（2018）. 中华妇产科杂志, 2018, 53(1): 7-13.
12. WANG C, WEI Y, ZHANG X, et al. A randomized clinical trial of exercise during pregnancy to prevent gestational diabetes mellitus and improve pregnancy outcome in overweight and obese pregnant women. American Journal of Obstetrics and Gynecology, 2017, 216(4): 340-351.
13. POSTON L, CALEYACHETTY R, CNATTINGIUS S, et al. Preconceptional and maternal obesity: epidemiology and health consequences. Lancet Diabetes Endocrinol, 2016, 4(12): 1025-1036.
14. 杨慧霞. 中国胎儿医学发展之路. 中华围产医学杂志, 2016, 19(6): 401-402.
15. 中华医学会围产医学分会. 电子胎心监护应用专家共识. 中华围产医学杂志, 2015, 18(07): 486-490.
16. ACOG & SMFM. Practice Bulletin: Prenatal Diagnostic Testing for Genetic Disorders(No. 162). Obstet Gynecol, 2016, 127(5): e108-122.
17. SMFM. The use of chromosomal microarray for prenatal

diagnosis（#41）. Am J Obstet Gynecol, 2016, 215（4）: B2-9.

18. ACOG & SMFM. Practice Bulletin: Microarrays and Next-Generation Sequencing Technology: The Use of Advanced Genetic Diagnostic Tools in Obstetrics and Gynecology（No. 682）. Obstet Gynecol, 2016, 128（6）: e262-268.

19. 中华医学会围产医学分会胎儿医学学组, 中华医学会妇产科学分会产科学组. 双胎妊娠临床处理指南（第一部分）: 双胎妊娠的孕期监护及处理. 中华围产医学杂志, 2015, 18（8）: 561-567.

20. 中华医学会围产医学分会胎儿医学学组, 中华医学会妇产科学分会产科学组. 双胎妊娠临床处理指南（第二部分）: 双胎妊娠并发症的诊治. 中华围产医学杂志, 2015, 18（9）: 641-647.

21. 中华医学会围产医学分会胎儿医学学组, 中华医学会妇产科学分会产科学组. 双胎妊娠临床处理指南（2020年更新）. 中华围产医学杂志, 2020, 23（8）: 505-516.

22. 国家卫生健康委员会. 健康儿童行动计划（2018-2020）. 2018 年 5 月.

23. 国家卫生和计划生育委员会. 危重新生儿救治中心建设与管理指南. 北京: 2018 年 1 月.

24. 中华医学会围产医学分会, 中华护理学会妇产科专业委员会, 中国疾病预防控制中心妇幼保健中心. 新生儿早期基本保健技术的临床实施建议. 中华围产医学杂志, 2017, 20（9）: 625-629.

25. 中华人民共和国卫生部. 新生儿疾病筛查技术规范（2010 年版）. 北京: 2010 年 11 月.

26. 中华人民共和国卫生部. 新生儿访视技术规范. 北京: 2012 年 4 月.

第四章
女童期保健

儿童是人类社会和经济发展的基本资源，儿童发展状况尤其是女童生存和发展状况的显著改变已经成为我国社会进步与发展的重要组成部分。女童既是妇女一生的初始阶段，也是其生长发育过程中的一个重要阶段。这一阶段不论从生理发育、心理变化，还是某些疾病的发生方面，都有其独特的表现形式。加之近年来，随着妇女性传播疾病的增多，女童外阴阴道感染也日益增多；性暴力的增加，女童性侵害也明显增多。因此，对于女童不论是从生理还是心理及疾病等方面都要引起重视，本章将主要涉及女童的生殖健康问题。

第一节 概 述

> 导读：女童期保健是对青春期前女性儿童提供的特殊保健服务，主要针对女童生殖系统及生殖健康有关问题的保健和防治。

女童期保健（girls health care）是指对青春期前女性儿童提供的特殊保健服务，是妇女保健的一个重要组成部分，女童期获得的保健、教育及保护等直接影响着其一生的身心素质，也是妇女一生生殖健康的基础。儿童在 10 周岁以前，性器官处于安静期，男、女儿童之间差别不大，体格遵循一定的规律迅速生长，因而在营养需求、计划免疫、生长发育等方面的保健需求基本相同，因此多在儿童保健中涉及。而女童期保健不同于为男女儿童共同服务的儿童保健，而是针对女童生殖系统及生殖健康有关问题的保健和防治。女童期虽然尚不具有生殖功能，但其发育与青春期后生殖功能及健康有着密切的联系。

女童期的疾病或异常，不仅影响女童的健康，而且直接影响到妇女以后各年龄阶段包括作为母亲阶段的身心健康，女性的身体素质又直接影响

到下一代的身心健康。女童患佝偻病可致骨盆畸形，影响以后的正常分娩；女童的营养失衡可导致性早熟、肥胖或营养不良，引起以后的正常发育或妊娠；女童的生殖道肿瘤，恶性程度高，还可影响性发育；女童生殖器官的两性畸形，若不能及早诊断并予以矫正，可以影响女童的身心发育；对女童性侵害，将会导致生殖道损伤、感染以及以后的身心发育。因此，女童除享有与男童同等的健康权利外，还应根据女童的生理和心理特点做好生殖保健工作。做好女童生殖保健，保护女童生殖系统的健康发育，尽早发现生殖健康相关疾患，慎重对待女童生殖器官的发育畸形或缺陷，为未来性及生育功能、生殖健康以及下一代健康打下良好基础。

第二节 女童发育的主要特点

> 导读：女童的身心发育在不同的年龄段遵循一定的规律，尤其是女童，不同年龄阶段性生理和性心理发育不同，女童心理行为发育的某些方面异于男童。

女童期包括有婴儿期（出生至 1 周岁前）、幼儿期（1～2 岁）、学龄前期（3～5 岁）、学龄期（6 岁～青春期前）。其身心发育在不同的年龄段遵循一定的规律，了解这些规律，有助于评价和判断儿童的发育状况，进行有的放矢的保健指导。

一、生理特点

（一）生长发育规律

1. 身高和体重的生长是连续的，但不同年龄段的生长速度不同 身高和体重在生后第 1 年增加很快，为生后的第一个生长高峰；第 2 年后生长速度逐渐减慢，到青春期后生长又加速，出现第二

个生长高峰。

体重是身体各器官、肌肉、骨骼、脂肪等组织及体液重量的总和，是反映近期营养状况和评价生长发育的最灵敏、实用的指标。儿科临床中多用体重计算药量及静脉输液量。1975年、1985年、1995年、2005年及2015年我国调查资料显示，正常足月婴儿出生后3～4个月体重约等于出生时体重的2倍；12月龄时婴儿体重约为出生时的3倍（10kg）。生后第2年体重增加2.5～3.5kg；2岁到青春前期体重增加减慢，每年增加约2kg。由于儿童的体重并非等速增长，在评价时应以其自己体重的增长变化为依据。当无条件测量体重时，可用公式估计体重：12月龄，体重约10kg；1～12岁，体重（kg）=年龄（岁）×2+8。

身高（身长）是头部、脊柱和下肢长度的总和，为头顶到足底的长度。3岁以下小儿测量时采用仰卧位，故称身长。身高是反映儿童远期营养状况和骨骼发育最合适的指标，不容易受暂时营养失调的影响。身高的增长规律和体重相似，年龄越小增长越快。小儿生后第1年内增长最快，约增加25cm；第2年约增长10～12cm，2岁时身长约为87cm；2岁后身长（高）的增长较稳定，每年增长6～7cm。当无条件测量身高（身长）时，可用公式估计身高（身长）：12月龄，身长约75cm；2～12岁，身高（cm）=年龄（岁）×7+75。

尽管男女儿童身高、体重的计算方法相同，但是女童平均身高及体重值均较男童低，因此评估营养发育状况时应按性别分别评价。

2015年九市城区及郊区7岁以下女童体重、身长（高）测量值见表4-1。

表4-1　中国九市城市、农村7岁以下正常女童体格发育情况（2015年）

年龄	城市				郊区			
	体重/kg		身长或身高/cm		体重/kg		身长或身高/cm	
	平均值	标准差	平均值	标准差	平均值	标准差	平均值	标准差
出生	3.26	0.40	49.8	1.6	—	—	—	—
1～<2月	4.62	0.56	55.2	2.0	4.72	0.61	55.3	2.1
2～<3月	5.68	0.64	58.9	2.1	5.79	0.68	59.0	2.2
3～<4月	6.51	0.74	61.9	2.2	6.50	0.74	61.8	2.2
4～<5月	7.11	0.77	64.1	2.1	7.11	0.85	64.0	2.2
5～<6月	7.60	0.85	66.1	2.3	7.59	0.91	65.9	2.3
6～<8月	8.03	0.90	67.9	2.3	8.07	0.97	67.8	2.5
8～<10月	8.70	1.02	70.9	2.6	8.62	1.03	70.7	2.5
10～<12月	9.24	1.05	73.7	2.7	9.10	1.05	73.3	2.6
12～<15月	9.65	1.06	76.2	2.7	9.66	1.10	76.1	2.7
15～<18月	10.46	1.16	80.1	3.0	10.29	1.17	78.7	3.0
18～<21月	10.89	1.19	82.8	3.0	10.79	1.27	82.3	3.1
21～<24月	11.73	1.25	86.1	3.1	11.65	1.29	85.5	3.2
24～<30月	12.36	1.41	89.3	3.6	12.33	1.50	89.1	3.5
30～<36月	13.57	1.68	94.2	3.8	13.59	1.64	94.1	3.7
3.0～<3.5岁	14.9	1.8	98.3	3.8	14.8	1.9	97.8	3.9
3.5～<4.0岁	16.0	2.0	102.0	4.0	15.8	2.0	101.5	4.1
4.0～<4.5岁	16.9	2.2	105.4	4.1	16.9	2.3	105.1	4.2
4.5～<5.0岁	18.1	2.5	108.9	4.4	17.9	2.3	108.5	4.2
5.0～<5.5岁	19.5	2.9	112.5	4.5	19.1	2.7	112.1	4.5
5.5～<6.0岁	20.7	3.2	116.0	4.6	20.3	3.2	115.1	4.8
6.0～<7.0岁	22.3	3.6	120.2	5.0	22.0	3.5	119.8	5.1

引自：首都儿科研究所和九市儿童体格发育调查协作组. 2015年中国九市七岁以下儿童体格发育调查. 中华儿科杂志，2018，56（3）：192-196.

2. 各系统、器官生长发育不平衡　人体各系统、器官发育遵循一定的规律。如神经系统发育较早，脑在生后 2 年内发育较快；生殖系统发育较晚；心、肝、肾、肌肉发育基本与体格生长发育相平行。各系统、器官发育速度与儿童不同年龄阶段的生理功能有关。

3. 生长发育的个体差异　儿童生长发育虽然按总规律发展，但因受遗传和环境的影响，存在着个体差异，每个人生长的"轨道"不完全相同，因此，儿童的生长发育水平有一定的正常范围。

(二)生殖生理特点

女性胎儿在胎儿期，由于在母体子宫内受到雌激素的影响，新生儿期常可见到外阴轻度发育和充血，以及乳腺的增大、充盈和泌乳等，这些反应持续 2～3 周后自然消退。生后 5～7 天，新生儿阴道内流出少量血性分泌物，不伴有其他特殊症状，3～5 天自行消失，不必特殊处理，可用消毒纱布、棉球轻轻拭去，这种现象称为假月经，也是受母体雌激素影响所致。

1. 女童期早期(8 岁前)　女童下丘脑 - 垂体 - 卵巢轴的功能处于抑制状态，生殖器官呈幼稚型。

(1)大阴唇：较薄未能覆盖小阴唇及阴道口，外生殖器娇嫩的皮肤和黏膜暴露在外，易受损伤及感染。

(2)外阴及阴道：上皮薄，阴道狭长，无皱襞，阴道酸度低，抗感染抵抗力弱，易发生炎症。

(3)子宫：子宫体较小，子宫颈较长，子宫颈与子宫体之比为 2 : 1，肌层很薄。

(4)卵巢：狭长，卵泡虽能大量自主生长，但仅发育到窦前期即萎缩、退化，无雌激素分泌。

2. 女童期后期(约 8 岁以后)　随着女童体格的增长和发育，下丘脑 - 垂体 - 卵巢轴的功能抑制状态被解除，垂体开始分泌促性腺激素。

(1)大阴唇：逐渐发育丰满，皮肤增厚有皱纹，色素变深。

(2)阴道：增深，表层细胞增厚。

(3)子宫：子宫体生长，子宫体和子宫颈比例逐步超出 1 : 1，并有少量分泌活动。

(4)卵巢：形态逐渐变为扁卵圆形，卵泡受促性腺激素的影响有一定发育并分泌性激素，但仍未达到成熟阶段即衰萎闭锁。

(5)乳房：乳晕增大，乳房的腺管和腺体均开始增生。

(6)皮下脂肪：开始在胸、髋、肩部堆积。

二、心理特点

(一)心理行为发展

心理是人脑对客观现实的反映，行为是各年龄阶段相应心理功能发展的综合表现。儿童心理行为发展是通过运动、认知、语言、社会交往和生活、情感、气质及性心理等表现出来，各年龄段有一定特点。根据 Erikson 的性格发育论，性格的发展在不同的年龄阶段也有不同的特点。心理行为发展的生理基础是神经系统的生长发育，同时受到遗传、教育及所处环境的影响，因而存在个体差异。

1. 各期儿童心理行为发育特点

(1)婴儿期：语言、认知和社会 - 情绪能力的发育提高了婴儿和周围人的亲近和联系的本领。7～8 个月的婴儿能听懂自己的名字，开始表现出认生，9～12 个月是认生的高峰期，12 个月时能说简单的单词。婴儿期的注意发展以无意注意为主，无思维产生，情绪表现的特点是时间短暂、反应强烈、容易变化、外显而真实。儿童性格的发展处于信任感和不信任感阶段，如果儿童的生理需要应得到及时的满足，使他们产生信任感和安全感，发展顺利将来在社会上可以成为易于信赖和自足的人。相反，以后可出现情绪上的问题。

(2)幼儿期：是心理发育的重要时期，脑神经纤维迅速增长，神经纤维髓鞘化过程逐渐完善，大脑和脊髓的通路已经建立。儿童的运动、语言、情绪、思维迅速发展，儿童与外界的主动交流增加。2 岁时不再认生，3 岁时已经能指认许多物品名，并说由 2～3 个字组成的短句，可与小朋友做游戏。1 岁后开始产生思维，幼儿期只有最初级的形象思维，情绪表现的特点同婴儿期。儿童的性格发展处于自主感和羞怯疑虑感阶段，这个阶段儿童饮食、大小便有一定的自理能力，能听懂一些成人语言，应注意培养其独立能力，使他们感觉到自己有影响环境的能力，发展顺利将来有自主管理能力，养成宽容的品质。若家长过分限制、批评或惩罚儿童的行为，可以使儿童产生一种羞耻感或自认为无能的怀疑感。

(3)学龄前期：学龄前儿童心理发育迅速，求知欲强，知识面扩大，情绪控制能力加强，与同龄儿童和社会事物接触增多，生活自理和社交能力得到锻炼。4 岁时能讲述简单的故事情节，3 岁后开始出现初步抽象思维，开始有意识地控制自己的情绪。儿童性格发展处于主动性和内疚感阶段，这个阶段的儿童要发展主动性及获得性别角色，发展顺利则能创造性地掌握新任务，个人未来在社会中取得成就与本阶段所达到的主动性程度有关。相反，如果家长经常嘲笑他们的行为，他们就会对自己的活动产生内疚感。

（4）学龄期：学龄期儿童学习所需要的神经生理功能基本成熟，理解能力更强，学习替代了游戏，表现出熟练掌握技能和竞争的能力，情绪控制和社交能力有了十分显著的发展。6～11岁以后儿童逐渐学会综合分析等抽象思维方法，具有进一步独立思考的能力，能够有意识地控制自己的情绪，使情绪渐趋向稳定。性格发展处于获得勤奋感和克服自卑感阶段，发展顺利则能勤奋上进，掌握各种技能，许多人将来对学习和工作的态度和习惯都可追溯到本阶段的勤奋感。相反，如果学习上遭到失败及成人的批评，则容易形成自卑感。

2. 女童心理行为发育与男童差异　由于受遗传、环境及教育的影响，男女童心理成长有所不同。

（1）大脑功能：女童左侧大脑半球发达，听音乐或听童话故事的反应部位在左半球，而男童在右半球。女童的脑功能更具有双侧性，因此，在遭受左脑或右脑半球损伤时，女童产生的语言或空间缺陷程度要比男童轻。

（2）智力：总体上男女智力水平无差异，但女童智力发展较为均匀，而男童的标准误差大。智力发展的年龄倾向也有区别。女童在学龄前期及学龄期智力发展优于男童，到青春发育期就开始减弱。男性则从青春发育期开始，智力逐渐优于女性，直到青春发育期结束才逐渐减弱其继续增长的趋势。

（3）优势领域：女童的早期优势主要表现在语言能力上，女童说话早、发展快，借助于语言的早期发展，女童的人际知觉能力和敏感性明显超过男童。在思维发展上，学龄前及学龄期女童都处于领先地位。因此，学龄前女童常比同龄男童有主见，会思考问题，有创造性；学龄期女童学习成绩、组织能力、活动能力都比男童强。

（4）个性特征：女童温柔、细致、文静、听话、依从性强、富有同情心、情感丰富；女童表现得更坚强，更能经得起事情的磨炼；喜欢与人来往，因此在人际关系和情绪方面较敏感；触痛阈限较低，嗅觉较灵敏，对声音的定位辨别较好。男童在睾丸激素的影响下，有三种成长倾向，即攻击性、控

制欲、冒险欲。有更多表现型特点；男童表现得脆弱，经不起事情的磨练；喜欢与物打交道；男童嗅觉没有女童灵敏，对声音的定位辨别没有女童好，但辨别方位能力较强。

（二）性心理发展

性是人类的一种自然生理现象，出生后即有性唤起的能力。下面分阶段简述：

1. 婴儿期（0～1岁）　处于口欲期，婴儿的嘴唇和口腔是其强烈愉悦的部位，通过吸吮、咬合、咀嚼、吞咽等口腔的刺激活动获得满足。当他们吸不到乳头时，往往喜欢吸自己的大拇指或其他，即使不能吃，也会给他们带来愉快的感觉。因此，心理学家把口部作为婴儿期"性欲"快感中心，但此期婴儿并没有形成性的意识。

2. 幼儿期（1～3岁）　处于肛欲期，幼儿从肛门粪便的潴留与排泄得到快感。据观察，1岁左右的女孩在小便时经常自己发笑，或许是由于排尿引起阴部的快感所致。随着年龄的增加，女童对异性的好奇感逐渐增加，但对异性的好奇感大多停留在解剖结构上，会发现自己与男童不同的地方，会想到为什么？这实际上开始形成性别的认同。

3. 学龄前期（3～6岁）　处于阴茎崇拜期，是心理发育的"非性爱的异性好感期"，此期儿童初具性别意识，知道男女性别角色，常比较自己与异性的性器官的异同。此期儿童对他人身体充满好奇，出现窥视欲望，并对生育、乳房等感兴趣，出现触摸、暴露生殖器或玩弄性器官等现象，出现性关心、性疑问。比如问："我是从哪里来的？"异性儿童之间玩"过家家"游戏，男童扮演父亲，女童扮演母亲，进行一些模仿性活动。大多数4岁的儿童已经知道性别的终身不可改变的性质以及性别相适应的行为方式。如：男童女童的衣着不同，男童可以站立小便，女童要坐着或蹲着小便等。在感情上表现出对异性父母的亲近和对同性父母的排斥，如不恰当引导，女童易出现"恋父情结"。

4. 学龄期（6～12岁）　处于性沉寂期（潜伏期）。此期儿童对性有羞耻感，且不感兴趣，对性角色已有认识，能了解和学习所处的社会性别行为规范，如女童喜欢做家务、缝衣、洗涤等通过模仿进一步学习充当自己性别角色。8～10岁女童出现乳房、乳头隆起，并可触及乳核，女童性意识加强、害羞感明显，怕乳房过大而有意含胸，男女童界限明显，常疏远异性。

专家点评：掌握女童不同年龄段身心发育的特点，针对性地进行教育、培养，对女童健康的成长非常重要。

(于学文)

第三节　影响女童健康的主要因素

导读：女童的身心健康发展受多方面因素的影响，除遗传因素外，还有家庭和睦、家庭的文化氛围、社会和谐、社会陋习、自然环境的优劣等均可影响女童的身心发育，父母教育的态度影响孩子性格的发展。

一、遗传因素

父母双方的遗传基因决定儿童体格生长的特征、潜力和趋势，家族的遗传信息影响深远，如皮肤和头发的颜色、身材高矮、面部特征、性成熟的早晚等。儿童的个性、智力、气质和性格的差异等也受到遗传基因的调控。儿童的智力发展是遗传和环境相互作用的结果，但遗传特征决定其对环境的选择和经验。

二、营养因素

营养是重要的影响因素，长期营养摄入不足会导致体重下降或不增，严重地影响身高的增长和骨骼的改变，如维生素 D 缺乏性佝偻病，该病会引起脊柱后凸、骨盆畸形等，女性患者成年后妊娠，难产及产科并发症的机会增多。此外，婴幼儿的脑神经元处于快速分化时期，摄入充足的营养有助于脑组织的充分发育，从而促进儿童神经心理发育、智力发展，提高各个方面的能力。长期营养摄入不足会影响儿童智力发育。

三、家庭环境

家庭环境包括家庭结构、父母个体因素、家庭教育、家庭养育类型、家庭气氛、家长的期望水平等。2015 年全国 1% 人口抽样调查微观数据计算，64.7% 的儿童与父母双方一起居住，19.6% 的儿童与父母中的一方一起居住，另有 15.7% 的儿童不能与父母任何一方一起居住。父母角色的缺失对儿童的成长极为不利。研究证据表明，和母亲生

活在一起的儿童通常能得到更好的养育和照料，尤其是低龄儿童，母亲陪伴的缺失是造成幼儿认知滞后的关键因素之一，母亲和幼儿分离也不利于促进母乳喂养和保证儿童营养；对于学龄阶段，能与母亲生活在一起的农村留守儿童未按规定接受或完成义务教育的比例为 3.1%，好于与父亲和与其他人一起生活的儿童（4.3%）。与父母一起生活的女童，父母对女童生存和发展的态度会直接影响女童生存的质量，父母将家庭资源平等地分配给儿童，平等地关爱男童和女童就会有利于女童的发展。家庭也是儿童主要的生活环境，父母是孩子的第一任老师和榜样，家庭环境会对儿童的心理产生深远的影响。家庭亲密度越高，知识性越强，组织性越高，矛盾性越小，越有利于儿童心理健康的发展。家庭亲密度对 3～4 岁儿童心理健康发展尤为重要。家庭知识性是影响 3～6 岁儿童心理行为问题的一个主要因素，知识性强、具有良好素质的家长会比较重视儿童智力发展和早期教育，主动为儿童创造机会，促进其心理行为的发展和完善。家庭的组织性越强，办事越认真，一方面对孩子能起到良好的效仿作用；另一方面，父母的这种作风可以反映到育儿行动中，家长会培养孩子按照自己的原则去做，孩子不良的行为随时被提醒纠正，使其行为模式向着良好的方向发展。家庭矛盾冲突，双亲及亲子关系不良，家庭文化氛围差，常常使儿童紧张、缺乏安全感和信任感，都会对儿童的性格和行为产生明显影响。家庭破裂对儿童的心理伤害更大，不单影响其健康成长，还会增加犯罪的风险。女孩比较敏感，影响更大。

成人教育抚养方式对儿童性格的发展有重要影响。在城市，多数独生子女父母对孩子过分照料，对孩子生活各方面全部包办代替，有意无意地忽视、粗暴地拒绝儿童正常的心理需求，用恐吓、威胁的言语刺激孩子，对孩子寄予较高的期望，特别是对女孩的溺爱和骄纵，都会对孩子的心理发育产生深刻的影响。父母教育态度与孩子的性格关系描述见表 4-2。

四、自然环境

随着社会进步、经济发展，既往严重威胁儿童健康的感染性疾病得到明显控制，与环境密切相关的疾病发生率呈上升趋势。孕妇孕期或儿童早期接触到环境有害物质，尤其是环境激素类物质污染，可使儿童生殖系统发育进程受到影响，导

表4-2　父母教育态度与孩子的性格关系

父母亲态度	孩子的性格
民主型	独立、机灵、大胆、善与别人交往、协作，有分析思考能力
过于严厉、经常打骂	冷酷无情、倔强、顽固、缺乏自信心及自尊心
溺爱	任性、缺乏独立性、骄傲、情绪不稳定
过于保护	沉默、被动、依赖、缺乏社交能力
父母意见不一	警惕性高、易说谎、两面讨好、投机取巧
支配型	依赖、顺从、缺乏独立性

致结构性或功能性障碍。孕妇如孕期服用合成雌激素，所生产的女婴患阴道腺癌、双阴道、宫颈外翻、子宫发育不良的风险增加；孕妇孕期暴露多溴联苯醚与学龄前女童体重指数存在显著的负相关关系。环境激素暴露的途径主要是通过摄入被污染的食物或水进入体内，或母亲摄入后通过胎盘影响胎儿。邻苯二甲酸酯类作为增塑剂被广泛用于高分子塑胶产品的生产，如食品包装材料、玩具等，由于邻苯二甲酸酯类与塑料主体结构之间以非化学键的形式结合，在使用过程中会不断从塑料中释放出来，危害儿童健康，损害生殖系统。儿童将一些塑料玩具或塑料物品放在口中，较容易暴露于相对较高的邻苯二甲酸酯类。很多农药具有类雌激素活性，孕妇和儿童食用了被农药污染的水果或蔬菜或饮用被壬基酚污染的水而暴露于激素类环境中。

五、社会环境

儿童期发展的生物学基础是其自身的生理发育现状，其次则与社会环境影响和后天的学习关系极为密切。

（一）经济状况

社会经济发展水平的提高是促进儿童体格生长的重要因素。经济的好坏决定着一个地区对教育、公共卫生和福利事业的投入，从而直接影响儿童的身心发展。发达地区与落后地区、城乡之间儿童的发育有差别，经济发达地区（如城市）同龄儿童的身高体重高于落后地区（如农村或边远山区）。女童属于弱势群体，在条件差的情况下，健康权力首先被剥夺，受害更严重。贫困与愚昧相关联，均可损害儿童的健康。

（二）文化因素

文化影响着人们的思想、生活方式和其他方面面。受重男轻女的思想和行为的影响，2015年全国1%人口抽样调查数据显示我国出生婴儿性别比为113.5，农村地区的出生性别比更为明显，说明女孩从出生时起就面临不受家庭欢迎的环境，容易受到歧视和摧残，女孩得到的喂养比男孩差，营养不良的发生率比男孩高；女孩得病后就诊的机会比男孩少；女孩辍学率较高，常过早地参加劳动；女孩当成男孩抚养，取男孩名，给予男性着装、打扮，培养男孩的行为和性格，其结果势必导致孩子的性别认同紊乱。女孩生命权的受损和长期的性别歧视，可对妇女发展造成不利影响。

（三）学校教育

学校教育是人一生学习做人和知识本领的重要过程，因此，学校不仅要有良好素质的教师队伍，还要有良好的校风和有利的健康环境；教学方面既要有必要的知识技能教育，又要有身心健康的培养和锻炼，注意从小开始进行男女平等意识的教导，尤其是农村女童，放学后还要帮助家长从事家务劳动，应给予特殊关照，不影响其学习成绩，并鼓励继续上学，避免辍学。教育程度低与女童以后的社会地位、愚昧密切相关，以至于影响到下一代身心健康。

（四）社会上不良风气和陋习

有些成年男子会利用女童的年幼无知或以糖果诱惑，或以恐吓手段，奸淫幼女，发泄其私欲。在非洲地区，流传对幼女施行"女阴环切"的陋习，对女童身心造成极大危害。

专家点评：影响女童身心健康的因素中，除遗传因素是后天不可控外，其余因素都是可控的，因此家庭结构完整、父母认知水平的提高、自然环境的保护、社会经济的发展、社会不良陋习的消除，对女童的身心发育非常重要。

（于学文）

第四节　主要健康问题

导读：女童外阴阴道炎多表现为非特异性症状，生殖道畸形及早期生殖器官肿瘤多无症状，易于漏诊或延误诊断；正确诊断和处理性早熟，有利于女童最终身高发育及心理和社会适应的发展。

女童除了和男童一样易患感染性疾病、营养性疾病外，在生殖系统方面有其特殊的疾病，对于这些疾病，妇科及儿科临床及保健医师应当给予共同足够的关注，如果未能及时治疗，将影响女性未来的生殖健康。现将女童常见的生殖健康问题分述如下。

一、外阴阴道炎

外阴阴道炎（vulvovaginitis）是女童中常见的妇科疾病，文献报道的发病率为17%～50%，其中非特异性外阴阴道炎占75%。由于女童的解剖、生理特点，炎症多发生于外阴、阴道局部；由于女童缺少雌激素，阴道上皮菲薄，缺少保护作用的上皮；阴道内缺乏乳酸杆菌，阴道处于碱性环境，自然防御功能尚未形成，易于受到病原体的侵袭而感染。按感染的病原体分为非特异性和特异性外阴阴道炎。

（一）非特异性外阴阴道炎

女童除了上述生殖道解剖生理特点外，卫生习惯不良，排便后卫生纸由肛门往前擦，粪便未擦净污染内裤，肠道细菌如大肠埃希氏菌、肠球菌等污染外阴，因此肮脏及污垢引起的感染最常见。肠寄生虫携带者，如蛲虫由肛门入阴道刺激黏膜，也可引起感染。婴幼儿好奇，在阴道内放置异物橡皮塞、纽扣、铅笔头等，引起继发感染。儿童外阴皮肤敏感，容易受到化学物质、肥皂、药物和衣物的损伤；不吸汗的尼龙内裤、身衣、游泳衣，以及舞蹈紧身连衣裤可以造成浸渍和感染。

【临床表现】　阴道分泌物增多，呈脓性；瘙痒、疼痛、异味。患儿哭闹、烦躁不安或用手搔抓外阴；部分患儿伴有下尿路感染，出现尿频、尿急、尿痛。

【诊断】　婴幼儿语言表达能力差，采集病史常需详细询问女童母亲，同时了解母亲有无阴道炎病史。检查时发现外阴、阴道口、尿道口黏膜充血、水肿，有时阴道口见多量脓性分泌物。病变严重者，外阴表面可见溃疡，小阴唇可发生粘连。对有小阴唇粘连者，应注意与外生殖器畸形鉴别。

【防治要点】

1. 治疗原则　保持外阴清洁、干燥，减少摩擦；应用抗生素；注意消除病因。

温水坐浴每次10～15分钟，每天1～2次。混合感染者，可用聚维酮碘乳膏睡前外用，或用吸管将针对的抗生素溶液滴入阴道。积极寻找病因，对蛲虫携带者，给予驱虫治疗；对顽固病例，久治

不愈，应考虑到异物存在于阴道内的可能性，诊断明确后，可在全麻下取出。小阴唇粘连者可外涂雌激素软膏，每天2次，共3周，然后在睡眠时再使用2～3周，多可松解，严重者应分离粘连，并涂以抗生素软膏。

2. 预防措施　加强卫生指导，幼女尽早穿封裆裤、不穿紧身蓝色牛仔裤或尼龙紧身衣、穿着宽松合体的衣服；养成饭前、便后洗手，便后由前向后擦拭习惯；勤洗外阴，勤换内裤，保持外阴清洁、干燥；避免泡泡浴及使用粗糙且质感差的肥皂，避免浴盆中使用洗发液洗发；加强儿童及监护人教育，避免儿童在阴道内放异物，家长注意儿童的异常行为。

（二）特异性外阴阴道炎

除临床症状外，可从阴道分泌物中找到致病的病原体，确诊后应积极治疗。

1. 滴虫性外阴阴道炎　由于阴道pH较高，不利于滴虫生长，所以感染在幼女中较少见。幼女患病多为间接传染，与感染家庭成员共同生活密切接触而感染。

2. 外阴阴道假丝酵母菌病　假丝酵母菌是条件致病菌，当环境适合时即可发病。母亲孕期患假丝酵母菌性阴道炎，未经治愈者，分娩时可以通过产道传给婴儿；或通过尿布、衣物、卫生纸或母亲的手等传染给幼女；长期应用抗生素至阴道内菌群失调时，也可发生假丝酵母菌性外阴阴道炎。

3. 淋菌性外阴阴道炎　由感染引起，是一种性传播疾病。幼女患病主要是接触被患者分泌物污染的衣裤、毛巾、被褥、浴盆、马桶等感染。常见感染部位如眼结膜炎、外阴阴道炎、尿道炎。

【临床表现】　滴虫性阴道炎和假丝酵母菌性阴道炎都表现为阴道分泌物增多，外阴瘙痒。滴虫性阴道炎阴道分泌物呈泡沫状、稀薄、黄绿色，有臭味。假丝酵母菌性阴道炎表现为严重的外阴瘙痒，阴道分泌物呈豆腐渣样或乳酪样，少有气味。淋菌性外阴阴道炎阴道分泌物呈脓性、疼痛；有泌尿道炎症时，表现为尿痛、尿急、尿频、脓尿，可导致排尿困难，行走疼痛。

【诊断】　根据患儿临床表现，配合体检及分泌物检查确诊。外阴阴道假丝酵母菌病可见外阴阴道充血；大多可从患儿阴道分泌物中找到致病菌，如滴虫性阴道炎阴道分泌物显微镜下检查可见毛滴虫；假丝酵母菌外阴阴道炎阴道分泌物显微镜下检查可见假丝酵母菌。淋菌性外阴阴道炎患儿

外阴及肛周皮肤红肿；前庭大腺处肿胀，形成脓肿时可触及肿块；阴道口黏膜红肿，有脓性分泌物。可以根据亲密接触者中有患者、临床表现及阴道分泌物涂片或培养中找到而确诊。

【防治要点】　找出致病因素，加以纠正，预防复发感染，根据患儿情况局部或全身应用抗生素或抗真菌药物。

1. 治疗原则　①滴虫性外阴阴道炎患儿给予甲硝唑口服，15mg/（kg·d）分 3 次口服，连用 7 天；高锰酸钾 1∶5 000 溶液坐浴，每晚 1 次。患儿的内裤及毛巾应煮沸 5～10 分钟，以预防重复感染。②假丝酵母菌外阴阴道炎局部或全身应用抗真菌药物，局部应用制霉菌素甘油、咪康唑霜或克霉唑软膏；口服制霉菌素：＜2 岁，每次 10 万～20 万 U；＞2 岁，每次 25 万～50 万 U，分 4 次口服，连用 7 天；或克霉唑 20～60mg/（kg·d）分 3～4 次口服，连用 5～7 天。若症状持续存在或诊断后 2 个月内复发患儿，需要复诊；应用抗生素的患儿，及时停用；换下的内裤、盆及毛巾应用开水烫洗，以消除病因。③淋菌性外阴阴道炎应遵循及时、足量、规范用药的原则。父母有感染时应同时治疗。由于耐药青霉素株的增多，目前首选药物以第三代头孢菌素为主（如头孢噻肟钠、头孢曲松钠），药量根据体重确定。中国疾病控制中心性病控制中心指南（2020 年）推荐，体重≥45kg 者，按成人治疗，头孢曲松钠 1g，肌内注射或静脉给药，单次给药。体重＜45kg 的儿童，头孢曲松钠 25～50mg/kg（最大不超过成人剂量），肌内注射，单次给药。儿童禁用喹诺酮类药物。

2. 预防措施　加强卫生保健知识的宣传，普及外阴阴道炎的防治知识，保持外阴清洁，勤换内裤，浴巾、毛巾、脚盆、浴盆要专人专用，如需公用者每个人用前应消毒，防止间接传染。不要滥用抗生素，母亲孕期患假丝酵母菌病应及时治疗。注意患者应隔离，父母或保育人患病时，应及时治疗，并注意不让儿童接触患者分泌物污染的毛巾、被褥等；教育家长保护好儿童，避免性暴力的发生。

二、生殖器官损伤

（一）外阴裂伤或血肿

女孩在某些游戏和活动时，如骑车、过度跨越栏杆、沿楼梯扶手滑行时因骑跨过度会引起外阴部骑跨伤；从高处跌下、外阴部直接触及硬物、或受到性侵犯时造成裂伤；可出现活动性出血，亦可因皮下血管破裂形成皮下血肿。

【防治要点】

1. 治疗原则　及早救治，抗感染及手术修复。

2. 预防措施　女童不要穿开裆裤，阴部不要过于裸露；运动时也要注意避免有造成下身损伤的可能，如从高处跳至凹凸不平的地方等；注意女童保护，避免遭到性侵犯。

（二）处女膜裂伤

幼女处女膜发育不成熟，缺乏弹性，损伤常与外阴裂伤、血肿并发。因此，致外阴裂伤的原因均可导致处女膜损伤。处女膜单独损伤少见，偶见幼女出于好奇或无意将果核、发夹、小瓶盖等放入阴道，造成损伤。但如果用暴力强行插入阴茎或手指，亦可引起外阴包括处女膜、会阴、阴道甚至肛门的广泛撕裂伤。另有故意伤害，如以锐器切割外阴、阴道等。

【防治要点】

1. 治疗原则　对伤口进行消毒清洗，缝合裂伤。对于小血肿，可以局部加压治疗。血肿持续增大者，则需要切开引流，寻找出血部位给予处理。如为性暴力要注意有无性病感染，已有月经者，要排除受孕可能，同时要及时给予心理治疗，增加其安全感，指导受害者寻求法律援助及心理辅导，必要时其父母也应寻求心理辅导。

2. 预防措施　同外阴裂伤或血肿的预防。此外，女童不要单独在公厕如厕，尤其是晚间，最好由母亲或监护人陪同。

三、女童生殖器官发育异常及畸形

女性生殖系统发生的过程包括生殖腺发生、生殖管道发生和外生殖器发生，其发育异常及畸形的原因复杂，临床所见种类繁多，阴道、子宫及输卵管的畸形由于在女童期都无症状，不易被发现，仅有外阴异常容易被发现。

（一）外阴异常

1. 阴蒂肥大　约占女性外阴发育异常的半数，可单独存在或与其他异常并存，常见于先天性肾上腺皮质增生患者，也可因母亲在妊娠早期应用雄激素药物引起。由于雄激素分泌过多导致女性男性化，出生时即有阴蒂肥大，类似男性尿道下裂，大阴唇类似男性阴囊，但其中无睾丸。

2. 大阴唇融合　假两性畸形的女性均有不同程度的大阴唇融合。先天性肾上腺皮质增生致阴蒂肥大常伴阴唇融合遮盖阴道和尿道口。在胚胎期受雄激素影响越早者，越易形成程度较重的融合。

3. 先天性异位 肛门或前庭尿瘘、粪瘘尿道在肠膈发育受阻，阴道、尿道、直肠开口于一个腔，导致前庭尿瘘、直肠阴道瘘。也可以是尿道阴道隔正常，仅肛门开口异常，正常肛门闭锁，直肠开口于会阴、舟状窝、阴道，形成会阴肛门、前庭肛门、阴道肛门。如异位的肛门括约肌及功能正常，不必处理。其余异常应选择适当的时期行手术矫治。

4. 处女膜闭锁（imperforate hymen） 又称无孔处女膜，使阴道口不能与外阴前庭贯通。发病率为0.3%，为少女常见畸形。处女膜闭锁女婴在新生儿期多无临床表现，偶有幼女因大量黏液积聚在阴道内，导致处女膜向外凸出而被发现。检查可见处女膜无孔，阴道口被一层膜样组织覆盖，向外膨隆，表面呈紫蓝色。肛诊能扪及由阴道凸向直肠的圆形包块。盆腔超声检查能发现子宫及阴道内有积液，有时积血形成血块，积液征象不典型。确诊后可给予手术治疗。来月经时，先用大针穿刺处女膜正中膨隆部，抽出褐色积血证实诊断，然后行"十"字切开，沿处女膜缘环形剪除多余的处女膜缘，缝合切口边缘黏膜，以防止创缘粘连。术后给予抗生素预防感染。

（二）两性畸形

男女性别根据性染色体核型、性腺、内外生殖器、性激素及第二性征区别。但有些患者生殖器官同时具有某些男女两性特征，称为两性畸形（hermaphroditism）。两性畸形分真两性畸形、假两性畸形和性生殖腺发育异常三种类型。

1. 真两性畸形（true hermaphroditism） 患者体内同时具有睾丸和卵巢两种性腺组织，且具有相关功能及表现。性腺可以是卵巢和睾丸在同一侧性腺内，也可以是单独的卵巢或睾丸。

外生殖器常多为混合型，或以男性为主或以女性为主，绝大多数患者阴蒂增大或有小阴茎，因此2/3往往按男婴抚养。胚胎期雄激素不足，出生时阴囊和阴茎发育不明显，则常按女婴抚养。一般外生殖器发育不良的男性，有尿道下裂，单侧有阴囊及性腺。患儿长大后，因阴茎发育不良而就诊时被发现；约1/2性腺在腹股沟内，在行疝修补术时发现性腺。约2/3患者成年后有乳房发育，一部分患者有月经来潮，也有男性按月尿血。其他部位畸形少见，无智力障碍。染色体核型多为46,XX，少数为46,XY，也可为其他各种嵌合型46,XX/46,XY、46,XX/46,XXY、45,X/46,XY等。

2. 假两性畸形（pseudohermaphroditism） 是患者体内只有男性或女性一种性腺，但生殖器和其他体态同时具有两性特征。具有女性性腺者为女性假两性畸形，具有男性性腺者为男性假两性畸形，前者多于后者。

（1）女性假两性畸形（female pseudohermaphroditism）：患者染色体核型为46,XX，生殖腺为卵巢，但外生殖器部分呈男性化。

最常见的是先天性肾上腺皮质增生（congenital adrenal hyperplasia，CAH），约95%的先天性肾上腺增生是肾上腺皮质缺乏21-羟化酶造成，发病率约占新生儿的1/10 000，为常染色体隐性遗传。21-羟化酶缺失，造成了皮质醇合成不足，皮质醇合成量减少对下丘脑和垂体负反馈作用消失，导致垂体促肾上腺皮质激素（adrenocorticotropic hormone，ACTH）分泌增加，刺激肾上腺皮质增生。肾上腺皮质在合成类固醇激素的过程中，因缺乏21-羟化酶，导致产生过多的雄激素，致使女性胎儿外生殖器不同程度男性化。少见的还有外源性雄激素过多，雄激素可以是母亲摄入或产生的，如孕妇孕期服用雄激素和合成孕酮，如炔诺酮、异炔诺酮，可以造成女性胎儿外生殖器男性化；也有报道孕妇有分泌雄激素的卵巢肿瘤导致孕期雄激素过多。

通常患儿出生时即有阴蒂增大，阴唇融合遮盖阴道口和尿道口，严重者两侧大阴唇肥厚，形成皱褶，并有程度不等的融合，状似阴囊，但其中无睾丸，子宫、卵巢和阴道均存在；血睾酮及血17α-羟孕酮显著升高；患儿生长快，骨骼愈合早。由于皮质醇分泌减少，应激能力差，抵抗力低，易感冒、发热等。皮肤色素沉着，肤色加深。部分患儿有失盐的表现，出生后2个月内出现呕吐、不进食、脱水、体重下降或伴有休克。若婴儿有外生殖器畸形、高血压或呕吐、脱水等表现，应考虑有先天性肾上腺皮质增生可能。

（2）男性假两性畸形（male pseudohermaphroditism）：患者染色体核型为46,XY，生殖腺为睾丸，阴茎极小、生精功能正常，无生育能力。其发生的原因系因男性胚胎或胎儿在母体内缺少雄激素刺激而引起。最多见的为雄激素靶器官上的雄激素受体出现障碍而导致对雄激素不反应或反应不足，临床上称为雄激素不敏感综合征（androgen insensitivity syndrome），属X连锁隐性遗传，常在同一家族中发生。

临床根据患者有无男性化表现，分为无男性

化表现的完全型和有男性化表现的不完全型两种。

1. 完全型雄激素不敏感综合征　女性外阴，大小阴唇发育差，阴道为盲端，无子宫，至青春期乳房发育丰满，乳头小，阴毛、腋毛多缺如。睾丸位于腹腔内、腹股沟或大阴唇内。

2. 不完全型雄激素不敏感综合征　外阴多呈两性畸形，表现为阴蒂肥大或短小阴茎，阴唇部分融合，阴道极短或仅有浅凹陷，青春期有阴、腋毛发育。

(三) 性腺发育异常

这类患者性染色体检查正常，性发育异常，是由于性腺在胚胎的不同时期受到某些因素影响，造成性腺发生不同程度的发育不全或退化所致。卵巢发育不全者，生殖器仍为女性；睾丸发育不全或退化，将影响男性生殖器发育，生殖器可以从完全女性到男性尿道下裂各种不同程度的发育异常。

1. XY 单纯性腺发育不全　在胚胎早期睾丸不发育，外生殖器未受雄激素影响而发育为女性外阴。

此类患者出生后均按女性生活，常因青春期乳房不发育或原发闭经而就诊。临床特点为内外生殖器官发育幼稚，有输卵管、子宫与阴道，双侧性腺呈条索状。患者的生长和智力正常，部分患者上肢长，指距大于身高。染色体为 46,XY，成年后促性腺激素水平升高，雌激素水平低下，睾酮水平可能高于正常女性；骨密度显著低于正常。用人工周期可来月经。

2. XX 单纯性腺发育不全　与 XY 单纯性腺发育不全基本相同，表现为女性，内外生殖器发育不良。

临床表现与 XY 单纯性腺发育不全基本相同，患者出生后均按女性生活，常因青春期乳房不发育或原发闭经而就诊。患者身高正常，原发闭经，神经性耳聋发生率稍高。内外生殖器发育不良，有输卵管、子宫及阴道，性腺呈条索状，用人工周期可来月经。

【诊断】

1. 婴儿外生殖器模糊不易确定性别时，应进行全面系统检查，包括内外生殖器官的发育和畸形情况、盆腔 B 超、染色体检查。

2. 根据患儿母亲在孕早期或孕前服用含雄激素药物、家族史、患儿身高、骨密度，认真进行鉴别诊断。

3. 染色体核型为 46,XX，外生殖器有阴蒂增大，或有更明显的男性化表现，实验室检查血睾酮及血 17α- 羟孕酮显著升高，应考虑为先天性肾上腺皮质增生。

4. 儿童期的雄激素不敏感综合征患儿缺乏正常男婴在出生后第 6 周时出现的 LH 和睾酮的高峰值，青春期后血 FSH 值正常，LH 值升高，睾酮和雌激素处于正常高限或升高，应考虑雄激素不敏感综合征，雄激素受体和雄激素结合力测定是确诊雄激素不敏感综合征的基本方法。

5. 染色体为 46,XY，成年后促性腺激素水平升高，雌激素水平低下，睾酮水平可能高于正常女性；骨密度显著低于正常；可考虑 XY 单纯性腺发育不全。注意与完全性雄激素不敏感综合征、46,XY 17α- 羟化酶缺乏鉴别。

6. 染色体为 46,XX，原发闭经，促性腺激素水平升高，雌激素、孕激素、雄激素水平低下，B 超检查提示小子宫及双侧条索状性腺可考虑 XX 单纯性腺发育不全。但要注意与其他原因造成的原发闭经鉴别。

7. 对真性性早熟还需要开腹探查或腹腔镜检查确认出卵巢和睾丸两种组织，并送病理检查，明确两种性腺组织存在，方可进行准确诊断。

【防治要点】

1. 治疗原则　外生殖器的治疗对患者有重要的生理和心理影响，应充分重视。根据社会性别、本人意愿及畸形程度考虑适时进行矫形，以便不影响患者以后的结婚或生育。

(1) 两性畸形采用手术治疗，手术治疗时应保留与社会性别相同的正常性腺。若社会性别为女性，则切除全部睾丸组织，保留正常卵巢组织；若社会性别为男性，则切除全部卵巢组织，保留正常睾丸组织。注意肿瘤的发现，必要时手术中对性腺进行活检，若睾丸异常，应予以切除。

(2) 女性假两性畸形患者是有卵巢的女性，并且具有潜在的生育能力。因此，无论外生殖器表现如何，应当归属于女性。先天性肾上腺皮质增生患者，出生后即开始并终身给予肾上腺皮质激素药物治疗，以控制外阴男性化的发展及骨骺过早闭合。女性外生殖器畸形需要手术矫正。

(3) 完全型雄激素不敏感综合征患儿因女性化程度高，只需要切除双侧性腺与疝修补术即可按女性生活。不完全型雄激素不敏感综合征患儿则需要根据外生殖器畸形的程度决定性别选择。发育不全或位置异常的睾丸容易发生肿瘤已成为共识，因此患儿如按女性生活，为预防性腺发生恶变，建议尽早切除性腺。

（4）单纯性腺发育不全患儿进入青春期后，可给予周期性雌 - 孕激素替代治疗，促进女性第二性征的发育，并预防骨质疏松。对 XY 单纯性腺发育不全患者切除条索状性腺以避免肿瘤发生。

2. 预防措施 加强孕前优生知识宣传，进行婚前医学检查，杜绝近亲结婚，男女双方有相同先天性肾上腺皮质增生家族史者不宜婚配；有家族史且需要生育者，孕期应进行产前诊断。孕期避免应用合成孕激素类或雄激素类药物。雄激素不敏感综合征是 X 连锁隐性遗传，重要的是发现该突变的杂合子携带者，以进行遗传咨询。目前可利用分子生物学方法对家族性雄激素不敏感综合征进行遗传分析。对有雄激素不敏感综合征家族史者，可进行产前诊断。对高龄妊娠妇女、有遗传病病史或有高危妊娠因素的孕妇，进行绒毛或羊水穿刺确定胎儿性别为 46,XY，B 超检查发现外生殖器为女性表型时，应高度怀疑雄激素不敏感综合征的存在。

四、性早熟

性早熟（precocious puberty）是指女童在 8 岁前、男童 9 岁前出现第二性征发育征象。提前出现的性征与其真实性别一致者，称同性性早熟，反之称为异性性早熟。有关性早熟的发生率各地报道不一，从 5% 到 23% 不等，近期上海市一个横断面调查显示女童性早熟的发生率为 23.07%，明显高于男童（3.01%）。

根据性早熟的发病机制和临床表现分为中枢性（促性腺激素释放激素依赖性）性早熟和外周性（非促性腺激素释放激素依赖性）性早熟，以往分别称真性性早熟和假性性早熟。中枢性性早熟有与青春发育类同的下丘脑 - 垂体 - 性腺轴启动、发育的正常过程，性发育的顺序与正常儿童基本一致，女孩青春期发育顺序为：乳房发育，阴毛、外生殖器的改变，腋毛生长，月经来潮。外周性性早熟是由于各种原因引起的体内性甾体激素升高至青春期水平，导致第二性征的提前出现，不具有完整的性腺轴启动、发育的过程。

（一）中枢性性早熟

中枢性性早熟（central precocious puberty，CPP）是缘于下丘脑提前增加了促性腺激素释放激素的分泌和释放量，提前激活性腺轴功能，导致性腺发

育和分泌性激素，使内、外生殖器发育和第二性征呈现。中枢性性早熟又称促性腺激素依赖性性早熟（GnRH dependent precocious puberty），其过程呈进行性发展，直至生殖系统发育成熟。发病率为 1/10 000～1/5 000，女孩为男孩的 5～10 倍。其病因包括三个方面：

1. 中枢神经系统器质性病变。由于脑部疾病使下丘脑对垂体的控制作用被解除，从而增加促性腺物质的产生，导致性腺的活动和性成熟发育。常见的有颅内压增高的病变，如脑水肿、脑外伤、脑积水；颅内肿瘤；中枢神经系统炎症；头部放射损伤。

2. 外周性性早熟转化而来。

3. 特发性中枢性性早熟无器质性病变。下丘脑 - 垂体 - 卵巢轴抑制状态被提前解除的原因不清楚。性成熟表现在 2 岁甚至新生儿期开始。卵巢或因有滤泡囊肿而增大，有时误诊为卵巢肿瘤，因此随访非常重要。女童 CPP 以特发性中枢性性早熟多见，占 80%～90% 以上；男童则相反，80% 以上是器质性的。

（二）外周性性早熟

外周性性早熟（peripheral precocious puberty）指下丘脑 - 垂体 - 卵巢轴功能尚未发育和建立，而是由各种原因引起的体内雌激素升高，促使第二性征提前发育。分为内源性雌激素增多和外源性雌激素增多导致的性早熟症状。

1. 内源性雌激素增多 包括：①分泌雌激素的卵巢肿瘤；卵巢畸胎瘤中如果含有能分泌雌激素的组织。② McCune-Albright 综合征又称多发性、弥漫性囊性骨病变。该患者表现为易骨折，皮肤色素沉着、卵巢囊肿、甲状腺功能亢进、肾上腺皮质功能亢进或软骨病。③分泌雌激素的肾上腺皮质肿瘤和肝母细胞瘤。④异位分泌人绒毛膜促性腺激素的肿瘤。⑤原发性甲状腺功能减退症：甲状腺功能减退的患儿偶亦可发生性早熟，由于促甲状腺激素与卵巢促性腺激素受体发生交叉反应，垂体分泌促性腺激素过多所致。甲状腺素替代治疗后，性发育停止甚至逆转。

2. 外源性雌激素增多 使用外源性雌激素如误服避孕药；服用保健品；涂抹含有雌激素的化妆品；或高雌激素经母乳进入婴儿体内所致。

（三）部分性性早熟

仅有乳房早发育或单纯月经初潮提前，无其他青春期发育表现。

1. 单纯性乳房早发育　8 岁前出现单独单侧或双侧乳房发育，没有其他青春期发育的表现。大多数发生在 2 岁以下儿童中，特征是乳房体积较小，内外生殖器不发育，不伴有生长发育加速和骨骼发育提前，血清雌二醇及 FSH 基础值常轻度增高。推测是由于下丘脑 - 垂体 - 卵巢轴的成熟过程紊乱使得 FSH 分泌高于正常，而且外周组织对性激素的敏感性增加所致。

2. 单纯月经初潮提前　青春期前女孩出现规则或不规则的子宫出血，没有乳房发育和外生殖器发育，患儿的雌二醇水平可能高于青春期前正常值，不伴有生长发育加速和骨骼发育提前。

（四）女性异性性早熟

因肾上腺或卵巢疾病导致雄激素分泌过多所致，第二性征与女童体表不符。

1. 卵巢睾丸母细胞瘤、肾上腺皮质肿瘤可有多毛、无排卵、高胰岛素血症，或肾上腺肿块及盆腔肿瘤。

2. 先天性肾上腺皮质增生是女性异性性早熟的常见原因，可出现不同程度的男性化表现。

3. 使用外源性雄激素、药物、含雄激素的营养品等。

【临床表现】

1. 中枢性性早熟　女童第二性征提前出现，性征发育并按照正常发育程序进展，乳房发育、阴毛发育，一般在乳房发育 2 年后出现月经初潮。有性腺发育，促性腺激素升高至青春期水平。发育过程中呈现身高增长速度突增，可有骨龄提前，但无诊断特异性。

2. 外周性性早熟　女童第二性征提前出现，性征发育不按正常发育程序进展。性腺没有发育，促性腺激素在青春前期水平。

【诊断】　根据患者的病史、临床表现、辅助检查可作出诊断。

1. 详细的病史询问　是否接受外源性性激素制剂如药物、化妆品、食品（添加催长剂的动植物）等；神经系统、视觉、行为的变化；家族中青春发育年龄史；脑炎或脑部创伤史；身高生长加速史；阴道流血史。

2. 临床表现及体格检查　①过早的第二性征发育，包括有乳晕、乳房增大、隆起，着色，乳房下有硬节，肿痛；大阴唇、腋窝着色和出现色素较浅的长毛；阴道分泌物增多、内裤上有少许分泌物、阴部疼痛及痒等；月经来潮。②体格生长发育年龄提前，身高加速增长，患儿身高高于同龄正常发育儿。但由于长骨骨骺的提前融合，最终成年身高低于正常发育者。③体格检查，包括身高、体重、第二性征、皮肤表现，甲状腺有无结节或肿大；手腕部正位 X 射线摄片可判断骨龄；妇科内外生殖器发育情况及有无肿瘤。

3. 辅助检查　①性激素测定：血清 FSH、LH、E_2、睾酮测定。基础 LH 有筛查意义，如 LH<0.1U/L 提示没有中枢性青春发动。单纯靠基础值不能确诊时需进行激发试验。雌激素和睾酮水平升高有辅助诊断意义，女童血清雌二醇在 2 岁前较高，2 岁后下降并维持在低水平，至青春期再度升高，性早熟患儿性激素水平较正常同龄儿显著升高。②促性腺激素释放激素激发试验：中枢性性早熟血清 FSH 和 LH 激发值均较基础值显著升高，提示垂体对 GnRH 具有应答能力，以 LH 升高为主；一般采用静脉注射促性腺激素释放激素 2.5μg/kg（最大剂量 100μg），于注射的 0、30、60、90 和 120 分钟测定血清 LH 和 FSH 水平。当 LH 峰值 >6.9U/L（免疫荧光法）；LH > 5.0U/L（免疫化学发光法），同时 LH/FSH 比值 > 0.6 时，提示性腺轴启动。如激发峰值以 FSH 升高为主，LH/FSH 比值低下，结合临床可能是单纯性乳房早发育或中枢性性早熟的早期，后者需定期随访，必要时复查。③其他激素：β-hCG 和甲胎蛋白是诊断分泌 hCG 生殖细胞瘤的重要线索。TSH、T_3、T_4 测定有助于甲状腺功能判断；皮质醇、17α- 羟孕酮、24 小时尿 17- 酮类固醇有助于先天性肾上腺皮质增生或肿瘤的判断。④影像学检查：盆腔超声单侧卵巢容积≥1～3ml（卵巢容积 = 长 × 宽 × 厚 ×0.523 3），并可见多个直径≥4mm 的卵泡，可认为卵巢已进入青春发育状态；子宫长度 >3.4～4.0cm 可认为已进入青春发育状态。子宫内膜回声具有较好的特异性，但敏感性稍低（42%～87%），可作为中枢性性早熟与正常女孩及单纯乳腺早发育女孩的鉴别诊断的辅助检查之一。CT 或 MRI 能协助诊断肿瘤。腕部拍片可以了解骨龄，骨龄能较准确地反映青春发育的成熟度，是预测成年身高的重要依据，但对鉴别中枢性和外周性性早熟无特异性。

【防治要点】

1. 治疗原则　去除病因；早期抑制第二性征的发育；延缓骨成熟的时间，防止骨骺线早期闭合所导致身材矮小；促进生长，改善最终身高；防止患儿和家长出现心理和社会适应障碍，预防性伤害。

（1）根据病因治疗：停服含激素的补品、食品或药物，一般停用后 2～3 个月症状可以消退，不需要药物治疗。肿瘤予以手术治疗；肾上腺皮质增生予以肾上腺皮质激素替代治疗；甲状腺功能减退予以甲状腺素片替代治疗；McCune-Albright 综合征予以芳香化酶抑制剂或合成孕激素治疗。

（2）药物治疗：中枢性性早熟的治疗需抑制下丘脑 - 垂体 - 卵巢轴的功能。促性腺激素释放激素类似物是当前主要的治疗选择，目前常用制剂有曲普瑞林和亮丙瑞林的缓释剂。以改善成年身高为目的的应用指征：①骨龄 > 2 岁或以上，女童骨龄需≤11.5 岁。②预测女童成年身高 < 150cm。③或以骨龄判断的身高 SDS < -2SD（按正常人群参照值或遗传靶身高判断）。④发育进程迅速，骨龄增长 / 年龄增长 > 1。不需治疗的指征：①性成熟进程缓慢（骨龄进展不超越年龄进展）而对成年身高影响不显著者。②骨龄虽提前，但身高生长速度亦快，预测成年身高不受损者。对于暂不需治疗者均需进行定期复查和评估，调整治疗方案。2015 年《中枢性性早熟诊断与治疗共识》推荐剂量：促性腺激素释放激素类似物缓释剂首剂 3.75mg，此后剂量为 80～100μg/kg，其后每 4 周注射 1 次，不同药物制剂选择剂量有所不同，曲普瑞林 60～160μg/kg，每 4 周肌内注射 1 次；亮丙瑞林 30～180μg/kg，每 4 周肌内注射 1 次。但需强调的是，促性腺激素释放激素类似物治疗剂量应当个体化，根据性腺轴功能抑制情况而定（包括性征、性激素水平和骨龄进展）。治疗过程中每 3 个月测量身高以及性征发育状况（阴毛进展不代表性腺受抑状况）。治疗过程中可监测任意或激发后的促性腺激素和性激素水平，以评估性腺轴抑制情况，但监测方法目前尚未形成共识。每 6 个月复查骨龄 1 次，结合身高增长，预测成年身高改善情况。对疗效不佳者需仔细评估原因，调整治疗方案。为改善成年身高的目的，其疗程至少 2 年，具体疗程需个体化。

（3）心理治疗：耐心细致地对待每一位性早熟儿童的社会心理问题，性早熟儿童的体格和性征较同龄儿发育提前，这种外表的差异容易引起患儿的自卑感，甚至出现如退缩、抑郁等行为异常，加之长期药物治疗、反复就诊、多次体格检查以及家长的焦虑、紧张情绪等对患儿的心理均有影响。医师需耐心解释，了解患儿的心理，也要教育家长积极配合，及早进行干预。

（4）部分性性早熟：无需治疗，只需观察随访。但乳房早发育可能是中枢性性早熟的一个过渡阶段，要坚持定期随诊，必要时重复促性腺激素释放激素激发试验，以便及时判断是否已发展为中枢性性早熟。

2. 预防措施　加强保健指导，教育家长不要给儿童食用含激素的食物、补品，保管好避孕药。教育家长、老师认识性早熟，使他们了解到除有器质性病变外，其他性早熟对身体影响不大，如特发性性早熟仅影响到身高，不会造成其他损害。正确对待性早熟，解除患儿的思想顾虑，恢复实际年龄的心理行为，使其身心正常发育。

五、生殖器官肿瘤

女童生殖器官肿瘤比较少见，但恶性程度高，预后不良。女童患生殖器恶性肿瘤的类型和性质与成人不同，女童卵巢恶性肿瘤多为生殖细胞恶性肿瘤，而成人卵巢恶性肿瘤多为上皮性癌；女童偶发的阴道或宫颈的胚胎性横纹肌肉瘤及阴道或宫颈的透明细胞癌很少见于成人；成人常见的疾病有子宫颈鳞状细胞癌及子宫内膜癌。

（一）外阴阴道宫颈恶性肿瘤

女童阴道及宫颈的恶性肿瘤更加少见，常见的有下述类型：

1. 阴道横纹肌肉瘤　横纹肌肉瘤是一种软组织肿瘤，任何年龄都可发生，但常常发生在儿童，很少发生在成人。发生的部位多在头颈部，其次在泌尿生殖道，发生在女性生殖道的横纹肌肉瘤约占到所报道病例的 3.5%；阴道横纹肌肉瘤是女童期最常见的阴道肿瘤，病理分类以胚胎横纹肌肉瘤为主。肿瘤以局部浸润为主，发生于阴道前壁者，肿瘤极易穿过而侵及膀胱后壁；发生于阴道后壁者，肿瘤直接侵犯直肠者不多见，但可侵入直肠子宫陷凹。主要症状为阴道分泌物多及出血。

2. 阴道宫颈透明细胞癌　最初表现为局部浸润，以后常有淋巴结转移。透明细胞癌的大体外观可表现为多样性，可以是微小病变，也可以是大片病灶，或是息肉状或结节状，有时形成溃疡。主要症状是阴道分泌物多及出血。女童的母亲曾于孕期使用己烯雌酚治疗者，女童患阴道腺病及阴道透明细胞腺癌的危险增加。

（二）卵巢肿瘤

卵巢肿瘤可发生于任何年龄，在儿童中相对少见。小儿卵巢肿瘤的发病率占儿童肿瘤的 1%～

1.6%，占所有年龄卵巢肿瘤的 6%。年龄越小，恶性率越高，一旦发生肿瘤，生长迅速，容易产生压迫、气短、发绀、腹水等症状，发生腹腔内种植转移。最常见的卵巢恶性肿瘤是生殖细胞肿瘤，常见的有内胚窦瘤、无性细胞瘤、胚胎癌、颗粒细胞瘤、畸胎瘤。

【临床表现】　临床症状早期不典型，肿瘤的早期多无症状，肿瘤包块虽然可使腹部稍隆起，但由于儿童卵巢肿瘤发生率低，而常被认为是腹壁增厚而忽略。儿童骨盆狭小，不能容纳大的肿块，故常以腹部包块为主要症状而就诊。腹痛亦为常见的症状，多为脐周围或下腹部持续性疼痛。儿童卵巢肿瘤由于韧带的解剖结构容易发生扭转，引起急性腹痛。当恶性肿瘤有坏死出血时，也可有腹痛、发热、体重减轻症状。有内分泌功能的肿瘤如性索间质肿瘤中的颗粒细胞瘤、卵泡膜细胞瘤等能引起性早熟症状，通过检查性早熟而发现肿瘤。

【诊断】　女童肿瘤的诊断可通过详细询问病史、肛门检查和超声、腹腔镜检查等确诊。也可检查血液的肿瘤标志物，如内胚窦瘤、未成熟畸胎瘤时甲胎蛋白升高；原发性卵巢绒癌时 β-hCG 升高；卵泡膜细胞瘤、颗粒细胞瘤时雌二醇升高。

【防治要点】

1. 治疗原则　女童肿瘤的治疗与成人肿瘤治疗原则相同。多采用保留生育功能手术加化疗的方法治疗。但因女童的特点，不仅要考虑治疗的彻底性，也要尽量保留内分泌及生育功能。小儿对化疗的耐受性较成人强，而对放疗的耐受性比成人差。

2. 预防措施　加强优生知识宣传，母亲孕期避免接触生活环境中的致畸、致癌、致突变因素。服己烯雌酚同时妊娠，应尽早终止妊娠；女童发现性早熟症状，应注意鉴别是否继发于卵巢肿瘤；对有腹部增大、腹部疼痛、阴道排液、阴道不适等症状应引起重视，争取早诊断、早处理。

专家点评：时刻警醒女童生殖器官疾病的存在，正确诊断和治疗女童生殖器官疾病对改善女童的长期后果非常重要。对女童细心的关爱、培养良好的卫生习惯、减少物质的滥用对防止女童外阴损伤、外阴炎、性早熟至关重要。

（于学文）

第五节　女童性虐待

导读：儿童性虐待存在隐蔽性，女童的生存环境与性虐待的发生相关，性虐待对女童带来的影响不容忽视，性虐待的处理是多方面的。

性虐待是指强迫受害者接受来自异性或同性与性活动有关的活动，如亲吻、拥抱、抚摸、暴露性器官、性交、口交等行为。儿童性虐待（child sexual abuse，CSA）存在于世界各国，其流行情况因其发生的隐蔽性，加之所采用定义和不同的研究方法不同而得出不同结论。一些针对儿童调查，一些则针对青少年和成人儿童时代的经历，还有一些向父母了解他们的孩子可能经历过什么。国内迄今尚无关于儿童性虐待发生率全国性大样本流行学调查。一篇对 2000—2013 年我国学者发表的有关中国儿童性虐待发生率的文献进行综合分析显示，儿童期性虐待人数发生率为 18.20%，其中女生身体接触性虐待发生率（11.22%）高于男生（8.25%），不同性别间非身体接触性虐待和总性虐待发生率的无明显差异。儿童期正处在身心发育时期，身体各种功能、性器官及情感均未发育成熟，任何性侵犯均可对儿童造成身体和心理的伤害。

一、原因及危险因素

1. 个人因素　目前，农村留守女童由于长期与父母分离，使她们面临着亲情的缺失和安全上的隐患，加之缺少社会的关注度和必要的自我保护能力，使女童成为遭遇性侵犯的高危人群。

2. 家庭因素　经济状况差、家庭环境不和谐、父母经常在家中使用暴力、父母有不良嗜好或体弱多病、父母离异、生活在重组家庭中、家庭成员文化水平及伦理道德水平低下、社会交往较少、交通闭塞等的家庭中更可能发生儿童性虐待。

3. 校园暴力　幼儿园和学校教师对未成年人的侮辱贬损以及性侵害，还有学生之间的暴力伤害行为。

4. 居住环境　居住的社区和农村熟人对未成年人实施性骚扰、猥亵或强奸，这些人与受害女童较为熟悉，对受害女童的生活规律、家庭背景较为了解，使受害女童缺少防范心理和反抗意识，所以儿童施虐者通常是儿童所认识、熟悉和相信的人，且持续很长时间。

5. 施暴者精神因素　施虐者酒精依赖、患情感障碍性精神病、反社会人格障碍、吸毒等较多；受虐者孤独、缺少母爱或母女关系紧张、患情感障碍性精神病、交流困难、肢体残疾等。

二、受虐女童的表现

性虐待给女童带来了长期和短期的身体和心理的伤害以及性与生殖健康问题，身体伤害包括：外阴或阴道撕裂、出血、外阴肿胀、疼痛、妊娠、各种性传播疾病等。心理伤害包括：恐惧、敌对、恐怖性反应、抑郁、焦虑、人际关系敏感、躯体发育和社会功能发育异常等。成年后还会遗留心理问题及对她们的孩子产生影响。

三、防治要点

1. 处理原则　一旦发现儿童性虐待事件要及时报案，严惩犯罪者，同时要理解并安慰受害儿童，减轻其内心痛苦。及时帮助女童脱离受虐待环境，确保不再受性虐待。检查和治疗生殖器官的损伤，积极防止性传播疾病的发生。心理辅导和治疗受害女童出现的各种情绪及异常行为问题，增强其自尊心，改变不良行为。

2. 预防措施　儿童性虐待的预防需要家庭、学校、社区共同努力。父母及家庭成员的行为举止、家庭文化环境及教育方式对女童健康性意识的形成起潜移默化作用。鼓励家长或监管人不仅要关心儿童的学习成绩，还要理解女童期不同的行为，正视女童性侵害的存在，经常与儿童交流，主动对儿童进行有意识的性知识教育。学校不仅要重视学生的学习成绩，还要把对儿童性知识教育放在应有的位置，对教师的个人修养及道德水准应有考察标准。社区借助社区内多种资源，开展家庭教育辅导、施暴者矫治、婚姻家庭调适、法律援助、健康教育等多种服务。更有效的措施是提高监管人的责任心和育儿水平，加强对儿童监护。

> **专家点评：**性虐待给女童带来了长期和短期的身体和心理的伤害以及性与生殖健康问题，预防性虐待的发生需要家庭、学校、社区共同参与，积极处理受虐女童及施虐者对预防性虐待的再次发生至关重要。

（于学文）

第六节　女童保健及保护

> 导读：女童的生理与心理属性处于弱小地位，及早给予性教育，培养他们的安全意识，各种女童保护文件及政策的保障，有利于女童身心健康的发育，减少女童的伤害。

女童是一个国家人口结构中的重要组成部分，其既是儿童，又是女性的特殊身份，让她们在现实生活中承受着多重的负担。对该特殊群体权益的严重忽略所导致的结果和问题都将是社会性的。缺乏知识、技能与自信心的女性不仅不能获得与男性平等的发展机会，其心理与生活上的困境也将进一步折射到其生存的具体环境与其生育的下一代身上，民族的整体素质与国家的整体素质发展都会受到影响。由于女童的特殊性以及年幼，缺少自我保护意识和能力，因此除了应做好与男童一样的保健工作外，其生殖保健及保护更应当引起全社会的关注。

一、性教育

女童的性教育应当从小开始，主要通过家庭、幼儿园、学校以及电视、电影、儿童读物以及大众媒体的宣传等形式进行，老师和家长应根据女童的年龄和心理发育特征，选择适合儿童身心特点的内容和形式开展适时、适度、适当的性教育。

（一）性别角色

由于人类对性别的自我启蒙是从 2 岁开始，因此首先家长要将女童按其性别的行为典范抚养。对女童性教育的重点是强化儿童的性别角色意识，适时进行男、女童生殖器官的解剖生理学知识教育，让女童了解属于自己身体一部分的性器官名称和功能，引导女童具有正确的性别自认和性角色意识；适度进行生命的由来的教育，例如，家长和老师可以通过日常生活中她所接触的事物，告诉她地球上很多动物和植物都分为雌雄两性，只有两性的结合才能繁衍后代，让孩子从小就了解性是生命之源的科学知识；顺应儿童身心发展的需要，当孩子抚弄自己的生殖器官或提出性问题时，家长和老师不应逃避回答或羞辱、责难孩子，而是根据其理解程度，由浅入深、恰如其分地予以解答。

（二）增强抵御性虐待的能力

从小培养女童独立处事的能力，自己的事情

自己解决，防止恋父、恋母情结的发生。幼儿园、学校的基础教育应当注重孩子的安全、自我保护意识的教育，让孩子对自己的身体有充足的认识，如明确告诉女童，身体是属于自己的，身体隐私部位是不允许他人有意识触摸的（包括父母），树立"身体神圣不可侵犯"的自我防范与保护意识。知道哪一种成人的行为是应该避免或报告的；知道如何识别危险的处境，如要远离有精神异常的成年人，远离对女童表现出过分特殊兴趣和亲热的成年人，远离经常找借口单独带她们出去玩的成年人；避免单独和男性在家里或是宁静、封闭的环境中，尤其是不能单独到男性的家里去；不随意上陌生人的车，不接受来自陌生人用于交换亲密关系的糖果或钱；遇有可疑情况要立刻躲开，及时告诉家长或监护人。

二、生殖保健措施

做好对女童的生殖健康保健，对女性的生理健康及社会稳定和谐有重要的意义。

（一）防止生殖道损伤及感染

女童尿道短而直，尿道外口暴露接近肛门，易受细菌感染，因此女童尽早穿封裆裤，不要随地乱坐，以减少外阴感染的机会。每天清洗外阴，不必用肥皂或其他洗液，盆及毛巾专用；不用脏东西擦外阴、不用脏手抓挠外阴；培养定时排便的习惯，养成饭前、便后洗手，便后由前向后擦拭肛门的习惯。穿棉质内裤，经常更换，不穿紧身蓝色牛仔裤或尼龙紧身衣。

保护好娇嫩的外生殖器，避免损伤。告诉孩子一些自我保护知识，比如：自己的外阴除了妈妈可以帮着洗，其他任何人不能看、不能摸，更不能把物品等放入阴道，造成损伤。注意女童活动场所的安全设施，对儿童进行安全性教育，避免运动时造成下身损伤的可能。

家长、监护人、保育员一旦怀疑或确诊自身患有生殖器感染的疾病，应与儿童分床，衣物隔离洗涤，并及早诊治，避免传染给儿童。

（二）防治女童生殖器官疾病

尽早发现并治疗发育成熟障碍，注意合理膳食，避免女童性早熟。一些流行病学调查研究显示，环境激素类物质对女童的内分泌系统可能产生影响，如暴露于多氯联苯环境中可使女童月经提前来潮；暴露于邻苯二甲酸酯可使女童乳房早发育。目前一些国家开始进行人群中环境激素水

平的监测，该项工作对育龄妇女及儿童尤为重要。建立一套适宜孕妇和儿童最常见暴露的环境激素的毒性监测方法，根据监测结果针对性采取保护措施，保护孕妇及儿童避免或减少环境激素的暴露非常必要。

家长也要归置好自己的化妆品，不要让孩子轻易使用；少吃或不吃洋快餐及广告中介绍的各类保健品，避免性早熟的发生。慎重对待女童的生殖器官畸形及缺陷，及时矫治。

（三）定期健康检查

现在学校和家长都非常重视儿童的健康和体格检查，但儿童的体检项目中除了重视儿童的体格发育外，还应重视儿童生殖系统的检查。临床资料显示，女童生殖系统可以存在一些问题，如两性畸形、小阴唇粘连等，这些病患不仅影响了女童的正常发育，还有可能损害生殖健康，影响以后的性功能和生育能力。因此，定期健康查体，及时发现儿童发育不良或异常，及时干预治疗，促进身心健康以及保护生殖健康的发育。

三、女童保护

女童应当受到法律的特殊保护，实践中女童相比男童更易遭受暴力侵害，为加强对女童的保护力度，应加大社会宣传与普法力度，加强对相关人员的知识培训，普及预防性保护教育，完善针对女童的专业化社会服务。

（一）女童保护的法律文件

1. 女童保护的国际法框架　国际上在保护女童方面已有很多研究和具体的经验，不仅仅是惩治侵害女童的行为，更重要的是涉及对女童的教育、救助、社会性别意识提升等更全面的保护。《消除对妇女一切形式歧视公约》要求各国政府保障女童平等受教育的权利和消除对女童有害的传统习俗。《联合国儿童权利公约》明确女童"享有公约所规定的所有权利"，即享有生存权、受保护权、发展权与参与权。《公民权利和政治权利国际公约》《关于男女平等的第 28 号一般性意见》都非常明确地规定了非歧视和平等对待原则。

2. 我国女童保护的主要法律文件　《未成年人保护法》规定："国家根据未成年人身心发展特点给予特殊、优先保护，保障未成年人的合法权益不受侵犯。"说明国家政府对保护儿童权益的高度重视。《妇女权益保障法》不仅将"实行男女平等是国家的基本国策"写入法律中，而且规定"妇女的生

命健康权不受侵犯。禁止溺、弃、残害女婴"。《母婴保健法》明确规定"严禁采用技术手段对胎儿进行性别鉴定，但医学上确有需要的除外"。《宪法》《刑法》《婚姻法》《义务教育法》等都包含对女童的保护。

（二）女童保护的政策

《中国儿童发展纲要》和《中国妇女发展纲要》是与妇女儿童相关的国家行动计划，每十年根据妇女儿童的发展水平制定一次。《中国儿童发展纲要》对女童发展主要体现在 4 个方面：一是女童的平等教育权；二是女童健康权；三是女童的受保护权；四是女童的生存环境。《中国妇女发展纲要》在女童的平等教育权方面，对女童受教育水平的目标不断提高；在健康权方面，提出"妇女在整个生命周期享有卫生保健服务"。《中国儿童发展纲要》与《中国妇女发展纲要》的制定与实施，是中国推进女童发展最重要的政策体系。针对频繁发生的女童遭受性侵事件，教育部、公安部、共青团中央、中华全国妇女联合会于 2013 年共同发出《关于做好预防少年儿童遭受性侵工作的意见》，要求切实预防性侵犯少年儿童案件的发生。同年 10 月，最高人民检察院、最高人民法院、公安部、司法部联合发布了《关于依法惩治性侵害未成年人犯罪的意见》，明确规定依法严惩性侵害犯罪、加大对未成年被害人的保护力度。

（三）加强女童保护的建议

女童保护涉及家庭、学校和社会各个方面，家庭、学校、社会共同关注女童的安全，相关部门和社会各界应当通力合作，建立家庭、学校、社会有效衔接的保护和服务网络。在学校、家庭和社区开展对儿童和监管人的防范意识和相关知识的教育培训，形成一种共同防范的体系。

1. 加大社会宣传与普法力度，增强性别平等意识和儿童优先的观念，消除对女童的歧视。在农村建立有利于女孩及其家庭的利益导向机制，提高生育女孩家庭的经济社会地位和社会福利待遇。

2. 在社区建立儿童保护办公室，负责全社区的儿童保护事务，在监护人缺位的情况下，更多地给予女童关照和保护，给女童创造相对安全的生存环境，及时发现、关注处于困境的女童，预防性侵害的发生。

3. 建立家长学校，教育家长加强修养，注意自己的榜样作用，增强保护女童的意识及行动，年幼女孩外出时家长一定要接送。家庭成员也应当注意自己的行为，不要有重男轻女的思想，不要随意使用暴力等，营造融洽温馨的家庭气氛。

4. 在学校开展"性教育""儿童保护""安全防范"等教育，学校应设立固定的学时和课程，通过课堂教学、编发手册等形式教育教授儿童防范性侵害、拐卖等暴力侵害的知识和应对技巧，懂得遭遇性侵害后如何寻求帮助。

5. 加强对学校及托幼机构的教职员工管理，严把进口关，将师德教育、法制教育纳入教职员工培训内容及考核范围，及时将违法犯罪人员清除出教师队伍。

6. 依法公正处理各类针对女童的暴力案件。

7. 支持、鼓励社会组织开展针对女童保护的项目及行动，开展对女童的救助、专业化社会服务活动，建立跨部门、多专业的一体化服务模式。

专家点评：女童的保护是全方位的，父母对女童性教育及安全教育的认识及实施是最重要的，幼儿园、学校、大众传媒也应当高度重视。社会相关部门有效衔接，组成服务网络才能达到保护女童的目的。

（于学文）

参 考 文 献

1. 首都儿科研究所和九市儿童体格发育调查协作组. 2015 年中国九市七岁以下儿童体格发育调查. 中华儿科杂志, 2018, 56（3）: 192-196.

2. 曹泽毅. 中华妇产科学. 3 版. 北京: 人民卫生出版社, 2014: 882-906.

3. 谢幸, 孔北华, 段涛. 妇产科学. 9 版. 北京: 人民卫生出版社, 2018: 245-277.

4. 黄醒华, 王临虹. 实用妇女保健学. 北京: 中国协和医科大学出版社, 2006: 8-10.

5. 熊庆, 王临虹. 妇女保健学. 2 版. 北京: 人民卫生出版社, 2014: 23-39.

6. 阿依古丽•阿力木, 海且木汗•阿布都热曼, 李美艳, 等. 孕期暴露多溴联苯醚与儿童体质指数关联性的 meta 分析与实验研究. 职业与健康, 2020, 36（11）: 1562-1565

7. 王卫平, 孙锟, 常立文. 儿科学. 9 版. 北京: 人民卫生出版社, 2018: 7-22, 401-403.

8. 邱倩文. 学龄前儿童心理行为发展与家庭环境的关系. 中小学心理健康教育, 2017, 343（32）: 8-14.

9. 国家统计局、联合国儿童基金会、联合国人口基金. 2015 年中国儿童人口状况: "事实与数据". 2017.

10. VILANOA SE，ROBBINS CL. Common prepubertal vulvar conditions. Curr Opin Obstet Gynecol，2016，28：359-365.

11. CHEN C，ZHANG Y，SUN W，et al. Investigating the relationship between precocious puberty and obesity：a cross-sectional study in Shanghai，China. BMJ Open，2017，7：e014004.

12. BRADLEY SH，LAWRENCE N，STEELE C，et al. Precocious puberty. BMJ，2020，368：l6597.

13. 中华医学会儿科学分会内分泌遗传代谢学组. 中枢性性早熟诊断与治疗共识（2015）. 中华儿科杂志，2015，53（6）：412-418.

14. 田秦杰，葛秦生. 实用女性生殖内分泌学. 北京：人民卫生出版社，2018：93-145.

15. CEMEK F，ODABAS D，SENEL U，et al. Personal hygiene and vulvovaginitis in prepubertal children. Pediatr Adolesc Gynecol 2016，29：223-227.

16. NASIOUDIS D，ALEVIZAKOS M，CHAPMAN-DAVIS E，et al. Rhabdomyosarcoma of the lower female genital tract: an analysis of 144 cases. Arch Gynecol Obstet，2017，296（2）：327-334.

17. CHILDRESS KJ，PATIL NM，MUSCAL JA，et al. Borderline Ovarian Tumor in the Pediatric and Adolescent Population：A Case Series and Literature Review. J Pediatr Adolesc Gynecol，2018，31（1）：48-54.

18. 彭淋，张思恒，杨剑，等. 中国儿童期性虐待发生率的Meta分析. 中华流行病学杂志，2013，34（12）：1245-1249.

19. 杨晶. 进展、成就与挑战：95世妇会20年来的中国女童政策. 妇女研究论丛，2015，132（6）：57-65.

20. 中国疾病预防控制中心性病控制中心，中华医学会皮肤性病学分会性病学组，中国医师协会皮肤科医师分会性病亚专业委员会. 梅毒、淋病和生殖道沙眼衣原体感染诊疗指南（2020年）. 中华皮肤科杂志，2020，53（3）：174-176.

第五章
青春期保健

青春期是人类生命周期中从儿童发育到成人的一段关键时期,是青少年身心发生巨大变化的时期,这一时期的身心健康,不仅关系到育龄期、更年期、老年期的生命质量,还将会影响到下一代的健康。青少年如果能在青春期得到良好发展,不但可以弥补幼儿期的发育不足,还能为成年后的发展打下坚实的基础。因此,保护和促进青少年身心健康,是提高个体全生命周期健康水平和促进人类总体发展水平的重要内容。投资青春期健康就是投资个人和国家未来,青年强则国家强。

第一节 概 述

导读:青春期是人类生命周期中从儿童发育到成人的一段关键时期,作为医务工作者不仅需要了解青春期的界定及其不同时间段的发育特点,而且需要了解做好青春期保健的重要意义。

一、青春期保健概要

(一)青春期保健的意义

青春期是个体一生中第二次生长发育最迅速的时期,是决定一生体格、体质、心理健康的特殊时期,也是妇女保健的重要时期。在这个阶段既要适应生理变化,又需适应心理、社会发展所带来的压力,处于这一时期的青少年,一方面缺乏自我保健意识和知识,另一方面,由于生理和心理发育并不同步,可引发各类健康危害行为,如:意外伤害和暴力行为;烟草的使用;酒精和其他药物的使用;意外妊娠和性传播疾病;不健康的饮食;缺乏体育运动等,将直接影响其成年以后的健康和生活质量。然而,青少年又有着良好的可塑性,通过健康教育的普及开展,危害健康行为的积极干预,

提升保健意识和保健能力,为终身的健康奠定良好的基础。

(二)青春期保健的目标

1. 青春期保健的总体目标 针对青春期女性生理、心理特点,普及生殖健康和常见病防治知识,提高自我保健意识,构建良好生活及行为方式,保障其健康过渡到成年期,为育龄期、老年期的健康打下基础。

2. 具体目标 提高青春期女性对这一特殊时期健康知识的知晓率,理解自身的体格生长发育、社会心理发育和性心理发育的状况;有针对性地解决青春期女性的健康问题;发现青春期女性对于健康的认知上的不足,及时进行干预,杜绝危害健康的危险行为;鼓励积极参与健康决策,为维护自己的身心健康主动寻求保健服务。

二、青春期定义

青春期(adolescence)是指从儿童发育到成人的一段过渡时期,是个体的躯体形态、生理功能、心理和行为等方面全面发育和发展的过程。这个时期,既是一生中生长发育突飞猛进的阶段,骨骼、肌肉和内脏器官发育加速,又是最后的阶段,在青春期之后,躯体基本不再生长,生殖器官逐步发育成熟,同时伴随而来的还有心理和行为上的巨大变化。

三、青春期的分期

青春期的开始年龄、结束年龄、发育速度和发育水平存在显著的个体差异,不同地区、不同种族及不同性别中也有着明显的差异。世界卫生组织将10~19岁定为青春期。通常,女孩的发育比男孩要早1~2年,一般在10~11岁开始,17~18岁结束。世界卫生组织同时将15~24岁定为青年期。

青春期发育约10年,根据不同阶段的主要生

长发育变化特点,将之划分为早、中、晚期,每期2~3年。由于青春期的发育是一个连续的过程,这种分期是人为的、相对的,并没有绝对的界限。

1. 青春早期(early adolescence) 主要特征是体格生长发育突增,伴随性器官和第二性征开始发育。

2. 青春中期(middle adolescence) 主要特征是性器官和第二性征发育,女孩出现月经来潮,男孩出现首次遗精,身高增长则开始逐渐减慢。

3. 青春晚期(late adolescence) 主要特征是体格生长缓慢,直至骨骺完全融合,性腺基本发育成熟,具有生殖能力。

专家点评:青春期是个体生理、心理、社会发展的一个特殊时期,青春期保健应针对这一特点,重视健康与行为方面的问题,以加强一级预防为重点,实现青春期保健的目标。

(朱丽萍 吴久玲)

第二节 青春期女性发育特点及影响因素

> 导读:青春期是生长发育过程中最复杂的阶段,同时又受到多方面、多层次的影响,不同个体在青春启动的时间、生长突增的速度及持续时间、性成熟的早晚等方面都存在巨大的差异。

一、青春期女性生理发育特点

(一)形态发育

青春期女性,由于受神经内分泌变化的影响身体生长加速,出现人体生长发育的第2个突增阶段。身高、体重增长,骨骼、肌肉、脂肪组织及各器官更加发育成熟,同时在伴随着性腺发育和第二性征的出现,身体的形态开始具有明显的女性特征。

1. 身高 女性的身高的突增期平均较男性早1~2年,从10~12岁开始,于12~13岁时达到高峰,此时在男女身高曲线图上形成"第一次交叉"。在13~14岁时,进入生长相对缓慢的阶段,形成了身高曲线图上的"第二次交叉"。此外,女性生长的高峰期与月经初潮的时间有关,我国少女在

整个青春期身高平均增加25cm,平均每年可达5~7cm。突增期出现的早晚是确定青春期发育类型的重要依据

2. 体重 女性的体重在青春期也有很大幅度的增长,其特点是增长的高峰不如身高显著,但增长的时间长于身高,幅度也较大,在到达成年期之后仍可继续增长。

3. 体脂 青春期的女性由于雌激素的作用,体内的脂肪细胞中脂肪含量较多,最终体脂蓄积高于男性,其特点是沿上臂、大腿、臀部和背部分布,逐步呈现出丰满体态。

4. 肌肉 女性的肌肉所含的水分和脂肪较男子多,肌纤维含糖量少,其肌肉生长高峰较男性早,但高峰值低,一般在18岁以后肌肉发育停止,而男性则可持续至30岁左右。

5. 骨骼与骨龄 女性在15~16岁长骨骨干与骨骺完全愈合,四肢骨较短,骨盆的发育在青春期呈现出与男性明显不同的差异,横径发育大于前后径,宽而浅,有利于胎儿的娩出。骨龄则是一个独立的生长指标,当骨龄相当于13岁而青春期仍未开始时,应考虑可能与促性腺激素缺乏有关。此外,骨发育和月经初潮的早晚也呈现出相对的一致性,月经初潮较早者,骨龄大于时间年龄;月经初潮较晚者,骨龄小于时间年龄。

6. 形态发育的类型 青春期形态发育受多种因素的影响,存在很大的个体差异。一般分为早熟型、晚熟型、平均型三个类型。

(1)早熟型:生长发育突增较早,此阶段身高高于同龄人,但此类型者,突增结束时间也较早,突增过程短,身高增长整体较少,最终的身高多低于平均水平,呈现为骨盆宽大,肩部较窄,矮胖体型,具有高度女性体态。

(2)晚熟型:生长发育突增,出现相对较晚,整个童年期乃至青春早期的生长都低于同龄人,但突增时间长,身高增长多高于平均水平,呈现为骨盆较窄、肩部较宽、瘦高体型,具有一般男性特征。

(3)平均型:生长发育突增开始的年龄、速度及持续时间介于早熟型和晚熟型之间,身高处于平均水平,体态也介于两者之间。

(二)功能发育

随着青春期的进展,女性体内的各内脏器官也发生了相应的变化,各项生理功能逐步加强,直至成熟。

1. 脑发育 青春期脑细胞内部结构不断分

化，神经元功能更加成熟，信息加工速度快于学龄期儿童，对事物反应能力提高，推理分析、记忆力、思考能力加强，宜接受新鲜事物。此外，大脑的容积在青少年早期到中期一直持续增长，到晚期则逐步减少，这种变化意味着，青春期的认知重组可能涉及突出修剪，只有此阶段的大脑经历了重组和精细调整后，才有可能出现认知的进步。

2. 心血管系统 心脏的重量迅速增加，约为出生时的 10 倍，平均达 220g，心肌功能增加，每搏输出量增多，心率减慢，70～80 次 /min，而血压较成人低。

3. 呼吸系统 青春期肺脏的发育明显加速，12 岁左右肺脏的重量为出生时的 10 倍，肺小叶结构逐渐完善，肺泡容积增大，呼吸肌发育加快，呼吸功能随之增强。肺活量比青春期前增加 1 倍，每次呼吸的气体交换量明显增加，呼吸频率减少。至青春期结束时达到青年女性的水平。

4. 神经系统 青春期最显著的变化是神经元的联结更加精确，皮质和皮质下的某些神经纤维继续髓鞘化，胶质细胞数量增加，白质的容量呈线性增加，提高了神经传导的效率，使儿童的认知能力有了质的转变。

5. 血液系统 青春期骨髓造血功能旺盛，血红蛋白及红细胞计数应增加，但由于月经来潮导致一定量的血液丢失，而造血功能可能出现暂时性的补偿不足，故而血红蛋白和红细胞计数上升不明显。白细胞计数随着年龄增长而略微减少，中性粒细胞的比例加大，作为防御机制的淋巴系统的作用机制开始下降，建立起以中心粒细胞为主的防御机制。

6. 体能差异 青春期之后，男女体能出现性别差异，男性的肌肉力量在这一时期可增长 25～35kg，女性则为 15～20kg。在运动能力方面，速度和力量的发展也是男性优于女性，故而，在体能训练时应注意男女间的差别，有针对性地设计锻炼方案。

（三）内分泌变化

神经内分泌系统对女性的生长发育起着至关重要的作用。下丘脑 - 垂体 - 卵巢轴的迅速发育及其功能的充分发挥，是青春期神经内分泌变化的主要组成部分，也是促进女性性发育逐渐成熟的基础。

1. 青春期启动机制 青春期的启动机制目前尚未完全阐明，主要有以下几个观点：

（1）下丘脑负反馈调节：下丘脑 - 垂体 - 卵巢轴的反馈系统在胎儿期已经形成，之后一直处于抑制状态，这是由于该阶段下丘脑对性腺激素的负反馈作用处于高敏感状态，小剂量的性激素即可抑制下丘脑分泌促性腺激素释放激素，随着青春期开始，下丘脑和垂体对负反馈作用敏感性下降，小剂量性激素的抑制作用解除，促性腺激素释放激素的分泌量增加，导致垂体分泌 FSH 和 LH 增加，引发青春期的发育。

（2）松果体的作用：松果体分泌的褪黑激素可抑制下丘脑促性腺激素释放激素和垂体促性腺激素的分泌，从而抑制性腺的发育。人类松果体在 7～10 岁时开始退化，褪黑激素的骤降解除了抑制作用，因此，在英国有将此比喻成"青春期开关"之说。

（3）临界体重和体脂含量：近年来人们开始关注到临界体重和体脂与青春期启动之间的关系。体脂含量高，肥胖的女童月经初潮的年龄相对较早，而严重营养不良时则情况相反，往往出现停经，当体内的脂肪含量达到一定程度时，月经可以恢复，那些进行体操、舞蹈锻炼，体重轻、体脂含量低的女童，月经初潮较晚，一定程度上说明了脂肪含量对青春期启动及月经初潮的影响。

2. 影响生长发育的激素 青春期发育是在性激素、生长激素、甲状腺素等协同作用下，促使女性发育生长。

（1）生长激素（growth hormone, GH）：是腺垂体嗜酸细胞分泌影响生长发育最重要的一种蛋白激素，由 191 个氨基酸组成，受下丘脑促性腺激素释放激素、生长激素抑制激素以及一些递质的调控。进入青春期后 GH 的分泌开始增加，在深睡后呈现高峰，其作用是刺激身体组织的细胞增长，促进蛋白质合成，骨、软骨组织的生长，引起骨的纵向生长加速和骨骼变宽。GH 还能使糖原异生，脂肪分解，从而促进生长。若垂体分泌 GH 过少，可使女童产生垂体性侏儒症，反之则可引起巨人症。然而，青春期生长不单是 GH 作用，还有肾上腺皮质分泌的雄激素的参与，是共同作用的结果。

（2）甲状腺素：由甲状腺产生及分泌，受垂体分泌的促甲状腺素控制，是正常体格生长及骨骼成熟所必需的激素。其主要作用是促进机体新陈代谢，维持正常的生长发育。甲状腺素对神经、心血管、胃肠及造血系统均产生影响，与 GH 协同，促使骨细胞肥大，加速骨骼生长，甲状腺功能减退者,软骨骨化与牙齿生长受阻,骨龄落后于实际年龄,导致体态外貌呈幼稚状态。此外,甲状腺激素与神经细胞的正常发育与成熟密切相关,甲状腺功能减退者,智力发育严重受阻,呈痴呆状。

(3)雄激素:女性体内的雄激素主要由肾上腺皮质分泌产生的 DHA 等转化而来,其主要作用是刺激蛋白质合成和人体生长,与 GH 协同促进青春期生长,还能促进阴蒂的生长发育,与雌激素协同,控制阴毛、腋毛的生长和分布。

(4)雌激素(estrogen,E):人体雌激素有雌二醇、雌酮、雌三醇,前两者由卵巢分泌,后者为雌酮代谢产物,妊娠时由胎盘分泌。其主要作用是:①促进生殖器官的形态发育与功能成熟,促进小阴唇生长,使前庭大腺、尿道腺及皮脂腺分泌增加,促进阴道长度增加,阴道上皮的增生角化;促进子宫的发育,子宫内膜增生,参与月经初潮。②促进第二性征发育,促进皮下脂肪的沉淀,主要表现在胸、臀和大腿处,刺激乳腺管发育,阴毛的生长。③对骨骼的作用,低水平的雌二醇促进钙沉着于骨骼,使骨生长加速,而较高浓度的雌二醇则加速骨骺的愈合,长骨生长缓慢直至停止生长,故而女性比男性的身高增长要早停止几年。

(5)胰岛素:促进蛋白质的合成,软骨的形成,与生长激素互为刺激,生长激素减少时影响胰岛素的分泌。

(6)催乳素(prolactin,PBL):主要由垂体前叶催乳素细胞合成分泌,受下丘脑分泌的激素或因子调控。其主要作用是促进卵泡的发育,但过高的催乳素水平会抑制促性腺激素释放激素、黄体生成素和卵泡刺激素的分泌,抑制卵泡的发育和排卵,导致排卵障碍,女性可出现月经的稀发和闭经。

(四)性发育

性发育是青春期女性的重要表现,在内分泌激素的作用下,生殖系统发育骤然增快并迅速成熟,包括生殖器官、月经初潮和第二性征的发育。

1. 生殖器官的发育 女性生殖器官分为内外两部分,内生殖器包括卵巢、子宫、输卵管、阴道。外生殖器又称外阴,包括阴阜、大阴唇、小阴唇、阴蒂、前庭、会阴。

(1)卵巢:卵巢在 8 岁以前极小,表面光滑,青春期开始后,很快发育增大,但在月经初潮时尚未完全发育成熟,其重量仅为成熟卵巢的 30%,随后卵巢继续发育,表面因排卵逐渐变得凹凸不平,呈

灰白色,成熟的卵巢具有周期性排卵及性激素分泌的功能。

(2)子宫:新生儿的子宫长 2.5~3.0cm,宫体的长度仅为宫颈长度的 1/2,至月经初潮前子宫大小接近成年人,宫体明显增大,宫体与宫颈之比为 2:1,临近月经初潮时,宫颈变宽,腺体增生,腺上皮产生大量透明分泌物,青春中期时,受雌、孕激素影响,子宫内膜发生周期性变化。

(3)输卵管:输卵管管径增大,弯曲度减小,受卵巢激素的影响,输卵管肌肉收缩和黏膜上皮细胞的形态、分泌及纤毛摆动开始有周期性变化。

(4)阴道:女性出生时阴道长约 4cm,月经初潮时增至 11cm 左右,黏膜增厚并出现皱褶,伸缩性变强,阴道分泌物由儿童时的碱性转变为酸性。

(5)外阴:出生时,大小阴唇与阴蒂较大,此后随着母体激素的撤退,阴唇变小。青春期由幼稚型向成人发展,阴阜脂肪逐渐沉积,大阴唇变厚增大,处女膜变厚,前庭大腺功能开始活跃。

2. 月经初潮 女性出现第一次生理性子宫出血称为月经初潮,它是女性性成熟过程中的重要标志。初潮的年龄与种族、地域、经济、营养、遗传等因素有关,各国各地区的女性初潮年龄有很大差异。一般来说发达国家早于发展中国家,城市早于农村,经济发达地区早于落后地区,温带地区早于寒带地区。美国平均为 12.5 岁,发展中国家则较迟,最晚的是新几内亚为 18 岁。近年来,随着经济的发展和社会的进步,我国女性的初潮年龄有提前趋势,平均每 10 年大约提前 4 个月。2005~2014 年中国学生体质与健康调查结果揭示,在 344 230 名 9~18 岁女孩中,2005 年为 12.8 岁,2010 年为 12.6 岁,2014 年则为 12.3 岁。月经初潮一般在身高生长突增后,在最初的 1~3 年,由于卵巢未完全发育成熟,尚未形式规律排卵,月经周期常不规则,多表现为无排卵性月经。值得注意的是,若女性在 10 岁之前出现月经初潮,要考虑"性早熟",年龄超过 13 岁,第二性征未发育或年龄超过 15 岁,第二性征已发育,月经还未来潮者要考虑"原发闭经"。两者皆应及早就医。

3. 第二性征的发育 第二性征又称副性征,是在两性间高度分化,呈现出男女差别,主要表现在乳房、毛发、嗓音等。目前国内外多采用 Tanner 分期法,将乳房与阴毛发育分为 5 个阶段(表 5-1)。

(1)乳房:乳房的发育在第二性征中出现最早,平均为 10~11 岁,通常要早于月经来潮,这是卵巢

表 5-1 Tanner 的青春期女性发育分期

分期	乳房	阴毛
Ⅰ期	幼女型,仅见乳头突起	无阴毛
Ⅱ期	乳芽期,乳房与乳头轻度隆起,乳晕扩大	大阴唇部位开始出现少许色浅而细软的阴毛
Ⅲ期	乳房和乳晕进一步增大凸起,乳房大小超过乳晕	阴毛变粗,颜色加深并开始呈现卷曲,且分布范围扩大,向耻骨联合处蔓延
Ⅳ期	乳房更加增大,乳头和乳晕在乳房上形成一个继发的小丘状隆起	阴毛更多,但与成年妇女相比仍较稀疏,范围也较小
Ⅴ期	乳房发育完全,外形呈平滑圆丘状,乳头突出于其上	阴毛更多,呈倒三角形分布,基本与成年妇女相似

开始产生激素的第一个临床征象,同时也表明垂体开始分泌促性腺激素,垂体 - 卵巢轴开始建立。

(2)阴毛:阴毛的发育多在乳房发育之后,多数在乳房发育的第Ⅱ期或第Ⅲ期开始出现,标志着雄激素的分泌增加,肾上腺皮质激素 - 肾上腺轴已经建立。

(3)腋毛:多出现在阴毛长全之后,腋毛由稀到密,色素逐渐加深,至15~17岁时与成人相仿。

(4)嗓音:女性的音调在青春期变高,声带变得短而薄,声音清脆而圆润,声调柔和、委婉动听,与男性低沉、洪亮的嗓音有了明显差异。

二、影响生长发育的因素

青春期的生长发育通常受遗传、营养等多种因素影响,受生殖内分泌和环境因素的共同调控,相互作用,是多方面、多层次的。

1. 遗传因素 亲代的遗传信息通过一定方式传给子代,使子代和亲代之间形态及生理功能相似,称为遗传,其物质基础是染色体上的基因。遗传基因决定了个体的生长"轨迹"、特征、潜力和趋势。青春期开始的年龄及发育速度受到遗传因素的影响而出现明显的个体差异,女童的月经初潮年龄也与母亲有关。

2. 外界因素

(1)营养因素:营养参与调控青春期发育的进程,是影响青春期性发育的重要因素之一。合理的营养可促进女性的生长发育,同时不同年龄阶段的营养状况均可对青春期的发育带来影响。近年来有多项研究表明,胎儿生长受限(fetal growth restriction,FGR)与青春期发育提前及进展速度有关。在婴幼儿期,过度肥胖对生长模式及性发育模式均产生不利影响,营养可通过影响青春期前性激素表达参与性发育启动的进程,肥胖的女孩更早出现胸部、阴毛生长和月经初潮。另有一个现象则是,有些青春期女性过度担心身体变胖便控制体重,出现体重低、严重营养不良导致青春期延迟。

(2)疾病因素:除了一些先天性、遗传性疾病以外,其他一些急慢性疾病如内分泌疾病、代谢性疾病、免疫性疾病等都可能对青春期女性的生长发育带来影响。

(3)体育锻炼:锻炼可以促进神经内分泌系统的功能发育,提高机体力量和耐力,有助于骨骼、肌肉的健康生长,控制体重,减轻紧张和焦虑,对青春期女性月经初潮年龄也有影响,缺乏体育锻炼的女性月经初潮较早,反之,则月经初潮推后,这可能与体育锻炼降低体内的胆固醇含量,从而影响性激素的合成有关。

(4)环境因素:干扰内分泌的化学物质,如一些具有雌激素活性的内分泌干扰化学物质双酚A(bisphenol A,BPA)可能导致青春期早期发病和/或快速发展,尤其是对于女孩。另有研究显示,孕妇在妊娠期间吸烟或长期处于被动吸烟状态,会导致女童月经初潮年龄推迟,这可能是由于香烟及其成分尼古丁存在抗雌激素作用,抑制下丘脑 - 垂体 - 卵巢 - 性腺轴的启动,延缓青春期发育。

(5)家庭氛围:早期的家庭经验也可能影响青春期发育的时间,有研究表明,以贫困、家庭冲突、父亲缺位和消极养育等部分或全部为特征的早期不利环境与女孩月经初潮时间有关,受到家庭冲突影响的女孩月经初潮时间略早,而在温暖家庭中成长的女孩则相对较晚。

三、心理发育特点

青春期是一生心理发展的关键时期,又是智力发展、世界观形成和信念确立的重要时期,其受到了生理、心理和社会环境共同影响。

(一)自我概念的发展

1. 自我意识 进入青春期自我意识和认同迅速发展,开始要求了解自我,了解自己的各种体验,渴望独立的愿望也日益强烈。力图正确评价周围人,更在意别人对自己的评价,常常照镜子,十分关注自己的相貌和体态,不断摸索自己"心理上的肖像"，自己的兴趣志向在哪里，将来会变成怎样一个人等。

2. 性别角色　青春期性别角色主要趋向为男性化、女性化，即自我明显的以男性特点或女性特点为主，少数属于两性化和未分化。一般而言，女性化角色表现为温柔、娴静、矜持等特点，男性化角色表现为坚强、果断、勇敢，然而，倘若对于性别角色的认知过于表浅，女孩过于重视打扮、衣着，过早的频繁约会，会影响今后的情感心理发展。

3. 自尊　自尊是有利于产生成就体验的积极来源。在青春早期面对生理变化、学业压力等多种因素的影响下，容易出现自尊降低的现象，到青春后期则又会提高。对于女性来说，由于她们的生理成熟要早于男性，更能够体验到来自生长发育与学业上的双重压力。

（二）认知发育

进入青春期之后，个体的知觉和观察力都有了很大的提高，注意力发展已经接近成人水平，能够有效地分配注意力，具备同时处理多件事的能力。根据皮亚杰的认知发展理论，进入了形式运算阶段，主要特点是逻辑推理获得发展，具有系统的问题解决能力。思维摆脱了具体事物的束缚，更富有灵活性、创造性和批判性，喜欢标新立异，别出心裁，有较强的求知欲和探索精神，学习动机更明确，更加主动，独立学习的能力明显增强。

（三）社会化发展

青春期在埃里克森的人格发展理论中处于第5个阶段，即同一性对同一性混乱。在这个阶段，青少年成为一个拥有连贯自我感觉的独特成人和一个社会中有价值的角色，来自社会的影响也越来越大。女性的社会化发展通常表现在社交范围的发展和异性的交往特点上，与同龄人的活动增加，呈现明显的群体概念，常常在群体中有一种安全感，她们的言行、爱好、衣着打扮都相互影响，彼此倾吐内心的感受和秘密，从同伴中得到同情、理解和温暖，社会活动扩展到异性，幻想自己与爱慕的男性，开始约会。

（四）性心理发育

性激素的分泌变化是导致青春期女性性意识产生的主要机制，随着性发育成熟，使她们萌发与异性相关联的一系列情感体验，如对性的好奇、渴望、回避，以及产生性冲动。

1. 性意识萌发及各时期特点　生理发育是性心理发育的生物基础，随着生理发育的成熟，青春

期女性开始出现性意识的萌发和觉醒，外在的行为表现为先疏远后趋近的过程，我国学者多将其分为3个阶段。

（1）疏远异性期：在青春早期，开始朦胧地意识到两性差异，把彼此间的关系看得很神秘，尤其在男女生个别接触时会表现出害羞、紧张情绪。一些少女会穿宽大的衣物或紧束胸部，来遮挡发育的乳房，认为男女接触是羞耻的，出现了既对异性向往又感到羞耻的矛盾心理。

（2）接近异性期：青春中期以后，随着性发育成熟，对性的好奇感、神秘感增强，萌发接近异性的愿望，开始重视自己的外表和言行，希望能够引起异性的注意和好感，但在这个时期还停留在对群体异性好感的阶段，在交往过程中尚不存在专一性和排他性。

（3）异性恋爱期：进入青春晚期，从对异性的泛化接近转变为特定对象交往，开始喜欢与自己爱慕的对象单独相处而远离集体活动，并持续地追求和交往，产生占有欲，主要是精神性、情绪性，偶有表现为肉体性，这是青春期性意识发展相对成熟的表现。

2. 性心理行为发展

（1）性兴趣：随着生殖器官和第二性征的发育，女性开始意识到两性的差别，并对此感到神秘、好奇，进而产生了对性的探索和了解的兴趣，但这对她们来说是隐秘的且难以启齿的，因此往往会通过网络、书籍或与同性伙伴中的谈论来获得有关两性的相关知识。

（2）性冲动：性冲动是在性激素和内外环境刺激的共同作用下，对性行为的渴望和冲动，是生理和心理发展的正常表现。男性的性成熟比女性晚，但发展剧烈，性冲动易被一些影视、报刊、网络上有关性的视觉刺激引起，表现为阴茎自发勃起，女性则发展缓慢，更注重感情体验，易被抚摸、亲吻、拥抱等触觉刺激引起，表现为阴道分泌物的增加。

（3）自慰：是指在没有异性参与时所进行的自我满足性欲的活动，常见的自慰行为有性幻想、性梦、手淫三种形式。

1）性幻想：青春期女性对异性的爱慕和渴望强烈，常常将网络、电影、电视中看到的情爱片段，虚构组合出自己与所爱慕的异性在一起的场面，如约会、拥抱、亲吻等，时常会伴有情绪上的反应和生理上的性兴奋，以达到自我安慰。

2）性梦：是指在睡眠中出现与性爱有关的梦，本质上是一种潜意识的活动，性梦的产生与性刺激、欲念、幻想和既往的性体验有关，是性成熟过程中的一种心理现象。

3）手淫：通过对生殖器官进行有意识的刺激来满足性冲动，手淫常在性欲亢进时产生，伴随色情形象刺激和幻想，是由这一时期性意识的萌发和发展导致性冲动和强度增加引起，是一种正常的、自然的行为，不会对健康产生影响，但应注意手淫时避免损伤生殖器官和过度疲劳。

（五）心理发展的矛盾性

这一时期的显著特点就是生理功能的迅速发展与相对缓慢的心理发展之间的不平衡，故而导致各种心理行为上的矛盾。

1. 开放性与闭锁心理 青春期女性渴望与父母的平等交流，与同伴的相互交往，希望得到他人的理解、关心和肯定，但如果这种渴求找不到合适的对象，她们又会掩饰自己的真实情感体验，把自己的内心活动封闭起来，出现闭锁心理。

2. 独立性与依赖性 一方面强烈的独立意识使得青春期女性渴望受人尊重，享有与成人相同的权利和地位，竭力摆脱家长、老师的管束，但事实上又无法真正离开家庭，尤其是经济上的依附，故而导致独立和依附的矛盾心理。

3. 求知欲与判断力 随着青春期认知能力的提高，具有较强的求知欲和探索精神，但此阶段其识别和判断力往往受到社会、家庭，尤其是同伴的影响，对许多知识、信息往往糟粕不分，思考问题常常显得片面和肤浅。

（六）情绪和行为发育

在青春期，一方面，由于高级情感继续发展，生理功能和性的发育，以及学习、升学等社会环境又带来的压力，使得情绪常出现强烈的波动，呈现出两极性；另一方面，对自身行为的控制更加主动和自觉，开始规划自己的行动，独立性和自觉性增强。

专家点评：了解青春期女性生理发育特点，有助于早期识别生长发育和心理发展中的问题。近年来更有学者提出，要理解青春期的发展，还必须关注社会和文化对其的影响。

（朱丽萍 吴久玲）

第三节 青春期女性常见健康问题及预防

> 导读：青春期女性随着体格的发育成长，抵御疾病的能力不断增强，但在这一时期，仍有一些特有的健康问题容易被忽视，若未能及时发现和诊治则将直接影响女性的健康成长及婚育。

一、常见生理问题和疾病

（一）性早熟

性早熟（precocious puberty）是指任何一个性征出现的年龄早于正常人群平均年龄的 2 个标准差。女性性早熟定义为女孩在 8 岁前出现第二性征发育或 10 岁前月经来潮。国外报道，性早熟的发生率为 1/5 000，女孩为男孩的 5～10 倍。根据下丘脑 - 垂体 - 性腺轴（hypothalamic- pituitary-gonadal axis, HPGA）功能是否提前启动通常将女性性早熟分为中枢性性早熟（central precocious puberty, CPP）、外周性性早熟（peripheral precocious puberty, PPP）和不完全性性早熟。其中不完全性性早熟包括单纯性乳房早发育（premature thelarche）、肾上腺功能早现（premature adrenarche）、单纯性阴毛早现（premature pubarche）和单纯性早初潮（premature menarche）。

1. 病因与分类

（1）中枢性性早熟：中枢性性早熟（促性腺激素释放激素依赖性，真性性早熟）是指由于下丘脑 - 垂体 - 卵巢轴提前激活，引起卵巢内卵泡过早发育而致性早熟，除第二性征过早出现外，有排卵并且具有生殖能力。根据病因又分为特发性及继发性，前者继发于中枢神经系统器质性病变，如下丘脑、垂体肿瘤或其他中枢神经系统病变；后者可由外周性性早熟转化而来。

（2）外周性性早熟：外周性性早熟（非促性腺激素释放激素依赖性，假性性早熟）是指并非由下丘脑 - 垂体 - 性腺轴的激活，而是由其他来源的雌激素刺激而引起，仅有部分性征发育而无性功能的成熟，其性早熟症状是某种基础疾病的临床表现之一，并非一种独立疾病。

（3）不完全性性早熟：不完全性性早熟是指患儿有第二性征的早现，但性征发育呈自限性（包括乳房早熟、阴毛早熟）及单纯月经初潮提前而无其他青春期发育的表现。

（4）女性同性性早熟：女性同性性早熟指提前发育的性征与本身性别一致，包括遗传性卵巢功能异常如 McCune-Albright 综合征、卵巢良性占位病变如卵巢囊肿；分泌雌激素的肾上腺皮质肿瘤或卵巢肿瘤；异位分泌人绒毛膜促性腺激素的肿瘤；外源性雌激素摄入等。

（5）女性异性性早熟：女性异性性早熟指发育的性征与其本身性别相对立，如女性男性化，青春期之前女性患者体内雄激素分泌增加造成，包括先天性肾上腺皮质增生症、分泌雄激素的肾上腺肿瘤或卵巢肿瘤及外源性雄激素摄入。

2. 临床表现

（1）中枢性性早熟：

1）第二性征发育：8 岁前出现第二性征发育，顺序与正常青春期发育顺序相似。可有乳房发育，出现结节或有疼痛，乳头乳晕变大着色，阴毛、腋毛出现。

2）生殖系统发育：外生殖器的大阴唇丰满、隆起，小阴唇渐变厚，阴道出现白色分泌物，卵巢容积增大伴有卵泡发育。10 岁前有月经初潮。一般性发育过程可持续 3~4 年。

3）生长速度与骨龄：生长突增，同时体重增长加快，部分女孩出现体重超重或肥胖。骨龄超前实际年龄 1 岁或 1 岁以上，骨骺提前闭合，如果发育时原身高较低，则可导致成年身高低于遗传靶身高。

（2）外周性性早熟：

1）发生年龄一般早于中枢性性早熟，与内源性或外源性性激素水平有关，见于如卵巢肿瘤、McCune-Albright 综合征、原发性甲状腺功能减退症等基础疾病，或大量、长期服用含性激素药品或食品等。

2）没有明显及规律的性发育顺序，多无卵巢容积增大及卵泡发育。

3）严重而长期的 PPP 未治疗者可诱发 CPP。

（3）不完全性性早熟：临床表现为单纯乳房早发育，单纯阴毛、腋毛提前出现，月经初潮提前，但无其他性征的发育。具体病因不明，可能与卵巢、肾上腺皮质一过性少量激素分泌、早期脑部损伤或有隐匿肿瘤有关。

3. 预防与保健要点

（1）培养良好的生活方式：避免长期接触塑料制品、一次性餐盒及进食各种存在严重农药残留

等食物可减少环境因素对内分泌系统造成的影响；改善膳食习惯，按时吃早餐，减少晚餐的食物摄入量，减慢进餐的速度，减少高热量、油炸、膨化食品的摄入，增加食物种类等，帮助控制体重并预防性早熟的发生；增加儿童的运动时间；减少电子产品的使用；改善家庭养育环境，形成良好的教育氛围。

（2）加强儿童期的保健，普及健康教育，改变传统错误的育儿观念，倡导多学科联合，为家长提供营养、运动、教育、心理等方面的健康知识，从而预防和降低女性性早熟。

（二）性发育迟缓

青春期性发育延迟（delayed puberty）是指超过正常青春期开始平均年龄 2.5 个标准差以上，尚无性成熟表现者。通常指女性在 13 岁以后乳房仍未发育或 15 岁时仍无月经初潮，或乳房发育后 5 年仍无月经初潮。倘若 17 岁仍无性发育的征象，应警惕可能存在的疾病。

1. 病因与分类　青春期发育延迟可能为垂体或性腺功能减退所致，也可能是影响促性腺激素释放激素脉冲分泌的各种疾病所致。

（1）体质性青春发育延迟（constitutional delay in growth and maturation，CDCM）：又称特发性青春发育延迟，多有家族遗传史。指正常健康的女孩 13 岁后仍未进入青春发育期，经各种检查未发现病理性原因，身高低于同龄儿童 2 个标准差，骨龄小于实际年龄。

（2）低促性腺激素性性腺功能低下：由于促性腺激素释放激素不足，促使性腺激素水平低下，导致性幼稚型。促性腺激素释放激素不足可继发于遗传因素或发育缺陷，也可以是肿瘤、炎症过程或损伤。

（3）高促性腺激素性性腺功能减退：性征不发育是由原发性卵巢发育不全或功能障碍引起。

2. 临床表现

（1）体质性青春发育延迟：在青春发育前，身高生长缓慢，达青春期的年龄一般比正常儿童推迟 2.5 年，从青春期启动到发育加速的时间也短于正常儿童。

（2）低促性腺激素性性腺功能减退

1）中枢神经系统疾病：主要为中枢神经系统的肿瘤、感染、损伤或先天缺陷。较为常见于青春期延长有关的肿瘤是颅咽管瘤，临床表现有头痛、视野缺损、身材较矮、肢体无力、性征不发育、糖尿

病以及甲状腺功能减退等。

2）孤立性促性腺激素缺乏：仅促性腺激素缺乏，不伴有生长激素或其他激素的异常，男性更多见，表现为四肢长、指距大，上身与下身的比例减小。典型病例为 Kallmann 综合征。

3）特发性垂体功能低下矮小症：由于下丘脑释放因子的缺乏引起，表现为青春延迟。

4）功能性促性腺激素减低：严重的全身和慢性消耗性疾病及营养不良、甲状腺功能减退和库欣综合征等均可能发生青春发育延迟。神经性厌食则是因精神心理和内分泌异常导致的功能性促性腺激素减退，表现为性征不发育、闭经、低体重、低体温、低血压和畏寒等。一些高强度训练的运动员由于体脂过少，其青春期发育、月经初潮均晚于同龄女孩。

（3）高促性腺激素性性腺功能减退：常见于特纳综合征（Turner syndrome），表现为身材矮小、蹼颈、面痣多、桶状胸、肘外翻等，卵巢不发育呈条索状，性征不发育呈幼稚状态。

3. 预防与保健要点

（1）青春期女性发育延迟受全身健康状况的影响，非单纯的生殖系统因素，应积极查找原发病，实施个体化治疗。

（2）普及有关青春期发育延迟的知识，指导家长、老师和青少年早期识别，及时就诊，对体质性青春期发育延迟者则提供必要的咨询，解除家长、患儿的顾虑和担心，并进行跟踪随访和定期评价。

（三）痛经

痛经（dysmenorrhea）是青春期女孩最常见的妇科疾病，可发生在行经的前后或经期，出现明显的下腹部疼痛、坠胀，伴有腰酸或全身不适，严重者可伴发恶心、呕吐、腹泻、头晕、乏力，并影响生活和工作。痛经分为原发性痛经和继发性痛经。原发性痛经是指无生殖系统器质性病变的痛经，占痛经 90% 以上。继发性痛经是指由生殖系统的器质性病变所致，如子宫内膜异位症、盆腔炎等。原发性痛经常见于青春期少女，以 13～19 岁多见。目前我国尚无青春期少女痛经发病率的全国性统计资料。本节仅叙述原发性痛经。

1. 病因　原发性痛经病因机制尚不完全清楚，但与下列因素有关：

（1）前列腺素合成和释放异常：研究表明痛经患者子宫内膜和经血中的前列腺素（$PGF_{2\alpha}$ 和 PGE_2）水平较正常女性明显增高，其刺激子宫肌肉、血管

产生强烈收缩，导致子宫缺血、乏氧而出现痛经；可因经期子宫内膜整块剥脱。

（2）精神因素：疼痛的主观感觉因人而异，耐受疼痛的阈值也不同。有些人可以忍受，有些人因缺乏对月经的正确认识，会产生厌烦或恐惧心理；在月经快来或经期精神紧张或精神压力大、情绪波动或过度敏感者易患痛经。

（3）子宫因素

1）子宫颈管狭窄或子宫位置过度后屈或前屈时，经血流通不畅，刺激子宫剧烈收缩。

2）子宫发育不良者，子宫肌肉和纤维组织比例失调，导致经期时子宫会产生不协调收缩。

3）少数女性子宫内膜整片脱落，导致经血流出不畅，子宫强烈收缩促使其排出，而产生疼痛。

（4）不注意经期保健：在经期进行剧烈的体力活动或不注意保暖而受寒或在冬季接触凉水时间过长。

（5）遗传和体质因素：一些少女的母亲和姐妹也有痛经史。

2. 临床表现与诊断　常在月经初潮后 1～2 年发病；疼痛常在月经来潮前或来潮后开始，持续 2～3 天后缓解；疼痛常出现在下腹部耻骨联合上方，呈现痉挛性，有时疼痛会放射到会阴部、腰骶部、大腿内侧，需卧床休息；可伴有恶心、呕吐、腹泻、头晕、乏力，严重时面色发白、出冷汗；妇科检查无异常。一般根据年龄、症状和妇科检查无阳性体征，临床上即可作出诊断。必要时结合 B 超等辅助检查以排除子宫内膜异位症、慢性盆腔炎等导致继发性痛经发生。

3. 预防与保健要点

（1）加强健康教育，使青少年了解月经生理和经期卫生的基本知识，解除思想顾虑；可适当参加一些文体活动而转移由于经期内分泌变化所致的烦躁、郁闷心情，保持愉快的精神状态，也可促进经血排出。

（2）加强营养和体质锻炼，应特别注意在经期保持有规律的生活和学习，保证充足的睡眠。

（3）重视经期卫生，注意保暖，避免经期机体过度刺激，如剧烈体育活动、进食过多生冷食物或接触冰冷刺激等。

（4）对症治疗

1）一般处理：痛经使日常生活和工作受到影响者，应卧床休息；可热敷下腹部。

2）在医师的指导下，采用止痛药、解痉药、前

列腺素合成酶抑制剂：布洛芬 400mg，每天 3 次；氟芬那酸 200mg，每天 3 次，一般在月经来潮即开始服用 2～3 天；或服用中成药或针灸治疗等。

（四）闭经

青春期闭经（amenorrhea）可分为原发闭经和继发闭经两类。女性年龄超过 13 岁，第二性征仍未发育；或年龄超过 15 岁，第二性征已发育，且无月经来潮者，称为原发闭经。曾经建立正常月经，但后因某些病理性原因月经停止 6 个月以上者，或按自身原来月经周期计算停经 3 个周期以上者称为继发闭经。青春期闭经以原发性为主，常见原因有以下四类。

1. 病因

（1）中枢神经 - 下丘脑性闭经

1）功能性下丘脑性闭经：由于下丘脑功能失调，影响垂体、卵巢功能而导致闭经。包括精神应激因素（如突然或长期精神过度紧张、恐惧、环境变迁明显、过度剧烈运动或寒冷刺激）、神经性厌食症、体重明显下降或严重营养不良（当体重降至正常体重的 15% 以上）、药物因素（抗精神病药物、口服避孕药等）引起下丘脑分泌促性腺激素释放激素功能抑制或失调，导致垂体促性腺激素分泌下降所致低促性腺激素性闭经。好发于年轻女性，以继发闭经最多见。

2）由于先天性疾病如 Kallmann 综合征（伴嗅觉减退或丧失、性征发育缺如）、弗勒赫利希综合征等，肿瘤（如颅咽管瘤）、脑炎等引起下丘脑分泌促性腺激素释放激素障碍。

（2）垂体性闭经：由于脑垂体器质性病变或功能失调引起促性腺激素分泌下降而致，有先天性和继发性两类，后者多见。常见原因有垂体肿瘤、空蝶鞍综合征和希恩综合征等。

（3）卵巢性闭经：由于卵巢先天性发育不全或本身功能衰退或继发性病变所引起的闭经，包括性腺先天性发育不全（如 Turner 综合征）、抵抗性卵巢综合征、多囊卵巢综合征、卵巢早衰和卵巢功能性肿瘤等。

（4）子宫性闭经：由于先天性生殖道发育异常，包括先天性无子宫或子宫发育不全、先天性下生殖道发育异常（如处女膜闭锁、先天性无阴道或阴道闭锁）或子宫内膜遭到严重损伤如刮宫过深、子宫内膜感染（结核、流产后感染）。

2. 诊断与治疗　闭经的诊断首先应根据病史、体征和辅助检查寻找闭经的原因，确定病变环节。

（1）病史与体征：针对青春期女性应详细询问病史，包括月经史、生长发育史、性生活史、家族史以及子宫手术史等，特别是应注意了解一些重要的外在因素影响，如环境变化、精神创伤、体重骤减、剧烈运动和营养状况等。体格检查时应注意内外生殖器有无发育异常（如畸形）和第二性征发育情况，测量体重、身高、四肢与躯干的比例，观察五官生长特征、精神状态、智力发育和营养状况。

（2）辅助检查：针对有性生活的年轻女性出现停经首先应排除妊娠；针对闭经原因不清楚者，常需通过一些激素测定（如测定血甾体激素、催乳激素、促性腺激素等）、影像学检查（如 B 超）、性染色体检查和腹腔镜检查等协助诊断。

（3）针对病因治疗：应注意纠正影响闭经者身心健康的因素，如避免精神紧张，消除不良刺激，增加营养，加强体格锻炼，合理安排生活和工作；运动型闭经应减少运动量；积极治疗相关疾病如因先天性无阴道或处女膜闭锁引起的闭经，应及时手术治疗；结核性子宫内膜炎患者给予抗结核治疗；先天性卵巢发育不全者，可用性激素补充疗法；垂体或卵巢肿瘤患者应根据肿瘤部位、大小性质确定手术、放射治疗或化疗等综合措施。

3. 预防和保健

（1）帮助青少年了解月经相关知识，避免导致闭经的不良因素刺激，如盲目减肥、过度精神紧张、剧烈运动、寒冷刺激等，同时，应注意营养和合理地安排生活、学习。

（2）凡年满 15 岁仍无月经来潮者应引起高度重视。如全身及第二性征发育接近正常时，可观察等待 0.5～1 年，如发育显示迟缓或无第二性征发育应及早就医，进行全身检查，明确闭经的原因。

（3）继发闭经超过 6 个月者，应积极查明病因，给予针对性的治疗。

（五）青春期异常子宫出血

青春期异常子宫出血（abnormal uterine bleeding）是指月经初潮后由于神经内分泌调节功能不完善，下丘脑 - 垂体 - 卵巢轴的周期性调节和反馈机制尚不成熟，导致子宫异常出血，且以无排卵性异常子宫出血常见。

1. 病因与病理生理　在月经初潮后，大约 80% 女孩在 1～3 年或更长时间下丘脑 - 垂体 - 卵巢轴功能发挥不稳定而出现无排卵性月经。当机体受到内外因素刺激如精神紧张、劳累、营养不良、代谢紊乱、慢性疾病、环境及气候骤变等因素影响时，都可以引起下丘脑 - 垂体 - 卵巢轴的功能紊乱或靶细胞效应异常，而导致月经失调。其发病机制是因为大脑中枢对雌激素的正反馈作用存在缺陷，使得月经周期停留在卵泡期，促卵泡刺激素呈持续低水平，在少量的黄体生成激素的作用下，卵泡分泌雌激素，但尚未形成正常月经周期中的黄体生成激素的高峰值，因此，没有排卵，没有黄体形成。子宫内膜仅在雌激素水平增减的作用下，发生增生和脱落，因无黄体产生孕酮，故内膜脱落，既不规则，又不完全，因此出血量多，出血时间长而不能自止。

2. 临床表现与诊断 无排卵性异常子宫出血可有不同的临床表现，常表现为月经周期紊乱、经期长短不一，阴道不规则出血可为时多时少，出血量多少不定；也可为出血时间延长，淋漓不尽，甚至持续 1～2 个月；有时先有数周或数月停经，然后发生大量出血，因病程长，失血量多常导致贫血；出现期间一般无腹痛或其他不适。诊断青春期异常子宫出血应采用排除法。需排除全身性疾病和生殖道器质性病变以及外源性激素及异物引起的出血等。主要依据病史、体检及相关辅助检查，如盆腔 B 超、基础体温测定、血清性激素测定等。

3. 预防与保健要点

（1）消除诱因：积极寻找上述导致功血的影响因素，及时就医明确诊断。根据病因给予相关治疗和咨询指导。

（2）加强营养和体育锻炼以增强体质；合理安排生活与学习，保持良好的作息制度。

（3）重视青少年心理健康，避免精神紧张和学习负担过重；积极给予心理问题的咨询与疏导，保持愉快的心情。

（4）治疗原则是先止血，然后调整月经周期至排卵功能恢复。治疗方法包括：①止血方法：一般性治疗、激素治疗（雌激素、孕激素）。②调整月经周期：多用人工周期。③促排卵：采用小剂量雌激素周期治疗。④中药调理。

（六）少女妊娠

少女妊娠（teenage pregnancy）又称为青春期妊娠（adolescent pregnancy），是指发生在 19 岁以下女性年龄段的妊娠，这已经成为当前世界性的公共卫生难题。世界卫生组织公布，每年有约 1 600 万 15～19 岁的少女和约 100 万 15 岁以下的少女分娩，妊娠和分娩期间的并发症是全球 15～19 岁少女死亡的第二大原因。

1. 少女妊娠增加的原因

（1）少女结婚前有生育能力的年限在增加：随着社会经济的发展，少女月经初潮年龄的提前，结婚年龄的推迟，使少女长期处于性的高风险状态。据美国的资料显示，1890 年月经初潮年龄平均为 14.8 岁，结婚年龄平均为 22 岁，期间相差 7.2 年；1988 年月经初潮年龄平均为 12.5 岁，结婚年龄平均为 24.3 岁，期间相差 11.8 年；两者相差 4.6 年。目前的情况还会更长。许多国家调查发现，1/2 女性在 17～18 岁就开始有性行为，使少女长期处于性的高风险状态。

（2）两性地位和力量的不平等，少女相对呈弱势：少女往往缺少足够勇气和力量，以及说服的技巧来拒绝性接触或坚决要求对方使用避孕套，与成年男性发生性行为的少女意外妊娠的危险性更大。此外，如性虐待和强奸，特别是年轻的女孩，过早发生的性行为常常是在非自愿的情况下进行的。据调查，在美国 14 岁以前发生性行为的少女约 40% 是性暴力的受害者。在战争、灾难等特殊情况下，少女更常是受害者，会遭受性蹂躏和性摧残，以致发生少女妊娠。

（3）缺乏生殖保健服务：很多少女不掌握科学的性知识及避孕方法，性观念常常是错误和片面的，对性行为的后果认识不足，往往对性采取轻率和不负责任的态度，认为妊娠和性传播疾病不会发生在自己的身上，直到出现严重后果才追悔莫及。少女不能像成年妇女那样获得避孕的指导以及避孕工具等生殖保健服务，因为大多数国家和地区的计划生育服务都是面向已婚妇女的，没有专门为青春期女性设置的医疗保健服务机构和咨询机构。另外，少女经济尚不独立，没有足够能力支付医疗保健费用，这些都是青春期女性获得生殖保健服务的主要障碍。

2. 少女妊娠对健康的影响

（1）孕产妇死亡率和产科并发症发生率高：过早的妊娠对正在生长发育的青春期女性无论在心理还是生理上都是沉重的负担，会增加孕产期并发症的发生率。又由于少女妊娠后通常很少能获得良好的、系统性的产前保健，并发症得不到及早发现和防治，因此死于产科并发症或难产的风险明显增加。常见的并发症包括：胎儿生长受限、妊娠高血压和子痫前期 / 子痫、贫血、性传播疾病、胎儿及其附属物异常性难产、胎盘早剥等。由于少女产道发育不成熟，产时容易发生阻塞性难产和产道裂伤、大出血,产后容易形成阴道 - 直肠瘘,影响生活质量。

（2）胎儿、婴儿的并发症和死亡率高:少女妊娠生育早产儿、小样儿、窒息儿的危险性较高,13～17岁的少女生育早产儿及胎儿宫内死亡的危险性分别是成年组的1.5倍和4倍。由于青春期女性往往有不良的饮食习惯,如厌食、偏食等,不良的生活习惯,如抽烟、喝酒、熬夜、使用药物等,很容易造成孕期体重增长不足,影响胎儿的生长发育,故而低体重儿的发生率高。

（3）人工流产率高:大多数少女妊娠多是婚前妊娠,在我国通常以人工流产为结局。尽管未婚女性也可以到医院获得安全的人工流产服务,但人工流产并发症仍威胁着一些女青年的健康。根据世界卫生组织和古特马赫研究所最近在《柳叶刀》发表的一份新研究报告显示,2010—2014年期间,全球每年估计发生2 500万起不安全流产(占流产总数的45%)。大多数不安全流产(97%)发生在非洲、亚洲和拉丁美洲的发展中国家。我国一项通过692人次人工流产的调查发现,其中第一次人工流产为2.2%,第二次为4.0%。人工流产的并发症中,有5人发生子宫穿孔、1人人工流产不全、1人出血量过多、9人人工流产后感染,这些数据明显高于已婚妇女。此外,除了近期并发症外,人工流产还可能影响以后的生育和妊娠结局,如月经失调、宫腔粘连、子宫内膜异位、不孕、慢性盆腔炎,以及流产、早产、产程延长和低体重儿等。同时,青春期女性往往由于缺乏妊娠知识,怀孕后不能及时或早发现,或者因为害怕、恐惧,一直掩盖怀孕的事实,常常拖延到孕中晚期才决定终止妊娠,从而增加了手术风险,延误流产时机会增加流产的死亡率。在将人工流产视为非法的国家内,非法堕胎更会危害女性的生命和安全。即便是在人工流产合法的国家内,青春期女性因涉及隐私、经济困难等原因,往往会选择私下进行非正规途径的流产,轻则导致流产后并发症,重则危及生命。

（4）性传播疾病发生率增加:少女妊娠一个常见的伴随现象是合并性传播疾病。未婚少女过早开始性行为,往往没有固定的性伴侣,多个性伴侣又增加了感染和性传播疾病的机会。由于生理和社会的原因,女性比男性更容易感染性传播疾病,如淋病、梅毒、生殖器疱疹、尖锐湿疣、艾滋病等,在女性早期通常没有明显的症状,很难被发现,又常因为有严重的羞耻感和犯罪感而不去治疗,因此

在青春期女性这个特殊群体中性病的流行率往往远低于检出率,这也严重危害了她们的身心健康。

（5）对心理健康的影响:少女妊娠不仅影响青春期女性的生理健康,还影响心理健康。中国的风俗和传统的道德观念,将少女保持贞操作为一种美德,婚前性行为甚至妊娠是件不光彩的事,因此,少女妊娠常会给女性带来恐惧感、负罪感及悔恨情绪,进而造成严重的心理创伤。

（6）对学习生活的影响:妊娠是一个重大的生活事件,青春期女性此阶段正处于学习的黄金时期,在校的学生一旦妊娠与分娩,只能面临中途退学,且她们极少能再重返校园。缺少教育又导致她们获得工作的机会低,失业率高,社会经济状况普遍较差,绝大多数最后必须依靠社会救济,过早妊娠和生育也导致婚姻不稳固,分居、离婚、独身的比例较一般女性高,同时亦影响下一代的健康成长。

3. 预防保健策略　2011年,世界卫生组织与联合国人口基金会共同发布了预防早孕和减少不良生育结果的指南。指南就国家可采取的行动提出了建议,有6个主要目标:

（1）减少18岁前结婚的现象:国家制定法律法规和政策禁止18岁前结婚;通过实施影响家庭和社区干预措施使结婚年龄推迟至18岁以后;将避孕方法告知给青少年,同时与强化家庭和社区的干预措施相结合,以推迟其结婚年龄;通过正式或非正式渠道增加少女受教育的机会,以推迟结婚年龄。

（2）加强宣传了解并提供支持,以减少20岁前怀孕的现象:提倡预防少女妊娠的干预措施,如提供知识、有关性与健康的教育、建立生活技能、避孕方法的咨询和提供良好的环境支持等;鼓励和促进青春期女性上学,至少具有初级或中级的教育水平;提供基础的性教育与避孕知识相结合的课程,以降低妊娠率;通过家庭教育或医院、诊所咨询等多种方式为产后和流产后少女提供避孕知识,以减少二次妊娠的机会。

（3）增加有意外怀孕风险的青少年对避孕措施的使用:制定相关的法律和政策以增加青少年使用避孕工具和服务,包括紧急避孕;确保干预措施能够影响社区工作人员支持青少年使用避孕工具;促进青少年公共健康服务,作为她们获取和使用避孕工具和服务的手段;确保为青春期女性提供准确的避孕知识和教育,特别是基础的性教育

课程,以促进她们使用避孕工具。

(4)减少青少年中强迫发生的性行为:制定和完善相关法律和政策严惩对少女性侵犯的犯罪者,并授权给受害者、家人监督法律强制执行;加强少女抵抗性侵犯的能力和一旦遭遇性侵犯应获得的支持,包括建立她们的自尊心、发展她们的生活技能、改善她们与社会的联系等。

(5)减少青少年中不安全堕胎的行为:确保法律和政策能够使少女获得安全的流产服务和知识,如不安全流产的危害、安全流产服务合法有效、克服少女获得安全流产服务的障碍,确保将少女流产后保健服务作为一种干预手段。

(6)增加青少年产前、分娩和产后的保健:将产前、分娩和产后保健的重要性告知所有怀孕的少女及其亲属;在产前保健策略中提高少女分娩和紧急状态下准备工作(家庭、社区和健康设施);扩大基本的紧急状态下的产科保健的应用,对于所有人员(包括青少年)强化紧急状态下的产科保健。

上海市通过第三轮公共卫生体系建设项目开展少女妊娠的综合预防,探索医-教结合模式加强一级预防,编写了工作指南,培养了相关专业人员,提高家庭、学校和社区等多方面的认知与关注,取得了初步成效。

二、常见心理和行为问题与指导

(一)学习问题

由于不能承受学习压力,产生厌学情绪、出现过度焦虑、失眠、食欲缺乏等现象是常见的青少年心理卫生问题。学习成绩差和学习成绩好的青少年均可出现此类问题。随着社会生活压力的增加,家长及周围环境对孩子的期望增大,且青少年处于学习任务繁重的小学高年级、初中及高中阶段,因此学习几乎成为青少年"最重要"的社会功能。学习成绩差的学生,达不到家长和老师的期望,既被老师忽视,又遭同学疏远,他们往往敏感、自卑,易自暴自弃产生厌学情绪;原来小学时学习好的学生适应不了中学的学习,学习成绩不够理想或下降可造成青少年产生悲观失望心理;优秀生则时时面临着激烈的竞争,稍一放松就会被淘汰的压力;学习成绩一直很好的"尖子"学生也可因不能承受长期地迫使自己保持名列前茅的学习压力而拒绝上学。因此,家长及老师应对青少年的学习给予正确的引导,不要施加过大压力,否则适得其反。

如何处理这种矛盾呢?首先,正确看待学习,学习并不是生活全部,学习的目的是为了更好的生活;其次,正确看待成败,不要因为一次的失败就否定自我;再次,当产生压力的时候,学会及时而正确的宣泄与排解:比如,找同伴、师长、父母倾诉;转移注意力等。

(二)人际关系问题

1. 亲子关系问题　青少年这段时期也被称为"第二反抗期",他们希望摆脱成人的约束,要求自主、要求独立;而父母却习惯于把自己的孩子看得很不成熟,需要保护。这时便容易与父母发生冲突。这种从父母的保护和依赖中挣脱出来,开始独立的过程也叫作心理上的"断乳期"。这是一个人的成长过程中必须经过的阶段。在此阶段,对父母所代表的成人世界的疑问或批评非常容易产生父母和孩子互相对立的紧张关系。这与青少年自我意识及认知水平发展相关。此阶段父母需要更加尊重孩子,尊重孩子的意愿,倾听孩子的需求,做孩子的良师益友,而不是高高在上的"管教者"。

2. 同伴关系　同伴关系是青少年最重要的人际关系之一,这种与朋友交流的强烈需求表明同伴在青少年中扮演着重要的角色,青少年越来越多的时间都和同伴在一起,同伴关系的重要性也随之增加。实际上,可能生命中没有哪个阶段的同伴关系会像青少年那么重要。这有很多原因:一是社会比较,因为青少年的生理和认知变化是这个年龄段所独有的,同时也非常显著,青少年会越来越多地求助于其他有共同经验的个体,最终理解这些经验。二是参照群体,这是个体用来与自己进行比较的一群人,同伴作为参照群体提供有关最容易被接受的角色和行为信息。参照群体为青少年提供了判断其能力和社会成功的系列规范或标准。三是性别关系,进入青少年时期后,之前平行发展、互不交往的男孩和女孩小派别开始融合在一起。

3. 性问题　青少年处于一生中性生理和性心理的快速发育时期。此时随着性生理的发育成熟,由于体内激素的作用,青少年的性意识开始觉醒和萌发,逐渐对性及其相关的事物和现象充满了好奇,并产生浓厚的兴趣,表现出惊讶、紧张、惊慌失措……在青春发育期的青少年有不同程度的性需求是非常正常的表现。由于青少年对性知识了解掌握极为有限,他们的性需求常常伴随着性困惑。随着当今社会的不断开放,青少年能够敢于将自己的性需求向成年人表白和寻求帮助,应该说是一种社会的进步。

自慰是青少年进行的第一类性行为，虽然自慰普遍存在，但它仍可使人产生尴尬和内疚感，甚至羞耻感，比如有人会认为自慰会导致"消化不良、头痛、癫痫、痉挛发作、视力受损、心悸、猝死"等。这是对自慰缺乏认识的结果。事实上，自慰并无这样的后果，这种自慰带来的心理挫伤比自慰本身可能造成的害处更大。

现在，性健康研究的专家将它看作是一种正常的、健康的、无害的行为。但如果形成一种无法自我控制的过度自慰习惯，就属于异常现象。若不及时矫治，则会导致心理上的异常以及性功能障碍，影响身体健康。自慰过度的主要表现：记忆减退、注意力不集中、意志消沉、失眠、多梦、心悸等。

（三）不良行为与生活方式

1. 不良饮食习惯

（1）膳食结构不合理：青少年的饮食习惯直接受到家庭经济和社会生活水平的影响，一些青少年日常饮食过量或很少吃蔬菜和水果，糖果、巧克力、膨化食品、软饮料等含糖和脂肪较多的高热量食物则摄入过多，容易营养过剩导致肥胖。应指导青少年养成健康的饮食行为，三餐比例适当，注意饮食均衡，纠正偏食和挑食的习惯。

（2）饮食障碍：青春期女性体内的脂肪含量高，这使得她们对自己的外形很不满意，倘若过分关注体重控制和身体意象，可能是神经性厌食症和神经性贪食症的征兆，这两种障碍都涉及了不正常的饮食模式。应进行健康生长发育的知识教育，引导形成正确的自我体像认识，积极参加文体活动，若出现严重的饮食障碍应及时就诊。

2. 吸烟 近年来青少年吸烟，尤其是女性吸烟日益增加，对于她们而言，父母不恰当的管教方式、学习成绩差、离家出走意念、上网、撒谎是吸烟的危险因素。吸烟不仅危害青少年健康，也影响学习效率，烟草中的有害物质可造成大脑供氧不足，影响智力、判断力，长期吸烟者的学习成绩明显低于不吸烟者。保健工作者应大力宣传吸烟的有害性，联合学校、家庭共同开展相关教育，已经吸烟者则应帮助其戒烟，逐步降低学生的吸烟现象。

3. 饮酒 酒精可以对个体的生理、情绪产生巨大的影响，长期过量饮酒，不仅损伤消化系统，亦影响性发育和心理健康。青少年在学习和记忆方面更易受到酒精的影响。少女饮酒还易上当受骗，发生意外性行为而影响正常的学习生活。正确引导健康的生活方式，加强有关饮酒的教育，不鼓励未成年人饮酒。

4. 睡眠不足 青春期内分泌模式发生变化可导致睡眠时间的推迟，同时因学习任务重、社交活动多、学校家庭压力大等因素，导致了睡眠不足，而晚上睡得晚、早上睡过头的这种睡眠模式也容易造成失眠，有研究显示，睡眠较少者更可能出现自尊低下甚至抑郁症状。青春期保健应开展有关睡眠的知识教育，帮助青少年培养良好的睡眠习惯，合理安排睡眠时间，保证其睡眠需求，严重失眠者应指导其及时就诊。

5. 行为成瘾 是以对某一行为强烈的心理和行为效应现象为基础的，伴有药物成瘾特征的成瘾形式，最多见的就是网络成瘾，包括游戏成瘾、社交成瘾等。互联网的普及一方面拓宽了获取知识的途径，而另一方面网络上不良信息和网络犯罪影响着青少年的正常成长。主要表现为，对网络有依赖性，沉迷其中而无法自拔。长时间的上网，导致自主神经紊乱，机体免疫力下降，引发心血管疾病、焦虑症、抑郁症等疾病。网络的虚拟世界充斥着色情、暴力、赌博等不健康事物，导致青少年自我封闭、自卑和反叛，出现不同程度的社会适应不良，甚至违法犯罪。指导青少年养成良好的习惯，规划上网的时间，明确目的，同时引导和培养广泛的兴趣爱好，充实和丰富精神生活。

6. 过早及不安全性行为（unsafe sexual behaviour） 随着当今社会经济的发展，网络信息的高速传播以及青少年性成熟的提前，人们对婚姻、家庭和性行为的理解及观念的急剧变化，呈现更加开放和个性化趋势。青少年过早及不安全的性行为已经成为全球普遍存在的问题。在中国，青春期女性发生性行为的年龄也在提前。不仅如此，她们的性行为也多属于不安全的行为，2018年，一项对1 305名在校大学生的调查中发现82名曾有过性行为，性行为发生率为6.3%，首次性行为平均年龄为18.5岁，43.4%的大学生首次性行为时未采取避孕措施。另一项对上海市女大学生性与生殖健康知、信、行的调查发现，近1/2（46.5%）的女大学不知道女性易受孕时间。这些均会导致意外妊娠、性传播疾病、生殖器官炎症、不孕等一系列潜在健康问题，从而严重影响女性的健康。开展青春期性教育，指导更贴合青春期女性生理和心理特征，制定操作性强的宣传、教育和干预措施，增强性传播疾病预防、生殖健康保健等方面认知水平，建立积极健康的性与生殖健康管理态度，引导相关行为，可有效促进和提高青春期女性性与生殖健康的自我管理水平和意识。

7. 伤害与暴力　由于青少年的行为特点，使得伤害（injury）与暴力（violence）成为影响青少年健康的主要问题，从而成为青少年第一死亡原因。青少年由于冒失和不成熟，应付危险情况的能力较差，特别容易受到意外事故的伤害，如交通事故、溺水、烫伤、触电等，其中交通事故是造成意外死亡的最主要的原因。世界卫生组织《妇女、儿童和青少年健康全球战略（2016—2030）》中指出，自杀是青少年死亡的 5 个主要原因之一。其重要的原因是青春期女性遇到挫折时容易走向极端，把自杀看成是解决问题的唯一办法。许多报道都说明，青少年自杀率有增加的趋向，除了与青春期心理、性格特点有关外，媒体宣传的冲击、效仿行为的作用也不可小视。因此，应积极开展医院、学校、家庭共同参与的健康教育，构建预防干预的网络结构，形成有效的预防和干预方法，降低青少年的自杀率和意外死亡率，促进青少年的健康发展。

（四）物质使用

1. 毒品使用　目前中国吸毒人员低龄化趋势明显，以青少年为主体的滥用合成毒品问题突出。但《2016 年中国毒品形势报告》中指出：2016 年，全国吸毒人员总量仍在缓慢增长，青少年人数增幅同比下降。截至 2016 年年底，全国现有吸毒人员 250.5 万名（不含戒断 3 年未发现复吸人数、死亡人数和离境人数），同比增长 6.8%。其中，不满 18 岁 2.2 万名，占 0.9%；青少年毒品预防教育成效初显。青少年使用毒品的原因很多：有人是为了毒品所带来的快感；有人是为了逃避现实生活的压力；有人是因为做一些违法的事情很兴奋；或者渴望反抗权威；最后，同伴压力也是原因之一，青少年对知觉到同伴群体的标准特别敏感。当然也与大脑发育有关，前额叶发育不完善，导致冲动控制能力的欠缺，更容易尝试危险行为。毒品滥用能破坏大脑功能的一些区域，包括：动机、记忆力、学习能力、判断力和行为控制等，青少年要"珍爱生命、远离毒品"。

2. 游戏障碍　游戏障碍在《国际疾病分类》第十一次修订本中作了定义，即一种游戏行为（"数码游戏"或"视频游戏"）模式，特点是对游戏失去控制力，日益沉溺于游戏，以致其他兴趣和日常活动都须让位于游戏，即使出现负面后果，游戏仍然继续下去或不断升级。就游戏障碍的诊断而言，行为模式必须足够严重，导致在个人、家庭、社交、教育、职场或其他重要领域造成重大的损害，并通常明显持续了至少 12 个月。青少年是游戏障碍的高发人群，游戏障碍将影响青少年的心理和身体，如可能造成青少年视力下降、肌肉劳损、睡眠节奏紊乱、焦虑等。同时，还将影响青少年的学业，影响青少年的注意力，对于正处于求知阶段的青少年有较为严重的影响。

特别需要注意的是，这些问题严格地来说，不是病理性的心理问题（心理障碍或精神疾病），而是青少年的心理发展过程中的阶段性成长问题，这些问题往往可以通过良好的教育和引导解决。不要随意给孩子贴上心理疾病的标签。青少年更需要沟通和被人理解，所有孩子的问题成人都有责任承担，并指引陪伴孩子一起解决问题。

青少年本身的发育和发展并不是导致青少年问题产生的必然因素，它与文化和社会因素有着密切的关系。当青少年生理、心理、环境的发展和变化出现在同一时段中，就会出现许多的问题，例如学习问题、亲子关系问题、性心理问题、行为问题（包括使用毒品、网络成瘾问题）等。这些问题的出现多与社会发展、家庭环境、学校的教育方式相联系，这些外在环境同青少年心理的发展相关，常会造成青少年在行为和心理上的一些极端或反常表现。

专家点评：青春期发生的许多疾病有其不同的特点，既不同于儿童，又不同于成人，然而以往内科学、妇科学、儿科学、心理学都很少关注于这一特殊的时期。1977 年，美国医学会正式确定"青春期医学"是一门新兴的学科，该门学科在我国尚处于萌芽阶段。2014 年，中国医师协会青春期医学专业委员会在北京成立，标志着青春期医学在我国已经起步。

（吴久玲　朱丽萍　罗晓敏）

第四节　青春期女性保健指导

导读：青春期是人生重要的成长阶段，青春期的健康关系到女性一生的身心健康，因此青春期保健要从生理、心理、行为、社会适应等多方面加以关怀与引导。

一、生理卫生与保健

(一)泌尿生殖系统卫生

1. 日常生活个人卫生 进入青春期后,女性的卵巢逐渐发育,随之雌激素分泌增加,促进子宫内膜、子宫颈腺体、阴道腺体分泌增加,加上阴道上皮脱落细胞、白细胞和乳酸杆菌,形成了一种阴道分泌物,又称"白带"。正常情况下,白带为白色、质稀、无味,量的多少与体内雌激素水平的高低有关。在月经中期接近排卵时,由于宫颈内膜腺细胞分泌旺盛,白带中以宫颈黏液为主要成分,此时白带呈蛋清样,量也明显增多。排卵2~3天后,白带又变成白色,质稠而量少。当生殖道出现炎症时,白带就有颜色、性质、气味的改变。

由于女性外阴部特有的解剖结构,阴道口与尿道口的距离很短,白带、月经血的排出,以及外阴皮脂腺的分泌物和黏附在外阴处的一些污垢,均易于病原体的生长,如不注意外阴部的卫生,很容易引起外阴部的炎症,并可能进一步引起尿路感染和生殖系统的感染。因此,青春期女性应注意以下几点:

(1)每天用清洁水清洗外阴。应有个人专用的清洗外阴的毛巾和盆(不能用于洗脚)。不过分用碱性清洗剂或肥皂清洗外阴,以免外阴皮肤缺乏油脂,过分干燥而引起瘙痒。

(2)勤换内裤,最好能保证每天更换。内裤要宽松,质地应为纯棉制品,化纤制品的内裤透气性能差,易使外阴部温度、湿度增加,造成病原体繁殖而致外阴瘙痒。

(3)不要过分依赖卫生护垫。有些人为了保持内裤清洁,即使不在月经期也长期使用卫生护垫,由于其透气性很差,长期使用也易引起外阴瘙痒。

(4)一般情况下,不宜冲洗阴道。因为阴道本身有自洁作用。在正常情况下,阴道的酸碱度(pH)保持在4~5,使在碱性环境中繁殖的病原体受到了抑制,而宫颈管黏液呈碱性使在酸性环境中繁殖的病原体受到抑制。冲洗阴道将会破坏阴道内和宫颈管的正常微生态环境,使原来受抑制的病原体活跃起来,以致引起生殖道炎症。冲洗阴道最好是在医师的建议下使用。

2. 月经期个人卫生 由于月经来潮时,子宫内膜脱落,血管破裂未愈,形成一个创面,子宫口微开,阴道酸性分泌物被经血冲淡,阴道抵抗力下降,加之经血本身就是一个很好的病原体培养基,

所以,这段时期如不注意卫生就很容易感染各种致病菌。

因此,有必要向青少年讲授有关月经的生理卫生知识,指导她们在月经期应注意以下几方面的保健:

1. 保持外阴部清洁 应每天晚上用温水清洗外阴,清洗时不要让下身泡在水中以及经期洗澡只能洗淋浴,而不能坐浴,以免不洁的水进入阴道。

2. 用消毒卫生巾 使用消毒卫生巾并注意及时更换,一般2~3小时更换一次;青春期女孩最好不使用阴道棉塞,以避免中毒性休克综合征的发生(虽然此病发生率很低,但一旦发生都很严重,可危及生命)。

3. 避免受凉,注意下身保暖 经期适当忌吃冷饮食物,特别需注意下肢及下腹部的保温,避免用冷水洗澡、洗头、洗脚。因为突然的寒冷刺激,可使子宫和盆腔内的血管过度收缩,引发痛经、月经减少或突然停止及其他月经不调症状。

4. 劳逸结合,适量活动 避免过度劳累,注意适当休息,保证有充足的睡眠,以增强抵抗力。同时,适当地进行体育活动,如做广播体操、散步、打乒乓球、一般性家务劳动等,以便促进血液循环,使经血保持通畅,减轻盆腔充血和下腹坠胀不适。切忌参与剧烈的体育活动和体力劳动。

5. 保持心情舒畅和加强营养 有些少女在经期可能会因身体的某些不适如腰酸、下腹部坠胀和出现情绪变化如易怒或情绪低落。应鼓励青少年做一些自己喜欢做的事情,自我调节情绪,保持精神愉快。月经期应多吃易消化的食物,多吃蛋白质和蔬菜、水果,少吃辛辣刺激性食物,以保证足够的营养和大便通畅。

(二)乳房保健

1. 乳房发育 进入青春期后,女性的乳房逐渐发育,到青春期结束时已基本发育成熟,具有了丰满、平滑和富于曲线的外形。乳房发育的大小与种族、家族等遗传因素,以及营养、体育锻炼等后天因素有关。一般来说,营养较好者乳房发育较早。乳房发育存在着个体差异。主要表现如下:

(1)乳房发育开始的年龄有早有晚,这并不意味着不正常。

(2)乳房发育的速度有快有慢。有些女性乳腺发育进入第二期后,在一年之内就发育到第五期的水平,而有些女性则需用好几年的时间才能进入第五期。

（3）乳房发育开始的早晚与成熟时乳房的大小无关。

（4）乳房发育开始的早晚与发育速度的快慢没有关系。一些乳房发育开始早的女性，有的发育速度快，而有的则慢。一些开始晚的女性，有的发育慢，有的却很快。

（5）有些女性，两个乳房发育的速度不一致，使得两个乳房的大小不一。这是由于一侧乳房先于另一侧发育，或者一侧乳房的发育速度大于另一侧所致。

（6）体型矮胖者，因脂肪多而致乳房显得更丰满，而体型瘦高者乳房显得较小，但乳腺组织并不少。

2. 佩戴合适的胸罩 进入青春期的女性在乳房发育之后应适时地佩戴胸罩。由于有胸罩的支托，使乳房负担均匀，减轻了在进行体育运动和体力活动时乳房的上下震动，保证了乳腺里的正常血液循环，避免引发各种乳腺疾病，并通过胸罩的保护，还可避免乳房受到损伤。如果不及时佩戴胸罩，长时间后还可使乳房周围的韧带逐渐松弛，而导致乳房下垂，影响美观。

开始戴胸罩的时间不宜过早或过晚，应视乳房发育的大小而定。当测量乳房时，从乳房上缘（经过乳头）到乳房下缘的距离＜16cm，不用戴胸罩，应让它充分发育。选择胸罩应注意大小、式样是否合适，太大起不到支托作用，太小则有碍呼吸和胸廓及乳房发育，胸罩佩戴后应感到舒适而无压迫紧束感。此外，还要根据个人生长发育情况随时更换。临睡前应解开胸罩，以保证胸部的血液循环和呼吸畅通。

3. 加强营养和体育锻炼 乳房发育很大程度受遗传因素影响，但后天的营养和运动有助于乳房的发育。因此，在青春期需进行科学的饮食，注意不挑食、不偏食以获得全面的营养，保证身体发育和乳房发育的需要。同时，还应重视胸部及上臂锻炼，如游泳、打球等运动，促进此部位的肌肉发育良好，血液循环改善，进而促进乳房发育。

4. 注意乳房有无肿物 青春期女性以乳腺纤维瘤为多见，它是一种良性肿瘤。因此，需要每月做一次乳房自查。自查的时间最好是在月经过后不久，因为在月经来潮前，可能有部分乳腺小叶因充血而肿大，易被误认为肿块。自检方法：检查时可采取坐姿或平躺，右手指腹以旋转或来回滑动方式检查左侧乳房，以顺时针方向由外侧开始进

行一周。以同样方式检查右侧乳房，但沿逆时针方向进行。注意不要用手指去捏乳房。

如果自查发现问题也不必太紧张，因为自己触摸到的肿物不一定就是真正的肿物，可能与个人自查的手法有关，只有及时去医院就医才能获得确诊。

二、心理卫生与保健

青少年在青春期经历了从形态、功能、内分泌到心理情绪的剧烈变化。他们需要面对生理上的变化和心理上的各种矛盾冲突，大多数人能够顺利地度过此时期，但有少数人在此时期会出现某些心理卫生问题和形成不良品质。因此，我们应以预防为主，积极进行心理卫生教育和做好心理保健工作，使他们有健康的心理、健全的性格、乐观和积极向上的情绪以及适应和改变环境的意志，为今后的身心健康、社会适应和工作成就的取得打下良好的基础。目前，心理健康尚无公认的统一标准，青春期心理健康标准一般包括以下内容：

（一）青少年心理健康的标准

1. 智力正常和良好的社会适应性 智力发育正常[智商（intelligence quotient，IQ）在 70 以上]。但是，在评定智力发展时不只靠智商的测定，还要看青少年是否有良好的社会适应性，即一个人具有积极向上，敢于面对现实并适应社会环境的能力。智力能得到正常发挥，能比较深刻、正确、全面、迅速地认识客观事物，并能运用知识较好地解决实际问题。

2. 人际关系和谐 尽管每个青少年的性格有不同，但他们基本能与老师、同学和其他人相处，能保持人与人之间的正常的、友好的交往。人类的心理适应，最主要的就是对于人际关系的适应。心理不健康的人，其人际关系往往失常。

3. 行为协调及反应适度 心理健康的青少年的行为应与周围环境协调，对事物的反应是恰当的。对外部刺激反应适度，表现既不异常敏感，也不迟钝，具备一定应变和应对能力，对外界事物的反应和活动度是积极主动的。

4. 心理与行为符合年龄特征 心理发育与形态、生理发育一样有其规律。随着年龄的增长，心理行为特点也发生改变，形成不同年龄阶段的心理行为模式。行为与年龄相符合，行为与角色一致。如果青少年的心理状态与该年龄段青少年的一般心理状态很不相同，应考虑是否有心理问题。

5. 能不断自我完善　心理健康的青少年能够客观地看待自己和他人，能不断完善自我意识和进行自我教育，能够做到自信、自尊、自觉、自持，而不是自责、自怨、自卑、自弃。

6. 情绪稳定、积极乐观　青少年在学校中学到了许多新知识，又有许多同龄人围绕身边，应该是情绪饱满和充满活力的，能保持轻松、愉快、协调、开朗的情绪，能适度表达和控制情绪。在环境条件基本相同的情况下，如果个别青少年出现情绪低落状况，预示着可能存在某种心理问题。

（二）青少年性心理健康标准

青少年在性器官发育成熟的过程中，其性心理也发生了明显变化。青少年性心理健康与否直接影响到他们的学习、生活和身心健康。青春期性心理健康的标准有以下几个方面：

1. 能够正确地认识自我　一个性心理健康的人，应该能够正确地认识自己的身体变化，正确评价与异性的差异，愉快接纳自己的性角色，能平静地对待自己和异性，并能自然地、坦率地、友好地与异性进行正常交往。

2. 具有一定的自我调适能力　面对性意识的发展和围绕自身周围的各种性信息的影响，应具备一定的自我调适和自控能力，使自己的性心理处于相对平衡状态，能够理智地对待性冲动，性行为能符合性道德规范和社会性行为准则。

3. 保持开朗的心境　青少年常常要面临一些与异性交往、自身生理变化等方面出现的问题，为此，他们常有困惑、烦恼和急躁等表现。性心理健康者能主动接受教育，排除各种心理障碍，保持愉快、开朗的心境，正确处理所遇到的问题。

三、促进心理健康的对策

1. 青少年心理行为发展健康教育　加强青少年心理与行为发展的健康教育对于每个青少年个体及其社会发展都有积极的意义。青少年及家长了解青少年心理与行为发育和发展的特点，有助于正确应对青少年期出现的心理行为问题，预防青少年期病理性的心理行为问题的发生和发展，对于青少年期病理性心理行为问题可以做到早发现、早治疗。提供青少年心理与行为发展的健康教育可以多种多样，学校、医疗机构、社区等多种场所均可以提供，形式可以以讲课为主，以青少年需求为导向，使用青少年能接受和理解的语言，采用多种青少年喜爱的生动、富有趣味的教育和传播方式，以帮助青少年更好地理解内容，更有效地传播知识，积极采取行动。健康教育的内容要科学准确，避免误导，切不可给青少年"贴标签"。在开展健康教育活动时，应该鼓励青少年直接参与各种教育和传播活动，让青少年建立责任感。

2. 青少年的积极教养　美国心理学会前任主席 Seligman 提出心理学研究应致力于关切人类正向特质、长处、优势、力量和美德，以帮助人们追寻更真实的快乐与幸福。Seligman 把这个新领域的心理学命名为"积极心理学"。积极心理学作为一种新思想、新理念、新行动、新技术，一出现就吸引了心理学界的眼球，并逐渐发展成为一种世界性心理学运动，成为一种国际性潮流。以往教育工作者把工作的重心全部放在学生各种外显或潜在问题的解决上，缺乏一种寻找、发现、挖掘、培育和研究学生的各种积极力量、积极品质的积极教育理念，缺乏积极有效的教育方式。随着对有效教养方式的深入研究，接纳、温暖、心理自主这些积极的词汇进入了人们的视线，而积极教养方式也受到了学者、教师、家长的关注和重视。积极教养主要是指教养者为青少年所提供的稳定的、具有支持性的、结构化的环境。教养者通过一定的方式引导青少年从积极方面来看待问题，学会运用积极的方法解决问题，让孩子经常体验积极的情绪，培养良好的心态，学会创造幸福，分享快乐，乐观向上，逐步形成积极的人生观和世界观。

3. 青少年心理行为问题的早期识别　青少年时期是一个关键时期，在此期间如果早期发现一些心理行为问题并加以干预，可以获得较好的干预效果。一些青少年期就开始的或者青少年期新发生的心理行为问题，如广发性发育障碍、注意缺陷多动障碍、情绪障碍（包括焦虑障碍、恐怖症、惊恐发作和强迫障碍）、创伤后应激障碍、抑郁障碍、轻躁狂、进食障碍、睡眠障碍、对立违抗障碍和品行障碍等常见问题，可以通过相关专业人员早期发现和早期识别，并进一步转介至精神专科医院进行治疗。

4. 适宜青少年的心理干预技术

（1）团体辅导：也称团体心理辅导，是基于社会及团体动力学原理在团体情景下进行的一种心理辅导形式，通过人际交互作用，成员在活动中彼此进行交往，使成员间通过心理互动来认识自我、探讨自我，尝试改变旧的行为，学习新的行为方式，改善人际关系，从而解决生活中的问题。帮助青少年学到有效的社会技能,可以试验新的行为,摒弃问题行为,保留良好的行为;能解决青少年的心理问题,维护青少年的心理健康,提升青少年的心理素质,开发青少年的心理潜能。

（2）系统式家庭疗法:青少年的心理与行为问题很大程度上都体现了家庭的问题。系统式家庭疗法(systematic family therapy)是一种家庭心理治疗方法。以系统论、控制论、信息论和激进构成主义认识论为指导思想。此疗法源于20世纪50年代初,G.贝特森等人提出描述精神分裂症家庭交流模式的"双重束缚"(double bind)理论,他们关注此时此地存在着的家庭人际互动现象与家庭成员内在心理活动的关系,把家庭这一基本而普遍的人际系统视为治疗单位,并认为,家庭并非由个体简单叠加而成,个体间及个体与环境间通过基本的信息反馈机制相联结;人际交流不仅含有"内容",且更重要的是传达"关系"性信息;关系网络及家庭外的更大系统制约家庭中个人的心理、行为;家庭成员的症状性行为具有人际意义,其功能在于维持系统的内稳态(引起第一级变化),或引起系统本身自我组织方面的重大变化(第二级变化)。

专家点评:青春期女性是特殊人群,本节从生理卫生与月经指导、常见的不良性行为与性传播疾病预防,健康生活方式指导以及心理干预等方面进行了阐述,对于从事青春期女性保健医疗人员有很好的指导作用,以此建立为青少年人群的友好服务模式。

（吴久玲　朱丽萍）

参 考 文 献

1. 曹泽毅. 中华妇产科学. 3版. 北京:人民卫生出版社,2014.
2. 华嘉增,朱丽萍. 现代妇女保健. 上海:复旦大学出版社,2011.
3. 黄醒华,王临虹. 实用妇女保健学. 北京:中国协和医科大学出版社,2006.
4. 钱序,陶芳标. 妇幼卫生概论. 北京:人民卫生出版社,2014.
5. 熊庆,王临虹. 妇女保健学. 2版. 北京:人民卫生出版社,2014.
6. 罗家有,张静. 妇幼健康教育学. 北京:人民卫生出版社,2014.
7. 江载芳,申昆玲,沈颖. 诸福棠实用儿科学. 8版. 北京:人民卫生出版社,2016.
8. 徐丛剑,华克勤. 实用妇产科学. 4版. 北京:人民卫生出版社,2018.
9. 黎海芪. 实用儿童保健学. 北京:人民卫生出版社,2016.
10. 金星明,静进. 发育与行为儿科学. 北京:人民卫生出版社,2014.
11. 林崇德. 发展心理学. 2版. 北京:人民卫生出版社,2015.
12. 中华预防医学会妇女保健分会青春期学组. 女性性早熟的诊治共识. 中国妇幼健康研究,2018,29(2):135-138.
13. 马远珠. 上海市女大学生性与生殖健康知信行现状分析. 中国妇幼保健,2018,33(3):637-641.
14. 徐婷. 上海市女大学生性与生殖健康知信行现状分析. 中国妇幼保健,2018,33(9):2089-2091.

第六章
围婚期保健

婚前保健（premarital health care）是为准备结婚的男女双方提供集婚前医学检查、婚前卫生指导和婚前卫生咨询的综合性服务。《中华人民共和国母婴保健法》明确规定，医疗保健机构应当为公民提供婚前保健服务。婚前保健应充分尊重公民的隐私权及知情权，是公民享有健康权力的体现。

随着婚前保健工作的不断实践和拓展，群众涉及解决性和生育等问题更加广泛，由此派生形成了围婚期保健。

围婚期保健（peri-marital health care）是公民在准备结婚前、新婚后直至准备妊娠前，这一阶段所接受的有关生殖健康的保健服务。围婚保健既是针对年轻人、婚前人群，也满足新婚期以及准备妊娠阶段人群的需求。

第一节　概　述

导读：这一部分内容主要概述了婚前保健、围婚期保健，包括定义，以及对促进家庭幸福、提高人口素质、疾病预防的重要意义。回顾我国婚前保健相关法规和工作发展历程，国内外对婚前保健服务的认知和做法。

一、目的与意义

（一）目的

婚前保健是以保障母婴安全、防控出生缺陷为核心，以减少遗传病、传染病以及其他严重疾病对婚育的影响为重点，最终达到增强人们自我保健意识，提高婚姻和生活质量，提高出生人口素质的目的。

（二）意义

1. 维护公民的健康权利　婚前保健是在充分尊重公民隐私权及知情权的原则下，医疗机构提供医学检查、咨询和健康教育服务，公民知情选择婚育。充分体现国家对公民健康权利的维护和尊重。

2. 预防疾病对婚育的影响　婚前保健能够发现某些严重遗传性疾病、法定传染病或有关神经精神疾病，是预防影响婚育疾病延续或蔓延的重要关口。针对疾病对婚姻、对方或下一代健康的影响程度，医师会给予咨询指导，提出不宜结婚，或暂缓结婚，或不宜生育等不同的医学建议。

3. 提高公民生殖健康水平　婚前保健能够为服务对象提供性保健、生育保健、避孕节育等生殖健康知识。帮助她们做好婚育的生理和心理准备，顺利度过新婚期。制订适宜的生育计划，为提高婚后生活质量奠定基础。

二、进展

我国婚前保健始于 20 世纪 80 年代。随着社会发展，政府对民众生殖健康的重视，以及群众自我保健意识增强和不断提升的需求，婚前保健服务也日臻完善、成熟。时至今日，主要经历了 4 个发展阶段。

（一）第一阶段

20 世纪 80 年代中期，为了保障公民的婚姻美满和家庭幸福，我国政府于 1980 年 9 月颁布了《中华人民共和国婚姻法》，明文规定"直系血亲和三代以内的旁系血亲"和"患有医学上认为不应当结婚的疾病"应禁止结婚。为了贯彻落实《中华人民共和国婚姻法》的有关婚配原则，以提高出生人口素质为目的，北京、上海等地相继开始尝试为准备结婚的男女提供婚前体检、婚前咨询服务，以期发现不应当结婚或影响婚育的疾病。公民可自愿接受检查。为了正确引导婚前检查服务，1986 年 6 月，卫生部及时制订了《婚姻保健工作常规（试行）》和《异常情况分类指导标准（试行），同年，还与民政部联合发出《关于婚前健康检查问题的通知》，使婚前保健工作开始受到各级政府的重视和支持，婚前体检服务得到规范，服务范围逐步扩大。

（二）第二阶段

1995 年 6 月 1 日，《中华人民共和国母婴保健法》颁布。这是我国首部以保护妇女儿童健康、提高出生人口素质为目的的法规。该法明确规定，医疗保健机构应当为公民提供婚前保健服务；婚前保健服务包括婚前医学检查、婚前卫生指导和婚前卫生咨询；男女双方在婚姻登记时，应当持有"婚前医学检查证明"或者"医学鉴定证明"。《中华人民共和国母婴保健法》肯定了婚前医学检查是依法服务，是我国政府维护公民健康权利的有力措施。为了加强婚前保健工作，1996 年卫生部颁布了《婚前保健工作规范》。国务院妇女儿童工作委员会也将婚前医学检查率纳入《中国妇女发展纲要（2001—2010）》，成为考核政府工作的指标。2001 年 6 月，《中华人民共和国母婴保健法实施办法》和 2002 年《婚前保健工作规范（修订）》的颁布，更加明确和细化了婚前保健服务内容以及管理要求，使婚前保健服务机构有法可依，有章可循。至此，各地婚前保健服务蓬勃开展，婚前保健社会影响力显著提升。1998—2000 年全国平均婚前医学检查率达 63.4%。

（三）第三阶段

2003 年 10 月，全国开始实施新的《中华人民共和国婚姻登记条例》。由于该《条例》不再将"婚前医学检查证明"作为结婚登记的形式要件，而是将婚前健康权利交给公民个人，导致多数人误以为婚前保健被取消。此后，婚前保健由要求、必须，转变为倡导、自愿的服务，加之部分人自我保健意识薄弱，婚前保健服务陷入低谷，接受婚前医学检查人数急剧减少，全国婚前医学检查率由 2002 年的 68% 骤降至 2004 年的 2.7%。

（四）第四阶段

针对婚前保健工作面临的困境，2004 年 8 月，卫生部下发了《关于免费开展婚前保健咨询和指导的通知》，要求各地医疗保健机构为新婚人群提供免费婚前保健咨询和指导，大力开展公众教育。2005 年，国务院妇女儿童工作委员会牵头，联合原卫生部、民政部等 7 个部门，就公民自觉接受婚保健、如何做好婚前保健服务等方面问题开展了深入调查研究。并继续将婚前医学检查率纳入《中国妇女发展纲要（2011—2020）》，作为考核指标之一，以此引起各级政府高度重视和支持。各地政

府积极行动，相继出台了一系列免费婚前医学检查的新政策。某些省、市结合当地威胁公民健康、母婴安全的主要问题，如某些传染病、地方病高发情况，决定将预防关口前移，规定对婚前人群进行筛查，在婚前检查中增加相应项目，由此，获得明显成效。卫生与民政部门联手，提供一站式服务，在大力宣传和提供便利下，越来越多的未婚男女意识到婚前保健的重要性，能够主动到医疗机构接受检查，截至 2017 年，全国婚前医学检出率达 61.4%。婚前保健工作逐渐走出低谷。

为强化婚前保健工作，国家卫生健康委员会于 2018 年 4 月下发了《关于印发母婴安全行动计划（2018—2020）的通知》，提出"推动免费婚前医学检查和优生健康检查的城乡居民全覆盖"的要求。特别令人鼓舞的是，2020 年 4 月，我国政府颁布《中华人民共和国基本卫生医疗与健康促进法》，明确规定"国家采取措施，为公民提供婚前保健、孕产期保健等服务，促进生殖健康，预防出生缺陷"，再次从法律高度界定婚前保健为出生缺陷综合防治的重要措施。2020 年 5 月，国家卫生健康委员会下发了《关于加强婚前保健工作的通知》，进一步明确婚前保健是母婴保健服务和生育全程服务的重要内容。有关政策文件出台，极大地激发了各地政府、卫生行政管理部门以及医务人员的工作热情。各项法律法规逐步落实，以及广大民众健康第一人意识的增强，都成为婚前保健服务可持续发展的坚实基础。

在全球许多国家为保障民众的婚育健康做出了多种规定，提供形式各异的婚育医学服务。20 世纪前半个世纪，许多阿拉伯语国家就已经提倡婚前医学检查；美国在 20 世纪 30 年代制定了强制婚前筛查的法律并付诸实施。各国开展的婚前医学检查服务，基于目的不一，主要有下述几类：①为阻止遗传病延续为主的围婚保健。这类服务主要在有某一类遗传病发病率较高的国家，如在地中海贫血高发的希腊、土耳其，规定男女双方在婚姻登记前要接受地中海贫血基因筛查，如果双方均为基因携带者，可以自己决定是否结婚。②防止严重传染性疾病传播的围婚期筛查服务。在美国，以法律形式规定婚前必须接受梅毒、淋病、结核病的筛查。③提供综合围婚期保健服务。在匈牙利，围婚期保健服务延伸到围孕期，即在准备妊娠的前 3 个月，在此期间每一位公民可以免费接受有经验医师的指导。④围绕减少出生缺陷发

生的筛查服务。20 世纪 80 年代美国有 5 个州提供了风疹血清抗体筛查；为预防神经管畸形，匈牙利将补充含有叶酸的多种维生素引入围孕期保健等。筛查方式有强制也有自愿的。

专家点评：婚前保健是医疗保健机构为公民提供的依法服务。婚前保健是预防疾病蔓延或延续以及出生缺陷综合防治的重要措施。对提高出生人口素质，保障婚姻质量具有重要意义。婚前保健工作的推进需要政府支持和民众积极响应。

（苏穗青）

第二节　婚前保健内容与方法

导读：婚前保健包括婚前医学检查、婚前卫生指导和婚前卫生咨询。本节重点介绍了婚前医学检查时发现影响婚育疾病提出的医学建议，婚前卫生指导的主要内容和做法，以及婚前卫生咨询的分类和要求。

一、婚前医学检查

婚前医学检查（premarital medical examination）是医疗机构为男女公民在婚前提供的临床医学检查。婚前医学检查不同于一般性体检，它围绕有关严重遗传病、传染病、精神病等影响婚育疾病而设计检查项目，针对检查出的疾病提出医学意见并给予咨询和指导。

（一）影响婚育的疾病

影响婚育的疾病是指对自身，或对方，或后代健康有影响的疾病。通过婚前医学检查能够及早发现此类疾病或问题，采取有效预防措施，可以避免疾病对婚姻家庭带来不幸或危害。依据《中华人民共和国母婴保健法》规定，此类疾病主要包括：

1. 严重遗传性疾病　是指由于遗传因素先天形成，后代再发风险高，医学上认为不宜生育的遗传性疾病。

2. 指定传染病　是指《中华人民共和国传染病防治法》中规定的艾滋病、淋病、梅毒、麻风病及医学上认为影响结婚和生育的其他传染病。

3. 有关精神病　是指精神分裂症、躁狂抑郁型精神病及其他重型精神病。

4. 影响结婚和生育的心、肝、肺、肾等重要脏器疾病及生殖系统发育障碍或畸形等。

（二）检查内容及方法

婚前医学检查包括询问病史、全身体检、生殖器官检查、必要的化验及辅助检查，确定有无影响结婚和生育的疾病，针对疾病对婚育的影响提出医学建议。

1. 询问病史　医学检查的第一步。

（1）现病史：重点询问目前有无患对婚育有影响的疾病，以及疾病的发生、发展、变化和治疗全过程。

（2）既往史：既往健康情况，是否患过影响健康和婚育的疾病，重点是精神病、指定传染病、性病、重要脏器的疾病等。

（3）月经史：初潮年龄、月经周期、经期、经量、有无痛经及末次月经日期等，发现影响婚育的妇科疾病。

（4）既往婚育史：特别注意有无流产、死胎、早产、死产及生育过先天性病残患儿史。

（5）与遗传有关的家族史：以父母、祖父母、外祖父母及兄弟姐妹为主，注意家庭成员中有无遗传性疾病。如已病故要了解其死因，必要时绘制家系谱。

（6）家族近亲结婚史。直系或旁系亲属中有无近亲婚配。

2. 体格检查

（1）一般项目：包括测量血压、体重、身高、视力、辨色力等，观察身材是否特殊矮小或巨大，是否过胖或过瘦，全身皮肤的颜色、瘢痕等。

（2）全身检查：包括有无特殊面容、特殊体态、语言表达及智力状况、精神状态和行为有无失常等。常规内、外科物理检查（心、肺、肝、脾、甲状腺、淋巴结、脊柱、四肢等）。

（3）第二性征及生殖器官检查：由同性别的医师实施。检查女性生殖器官原则上进行肛门腹壁双合诊。医师可根据实际情况，征得检查对象同意并签字后，进行阴道检查。女性生殖器官检查，包括：观察外阴发育及阴毛分布、大小阴唇和阴蒂发育，除处女膜发育异常外，严禁对其完整性进行描述；检查子宫大小、双侧附件情况，有无包块、压痛等，以及是否有阴道纵隔等。男性生殖器检查，包括：重点检查生殖器官的发育有否异常或肿块，以及有无尿道下裂、静脉曲张等。

3. 辅助检查

（1）常规检查项目：必要的检查包括血常规、

尿常规、梅毒血清学检测、血转氨酶、乙肝病毒表面抗原、女性阴道分泌物滴虫、假丝酵母菌检查。X射线胸部摄片(透视)等。女性受检者如已妊娠，应及时告知医师，避免胸部摄片(透视)。通过这些检查，医师可初步判断服务对象是否患某些传染病或性传播疾病。

(2)特殊检查项目：医师认为必要或服务对象自愿选择的检查项目。如艾滋病抗体筛查、淋病奈瑟球菌检查，乙肝病毒血清标志物检测，肝肾功能、精液和染色体检查、妊娠试验及相关B超，乳腺B超、心电图、智力筛查等。医师要将检查目的、方法、可能的结果详细告知服务对象，并进行必要的解释。所有检查都应在服务对象自愿选择的基础之上。

(3)婚前保健机构还可以提供更多检查项目供服务对象根据需求自行选择。

4. 转诊服务　承担婚前检查的医学机构要与各相关机构建立转诊机制。对不能确诊的疑难病例或本机构检测条件有限时，应提供快捷有效的转诊服务，并对转诊对象进行劝慰和解释。

(三)婚前医学建议

婚前保健医师应该综合服务对象的医学检查结果，从有利于本人、对方以及后代健康出发，提出有关婚育的医学建议。服务对象则应认真考虑医师的建议，知情选择婚育。

1. 医学建议分类　根据《婚前保健工作规范(修订)》要求，医学建议包括如下内容：

(1)未发现医学上不宜结婚的情形：经过婚前医学检查，未发现影响婚育的疾病或异常情况。这是绝大部分婚前保健对象的医学检查结果。

(2)建议不宜结婚：按照《中华人民共和国婚姻法》第七条的规定，即有下列情形之一的禁止结婚：患有医学上认为不应当结婚的疾病。《婚前保健工作规范(修订)》规定：双方为直系血亲、三代以内的旁系血亲；医学上认为不应当结婚的疾病，如发现一方或双方为重度、极重度智力低下，不具有婚姻意识能力；重型精神病，在发病期间有攻击危害行为的，注明"建议不宜结婚"。

(3)建议暂缓结婚：发现指定传染病在传染期内、有关精神病在发病期内或其他医学上认为应暂缓结婚的疾病时，医师提出"建议暂缓结婚"。需要向服务对象解释，不是不让结婚，而是在疾病治疗期间或未治愈前一段时间，减少接触，以避免因结婚造成传染病的传播，及避免精神病患者对他人的攻击而提出的建议。

(4)建议采取医学措施，尊重受检者意愿：对于可能会终生传染，且不在发病期的传染病患者或病原体携带者，如乙型肝炎病毒携带、人类免疫缺陷病毒(简称艾滋病病毒)感染等情况。医师应向服务对象说明情况，提出预防、治疗及采取其他医学措施的意见，提出告知对方的建议。若受检者坚持结婚，应充分尊重受检双方的意愿。

(5)建议不宜生育：发现医学上认为不宜生育的严重遗传性疾病或其他重要脏器疾病，以及医学上认为不宜生育的疾病者，医师提出"建议不宜生育"的医学意见。通常情况下，患病者难于接受，多会从疾病是否对对方、后代健康影响的角度向医师询问。医师应该充分理解患者的心情，进行耐心、详细解释。

(6)其他：除《婚前保健工作规范(修订)》规定的上述医学意见外，还有某些影响婚育的情况，医师可以提出建议，如某些遗传病可将致病基因传给男孩，女孩是致病基因携带者，可建议控制下一代性别。若有生殖器官缺陷或疾病者应提出，经治疗后再结婚的建议；若任何一方患无法矫治的严重缺陷，应建议主动向对方说明情况，共同商讨知情选择婚育；若患重要脏器严重疾病或晚期恶性肿瘤者，结婚生育会使病情更趋恶化，甚至缩短其生命期限，应建议慎重考虑婚育。

2. 医学建议处理

(1)做好咨询：医师通过咨询达到与服务对象之间的双向知情、共识。医务人员要了解婚前保健对象对生殖健康的认知程度，以及存在的各种问题、疑惑等。针对性地帮助服务对象，促进他们对婚育作出正确的选择。

(2)及时转诊：对于在婚前医学检查时发现的影响婚育疾病或可疑病症，或提出"建议不宜结婚""建议不宜生育"以及"建议暂缓结婚"的医学建议的服务对象，应该提供转诊服务。转诊前告知服务对象转诊的重要性，给予积极配合。

(3)尊重服务对象选择：婚前保健对象有权自主选择婚育，医务人员要给予尊重。有权对医学建议提出异议，可以根据《中华人民共和国母婴保健法》第十一条"接受婚前医学检查的人员，对检查结果持有异议的，可以申请医学技术鉴定，取得医学鉴定证明"的规定，向当地医学技术鉴定委员会等机构提出技术鉴定的申请。婚前保健机构和医务人员对婚前保健对象的检查结果应予以严格保密。

二、婚前卫生指导

婚前卫生指导（premarital health guidance）是医疗保健机构为准备结婚的男女公民，提供以婚育为核心，有关疾病、性与生殖健康等知识的健康教育。医务人员运用有效的宣传手段，在有限时间内将最主要、最基本知识传授给婚前保健人群，以提高他们的自我保健意识。

（一）指导内容

《婚前保健工作规范（修订）》规定了婚前卫生指导的主要内容。各地也要结合当地的健康问题、习俗和人群需求开展有针对性的健康教育。

1. 影响婚育的有关疾病的基本知识　重点是提供如传染病、性传播疾病、神经精神疾病及重要脏器严重疾病的对婚育影响知识。其中：

（1）传染病：在传染病的隔离期间应暂缓结婚，预防性传播疾病尤为重要。这类疾病若婚前不治疗，婚后不仅会加重病情，更有潜在传播给对方或后代的危险。

（2）精神病：是一种对对方有影响的疾病。在发病期间应暂缓结婚。精神病在没有得到有效控制的情形下结婚，不仅加重病情，同时还会伤害对方，服用的药物还会造成后代的畸形。

2. 遗传病的基本知识　普及近亲婚配危害知识，提供最基本及严重、再发风险高的遗传病知识。鼓励群众提供与遗传相关的家族史、血缘关系等信息。

3. 有关性保健和性教育　帮助婚前保健对象获得并正确理解，男女性器官不同的解剖与功能特点、两性性生理及性心理活动的基础知识。促使他们能够正确对待新婚期性生活中可能出现的问题。

4. 避孕及计划生育　新婚期避孕方法选择是每一对新婚夫妇都要面临的实际问题。应向新婚夫妇提供新婚期以及婚后不同时期避孕方法的选择，以及各种避孕方法的适应证、禁忌证、使用方法和副作用的知识。

5. 孕前保健知识　婚前保健衔接着青春期和孕前阶段，要告知服务对象适宜的妊娠时机、环境和疾病对后代的影响等孕前保健知识，帮助他们安全受孕，保障后代健康。

6. 生殖健康相关知识　包括基本的性心理、性卫生、性技巧知识，以及孕育健康后代的知识。

（二）指导方法

卫生指导应针对当地的经济状况，婚前保健对象的文化程度，采取服务对象喜闻乐见、易于接受的方式。方式应该与时俱进，比如新媒体手段等。

1. 广泛开展宣传倡导和健康教育　也称大众传播，其优点是可以向多数人传递信息。可以利用新媒体或节假日设立咨询台，或在婚姻登记场所设立宣传平台等多种形式及场所，向大众及婚育人群开展宣传教育和咨询指导，引导群众树立"每个人是自己健康第一责任人"的理念，强化父母健康关乎后代健康的意识。

2. 面对面直接传播与交流　也称人际传播，其优点是传递信息完整、有效。婚前保健人员要结合婚前医学检查、卫生咨询等各种时机与服务对象交流，有针对性地进行健康教育。还可以利用"互联网+"服务平台，提供在线咨询、智能终端等服务，人际传播需要医务人员熟练掌握传播技巧。开展在线婚育健康宣传告知，推动宣传教育关口前移。

（三）制作健康教育材料

婚前卫生指导应用的健康教育材料，应能够适应当地经济发展水平、习俗和人群的教育程度。要针对不同婚育阶段服务对象，提供优质、高品位的教育材料，增强群众获得感。适宜的健康教育材料应该具有下列特点：①科学性。要客观、准确地传递信息，保证信息的正确、科学、全面。②针对性。根据当地民众对婚前保健认识、可接受性，确定健康教育内容和传播方式及途径。③启发性。避免说教式或专业语句，采用通俗、易懂、可接受、新颖的语言，传递科学知识；④直观性。卫生指导材料应易于群众接受、可视性强，如电视、录像、互联网等，宣传材料应主题鲜明、重点突出。⑤规律性。健康教育知识传播应遵循人的思维规律，由浅入深，循序渐进。⑥灵活性。针对服务对象不同的文化、习俗、爱好来决定健康教育材料和宣传方式。

（四）评价健康教育效果

评价健康教育效果，是提高婚前卫生指导质量的重要方法。可采用调查问卷、个人访谈、小组讨论等形式收集信息，用前、后对比的方法评价健康教育效果。评价工作要贯穿于婚前卫生指导全过程，还可以邀请婚前保健对象参与评价。通过评价及时掌握卫生指导的内容、方式是否符合需要，了解服务对象的接受程度和满意程度，评价卫生指导教材以及指导方法的可行性。

三、婚前卫生咨询

婚前卫生咨询（premarital health counseling）是医师与服务对象就生殖健康、婚育等问题进行面对面的交谈和商讨，以澄清对某些生殖健康问题的认知，解决难于启齿的隐私问题。婚前卫生咨询是每一位服务对象享有的个性化、保密的服务，并贯穿于婚前保健全过程的服务。在婚前保健服务成为群众自愿选择，需求日益增强的形势下，婚前卫生咨询更显得尤为必要。

(一)咨询类型

根据婚前保健特点和服务对象需求，可以分为普遍性咨询和个性化咨询两种形式。

1. 普遍性咨询　医务人员针对服务对象普遍关心，并与婚育有关的疾病及生殖健康问题，主动提供的咨询。通常与问诊等医疗服务相结合，是所有服务对象都可享有的咨询服务。

2. 个性化咨询　患有影响婚育疾病者可就疾病对个人、婚姻、对方或后代影响，以及各种医学建议向医师咨询。个性化咨询还包括服务对象，针对有婚姻心理障碍、性健康、生育保健、新婚避孕节育等生殖健康问题与医师的交流。个性化咨询需要一个良好的咨询环境和具有丰富经验的医师。

3. 双方共同咨询　要基于双方知情，能够接受检查结果基础上，解释疾病的危害及医学建议的意义，让他们认识和正确理解检测结果。分析他们的担忧、可行的解决办法；帮助患有疾病的一方认识到保护对方、后代的责任。

(二)咨询内容

婚前卫生咨询需要涉及婚前保健对象在患影响婚育疾病，以及与婚育、性生活有关的问题，主要包括：婚前保健对象就对方、后代、家庭等与其相关人群的健康与婚育提出问题的咨询，以及对医学意见有疑义的咨询等。

1. 影响婚育疾病咨询　此类咨询占婚前卫生咨询比例最大。医务人员针对婚前保健对象患有疾病的特点，告知疾病对婚育可能造成的危害，提醒婚前保健对象对自己、对方和后代的健康负责，告知切实的预防措施，让对方采纳。

2. 对医学建议咨询　婚前保健对象对"暂缓结婚""不宜生育"等医学建议不理解、有异议，可以提出问题。医师首先要肯定婚前保健对象可以结婚，或可以生育，鼓励对方谈出对婚育的考虑，然后耐心讲解其患疾病对婚育可能产生的影响，

特别是对婚后性生活、对方健康及某些高发遗传性疾病对后代的影响；提出应将病情告知对方的建议。某些服务对象可能因为医师的建议违背自身的愿望而产生排斥态度，医师应给予尽可能多的解释，鼓励服务对象提出问题，帮助其认识到问题的严重性。

3. 有关生殖健康咨询　婚前保健对象针对性健康、生育保健、新婚避孕节育等生殖健康问题提出异议，医师给予针对性的解答。这一咨询通常在经过婚前医学检查后。此类咨询涉及内容范围广泛，某些情况下还需要深入讨论，医务人员应该给予认真指导。

4. 遗传咨询　婚前卫生咨询的重要部分。在婚前保健时，医师与婚前保健对象共同探讨双方有无遗传疾病的可能性，包括本人以及家族情况。对于已患或可能患有遗传疾病的服务对象，医师应就本人及其家庭中有关人员的发病风险，特别是子代再发风险进行科学的估计，帮助他们知情选择婚育，避免遗传病延续。

(三)咨询方法

1. 咨询原则　婚前卫生咨询要遵循平等相待、无强迫，对方易接受的原则。医师要充分尊重服务对象的意愿，从当事人的角度出发，耐心、细致地讲明科学道理，使他们对问题的解决变被动为主动。咨询过程中要建立在理解与共情基础之上，尊重服务对象提出的任何观点，真诚坦率地对待服务对象。

2. 交流技巧　要获得最佳的婚前卫生咨询效果，需要婚前保健医师熟练掌握人际交流技巧，并自如运用。常用交流技巧包括如下方面：

(1)谈话的技巧：咨询者应力求讲普通话，或与咨询对象能够共同接受的语言，要适当重复重要的或不易理解的概念，交谈过程要及时取得反馈，了解咨询对象对交谈内容的理解程度，必要时运用图画、模型等辅助方法，帮助咨询对象理解。

(2)非语言技巧：人际沟通的滑润剂，包括无声的动姿如面部微笑、目光、坐姿、体态、仪表、服饰等，还包括咨询过程中有声的类语言如鼻音、叹息，用以表示与对方交谈的反应。

(3)倾听的技巧：有效地听取咨询对象讲话是咨询者亲身传播的基本技能之一。咨询者要认真耐心地倾听对方的陈述，可以不断用点头、"是""嗯"或重复关键词，表明对对方的理解，不要轻易打断对方讲话，一段时间可以总结对方陈述的要点，学会用鼓励的语言表扬对方。咨询过程中要注意观

察对方的表情。

（4）提问的技巧：恰当地提出问题，是使咨询向深层次发展的关键。最常用的提问类型有：①封闭式提问。多用于咨询的开始，如"你家里有遗传病患者吗""是吗"对方回答简单，"有"或"是"。②开放式提问。主要用于鼓励对方畅谈，是咨询中最常用的提问方式，如"你是怎么考虑的""关于婚前检查你知道多少"，对方回答需要陈述，不是简单地回答是与不是。③探索式提问。是提炼出主要的问题进一步提问，多用于深入了解时用，如"你们决定婚后暂时避孕，为什么"。④诱导性提问。咨询时应该避免的提问方式，因为诱导式提问是咨询者将希望的答案放在提问中引导对方回答，如"婚后短期不要孩子，你丈夫会不同意吧"。

（5）反馈的技巧：咨询过程中，反馈是十分重要的，咨询医师对咨询对象的认识、感受应经常总结、归纳，充分肯定他们正确的认识，鼓励他们建立有益的健康行为。

专家点评：婚前保健不同于一般性体检，其内涵包括医学检查、卫生指导和卫生咨询三个方面。影响婚育疾病意指的疾病类型和针对疾病影响提出的医学建议。医务人员需要掌握健康教育的方法和咨询技巧，提供规范的卫生指导和婚育咨询。

（苏穗青）

第三节　常见影响婚育疾病指导

导读：明确《中华人民共和国母婴保健法》规定的影响婚育疾病类别。了解指定传染病、严重遗传病、相关精神病以及常见生殖系统疾病和重要脏器严重疾病，对婚育的影响和婚育指导意见。

根据《中华人民共和国母婴保健法》规定以及疾病分类标准，影响婚育疾病包括严重遗传性疾病、指定传染病、有关精神病，以及影响结婚和生育的心、肝、肺、肾等重要脏器疾病及生殖系统发育障碍或畸形等。

一、指定传染病与婚育

婚前保健重点检查《中华人民共和国传染病

法》中法定传染病，如艾滋病、淋病、梅毒、麻风及医学上认为影响结婚和生育的其他传染病。医师应该明确告知服务对象疾病具有传染给对方或后代的风险，并给予婚育指导。

（一）总体指导原则

1.《中华人民共和国母婴保健法》规定，"婚前医学检查中对患指定传染病在传染期间内，准备结婚的男女双方应暂缓结婚"。待疾病痊愈，传染性降低或消失后再考虑婚育。

2. 到正规医疗机构接受规范、彻底治疗，特别是性传播疾病，避免私自用药或到非正规医院用药，避免因治疗不利加重病情或重复感染。

3. 患病期间应减少性生活，若有性生活，则要坚持使用安全套，避免传染对方。

4. 感染女性，待疾病痊愈、稳定或感染水平降低后再怀孕，以降低母婴传播风险。若怀孕，应立即采取预防母婴传播措施，以减少后代感染的风险。

（二）重点疾病指导

1. 乙型肝炎病毒感染　因为目前没有有效的药物可以清除感染乙型肝炎病毒（hepatitis B virus，HBV），多数人感染后将终身携带。因此，乙型肝炎病毒感染者可以正常结婚、妊娠、生育。但应注意夫妻间传播和母婴传播问题。特别是女性感染者怀孕后，可以因母婴传播将病毒传染给新生儿。围产期感染的新生儿，60%～95% 将发展成为慢性乙型肝炎病毒携带者。

（1）任何一方或双方感染乙型肝炎病毒，考虑将长期携带病毒，婚育医学意见为"建议采取医学措施，尊重受检者意愿"。

（2）若一方为感染者，对方检测为抗 -HBV 阴性，应立即按照免疫规划接种三剂次乙肝疫苗，待体内产生抗体后，再结婚为宜。

（3）女性感染者检查病毒载量，遵医嘱进行治疗，待病毒载量下降后，再怀孕，减少母婴传播风险。

（4）女性感染者若怀孕，应加强产前检查，观察肝功能变化以及监测病毒载量。所生婴儿要采取预防母婴传播干预措施，即婴儿出生后 12 小时内注射乙型肝炎免疫球蛋白（hepatitis B immuno-globulin，HBIG）100U，同时接种乙肝疫苗 10μg。之后，按照 0、1、6 个月免疫程序完成全程乙肝疫苗接种。

（5）单项 ALT 高：首先需结合临床病毒学指标，排除病毒性肝炎的诊断。定期复查谷丙转氨酶，待正常后再婚育。乙肝病毒血清学指标物检测结果与婚育指导见表 6-1 所示。

2.乙型肝炎　乙肝肝炎患者，即乙型肝炎病毒感染伴肝功能异常者，乙肝病毒复制活跃，传染性极强。

（1）急性传染期应住院隔离治疗，"建议暂缓结婚"。

（2）在肝功能正常后 3～6 个月再结婚，婚后要暂缓 1 年生育。

（3）慢性肝炎活动期，应暂缓结婚和生育。待肝功能正常 3～6 个月后结婚，暂缓生育 1 年。

（4）部分男性慢性肝炎患者可引起阳痿及性功能减退或遗精，可因过频的性生活加重肝脏负担，而引起肝功能异常。

3.结核病　结核病是由结核分枝杆菌引起的呼吸道慢性传染病，可累及全身多个脏器，可治愈。结核病以肺结核最为多见，通过痰菌传播。若泌尿生殖系统结核，可通过性交方式传播。女性生殖器感染结核，称生殖器结核，又称为结核性盆腔炎。结核病具有传染性，属影响婚育疾病。婚育指导意见是：

（1）任何一方患开放性肺结核"建议暂缓结婚"。

（2）结核病开放期应该及早治疗，否则感染可致男女不孕不育。有效的抗结核药可使大部分新发病患者经过 1～1.5 年治疗而痊愈，其复发率也很低。可待病情稳定全身状况良好时再结婚。

（3）女性患开放性结核，建议暂不怀孕。怀孕不仅加重病情，抗结核药物对胎儿、婴儿也可以造成危害。

（4）经 X 射线胸片检查结核病灶及痰培养结核分枝杆菌（－），泌尿系统结核尿培养结核分枝杆菌（－）后，可结婚及生育。

4.梅毒　梅毒主要经性传播。梅毒感染妇女怀孕，可以发生流产、死胎、死产、先天梅毒等严重不良妊娠结局。近年来梅毒流行有上升趋势，婚前保健中发现的梅毒病例也逐年增加。梅毒成为婚前保健重点防治的疾病。婚育指导意见：

（1）任何一方患早期梅毒或复发梅毒"建议暂缓结婚"。经治疗达到临床治愈，且梅毒检测试验滴度下降 4 倍以上（如由 1:16 降至 1:2），可以结婚。婚后仍需定期复查，直至梅毒检测试验阴转。

（2）若既往患梅毒，在排除现症感染后可以结婚。

（3）一旦发现，不论处于何种时期，都应立即进行抗梅毒治疗，首选苄星青霉素或普鲁卡因青霉素。治疗期间要避免性生活，若有性生活要使用安全套。

（4）告知对方进行梅毒检测，及早发现，及早治疗。

（5）女性感染者，建议经过规范治疗后再怀孕。若已经怀孕，应立即采取抗梅毒治疗等干预措施，预防母婴传播。

表 6-1　乙肝病毒血清学指标物检测结果与婚育指导

HBsAg 表面抗原	HBeAg E 抗原	抗-HBs 表面抗体	抗-HBe E 抗体	抗-HBc 核心抗体	婚育指导
－	－	－	－	－	未感染。可婚育
－	－	＋	－	－	有抗体。可婚育
＋	－	－	－	－	单阳。可婚育。配偶若阴性，建议婚前接种乙肝疫苗。小三阳，若女方感染并怀孕，应检测病毒载量。住院分娩，安全助产。婴儿出生后尽早在 12 小时内注射乙型肝炎免疫球蛋白 100U，同时接种乙肝疫苗 10μg，之后，按照 0、1、6 个月程序，完成接种
＋	－	－	－	＋	可婚育。处理同前
＋	－	－	＋	＋	小三阳。可婚育。处理同前
＋	＋	－	－	＋	大三阳。医学建议："建议采取医学措施，尊重受检者意愿"。对方若阴性，应婚前注射乙肝免疫球蛋白，同时按照 0、1、6 个月程序接种乙肝疫苗。女方应暂缓生育，检测病毒载量。如已怀孕，告知母婴传播危害。检测病毒载量，遵医嘱接受抗病毒治疗。住院分娩，安全助产。婴儿出生后尽早于 12 小时内注射乙型肝炎免疫球蛋白 100U，同时接种乙肝疫苗 10μg，按照 0、1、6 个月程序，完成接种
＋	＋	－	－	－	双阳。处理同前

5. 艾滋病 艾滋病是通过性接触、血液或血液制品及母婴传播途径传播。感染艾滋病病毒后有很长的携带期，即没有明显的临床症状，但已具有一定传染性。艾滋病感染妇女怀孕，病毒可以通过怀孕、分娩和哺乳传染胎、婴儿，发生母婴传播，若不采取干预措施，母婴传播率可达30%左右。婚前检查是及早发现艾滋病、预防性传播和母婴传播的重要关口。对艾滋病感染者婚育指导意见如下：

（1）一旦感染艾滋病病毒后将终身携带，因此，对艾滋病感染者婚育医学意见为"建议采取医学措施，尊重受检者意愿"。

（2）评估感染水平，若新近感染或病毒载量处于较高水平，告知双方经性传播以及母婴传播的危害性。建议尽快抗病毒治疗，待病毒载量下降后，再结婚。若病毒载量在低水平，可以结婚。但性生活时要使用安全套。

（3）为感染者性伴进行人类免疫缺陷病毒筛查，对其行为进行危险评估，及早发现感染状况。

（4）若女方未感染者，建议尽早抗病毒治疗，在病毒载量较低水平时，再怀孕。若已经怀孕，应立即采取抗病毒治疗等干预措施，预防母婴传播。女方怀孕期间，应尽量避免性生活，若有性生活应该使用安全套。

（5）进行改变危险行为指导，提供有效的避孕措施，避免非意愿妊娠。

6. 淋病 淋病是由淋病双球菌引起泌尿生殖系统黏膜的炎症，主要通过性接触传播，也可通过污染的衣裤、毛巾、浴盆等感染。女性淋病奈瑟球菌感染可经宫颈上行至宫腔及输卵管等盆腔部位，可造成不孕或发生异位妊娠。还可以发生流产、早产、新生儿败血症等不良结局。分娩过程可感染胎儿，引起新生儿淋菌性眼炎，导致失明。男性淋病奈瑟球菌感染治疗不及时也可上行引发前列腺炎影响生育功能，且可因尿道狭窄出现排尿困难。婚育医学意见如下：

（1）淋病未治愈前应"建议暂缓结婚"。

（2）性伴侣应同时接受检测和进行治疗，治疗时以及结束后2周避免性接触。

（3）性生活时使用避孕套，避免经性传播。

（4）女性患者，应该治愈后再怀孕。若怀孕或在怀孕期间感染淋病，新生儿出生后立即用硝酸银或抗病毒药物点眼。

7. 生殖道沙眼衣原体感染 由沙眼衣原体感染，男性感染患非淋病性尿道炎，病原体可以抑制受精，造成生育力低下。女性感染可发生子宫内膜炎、尿道炎，累及输卵管或盆腔感染可造成不孕、宫外孕等。若怀孕可影响胎儿宫内感染，造成流产、早产、死胎等，胎儿出生后可引起新生儿结膜炎、肺炎等。由于该病可因性行为导致对方患病，故属于性传播疾病，而接触被沙眼衣原体或支原体感染者污染的物品也可引起感染。婚育指导意见如下：

（1）未治愈前"建议暂缓结婚"，治愈后结婚或开始性行为。一方患病后，另一方也要检查，发现患病后要积极治疗。

（2）双方共同治疗，治疗前应该避免性接触。

（3）女性感染者应积极治疗，待治愈后再怀孕。

（4）本病是可防可治的，预防的关键是要杜绝不洁性交。洁身自爱，不嫖娼、不卖淫，避免婚前性行为和婚外性行为。

8. 尖锐湿疣 尖锐湿疣是最常见的性传播疾病，由人乳头状瘤病毒引起。传播途径有不洁性交或接触有人乳头瘤病毒污染的生活用品。女性感染者怀孕可经产道及产后密切接触感染新生儿，导致新生儿咽喉瘤及皮肤黏膜病变。HPV16、18型等高危型感染，与外阴癌、宫颈癌发生密切相关。婚育医学意见如下：

（1）任何一方患病，未治愈前"建议暂缓结婚"。待治疗痊愈，病情稳定，6个月以上不复发再结婚。尖锐湿疣彻底治愈后无传染性，不影响怀孕和生育。

（2）及早、规范治疗，夫妻同治、治疗期间应禁止性生活，是治愈的关键。尖锐湿疣极易复发，定期宫颈检查，防患于未然。

（3）女性患者应先治疗，待治愈后再怀孕。其原因是由于妊娠期体内雌激素水平增加、细胞免疫功能降低、盆腔血供丰富等因素，可以加速尖锐湿疣后病情发展。胎儿经过产道或在出生后与母亲密切接触，可导致新生儿的病毒感染。故建议彻底治愈后再妊娠。

（4）不要随意接触患者的物品，患者使用后的物品要清洗消毒。

（5）孕期发现感染，可局部进行治疗。

二、严重遗传性疾病与婚育

遗传病是因人体内正常的遗传物质（即染色体或基因）发生异常改变而引起的畸形或病变。严重遗传性疾病是指由于遗传因素先天形成，后代再发风险高，医学上认为不宜生育的遗传性疾病。至今，人类发现的遗传病已达 7 000 多种，遗传病分为单基因遗传病、多基因遗传病和染色体病。遗传病一般不影响结婚。对患有严重遗传病者，考虑致病基因延续而影响后代健康，经评估遗传风险，提出"建议不宜生育"或"控制胎儿性别"的医学意见。

（一）遗传病发现与评估

遗传病发现与评估包括：采集信息、家系分析、绘制家系谱、观察症状、临床检查、诊断疾病、遗传风险评估、提出医学指导意见等步骤。

1. 采集相关遗传信息 采集有关遗传病信息，解答遗传疾病对婚育影响问题是诊断遗传病，预防遗传病延续的重要方法，又称遗传咨询。需要婚前保健医师通过良好的咨询，启发服务对象认真、如实地提供信息，配合医务人员做好家系调查。采集的相关信息包括：

（1）现病史、既往病史：即目前或以往是否患遗传病或有相关的遗传病症状。

（2）生育史：指有无分娩过染色体异常儿、先天缺陷患儿、有无多次原因不明流产、死胎、早产史，若生育过一个患儿，则需要排除如母亲妊娠期使用药物，是否接触过 X 射线等影响因素。

（3）家族史：直系亲属及三代旁系亲属中有无遗传病患者，是否有近亲结婚。

2. 观察特异症状 通过体征、表情、意识等多方观察，发现某些遗传病具有特异性的症状和体征。例如有无精神状态异常、智力低下、特异面容，聋（哑），视力低下，四肢、手、足畸形伴功能异常、发育迟缓、身材矮小等。另外，有原发闭经或继发闭经、第二性征不发育或两性畸形、睾丸小伴第二性征发育不良、少精、无精等异常者，不排除患遗传病的可能，需要进一步检查诊断。

3. 临床检查 必要的实验室检查、X 射线、超声、智力测验、心电图、脑电图等检查。实验室检查主要有染色体、生化、基因、免疫、内分泌等。

4. 初步诊断 综合分析服务对象的病史、症状及体征、实验室检查和辅助特殊检查结果，初步判断有无遗传病，属于哪一类遗传病。

5. 推算后代再发风险 遗传咨询医师通过家系分析、绘制家系谱方法进行推算后代发病风险，即运用遗传学理论，分析基因传递规律，预测致病基因遗传频率，估计子代患病风险，慎重提出能否

婚配、能否生育健康子女等医学建议。承担遗传咨询的医师需经过培训，可以绘制简单的家系谱，能够借助相关资料，初步确定疾病的遗传方式和家族成员的基因型。

6. 专家鉴定 对于严重遗传病的诊断、婚育指导意见，要经过遗传专家的判断和指导，婚前保健医师提供转诊服务。对于严重遗传疾病患者，要收集其相关资料，并整理后存档。与服务对象建立随访关系，进行婚育结果追踪。

（二）单基因遗传病婚育指导

单基因遗传病分为常染色体显性遗传病、常染色体隐性遗传病、X 连锁显性遗传病、X 连锁隐性遗传病。

1. 常染色体显性遗传病 基因为显性，只有一个突变基因便可发病，例如成骨发育不全、遗传性舞蹈病等。其特点为：患者双亲之一往往也是同病患者，男女患病机会均等，同胞中患病率约为 1/2，每代都有患者。婚育指导意见如下：

（1）双方之一为患者，其子女患病危险率为 50%，若为严重遗传病，又不能做产前诊断。提出"建议不宜生育"的医学意见。

（2）双方均正常，但某一方的同胞中有患者，则子女患病危险率与一般人患病率相同，可以生育。

（3）双方均正常，也无异常家族史，但曾生过患儿，可能的原因是某一方的生殖细胞中遗传基因发生新的突变所造成，再发风险不高，可以生育，做好产前检查。

2. 常染色体隐性遗传病 患者双亲表型正常，但都是致病基因携带者，也就是致病基因是隐性的。一旦结合发生突变会造成疾病，较常见疾病有先天性聋（哑）、视网膜色素变性、苯丙酮尿症、肝豆状核变性等。婚育指导意见如下：

（1）双方均是同一种隐性遗传病患者，子女 100% 患病，"建议不宜生育"。

（2）一方为常染色体隐性遗传病患者，对方正常，其子女均不发病，但都是致病基因携带者，可以生育。

（3）一方为致病基因携带者，对方正常，其子女均不发病，可以生育。

3. X 连锁显性遗传病 致病基因是显性的，位于 X 染色体上，此类遗传病有抗维生素 D 佝偻病、遗传性慢性肾炎等。主要特征是女性患者多于男性，患者双亲中往往有一方为患者。婚育指导意见如下：

（1）男方为患者，女方正常，所生男孩都正常，女孩都是患者。通过测定胎儿性别进行选择，保留男孩，如果没有条件进行产前诊断，则"建议不宜生育"。

（2）女方为患者，男方正常，所生男孩和女孩患病率均为 1/2，"建议不宜生育"。

（3）双方均正常，生过一个患儿，可能是生殖细胞中新发生的基因突变，再生同类疾病患儿的风险不大，可以生育。

4. X 连锁隐性遗传病　隐性致病基因位于 X 染色体上。如甲型及乙型血友病、红、绿色盲等。主要特征：男性患者多于女性，交叉遗传，即男性患者的致病基因只能随 X 染色体传给女孩，不能传给男孩，女孩为携带者。婚育指导意见如下：

（1）男方为患者，女方正常，所生男孩均正常，女孩都是致病基因携带者。

（2）女方为患病，男方正常，因女方两个 X 染色体上均有相同的隐性致病基因，所生子女，男孩都发病，女孩都是携带者。可通过测胎儿性别选择，保留女孩。

（3）女方携带者，男方正常，所生女孩都不发病，但其中有 1/2 为携带者，男孩 1/2 为患者，1/2 正常，可以通过测胎儿性别进行选择，保留女孩。

（三）多基因遗传病婚育指导

由 2 对或 2 对以上基因引起的疾病，每对基因之间没有显性与隐性之分，各对基因的作用微小，但有累积效应。多基因遗传病是遗传因素与环境因素共同作用的结果。常见的疾病有唇腭裂、神经管畸形、多指 / 趾等。婚育指导意见如下：

1. 后代的患病风险，远比单基因遗传病低。若患病风险率高于 10%，"建议不宜生育"。

2. 群体患病率高的疾病患者，子代患病风险高。例如，唇裂在我国人群中患病较高约为 0.17%，患者一级亲属中患病率约为 4%。

3. 与患者亲属关系愈密切，子代患病率愈高。一级亲属（父母、子女、兄弟姐妹）患病率高于二级亲属（叔、伯、姑、舅、姨、祖父母、外祖父母），二级亲属的患病率又高于三级亲属（堂表兄弟姐妹）。

4. 家族中患病人数愈多，子代患病风险愈高。如精神分裂症者，如本人家族有多人患病，则后代患病率高，"建议不生育"。

（四）染色体病婚育指导

染色体病大致分为数目异常和结构异常两类。染色体数目异常是指染色体数目多于或少于 46 条，常见疾病如 21- 三体、45,X、47,XXY 等。这类遗传病的特点往往是综合征，智力低下并伴有多发畸形。染色体结构异常主要有平衡易位、倒位，异常者往往没有任何症状，但可引起流产、死胎或生育染色体不正常的患儿。其他结构异常还有如染色体缺失、重复等，患者往往有明显的发育障碍或智力低下。婚育指导意见如下：

1. 高龄孕妇（指 35 岁及以上者）生育染色体数目异常患儿风险增加，故高龄孕妇应做产前诊断，取绒毛或羊水查胎儿染色体。

2. 染色体数目异常患者，子代患病风险率高，约为 1/2，应做产前诊断。无条件做产前诊断者则应提出"建议不宜生育"的意见。

3. 任何一方染色体结构异常，妊娠时应做产前诊断。

（五）常见遗传性疾病处理及婚育指导

1. 近亲婚配　是指三代之内有共同祖先的男女进行婚配。医学上将两个个体携带相同等位基因的概率称为亲缘系数。血缘关系越近，亲缘系数越大。即婚配双方携带有相同等位基因的概率越大。近亲婚配明显提高了常染色体隐性遗传病的发病率，故"建议不宜结婚"。我国婚姻法也规定，"直系血亲和三代以内的旁系血亲，禁止结婚"。亲缘系数见表 6-2。

表 6-2　亲缘系数

级别	亲缘系数	亲属
一级亲属	1/2	父母与亲生儿女；同胞兄弟姐妹及异卵双生子
二级亲属	1/4	祖孙之间；伯、叔、舅、姑、姨与内外侄女、内外侄子、外甥、外甥女
三级亲属	1/8	表兄妹及堂兄妹之间，曾祖父母与曾孙子女
四级亲属	1/16	表叔与侄子、侄女；表舅与外甥、外甥女
五级亲属	1/32	表堂兄妹

2. 智力低下　智力低下是较多见的一种病症。其病因非常复杂，大致分为两类，即遗传性智力低下与非遗传性智力低下。遗传性智力低下多由基因突变或染色体畸变引起，其中染色体病几乎均伴智力低下，最具代表性的是先天愚型（21-三体综合征）。还有单基因遗传的常染色体隐性遗传病（代谢病多见，如苯丙酮酸尿症、肝豆状核变性）和某些多基因遗传病伴有的智力低下，多为轻

度低下。非遗传性即后天获得性智力低下，多有社会环境因素如经济环境落后、缺碘；还有医学因素：如产伤、窒息、脑炎、外伤；母孕时接触不良因素，如接触有毒物质、病毒感染、用药不当、酗酒、吸毒等导致胎儿脑发育不良也可造成智力低下。

婚前检查时发现智力低下者，要根据病因判断是否为先天性智力低下，是否有遗传性。若有遗传性，还要分析其遗传方式，针对不同情况提出医学建议。

（1）判断智力低下程度：通过测定智商来判定智力水平。正常人智商是在85～110之间。智商85以下称为智力低下。又可将智力低下分为5类：①智商60～85，为边缘状态智力低下，也称可疑智力低下。②智商52～59，为轻度智力低下。③智商35～51，为中度智力低下。④智商20～34，为重度智力低下。⑤智商在20以下，为极重度智力低下。其中边缘及轻度者称为可教育型，约占智力低下的87%，经过努力教育有可能接近正常同年龄的平均智力水平。中度和重度又称为可训练型，约占智力低下的10%，经过训练，智力水平能有所上升。极重度约占3%，虽经培训教育，但智力水平也很难提高。

（2）对具有生育能力的遗传性智力低下者，应严格控制其生育。

（3）常染色体显性遗传智力低下，大多数是综合征，遗传风险大者，"建议不宜生育"。

（4）常染色体隐性遗传智力低下，大多数是遗传性代谢病，如有产前诊断条件，可以生育。

（5）多基因遗传智力低下，患者除表现智力低下外，不伴有其他临床症状，应劝阻患者生育，对防止患儿出生非常重要。

3. 先天愚型　先天愚型或称21-三体综合征，即染色体检查为47,XX（XY）+21，比正常人多了一条21号染色体。主要症状为智力低下，伴特殊面容，如面部扁平，眼距宽，外眼角上斜，内眦赘皮，鼻根低平，张嘴伸舌，腭弓高，全身肌张力低下等，常伴有先天性心脏病。婚育指导意见如下：

患者子代患病风险率高，为50%，且患者无抚养能力，故"建议不宜生育"。

4. 先天性睾丸发育不全（克氏综合征，Klinefelter syndrom）　为染色体病，染色体检查为47,XXY。临床表现：男性表型，身材较高，皮肤细嫩，阴茎短小，睾丸小，第二性征不发育，无胡须，无腋毛，无阴毛，精液无精子。婚育指导意见如下：

（1）告知患者无精子，不能生育。

（2）可给予雄激素补充治疗改善第二性征。

5. 先天性卵巢发育不全（特纳综合征，Turner syndrom）　为染色体病，染色体检查为45,X。主要症状：女性表型，身材矮小，后发际低，肘外翻，女性生殖器官呈幼稚型，第二性征不发育，原发闭经，轻度智力低下。建议进行染色体检查，明确诊断。

（1）可以结婚，但不能生育。

（2）可用雌激素补充治疗改善第二性征，身高增高，诱导月经来潮。

6. 血友病甲型　为X性连锁隐性遗传病，因第Ⅷ因子缺乏造成。主要症状：有出血倾向，缓慢持续渗血，多发生于轻伤之后，如拔牙、跌伤后，关节腔多次出血可导致关节变形。

（1）产前诊断，选择留女孩，因女孩为携带者，极少患病。

（2）有条件可做产前基因诊断，防止患儿出生。

7. 白化病　本病为常染色体隐性遗传，主要症状：皮肤乳白色，毛发淡黄色或白色，瞳孔淡红，虹膜灰或淡红，畏光，眼球震颤，视力下降。

与正常人结婚，后代不会发病，但都是白化病基因携带者。

8. 遗传性眼病　眼科遗传病较为常见，为全身遗传病的1/10，目前尚无特殊治疗。眼科遗传病与婚姻、生育都有重要的关系。严重遗传性眼病大致可分为三大类：

（1）致盲并可致死的遗传性眼病

1）视网膜母细胞瘤：婴幼儿最常见的眼部恶性肿瘤之一，发病率平均为1:20 000。双眼视网膜母细胞瘤为常染色体显性遗传，其子代发病率为50%；单眼视网膜母细胞瘤患者，可能为首代基因突变所致或其双亲之一为携带者。其中约10%～20%为遗传性，子代发病率也为50%。不论是双眼还是单眼遗传性视网膜母细胞瘤患者，都携带致病基因，子代发病率高，应"建议不宜生育"。

2）双侧先天性小眼球：指眼球直径较正常眼球短，往往伴有远视及视网膜发育不良。本病发病率约为1/10 000。本病为显性遗传或隐性遗传，但多为常染色体显性遗传，其子女有50%的发病率。故"建议不宜生育"。

（2）致盲性遗传性眼病：双眼先天性无虹膜，常见致盲的单基因遗传性眼病，发病率为1:3 784。有多种遗传方式。若为常染色体显性遗传者，子代发病率为50%，危险率高，应提出不宜生育的建议；性连锁隐性遗传患者的子女通常不发病，但为基因携带者，可将致病基因遗传给后代。因此，近亲或男女均为患者，不宜婚配，建议不宜生育；常染色体隐性遗传者，其子女一般不发病，但当与同类型或杂合子患者通婚时，子代有发病的可能。

（3）双眼红、绿色盲：红、绿色盲也称二色视，即患者对红或绿色辨认困难，本病属色觉异常，据调查，我国发病率为男性5%，女性0.7%。在婚前检查时，应用色盲表检查可发现。本病不属于严重遗传病，但婚前医学检查时较多见。医学建议是"未发现医学上不宜结婚的情形"。避免色盲家族之间或本家族中通婚。如患者是男性与正常女性结婚，其子代无论男女均不发病，但女儿是致病基因携带者。如患者是女性与正常男性结婚，则所生儿子会发病，但女儿只是致病基因携带者。X性连锁隐性遗传病色盲的遗传规律见表6-3。

表6-3　X性连锁隐性遗传病色盲的遗传规律

亲代		子代	
父	母	子	女
色盲	正常	正常	携带者
色盲	携带者	半数正常，半数色盲	半数携带者，半数色盲
色盲	色盲	色盲	色盲
正常	携带者	半数正常，半数色盲	半数正常，半数携带者
正常	色盲	色盲	携带者

（4）高度近视：高度近视也称变性近视。近视的屈光度数低于 -6.0D 者（包括 -6.0D）即为常说的"近视600度"者为高度近视。高度近视眼常患有玻璃体变性混浊；后巩膜葡萄肿，部分眼底周边有视网膜囊样变性；少数患者可有视网膜破孔或黄斑出血，甚或视网膜脱离，严重者可导致失明。

医学建议是"未发现医学上不宜结婚的情形"。本病为常染色体隐性遗传，因此要避免高度近视家族间或同病种患者之间婚配。高度近视患者日常要注意避免：不做高空、精细、激烈、快速、憋气的工作和运动；避免震动和重力撞击、打压、揉搓眼球；疑有眼部不适或视力、视野异常要及时到医院就诊。

9. 先天性聋（哑）与婚育　先天性聋（哑）人占我国人口总数的1/1 500。其中先天性遗传性

聋（哑）人占85%，绝大多数为常染色体隐性遗传。在婚前医学检查中多见双方均为聋（哑）人要结婚的现象，还有些家属提供聋（哑）病史，是儿时曾用耳毒性抗生素造成等。此时，询问用药前听力就十分重要。对本人或其家族中有单发聋（哑）患者的服务对象，应通过专科检查、遗传学检查、家族史调查，了解对方家庭已知的几代直系及旁系人口中是否具有聋（哑）人。既往相关病历查询、社会调查等，确定是先天性聋（哑），还是后天所得。婚育指导的原则是：

（1）双方均为先天性聋（哑）者，"建议不宜生育"。

（2）一方为遗传性聋，另一方为非遗传性后天性聋（哑）或正常人[排除家族中是否有先天性聋（哑）人]，可以结婚并生育。

（3）家族性遗传性迟发性感音神经性耳聋：即家族中可以找到不少同类聋人，且耳聋发病不是在出生前，而是在12～13岁以后，青春期后进行性加重，到20～30岁时已相当严重。其特点是只聋不哑。它是遗传性耳聋的一种特型。应提出不宜生育的建议。

（4）双方正常，但生育过先天性聋（哑）儿者，其双方可能为聋（哑）基因携带者，属于隐性遗传，故建议不宜生育第二胎。

（5）由氨基糖苷类抗生素中毒引起聋哑也具有一定的遗传性，建议子代不用此药。若一方为遗传性先天性聋（哑）与氨基糖苷类抗生素中毒性耳聋患者结婚，因遗传基因不同，故可以结婚、生育。

双方同是氨基糖苷类抗生素中毒性耳聋者，可以结婚，但由于子代对同样药物有致聋风险，只要他们的子代不用或慎用氨基糖苷类药物即可。

三、有关精神性疾病与婚育

精神病可以发生攻击行为而伤害他人，以及有遗传的可能性，属于影响婚育疾病。《中华人民共和国母婴保健法》第九条明确规定："有关精神病在发病期内应暂缓结婚"。家族中若有多个精神病患者，建议女性患者慎重考虑生育问题。精神病患者服用的抗抑郁药物、抗精神药物、癫痫药有致畸作用，女性患者服药期间不宜妊娠。常见严重影响婚育的精神病为精神分裂症、情感性精神障碍、癫痫性精神障碍、精神发育迟滞等。

（一）精神分裂症

目前多数学者认同精神分裂症为多基因遗传。

与患者血缘关系越近,患病率越高。精神分裂症为神经精神疾病中最为严重的类型。婚育指导意见如下:

1. 若于发病期结婚,可因缺乏自主意识发生攻击行为,而威胁对方安全,我国婚姻法中明确规定:禁止结婚。

2. 双方均为精神分裂症患者,建议不宜结婚。

3. 坚持治疗至病情平稳2年以上,才可结婚。如坚持结婚的应向对方(监护人)讲明疾病的情况,建议不要生育并采取避孕措施。

4. 婚后的生活事件,如性生活,在生理及心理上的改变可加重患者情绪波动导致病情加重。

5. 精神分裂症是多基因遗传,后代发病率明显高于群体。建议慎重考虑生育。

(二)精神发育迟滞

精神发育迟滞是指起病于18岁以前,表现为智力明显低于平均水平,并伴有社会适应困难的一组综合征。情感性精神障碍,虽然没有攻击行为,但结婚等行为可能加重病情。婚育指导意见如下:

1. 轻度精神发育迟滞患者,可以结婚,女性患者应在医师监护下生育。

2. 中度精神发育迟滞患者,如对方正常且自愿可以结婚,女性患者最好不要生育。

3. 重、极重度精神发育迟滞患者,其本人生活不能自理并且没有民事行为能力,也不具备结婚行为,根据我国婚姻法规定,禁止结婚。

四、生殖系统疾病与婚育

女性生殖器官是完成孕育胎儿、娩出的场所和通道、性交的必备条件。女性生殖器官异常分为发育异常、生殖器官感染和生殖器官肿瘤,不论是先天或后天疾患均会对婚育有重大影响。男性生殖器官异常包括:生殖器官发育异常、男性生殖器官损伤、男性生殖器官炎症、男性生殖器官肿瘤等。

(一)女性生殖器官异常与婚育

1. 女性生殖器官发育异常与婚育

(1)处女膜闭锁(无孔处女膜):处女膜闭锁的女性,无法性交。应在婚前行矫治手术,伤口愈合后再结婚,并注意预防感染。若经血伴有内膜种植到宫腔以外,易发生子宫内膜异位症,可影响生育。

(2)先天性无阴道(阴道缺如)及阴道闭锁:确定诊断后,要向当事人及其配偶讲清楚,建议进行阴道矫治或成形手术,6个月后再结婚。若子宫、

卵巢正常,不影响性生活和生育;若无子宫则不能生育。

(3)阴道纵隔:完全阴道纵隔不影响性生活;不全阴道纵隔婚后可有性生活困难,经手术后不影响性生活和受孕。在人工流产或分娩时如发现可采用纵隔切开术,请有经验的医师操作,人工流产可采用药物流产术。

(4)阴道横隔:完全阴道横隔需在婚前行矫治手术。不全阴道横隔位置较高不影响夫妻性生活,但可引起部分患者不孕,不全阴道横隔位置较低可造成性交困难,均应作矫治手术。发现较低阴道横隔时,应详细告之患者解除顾虑,以免发生性交困难时产生紧张和困惑。

(5)幼稚子宫:不影响性生活,因子宫发育不良,怀孕后易流产或早产,常为不孕的原因。

(6)双子宫:不影响性生活,不影响受孕。若非意愿妊娠作人工流产时可能误吸未孕子宫造成漏吸,妊娠子宫继续增大;妊娠期易胎位异常,分娩时未孕子宫可能阻碍胎先露下降造成难产。

(7)卵巢发育不全(先天性卵巢发育不全):性生活无太大影响,但无生育能力。婚前医学检查时要注意第二性征的发育,再结合月经史,可作出初步诊断,因不能生育对婚姻家庭影响较大。

2. 女性生殖系统感染与婚育　女性生殖器官受到细菌、病毒、衣原体等微生物侵入,造成生殖器炎症是女性最常见的疾病。性生活可使炎症加重,并可通过性接触传染给对方,长期未治愈还可引起不孕。

(1)外阴炎症:婚前医学检查发现急性外阴炎,应先治疗,治愈后再结婚。因为外阴部是性敏感部位,急性炎症可降低性快感,甚至引起性交疼痛或性交恐惧,影响婚后夫妻性生活的和谐;同时性生活还会使外阴炎加重,易引发泌尿系统感染。治愈后一般不影响生育。

(2)假丝酵母菌阴道炎:建议治疗后结婚。积极去除诱因,包括治疗糖尿病、停止使用糖皮质激素及合理应用广谱抗生素等。规范化应用抗真菌药物,首次发作或首次就诊是规范化治疗的关键时期。在治疗期间暂停性生活,不主张阴道冲洗。不影响生育。若在妊娠期间感染,只局部治疗用药,禁用阴道冲洗。

(3)滴虫性阴道炎:"建议暂缓结婚",待治愈后再结婚。滴虫性阴道炎应彻底治疗,部分患者可于月经后复发,因此,应在治疗后进行随访至症

状消失。治疗时期应避免性生活或用安全套。其性伴侣应同时治疗，也应接受其他性传播疾病的相关检查。注意个人卫生，避免使用公共卫生用品可以避免滴虫感染。不影响生育，但可以造成早产、胎膜早破、低体重儿，分娩时还可能出现垂直传播。妊娠后感染只进行局部治疗。

（4）细菌性阴道病：治疗后结婚。一般不影响生育，近年来发病率上升，若已有性生活，最好与配偶共同治疗。妊娠期患病与不良妊娠结局有关，如羊膜绒毛膜炎、胎膜早破、早产。所以孕期应治疗。

（5）盆腔炎症：盆腔炎不影响结婚和生育。但急性盆腔炎应暂缓结婚，应积极彻底治愈，否则因炎症遗留引起输卵管、卵巢及腹膜间粘连，瘢痕以及输卵管堵塞等，可以造成输卵管性不孕、异位妊娠和慢性盆腔疼痛。

3. 女性生殖系统肿瘤　女性生殖器官都可能长肿瘤。以子宫及卵巢肿瘤为多见，子宫肌瘤发病率最高。子宫颈癌、卵巢恶性肿瘤等在婚前医学检查人群中较少见。

（1）子宫肌瘤：一般不影响性生活；但因肌瘤生长部位、大小不同对生育影响各异，如可能引起不孕、流产、早产。可根据确诊的肌瘤具体情况作好咨询指导。

（2）卵巢肿瘤：发现卵巢肿瘤应首先确定良性还是恶性。若是良性肿瘤，且不大，一般不影响结婚，在婚前、婚后手术均可。单侧良性卵巢肿瘤切除后也不影响生育。若发现卵巢恶性肿瘤，预后差，对婚育影响大，应向当事人及配偶交代病情，尽快确诊治疗，根据手术范围及预后再讨论婚育。

（3）多囊卵巢综合征：是由卵巢泡膜细胞良性增生引起的雄激素生成过多造成月经紊乱、持续排卵障碍、高雄激素血症、卵巢多囊样变等为临床主要特征，青春期前后发病。发病原因至今尚未完全明了。婚前医学检查时可发现病例。多囊卵巢综合征可以结婚不影响性生活。若持续无排卵可不孕，部分病例经治疗可妊娠。

（4）子宫颈癌：近年来子宫颈癌有年轻化趋势，应该警惕。因婚前医学检查常规作直肠腹部双合诊检查，故子宫颈癌不易查出，一旦发现有宫旁组织增厚或子宫活动欠佳者，应进一步查明原因。若有可疑病史及体征应征得当事人同意做阴道检查。婚后性交有接触性出血应警惕本病。婚育指导：若确诊子宫颈癌，应暂缓结婚，积极治疗。视

病情及后果告之是否影响性生活和生育。

4. 两性畸形　是指身体同时具有男、女两性性器官特征。为先天性生殖器官发育畸形的一种特殊类型，可直接影响婚姻、家庭、婚后性生活、生育等。临床上分为真两性畸形及假两性畸形。婚前检查时应作出明确诊断及处理。

（1）真两性畸形：患者体内具有卵巢与睾丸两种性腺，性腺可以是单独的卵巢或睾丸，亦可以是卵巢与睾丸在同一侧性腺内，称为卵睾，临床多见。婚前检查发现外生殖器为男女混合形，应明确诊断，确定性别后再结婚，若保留女性，有阴道有子宫者，一般不影响性生活及生育；无阴道无子宫者可做阴道成形术，虽能解决性生活，但不能生育。

（2）假两性畸形：假两性畸形患者体内仅有男性或女性一种性腺，而第二性征及外生殖器的发育与性腺不完全符合。假两性畸形，又分为女性假两性畸形和男性假两性畸形。

女性假两性畸形为多因胎儿肾上腺合成皮质醇的一些酶缺乏所致，故亦称先天性肾上腺皮质增生。生殖腺为卵巢，染色体核型为46,XX，内生殖器子宫、宫颈、阴道均存在。女性假两性畸形可以结婚，有生育能力。若此病为常染色体隐性遗传病，子代有50%为基因携带者。若属妊娠早期受具有雄激素作用的药物影响而导致外阴男性化的女性，外阴矫治后，可以结婚，不影响生育。

男性假两性畸形，即男性女性化，生殖腺为睾丸，无子宫，染色体核型为46,XY。本病属X连锁隐性遗传病，常在同一家族中出现。主要因男性胚胎或胎儿在母体内接触的雄激素过少所致。男性假两性畸形，矫治手术后可以结婚，无生育可能。

（二）男性生殖器官发育异常与婚育

1. 小阴茎　常见阴茎发育异常。真正的小阴茎极少（测量长度<4cm）。只要不是真正的小阴茎，对婚育无障碍。过小的阴茎可做延长手术，术后能增长3～4cm。医师应向当事人多做些解释工作，解除顾虑。以科学态度对待生理发育，不要受错误宣传而造成精神负担。

2. 包茎　包皮完全遮盖阴茎头，包皮口很小或包皮与阴茎头粘连，包皮不能上翻完全露出阴茎头。包茎可影响阴茎的发育，包皮内容易积存包皮垢不易清除，长期刺激可诱发感染和阴茎癌。阴茎勃起时，包皮用力过猛，翻至冠状沟处，因包皮口小而不能复原出现"嵌顿包茎"。嵌顿包茎可

造成局部血液循环不畅，龟头缺血，若长时间不能复原，有龟头坏死的可能，是比较危险的急症。如在婚前检查时发现有包茎应动员其婚前做包皮环切术。术后应等到伤口完全愈合3~4周，阴茎勃起时没有疼痛的感觉再过性生活。若未手术，婚后要防止出现"嵌顿包茎"，包茎一般不影响生育。

3. 尿道下裂　龟头前方尿道口异位是常见的发育畸形，特征是尿道口向上或向下方延长，勃起的阴茎可出现下弯，系带缺如。其发病原因属常染色体显性遗传，另外，妊娠期内使用孕激素较多也可增加其发生率。婚育指导：除轻度龟头型可不治疗外，其余都需手术矫正，否则影响阴茎勃起，进而影响性生活。还有可能因射精时精子不能进入阴道深部而影响怀孕，此时，可以尝试矫正性交姿势可能获得成功。

4. 包皮过长　阴茎头被包皮完全盖住，上翻包皮才能显露龟头和冠状沟。当阴茎勃起后包皮口紧不能上翻者，同包茎者一样应及时做包皮环切手术，如包皮口不紧，上下翻动自如，也无任何不适时，也可不必做包皮切除，但需做到每天清洗使包皮内不留包皮垢。包皮垢存积不仅容易感染，还可能导致女性患子宫颈癌。

5. 睾丸发育不良（小睾丸）　系指睾丸＜8ml，又称为促性腺激素增高性性腺功能减退。睾丸发育不良多为原发性，常因无精子或精子极少而影响生育，同时伴有性腺功能不全、第二性征发育不良、阴茎短小、前列腺发育不佳、精液稀少。婚育指导：若发现小睾丸应动员其做精液常规检查，因为小睾丸症往往精液中无精子，不具有生育能力。劝导患者，并主动告知女方。

6. 隐睾　是较为常见的睾丸下降异常，一侧或两侧都可出现。婚育指导：在成人时期发现隐睾，因为对性功能没有影响，所以不影响结婚，但如患单侧隐睾，对侧发育正常，则应及早手术切除患侧睾丸，防止癌变。另外有近1/2的患者，特别是双侧隐睾者，可能无生育能力，应劝男方告知女方，以免影响婚后生活。

7. 精索静脉曲张　一般没有明显症状，可以不治疗，也不影响婚育。只有发生较重的曲张，并且有不适和下坠感觉或有隐痛时，应进行手术治疗。婚育指导：精索静脉曲张不影响结婚，较严重的精索静脉曲张应进行手术治疗。若婚后不育，精液检查异常，也应进行治疗。手术后有60%的人精液质量得到改善。

五、重要脏器的严重疾病与婚育

重要脏器的严重疾病包括：严重的心脏病、肾病等。这些疾病可能因婚育加重病情或影响婚育质量。对于严重疾病，应建议先治疗，待病情稳定后再结婚。女方患病应当积极治疗，待疾病控制，身体能够胜任怀孕或不具传染性时再怀孕，这样既能保护母体健康，又可避免因病用药而影响胎儿发育。

（一）肝肾疾病与婚育

1. 脂肪肝　是指由于各种原因引起的肝细胞内脂肪堆积过多的病变，是一种常见的弥漫性肝病。脂肪肝属于一种病理现象，不需要单独作为一种病来治疗。随着肥胖人群的增加，婚前医学检查时年轻人患脂肪肝常见。婚育指导如下：

（1）应及早到医院认真检查，找出病因，对因治疗，绝大多数脂肪肝是可以恢复正常的。

（2）脂肪肝不影响婚后生活，也无传染性，但已发展至脂肪性肝炎或肝硬化者，若不积极查找病因和治疗，将会影响其生活质量甚至危及生命。

（3）脂肪肝不影响妊娠和分娩，亦不会对后代产生影响。

（4）孕前最好能通过生活方式改变消除脂肪肝。因有报道脂肪肝患者怀孕后妊娠高血压的发生率增加，母婴生命安全将受到严重威胁。孕期需注意监测血压、血脂及肝功能。

2. 急性肾小球肾炎　急性肾小球肾炎，简称急性肾炎，是常见的肾小球疾病，多出现于链球菌感染后。临床上急性起病，以血尿、蛋白尿、水肿、高血压、少尿和一过性氮质血症为特征的一组病征。多数预后良好。婚育指导如下：

（1）急性发作时"建议暂缓结婚"。因为此时结婚会影响患者的休息和治疗，造成病情迁延或加重，不利于患者的康复。在经过一年左右的治疗和调养，症状基本缓解后可考虑结婚。

（2）轻型急性肾炎患者结婚不会对配偶的健康、婚后的生活以及生育产生影响，女性不合并高血压及肾功能损害者，可以妊娠，亦不影响其正常分娩。

（3）妊娠合并急性肾炎且病情较重者，可以发生流产、早产或死胎。影响最大的是妊娠合并高血压，且高血压不易控制。

3. 慢性肾小球肾炎　又称慢性肾炎，系指各种病因引起的不同病理类型的肾小球弥漫性或局灶性炎症改变，临床特点为病程长，可以有一段时间

的无症状期,呈缓慢、进行性病程。婚育指导如下:

(1)医学意见为"未发现医学上不宜结婚的情形"。若女性严重肾功能不全者,"建议不宜生育"。

(2)婚后要注意预防泌尿系统感染,避免由于感染的原因引起肾炎加重,导致肾功能恶化。

(3)女性患者若肾功能正常,可以妊娠,定期产前检查,严密监护肾功能。避免劳累,禁用肾毒性药物,及时治疗妊娠高血压、妊娠糖尿病以及高血脂、高尿酸血症。

(4)结婚对配偶的健康无不良影响,但婚后由于患者身体的原因对性生活的频度要有所节制。

(二)内分泌疾病与婚育

1. 糖尿病 糖尿病是最常见的代谢性疾病。糖尿病的发生与多种因素有关,其中不良的生活方式有着很大的作用,高热量饮食,缺乏体力活动及肥胖是诱发因素。病程长久可引起多个系统损害即糖尿病慢性并发症。而病情控制不良或遇各种应激情况时,可随时发生各种急性代谢紊乱,并发症如酮症酸中毒、非酮症高渗综合征等。婚育指导如下:

(1)糖尿病患者医学意见为"未发现医学上不宜结婚的情形"。最好使血糖控制达标3个月后再结婚,避免婚期蜜月病。

(2)准备结婚和怀孕者保持血糖良好稳定的控制,改变不良的生活方式,注意控制饮食,积极锻炼身体。必要时加用胰岛素治疗。

(3)女性患者如果无器质性病变或病变较轻,血糖控制较好可以妊娠。建议血糖控制3个月后,糖化血红蛋白恢复正常,再怀孕。

(4)女性患者如果已经怀孕,一旦出现严重的心血管疾病,肾功能减退或眼底有增生性视网膜炎,则不宜继续妊娠。

(5)糖尿病患者应该积极控制血糖,若长期血糖控制不良者可致性欲减退,生育能力也有不同程度的下降,男性出现阳痿、不育,女性月经紊乱,妊娠率低。

2. 甲状腺功能亢进 甲状腺功能亢进症(简称甲亢)系各种病因所致甲状腺激素分泌过多,导致代谢增高的临床综合征。其病因多认为是在遗传易感因素的基础上,由环境因素参与的器官特异性自身免疫病。发病年龄以20~40岁为多,男女之比为1:(4~6)。近年来发病率有逐渐增高的趋势。女性患者怀孕,可致流产、早产、胎儿生长受限、妊娠高血压综合征、胎盘早剥等的发病率增

加;心脏受累的甲亢患者,易出现心力衰竭;分娩时血钙降低,易发生宫缩无力及产后出血;在产褥期可激发严重的甲状腺危象。服用抗甲状腺药物,可影响胎儿的甲状腺功能,而发生先天性甲状腺功能减退、呆小病、隐睾、甲状腺肿、颅骨缺损等。婚育指导如下:

(1)甲亢症状控制,甲状腺功能基本正常者,医生建议为"未发现医学上不宜结婚的情形"。症状未控制者,提出"建议采取医学措施,尊重受检者意愿"。

(2)不影响结婚,但新婚期过度疲劳、心情激动会加重病情甚至导致甲状腺危象。

(3)甲亢妇女可合并排卵障碍,受孕率低,但因某些轻型患者在非应激情况下症状不明显或已治疗控制者仍可妊娠。

(4)建议服药期间不宜妊娠,需做好避孕。待病情稳定1~3年后,各项指标达到正常范围,停抗甲状腺药物或者应用抗甲状腺药物的最小剂量时可以怀孕。

(三)心血管系统疾病与婚育

1. 风湿性心脏病 简称风心病,是常见的一种心脏病,是风湿病变侵犯心脏的后果,表现为瓣膜口狭窄和/或关闭不全,患者中女多于男。受损的瓣膜以二尖瓣为最常见,其次为主动脉瓣,也可以几个瓣膜同时受累,称为联合瓣膜病变。婚育指导如下:

(1)心脏功能Ⅰ、Ⅱ级,能胜任日常工作,生活能自理,医学意见为"未发现医学上不宜结婚的情形"。但需在严格的医疗监护下妊娠。

(2)孕期必须定期检查,及早防治心脏病的各种并发症。还应积极预防及治疗各种感染(如尿路感染等)以免并发亚急性细菌性心内膜炎。避免过度劳累及情绪激动,低盐饮食,应提前住院待产。

(3)心脏功能在Ⅲ级和Ⅳ级、反复心力衰竭者,"建议暂缓结婚"。待病情缓解后可考虑结婚,已结婚的要适当节制性生活。

(4)处在风湿活动期的患者及过去有过心力衰竭史者,"建议不宜妊娠"。采取有效避孕措施,如已怀孕,则应及早人工流产。

2. 高血压 分为原发性高血压和继发性高血压。排除由于肾脏病或内分泌病所引起的继发性高血压后可确诊为原发性高血压。原发性高血压一般有高血压病家族史。婚前医学检查医师首先要明确血压高的原因,仔细询问有无家族史,要关

注伴有肥胖及嗜烟酒等习惯者。婚育指导如下：

（1）患高血压不影响结婚，医学意见为"未发现医学上不宜结婚的情形"。

（2）患有早期高血压症，没有明显血管病变的可以妊娠，孕期加强监护，减少孕晚期并发妊娠高血压综合征的风险。

（3）如果准备怀孕，应先将血压控制平稳再考虑妊娠。在医师的指导下减少妊娠前3个月的降压药用量，在某些情况下甚至可以暂时不用药，尽量减少药物对胎儿产生的副作用。

（4）有眼底血管明显痉挛或硬化的高血压患者，不宜怀孕。

专家点评： 了解有关传染病的传播途径和预防传播措施。掌握遗传病性疾病的遗传规律，提出防止疾病延续的意见。针对有关精神病发病的情况，告知危害程度。针对常见生殖系统疾病和重要脏器疾病对婚育的影响，提出处理意见和婚育建议。

（苏穗青）

第四节 新婚期保健

导读：本节主要介绍新婚期保健，包括新婚期性保健、性卫生和新婚避孕等有关生殖健康内容；性反应周期及性生活规律；性卫生要点和新婚期疾病预防，以及介绍新婚期避孕方法。

新婚期（newlywed period）是指从结婚之日起至婚后1年内。此期间，男女双方在心理、生理多方面处于磨合期，可能会产生各种各样的问题。在婚前保健时，医师应为服务对象提供新婚性保健、新婚性卫生和新婚期避孕等有关知识和保健指导，帮助他们顺利度过新婚期。

一、新婚期性保健

和谐、健康的性生活是夫妻感情融洽、家庭和睦的重要基础。新婚期男女双方对性生活在心理上处于兴奋、期待状态，对性交行为还可能存在惧怕、羞涩等心理障碍，亟须得到科学的指导。新婚期性保健正是从了解性器官、性活动及性心理的基础知识入手，帮助服务对象正确认识性生活中可能出现的各种情况，为建立和谐性生活奠定基础。

（一）了解男女不同的性反应

正常情况下男性和女性的性反应、性功能存在一定的差异，主要表现在：

1. 男性性欲强于女性，性高潮到来早于女性。女性兴奋之前，需要一定的诱导阶段。这是男女性反应的基本差异。

2. 男女对各种性刺激的敏感性不一致。男性对视觉刺激敏感，女性则对触觉、听觉敏感。

3. 动情部位有差异。男性最敏感部位集中在外生殖器及其附近，尤其阴茎头特别敏感；女性性敏感区分布较广，阴蒂、阴唇、阴道及其外口周围、大腿内侧、乳房、唇、舌、脸颊，甚至耳朵、颈部、腋部等。

（二）掌握正常性反应周期

一次健康而完整的性功能过程，即从性欲开始被唤起直到平复，称为一个性反应周期。是性器官、神经、内分泌及全身各系统协调一致的连续生理过程。按其发展顺序分为4个阶段，即性兴奋期、性持续期、性高潮期和性消退期。

1. 双方要掌握性功能过程中各个时期的特点。有意识地采取积极措施，适应男女间不同的性生理反应，促进双方尤其女性性功能的正常发挥，使双方在性活动时都得到满足。

2. 根据各自的健康状况、精神状态、性欲高低、性冲动出现快慢与程度的不同，逐步摸索性生理规律，建立相互尊重与和谐的性生活。

（三）顺利度过首次性生活

顺利度过首次性交，正确对待性交中出现的各种情况十分关键。最常见的是初次性交会造成女方处女膜破裂，引起不同程度的疼痛和出血，这些均属正常现象，一般应休息2～3天，待处女膜伤口愈后再性交。初次性生活的不良刺激还可能会引起女方对性交的厌恶和惧怕，甚至导致心理上的性功能障碍。新婚之夜，男子应对自己的性冲动稍加克制，切勿动作粗暴，以免给女方造成精神上的不良刺激和躯体上不应有的损伤。在性交过程中，女方也不应完全处于被动地位，应该主动配合，在双方相互配合下顺利度过首次性生活。

（四）科学认识处女膜

某些人将初次性生活时阴道出血症状，作为判断女方是否为处女的唯一标志，这是极不科学的。正常生理情况下，处女膜因人而异，有厚有薄，有软有硬，处女膜孔也有大有小，有松有紧，所以在性交时会出现各种不同反应，例如，有弹性而松软的处女膜在初次性交时，不一定会裂伤出血；某些女性可以因以往运动或受伤已经造成处女膜破裂，在初次性交时就不会出现出血的情况。故初次性生活时夫妇都应以科学的态度来对待处女膜问题，纠正错误看法和偏见，以免因处女膜问题引起夫妻间感情危机，甚至造成家庭悲剧。

（五）掌握好性生活的频度

过度的性生活，可以造成身心疲惫，机体抵抗力下降，易引发疾病，所以在新婚期也要适度性生活。性生活的频度因人种、地区、社会、文化背景以及个人的年龄、健康和心理状态而异，不能一概而论。性要求的频度要从爱护、体谅对方出发，以性生活后双方都不感到疲乏为原则。双方应在性生活实践中选择合适的性交时机，逐步养成入睡前进行性生活的习惯，以便性交后有充分的休息时间，有利于身心健康。

二、新婚期性卫生

（一）预防泌尿生殖系统感染

新婚期频繁的性活动，增加了男女性器官接触机会，增加了生殖道感染或性传播疾病风险。男方的包皮垢易于细菌的繁殖，而女性外阴、阴唇的皱褶较多，也是细菌生长的场所，且与肛门、尿道接近，都是可能造成感染的条件。新婚期最常见的泌尿生殖系统感染是女性出现急性膀胱炎，也称"蜜月膀胱炎""蜜月病"。预防措施包括：

1. 保持性器官清洁卫生　性交前后双方清洗外生殖器官；男性要彻底清洗包皮垢；女方养成在性交后排尿习惯，以减少因性交造成尿道口的污染；便后以及清洗外阴时要由前向后擦拭，以免肛门周围细菌污染阴道；避免阴道冲洗；避免月经期性交。

2. 性生活适度　不要过于频繁。因为双方外阴反复、多次接触，加之缺乏卫生知识，不能保持外阴清洁，增加了感染的机会。

3. 及时就医　出现泌尿生殖道感染症状，如女方排尿不舒服，即尿痛、尿急、尿频，有时伴有血尿、全身不适、发热等，要及时到医院检查，积极彻底治疗，以免病情迁延或复发。应当停止性生活，多喝开水增加尿量冲洗膀胱。

（二）预防生殖道损伤

新婚夫妇性交时可能发生生殖道损伤等较为严重的情况。多因性交用力过猛、动作粗暴，或心理准备不足、过度紧张等引起。女性可伤及阴道

壁、结缔组织甚至伤及直肠、膀胱等邻近器官，可能发生大出血、休克、感染甚至败血症；男性可造成包皮系带损伤，也有发生阴茎折断等严重情况。还可能发生如处女膜破裂出血过多、性交昏厥、阴道痉挛、嵌顿包茎等意外情况。

1. 发生损伤不要恐慌，立即暂停性交活动，及时就医，医师会针对不同情况给予处理。

2. 在性生活时，男方动作要温柔，女方积极配合，达成协调一致，避免动作粗暴带来损伤。

（三）预防性传播疾病

由于频繁的性交活动，可能使一方已经患有但又没有明显症状的性传播疾病，如沙眼衣原体感染、梅毒、获得性免疫缺陷综合征（艾滋病）等，通过性交传染对方。

1. 男女双方婚前应该到医院进行婚前医学检查，及时发现性传播疾病，经治疗后再结婚。

2. 新婚期若发现对方有生殖器溃疡、疱疹、阴道或尿道分泌物异常等情况时，应该避免性生活，及时就医，若有性生活应该使用安全套。

3. 如发现对方有多性伴等危险行为时，可以要求对方进行医学检查，性生活时也要使用安全套。

三、新婚期避孕

采用适宜避孕方法避免意外妊娠和有计划的生育，是每对新婚夫妇都要面临的问题。从创造良好的孕育环境考虑，一般不建议婚后立即妊娠，即使准备婚后立即怀孕也最好避开新婚期，其原因是新婚期夫妇双方会因为婚事、应酬而过度劳累，加之可能要频繁接触烟酒，这些因素都不利于妊娠。

（一）新婚期避孕原则

新婚夫妇在选择避孕方法时要充分考虑以下几点：

1. 不影响内分泌及生育功能，停用后生育功能即能恢复，且不影响后代健康。

2. 使用方法简便易行，不影响性生活。

3. 得到男女双方认可，并且都要学会使用。在使用过程中能相互配合、相互督促。

4. 首选复方短效口服避孕药和屏障避孕法。

（二）常用避孕方法选择

1. 复方短效口服避孕药　目前国内外常用的复方短效口服避孕药，是含有低剂量的雌激素和孕激素的复合甾体激素制剂。避孕原理是提高抑制排卵、改变宫颈黏液性状、改变子宫内膜形态

（即功能）、改变输卵管功能等多环节共同作用。具有高效、简便和可逆的优点。正确使用，避孕有效率高达99%。因停药后生育力即可恢复，且不影响性生活，更适合新婚夫妇使用。注意事项：

（1）为了保证避孕药的最佳效果，使用者在用药之前要接受医师咨询，咨询内容包括：①排除避孕药的禁忌证。②了解服用避孕药后可能出现的副作用。③避孕药需每天服用，容易漏服，服药者可采取提醒按时服药的措施，如定时提醒等。④掌握漏服药后的补救措施。

（2）新婚初次性交，应用复方短效口服避孕药避孕，应从新婚当月月经来潮后第5天，或按照用药说明，开始服用避孕药，而非在初次性交时才服用。

（3）婚后短期或1年内不准备妊娠的女性，应用复方短效口服避孕药，可以自行选择开始使用或停用的时间。因药物在体内半衰期短，对生育力没有影响，停药后即可妊娠。

2. 屏障避孕　新婚夫妇的性生活较为规律，女性阴道变得较松弛时，可采用屏障避孕方法。屏障避孕包括男、女用避孕套和外用避孕药（避孕栓、避孕药膜、避孕胶冻），外用避孕药也称杀精剂。屏障避孕具有不影响内分泌、随时可以使用的优点。避孕套还具有避孕与预防性传播疾病的双重保护作用。使用中需要注意：

（1）避孕套或外用避孕药需要每次性生活都坚持使用。同时选择安全期避孕，可以提高避孕效果。

（2）双方都要掌握正确使用方法。如避孕套一定要在阴茎勃起时使用，在未软缩前退出；避孕药膜、栓，放置后需要等待数分钟方可性交等。

（3）避孕套、避孕药膜、栓等需要妥善保存，避免受潮。避免用潮湿的手指拿取药膜，否则会影响药膜的避孕效果。

3. 紧急避孕　是指在无保护性交（避孕失败或失误或未采取避孕措施）后一定时间内，采用口服药物或放置宫内节育器，避免非意愿妊娠。是在1个月经周期内，偶然1次无保护性交后采取的补救措施。紧急避孕方法包括：无保护性交后72小时内服用紧急避孕药，或5天内放置宫内节育器。新婚夫妇容易发生避孕失败，应该掌握紧急避孕措施，但绝对不能将紧急避孕作为常规避孕措施。在使用过程中要注意：

（1）紧急避孕药的避孕效果低于常规避孕方法，有研究表明仅为75%～85%，且副作用发生率高。

（2）紧急避孕药越早使用避孕效果越好。

（3）紧急避孕的周期不应再有无保护性交，因为紧急避孕仅对服药前，最近的一次有作用，服药后再次发生的无保护性交没有避孕作用。

4. 其他避孕方法　不准备生育或想长期避孕者，应选用长效、安全、简便、经济、稳定的避孕方法，可放置宫内节育器。终生不宜生育的夫妇，可选择绝育手术，也可放置宫内节育器。总之，可根据不同阶段、不同情况，灵活选用各种避孕方法。

5. 不建议采用的避孕方法

（1）新婚女性阴道较紧，不宜选用阴道隔膜、宫颈帽避孕方法。

（2）因准备婚礼或新婚期双方体力消耗较大，精神上也易处于激动、紧张的状况，易发生额外排卵，故不宜采用安全期避孕。

（3）长效避孕针停药后生育力恢复缓慢，故不适宜婚后准备短期妊娠者。

专家点评：了解性反应周期及性生活规律，能够达到和谐、满意的性生活。掌握性卫生要点，可以减少新婚期疾病，获得安全的性生活。新婚避孕，避免意外妊娠，制订生育计划。

（苏穗青）

第五节　婚前保健质量管理

导读：婚前保健质量管理包括两方面，一是《婚前保健工作规范》对婚前保健服务机构、人员的资质和标准，服务设备和服务环境要求；二是对婚前保健工作质量进行管理的目的、方法和评价指标。

一、婚前保健机构管理

（一）服务机构资质

《婚前保健工作规范（修订）》规定，从事婚前医学检查的机构，必须是取得《医疗机构执业许可证》的医疗、保健机构，并经其所在地设区的地（市）级卫生行政部门审查，取得《母婴保健技术服务执业许可证》，在其《医疗机构执业许可证》副本须予以注明。设立婚前医学检查机构，应当方便公民。

婚前医学检查机构内应设置男、女婚前保健科室及配套的宣教、咨询、检验等辅助科室。

（二）服务人员资质

1.《婚前保健工作规范》（修订）规定，从事婚前医学检查的人员，必须取得《医师执业证书》和《母婴保健技术考核合格证》。主检医师必须取得主治医师以上技术职称。

2. 婚前保健机构应该配备女、男婚前医学检查医师及主检医师，以及具有专业学历及专业知识的相关人员（检验、健康教育等）。

3. 要定期接受培训及考核，必须在具有《母婴保健技术服务执业许可证》的医疗保健机构从事婚前保健服务。

4. 有良好的医德医风，遵循"严肃、认真、亲切、守密"的工作守则。

5. 具有丰富的多学科专业知识，以及相关学科如心理学、健康教育学、社会学等的理论与技能；熟练掌握人际交流技巧。了解有关的法律法规，不仅是守法者，还有向群众宣传的义务。

（三）服务设施

1. 有独立、装备完善的男、女、内科检查室、咨询室。

2. 具备检查所需的基础设施（洗手池、器械柜、照明、温度调节、消毒等）。

3. 要有避免面部、身体隐私部位暴露的区域和遮挡物品。

4. 配备体格检查、咨询、宣教、资料存放、统计分析等所需的设备，保证体检设备清洁和器具消毒。

5. 咨询和健康教育室，要有宣传材料、视听设备，还要配置男女生殖器教具、避孕药具等。

（四）服务环境

1. 服务场所具有统一、整齐、显著的标示，方便服务对象就医。

2. 服务区域设置合理。区分清洁区、半清洁区和非清洁区，以避免医源性感染。

3. 检查室、咨询室要考虑保护隐私的措施，如自动关门、工作时警示等。

4. 建立便捷服务流程，科室间密切合作，缩短服务对象等待和检查的时间。

目前多地采取婚前保健与婚姻登记结合的服务形式，使婚前医学检查对象能够获得更加便捷的服务。各地可以根据实施情况制定适宜的服务环境、设施等要求。但要立足确保服务质量、隐私保密的基础之上。

（五）服务技术

1. 依法设定婚前保健服务项目，提供服务项目基于服务对象知情选择。

2. 能够按照规定、标准进行体格检查，同时要提供婚前卫生咨询和卫生指导。

3. 建立区域范围内疑难病症转诊机制，满足服务对象的需要。

4. 建立、制定各种确保工作质量的制度。规范各项登记、记录，定期收集信息。

二、婚前保健质量管理

（一）目的

依据《中华人民共和国母婴保健法》以及《实施办法》中对婚前保健工作的要求，对婚前保健服务质量进行监督，是为了确保医疗机构能够依法、规范地开展婚前保健，不断提高工作质量，使婚前保健工作成为保障母婴安全，提高出生人口素质的重要措施。

（二）内容和方法

1. 制订科学、可行的评价方案和评估表，并在此基础上征得多方面的意见和建议，力求标准统一、方法一致，符合实际工作需要。

2. 成立由各学科专门人员组成的评价专家组。参与评价的专家要熟悉掌握评价内容和方法。

3. 采用定量和／或定性方法，具体包括听取汇报、查看资料、现场观察、技术考核和人员访谈等。

4. 倾听婚前保健对象的反应、感受和评价。包括：与医务人员建立并保持良好的关系，能够进行充分的交流；就诊时提及的问题能得到满意的解答；均享受到同样标准的服务；均受到尊重和个人隐私的保护；得到满意的结局，或及时得到转诊服务。

专家点评：婚前保健质量管理是依据《母婴保健法》和《实施办法》对婚前保健服务的要求，确定机构资质、人员、服务设施和服务环境标准。依据标准采取定期评估、现场调研、听取建议等方法进行质量控制，不断提高婚前保健工作质量。

（苏穗青）

参 考 文 献

1. 黄醒华，王临虹. 实用妇女保健学. 北京：中国协和医科大学出版社，2006.
2. 王临虹. 赵更力. 妇女保健学. 北京：北京大学医学出版社，2008.

3. 苏穗青. 围婚期保健. 北京：中国协和医科大学出版社，2008.

4. 世界卫生组织生殖健康与研究部. 避孕方法选用的医学标准. 4 版. 国家人口计生委科学技术研究所，译. 北京：中国人口出版社，2011.

5. 中华人民共和国卫生部婚前保健工作现况调查组. 婚前保健工作现况与对策. 中国生育健康杂志，2003，14（2）：81.

6. 高燕秋. 我国婚前保健工作发展态势分析. 中国初级卫生保健，2008，22（3）：31-35.

第七章
生育年龄非孕期妇女保健

生育期是妇女一生中的黄金时期，也是其一生中极为重要且又处在生活、养育和工作最忙碌的阶段。生育期妇女不仅要经历结婚、怀孕、分娩、产褥及哺乳等特殊生理过程，同时还要承担事业发展、维系家庭、教育子女和赡养老人等多重负担。并且，生育期妇女在非孕期也有其特殊的生理、心理和社会特点及健康需求，在此时期的妇女不仅需要正确地处理各种人际关系，解决来自各方面的矛盾和困扰，还要承担精神、经济和身体等多方面的压力，这个时期的妇女必须具有健康的身体和充沛的精力才能应付这些压力和负担。因此，生育年龄非孕期妇女如何进行自我保健，获得合理的营养、健康的生活方式、医疗保健、良好的社会适应和心理平衡不仅关乎其自身的生理和心理健康，也关乎其婚姻和家庭的幸福美满以及事业的成功。

第一节 概 述

导读：生育年龄非孕期时段是妇女一生极为重要而又处在生活、养育和工作最忙碌的阶段，这一时期妇女的生活方式和身心问题不仅对其自身健康产生影响，同时对整个家庭和后代的安康和幸福也有着举足轻重的影响，因此，这个时期的妇女保健亦尤为重要。

生育年龄（reproductive age），简称育龄。生育期又称性成熟期，指月经初潮到绝经之间的一段时期。但是，由于初潮和绝经的年龄个体差异很大，国际组织及我国将15～49岁年龄阶段的女性称为育龄期妇女（women with reproductive age），并按照生理、生殖过程，划分为不同的生理阶段。生育年龄非孕期（non-pregnant period）是指除妊娠、分娩、产褥期以外的整个育龄期。

一、生育年龄非孕期妇女的生理特点

生育期与青春期女性相比，其生理特点是全身各系统及脏器均已趋于发育成熟并具有正常的功能；同时下丘脑 - 垂体 - 卵巢性腺轴已具有完整的反馈系统和精细严密的协调功能，进行着生理性的自行调节，使内源性激素间达到平衡。分泌的各种激素可保证全身各系统诸器官的功能协调和运转。尤其是性腺轴的成熟使女性第二性征包括体型、体力、毛发、声调、脂肪沉着部位、乳房丰满及骨盆形状等都具有成熟女性所特有的征象。

健康的妇女在生育期，卵巢功能旺盛，在卵巢周期性甾体激素作用下，其靶器官子宫、乳腺等均受到调控并进行着周期性变化。月经即是下丘脑 - 垂体 - 卵巢轴的内分泌功能在女性生殖道靶组织所反映出的各种周期性变化中最突出的一种子宫内膜周期性变化的表现。

但由于女性生殖系统的结构和生理生物特点，女性更容易发生和遭受生殖道感染和性传播疾病，由于其在生殖过程中担任的角色，具有更易受伤害的特性，是生殖健康问题最大的承受者。

1. 由于女性子宫腔两角与输卵管相连，直通盆腔，且宫腔下段经宫颈、阴道与外界相通，如不注意卫生（特别在月经期和分娩时），极易发生上行性感染，引起生殖道炎症，严重的还会并发盆腔炎、腹膜炎甚至败血症。

2. 女性盆底组织有尿道、阴道及直肠贯穿，支持力差，分娩时如有会阴撕裂，将进一步扩大中部的薄弱点，如果盆底组织也受损伤，将更加减弱盆底的支持力，因此容易发生女性特有的损伤性疾病，如子宫脱垂、阴道膨出和尿瘘等。

3. 女性子宫发生变化的频率和幅度远远大于体内其他脏器，如每月月经期子宫内膜的剥脱、出血，怀孕及分娩时子宫发育、膨大以及分娩后的缩复。如不注意保健，会影响子宫内膜的再生和子宫的缩复，亦易导致妇科疾病的发生。

4．在月经期这一女性特殊时期，多数女性在月经期前和月经期中，可程度不等地出现某些症状，严重者则会影响妇女的生活和工作。如在我国，30%～60% 的育龄妇女在月经期前会发生经前期紧张综合征，约 33% 会发生痛经，痛经影响工作者占 13.69%。而从事重体力劳动及立位作业的职业女性，痛经更为多见。职业生产中接触强烈噪声、微波辐射，高、低温、化学物质的职业女性也容易出现月经异常。如月经不调是职业女性中常见的状况。根据不同研究者的观察，职业女性的月经不调往往与劳动强度、工作姿势、作业时的环境条件、年龄，尤其是参加工作时的年龄有关，以年轻的未婚职业女性较为多见。

二、生育年龄非孕期妇女的心理特点及影响因素

生育期是妇女一生极为重要的阶段，在这一时期妇女除精神、体力方面的负担较重以外，心理方面的压力也很大。因此，为了保证有健康的体魄、事业上的成就、婚姻家庭的幸福以及和谐的人际关系需要良好的心理调节和平衡，以适应复杂多变的环境。

（一）心理特点

女性心理发育比男性早 1～2 岁，女性自身的特点影响着女性的心理健康。在认知方面，男性空间知觉能力明显优于女性，但女性触觉、嗅觉、痛觉的感受性高于男性，这就造成女性遇到事情时更加敏感或反应过度；在情绪方面，女性主观体验的情感色彩较浓，也容易接受他人暗示，而男性情感色彩较淡，更偏重于理性思考；在个性特征方面，男性比女性更有自信。男性通常过度高估自己，而女性常常保守估计自己。这些方面都造成了女性比男性的心理压力更大，进而造成了更多的心理问题。

（二）影响女性心理的因素

一个人心理的形成与发展，同时要受生物学因素和社会因素的双重影响，其中生物学因素决定着男女的性别特征和体态特征，而社会因素影响着男女的心理和行为差异及性别角色特点。

1．女性承受的压力超过男性 社会、生理和心理压力是构成生存压力三个主要来源，女性心理和生理的特殊性，造成了女性来自心理和生理的生存压力远远高于男性。男性的压力主要来源于社会，包括家庭等社会个体，占总体压力的 72%，心理和生理压力则分别为 18% 和 10%；女性的社会压力尽管比男性要少，但仍占总体压力的 48%，而心理压力和生理的压力则分别占 23% 和 29%。

对于职业女性来说，女性的生存压力又可分为就业压力、竞争压力、家庭压力、婚育压力等。从职业女性有效的从业周期来看，20～30 岁的职业女性，无论工作还是生活都更具有不稳定性，此时的压力主要来源于就业压力和竞争压力，她们在工作中渴望自我价值的实现，还会面临感情的问题。而 30～40 岁的职业女性，虽然生活较为稳定，但工作也更易受到家庭、婚育和社会的影响，工作和家庭、婚姻和生育矛盾的压力逐渐增加。

2．角色冲突与人际关系 角色冲突带来的压力，也是女性心理健康面临的威胁之一。随着社会发展和妇女地位的提高，女性的生活内容和生活方式发生了极大的变化，现代女性完全打破了传统妇女只承担家庭角色的习俗，她们除了家庭角色外，还走入了社会，担负起了众多的社会角色，这一方面大大扩展了现代女性生活的内容和范围；另一方面亦给女性带来了很大的压力，从而对女性的身心素质水平提出了更高的要求。面对角色冲突的困扰，为保障家庭、社会需要和自我心态平衡，越来越多的女性将事业和家庭两不误的完美角色作为自己的追求目标。但在我国现有的社会条件下，任何一种完美的追求都意味着很大的付出，对女性尤为如此。于是女性为此平添了许多沉重的压力，增强了对角色冲突的主观感受，处在工作和家庭双肩挑而带来的心力交瘁、内外交困、自责内疚和不安的困境中，女性的身心健康受到极大的威胁和伤害。

这种角色冲突不仅使女性在心理上容易产生认知失调，也经常影响着女性在家庭、社会方面的人际关系。由于必须分担相当一部分时间和精力在工作上，导致女性在家庭生活中与家人关系经常由于处理不当而处于紧张状态。

3．家庭社会支持系统不稳定 家庭结构的不稳定，离婚率的增加让很多女性容易感受到来自破碎家庭的危机感，婚姻缺乏安全感，让很多育龄女性未婚，女性的社会支持系统缺乏，容易导致女性在困难时缺乏支持和帮助。另外，由于社会观念的变化和女性情感的独立性增强，现代女性对

不婚或离婚后独立生活的选择也更多元化，家庭和社会观念以及支持体系也在不断变化。

4. 性别偏见与歧视　女性在职场和家庭中容易受到社会偏见和性别歧视等不公平待遇。中国不少地区还存在非常明显的男尊女卑的现象，特别是贫困或边远地区的妇女，由于社会地位低下和经济上的不独立，使她们在性的问题和生育问题上没有主动权，常处于被动地位，承受着性歧视、性暴力。她们若是患病，特别是生殖系统的疾病，常较少得到关爱和及时治疗，因而严重影响她们的生殖健康。

并且，由于要经历妊娠、分娩、哺乳期，使女性在岗位竞争、升职、提薪等方面均处于劣势。2015年中国人民大学国家发展与战略研究院发布的中国改革系列报告《大学生就业存在性别歧视吗》中指出，在使用同样简历的情况下，男性大学生接到面试通知的次数比女性高42%，学习成绩越好、学历越高的女性大学生，在求职过程中会遭受更为严重的性别歧视。北京大学教育经济研究所对全国高校大学毕业生就业状况的调查数据显示，2015年男生就业落实率远高于女生，在就业起薪上男性也高于女性。因此，在这样的社会文化之下，女性会遭遇更多的心理问题。

三、我国生育年龄非孕期妇女的生殖健康状况

生殖健康是人们幸福生活的一个基本前提，覆盖着人们的整个生命周期，包括健康的性发育、愉悦而安全的性关系以及享受孕育子代的幸福，而不受性暴力及与性或生殖相关的疾病、伤残和死亡的威胁，最后生殖活动通过母亲安全、婴儿存活和健康而得到一个成功的结局，并为将来的健康和发展奠定基础。生殖健康的基本要素包含性行为、计划生育、孕产妇保健和母亲安全、流产预防，生殖道感染包括性传播性疾患和人类免疫缺陷病毒/获得性免疫缺陷综合征，以及某些生殖道恶性肿瘤如宫颈癌、子宫内膜癌等。对非孕期育龄妇女而言主要健康内容重点在计划生育、生殖道感染和性传播性疾病预防及生殖系统恶性肿瘤防控等方面。

（一）计划生育与生育调节

计划生育是指人群的生育调控和家庭的生育安排，对于家庭和育龄夫妇要做好生育调节和避孕节育的技术服务，满足育龄人群生育、节育、不

育防治的需求。育龄夫妇应能够按照家庭生育计划和意愿顺利怀孕，避免不孕症的发生；通过掌握节育知识和避孕措施，控制生育间隔，避免生育间隔过密对女性生殖器官和孕产妇健康的影响；落实避孕节育措施，避免和减少非意愿妊娠和人工流产对生育功能和女性健康的损害，均是开展计划生育和生育调节技术服务的重点工作。

由于女性生理上的特性和传统观念的影响，国内外，女性仍是节育措施的主要承担者。随着人口生育政策和社会观念的变化，也会影响到节育避孕行为的改变。据《中国卫生健康统计年鉴2018年》数据显示，我国已婚育龄妇女避孕率有逐年下降的趋势，从2010年的89.1%下降为2017年的80.6%。放置宫内节育器在节育手术中的占比逐年降低，由2010年的34.6%下降为2017年的24.4%，输卵管结扎术占比也由2010年的7.7%下降为2017年的2.1%。有效避孕有助于预防非意愿妊娠，避免人工流产，保障母婴健康。但这些避孕措施和节育手术操作均可能导致并发症及避孕失败，从而会影响到育龄妇女的身心健康。《中国卫生健康统计年鉴（2018）》数据显示，我国已婚育龄妇女人工流产手术在节育手术中的占比逐年增高，由2010年的28.7%上升为2017年的50.6%。一项全国性的调查显示，人工流产妇女中，24岁以内、未婚、未育妇女的比例分别为28.5%、31.4%、42.7%。重复流产妇女的比例>60%。有研究表明，在继发不孕的就诊患者中88.2%的人有过人工流产史。因此，人工流产，特别是重复人工流产不仅会增加母婴生殖健康的风险，影响母婴健康甚至生命安全，影响家庭和谐。

近年来，由于生育年龄普遍延迟，婚前性行为、意外妊娠、人工流产生殖道感染，如慢性宫颈炎、子宫内膜炎、盆腔炎等导致继发不孕症发生增加。不孕症由1988年的6.89%上升到2010年的17.4%。因此，长期以来，不孕症困扰着众多家庭，特别是2016年，我国全面实施两孩政策后，高龄女性生育需求有所增加，这对生殖医学和辅助生殖技术的发展来说既是机遇也是挑战。

（二）生殖道感染和性传播性疾病

生殖道感染和性传播疾病是育龄妇女常见的疾患，主要包括阴道炎、宫颈炎、盆腔炎以及梅毒、淋病和艾滋病等，由于调查人群与方法的不同，文献报道的发病率不同。文献报道我国阴道炎的发病率在3.00%～29.86%之间，具有流行范围广、发

病率高、复发率高的特点，其中细菌性阴道病的发生率在 4.12%～10.49% 之间，滴虫性阴道炎的发生率在 4.12%～10.49% 之间，外阴假丝酵母菌病发生率在 2.21%～7.94% 之间；宫颈炎的发病率在 8.35%～36.81% 之间；盆腔炎的发病率在 0.21%～19.9% 之间；在医院人群的调查中发现，淋病奈瑟球菌、衣原体、支原体感染所致的生殖道感染率可达10%～17.22%。妇女梅毒感染率约为 35.77/10 万。

生殖道感染 / 性传播疾病对女性的健康尤其是生殖健康影响较大，反复发病的生殖道感染会引起异常子宫出血、不孕不育、产科并发症，艾滋病和梅毒也是通过母婴传播导致儿童感染的主要疾病等，如果对生殖道感染的诊断不及时或耽误治疗时机，可大大增加育龄期女性生殖健康相关问题。

（三）生殖系统恶性肿瘤

子宫鳞状上皮内病变（cervical squamous intraepithelial lesion，SIL）是与子宫颈浸润癌密切相关的一组子宫颈病变，常发生于 25～35 岁的妇女。约 60% 的低级别鳞状上皮内病变（low-grade squamous intraepithelial lesion，LSIL）可自然消退，但高级别鳞状上皮内病变（high-grade squamous intraepithelial lesion，HSIL）发生癌症的危险性加大，可发展为浸润癌，需要治疗。

子宫颈癌高发年龄为 50～55 岁，是危害我国妇女健康和生命的主要恶性肿瘤之一，且 2000 年后我国子宫颈癌发病率和死亡率总体呈显著上升趋势，2015 年我国子宫颈癌新发病例数达到 9.89 万，死亡病例数达到 3.05 万。性生活过早、多性伴、多孕多产、吸烟、长期口服避孕药、营养不良以及保健意识缺乏，不愿意主动接受子宫颈癌筛查、遗传易感性等是影响 SIL 和子宫颈癌发生的主要因素。

子宫内膜癌是女性生殖系统常见的三大恶性肿瘤之一，占女性生殖道恶性肿瘤的 20%～30%。据北京市肿瘤登记办公室数据显示，2001 年以来子宫内膜癌发病率明显高于宫颈癌，2008 年后已成为发病率最高的女性生殖系统恶性肿瘤子宫内膜癌以更年期或绝经后女性的发病率最高，约有 75% 以上的妇女发生在 55 岁以上。

四、我国生育年龄非孕期妇女的心理状况

美国心理学家马斯洛和密特尔曼提出了心理健康的十条标准：充分的安全感；充分了解自己，并对自己的能力做出适当的评估；生活的目标切合实际；与现实的环境保持接触；能保持人格的完整与和谐；具有从经验中学习的能力；能保持良好的人际关系；适度的情绪表达及控制；在不违背团体要求的情况下，能做有限度的个性发挥；在不违背社会的成规下，对个人的基本需求能予以恰如其分的满足。女性心理健康的主要标志包括心境良好、意志坚强、人格健全、智力正常、道德高尚、人际关系和谐、社会反应适度以及心理表现符合年龄特征等。

对照上述女性心理健康标准，目前我国女性心理健康的现状却令人担忧。据估计，中国约有 1.73 亿人患有不同类型的精神障碍，其所造成的疾病负担为 3 600 万伤残调整生命年（DALYs），占全球负担的 17%。并且在中国精神障碍所造成的疾病负担，占全部疾病负担的比例逐年上升，由 1990 年的 7% 上升为 2013 年的 11%，并估计在 2025 年将上升为 21%。其中，抑郁和焦虑为最多见的精神健康问题，且女性（占所有精神障碍的 54%）明显高于男性（占 33%），估计到 2025 年女性抑郁症和焦虑症所造成的疾病负担将比 2013 年分别增加 11% 和 2%。而这些女性又以中青年、已婚育龄的都市职业女性为主。

另外，在社会经济转型过程中出现的城乡留守女性、年轻流动妇女、高龄未婚、离婚和单亲女性，以及就业受阻的女大学生等育龄妇女，都成了心理问题的易发群体。值得关注的是，这些心理疾病还进一步演化为一些女性的学习荒废、工作懈怠、生活无序、行为越轨，如酗酒、吸毒、乱性甚至自杀等问题的出现。我国女性自杀率为男性的 1.25 倍。这些作为家庭核心的已婚育龄妇女的心理损伤，不仅严重影响自身的健康，还会将整个家庭引向危机，影响家庭其他成员，特别是未成年儿童的正常生活与健康成长。

五、我国生育年龄非孕期妇女的营养状况

营养不良是一种慢性营养缺乏病，主要由于人体长期缺乏热能和蛋白质所致，主要包括食物与营养物质摄入不足、营养不均衡、膳食结构不合理、膳食酸碱失衡以及食品安全卫生等。能量不足和营养不良是当今发展中国家患病和死亡的主要原因，因营养问题所引起的发育不良和慢性疾病也随之增多。

我国《2015 年中国居民营养与慢性病状况报

告》显示，我国城乡居民膳食能力供给充足，蛋白质、脂肪、碳水化合物三大营养素供能充足，蛋白质摄入基本持平，优质蛋白摄入增加，但仍面临营养缺乏和营养不均衡的双重挑战。2012 年较 2002 年相比，碳水化合物功能比有所下降，脂肪供能比上升，豆类、奶类、水果摄入量偏低和部分营养素缺乏等问题仍然存在。2012 年，18～44 岁育龄妇女低体重营养不良率和贫血率分别为 7.9% 和 15%，均明显高于此年龄段的男性，也明显高于其他年龄段的女性。而此年龄段的女性超重率和肥胖率分别为 24.9% 和 8.8%，则明显低于男性和其他年龄段的女性。这进一步说明，我国育龄妇女的营养缺乏情况仍然非常严峻。

六、我国生育年龄非孕期妇女的运动状况

身体活动（physical activity，PA）与人体健康密切相关，适当的身体活动可以降低冠心病危险因素和高血压的发生率，而身体活动不足则可能导致能量代谢失衡，并带来一系列的健康问题。身体活动不足已被确定为第四位导致全球死亡的危险因素，占全球死亡归因的 6%，仅次于高血压（13%）、烟草使用（9%）及高血糖（6%）。是造成 21%～25% 的乳腺癌和结肠癌、27% 糖尿病和大约 30% 的缺血性心脏病的主要原因。2016 年，在全球范围内，有超过 1/4 的成年人（27.5%）身体活动不足。女性的身体活动不足率（31.7%）要高于男性（23.4%），两者之间的差异较大。在高收入国家，41.6% 的女性缺乏身体活动；而在低收入国家，18.8% 的女性身体活动不足。

2016 年一项我国成年居民体育锻炼状况研究结果显示，我国成年女性参与锻炼率为 14.5%，每周≥90 分钟和≥150 分钟锻炼率分别为 13.9% 和 12.8%，均小于成年男性。

专家点评：生育年龄非孕期女性由于其特有的生理特点以及与男性的性别角色差异，使得生殖调节与避孕节育、生殖道感染/性传播疾病、生殖系统恶性肿瘤等对这个时期的女性生殖健康影响较大，并且发生精神健康问题的比例也远远高于男性。因此，这个时期的妇女健康和其他各期一样需要关注。

（狄江丽 王临虹）

第二节 生育年龄非孕期妇女保健

导读：生育年龄非孕期阶段的妇女，存在其特有的生理心理及生殖系统疾病发生特点，并有较高的发生比例。为此年龄阶段提供的保健既有其特殊性，又有普遍性，并且身心保健同等重要。

一、生育年龄非孕期妇女健康保健

（一）生活规律和劳逸结合

妇女在育龄期，是事业的中坚、家庭的台柱，繁忙的工作和家务劳动如一台错综复杂的机器，多重而不停地超负荷的运转，如不注意劳逸结合，往往在生育年龄即带来健康隐患。因此，应保证充足的睡眠，每晚一般在 8 小时左右，中午适当睡眠 30 分钟左右，但睡眠时间长短可根据个人需要而定，以白天精力充沛，不影响夜间入睡为宜。上白班为主的妇女，尤其脑力劳动者，工作 1～2 小时到户外做工间操，呼吸一下新鲜空气，适当放松，有利于提高工作效率。经常上夜班的妇女也应保证充分睡眠，否则久而久之会影响身体健康。周末和下班后 8 小时之外应尽量安排一定时期放松，可散步、锻炼、赏花、听音乐、编织、看电视等。应适量减少上班忙工作、下班忙家务的超负荷劳动，也应避免工作之余沉迷于打麻将、赌博等不健康的活动，既影响工作，又影响身体健康。

（二）善于用脑和合理用脑

人脑具有很强的代偿能力，因此具有可塑性，脑子越用越灵活，如果经常用脑，加强脑的保健和营养，可以保持良好的脑功能。善于思考、勤于思考可使思维敏捷活跃，这对延缓大脑功能的过早衰退和阿尔茨海默病的发生有重要作用。生育年龄妇女肩负事业和家务劳动两个重担，如何处理各种烦琐的事物，需要旺盛的精力和灵活的分析综合能力，遇事不乱，有条不紊，都需要用脑去思考。但是用脑过度，超过生理极限，就会事倍功半，工作效率低下。因此，合理用脑是非常重要的，合理用脑就是指注意用脑卫生。要保证大脑神经细胞的充分休息，包括静和松两方面。静指充分睡眠，每天保证充足的睡眠时间，工作、学习、娱乐、休息都要按作息规律进行，注意起居有常。了解睡眠不足和睡眠问题带来的不良心理影

响，出现睡眠不足及时设法弥补，出现睡眠问题及时就医。要在专业指导下用科学的方法改善睡眠。松指精神放松，可以进行轻松愉快的娱乐。消除疲劳，恢复活力，有弛有张，松紧交替才能保证良好的工作和学习效果。另一方面，为了保证大脑细胞的正常工作，充足的营养和氧的供应十分重要。保证工作学习环境的空气流通，户外活动等对提高大脑的工作效率也十分必要。此外，避免来自外界环境的各种刺激，减轻精神负担和心情压抑也属于大脑卫生保健的重要内容。

（三）育龄妇女特有的卫生保健

1. 月经期卫生　月经期应保持心情舒畅，保证充足的睡眠和营养。避免受凉，如雨淋、冷水浴等。保持外阴清洁，每天清洗，但不要盆浴、游泳、性交。饮食应避免生冷和刺激性食物。选用的卫生巾应注意生产厂家和生产日期，并适时更换。

如果出现经量过多、月经不规则、痛经和闭经等应及时到医院诊治。

2. 性生活与性传播性疾病　生育期妇女是性功能旺盛的时期。夫妻间应该具有正常的性生活。性交次数多少因人而定，以不影响白天的工作和学习为度。但是不洁的性生活应避免，滥交是不道德的，而且容易感染性传播疾病，性传播疾病主要指梅毒、淋病、非淋菌性尿道炎、生殖器疱疹、尖锐湿疣、艾滋病、滴虫性阴道炎等。

近年来，性传播疾病发病率不断升高，给患者本人及家庭造成极大的危害和经济负担，而且还能通过直接和间接方式造成母婴传播，直接危害下一代的健康。

要提倡良好的性道德，要保持女性的自尊、自爱、自重、自强，养成洁身自好的行为规范。如果盲目追求西方国家所谓"性解放""性自由"，两性关系混乱不仅受到社会谴责，而且还会感染性传播疾病，危害健康。

3. 外阴瘙痒　是女性阴道感染或外阴病变而产生的一种症状。严重者可因瘙痒难忍而影响工作和生活。有时因搔抓而引起外阴部皮肤黏膜的溃疡和感染。外阴局部皮肤可脱色变白、肥厚或萎缩而发展成"外阴白色病损"，并注意外阴病变发生癌变。

发生外阴瘙痒原因有以下几种：

（1）不注意外阴部清洁，经血或阴道分泌物，大小便等污染积聚而引起瘙痒。

（2）由于阴道或宫颈的炎症导致白带增多刺激外阴部引起瘙痒。

（3）外阴部皮肤患湿疹、过敏、炎症、阴虱或神经性皮炎等可引起瘙痒。

（4）患有糖尿病可因尿液刺激或伴有念珠菌性阴道炎而瘙痒。育龄妇女卵巢功能早衰时，因体内雌激素水平低下，外阴过于干燥，分泌物减少等均可引起外阴瘙痒。

（5）穿过紧的内裤，使用化纤制品，戴保健带或用劣质卫生巾、浴液，乱用清洁消毒剂，碱性肥皂或过热的水洗外阴均可引起外阴瘙痒。另外，由于过分清洗反而适得其反，所谓"越洗越痒"是由于破坏了阴道的自洁作用而引起的。

因此，为了预防发生外阴瘙痒应避免上述的不卫生习惯。经常保持外阴部清洁，每天用温水洗外阴。大小便及性交后要注意外阴部的干燥和清洁。平时尽量少吃刺激性食物。注意月经期卫生。出现外阴瘙痒时要及时就医，在医师指导下选用药物治疗。

4. 泌尿系统感染　女性的尿道比男性短，而且毗邻有阴道、外阴，这些解剖特点再加上女性特有的生理功能如性交、分娩、流产、月经等使之易患泌尿系统感染。轻者出现尿痛、尿频、尿急，可伴有发热、无力等症。重者可有脓尿、血尿等。如治疗不彻底可反复发作或上行感染累及膀胱和肾脏。

泌尿系统感染发生的诱因往往与性交、阴道炎症、性病、全身疾病、局部不洁、过分劳累等有关。有患者反复出现泌尿道刺激症状，但尿培养无病原体生长。遇有这种情况应注意休息，多饮水，尤其炎热的夏季出汗多时更应注意。此外，节制性生活及保持外阴部清洁均有利于预防泌尿系统感染。患有泌尿系统感染时应请医师诊断和治疗。

5. 皮肤健康与美容　皮肤是人体的重要器官，是抵抗外界刺激和疾病的第一道防线。健康的皮肤不仅外观美，而且可以保护内脏器官的功能。如不注意皮肤的清洁和保健，当抵抗力差时细菌可侵入机体导致感染。

为了皮肤健康，应保持心情舒畅，有充足的睡眠，注意饮食中富含水果和蔬菜，避免辛辣刺激性食物，不吸烟和酗酒。洗澡可保护皮肤的正常功能，促进全身血液循环，为皮肤提供充分的氧和营养物质。但不宜用过热的水烫洗，不使用刺激性的肥皂和劣质浴液。

此外，内衣应宽松柔软，以棉质为宜。衣服洗涤后应置太阳下晒干可达到清洁和消毒的目的。如果出现皮肤病应及时到医院就诊。

社交场合适当化妆可给人以美感和良好的形象。但是浓妆艳抹或使用劣质化妆品可影响皮肤的健康。化妆品中含有的铅、汞等元素可刺激皮肤的皮脂腺开口，影响皮脂腺分泌物的排出，可造成脓疱疮、痤疮或色素沉着等。美容手术应在有条件的医疗机构由经验丰富的美容师或整容医师来进行。否则不仅达不到美容效果，反而造成瘢痕或更严重的后果。

6. 子宫颈癌防控　育龄妇女应了解子宫颈癌防控的相关知识，积极预防和治疗生殖道感染/性传播疾病，减少子宫颈癌发病的高危因素，如早婚、早孕、多孕、多产、多性伴、吸烟、长期口服避孕药、营养不良等；在年龄允许的情况下，接种预防性人乳头状瘤病毒（HPV）疫苗。所有25～64岁的妇女均应定期进行宫颈癌筛查，筛查异常/阳性的妇女应进一步进行检查、诊断和及早治疗。

7. 乳房保健　丰满的乳房标志着女性的成熟和健康，赋予女性特有的线条和健美的体型。育龄妇女乳房的保健除了做有利于扩胸和胸肌发达的运动如游泳、球类、唱歌等，还要注意摄入高蛋白、富含维生素及维生素E的食物，并注意劳逸结合等。

育龄妇女要哺乳婴儿，因此乳头的卫生及保健也很重要。要经常按摩和保持乳头的清洁。

佩戴乳罩不仅为了美观，防止乳房下垂，同时可保护乳房在从事劳动和运动时避免过多的震动和损伤，以及保证乳房通畅的血液循环及乳管发育。但是选择的乳罩不合适，过紧可影响乳房的血液供应，妨碍呼吸运动和正常的工作和生活。过松起不到支托作用，因此乳罩要松紧适宜，同时要选用通气和吸水性强的面料制作，以免引起乳房及乳头皮肤的损害。

育龄妇女要学会自我检查乳房的方法。用手指掌面在乳房表面触摸，如平坦无包块触及为正常。如触到异常包块，即使很小，也应提高警惕，及时到医院就诊。但是自我检查时切忌用手握住整个乳房抓捏的方法，因为这样可将乳腺误当成包块，或反而忽略了异常的包块。此外，非哺乳期乳头有溢乳现象也应及时就医。

定期进行乳腺癌筛查，40岁以上妇女应每年接受乳腺癌临床检查、B超或X射线检查，乳腺癌高危人群应将筛查的年龄提前。发现异常者应遵医嘱进一步检查，及早诊断，及早治疗，提高生存率和生活质量。

二、生育年龄妇女非孕期的心理调节

当女性面临心理问题时，除可以请心理医师进行心理治疗、疏导外，还可以采用一些自我心理调节措施。要学会超脱，对自己提出适宜的期望值；不要急躁，讲究方法，争取支持；要学会宽容、大度地对待生活；生活有序，忙中偷闲；要合理宣泄不良情绪，当遇到巨大压力时，勇于、善于在亲人、朋友面前倾诉。

（一）建立良好的自我观念

心理学家巴甫洛夫曾经说过："愉快可以使你对生命的每一次跳动，生命的每一个印象易于感受，不论躯体和精神上的愉快都是如此，可以使身体强健。"因此，培养开朗的性格和乐观、愉快的情绪是促进身心健康的基本条件，开朗、乐观、愉悦的情绪可以用来抵御来自外界的任何干扰，包括物质上的诱惑和精神上的冲击，从而达到真正健康的状态。

首先，要建立起多元的自我概念，全面、正确地认识自己。通过与他人横向地客观比较，达到认识自我、了解自我和发展自我。要接受别人评价中的合理部分，避免自我评价的偏差。同时也可以将现实自我与过去自我、理想自我进行纵向比较，寻找自己进步的地方，给自己一个肯定，同时找到自己还需加强之处，进行自我改善。

（二）善于自我激励

新时期对女性，特别是职业女性提出了更多的挑战和要求，这更要求女性要学会自我激励、自我提高，来应对生活和工作中的种种挑战。可以通过改变心态来改变生活，积极的心态是个体情绪状态良好且稳定的保证。其次，要知道自己所要，树立人生理想。要直面"不幸"，保持冷静，不要让负面情绪占据大脑，要接纳现实，接受生活中无法改变的事情，而不是把眼光落在过去和痛苦上。

（三）树立积极的生活理念

在接纳自己，认识自己的优点和不足的基础上，根据自身的条件来确定目标，量力而行。不断调整自己的期望值，防止"弓满自断"。学会热爱生活，尽量寻找新的事物，探索新的兴趣，满足对世界的新奇感、神秘感。

（四）学会自我减压

可以适当地降低生活标准，学会接受帮助，如果遇到力所不能及的事，最好能请别人帮忙，并且积极参加体育锻炼，适当的体育活动可以放松紧张的精神状态，减少身体上的疲劳，缓解心理上的压力。

（五）建立良好的人际关系

当一个人感到有可以依赖的人在关心、照顾、尊重和爱护自己时，就会减轻挫折反应的强度，增加对挫折的承受力和适应性。因此，要努力营造宽松民主的氛围与和谐的人际关系，不要斤斤计较、怨天尤人，以乐观的态度处理好人际关系。因为人际关系的好坏，不仅影响工作、学习和生活，还是影响一个人心理状态的重要因素。

（六）适度宣泄，及时疏导

如果觉得自己的心理压力过大，应积极面对，尽快找心理医师寻找解决问题的办法。当遇到不如意的事情、心情烦闷时，可以通过听音乐、看电影、逛街、看电视、读书来调节。或找家人或知心朋友倾诉，发泄牢骚、委屈，或通过哭泣使累积的高度紧张得以释放而缓解。

三、生育年龄妇女非孕期的生活方式与保健

（一）提倡平衡膳食

平衡膳食模式是最大程度保障人体营养和健康的基础，食物多样性是平衡膳食模式的基本原则。良好的膳食模式是保障营养充足的基础。每天的膳食应包括谷薯类、蔬菜水果类、畜禽鱼蛋奶类、大豆坚果类等食物。平衡膳食模式必须由多种食物组成，建议平均每人摄入 12 种以上食物，每周 25 种以上。合理的膳食模式具有食物多样化，以谷类食物为主、高膳食纤维摄入、低盐低糖低脂肪摄入的特点。合理膳食模式可降低高血压、心血管疾病、结直肠癌和 2 型糖尿病等慢性病的发病风险。

营养比例均衡是指人体每天所需的营养供应标准。这个标准应因人因地因时而异，也就是根据人的身高、体重、职业、居住环境及地域，季节气候等指标进行综合分析。根据《中国居民膳食指南》（2016 年）的推荐，每天摄入谷薯类食物 250～400g，其中全谷物和杂豆类 50～150g，薯类 50～100g；餐餐有蔬菜，保证每天摄入 300～500g 蔬菜，深色蔬菜应占 1/2；保证每天摄入 200～350g 新鲜水果，果汁不能代替水果；吃各种各样的奶制品，相当于每天液态奶 300g；经常吃豆制品，适量吃

坚果；每周吃鱼 280～525g，畜禽肉 280～525g，蛋类 280～350g，平均每天摄入总量 120～200g，优先选择鱼和禽，吃鸡蛋不弃蛋黄，少吃肥肉、烟熏和腌制肉制品；每天食盐不超过 6g，每天烹调油 25～30g，糖每天摄入不超过 50g，最好控制于 25g 以下，每天反式脂肪酸摄入量不超过 2g，每天 7～8 杯（1 500～1 700ml），提倡饮用白开水喝茶水，不喝或少喝含糖饮料。

对于一些特殊人群，如超重（$24kg/m^2 \leqslant BMI < 28kg/m^2$）、肥胖（$BMI \geqslant 28kg/m^2$）的育龄妇女，需要减少能量摄入，增加新鲜蔬菜和水果在膳食中的比重，适当选择一些富含优质蛋白质（如瘦肉、鱼、蛋白和豆类）的食物。对于贫血、消瘦等营养不良的育龄妇女，建议要在合理膳食的基础上，适当增加瘦肉类、奶蛋类、大豆和豆制品的摄入，保持膳食的多样性，满足身体对蛋白质、钙、铁、维生素 A、维生素 D、维生素 B_{12}、叶酸等营养素的需求；增加含铁食物的摄入或者在医师指导下补充铁剂来纠正贫血。

（二）促进吃动平衡

食物摄入量和身体活动量是保持能量平衡、维持健康体重的两个主要因素。能量是维持生命活动的基础。能量需要量是指长期保持良好的健康状态、维持良好的体型和理想活动水平所需要的量。食不过量主要指每天摄入的各种食物所提供的能量，不超过也不低于人体所需能量。如果吃得过多或活动不足，多余的能量就会在体内以脂肪的形式堆积下来，体重增加，造成超重或肥胖；相反，如果吃得少或活动过多，则由于能量摄入不足或能量消耗过多而引起体重过低或消瘦。体重过重或过轻，都是不健康的表现。育龄妇女健康体重的体重指数应在 $18.5～23.9kg/m^2$ 之间。

超重或肥胖是许多疾病的独立危险因素，如 2 型糖尿病、冠心病、乳腺癌等。增加身体活动或运动不仅有助于保持健康体重，还能调节机体代谢，增强体质，降低冠心病、脑卒中、2 型糖尿病、结直肠癌等慢性病的发生风险。同时有助于调节心理平衡，有效消除压力，缓解抑郁和焦虑等不良精神状态。食不过量可以保证每天摄入的能量不超过人体的需要，运动可增加代谢和能量消耗。

（三）运动与健身

育龄妇女应每天运动、保持健康体重。鼓励每周进行 3 次以上、每次 30 分钟以上中等强度的运动，或者累计 150 分钟中等强度或 75 分钟高强

度身体活动。中等强度身体活动是指需要一些用力但仍可以在活动时轻松讲话的活动。如快速步行、跳舞、休闲游泳、打网球、打高尔夫球、做家务（如擦窗户、拖地板、手洗大件衣服等）。高强度身体活动是指需要更多的用力，心跳更快，呼吸更急促，如慢跑、健身操、快速蹬车、比赛训练或重体力活动，像举重、搬重物或挖掘等。高强度运动适合健康的育龄妇女。运动前需了解患病史及家族病史，评估身体状态，鼓励在家庭医师或专业人士指导下制订运动方案，选择适合自己的运动方式、强度和运动量，减少运动风险。

日常生活中要尽量多动，育龄妇女主动身体活动量最好相当于每天 6 000 步，可以一次完成，也可以分 2～3 次完成。一般来说，日常家务和职业活动等消耗能量相当于 2 000 步左右（消耗能量约 80kcal）。减少久坐时间，保持吃、动平衡，让摄入的多余能量通过运动的方式消耗，达到身体各功能的平衡。

（四）把好食物关

育龄妇女多是家庭主妇，应把好家庭这一关。提倡按需购买食物，按需备餐、小份量食物、合理利用剩饭菜，上班族午餐和聚餐应分餐制或简餐。在外点餐根据人数确定数量，集体用餐时采取分餐、简餐、份饭。

选择当地、当季的食物，备餐应彻底煮熟食物，采取适宜的烹调方式，对肉类和家禽、蛋类，应确保熟透。熟食或者隔顿、隔夜的剩饭剩菜在食用前须彻底再加热。

学会选购食品看标签，合理选择食品。食品标签通常标注了食品生产日期、保质期、配料、质量（品质）等级等，可以通过看食物标签来了解食物是否新鲜、产品特点、营养信息等。另外还能了解到食物中是否有过敏原。

倡导在家吃饭，与家人一起分享食物和享受亲情，传承和发扬我国优良饮食文化。在家烹饪、吃饭，不仅可以保持饮食卫生、平衡膳食、避免食物浪费，同时还可享受亲情，促进家庭成员之间的沟通、理解和情感，并可以培养儿童和青少年良好的饮食习惯。

总之，育龄妇女除了保证全面均衡的营养之外，还要营造良好的生活环境，加强体质锻炼，讲究良好的心理状态，真正做到营养健康与生活环境的和谐一致，给自己和家人做好营养保健。

（五）戒烟限酒

在我国女性吸烟率很低，但大多数女性会暴露于二手烟中，特别是在家庭中二手烟、三手烟暴露的比例最高，其次为公共场所和工作场所。

对于吸烟的女性，当决心戒烟时，最好取得家人、朋友和同事的支持和监督。当出现戒断症状时，可尝试一些方法抵御吸烟的诱惑，如刷牙、嚼口香糖、喝茶、种花、运动、深呼吸，或与他人交流。戒烟 1 个月内尽量避免去见吸烟者，避免聚会和聚餐。如果自己主动戒烟较困难，也可以寻求外界的帮助，如去医院戒烟门诊或打戒烟热线电话接受专业人员的戒烟专业服务。

对于经常接受二手烟或三手烟暴露的女性，在家庭或办公室、会议室等经常性的抽烟环境中，最好能主动采取消除或减轻空气污染的措施，如通过通风开窗、擦桌子、擦地板清除每天尘埃中的烟叶残留物，也可通过使用空气净化设备，摆放一些绿色植物如吊兰、常青藤等吸收空气中的漂浮颗粒，减少二手烟的吸入。

酒给人体一定的热量，还有一定的营养价值。如葡萄酒含有人体需要的氨基酸、维生素等多种营养素，所含白藜芦醇具有抗氧化活性。少量饮酒有益于心血管系统，轻、中度饮酒者较不饮酒者和重度饮酒者，其冠心病的危险性为低。适量饮酒能使小动脉血管扩张，促进血液循环，有助于振奋精神，缓和忧虑和紧张心理，提高生活情趣，同时适量的酒能刺激胃酸分泌，增进食欲，提高消化能力。而无节制地饮酒，会使食欲下降，食物摄入减少，以致发生多种营养素缺乏，严重时还会造成酒精性肝硬化。过量饮酒会增加患高血压、脑卒中等危险，并可导致交通事故及暴力的增加，对个人健康和社会安定都是有害的。《中国居民膳食指南（2016）》中指出成年女性一天饮用酒的酒精量不超过 15g。相当于一天饮用不超过啤酒 450ml，葡萄酒 150ml，黄酒 120ml，洋酒 45ml 或 38 度的白酒 50ml，52 度的白酒 30ml。

专家点评：积极做好月经期保健、加强生殖道感染 / 性传播疾病、宫颈癌和乳腺癌防治，通过自身心理调节、营养保健及健身锻炼等措施，可有效地促进生育年龄非孕期妇女的身心健康。

（狄江丽　王临虹）

参 考 文 献

1. 国家卫生健康委员会. 中国卫生健康统计年鉴（2018）. 北京：中国协和医科大学出版社，2018.

2. 黄醒华，王临虹. 实用妇女保健学. 北京：中国协和医科大学出版社，2006.

3. 中国营养学会. 中国居民膳食指南（2016）. 北京：人民卫生出版社，2016.

4. 健康中国行动推进委员会. 健康中国行动（2019-2030）. 国家卫生健康委员会规划发展与信息化司，2019.

5. 曹泽毅. 中华妇产科学. 3版. 北京：人民卫生出版社，2014.

6. 中华预防医学会妇女保健分会. 子宫颈癌综合防控指南. 北京：人民卫生出版社，2017.

7. 国家卫生计生委疾病预防控制局. 中国居民营养与慢性病状况报告（2015年）. 北京：人民卫生出版社，2015.

8. 谢幸，孔北华，段涛. 妇产科学. 9版. 北京：人民卫生出版社，2018.

9. 梁华，洛若愚. 女性生殖道感染的流行病学调查及阴道分泌物检测的价值. 中国妇幼保健，2017，32（18）：4513-4515.

10. 胡大一，许桂华. 健康生活必读. 北京：北京大学医学出版社，2019.

随着社会的进步和科学技术的不断发展，人类期望寿命不断延长，进入中老年期的妇女已形成一个庞大的人群，我国第7次人口普查统计中国处于绝经前后的45~64岁妇女已接近2亿，预计到2030年我国50岁以上的妇女将增加到2.8亿以上。这个时期女性卵巢功能衰退，由于雌激素分泌缺乏，直接影响女性身体多个系统的健康，启动了多器官的衰老过程。体内雌激素水平逐渐下降，使精神、心理乃至躯体器官发生一系列的改变，雌激素所作用的靶器官也发生相应的退行性变化。因此，更年期保健不仅是保障妇女平稳度过这一时期的重要举措，更重要的是延缓老年退化性疾病发生，提高晚年生活质量的关键和基础，世界卫生组织已将提高妇女晚年生活质量列为21世纪促进健康的三大主题之一。目前，更年期、老年期妇女的保健正受到全世界范围的广泛重视。

第一节　概　　述

> 导读：更年期是每一位妇女都会经历的生理过渡时期，由于卵巢功能衰退带来一系列生理和心理变化而引起各种不适。重视更年期保健，采取必要的临床干预治疗和保健措施，不仅可缓解近期的更年期症状，还对骨健康和预防心血管疾病有重要意义。

更年期是进入老年期前的阶段。85%~90%的妇女会出现轻重不同的绝经综合征，不仅影响正常的工作和生活，还会给家庭和社会带来一定负担，如未重视更年期、老年期保健，则会出现自主神经功能紊乱、精神心理和睡眠障碍，更会有远期的骨健康危害、心血管疾病发病风险增加、泌尿和生殖系统疾病、慢性病等，严重威胁着妇女的工作、学习和生活。这个时期成为女性生命周期中

最长阶段之一。

一、更年期相关概念

（一）定义

1. 更年期（climacteric）　是指卵巢功能开始衰退至完全停止的一段时期，也是女性从生育状态走向非生育状态的时期，目前，医学上难以精确定义和量化更年期的时间，每个女性经历更年期的时间和出现的症状都不尽相同，一般将更年期定义为40~60岁。更年期也是老年女性慢性疾病如骨质疏松、心血管疾病和阿尔茨海默病的起始阶段。鉴于更年期一词表达绝经过程的特征不够确切，现国内外学者应用"绝经""绝经前期""围绝经期""绝经后期""绝经过渡期"等词。但是"更年期"一词形象生动、简练、易于理解，方便医患交流，沿用已百余年，目前实践中仍在广泛使用。

2. 绝经（menopause）　是指妇女一生中的最后1次月经，是个回顾性概念，一般需要在最后1次月经的12个月之后方能确认。绝经的真正含义并非指月经的有无，而是指卵巢功能的衰竭（中华医学会妇产科学分会绝经学组，2016），绝经可分为生理性绝经（自然绝经）、人工绝经。

（1）生理性绝经：是指自然绝经（natural menopause），由于卵巢内卵泡活动的丧失引起月经永久停止，且无明显病理原因。连续12个月无月经后才可确定为绝经。由于没有明确的生物学指标可预测最终月经，只能做回顾性地认定。目前，国内外尚缺乏正常人群自然绝经年龄分布的大规模确切数据，所以临床实践中常以40岁或以后自然绝经归为生理性绝经。

（2）人工绝经（induced menopause）：是指手术切除双卵巢或医疗性终止双卵巢功能，如化疗或放疗。

（3）早绝经（premature menopause）：同卵巢功

能早衰（premature ovarian failure，POF），是指女性在 40 岁之前达到卵巢功能衰竭，被视为病理性。

3. 围绝经期（perimenopause） 是指从接近绝经时出现与绝经有关的内分泌和影响临床表现时起至绝经后 1 年内的期间。此期包括绝经过渡期及绝经后 1 年，与绝经后期有约 1 年的重叠。

4. 绝经过渡期（menopausal transition） 是指从生育期走向绝经的一段过渡时期，从临床表现、内分泌改变开始出现趋于绝经的迹象开始至绝经前的一段时期。从定义来看，此期始点模糊，终点明确。在临床实践中，常将月经出现明显改变定为始点。

5. 绝经前期（premenopause） 是指最后月经前的整个生育阶段。

6. 绝经后期（postmenopause） 是指最终月经（包括自然绝经和人工绝经）以后的生命阶段。起点为绝经，终点为生命的终结。绝经相关分期见图 8-1。

7. 更年期综合征（climacteric syndrome） 是指女性绝经前后出现一系列躯体和心理不适，主要表现为血管舒缩症状、神经精神症状、泌尿生殖道萎缩症状等，症状的严重程度和持续时间有很大的个体差异性，一般为 3～5 年。

（二）生殖衰老分期

2001 年，生殖衰老分期（Stages of Reproductive Aging Workshop，STRAW）专题研讨会提出了卵巢衰老的命名和一个分期系统，包括每个期别的月经和定性的激素标准，STRAW 分期系统被广泛视为描述生殖衰老到整个绝经期的金标准。STRAW 对女性生殖衰老领域的研究影响持久，促进了对卵巢衰老过程中内分泌和生物学标志物变化轨迹的研究，以及体重、吸烟、种族和其他因素如何影响这些轨迹的研究，这为更新 STRAW 分期系统提供了基础。

2011 年 9 月，在华盛顿特区举行的生殖衰老分期（STRAW＋10）专题研讨会回顾了近年来的科学进展并更新了 STRAW 标准，发起方有国家衰老研究所（National Institute on Aging，NIA）、隶属于国立卫生研究院（National Institute of Health，NIH）的妇女健康研究办公室（Office of Research on Women's Health，ORWH）、北美绝经协会（The North American Menopause Society，NAMS）、美国生殖医学协会（American Society for Reproductive Medicine，ASRM）、国际绝经协会（International Menopause Society，IMS）和内分泌协会（The Endocrine Society）。参加者系来自 5 个国家和多学科领域的专家共 41 名。

1. STRAW＋10 更新要点 STRAW＋10 专题研讨会完成了下列工作：①重新评估生育晚期和绝经过渡期早期的起点，并给出了新的以人群为基础关于卵泡刺激素（follicle stimulating hormone，FSH）、窦卵泡数（antral follicle count，AFC）、抗米勒管激素（anti-Müllerian hormone，AMH）及抑制素 B（inhibin B）的资料。②重新评估绝经后期分期标准，给出新的以人群为基础关于最终月经（final menstrual period，FMP）后卵泡刺激素和雌二醇（estradiol，E_2）变化的资料。③重新评估当妇女体重、生活方式和健康状态变化时分期标准的适用性。④与 STRAW 系统相比，更新后的分期系统在原生育期晚期（−3 期）再分为 −3b 和 −3a，在原绝经后期早期（＋1 期）再细分为 ＋1a、＋1b 和 ＋1c 期，共增加了 3 个期别，因此，女性月经初潮后至生命终止共分为 10 个期别（图 8-2）。

2. STRAW＋10 更新的内容

（1）生育期晚期（−3 期）：生育期晚期标志着生育力开始下降的一段时间，在此期间，考虑到在月经周期发生明显改变之前，重要的内分泌参数已经开始改变，这些内分泌变化对生育力的评估

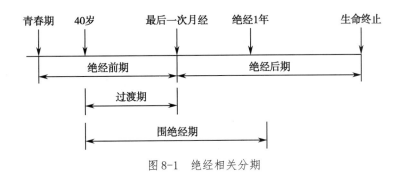

图 8-1　绝经相关分期

分期	-5	-4	-3b	-3a	-2	-1	+1a	+1b	+1c	+2
术语	生育期				绝经过渡期		绝经后期			
	早期	峰期	晚期		早期	晚期	早期			晚期
					围绝经期					
持续时间	可变				可变	1~3年	2年（1+1）		3~6年	余生
主要标准										
月经周期	可变到规律	规律	规律	经期/周期长度变化轻微	周期长度可变性增加***	停经间隔≥60天				
支持标准										
内分泌指标										
FSH				可变*	↑可变	↑≥25IU/L**	↑可变	稳定		
AMH		低	低	低	低	低	低	极低		
抑制素B		低	低	低	低	低	低	极低		
窦卵泡数		低	低	低	低	低	极低	极低		
描述性特征										
症状						血管舒缩症状可能	血管舒缩症状			泌尿生殖道萎缩症状增加

图8-2　STRAW+10分期系统

*：月经周期2～5天抽血；**：依据现有的国际标准大约的预期水平；***：相邻月经周期长度变异≥7天，为升高↑

很重要。因此，STRAW+10系统建议将生育期晚期再细分为2个亚期（-3b和-3a期）。在-3b期，月经周期仍然规律，周期长度或者早卵泡期卵泡刺激素水平没有改变，但AMH水平下降，AFC减少，抑制素B可能也降低。在-3a期，月经周期的特征开始发生细微改变，尤其是周期变短，早卵泡期（月经周期的第2～5天）卵泡刺激素水平升高，可变性增大，卵巢衰老的其他标志物水平低。

（2）绝经过渡期早期（-2期）：此期特点是月经周期长度变异增大，其定义是在连续的周期长度之差为7天或以上的持续改变，持续的定义是指周期长度变化首次出现后的10个周期内再次发生。在绝经过渡期早期，月经周期的另一特征是早卵泡期卵泡刺激素水平升高但可变，AMH、AFC和抑制素B低。

（3）绝经过渡期晚期（-1期）：此期特征是月经周期长度的变异性增大，激素水平剧烈波动，目前国际化标准的发展和基于大样本的资料已可定义卵泡刺激素的量化标准，定为在过渡期晚期随机血样≥25U/L，估计该期持续平均为1～3年，最易被关注的血管舒缩症状可能在该期出现。

（4）绝经后期早期（+1期）：此期卵泡刺激素水平持续升高，E_2水平持续下降，直至FMP后大约2年。之后，这两种激素水平都将保持稳定。因此，STRAW+10建议绝经后期早期应再分为3个亚期，分别为+1a、+1b和+1c期。+1a期和+1b期分别持续1年，在卵泡刺激素和E_2水平稳定的时间点结束。+1a期标志着闭经12个月的结束，用于定义FMP已经发生，这对应于围绝经期结束。+1b期为卵泡刺激素和E_2水平快速变化的余下阶段，根据激素变化的研究，估计+1a期和+1b期平均共持续2年。最易被关注的血管舒缩症状。+1c期为高卵泡刺激素水平和低E_2水平的稳定阶段，估计持续3～6年。因此，整个绝经后期早期持续大约5～8年，为进一步认识该期特征，还需要对自FMP后到绝经后期晚期的卵泡刺激素和雌二醇变化轨迹进行深入的研究。

（5）绝经后期晚期（+2期）：是指生殖内分泌功能进一步变化很小的一段时期，躯体老化的进程成为重要的关注点。在此时期，阴道干涩、泌尿生殖道萎缩的症状将变得普遍，绝经多年后，在年龄很大的妇女中观察到卵泡刺激素水平可能逐步降低。

3. STRAW+10标准的应用范围　女性生殖衰老进程虽然会受人口学因素、生活方式和体重指数（body mass index，BMI）的影响，但都遵循一个固定的、可预期的模式，尽管吸烟和BMI影响激素水平和过渡期的时间，但不会改变与生殖衰老相关的出血模式的变化轨迹或激素水平。因此,研讨会建议 STRAW + 10 分期系统在妇女中应用时不必考虑年龄、人口学、BMI 或生活方式的因素。

二、更年期的流行病学

(一)绝经年龄

由于卵巢功能的衰退速度存在一定的个体差异,所以绝经年龄也不尽相同。早在 1988 年全国围绝经期妇女健康调查协作组对 12 个省 / 直辖市 6 176 名 40~60 岁绝经女性进行了调查,结果显示自然绝经的平均年龄为 49 岁,其中 95.8% 的女性绝经年龄为 40~55 岁。2008 年,中国 14 家医院妇科门诊 1 641 名 40~60 岁女性的调查研究发现,自然绝经的平均年龄为 49 岁,20 年间绝经平均年龄无明显变化。调查资料显示,我国不同地区自然绝经年龄相似,昆明市女性平均绝经年龄为 49.7 岁,上海市平均绝经年龄为 50.76 岁,重庆市为 47.24 岁。美国女性自然绝经年龄为 50~52 岁,荷兰的调查研究结果显示,女性自然绝经平均年龄为 50.2 岁,澳大利亚女性平均为 51 岁,土耳其的报道为 47.8 岁。流行病学调查资料显示,绝经年龄可能与遗传、种族、民族、地理及经济状态等多种因素有关。有调查资料显示初潮年龄早、首次妊娠年龄小、妊娠次数多、营养状态好、肥胖以及长期口服避孕药者绝经年龄较晚,而吸烟、未婚、负性生活事件、居住在高海拔地区的妇女绝经年龄较早,但这需要进一步研究和长期观察。

(二)人口老龄化的标准

关于人口老龄化的界定,大多数学者认为老龄化的研究中已经早有定论,国际上通常将 60 岁及以上的人口占总人口的比例超过 10% 或者将 65 岁及以上的人口占总人口的比例超过 7% 作为判断老龄化的标准。联合国有关老龄化的文件中也曾经使用过这两个年龄作为起点,在衡量人口老龄化程度方面,联合国文献中只使用过 65 岁的标准,而没有提出 60 岁的具体数量标准。

(三)更年期综合征的流行病学现状

更年期综合征患病率与地区、种族、人口学特征、生理和心理状态有关。西方国家调查结果发现,尿失禁在绝经后妇女中是一种比较常见的病症。日本一项对 8 373 名 40~59 岁更年期女性横断面调查研究结果显示,更年期症状中 90.9% 为肌肉和关节不适、身心疲惫和抑郁情绪,发生率高

于血管舒缩性症状(Blumel,2012)。国内学者调查发现,更年期女性主要以血管舒缩症状、情绪和睡眠障碍为主,南宁市妇女调查结果发现更年期综合征的患病率为 75.61%。另有国内学者对全国 22 省(市)2 400 名 45~55 岁妇女调查结果显示,女性更年期综合征患病率为 92.10%,农村妇女、患有慢性病、工作压力大、离婚、丧偶、邻里关系差、睡眠差的女性更年期症状评分较高(董胜莲,2010)。北京妇产医院门诊的绝经后妇女调查结果显示,出现更年期症状的前 5 位症状依次为疲乏(79.38%)、失眠(76.80%)、易激惹(74.23%)、抑郁(67.01%)、心悸(67.01%),绝经后妇女为膝关节疼痛(100.00%)、阴道干燥(100.00%)、尿失禁(100.00%)、疲乏(77.68%)、失眠(75.89%),其中性交疼痛和蚁走感的发生率低于 50.00%,潮热的发生率为 55.36%(崔亚美,2014)。上海社区妇女更年期综合征调查分析结果显示,457 名女性中更年期综合征的发生比例为 37.86%,前 3 位症状依次为潮热出汗(41.36%)、头痛(29.32%)、关节痛(28.45%)(周颖,2014)。昆明市 300 名更年期女性的调查资料显示,90% 的调查对象有 1 项以上的更年期症状,13 种症状中更年期综合征的发生率波动于 11.13%~61.33%,发生率较高的前 5 项症状为失眠(61.33%)、骨关节痛(59.67%)、易激动(56.67%)、疲乏(55.33%)、潮热汗出(49.67%)(李骏驰,2016)。深圳的调查结果为更年期综合征发生率为 44.1%,石河子社区的调查结果为更年期综合征的发生率为 66.3%。

三、老年期相关名词、概念及流行病学

(一)定义

1. 老年期　老年期(old age)是人生过程的最后阶段,特点是身体各器官组织出现明显的退行性变化,心理方面也发生相应改变,随着年龄的增长衰老现象逐渐明显。衰老过程存在较大的个体差异,即使在一个人身上,各脏器的衰老进度也不是同步的。

2. 老龄　衰老与一般健康水平有关,不同时代、不同地区的人,衰老进度也不同。中华医学会老年医学分会曾于 1982 年根据中国国情及传统概念,建议规定以 60 岁以上为老年。世界卫生组织将成人分成 5 个年龄段,即 44 岁以下为青年人;45~59 岁为中年人;60~74 岁为年轻的老年人;75~89 岁为老年人;90 岁以上为长寿老年人。

3. 衰老　衰老是指机体对环境的生理和心理适应能力进行性降低、逐渐趋向死亡的现象。衰老可分为两类：生理性衰老和病理性衰老。前者指成熟期后出现的生理性退化过程，后者是由于各种外来因素（包括各种疾病）所导致的老年性变化。衰老是一切多细胞生物随着时间的推移自发的必然过程，它表现为一定的组织改变，器官衰老及其功能、适应能力和抵抗力的减退。生长发育、成熟、衰老是生物界一切生物自然发展的必然规律。

4. 绝经后晚期（STRAW+10+2）　STRAW+10+2 期是指生殖内分泌功能进一步变化很小的一段时期，躯体老化的进程成为重要的关注点。在此时期，阴道干涩及泌尿生殖道萎缩的症状将变得普遍。绝经多年后，在年龄很大的妇女中观察到卵泡刺激素水平可能逐步降低，需进一步研究以确定是否需要在接近生命终点时增加一个期别。

（二）老年期的流行病学

1. 年龄　有学者将联合国提出的 65 岁标准转换成 60 岁的比例，认为当 60 岁及以上的人口占总人口 10% 以上就可以判断进入老龄化社会，但两者之间并不完全等价。以 60 岁作为我国老年人口的起点年龄比较符合实际，但国际上只明确提出 65 岁的标准，而没有对 60 岁的标准进行界定。自 20 世纪 90 年代以来，我国人口结构发生了很大的变化，老龄化速度越来越快，老龄化程度越来越深，现在的情况和 20 世纪 90 年代相比发生很大的变化，而且不同地区的人口老龄化差异也比较显著，人口生育率、死亡率和人口年龄结构在中国人口老龄化过程中各自所起的作用具有不同的影响。近年来我国人口年龄结构发生了巨大的变化，步入老龄化社会已经成为一个备受关注的问题。中国历次人口普查时，按不同老年人口起点年龄计算，1953 年≥60 岁老年人口比例为 7.32%，≥65 岁为 4.41%；1964 年≥60 岁为 6.13%，≥65 岁为 8.56%；1982 年≥60 岁为 7.62%，≥65 岁为 4.91%；1990 年≥60 岁为 8.57%，≥65 岁为 5.57%；2000 年≥60 岁为≥10.33%，≥65 岁为 6.96%；2010 年≥60 岁为 13.26%，≥65 岁为 8.87%（国务院第六次全国人口普查办公室，2011）。我国人口老龄发展速度非常快，随着各种老龄化问题的浮现与加重，政府和学界对老龄化的研究和关注也日益加强。

2. 我国及国际上老年人口分布特征　中国人口老龄化发展与世界一些已经进入老年型社会的国家相比，具有自己的特点：老年人口基数大增长快，人口老龄化与目前经济发展不同步，地区之间、城乡之间发展不平衡，具有复杂性和多样性。根据全国第六次人口普查数据显示，2010 年 11 月 1 日零时我国 60 周岁及以上人口有 17 759.44 万人，占我国人口比重 13.32%，农村老龄化较城镇程度更高，老年人口主要集中于 60～79 岁，80 岁以上老年人口城乡比重分别为 11.55%、12.04%，各个省的老龄化程度差异较大，西藏、青海、新疆三个地区的老龄化程度最低，重庆、四川、江苏老龄化程度最高。我国城市老龄人口的中心集聚与郊区化趋势加快发展，老龄人口空间演变体现为老年人向中心城区集聚的同时向外慢速离心扩散、远郊区老龄人口快速向心集聚的特征。

据联合国报告，2015 年全球 60 岁及以上年龄人口为 9.01 亿，占总人口比例由 1950 年的 8.0% 上升为 12.3%，其中亚洲 60 岁及以上年龄人口为 5.07 亿，占世界总数的 56.3%，世界老年人口的 2/3 生活在发展中国家和地区，其数量增长比发达地区要快（United Nations，2015）。目前国际上尤其是发达国家老龄人口空间分布呈现出城市化特征，美国老年人口存在明显的城乡差异格局，大约 75% 的老年人口集中居住在大都市区，日本人口老龄化空间分布呈现出明显的非都市地区老龄化特征。

3. 相关衰老性疾病的流行病学

（1）代谢综合征：包括肥胖、胰岛素抵抗、糖耐量异常或糖尿病、高胰岛素血症和以高甘油三酯及低高密度脂蛋白为特征的血脂障碍，由于其最主要危害是导致各种心脑血管疾病，故又称代谢性心血管综合征。2018 年 45～59 岁女性肥胖率为 15.8%；≥60 岁女性肥胖率为 14.4%，城市均高于农村，是许多慢性病的高风险因素。20 世纪 90 年代，代谢综合征（metabolic syndrome，MS）被提出，其导致动脉硬化和促进心脑血管病发生的作用已引起人们的高度重视。代谢综合征的发病率随年龄增加而上升，在女性尤为明显。第 3 次美国健康与营养调查的数据显示，美国代谢综合征的患病率为 22%。而在女性，代谢综合征的发病除与年龄、肥胖和种族相关外，绝经状态与代谢综合征发病风险的增高密切相关。横断面流行病学调查显示，妇女在绝经前后代谢综合征发病率的升高是独立于年龄因素存在的，女性绝经过程中一系列激素的变化，都可能对代谢综合征的发生产生影响。文献显示中国绝经妇女代谢综合征的患病率是 33.7%(Ruan, 2010),温州市女性居民代谢综合征患病率为 12.41%,随着年龄的增加呈现升高趋势,50 岁以后女性患病率高于男性(邵永强,2016)。2018 年调查显示更年期女性糖尿病患病率随年龄增加而增加,50～59 岁 13.9%,60～69 岁 20.0%,城市高于农村,女性高于男性。

(2) 肌肉关节症状:近来的研究提示绝经后妇女面临的更多问题是肌肉骨骼、精神及性问题,研究提示在经历绝经症状的妇女中有高达 50% 的人涉及关节问题,国外有研究提示肌肉和关节疼痛为绝经后主要症状,美国 875 名 45～64 岁绝经后妇女进行的为期 3 年的观察中,绝经后妇女出现肌肉骨骼症状比较常见,如全身痛 48%、关节痛 4%、肌肉僵硬 42%、头颈痛 34%。马来西亚妇女的调查也得到相似结果,肌肉关节症状发生率在围绝经期和绝经后均占第一位,甚至高达 94%。印度南部绝经后妇女进行横断面调查,结果显示肌肉和关节疼痛的发生率在所有绝经症状中居首位,占 67.7%,在对年龄进行分层研究后发现,随年龄的增加肌肉关节痛的发生率逐步增加,由 55% 增至 73.0%。中国香港特别行政区绝经后妇女出现肌肉骨骼问题也最多见,其次才是头痛及精神问题。国内一项对上海黄浦社区围绝经妇女围绝经症状的调查,骨关节痛的发生率高达 47.6%,另有一项对中国内地地区妇女绝经过渡期特征研究中,收集和综合分析全国 14 家医院多地区 1 800 多名围绝经妇女的更年期症状,调查研究结果表明更年期各种症状发生频率不同,骨关节痛症状为最常见的症状之一,并排在潮热、出汗症状之前。

(3) 骨质疏松:绝经后的骨质疏松是以骨密度下降为主的一种骨质疏松症。绝经后妇女由于卵巢功能衰退,雌激素水平下降,骨矿物质迅速丢失导致骨吸收大于骨形成。骨质疏松的特点是以骨量减少、骨的微观结构退化、骨的脆性增加、容易发生骨折为特征。随着我国人口老化进程加快,人的平均寿命延长,绝经后的骨质疏松成为危害中老年妇女健康和影响生活质量的重大疾病。流行病学资料显示美国白种人妇女一生中患髋骨骨折的危险性是 17%,男性是 6%。澳大利亚 60 岁以上妇女发生骨质疏松症的危险性为 58%,男性为 28%;英国 45 岁以上发生骨折者,女性占 85%,而且不包括脊柱骨折。我国学者曾调查了上海地区 10 457 名 60 岁以上的城乡居民,骨折发生率女性为 12.7%,男

性为 5.5%。女性的骨密度(bone mineral density,BMD)值在 30 岁左右达高峰,骨松质从 35 岁、骨密质从 50 岁开始丢失,一生中约有 35% 的骨密质和 50% 的骨松质丢失掉。2018 年 10 月 19 日,国家卫生健康委员会发布了首个中国骨质疏松症流行病学调查结果显示:中老年女性骨质疏松问题尤甚,患病率水平显著高于欧美国家,与日韩等亚洲国家相近。40～49 岁女性骨质疏松患病率为 4.3%,50 岁以上女性骨质疏松患病率明显升高,达到 32.1%,65 岁以上女性的骨质疏松率更高,达到了 51.6%,远高于男性的 2.2%、6.0% 和 10.7%。流行病学调查结果还显示,我国低骨量人群庞大,40～49 岁人群低骨量率为 32.9%,50 岁以上人群低骨量率达到 46.4%,该人群成为骨质疏松症的“后备军”。在未来 40～50 年内,预计全球每年髋部骨折患者会超过 700 万。在绝经后 5～10 年内每年骨丢失率为 5%,而男性平均为 1%。妇女骨丢失速度与血中雌激素水平、绝经年龄有关,从进入更年期开始,每年骨丢失速度为 0.3%,近绝经时为每年 5.4%,绝经 3 年内下降速度最快,每年为 6.7%,人工绝经者可高达 9%。调查发现 12%～20% 的患者将在髋骨发生后 1 年内死亡,存活者约半数生活不能自理,增加人力和财力负担。此外,骨质疏松症发生与种族有关,黑种人的 BMD 较白种人高,骨质疏松症发生率显著低于白种人,亚洲人与白种人相近。亚洲拥有世界 75% 的人口,老年人口快速增长(从 1995 年的 5.3% 增长到 2025 年的 9.3%),所以,亚洲骨质疏松髋部骨折发病率会成倍增长,医疗费用会大幅度增加。随着年龄增长骨均会缓慢丢失,绝经会使骨进一步加速丢失,妇女骨组织要比男性多丢失 15%～20%,男性一生松质骨丢失约 30%,而女性约丢失 50%,因此女性较早较多地发生骨质疏松症。骨质疏松的表现与雌激素关系较为密切,更年期女性,特别是绝经后 10 年内,是整个人生过程中人体骨量丢失较为迅速的阶段,此时骨质疏松表现为病情进展较快。

(4) 心血管疾病:女性绝经后心血管疾病的发生率显著高于男性,常见的症状包括:胸闷、心悸、胸部刺痛不适、高血压等。2018 年全国调查资料显示女性人群 >50 岁后高血压及心血管疾病患病率明显上升。绝经后女性高血压的病理生理改变复杂,包括血流动力学、代谢、交感神经活性改变、血管壁及激素水平变化等,高血压的特点是外周血管阻力增高,据统计,中国女性 44 岁前高血压

发病率为 12.7%，45～59 岁为 28.6%，60 岁以上为 48.1%。调查结果显示，女性收缩压和舒张压的增加与绝经有关，尤其是收缩压随着年龄的增长而显著增高，女性在绝经后平均收缩压最终超过男性。中国居民营养调查和慢性病状况调查报告显示，2012 年 45～59 岁女性的高血压占比为 35.5%，城市为 35.2%，农村为 35.9%；60 岁以上女性的高血压占比为 61.2%，城市为 63.4%，农村为 58.7%。2017 年的一项涵盖 10 个地区共计 302 632 例女性的慢性病前瞻队列研究，19 393 例出现脑卒中，18 611 例出现缺血性心脏病，4 978 例死于心血管疾病。

（5）泌尿生殖系统疾病：泌尿生殖道萎缩症状是绝经后女性常见的症状，表现为尿频、尿急、压力性尿失禁、老年性阴道炎、性生活困难等。美国的一项调查研究发现，绝经后女性（45～89 岁，平均 60.7 岁）中 45% 有泌尿生殖道萎缩症状。一项网络调查包括 3 520 名居住在英国、美国、加拿大、瑞典、丹麦、芬兰和挪威年龄 55～65 岁的绝经后妇女中 45% 有阴道萎缩症状。在中国对 2 333 例城市妇女绝经后进行生殖健康状况调查，该调查涉及 15 个省、市的 100 个社区，包括已婚绝经后 233 例妇女，结果显示绝经后妇女妇科最常见疾病为生殖道感染，占 32%，在生殖道感染中老年性阴道炎为 12.8%。国外报道 40%～57% 的绝经后女性发生不同程度的泌尿生殖道萎缩症状，50 岁以上女性下尿路感染的发生率为 6%～8%。一项对 2 157 名荷兰女性泌尿生殖症状发病情况的评估显示：有反复泌尿系统感染等症状的女性达 36%。因为许多女性认为泌尿生殖道萎缩为衰老进程中不可避免的结果，而不去就医，故使症状性的泌尿生殖器萎缩的发病率难以估计，其报道的发病率低于实际发病率。欧洲 6 国 16 776 名女性一项调查结果显示，约 2 785 名（16.6%）被调查者有膀胱过度活动症，其中尿频是最普遍的症状，其次是尿急和尿失禁，且其发生率随年龄增加而增高。我国调查资料显示更年期阴道炎患病率为 62.1%。中国福州市社区女性尿失禁的患病调查结果显示，尿失禁的患病率为 18.15%，65 岁以上老年女性的患病率高达 51.11%。

（6）性功能障碍：性行为有其独特的发展过程，有生理和心理的逐步成熟，在这一过程中受到外界环境、社会文化、教育、风俗、宗教信仰和心理等因素的影响，形成身心的复杂本能，所以人类性行为存在极大的个体差异。妇女的性生理与卵巢分泌的雌激素密切相连，更年期女性随着雌激素逐渐减少，性能力有一个逐渐衰退的过程。国外一些报道显示，美国、日本、法国等国家 60 岁的妇女仍有 50% 过性生活。调查显示绝经后 45%～68% 妇女性兴趣下降，其中性交困难占 39%～50%、性高潮障碍占 22%～29%，少数人则保持满意的性生活直至晚年。我国更年期妇女存在的性健康问题比较多，北京大学妇儿保健中心调查，我国妇女 40 岁后开始有性兴趣下降，并随年龄增加，绝经后无性生活者达 80%。一项对包括中国在内的共 12 个欧亚国家和地区 5 000 名 45～60 岁的更年期女性健康调查结果，在中国，有 48% 的更年期妇女仅有 1/2 或不足 1/2 的时间有性生活，超过半数的妇女都面临性功能和性欲下降的烦恼，生活质量明显下降。当她们面临更年期性困扰时，90% 的妇女认为性功能降低是衰老的自然结果，绝大多数人会选择默默忍受，只有 17% 的妇女会主动寻求治疗。

（7）认知障碍：是衰老的特征之一，绝经后妇女会有不同程度上的认知功能改变，如注意力不集中、记忆力减退等，不同个体之间有很大差异。雌激素影响神经结构和功能的机制可能包括增加神经元细胞突触、促进神经元的再生与修复、调控多种神经递质系统、增加脑血流量、抗氧化清除自由基等。绝经后女性阿尔茨海默病的患病率高于男性，为男性的 2～3 倍。

专家点评：更年期是妇女从成年进入老年期所必须经历的一个生理阶段，亦是妇女从生殖功能旺盛状态过渡到非生殖期的年龄阶段。伴随着卵巢衰老的进程，更年期妇女可能会出现由性激素变化引起的月经紊乱、血管舒缩功能障碍、神经精神症状等更年期表现。

（李　芬　吕淑兰）

第二节　更年期妇女的生理特点

> 导读：更年期是人生进入衰老过程的起点，也是生理变化和心理状态明显改变的时期。更年期妇女的生理变化是卵巢功能衰退引起的内分泌改变和机体自然老化两方面共同作用的结果。

一、更年期妇女的内分泌变化

女性进入更年期后，下丘脑 - 垂体 - 卵巢轴的变化是复杂的，多数学者认为，在妇女衰老的过程中，性腺轴相互关系的变化首先发生在卵巢，卵巢先衰老，包括卵泡的减少、卵巢形态变化及卵巢功能衰退，然后才是下丘脑和垂体的变化，卵巢分泌的雌激素和孕激素的减少，进而会引起垂体内分泌的卵泡刺激素、黄体生成素等激素的变化。

（一）卵巢衰老

卵巢衰老（ovarian aging，OA），即女性卵巢功能随着年龄增长逐渐衰退的过程，受遗传、环境、生活方式等多因素影响，以卵泡数量和卵子质量下降为基础，最终表现为绝经，并且影响全身多个器官，导致相关疾病发生的一种病理过程。卵巢功能衰退，由于雌激素分泌缺乏，直接影响女性身体多个系统的健康，启动了多器官的衰老过程。正常妇女在生育年龄有规律的内分泌功能，在生理上表现为每月有多个卵泡发育，其中一个卵泡成熟，成熟卵泡分泌足量的雌激素，一定量的雌激素对大脑的垂体产生一个正反馈作用，使脑垂体产生黄体生成素高峰，导致卵巢排卵。排卵后的卵巢形成黄体，分泌大量的孕激素，如果没有受孕，黄体在排卵 9～10 天后开始退化萎缩。妇女这种规律性的内分泌变化表现在临床上就是每月有规律的月经来潮，如果有排卵的月份能正常受精，就能使妇女受孕。卵泡是卵巢的基本结构和功能单位，卵泡不可逆的减少是绝经发生的原因。妇女一生中卵细胞的储备在胎儿期已成定局，出生后不再增加。卵巢从出生起携带有 200 万卵泡，到青春期第二性征发育时只存有 30 万左右的始基卵泡。大多数卵泡在青春发育前已经闭锁。在生育年龄期每月有 10 多个卵泡发育，但一般只有一个优势卵泡可以发育成熟，并排出卵子，其他卵泡在发育过程中通过细胞凋亡的机制自行退化闭锁。

有学者指出妇女一生中只有 400～500 个卵泡能成熟。按如此推算妇女的生殖内分泌功能只能维持 35～40 年。所以妇女在 37～38 岁左右卵巢功能开始明显下降。之后 10 年，剩余的卵泡急速消耗，在 50 岁时妇女卵巢中的原始卵泡所剩无几。即便是留存下来的卵泡其功能也逐渐下降。这些功能欠缺的卵泡所产生的激素不足以使妇女维持正常的生育功能，也就是说 45 岁以上的妇女不容

易受孕，卵子质量显著下降，即便受孕，也容易发生流产，甚至发生异常的滋养叶细胞疾病。

卵巢功能衰退除了使生育功能下降甚至终止外，更主要的是卵泡所产生的主要内分泌激素也随之逐渐减少，从而出现一系列因卵巢分泌的内分泌激素减少引起的症状。卵巢的重量和体积亦随着年龄的增长逐渐减轻和萎缩。20 岁时卵巢的平均重量为 5～6g，绝经后卵巢的重量为 3～4g，仅为生育期的 50% 左右。卵巢在萎缩的过程中，逐渐为纤维化的白色组织所替代，卵巢的外表由生育期光滑的表面变得凸凹不平。绝经后卵巢门和髓质的血管硬化，随后发生玻璃样变以致完全闭塞。衰老的卵巢皱缩，切面上未见和少见始基卵泡，间质组织为主，内部多为纤维结构。

当卵巢发生上述衰退的同时，其内分泌功能也在衰退，衰退表现为卵泡发育合成分泌的性激素，主要是雌激素、孕激素的变化。首先变化明显的是孕激素，40 岁左右卵泡发育的程度不足，可能表现为孕酮（progesterone，P）的相对不足。随着增龄，卵泡发育不充分的程度增强，可导致无排卵，发生 P 绝对不足。在绝经过渡期，随着无排卵周期的频率增高，产生和分泌 P 明显不足。卵巢内分泌功能的衰退主要在于合成和分泌雌二醇能力的下降。在绝经过渡期，由于无排卵导致 P 不足时，卵泡仍有一定程度的发育，雌二醇并不缺乏，若卵泡发育的数目多，程度高，或持续时，雌二醇甚至相对过多。绝经后卵泡不发育，便进入持续雌二醇低水平阶段。在增高的促性腺激素（gonadotropins，Gn）的作用下，间质分泌睾酮（testosterone，T）增多。卵巢分泌的另一类激素——肽类激素，卵泡抑制素（inhibin）逐渐降低，血中检测不到。更年期女性卵巢功能衰退，排卵不规律，可发生月经失调及异常子宫出血。因卵巢功能衰退，雌激素水平下降，体温调节失衡，引起血管舒缩症状，如潮热、出汗等，还可引起抑郁、烦躁、疑心等情绪波动及睡眠障碍等神经精神异常。

（二）更年期内分泌的改变

1. 性激素的变化

（1）雌激素的变化：生育期妇女体内的雌激素主要由卵巢的优势卵泡和黄体产生，少部分来自肾上腺分泌的雄烯二酮（androstenedione，A）经外周组织转化而来，此期雌激素主要是雌二醇。进入更年期后，随着卵巢功能的逐渐衰退，卵巢分泌的雌激素水平逐渐下降，当雌激素减少到不足以引起子

宫内膜增生的水平而发生月经停止,即出现绝经。绝经后妇女体内的雌激素以雌酮(estrone,E_1)为主,由 A 转化而来。其中卵巢产生的 A 不到15%,肾上腺皮质分泌的占85%以上。通常绝经后几年内,妇女还能维持一定的雌激素水平。以后,来自肾上腺皮质和卵巢间质的 A 亦不充足,雌激素水平大大下降,至老年期稳定在低水平。

(2)孕激素的变化:生育期妇女的孕酮主要来自排卵后的黄体,卵泡期 P 的水平很低。进入更年期后,随着无排卵月经的出现,血 P 水平明显降低,绝经后更加明显,仅为卵泡期的30%,主要来自肾上腺。

(3)雄激素(androgen)的变化:绝经后,体内 A 水平有所下降,仅为育龄妇女的1/2,85% 来自肾上腺,来自卵巢的只有15%。睾酮在绝经后下降约20%,但在增高的促性腺激素的刺激下,卵巢间质分泌较多的睾酮,此时雌激素下降,这可能是部分妇女绝经后出现多毛的原因之一。

2. 垂体促性腺激素(gonadotropins)的变化 随着卵巢卵泡数目的不断减少和分泌功能的下降,机体内雌孕激素的水平逐渐降低,对下丘脑和垂体的抑制作用减弱,从而导致下丘脑分泌促性腺激素释放激素功能增强及垂体促性腺激素释放激素的反应性增高。使垂体分泌的卵泡刺激素和黄体生成素水平增高。初期,卵泡刺激素水平升高,黄体生成素变化不明显。绝经后,性腺轴反馈作用的周期性消失,卵泡刺激素和黄体生成素水平均明显升高,绝经后3年达最高水平。卵泡刺激素峰值约比正常卵泡期高15倍,而黄体生成素可增高约3倍。以后垂体功能随年龄老化而减退,促性腺激素释放激素水平又逐渐降低,但仍维持在较高水平。

3. 抑制素(inhibin)的变化 最近研究指出卵巢除分泌甾体激素外,还分泌一些多肽激素如抑制素等,其与卵巢功能开始衰退有密切联系。抑制素能抑制卵泡刺激素的分泌,与卵泡刺激素构成一个关系密切的反馈回路,当卵巢开始老化时,血雌二醇尚未降低,而抑制素已降低,使卵泡刺激素升高。抑制素可能有旁分泌作用,参与调节卵泡的发育。在反映卵巢功能衰退的开始,抑制素可能较雌二醇更敏感。

（三）其他内分泌系统的变化

1. 肾上腺皮质激素(adrenocortical hormone, ACH) 肾上腺雄激素脱氢表雄酮(dehydroepian-drosterone,DHEA)和硫酸脱氢表雄酮(dehydroepi-androsterone sulfate,DHEAS)在绝经后明显下降,但肾上腺糖皮质激素与盐皮质激素在绝经前后不发生变化。

2. 甲状腺素(thyroxine) 绝经后血总 T_4 和游离 T_4 水平无变化,T_3 随年龄增长而下降25%～40%,但并不存在甲状腺功能减退。

3. 甲状旁腺激素(parathyroid homone, PTH) 随年龄的增长而增加。

4. 降钙素(calcitonin, CP) 绝经后减少。

5. β-内啡肽 绝经后明显降低

6. 胰腺 β 细胞 绝经影响胰腺 β 细胞功能,胰岛素分泌与糖耐量均有轻度降低。

二、性激素变化对机体的影响

更年期妇女的生理变化实际是卵巢功能衰退引起的内分泌改变和机体自然老化两方面共同作用的结果,但前者影响更大,主要是雌激素水平的下降,对全身各系统都会产生影响。雌激素的受体存在于人体几乎所有组织器官中,雌激素作用不仅表现在生殖上,同时与多种组织功能的维持有关。更年期雌激素变化减少主要引起的变化包括自主神经功能紊乱、泌尿生殖系统、心血管系统、骨关节等各器官的症状。雌激素也参与脂肪、糖、蛋白和骨的代谢。因此雌激素水平的下降会引起机体以下几方面的变化:

（一）月经的变化

由于卵泡发育受限,先为卵泡期缩短,继之表现为黄体功能不足,导致月经周期缩短。随之由于无排卵,出现无一定规律的无排卵型月经,月经周期紊乱、经量减少,然后进入绝经期。生理性绝经是卵巢功能自然衰退的结果。绝经年龄受遗传、营养、居住地区的海拔高度、吸烟等因素的影响。据报道发达国家的绝经中位数是50～52岁,亚非拉地区的发展中国家约为47岁。我国妇女平均绝经年龄为49.5岁,80% 在45～54岁之间。

（二）生殖器官及第二性征的变化

生殖器官及第二性征器官均为雌激素的受体器官,由于雌激素水平下降,生殖系统各器官呈渐进性萎缩,至老年期明显萎缩。

1. 外阴及阴道 阴毛脱落、减少。大小阴唇、阴阜的皮下脂肪减少,结缔组织中胶原纤维与弹力纤维均减少,阴唇变薄,大阴唇平坦,小阴唇缩小,阴道口弹性和扩张性差,逐渐缩小。腺体分泌减少，有时伴瘙痒，严重时可以发生皲裂等。阴道黏膜上皮变薄、变脆，阴道皱襞减少、伸展性减弱，常有毛细血管破损所致不规则点状出血或血性分泌物。阴道上皮细胞内糖原含量减少，阴道乳酸杆菌消失，酸度逐渐降低，故极易受损被细菌感染。

2. 子宫 雌激素不足将引起子宫体萎缩，宫颈萎缩，重量减轻，宫口紧闭。子宫肌层也渐趋萎缩，内膜变薄、光滑而苍白，腺体及螺旋血管减少，并不再有周期性改变。宫颈黏液分泌减少，鳞状上皮层变得很薄，极易受伤出血。宫口紧闭可导致部分老年妇女有宫腔积液，甚至积液后感染。

3. 盆底组织 绝经长时间后由于较久的雌激素不足，肛提肌等盆底肌肉张力下降，支托子宫和膀胱的韧带以及主韧带等结缔组织失去弹性与坚韧度，故而盆底组织弹性日趋减弱，支持力下降，可发生阴道前后壁膨出、子宫脱垂及尿失禁等。

4. 第二性征（secondary sex characteristic） 逐渐退化，乳房逐渐萎缩下垂。少数妇女声音变低沉或有多毛现象。

（三）泌尿系统

膀胱三角、尿道上皮与阴道远端为同一胚胎来源，都由泌尿生殖窦衍化而来，具有较多的雌激素受体，亦为雌激素的敏感组织。随着雌激素的减少，膀胱、尿道黏膜萎缩变薄，呈不同程度的萎缩性改变，造成萎缩性膀胱炎、尿道炎，抗炎能力减弱，易发生反复的尿路感染。绝经后妇女也会出现尿道黏膜脱垂、尿道膨出。由于阴道的萎缩，使尿道与耻骨联合的角度从90°变为180°，开口接近阴道口，任何阴道操作或性行为可能增加对尿道的压力，容易发生排尿不适、尿频、尿急和感染。又由于膀胱出口处漏斗样膨出、盆底肌肉的松弛、尿道括约肌张力减低，可有尿失禁的症状。

（四）心血管系统

雌激素参与血浆胆固醇的代谢，具有促进胆固醇下降的作用，雌激素水平下降，降低血脂的功能随之减弱，从而引起血脂蛋白代谢功能紊乱。使对心血管有保护作用的高密度脂蛋白下降，不利于心血管的低密度脂蛋白及甘油三酯上升，导致动脉硬化，容易发生冠状动脉粥样硬化性心脏病和心肌梗死。

（五）自主神经系统

更年期妇女处在一个内分泌改变的转折时期，由于多种内分泌的相互影响，会出现自主神经系统功能紊乱的现象，致使血管舒缩功能失调，表现为潮热、出汗、心悸、眩晕、疲乏、注意力不集中、抑郁、紧张、情绪不稳、易激动、头晕、耳鸣、心慌等。这些症状表现程度个体差异较大，多数都会逐渐减退以致完全消失。

（六）骨骼系统

骨骼是雌激素的受体器官，雌激素可能直接调节骨代谢。近来已有多项研究证实雌激素通过钙调节激素如甲状旁腺素、降钙素等对骨代谢产生影响。甲状旁腺素具有促进骨吸收、骨盐溶解、抑制破骨细胞转变为成骨细胞的作用。绝经后雌激素分泌减少，减弱了对甲状旁腺素的拮抗作用，甲状旁腺素功能亢进，加速骨质消融。降钙素具有抑制破骨细胞活性，抑制骨消融，阻止钙从骨质中释放的作用，还能阻碍间质细胞转变为破骨细胞，而促使破骨细胞转变为成骨细胞。雌激素能加强降钙素的分泌，绝经后雌激素水平降低，使降钙素分泌减少，破骨细胞活性增强，骨消融加速，导致骨质疏松。此外，雌激素加强羟化酶活性，使维生素D转变为活性维生素D而促进肠钙吸收。雌激素能使钙盐和磷盐在骨质中沉积，促使骨基质合成，使之成为钙盐沉积的支架。所以绝经后雌激素水平低下，骨吸收和骨消融加速，肠钙吸收减少，骨基质合成减少，钙盐无法沉积，导致骨质疏松。

（七）糖代谢

更年期糖代谢改变的原因可能与增龄及雌激素减少有关。有研究认为雌激素有刺激胰岛β细胞分泌胰岛素的作用，进入更年期后雌激素减少，对胰岛β细胞的刺激作用减弱，血浆胰岛素水平下降，从而可影响葡萄糖耐量试验和糖的氧化和利用。可出现口服葡萄糖耐量试验（glucose tolerance test，GTT）异常，甚至发展成为糖尿病。

（八）皮肤

进入更年期后，皮肤的每一层都会逐渐出现特征性的改变。表现为皮肤变薄，弹性下降，出现皱纹、干燥、粗糙、多屑，容易受损。皮肤是激素敏感性器官，有雌激素受体（estrogen receptor，ER）和雄激素受体（androgen receptor，AR）。一些观察性研究结果发现，性激素治疗（hormone therapy，HT）可以增加皮肤胶原纤维含量及皮肤厚度，其他皮肤老化的指标也有改善。雌激素还可在一定程度上促进老年人创面的愈合速度，改变毛发生长和皮质腺的分泌。

（九）其他

1. 眼　眼睛是年龄增长后最先出现问题的部位，主要表现为眼球的凸度减小，眼睑下垂变窄，瞳孔缩小，角膜周围出现半月状或齿轮状实质浑浊，称为老年环，视力减退，视野变窄。由于晶状体硬化失去弹性及睫状肌功能减弱，远近的调节能力降低，导致老视，即老花眼。近年来国外许多文献证明眼睛及其附属物上均有雌激素受体（estrogen receptor，ER），上述眼的衰老除增龄外，与妇女卵巢功能的衰退、雌激素的减少有关。有文献提出对于绝经前妇女，随着绝经症状的出现，给予眼科学的保健很重要。

2. 耳　40 岁以后，鼓膜逐渐浑浊变厚，甚至有脂肪沉着或钙化，限制了鼓膜的振动，耳蜗的音频、音调感受器逐渐发生萎缩变性，尤以耳蜗底部专管高音的部位为甚，故进入更年期后，逐渐感到进行性的听力减弱，高音听力降低比低音听力降低为早，另有内耳异常、头晕、耳鸣等症状。

3. 口腔　更年期妇女牙齿开始松动，常出现口干、黏膜烧灼感及味觉异常等。上述口腔的生理性改变除与增龄有关外，国内外一些文献尚提出口腔的某些生理性变化与更年期内分泌改变有关。国外一些研究表明，适量而恰当地应用雌激素可促进牙槽骨的形成。牙龈是雌激素和睾酮的靶器官，性激素的变化将引起牙龈组织的变化，女性激素降低可影响牙龈组织的完整性和牙周组织的健康。更年期妇女的牙周病病因虽是多方面的，但内分泌功能紊乱对牙周病发生和发展的影响至为重要。国内一项最新研究表明，女性牙周组织中 ER 的表达可能与牙周炎相关，雌激素对牙龈组织除了起间接作用外，还可通过 ER 直接影响牙周组织；而孕激素对牙周组织可能以间接影响为主。国外一些临床研究结果报道在绝经早期低剂量补充雌激素对牙周组织具有保护作用。

　　专家点评：更年期是妇女生命中的一个重大转折期，其和老年期总共约占妇女一生的 1/3 时间，在这段特殊的时期妇女可出现一系列生理和生殖系统的变化，做好更年期健康促进工作不仅关系到妇女本人的健康，也是预防老年退化性疾病和提高她们生活质量的关键，保障妇女顺利度过更年期，健康步入老年期。

（张巧利　李　芬）

第三节　更年期女性的心理保健

　　导读：更年期是妇女生理变化和心理状态明显改变的时期。随着内分泌功能的变化，更年期女性神经系统功能处于不稳定状态，情绪的激惹性高，适应环境的能力下降，常发生精神与心理方面的改变，产生悲观、忧郁、烦躁不安、失眠与神经质等表现，甚至出现情绪低落、性格及行为方面的改变，出现心身功能的失调，表现出一些特有的心理特点。

一、更年期的心理特征

　　1. 认知特征　更年期以后，妇女受学习影响的认知能力继续维持，甚至还可以不断增进。但各种感知觉能力开始减退，记忆力减弱，心理反应速度等心理能力开始下降，因此，更年期妇女对新情景学习与适应能力降低。

　　（1）感知觉发展：感知觉在个体认知发展中出现最早，也是最先开始衰退的，其中视力的退行性变化最显著，也最早出现。随着年龄的增长，听力、嗅觉、味觉等其他感觉功能也逐渐发生变化。由于知觉与感觉的密切关系，随着各种感觉的变化，更年期女性的知觉也随之发生退行性改变，但这种改变与感觉变化相比，出现时间晚、变化程度轻。

　　（2）智力发展：更年期智力发展相对稳定，是女性智力发展的"最后"阶段，并在后期开始衰退。更年期女性感觉记忆因其感觉系统生理功能的衰退而下降，短时记忆能力一般无明显下降，但长时记忆能力降低。她们仍保持注意力的稳定性，选择性注意力并不随年龄的增长而发生退化。创造力总体上保持相对稳定。

　　更年期智力发展的总趋势表现为：流体智力受神经生理发育影响，其发展随年龄缓慢下降；晶体智力受后天学习影响，在更年期的发展保持相对稳定。

　　2. 个性及行为改变　更年期女性个性发展上，更多表现出内倾性的特点。她们关注自己的内心世界，对外部世界积极取向的态度慢慢减退，逐渐认为环境左右自己的身体行动。对生活的评价则更具有现实性。对社会的评价既表现出关心，又有比较中肯的分析；对他人，其评价既有客观的一面，又带有受自身因素影响的主观性一面；在自我评价上,她们懂得如何对待自己的梦想,对目的与实际间的差距能够进行客观评价。与男性的谨慎、坦率相比,更年期女性的自我评价往往更为果断和实事求是。更年期女性虽然面临着最多社会要求,但她们会对家庭、子女、他人和工作尽职尽责,关心社会,努力自我实现。

3. 人际关系的发展　更年期女性社会角色的多重性,决定了她们人际关系的特点,同时,也使她们认识到良好人际关系的重要性。第一,广泛的人际交往。工作、家庭、社会等不同环境下的人际交往,及不同环境内的多重关系使更年期女性交往范围非常广。第二,人际关系中较深刻的情感体验。在长期与人交往中,积累的各种成败考验的经历,使她们对人际关系的理解日益深刻,在交往过程中比较小心、谨慎。第三,人际关系结构稳定。长期生活中经历各种类型、各个层次的人际关系,虽然可能在关系层次上比较复杂,但在人际结构上比较稳定。

上述更年期出现的心理特点并不是所有更年期妇女所共有,而仅是在一部分更年期妇女身上出现。更年期的某些生理与心理的失调是暂时性的、功能性的,因此不要惊恐不安。精神乐观、情绪稳定是顺利度过更年期最重要的心理条件。

二、影响更年期妇女心理的因素

1. 雌激素水平下降对脑的影响　脑是雌激素的促神经和促精神作用的靶器官之一,雌激素能促进氨基酸转移至脑,调节生物原胺和酶在中枢神经系统中的产生和代谢,有利于维持正常健康的精神状态。当雌激素水平下降时,常引起一系列精神症状和情绪变化,不同程度影响了更年期妇女的心理健康。

2. 神经递质的改变　更年期妇女雌激素水平下降,导致中枢神经系统 5- 羟色胺(5-hydroxy-tryptamine,5-HT)浓度下降。5-HT 功能不足可出现抑郁,因此更年期妇女易出现抑郁。另外,雌激素的变化也会影响多巴胺、乙酰胆碱等神经递质的改变,也会对更年期妇女的行为活动和情绪产生一定影响。

3. 衰老的影响　机体从中年过渡到老年,身体各器官逐渐出现衰老、退化。这一阶段神经系统功能和心理活动比较脆弱和易激动,对外界各种不良刺激的适应力下降,易诱发情绪障碍或心理障碍。

4. 更年期症状的影响　更年期常见症状,特别是自主神经系统紊乱引起的潮热、失眠、心悸、乏力等症状,使妇女求诊于其他门诊,但又检查不出器质性疾病,症状得不到缓解,以为自己患有难治之症,心理负担加重,神经脆弱者还会产生轻生念头。有些妇女认识到此为更年期症状,想到自己已衰老,万事心灰意冷,生活无乐趣,抑郁、孤僻,甚至感到恐惧。

5. 社会、家庭因素的影响　更年期妇女处于思想、工作能力和专业知识成熟的阶段,同时也面临职业变更、职位升降、退休、下岗、社会地位改变等境况,如不适应这种变化,缺少朋友帮助和社会支持,心理压力大,都可引起更年期妇女的心理问题。

三、更年期心理障碍发生的主要影响因素

更年期情绪障碍的发病机制尚并不明确。全国 2018 年调查数据显示 45～65 岁的女性 96.6% 的人群有一定程度的更年期症状,每年超过 1.2 亿的女性深受更年期综合征的困扰,深感痛苦,影响了她们心身健康。更年期女性由于卵巢功能衰退、雌激素水平下降,可能出现一系列神经系统功能紊乱症状,表现为情绪低落、焦虑抑郁、烦躁易怒等,严重影响其身心健康。流行病学调查显示,我国更年期妇女抑郁症患病率高达 23.8%,抑郁和焦虑并存占 10.3%。WHO 显示,心理障碍者自杀行为的发生率为 28.5%～63.7%,其中 25% 自杀未遂,15% 最终自杀死亡;心理障碍患者的死亡率至少是普通人的 2 倍。45～65 岁的女性,调查显示记忆力下降约 79.0%,失眠发生率约为 64.9%,情绪不稳定发生率约为 61.35%。更年期严重抑郁者 15% 会有自杀行为。

大量的生物学相关因素研究结果表明,相关的致病因素主要包括:下丘脑 - 垂体 - 卵巢轴功能失常、雌激素撤退假说、神经递质假说、多米诺骨牌效应、社会 - 心理相关等因素,是多种因素综合作用的结果。研究显示抑郁症状的危险因素有经济、社会支持、性交困难、阴道干涩、潮热出汗、家庭满意度、孩子高考落榜或没有工作以及离婚或单身等;而焦虑症的危险因素包括经前期综合征,潮热出汗、阴道干涩、性交困难以及负面的生活事件影响等。除了社会心理因素的影响,大量研究显示雌激素可能通过 5- 羟色胺及其相关系统这一途径参与情绪调节,并导致更年期心理情绪障碍的易感性。

更年期情感障碍是发生在围绝经期，以情绪抑郁、焦虑、紧张和猜疑为主要临床症状，并伴有各种自主神经 - 内分泌功能障碍的一组精神疾患。

围绝经期情感障碍（perimenopause mood disturbance，PMMS）是生物、心理、社会因素相互作用的结果。围绝经期妇女都面临着潜在的内分泌变化，部分妇女只有当某些社会心理易感因素存在时才会出现精神情绪症状。更年期情感障碍的发病因素包括：

1. 内分泌因素　围绝经期与青春期、妊娠、产后等均是女性生理性不稳定的内分泌时期。内分泌变化可触发情绪问题即围绝经期易感性高，低雌激素水平可降低神经生理的警戒水平，神经生理警惕程度与抑郁和绝经后行为学综合征有关。与男性相比，尤其是 40 岁以上女性患抑郁者更多，伴有焦虑和躯体化症状。雌激素的快速减少可引起神经内分泌变化，尤其是影响肾上腺素和 5- 羟色胺的代谢。围绝经期情感障碍患者血清去甲肾上腺素（norepinephrine，NE）水平较高，反映围绝经期情感障碍患者交感神经兴奋性高，这与临床所见患者多有血压波动、多汗、坐立不安等相吻合。而且血清 NE 与脑脊液 NE 水平呈高度正相关，血清 NE 升高，可能部分反映中枢 NE 的活性较高。

2. 社会因素　与围绝经期抑郁有关的社会因素有：社会阶层低；对丈夫、家庭经济收入、生活不满意；有报道显示，围绝经期抑郁组社会支持总分和夫妻关系评分低于对照组。

3. 心理因素　围绝经期情感障碍的人格特征与神经症的人格特征基本一致。潜在的人格因素可能在个体对激素变化的反应上发挥作用，她们往往在围绝经期应激过程中所感受的主观体验较激素水平所引起的变化要强烈得多。

4. 其他　日常生活压力、健康问题、亲密朋友或家人去世，都对围绝经期情感障碍的发生起一定作用。

四、更年期女性常见的心理健康问题与处理

（一）更年期心理异常的主要表现

1. 心理疲劳　更年期妇女处于社会、家庭、工作、生活多重压力中，在工作、事业、人际关系和家庭角色扮演中总是处于思考、焦虑、恐惧、抑郁状态，因此更易出现疲劳，使身心健康受到严重影响。而心理疲劳又往往是通过身体疲劳表现出来，其特点为：①早晨起来后浑身无力，心情不好，四肢沉重。②学习工作效率减低。③情绪易激动、敏感。④眼睛易疲劳，视力迟钝。⑤头痛头晕，困乏，躺下又睡不着。⑥食欲欠佳，进食不香。

2. 焦虑心理　是更年期妇女常见的一种情绪反应，常常很小的刺激便可引起大的情绪波动，爱生气和产生敌对情绪，精神分散难以集中。终日或间歇的无缘无故焦急紧张，心神不定，或无对象、无原因地惊恐不安。有多种自主神经系统功能障碍和躯体不适感。坐立不安、搓手跺脚是焦虑心理的常见特点。

3. 悲观心理　更年期的一些症状虽然没有大的影响，但常使妇女感到顾虑重重，稍感不舒服就怀疑自己患有严重的疾病，甚至情绪消沉，怕衰老，担心记忆力减退，思维零乱或喜欢灰色的回忆，回忆生活中一些不愉快的事，常常忧郁悲观、情绪沮丧。

4. 个性行为的改变　表现为敏感、多疑、自私、唠叨，遇事容易急躁甚至不近人情。无端的心烦意乱，有时容易兴奋、有时则易伤感，在社会交往中人际关系不协调。

5. 孤独心理　主要表现为固执、不合群，对工作和生活无兴趣。由于个性行为的改变影响了人与人之间的正常交往、沟通，妇女内心感到孤独、寂寞，企盼有人与之交谈、聊天，但与人交谈时却又失去兴趣，注意力不能集中，反而加重了孤独的心理。

6. 性心理障碍　许多更年期妇女常有月经紊乱、性交疼痛等，因而对性生活产生了消极心理，误认为更年期是性能力和性生活的终止。有些妇女误将"绝经"与"绝欲"等同起来，这种性心理障碍，压抑了性生理需求，加重了性功能障碍，不但使性生活过早终止，还容易造成夫妻间相互冷漠、疏远，妇女情绪变坏。

更年期妇女的这些症状和问题并不是在每个更年期妇女身上全部表现出来，而是有轻有重、或多或少、或有或无，这些症状和问题大都会随着机体的逐步适应，内环境重新建立平衡而自然消失。但如不加注意，不及时予以宣泄调节，不仅影响身心健康，亦可导致心理障碍，诱发心理疾病。

（二）更年期心理异常的防治

1. 心理疏通　循循善诱，使患者将心理阻塞的症结、隐情说出来，由消极变积极，由逃避现实

变得能够面对现实,将她们从不正确的认识及病理的心理引向科学、正确健康的生活轨道,达到保持心理平衡。

2. 药物治疗 更年期妇女心理异常严重时,心理疏通同时施以药物治疗,能达到更好治疗效果。

(1)更年期焦虑可使用苯二氮䓬类抗焦虑药物,如硝西泮、艾司唑仑,还可使用自主神经调节剂(如谷维素)。

(2)更年期忧郁症的治疗常用抗抑郁药物如百忧解,同时还应进行更年期综合征的治疗。

(3)更年期偏执状态的治疗同精神分裂症,但药物剂量不宜过大,加减剂量的速度应缓慢。

3. 心理治疗

(1)健康教育:使妇女正确认识更年期所出现的身体和心理症状,学会自我放松和减轻压力。

(2)专业心理治疗:以暗示、解释、谈话等方法进行正规心理疗法。

4. 生物反馈治疗 电子仪器通过视听形式将患者的思维活动信息放大并反馈给患者,使患者矫正异常的生理过程,从而改善身体情况和心理状况,促进各种身心疾病的恢复,达到治疗目的。

5. 心理咨询 给患者提供合理的建议和劝告,给她们心理、精神上的支持;并提供针对性的信息供其选择,帮助作出决定并付诸实施。

五、更年期女性心理保健的适宜技术

应该充分了解围绝经期及老年期女性的变化特点,以及对妇女所带来的健康问题,通过健康教育、心理咨询、营养指导、应用激素治疗等方法来进行保健。

(一)非医疗保健措施

1. 正确认识更年期 对更年期正常的生理、心理变化,要有足够的认识和了解,并要有充分的心理准备,从容地适应这一特殊生理阶段。消除不必要的思想顾虑,不必为一些身体的变化而伤心、忧虑,避免导致心理疾患。

2. 培养兴趣爱好 兴趣爱好可对情绪产生积极作用,更年期妇女应培养多方面的兴趣爱好,陶冶情操。保持良好的个人修养以及积极、乐观向上的生活态度。同时,积极参加社会公益活动,进行体育锻炼。

3. 平和的心态 始终以一颗平常心来对待生活中所发生的一切,对待任何事物都应泰然处之。以积极的姿态来延缓心理衰老,生活充实,才能使更年期妇女身体健康。

4. 和谐的人际关系 应与同事、上下级间处好关系,家庭成员之间的关系也非常重要。人际关系对心理保健而言是积极因素,反之,若缺乏人际关系、缺乏社交接触而陷于孤独,往往会导致精神疾病、绝望甚至引发自杀行为。因此,更年期妇女应保持和谐的人际关系。

5. 健康的婚姻 夫妻关系不和睦可使夫妻双方身体状况受到不良情绪的损害,极易导致疾病的产生。夫妻双方应相互尊重、关心,培养相同的兴趣爱好,保持婚姻生活的新鲜与活力,尽量使家庭生活丰富多彩,保持健康和谐的婚姻生活。

(二)医疗保健措施

1. 心理咨询 给妇女提供合理的建议和劝告,为她们的心理、精神提供支持;并提供针对性的信息供其选择,帮助她们作出决定并付诸实施。

2. 心理疏导 循循善诱,使患者将心理阻塞的症结、隐情说出来,由消极变积极,由逃避现实变得能够面对现实,将她们从不正确的认识及病理的心理引向科学、正确健康的生活轨道,达到保持心理平衡。

3. 心理治疗 ①健康教育,正确认识更年期所出现的身体和心理症状,学会自我放松和减轻压力。②专业心理治疗,以暗示、解释、谈话等方法进行正规心理疗法。

4. 药物治疗 更年期妇女心理异常严重时,需进行药物治疗,同时配以心理疏导,可缩短疗程,减少药物用量及药物副作用等,必要时进行更年期综合征的治疗。

(1)一般治疗和对症治疗:围绝经期妇女出现症状较严重者,可使用药物对症处理,如可辅助使用自主神经功能调节药物,如谷维素 20mg,口服,每天 3 次;如有睡眠障碍,影响生活质量,可睡前服用镇静剂艾司唑仑 2.5mg;为防治骨质疏松,可服用双膦酸盐、降钙素、钙和维生素 D 等抗骨质疏松药的药物;潮热治疗可用选择性 5-羟色胺再吸收抑制剂,如文拉法辛、帕罗西汀以及加巴喷丁等。

(2)绝经激素治疗(menopause hormone therapy,MHT):通过外源性给予性激素,以缓解或预防更年期妇女因缺乏性激素,而出现或将发生的症状及健康问题,是通过弥补卵巢功能衰竭而采取的一种治疗措施,更年期妇女由于卵巢功能逐渐衰退,雌、孕激素不足或失衡可出现身心功能失调症状,正确应用绝经激素治疗可有效缓解绝经相关症状,改善提高更年期妇女的生活质量,绝经早期使用还可在一定程度上预防老年慢性疾病的发生(详见本章第五节绝经与激素治疗)。

(3)其他:对于不愿接受绝经激素治疗或存在绝经激素治疗禁忌证的妇女,可选择其他非激素制剂来治疗绝经症状。①植物药:主要包括黑升麻异丙醇萃取物、升麻乙醇萃取物,国内外研究表明,此类药物对于绝经相关症状的缓解安全有效。②植物雌激素:目前研究与绝经相关的植物雌激素主要是大豆异黄酮。对于植物雌激素对机体各个系统的作用存在争议,尚需更大规模的有统一标准的前瞻性随机对照研究来明确。③中医药:目前临床应用较多的是中成药,在缓解绝经期症状方面安全有效。其他的中医治疗包括按摩理疗、药膳、针灸及耳穴贴压等也可起到辅助治疗的作用。④选择性 5- 羟色胺再摄取抑制剂、选择性

5- 羟色胺和去甲肾上腺素双重再摄取抑制剂、可乐定、加巴喷丁等。现有资料表明,这些治疗对缓解绝经相关症状有一定效果,但长期使用的安全性和疗效有待进一步研究。

(4)抗抑郁药物治疗:目前对于围绝经期心理障碍的药物治疗包括:抗抑郁药物治疗、激素治疗以及激素联合抗抑郁药物治疗。

专家点评:更年期是女性个体由中年向老年过渡的时期,这一时期会发生明显的生理变化和心理状态改变,更年期心理健康是女性整体健康的核心内容之一,如果能够正确认识并给予有针对性的心身保健,有助于保障其心身健康,促进家庭幸福和社会和谐。

（李　芬　张巧利）

【附件】 相关量表

附表1　女性绝经期自测表(Kupperman 改良评分)

症状	症状指数	程度评分				症状得分
		0分	1分	2分	3分	
潮热出汗	4	无	<3 次 /d	3～9 次 /d	≥10 次 /d	
感觉异常	2	无	与天气有关	平常有冷、热、痛、麻木感	冷热痛感丧失	
失眠	2	无	偶尔	经常,安眠药有效	影响工作生活	
情绪波动	2	无	偶尔	经常,无自知觉	自知,不能自控	
抑郁、疑心	1	无	偶尔	经常,能自控	失去生活信心	
眩晕	1	无	偶尔	经常,不影响生活	影响生活	
疲乏	1	无	偶尔	上四楼困难	日常生活受限	
骨关节痛	1	无	偶尔	经常,不影响功能	功能障碍	
头痛	1	无	偶尔	经常,能忍受	需服药	
心悸	1	无	偶尔	经常,不影响	需治疗	
皮肤蚁走感	1	无	偶尔	经常,能忍受	需治疗	
性生活	2	正常	性欲下降	性生活困难	性欲丧失	
泌尿系统感染	2	无	偶尔	>3 次 / 年,能自愈	>3 次 / 年,需服药	
总分						
程度评价	正常　轻度　中度　重度 注:①症状得分 = 症状指数 × 程度评分;总分为各症状之和。 　　②病情程度评价标准:总分 0～5 分为正常;6～15 分为轻度;16～30 分为中度;>30 分为重度。					

附表2　更年期保健复诊记录

日期	体重/cm	血压/mmHg	腰围/cm	臀围/cm	心率/次·min⁻¹	Kupperman评分	妇科B超内膜/mm	乳腺B超/钼靶	性激素	血常规	肝功能	血脂	肾功能	户外活动（时/日）	处理	签名

附表3　伯恩斯抑郁症清单/分

症状	具体表现	无	轻度	中度	重度
悲伤	你是否一直感到伤心或悲哀？	0	1	2	3
泄气	你是否感到前景渺茫？	0	1	2	3
缺乏自尊	你是否觉得自己没有价值或自以为是一个失败者？	0	1	2	3
自卑	你是否觉得力不从心或自叹比不上别人？	0	1	2	3
内疚	你是否对任何事都自责？	0	1	2	3
犹豫	你是否在作决定时犹豫不决？	0	1	2	3
焦躁不安	这段时间你是否一直处于愤怒和不满状态？	0	1	2	3
对生活丧失兴趣	你对事业、家庭、爱好或朋友是否丧失了兴趣？	0	1	2	3
丧失动机	你是否感到一蹶不振做事情毫无动力？	0	1	2	3
自我印象可怜	你是否以为自己已衰老或失去魅力？	0	1	2	3
食欲变化	你是否感到食欲不振？或情不自禁地暴饮暴食？	0	1	2	3
睡眠变化	你是否患有失眠症或整天感到体力不支，昏昏欲睡？	0	1	2	3
丧失性欲	你是否丧失了对性的兴趣？	0	1	2	3
臆想症	你是否经常担心自己的健康？	0	1	2	3
自杀冲动	你是否认为生存没有价值，或生不如死？	0	1	2	3
程度评价	无　偶有　轻度　中度　重度 注：总0~4分为正常；5~10分为偶有；11~20分为轻度；21~30分为中度；31~45分为重度。				

测试结果：

1.（0～4分）：没有抑郁症

你现在的心理状况非常好，请继续保持你的良好心态，想提醒你的是如果累了就休息休息。

2.（5～10分）：偶尔有抑郁情绪

偶尔的抑郁情绪就当作你心灵的一次自我排毒，累的时候休息，想哭的时候大声哭，都是不错的宣泄方法。可以多和家人朋友聊天减少你的抑郁情绪。

3.（11～20分）：有轻度抑郁症

给自己一个休整期和冷却期，让情绪有自然的出口。当然，这不意味着要自我封闭，而是多与人交往、接近大自然，用享受"长假"的心态来度过情绪的低谷。

4.（21～30分）：有中度抑郁症

情绪特别低落、思维迟缓、动作或行为减少。应借助自身调节与专业心理治疗来进行治疗。

5.（31～45分）：有严重抑郁症

建议你尽快接受专业帮助。因为当你需要援助而没有及时地寻求援助时，你可能被你的问题击毁。

注：测试仅供自评，不能作为诊断依据，如有必要请及时咨询医师。

抑郁症并不可怕，它需要的是正确的方法、充足的时间以及更多的理解。

附表4 抑郁自评量表（Self-rating Depression Scale，SDS）

填表注意事项：下面有20条文字，请仔细阅读每一条，把意思弄明白。然后根据您最近一周的实际情况在适当的方格里画"√"。

序号	问题	选项			
1	我觉得闷闷不乐，情绪低沉	A 无或偶尔	B 有时	C 经常	D 绝大多数或全部时间
2	我觉得一天之中早晨最好	A 无或偶尔	B 有时	C 经常	D 绝大多数或全部时间
3	我一阵阵哭出来或觉得想哭	A 无或偶尔	B 有时	C 经常	D 绝大多数或全部时间
4	我晚上睡眠不好	A 无或偶尔	B 有时	C 经常	D 绝大多数或全部时间
5	我吃得和平常一样多	A 无或偶尔	B 有时	C 经常	D 绝大多数或全部时间
6	我与异性密切接触时和以往一样感到愉快	A 无或偶尔	B 有时	C 经常	D 绝大多数或全部时间
7	我发觉我的体重在下降	A 无或偶尔	B 有时	C 经常	D 绝大多数或全部时间
8	我有便秘的苦恼	A 无或偶尔	B 有时	C 经常	D 绝大多数或全部时间
9	我心跳比平时快	A 无或偶尔	B 有时	C 经常	D 绝大多数或全部时间
10	我无缘无故地感到疲乏	A 无或偶尔	B 有时	C 经常	D 绝大多数或全部时间
11	我的头脑跟平常一样清楚	A 无或偶尔	B 有时	C 经常	D 绝大多数或全部时间
12	我觉得经常做的事情并没有困难	A 无或偶尔	B 有时	C 经常	D 绝大多数或全部时间
13	我觉得不安而平静不下来	A 无或偶尔	B 有时	C 经常	D 绝大多数或全部时间
14	我对将来抱有希望	A 无或偶尔	B 有时	C 经常	D 绝大多数或全部时间
15	我比平时容易生气激动	A 无或偶尔	B 有时	C 经常	D 绝大多数或全部时间
16	我觉得作出决定是容易的	A 无或偶尔	B 有时	C 经常	D 绝大多数或全部时间
17	我觉得自己是个有用的人，有人需要我	A 无或偶尔	B 有时	C 经常	D 绝大多数或全部时间
18	我的生活过得很有意思	A 无或偶尔	B 有时	C 经常	D 绝大多数或全部时间
19	我认为如果我死了，别人会生活得好些	A 无或偶尔	B 有时	C 经常	D 绝大多数或全部时间
20	我平常感兴趣的事仍然照样感兴趣	A 无或偶尔	B 有时	C 经常	D 绝大多数或全部时间
	总分				

抑郁严重指数＝各项累计得分/80（最高总分），<0.5为无抑郁，0.5～0.59为轻度抑郁，0.6～0.69为中度抑郁，>0.7为重度抑郁。

附表 5　焦虑自评量表(Self-rating Anxiety Scale，SAS)

填表注意事项：下面有 20 条文字，请仔细阅读每一条，把意思弄明白。然后根据您最近一周的实际情况在适当的方格里画"√"。

序号	问题	选项			
1	我觉得比平时容易紧张或着急	A 无或偶尔	B 有时	C 经常	D 绝大多数或全部时间
2	我无缘无故在感到害怕	A 无或偶尔	B 有时	C 经常	D 绝大多数或全部时间
3	我容易心里烦乱或感到惊恐	A 无或偶尔	B 有时	C 经常	D 绝大多数或全部时间
4	我觉得我可能将要发疯	A 无或偶尔	B 有时	C 经常	D 绝大多数或全部时间
5	我觉得一切都很好	A 无或偶尔	B 有时	C 经常	D 绝大多数或全部时间
6	我手脚发抖且寒战	A 无或偶尔	B 有时	C 经常	D 绝大多数或全部时间
7	我因为头痛和背痛而苦恼	A 无或偶尔	B 有时	C 经常	D 绝大多数或全部时间
8	我觉得容易衰弱和疲乏	A 无或偶尔	B 有时	C 经常	D 绝大多数或全部时间
9	我觉得心平气和，并且容易安静坐着	A 无或偶尔	B 有时	C 经常	D 绝大多数或全部时间
10	我觉得心跳得很快	A 无或偶尔	B 有时	C 经常	D 绝大多数或全部时间
11	我因为一阵阵头晕而苦恼	A 无或偶尔	B 有时	C 经常	D 绝大数或全部时间
12	我有晕倒发作，或觉得要晕倒似的	A 无或偶尔	B 有时	C 经常	D 绝大数或全部时间
13	我吸气呼气都感到很容易	A 无或偶尔	B 有时	C 经常	D 绝大数或全部时间
14	我的手脚麻木和刺痛	A 无或偶尔	B 有时	C 经常	D 绝大数或全部时间
15	我因为胃痛和消化不良而苦恼	A 无或偶尔	B 有时	C 经常	D 绝大数或全部时间
16	我常常要小便	A 无或偶尔	B 有时	C 经常	D 绝大数或全部时间
17	我的手脚常常是干燥温暖的	A 无或偶尔	B 有时	C 经常	D 绝大数或全部时间
18	我脸红发热	A 无或偶尔	B 有时	C 经常	D 绝大数或全部时间
19	我容易入睡并且一夜睡得很好	A 无或偶尔	B 有时	C 经常	D 绝大数或全部时间
20	我做噩梦	A 无或偶尔	B 有时	C 经常	D 绝大数或全部时间
	总分				

标准总分 = 总粗分 ×1.25，<50 分为无正常，50～59 分为轻度焦虑，60～69 为中度焦虑，>69 分为重度焦虑。

附表 6　广泛性焦虑自评量表(Generalized Anxiety Disorder-7，GAD-7)

在过去的 2 周内，有多少时间受到以下任何问题困扰，在您的选择下画"√"。

序号	问题	选项 / 分			
		完全不会	几天(1～4天)	一半以上的日子 （5～10天)	几乎每天
1	感觉紧张、焦虑或急切	0	1	2	3
2	不能停止或控制担忧	0	1	2	3
3	对各种各样的事情担忧过多	0	1	2	3
4	很难放松下来	0	1	2	3
5	由于不安而无法静坐	0	1	2	3
6	变得容易烦燥或急躁	0	1	2	3
7	感到似乎将有可怕的事情发生而害怕	0	1	2	3
	总分				

注：总分 0～4 分为无焦虑症状，5～9 分为轻度焦虑，10～14 分为中度焦虑，15～21 分为重度焦虑。

引自：何筱衍，李春波，钱洁，等. 广泛性焦虑量表在综合性医院的信度和信效度研究. 上海精神医学，2010，21（4）：200203.

附表7　9条目患者健康问卷（9-item Patent Health Questionnaire，PHQ-9）

根据过去2周的状况，请您回答是否存在下列描述的状况及频率，请看清楚问题后在符合您的选项前的数字上画"√"。

序号	问题	选项/分			
		完全不会	几天	一半以上的日子	几乎每天
1	做事时提不起劲或没有兴趣	0	1	2	3
2	感到心情低落、沮丧或绝望	0	1	2	3
3	入睡困难、睡不安稳或睡眠过多	0	1	2	3
4	感觉疲倦或没有活力	0	1	2	3
5	食欲缺乏或吃得太多	0	1	2	3
6	觉得自己很糟或觉得自己很失败，或让自己或家人失望	0	1	2	3
7	对事物专注有困难，例如阅读报纸或看电视时	0	1	2	3
8	动作或说话速度缓慢到别人已经觉察，或正好相反烦躁或坐立不安、动来动去的情况更胜于平常	0	1	2	3
9	有不如死掉或用某种方式伤害自己的念头	0	1	2	3
总分					

PHQ-9量表的评分规则及治疗建议

分值	结果分析	治疗建议
0～4分	没有抑郁	无
5～9分	轻度抑郁	观察等待：随访时重复PHQ-9
10～14分	中度抑郁	制订治疗计划，考虑咨询，随访和/或药物治疗
15～19分	中重度抑郁	积极药物治疗和/或心理治疗
20～27分	重度抑郁	立即首先选择药物治疗，若严重损伤或对治疗无效，建议转移至精神疾病专家处进行心理治疗或综合治疗

引自：1. CHEN S，CHIU H，XU B，et al. Reliability and validity of the PHQ-9 for screening late-life depression in Chinese primary care. Int J Geriatr Psychiatry，2010，25（11）：1127-1133.

2. Spitzer RL，Williams JB. The PHQ-9: validity of a brief depression severity measure. J Gen Intern Med，2001，16（9）：606-613.

第四节　更年期、老年期常见健康问题与防治

导读：更年期指妇女绝经及其前后的一段时间，是从生殖期过渡到老年期的一个特殊生理阶段。随着卵巢功能的衰退及年龄的增长，可引起多个系统的多种绝经相关症状，并与许多老年慢性疾病相关。早期识别绝经相关症状及其表现，对有需要的妇女给予及时的药物治疗和心理支持，以缓解更年期相关症状，改善更年期、老年期女性的健康问题，提高生命质量。

一、更年期综合征

更年期综合征是指绝经前后妇女因卵巢功能衰退，雌激素减少或缺乏而引起的一系列躯体及心理的不适，表现为月经改变、血管舒缩症状、神经精神症状、躯体症状及泌尿生殖道症状等。症状程度存在明显个体差异，与绝经年限密切相关。

（一）月经改变

1. 月经稀发　表现为月经周期延长，>35天至数月不等。经期缩短或延长。经血量减少，也可表现点滴少量出血。月经稀发者有时也表现在短期停经之后大量阴道出血。

处理：周期延长，经期不长且出血不多者，可暂不做特殊处理；经期延长，点滴出血淋漓不净，

B超显示子宫内膜薄（≤0.5cm），或伴有更年期症状者，可考虑人工周期治疗；周期延长子宫内膜增厚，应及时使用孕激素撤血调整周期，避免内膜过厚脱落时月经量过多。

2. 月经频发或紊乱 月经周期缩短（<21天），或月经周期紊乱不规则。经期延长或持续出血，出血量多少不等，常见出血多者，可继发贫血。B超常显示子宫内膜增厚，性激素测定示孕酮缺乏，诊断刮宫病理可见非分泌期子宫内膜或不同程度子宫内膜增生。

处理：以调整周期、减少出血为原则。可采用孕激素后半周期疗法和全周期疗法，常用醋酸甲羟孕酮、炔诺酮、地屈孕酮、微粒化黄体酮、黄体酮针剂等；左炔诺孕酮宫内缓释节育系统（levonorg-estrel-releasing intrauterine system，LNG-IUS）适合病程长、病情反复发作、肥胖的围绝经期患者；伴有明显雌激素缺乏症状的患者，推荐补充雌激素后半周期加孕激素的序贯治疗，常用雌激素有戊酸雌二醇、17β-雌二醇和结合雌激素等。同时，应酌情给予对症处理，如止血、纠正贫血治疗。

3. 闭经 月经停止≥6个月以上，或≥原3个月经周期时间，可发生于月经紊乱后，也可见于月经周期规律者。闭经同时常出现不同程度更年期症状。

处理：可做性激素测定判断闭经原因；也可采用孕激素撤血试验，如撤血阳性，提示孕激素缺乏，体内尚存一定水平的雌激素。有更年期症状者可采用性激素治疗。

（二）血管舒缩功能紊乱

血管舒缩功能紊乱最常见的症状是潮热、出汗。患者自觉由胸部向面部、颈部发作性烘热感，并伴有皮肤潮红，逐渐漫及全身皮肤。热涌之后可出汗甚至大汗，汗后可出现畏寒。潮热发作时间、程度与频率因人而异，轻者仅晨间出现，重者昼夜均可发生、频繁发作，并随环境温度增高、情绪激动等因素影响而加重。

处理：缓解症状最有效的方法是性激素补充疗法（详见本章第五节绝经与激素治疗）。

（三）精神神经症状

乙酰胆碱、5-羟色胺等物质的合成及功能与雌激素关系密切。更年期妇女雌激素水平波动或下降，出现一系列神经系统功能紊乱的症状，如焦虑、抑郁、失眠、激动易怒、情绪低落、乏力、疲劳、记忆力下降、注意力不能集中，甚至食欲降低或亢进，对工作生活失去兴趣，常回避社交。症状重者可影响工作和生活。

处理：更年期神经精神症状发生的主要原因是性激素问题，性激素补充是首选和有效的治疗方法。对精神症状重者，建议与精神科共同联合治疗。心理治疗、健康知识宣教、有益的生活方式及运动指导，也是改善精神神经症状的有效措施。

（四）泌尿生殖道症状

雌激素水平低下可引发生殖道、泌尿道萎缩，以及性功能障碍等症状和体征，也称为绝经生殖泌尿综合征（genitourinary syndrome of menopause，GSM），包括外阴阴道干涩、烧灼、刺激、瘙痒、阴道分泌物异常，性欲减退、性交痛、性交困难等；尿频、尿急、夜尿增多，排尿困难、膀胱残余尿上升、患者尿不尽感，反复泌尿系统感染，以及合并尿失禁等。

处理：雌激素治疗可以明显改善症状，局部用药效果更好。但对于压力性尿失禁不是全身使用雌激素的适应证，需专科就诊，给予盆底锻炼，激光治疗的短期疗效明显，必要时手术治疗。

（五）心脏症状

更年期妇女较常见的心脏症状为心悸、胸闷、心前区不适，部分患者诉剧烈胸痛，甚至濒死感；夜间发作者多见。有的患者血压波动大，但心电图无异常或轻度供血不足改变，其他心脏客观检查指标亦无明显异常。

处理：性激素补充治疗能明显缓解症状，但需除外器质性病变。可配合药物对症、中药及心理治疗。

（六）骨关节肌肉症状

更年期妇女常出现骨关节肌肉症状，表现为肩、颈腰背部肌肉和肌腱疼痛。关节症状主要表现为肩、膝、腰骶关节和手指关节等部位的疼痛。关节症状常在晨起明显。雌激素缺乏时骨钙大量丢失且关节韧带纤维组织同时发生退变，从而引发骨关节和肌肉症状。

处理：性激素补充治疗有效。疼痛明显时可选用镇痛抗炎类药物如布洛芬（芬必得）、双氯芬酸（扶他林）等。补充钙剂有助于骨健康和改善症状。

（七）其他症状

更年期妇女还可出现咽部异物感、耳鸣、眼干、口干、皮肤瘙痒、蚁走感、毛发脱落，部分患者诉胃肠不适，恶心、呕吐、腹胀、腹泻等。

处理：性激素补充治疗可能有效，需排除各系统器官器质性病变；心理治疗、调整生活方式、增加户外有氧运动，可改善症状。

二、围绝经期排卵障碍性子宫出血

(一)定义

围绝经期是指绝经过渡期到绝经后1年的一段时间。异常子宫出血(abnormal uterine bleeding, AUB)是围绝经期的标志性事件之一,排卵障碍是最常见的原因,即AUB-O,表现为月经周期不规则,或经量、经期异常。

(二)病因

围绝经期卵巢功能逐渐衰竭,卵巢中卵泡数目明显减少,对垂体激素反应差,卵泡发育延迟、不能发育成熟,因此卵巢无排卵,无黄体形成,孕激素处于相对缺乏的水平。由于卵巢内仍有卵泡在不断的发育和退化,体内的雌激素水平呈无规律的波动。当雌激素的刺激使子宫内膜增殖达到一定的厚度,此时如果卵泡闭锁使雌激素下降,内膜得不到雌激素支持,就会出现雌激素撤退性出血。无孕激素对抗的雌激素的持久作用使子宫内膜持续过度增殖出现不同程度的增生,而过度生长的内膜则需要更多的雌激素支持,此时即使雌激素水平未下降,仍然会有雌激素的相对不足而引起雌激素突破性出血。

(三)病理

无排卵性AUB,根据体内雌激素水平的高低和持续作用时间长短,以及子宫内膜对雌激素反应的敏感性,子宫内膜可表现出不同程度的增生性变化,少数可呈萎缩性改变。

1. 增殖期子宫内膜 子宫内膜所见与正常月经周期的增殖内膜无区别,只是在月经周期后半期甚至月经期仍表现为增殖期形态。

2. 子宫内膜增生(endometrial hyperplasia) 根据2014年世界卫生组织女性生殖系统肿瘤学进行分类。

(1)不伴有不典型的增生(hyperplasia without atypia):指子宫内膜腺体过度增生,大小和形态不规则,腺体和间质比例高于增殖期子宫内膜,但无明显的细胞不典型。包括既往所称的单纯型增生(simple hyperplasia)和复杂型增生(complex hyperplasia),是长期雌激素作用而无孕激素拮抗所致,发生子宫内膜癌的风险较低。

(2)不典型增生(atypical hyperplasia, AH)/子宫内膜上皮内瘤变(endometrioid intraepithelial neoplasia, EIN)指子宫内膜增生伴有细胞不典型。镜下表现为管状或分支腺体排列拥挤,并伴有细胞不典型(包括细胞核增大、多形性、圆形、极性丧失和核仁),病变区域内腺体比例超过间质,腺体拥挤,仅有少量间质分隔。发生子宫内膜癌的风险较高,属于癌前病变。

3. 萎缩型子宫内膜 内膜萎缩菲薄,腺体少而小,腺管狭而直,腺上皮为单层立方形或矮柱状细胞,间质少而致密,胶原纤维相对增多。

(四)临床表现

1. 症状 月经频发、月经量多;也可表现为短时间停经后突破性大量出血,或不规则持续出血,量或多或少。出血量多时可继发贫血,甚至发生失血性休克。AUB-O症状分为三种模式:

(1)慢性AUB 指近6个月来的大多数月经周期出现周期、经期、经量、持续时间的异常,不需要临床立即处理。

(2)急性AUB 指需要立即处理的严重出血(heavy menstrual bleeding, HMB)。

(3)经间期出血(intermenstrual bleeding, IMB)是指出血发生于两次月经中间,可固定于周期的某一时间段,也可发生于任意时间段。

2. 体征 妇科检查子宫正常大小或稍大,阴道出血来自子宫,注意排除阴道、宫颈及子宫、双附件器质性病变。

3. 辅助检查

(1)血常规、凝血功能检查评估出血严重程度及除外凝血功能异常。

(2)B超检查子宫内膜可见增厚,注意排除宫腔占位病变及其他生殖道器质性病变等。

(3)基础体温单相型。

(4)月经周期后半期测性激素显示孕激素缺乏,雌激素正常或偏高,卵泡刺激素、黄体生成素可轻度增高,卵泡刺激素升高较黄体生成素显著。

(5)诊断性刮宫或宫腔镜检查年龄≥45岁、长期不规律子宫出血、有子宫内膜癌高危因素(如高血压、肥胖、糖尿病、未生育、多囊卵巢综合征病史、遗传性非息肉病性结直肠癌家族史等)、B超提示子宫内膜增厚回声不均匀、药物治疗效果不显著者,应行诊断性刮宫及病理检查,有条件的首选宫腔镜直视下活检。

(五)鉴别诊断

1. 除外与妊娠有关的疾病。

2. 除外甲状腺、肾上腺、血液病、严重肝肾功能障碍等。

3. 除外生殖系统肿瘤及其他良性病变。

4. 除外引起子宫出血的药物因素,如性激素、抗凝血药物等。

5. 了解是否有宫内节育器及有无影响。

（六）治疗

治疗原则:控制急性出血,调整周期,保护子宫内膜,并避免再次的异常出血和重度出血。

1. 止血 以药物治疗为主,主要为孕激素。常用孕激素包括地屈孕酮、炔诺酮、醋酸甲羟孕酮、左炔诺孕酮和LNG-IUS。

（1）慢性AUB治疗:后半周期孕激素止血,也称"子宫内膜脱落法"或"药物性刮宫",适用于血红蛋白＞90g/L、生命体征稳定的患者,因停药后短期内有撤退性出血。用法如下:①黄体酮:20～40mg/次,肌内注射,每天1次,连用3～5天。②地屈孕酮:10mg/次,每天2次,连用10～14天。③口服微粒化孕酮:200～300mg/d,连用10～14天。④醋酸甲羟孕酮:6～10mg/d,连用10～14天。停药后1～7天发生撤退性出血,约1周内血止。

（2）急性AUB的治疗:针对需要立即处理的严重出血患者,血红蛋白＜90g/L,超声检查初步排除器质性疾病后,多选择高效孕激素治疗的"子宫内膜萎缩法",不推荐此年龄段首选复方短效口服避孕药。各种药物的每天剂量由患者的出血量、血红蛋白含量及是否合并疾病等因素决定。血止后一般按照每3～7天减量≤1/3的原则,逐渐减量至维持量。用法如下:①炔诺酮:根据出血量每天酌情使用炔诺酮5～15mg,在出血多时每次5mg,每8小时1次,直至血止;出血停止后3～7天减量至每次5mg,每12小时1次;使用3～7天后,如无突破性出血减量至维持量5mg/d,用药至21～25天。②醋酸甲羟孕酮:10～20mg/次,每8小时1次,血止后减量至维持量10mg/d,共服22天。③左炔诺孕酮0.75mg/次,每12小时1次,血止后减量至0.75mg/d,共服22天。

（3）经间期出血:建议先对患者进行1～2个周期的观察,测量基础体温或性激素测定,明确出血类型,排除结构异常性疾病,再进行治疗。可采取前述孕激素后半周期或全周期疗法控制月经,直至绝经。

（4）手术止血:①诊断刮宫对内膜明显增厚、出血时间长,需考虑除外器质性病变时,可采用诊断刮宫以明确诊断,并达到快速有效止血。②子宫动脉栓塞术仅在抢救生命时使用。③宫腔内球囊压迫术用于急性大量出血、无明显子宫内膜器质性疾病的患者,根据宫腔大小,球囊内注入生理盐水5～30ml压迫止血。④宫腔镜手术用于疑有子宫内膜器质性疾病所致出血。

（5）辅助治疗:酌情使用止血药,如氨甲环酸1g/次,2～3次/d;使用雄激素对抗雌激素的作用,减少盆腔充血,增加子宫张力,减少子宫出血,如丙酸睾酮50mg/d,每个周期使用不超过300mg;纠正贫血;必要时补充凝血因子、抗炎。

2. 调整月经 以维持周期、减少出血、控制复发为目的,不需要恢复排卵功能。

（1）孕激素定期撤退法:后半周期疗法或全周期疗法,对于月经量多的患者建议全周期疗法。

（2）LNG-IUS:可作为绝经过渡期长期治疗的首选。

（3）雌孕激素序贯疗法:伴有明显雌激素缺乏症状的患者,没有绝经激素治疗禁忌证,可启动绝经激素治疗,推荐补充雌激素加孕激素序贯治疗。

（4）复方口服避孕药:慎用,适用于有避孕需求、没有禁忌证,同时有月经紊乱的患者,注意口服避孕药的潜在风险。

3. 不伴不典型性子宫内膜增生患者的治疗 建议给予口服孕激素全周期疗法或LNG-IUS至少6个月,子宫内膜组织病理学检查进行随诊,子宫内膜增生逆转为正常后,仍应采取前述孕激素后半周期或全周期疗法控制月经,直至绝经。

4. 手术治疗 对难以控制的子宫出血,可选择子宫内膜切除术或子宫全切术。

三、绝经后出血

（一）定义

这里讨论的绝经后出血(postmenopausal bleeding,PMB)特指绝经后子宫出血和绝经后阴道流血。绝经后子宫出血是指绝经1年后出现的子宫出血。绝经后阴道流血则泛指绝经后因生殖系统或泌尿系统或其他系统疾病和原因引起的阴道流血。绝经后出血是更年期、老年期妇女患肿瘤的信号之一,应引起重视。

（二）病因和分类

有关病因常根据女性生殖系统解剖部位来分类,见表8-1。

除上述生殖器官各部位可引起绝经后妇女阴道和外阴流血外,尚须考虑或排除内科血液病、肛肠科的痔出血或其他病变,注意与妇产科所指的阴道流血相鉴别。此外,许多绝经后妇女服用含有性激素类的食品或保健品，也可引起异常的阴道流血，应给予考虑。

（三）诊断

1. 病史询问　询问绝经年龄；阴道出血的时间，出血量、色泽，间歇性或持续性；有无性交后出血，有无白带增多或白带内带血；有无放置宫内节育器；出血前有无乳胀，下腹坠胀；出血前一段时间有无应用性激素或含性激素的保健品，有无使用血管扩张药或抗凝药物。

2. 妇科检查　仔细检查外阴、前庭、尿道口、阴道口和阴道有无炎症、损伤、赘生物、出血点以及宫颈大小、有无糜烂样外观、息肉，并同时检查有无肛裂、痔疮等。

双合诊和三合诊检查子宫大小、质地、压痛、形状和活动度等。绝经后妇女子宫逐渐缩小，不能触及卵巢，但若触及子宫仍如育龄妇女大小或触及卵巢或卵巢明显增大，均视为异常。

3. 宫颈细胞学检查　目前常用的方法为液基薄层细胞学检查（thin-prep cytology test，TCT）。刷取宫颈细胞，即放入细胞保存液小瓶，高精密度过滤膜过滤，分离标本中的杂质，滤后上皮细胞呈单层均匀分布在玻片上，使不正常的细胞更容易识别。

4. 宫颈人乳头状瘤病毒（human papilloma virus，HPV）检测　高危型 HPV 的持续感染是子宫颈癌发生的最主要因素。30～65 岁妇女，优先推荐每 5 年一次 HPV 和细胞学联合筛查，如无 HPV 检测条件，可每 3 年一次的单独细胞学筛查；>65 岁妇女，既往筛查结果充分阴性，且无 CIN2 及以上病变，不再筛查；CIN2、CIN3 和原位腺癌患者，即使治疗后仍需再继续筛查 20 年，即使超过 65 岁也需要筛查。

5. 宫腔吸片　疑宫腔内有恶性病变时可采用，较阴道涂片及诊刮阳性率高。选择直径 1～5mm 不同型号的塑料管，一端连于干燥消毒的注射器，另一端送入宫腔达宫腔底部，上下左右转动方向，轻轻抽吸注射器，将吸出物涂片、固定、染色。

6. 阴道脱落细胞学检查　取阴道侧壁上 1/3 处分泌物，经巴氏染色后观察细胞形态和表层、中层和底层细胞的分布，了解体内雌激素的水平。检查前 1～2 天禁止性生活，禁止阴道冲洗。

7. 阴道镜检查　对宫颈可疑癌肿或其他赘生物，可作阴道镜检查，观察血管形态和上皮结构，特别是将宫颈阴道部黏膜放大 10～40 倍，借以观察肉眼看不到的宫颈表面微小的病变，发现子宫颈部与癌有关的异型上皮及早期癌变的部位，以便准确地选择可疑部位作活组织检查。

8. 子宫颈活体组织检查　一般取材组织直径要在 3mm 以上，否则因取材组织少不易诊断，主张多点或四象限活检。对绝经后阴道出血妇女，

表 8-1　绝经后出血疾病

病变部位	良性疾病	恶性疾病
外阴	外阴炎症，皮肤黏膜破损	外阴癌
	外阴皮下淤血，血肿破裂	外阴转移性肿瘤
	阴道口狭小，性交粗暴，会阴破裂	外阴肉瘤
	外阴良性肿瘤破溃	外阴恶性黑色素瘤
	外阴湿疹、神经性皮炎、外阴结核	
前庭	尖锐湿疣	尿道癌
	炎症	前庭大腺癌
	前庭大腺炎破溃	
	尿道外口炎、尿道肉阜	
阴道	阴道损伤（性交、药物、机械性）	阴道癌（原发或转移）
	阴道异物、阴道炎症	阴道肉瘤
	阴道壁膨出、擦伤、溃疡	阴道黑色素病
	阴道囊肿破溃	阴道绒癌
	子宫全切术后阴道残端肉芽	
子宫颈	黏膜柱状上皮外移、炎症	子宫颈癌（鳞癌、腺癌）
	宫颈平滑肌瘤	子宫颈黑色素瘤
	宫颈血管瘤	子宫颈肉瘤
	子宫颈上皮内瘤变	子宫颈转移性癌、残端癌
		子宫内膜癌、肉瘤等累及宫颈
子宫	卵巢功能失调子宫内膜变化	子宫内膜癌
	绝经后宫内节育器	子宫肉瘤
	内膜炎症、息肉	子宫转移性癌肿
	子宫内膜上皮内瘤变	绝经后绒癌
	子宫肌瘤	
卵巢	卵巢上皮性良性肿瘤	卵巢上皮性癌、转移性癌
	卵巢卵泡膜细胞瘤	卵巢颗粒细胞瘤
输卵管	输卵管炎	输卵管癌、转移性癌

应从宫颈管鳞柱上皮交界处甚至宫颈管取材才能作出诊断。

9. 宫颈锥切术 子宫颈刮片阳性者，须进一步作子宫颈多点活检或宫颈锥切术，连续切片病理检查，以明确最后诊断。

适用于宫颈细胞学检查多次为阳性，而宫颈活检及宫颈管刮片为阴性时；活检诊断为宫颈原位癌或微灶间质浸润癌，但不能完全除外浸润癌；高级别宫颈上皮内瘤变超出阴道镜检查范围，延伸到颈管内。绝经后阴道流血者，对疑有宫颈上述病变者也可考虑作宫颈锥切术。

10. 子宫颈环形电刀切除术 本法采用高频电刀，由电极尖端产生高频电波，接触身体瞬间，由组织本身产生阻抗，吸收此电波产生高热，快速完成切割、止血，获得不影响病理学检查相对完好的组织标本。如病变在宫颈管内，可直接选用锥形电极顺时针方向连续移动切割。

11. 子宫分段诊刮 分段诊刮是先刮取子宫颈管内膜，然后再行子宫腔内刮宫，所刮取的组织分别送病理组织学检查。分段诊刮的目的：

（1）子宫内膜癌的临床分期：若癌肿已侵犯宫颈管为Ⅱ期，因此分段诊刮可以明确子宫内膜癌的临床分期。

（2）绝经后的鳞状上皮和柱状上皮交界处上移至宫颈管内，子宫颈癌变可发生在宫颈管内，宫颈阴道部可能保持光滑，作分段诊刮可以明确宫颈癌的诊断，尤其是宫颈腺癌。

（3）绝经后阴道流血的恶性肿瘤中以子宫内膜癌最多，其次是宫颈癌，因此绝经妇女作诊刮时，必须采用分段诊刮术。

（4）对某些非器质性疾病引起的子宫出血，在诊刮时作全面刮宫有可能达到止血效果。

12. 阴道超声检查 超声检查无创伤，经阴道超声检查分辨率高，尤其适合肥胖患者或盆腔深部器官的观察。

绝经后妇女由于缺乏雌激素刺激，子宫内膜萎缩，超声测量厚度常在4mm以内，甚至呈线状。绝经后妇女采用绝经激素治疗者，若出现不明原因阴道流血，特别是子宫内膜厚度＞5mm或回声异常时，应先排除内膜病变，未明确原因前暂缓应用绝经激素治疗。

正常绝经前妇女卵巢大小为4cm×3cm×1cm，绝经3～5年卵巢大小为1.5cm×0.75cm×0.5cm。绝经妇女行超声检查卵巢，任何一剖面直径＞5cm，

或体积＞8cm应视为异常。

13. 宫腔镜检查 宫腔镜检查对子宫内膜息肉、黏膜下肌瘤、子宫内膜增生症和内膜癌的早期局限性病灶的诊断较诊刮和超声检查准确，目前已普遍用于绝经后阴道出血的诊断。

14. 其他方法 为明确诊断和鉴别诊断，目前已将计算机断层摄影、磁共振成像检查、内分泌测定、肿瘤标志物测定等方法广泛应用于临床中。

绝经后阴道流血的检查和诊断方法虽然较多，但不能随便盲目使用，应有的放矢，根据年龄、症状、体征考虑可能引起流血的原因，有目的的选用检查方法。

目前认为，阴道超声检查是排除子宫内膜和宫内异常的有效方法并作为常规的一线诊断技术。磁共振成像、宫腔镜、诊刮术、活检及病理诊断则是二线的诊断手段。阴道超声和宫腔镜是互补的诊断方法，可作为绝经后妇女子宫内膜癌的主要筛选手段。超声、宫腔镜检查和诊刮联合应用是最佳方法。

（四）治疗

绝经后阴道流血在查明病因、明确诊断后分别对因治疗。

良性病变的治疗以保守性、创伤性小的处理为原则，如去除病因、对症处理、消炎、去除异物、修补、药物、摘除息肉、宫颈物理治疗，子宫内膜切除术（通过子宫内膜电切割、激光、热能、消融术等），常可在门诊或宫腔镜下处理。

恶性病变则以手术、放疗、化疗、激素辅助治疗等。

四、生殖系统肿瘤

（一）概述

妇科肿瘤是妇科常见疾病，按照其生长部位分为外阴、阴道、宫颈、子宫、输卵管及卵巢肿瘤等。各个部位肿瘤根据其生物学特性，分为良性和恶性肿瘤。

（二）常见生殖器肿瘤的识别

妇科肿瘤常见的症状有异常阴道流血、白带异常、下腹痛、外阴瘙痒及下腹部肿块等。掌握这些常见症状的鉴别要点可帮助对妇科肿瘤的识别。

1. 异常阴道流血 经量增多（＞80ml）或经期延长，月经周期基本正常，为子宫肌瘤典型症状；周期不规则的阴道流血，围绝经期妇女需注意排除早期子宫内膜癌；无任何周期可辨的长期持续阴道流血，多为生殖道恶性肿瘤所致，需考虑子宫

颈癌或子宫内膜癌的可能；接触性出血，即性交后或阴道检查后出血，应考虑子宫颈癌、宫颈息肉或子宫黏膜下肌瘤可能；间歇性阴道排血性液体，需警惕输卵管癌的可能。

2. 白带异常 透明黏性白带，外观与正常白带相似，但数量显著增多，需考虑有宫颈高分化腺癌的可能；血性白带，白带中混有血液，血量多少不一，应考虑子宫颈癌、子宫内膜癌、宫颈息肉或子宫黏膜下肌瘤伴感染可能；水样白带，持续流出淘米水样白带且奇臭者，一般为晚期子宫颈癌、阴道癌或黏膜下肌瘤伴感染。

3. 下腹痛 若患者既往有卵巢囊肿或子宫肌瘤病史，下腹痛起病急骤、剧烈，需考虑卵巢囊肿蒂扭转或破裂，或子宫浆膜下肌瘤蒂扭转可能；顽固性疼痛难以忍受，常为晚期生殖器官癌肿所致。

4. 外阴瘙痒 外阴局灶性或多发性皮肤色素减退或皮肤增厚，甚至苔藓样变，伴溃疡、顽固性瘙痒，需警惕外阴鳞状上皮增生、外阴癌可能。

5. 下腹部肿块 肿块可能是患者本人或家属无意发现，或因其他症状（阴道流血、下腹痛）做妇科检查或超声检查发现。来源于子宫体的肿瘤如子宫肌瘤、子宫内膜癌、子宫肉瘤等，可伴有相应症状。来源于附件的囊肿伴痛经、月经异常考虑卵巢子宫内膜异位囊肿可能。卵巢赘生性肿块，表面光滑、囊性且可活动者，多为良性肿瘤；肿块为实性、表面不规则、活动受限，特别是盆腔内扪及其他结节或伴有胃肠道症状者，多为恶性肿瘤（详见第二十一章第七节妇科常见肿瘤的防治）。

五、乳腺疾病

（一）概述

更年期、老年期女性的乳腺会随着卵巢功能的逐渐退化而萎缩，同时各种乳腺疾病也易在此时发生。合理饮食结构如低脂肪摄入是保持体形以及防止乳腺发生恶性疾病的有效方法。定期进行乳房自我检查和专科医师就诊是早期发现乳腺疾病的唯一方法。

（二）常见乳腺疾病的识别

乳腺疾病常见症状有乳腺疼痛、乳头溢液及乳腺肿物。

1. 乳腺疼痛 为临床常见不适主诉，确切病因不明，推测与内分泌紊乱有关，多为月经前出现，经后缓解，具有自限性，大多数在几个月之内消退。

2. 乳头溢液 分为浆液性和血性，极少数因感染而引起脓性溢液。血性溢液多为乳管内乳头状瘤，极少数为乳管内乳头状癌，大小一般为 3～5mm。浆液性溢液见于多种情况，如乳腺增生。

3. 乳腺肿物 常见乳腺纤维腺瘤，多发于年轻妇女，肿块多为单发，亦可为多发，球形、卵状或分叶状，质韧、无痛、活动度好。乳腺癌发病在 35～45 岁呈上升趋势，45～55 岁呈高峰状态，肿块多为单发、无痛，少数可有多个病灶，甚至可两侧发生；质地硬、有浸润感、活动度差，可伴有酒窝征、乳腺皮肤水肿、卫星结节，甚至溃疡（详见第二十一章第十一节乳腺保健及常见疾病的防治）。

六、生殖道萎缩性疾病

（一）老年性阴道炎

1. 病理生理 绝经后妇女雌激素缺乏，生殖道出现萎缩改变。外阴皮肤变薄干燥，血管数量明显减少，脂肪量减少、组织薄，弹力纤维消失丧失弹性。外阴组织内腺体数目减少，阴唇薄而平，常与周围皮肤融合。阴道上皮萎缩且黏膜变薄、皱襞消失，组织脆性增加，毛细血管暴露，阴道萎缩狭窄。因阴道上皮细胞内糖原减少，阴道 pH 值增高，多为 5.0～7.0，嗜酸乳杆菌不再为优势菌，局部抵抗力降低，其他致病菌过度繁殖或容易入侵引起炎症。

2. 临床症状 常见的症状有阴道干燥、刺激、烧灼痛、性交痛和性交后出血，可见阴道壁出血点样改变，以及与外阴阴道萎缩相关的泌尿系统症状如尿频、尿急和尿失禁。合并感染可伴有阴道分泌物色黄、量增多、有异味。阴道细胞以底层为主，同时伴有吞噬细胞等慢性炎症细胞浸润。

3. 处理 以改变阴道酸碱度和阴道萎缩状态，调节阴道菌群为原则。

（1）雌激素：雌激素外阴阴道用药是治疗老年性阴道炎最有效的药物。临床常用的药物有雌三醇软膏、结合雌激素乳膏、普罗雌烯阴道胶囊/乳膏、氯喹那多普罗雌烯阴道片。

（2）对症治疗：阴道保湿剂或润滑剂治疗。合并感染者可给予抗感染治疗。近年研究显示 CO_2 点阵激光治疗与雌激素疗效相当，其在一定程度上可缓解外阴阴道黏膜萎缩症状。

（二）子宫腔病变

1. 子宫内膜炎 子宫内膜萎缩后，上皮变薄血管退化，局部抵抗力低下，常见一些淋巴细胞、巨噬细胞等慢性炎性细胞浸润。易并发感染引起子宫内膜炎。临床见少量阴道出血、下腹不适等。

有的老年患者生殖道萎缩纤维化，宫颈口狭窄粘连，宫腔液不易排出并发宫腔积液甚至宫腔积脓。

处理：出现宫腔积液或积脓，在常规消毒后行宫颈扩张术促进宫腔液体排出；同时给予抗生素抗炎（根据培养结果选用），或可给予一些治疗妇科炎症的中药。

2. 子宫内膜息肉　由子宫内膜腺体和含有厚壁血管的纤维化内膜间质构成，是局部子宫内膜过度增生形成，一般不会随内膜剥脱而脱落。绝经后息肉也会随着内膜的萎缩而发生不同程度的萎缩改变，通常不引起特殊临床症状。少数子宫内膜息肉患者有绝经后出血，B超子宫内膜增厚或占位病灶。

处理：对于小的、无症状的子宫内膜息肉一般无需处理，息肉体积较大、有症状，推荐宫腔镜下息肉切除及刮宫术。宫腔镜子宫内膜息肉切除术疗效显著，且优于传统的刮宫术；已完成生育者在术后可考虑使用 LNG-IUS 减少复发的风险。

七、绝经后骨质疏松症

骨质疏松症是一种以低骨量和骨组织微结构损坏，导致骨脆性增加、骨强度降低、易发生骨折为特征的全身性骨病。其特征是骨矿物质和骨基质等比例减少。骨质疏松症分为原发性和继发性两大类。原发性骨质疏松症中包括绝经后骨质疏松症、老年性骨质疏松症和特发性骨质疏松症（主要发生于青少年）。继发性骨质疏松症指由任何影响骨代谢的疾病、药物及制动或失重环境等因素引发的骨质疏松。

绝经后骨质疏松症一般发生在妇女绝经后 5~10 年内，主要因雌激素水平降低导致，从围绝经期开始，绝经有关的骨丢失持续约 10 年。妇女的骨量要比男性多丢失 15%~20%，妇女一生约丢失松质骨 50%，男人为 30%，因此妇女较男性更早更多地发生骨质疏松症。

（一）发病机制

绝经后骨质疏松症又称为 I 型原发性骨质疏松症。雌激素对骨代谢调节和骨保护作用包括：①促进前破骨细胞的凋亡。②抑制破骨细胞活性。③通过成骨细胞刺激胶原的合成。④促进胃肠对钙的吸收。⑤调节甲状旁腺激素的分泌。⑥改善中枢神经系统的功能从而使摔倒倾向降低。⑦增加流经骨骼的血流。骨骼上有雌激素受体，绝经后由于雌激素缺乏，对破骨细胞的抑制作用减弱，

使破骨细胞活跃，骨吸收功能增强，骨转换加快，导致骨量的快速丢失。尽管成骨细胞介导的骨形成亦有增加，但不足以代偿骨吸收，骨重建活跃和失衡致使小梁骨变细或断裂，皮质骨孔隙度增加，导致骨强度下降。由于雌激素分泌不足，抑制甲状旁腺素的分泌，使甲状旁腺素分泌减少，使肾脏 25-(OH)D-1α- 羟化酶的活化发生障碍，造成 1,25-(OH)$_2$D$_3$ 合成减少，肠钙吸收减少，造成负钙平衡、骨矿含量减少，导致骨质疏松。

一个临床病例研究显示，在 41~50 岁的同龄妇女中，围绝经期组腰椎松质骨（L$_{2~5}$，定量 CT）的丢失比月经正常者快 2.5 倍左右，绝经后组则快 3.5 倍左右；且无论是皮质骨还是松质骨，均在绝经前 3 年内丢失速度最快，丢失骨量最多；从骨峰值期至 71 岁，皮质骨丢失了峰值骨量的 30.1%，而在绝经前 3 年内即丢失了 21.4%，占总丢失量的 2/3，同期腰椎松质骨共丢失了峰值骨量的 53.7%，而在绝经前 3 年内即丢失了 41.5%，占总丢失量的 3/4。

绝经后骨质疏松主要发生部位在脊椎（以压缩性骨折为主）和桡骨远端（如 Colles 骨折）。

（二）骨质疏松症危险因素及风险评估

1. 骨质疏松症危险因素　分为不可控因素与可控因素，后者包括不健康生活方式、疾病、药物等。

1）不可改变因素：人种（骨质疏松症危险因素：白种人高于黄种人、而黄种人高于黑种人）、老龄、绝经、母系家族史。

2）可改变因素：低体重、性腺功能减退、吸烟、过度饮酒、饮过多咖啡、体力活动缺乏、制动、饮食中营养失衡、蛋白质摄入过多或不足、高钠饮食、钙和/或维生素 D 缺乏、影响骨代谢的疾病和应用影响骨代谢药物。

2. 骨质疏松症风险评估工具　临床上评估骨质疏松风险方法较多，推荐国际骨质疏松基金会（International Osteoporosis Foundation，IOF）骨质疏松风险一分钟测试题和亚洲人骨质疏松自我筛查工具（osteoporosis self-assessment tool for asians，OSTA）作为疾病风险的初筛工具。

3. 骨质疏松性骨折的风险预测　世界卫生组织推荐的骨折风险预测工具，预测的髋部骨折概率 ≥3% 或任何主要骨质疏松性骨折概率 ≥20% 时，为骨质疏松性骨折高危患者，建议给予治疗。

（三）临床表现

绝经后骨质疏松症多数发生在绝经后 5~10 年内。

1. 疼痛 可出现腰背疼痛或全身骨痛，疼痛通常在翻身时、起坐时及长时间行走后出现，夜间或负重活动时疼痛加重，并可能伴有肌肉痉挛，甚至活动受限。胸腰椎出现新鲜压缩性骨折时，腰背疼痛剧烈。

2. 脊柱变形 身高变矮和驼背，身高与年轻时相比可缩短 5～10cm 或更多。椎体压缩性骨折可造成胸廓畸形。

3. 骨折 轻微外力或日常活动后发生的骨质疏松性骨折，属于脆性骨折。以脊椎压缩性骨折和桡骨远端骨折为主，常见部位为胸、腰椎，髋部，桡、尺骨远端和肱骨近端，其他部位如肋骨、跖骨、骨盆等部位亦可发生骨折。骨质疏松性骨折发生后，再骨折的风险显著增加。

4. 骨密度检查

（1）双能 X 射线吸收法（dual energy X-ray absorptiometry, DXA）：其主要测量部位是中轴骨，包括腰椎和股骨近端，如腰椎和股骨近端测量受限，可选择非优势侧桡骨远端 1/3。是临床和科研最常用的骨密度测量方法，可用于骨质疏松症的诊断、骨折风险性预测和药物疗效的评估。

（2）定量 CT（quantitative computed tomography, QCT）：是在 CT 设备上，应用已知密度的体模和相应的测量分析软件测量骨密度的方法。该方法可分别测量松质骨和皮质骨的体积密度，较早地反映骨质疏松早期松质骨的丢失状况。通常测量腰椎和 / 或股骨近端的松质骨骨密度。腰椎测量结果预测绝经后妇女椎体骨折风险能力类似于 DXA 测量的评估。也可用于骨质疏松药物疗效观察。

（3）外周骨定量 CT（pQCT）：测量部位多为桡骨远端和胫骨。该部位测量结果主要反映的是皮质骨骨密度，可用于评估绝经后妇女髋部骨折的风险。因目前无诊断标准，尚不能用于骨质疏松的诊断及临床药物疗效判断。

（4）定量超声（quantitative ultrasound, QUS）：定量超声测量的主要是感兴趣区（包括软组织、骨组织、骨髓组织）结构对声波的反射和吸收所造成超声信号的衰减结果，通常测量部位为跟骨。QUS 测量结果不仅与骨密度有不同程度的相关，还可以提供骨应力、结构等方面的信息。目前主要用于骨质疏松风险人群的筛查和骨质疏松性骨折的风险评估，还不能用于骨质疏松症的诊断和药物疗效判断。

不同的测量技术有不同的精确度和准确性，采用不同仪器测量的结果无可比性。对于女性，特别是绝经期后的女性最好进行双能 X 射线骨密度仪的检查，如测定 $L_{2\sim4}$ 和股骨，以便了解骨丢失的严重程度，确定是否有骨质疏松发生。成人女性骨质疏松的诊断标准按 1994 年世界卫生组织制定的标准：

- 正常：BMD 值不低于正常年轻成人骨密度 1 个标准差（T 值≥-1）。
- 骨量丢失：BMD 值低于正常年轻成人的骨密度在 1～2.5 个标准差之间（T 值在 -2.5～-1 之间）。
- 骨质疏松症：BMD 值低于或等于正常年轻人 2.5 个标准差（T 值≤-2.5）。合并骨折者为严重骨质疏松症。

5. X 射线检查 椎体骨折常因无明显临床症状而被漏诊，需要在骨质疏松性骨折的危险人群中开展椎体骨折的筛查。胸腰椎 X 射线侧位影像学检查可以确定是否骨折和骨折发生的部位，鉴别骨折的类型（鱼尾样骨折、楔形骨折、扁平样骨折）和程度，可作为判定骨质疏松性椎体压缩性骨折首选的检查方法。常规胸腰椎 X 射线侧位摄片的范围包括 $T_4\sim L_1$ 和 $T_{12}\sim L_5$ 椎体。测量椎体前后位的高度相差 20% 以上，即考虑有压缩性骨折发生。椎体压缩性骨折的轻、中、重度判定标准分别为椎体压缩 20%～25%、25%～40% 及 40% 以上。

6. 骨转换标志物 反映骨形成的标志物如：血清碱性磷酸酶，血清骨钙素，血清骨特异性碱性磷酸酶，血清 I 型原胶原 C- 端前肽、血清 I 型原胶原 N- 端前肽等。

反映骨吸收的标志物：如空腹 2 小时尿钙 / 肌酐比值、血清抗酒石酸酸性磷酸酶、血清 I 型胶原 C- 末端肽交联、尿吡啶啉、尿脱氧吡啶啉、尿 I 型胶原 C- 末端肽交联和尿 I 型胶原 N- 末端肽交联等。

原发性骨质疏松患者的骨转换标志物水平往往正常或轻度升高。如果骨转换生化标志物水平明显升高，需考虑高转换型继发性骨质疏松症或其他疾病可能性，如原发性甲状旁腺功能亢进症、畸形性骨炎或某些恶性肿瘤骨转移等。在以上标志物中，推荐空腹血清 I 型原胶原 N- 端前肽和空腹血清 I 型胶原 C- 末端肽交联，分别为反映骨形成和骨吸收敏感性较高的标志物。

7. 钙调节激素 血清甲状腺激素和 $1,25\text{-}(OH)_2D_3$ 都有降低的倾向，明显低于绝经前的妇女。

8. 性激素 血清 E_2 明显低于绝经前的妇女，卵泡刺激素和黄体生成素明显高于绝经前的妇女，但与非骨质疏松症绝经后的妇女无明显差异。

（四）诊断

绝经后骨质疏松症的诊断基于全面的病史采集、体格检查、骨密度测定、影像学检查及必要的生化测定，但主要基于 DXA 骨密度测量结果和 / 或脆性骨折。

1. 基于骨密度测定的诊断 DXA 测量的骨密度是目前通用的骨质疏松症的诊断指标。对于绝经后女性，骨密度通常用 T- 值（T-score）表示，T- 值 =（实测值 − 同种族同性别正常青年人峰值骨密度）/ 同种族同性别正常青年人峰值骨密度的标准差。DXA 测量的中轴骨（$L_{1\sim4}$、股骨颈或全髋）骨密度或桡骨远端 1/3 骨密度的 T- 值结果参照 WHO 推荐的诊断标准（表 8-2）。

表 8-2 基于 DXA 测定骨密度分类标准

分类	T- 值
正常	T- 值≥-1.0
低骨量	−2.5≤T- 值≤-1.0
骨质疏松	T- 值≤-2.5
严重骨质疏松	T- 值≤-2.5 + 脆性骨折

2. 基于脆性骨折的诊断 脆性骨折是指受到轻微创伤或日常活动中即发生骨折。如髋部或椎体发生骨折，不依赖骨密度测定，即可诊断骨质疏松症。而在肱骨近端、骨盆或前臂远端发生脆性骨折，即使骨密度测定为低骨量，也可诊断为骨质疏松症（表 8-3）。

表 8-3 骨质疏松症诊断标准

骨质疏松症的诊断标准（符合以下三条中之一者）
• 髋部或椎体脆性骨折
• DXA 测量的中轴骨骨密度或桡骨远端 1/3 骨密度的 T- 值 -2.5
• 骨密度测量符合低骨量（−2.5≤T- 值≤-1.0）+ 肱骨近端、骨盆或前臂远端脆性骨折

（五）鉴别诊断

许多疾病都会引起腰背痛、骨质疏松和骨折，往往与绝经后骨质疏松症难以区分，需要进行鉴别诊断，包括以下疾病：

1. 内分泌及代谢性疾病 甲状腺功能亢进、甲状腺功能减退、糖尿病、甲状旁腺功能亢进、皮质醇增多症（库欣综合征）、性腺功能减退。

2. 药物 长期或短期内使用大剂量的糖皮质激素、抗癫痫药、肝素及甲状腺素等。

3. 恶性肿瘤 多发性骨髓瘤及其他恶性肿瘤骨转移。

4. 失用性 如长期卧床或瘫痪、肢体石膏固定等。

5. 系统性疾病 肝病、胃肠道疾病、肾性骨病、慢性阻塞性肺疾病等。

6. 其他疾病 类风湿性关节炎、成骨不全、强直性脊柱炎、系统性红斑狼疮、畸形性骨炎、器官移植等。

（六）治疗和预防

已患骨质疏松症的患者，治疗并不能使变细断裂甚至消失的骨小梁恢复其原有的结构，使骨量恢复到年轻时的水平。但治疗可以防止骨量继续快速丢失，保持现有的骨量；有些药物可以使肌肉力量增强，刺激成骨过程，增加骨量；同时可以缓解疼痛和活动受限，更重要的是防止骨折的发生。

骨质疏松的防治包括基础措施、药物干预和康复治疗。

1. 基础措施 包括调整生活方式和骨健康基本补充剂。

（1）健康生活方式：富含钙、低盐和适量蛋白质的均衡膳食；接受充足日照，促进体内维生素 D 的合成；进行有助于骨健康的体育锻炼和康复治疗，运动可以改善机体敏捷性、力量、姿势及平衡，减少跌倒的风险及增加骨密度；戒烟；限酒；避免过量饮用咖啡；避免过量饮用碳酸饮料；尽量避免或少用影响骨代谢的药物；采取防止跌倒的措施，如注意是否有增加跌倒危险的疾病或药物，加强自身和环境的保护措施（包括各种关节保护器）等。

（2）骨健康基本补充剂

1）钙剂：根据我国营养学会制定，成人每天钙推荐摄入量 800mg（元素钙），50 岁及以上人群每天钙推荐摄入量为 1 000～1 200mg。我国老年人平均每天从饮食中获取钙约 400mg，故平均每天补充的元素钙量为 500～600mg。钙的摄入可减缓骨的丢失，改善骨矿化。

2）维生素 D：维生素 D 有利于钙在胃肠道的吸收。维生素 D 缺乏可导致继发性甲状旁腺功能亢进，增加骨吸收，从而引起或加重骨质疏松症。成年人推荐剂量为 400U（10μg）/d；65 岁及以上老年人因缺乏日照以及摄入和吸收障碍常有维生素

D 缺乏，推荐摄入量为 600U（15μg）/d；可耐受最高摄入量为 2 000U（50μg）/d；维生素 D 用于骨质疏松症防治时，剂量可为 800～1 200U。有研究表明补充维生素 D 能增加老年人肌肉力量和平衡能力，降低跌倒危险，降低骨折风险。维生素 D 用于治疗骨质疏松症时，应与其他药物联合使用。

作为骨健康基本补充剂，钙剂和维生素 D 建议长期服用；和其他抗骨质疏松药物合并应用；推荐剂量长期应用总体是安全的，对有钙代谢异常、肾结石等患者应谨慎使用，必要时检查血及尿钙水平后酌情处理。

2. 药物干预

（1）绝经激素治疗：雌激素能够抑制骨吸收，减少骨丢失。临床研究证明绝经激素治疗包括雌激素补充疗法和雌孕激素补充疗法，能够减少骨丢失，降低骨质疏松性椎体、非椎体及髋部骨折的风险，是防治绝经后骨质疏松症的有效措施。骨质疏松症的高危因素：有骨质疏松家族史，身材瘦小，体力活动少，钙摄入不足，大量吸烟、酗酒和饮浓咖啡，卵巢功能早衰。骨质疏松症危险因素（含低骨量）及绝经后骨质疏松症 A 级推荐绝经激素治疗。选择性雌激素受体调节剂类在骨骼与雌激素受体结合，发挥类雌激素作用，抑制骨吸收，增加骨密度，降低椎体骨折发生的风险（详见本章第五节绝经与激素治疗）。

（2）其他抑制骨吸收制剂：用于不适于或不愿意应用雌激素绝经后的骨质疏松高危者。

1）双膦酸盐类：其主要作用是降低破骨细胞的活性。常用制剂有：依替膦酸二钠，每天 400mg，连续服用 14 天，疗程为 3 个月，间歇期间需服钙剂及维生素 D，以避免对骨矿化的不良反应；阿仑膦酸钠（如福善美）每天 10mg，或 70mg，每周 1 次；唑来膦酸钠 5mg 静脉滴注，每年 1 次；利塞膦酸钠，每天 5mg，或 35mg，每周 1 次连续服用；伊班膦酸钠 2mg，静脉滴注，每 3 个月 1 次；氯膦酸二钠胶囊，每次 400mg 或 800mg，每天 1 次或 2 次。

2）降钙素类：抑制破骨细胞的数量及活性，并有中枢性镇痛作用。短期应用可缓解骨质疏松或合并骨折引起的疼痛，长期应用可维持骨量。目前应用于临床的制剂有：①鲑降钙素，每次 50～100U，皮下或肌内注射，每天 1 次，连续 7 次改为每周 1 次，鼻喷剂每喷 1 次为 100U（20μg），200U 喷鼻，每天或隔天 1 次。②鳗鱼降钙素类似物（依降钙素），每次 10U，肌内注射，每周 2 次，或每次

20U 肌内注射，每周 1 次，连续 4 周后疼痛明显减轻，停药后仍能维持一段时间。

3）盐酸雷洛昔芬：这是一类选择性雌激素受体调节类的化合物。盐酸雷洛昔芬作为国家食品药品监督管理总局批准的预防和治疗绝经后骨质疏松的药物，推荐剂量：60mg/d，随时服用，不受进食影响。

（3）促进骨形成药物：甲状旁腺素类似物是当前促进骨形成的代表性药物，可以刺激成骨细胞活性，促进骨形成，增加骨密度，改善骨质量，可使用药物特立帕肽，20μg/ 次，皮下注射，每天 1 次。

（4）其他多种机制药物

1）锶盐：抑制骨吸收和促进骨形成作用。雷奈酸锶干混悬剂，每次 2g，睡前服用，最好进食 2 小时后服用。

2）活性维生素 D 及其类似物：常用制剂有骨化三醇胶囊，每次 0.25μg，每天 1 次或 2 次，或每次 0.5μg，每天 1 次；α- 骨化醇胶囊，每次 0.25～1.0μg，每天 1 次。

3）维生素 K 类：四烯甲萘醌胶囊，每次 15mg，每天 3 次。

3. 康复治疗

（1）运动疗法：简单实用，可增强肌力与肌耐力，改善平衡，协调性与步行能力，改善骨密度，维持骨结构，降低跌倒与脆性骨折风险。

（2）物理因子治疗：主要增加骨量、减轻疼痛，包括电磁脉冲波、体外冲击波、全身振动、紫外线、超短波、微波、经皮神经电刺激、针灸等。

（3）作业疗法：针对骨质疏松症患者的康复宣教为主，包括指导患者正确的姿势，改变不良生活习惯，提高安全性。

（4）康复工程：行动不便者选用拐杖、助行架等辅助器具；适当环境改造，如将楼梯改为坡道、浴室增加扶手等。骨质疏松性骨折患者可佩戴矫形器，以缓解疼痛，矫正姿势，预防再次骨折。

4. 女性骨质疏松症防治方案

（1）绝经前

1）月经正常：生理剂量的钙（800mg/d），维生素 D（400U/d），合理膳食，运动。

2）月经不规律（围绝经期开始）：生理剂量的钙（800mg/d），维生素 D（400U/d），合理膳食，运动，酌情绝经激素治疗。

（2）绝经后

1）BMD 低于 1.0～2.0SD 之间（−2≤T- 值 <−1），

无骨折者钙剂（1 000mg/d）、维生素 D（400U/d，
>65 岁 600U/d）、合理膳食、适量运动、从绝经早期
开始应用绝经激素治疗，腰背痛时可使用降钙素
（每天或隔天 50U，皮下；或 100～200U，喷鼻）。

2）BMD 低于 2.0SD（T- 值＜-2），无或有骨
折者钙剂（1 000mg/d）、维生素 D（400U/d，>65 岁
600U/d）、合理膳食、适量运动、从绝经早期开始应
用绝经激素治疗。另外，可根据情况选择下列一
种方法：

缓解骨痛首选降钙素（每天或隔天 50～100U，
皮下；或 100～200U，喷鼻）。

老年患者和卧床者使用活性维生素 D（0.25～
0.5μg/d），不卧床者可用阿仑膦酸钠（10mg/d），或
依替膦酸钠（400mg/d，服用 2 周，停药 11 周）。

伴有骨关节炎者可选用降钙素或双膦酸盐或
联合用药。

无更年期症状者可用雷洛昔芬（60mg/d）。

联合用药：绝经激素治疗与活性维生素 D；绝
经激素治疗与降钙素 / 或阿仑膦酸钠；活性维生素
D 与雷洛昔芬；活性维生素 D 与阿仑膦酸钠；活性
维生素 D 与降钙素。

5. 疗效评价标准 症状改善：按疼痛程度分为
4 级，即无法忍受（Ⅰ级，3 分），可忍受（Ⅱ级，2 分），
感到疼痛（Ⅲ级，1 分），无疼痛（Ⅳ级，0 分）。

与治疗前比较，疗效评价标准见表 8-4。

表 8-4 女性骨质疏松症疗效标准

项目	显效	有效	无效
临床症状	下降 2 分以上	下降 1 分	无改变
骨密度（T- 值）	上升，有显著性差异*	不变或上升	无显著性差异
骨代谢生化指标	下降改变，有显著性差异	有改变，无显著性差异	无改变

注：*指最小有意义的变化 ＝2.77×变异系数。

八、退行性骨关节炎

退行性骨关节炎亦称作骨关节炎（osteoarthritis，
OA）或骨关节病，是由多种因素引起关节软骨纤维
化、皲裂、溃疡、脱失而导致的关节疾病。病因尚
不明确，其发生与年龄、肥胖、炎症、创伤及遗传因
素等有关。其病理特点为关节软骨变性破坏、软骨
下骨硬化或囊性变、关节边缘骨质增生、滑膜增生、
关节囊挛缩、韧带松弛或挛缩、肌肉萎缩无力等。

OA 以中老年患者多见，60 岁以上的人群中

患病率可达 50%，75 岁的人群则达 80%。女性多
于男性，尤其绝经后女性患病率明显增高。45 岁
以前，男性多于女性，而到 65 岁以上时，女性患病
率是男性的 2 倍。OA 好发于负重大、活动多的关
节，如膝、脊柱（颈椎和腰椎）、髋、踝、手等关节，
致残率可高达 53%。

OA 可分为原发性和继发性两类。原发性 OA
多发生于中老年，无明确的局部或全身诱发因素，
与遗传和体质因素有一定关系。继发性 OA 可发
生于青壮年，继发于创伤、炎症、关节不稳定、慢性
反复积累性劳损或先天性疾病等。

（一）临床表现

1. 疼痛 是骨关节炎的常见症状。初期为轻
度或中度间断性隐痛，休息时好转，活动后加重，
疼痛常与天气变化有关。晚期可出现持续性疼痛
或夜间痛。某些活动更易引起疼痛，如手的骨关
节炎，持物、开瓶盖等动作易引起疼痛。髋关节前
屈、内旋和外展；膝关节伸屈动作，尤其是上下楼
梯时；颈椎后伸、旋转；腰椎前屈、侧弯等动作均易
诱发疼痛。

2. 关节僵硬 也称为晨僵，也是骨关节炎的
常见症状。在早晨起床时关节僵硬及发紧感，活
动后可缓解。关节僵硬在气压降低或空气湿度增
加时加重，持续时间一般较短，常为几分钟至十几
分钟，很少超过 30 分钟。

3. 其他症状 随着病情进展，可出现关节屈
曲畸形，关节不稳、休息痛，并可发生功能障碍，关
节活动范围减小。功能障碍是由于关节面吻合性
差、肌肉痉挛、关节囊挛缩以及由于骨刺和关节内
游离体（又称关节鼠）引起机械性绞锁所致。

4. 体征

（1）压痛：受累关节可有局部压痛，或被动运
动时疼痛。

（2）骨摩擦音（感）：由于受累关节软骨破坏、
关节面不平整，关节活动时出现骨摩擦音。

（3）关节肿大：继发性滑膜炎、滑液增加，或关
节周缘骨质增生所致。

（4）关节无力、活动障碍：由于关节疼痛、活动
度下降、肌肉萎缩、软组织挛缩引起关节无力，行
走时出现腿软或关节绞锁，不能完全伸直或活动
障碍。

（5）关节畸形：病变晚期由于软骨丧失、软骨
下骨板塌陷、软骨下骨囊性变和骨质增生，可出现
受累关节畸形。

5. 实验室检查 血常规、蛋白电泳、免疫复合物及血清补体等指标一般在正常范围。伴有滑膜炎的患者可出现 C 反应蛋白（C-reactive protein, CRP）和红细胞沉降率（erythrocyte sedimentation rate, ESR）轻度升高。继发性 OA 患者可出现原发病的实验室检查异常。

6. X 射线检查 主要表现为非对称性关节间隙变窄，软骨下骨硬化和 / 或囊性变，关节边缘增生和骨赘形成或伴有不同程度的关节积液，部分关节内可见游离体或关节变形。

（二）诊断标准

中华医学会骨科学分会在《骨关节炎诊治指南》（2007 年版）提出膝关节和髋关节 OA 诊断标准。条件如下：

1. 近 1 个月内反复膝关节疼痛。

2. X 射线（站立或负重位）示关节间隙变窄、软骨下骨硬化和 / 或囊性变、关节缘骨赘形成。

3. 关节液（至少 2 次）清亮、黏稠，白细胞 < 2 000 个 /ml。

4. 中老年患者（≥40 岁）。

5. 晨僵≤3 分钟。

6. 活动时有骨摩擦音（感）。

注：综合临床、实验室及 X 射线检查，符合 1+2 条或 1+3+5+6 条或 1+4+5+6 条。可诊断膝关节 OA。髋关节 OA 诊断标准：近 1 个月反复髋关节疼痛，红细胞沉降率≤20mm/lh；X 射线片示骨赘形成。髋臼缘增生时 X 射线示髋关节间隙变窄。

注：满足诊断标准 1+2+3 条或 1+3+4 条，可诊断髋关节 OA。

（三）鉴别诊断

1. 类风湿性关节炎（rheumatoid arthritis, RA） 多为青壮年女性，关节肿痛呈对称性，常侵及四肢小关节，特别是掌指及近端指间关节、跖趾关节，感晨僵，有类风湿结节，血中类风湿因子阳性，以及典型 X 线表现。

2. 强直性脊柱炎（ankylosing spondylitis, AS） 主要侵犯脊柱，但周围关节也可被累及。

3. 风湿性关节炎 多发生于青少年，病前多有咽痛病史，关节痛为游走性，多累及四肢大关节，极少出现骨侵袭及畸形。可出现环行红斑、心肌炎。抗链球菌溶血素 O 效价增高，类风湿因子阴性，白细胞总数轻 - 中度升高，中性粒细胞稍增多；红细胞沉降率加速，C 反应蛋白阳性，糖蛋白增高。足量水杨酸制剂疗效迅速而显著。

4. 其他类型关节炎 如银屑病性关节炎、赖特尔（Reiter）综合征及慢性结肠炎关节炎，这些疾病关节外临床表现可资鉴别。

（四）治疗与康复

OA 的治疗目的是减轻或消除疼痛，矫正畸形，改善或恢复关节功能，改善生活质量。

1. 一般治疗

（1）患者教育：让患者明白要消除或避免致病因素的自我行为疗法，包括活动适量，减少不合理的运动，避免不良的姿势，避免长时间跑、跳、蹲，减少或避免爬楼梯等；体重超重者减肥；进行有氧锻炼，如游泳、骑自行车等；关节功能训练，如膝关节在非负重位下屈伸活动，保持关节最大活动度；肌力训练，如髋关节 OA 应注意外展肌群的训练等。

（2）行动支持：主要减少受累关节负重，可采用手杖、拐杖、助行器等。根据 OA 所伴发的内翻或外翻畸形情况，采用相应的矫形支具或矫形鞋，以平衡各关节面的负荷，改变负重力线。

适当进行日常锻炼，对保持和改善关节活动以及增强受累关节肌力有利，增强肌肉和关节稳定性的运动，包括以下三类：

1）保持关节最大活动度的运动：应由患者主动进行，循序渐进，每天锻炼 3 次以上。

2）增强肌力的运动：静力锻炼或称等长运动，为增强肌力的简便有效运动。可进行增强股四头肌力量的锻炼，如直腿抬高等。

3）增加耐力的运动：散步、游泳等户外运动能增强患者的耐力、日常活动能力、消除抑郁和焦虑。不同患者应着重进行不同的锻炼，如颈椎、腰椎骨关节炎，经常进行颈、腰旋转及屈、伸运动，手骨关节炎经常作抓、握锻炼等。

膝或髋关节骨关节炎患者应尽量避免进行关节负重锻炼。例如，爬山、爬楼梯、长距离行走等，尤其避免锻炼过度。推荐下列锻炼方法，仅供参考：

• 手指屈曲度：将手指弯曲，用另一手将指尖往手掌方向尽量靠近，然后再将整个弯曲的手指往下推向掌心方向以伸展指根关节背侧（图 8-3A）。

• 手指强化：将手平放在桌上，将手指往拇指的方向挪动，并用另一只手将手指往反方向拉。如此可增强手指肌肉的强度（图 8-3B）。

• 膝盖活动性：患者坐在椅子上，将脚放在另一张高度相当的椅子上，轻缓地将弯曲的膝盖往下压（图 8-3C）。

• 膝关节强化：如图 8-3D 所示，患者坐在椅子上,将位于下方的腿伸直,保持 6 秒钟。两腿替换进行 5～10 次。可增强腿部肌肉力量。

• 臀部伸展:平躺在软硬适中的垫子上,将腿举起,膝盖弯曲,轻拉膝盖尽量往胸部靠近。两腿各重复 5～10 次。这种动作可改善臀部关节的活动性(图 8-3E)。

• 髋部关节强化:平躺在软硬适中的垫子上,将一脚举离地面,保持 6 秒钟后放松平放在地上,另一脚可略弯。两腿分别重复 5～10 次(图 8-3F)。

(3)物理治疗:超声波及电磁疗法有助于减少关节疼痛,尤其是对于急性发作期患者效果更为显著,并可防止因肌肉痉挛而引起的髋关节和膝关节畸形。急性期以镇痛、消肿和改善功能为主;慢性期以增强局部血液循环,改善关节功能为主。中医针灸、按摩、推拿等传统治疗可有一定效果。

(4)合理饮食:骨性关节炎与肥胖密切相关,当体重指数为 30～35kg/m² 时,女性患骨性关节炎的风险性为正常女性(体重指数 <25kg/m²)的 4 倍。因此,合理的饮食及控制体重对于预防骨性关节炎十分重要。

2. 药物治疗

(1)局部药物治疗:对于手和膝关节 OA,在采用口服药前,建议先选择局部药物治疗。局部药物治疗可使用非甾体抗炎药(nonsteroidal anti-inflammatory drug,NSAID)的乳胶剂、膏剂、贴剂和非 NSAID 的擦剂(辣椒碱等)。局部外用药可以有效缓解关节轻、中度疼痛,且不良反应轻微。

(2)全身镇痛药物:依据给药途径,分为口服药物、针剂以及栓剂。

1)镇痛药首选对乙酰氨基酚,对于轻度、反复发作的疼痛有效,副作用小,但过量服用可能发生肝脏毒性。

2)非甾体抗炎:对乙酰氨基酚治疗效果不佳的 OA 患者,在权衡患者胃肠道、肝、肾、心血管疾病风险后,可根据具体情况使用 NSAID。常用的有保泰松、吲哚美辛、布洛芬、双氯酚酸等。口服 NSAID 的疗效与不良反应在个体患者中不完全相同,应参阅药物说明书并评估 NSAID 的危险因素后选择性用药。尤其老年人对非甾体抗炎药易于发生副作用,应谨慎使用。

3)其他镇痛药:NSAID 治疗无效或不耐受的 OA 患者,可使用曲马多、阿片类镇痛剂,或对乙酰氨基酚与阿片类的复方制剂。

(3)关节腔注射:①透明质酸钠。如口服药物治疗效果不好,可联合关节腔注射透明质酸钠类黏弹性补充剂;②糖皮质激素。对 NSAID 药物治疗 4～6 周无效的严重 OA 或不能耐受 NSAID 药物治疗、持续疼痛、炎症明显者,可行关节腔内注射糖皮质激素。但是注射本身可损害软骨,因此不宜反复使用。同一部位 2 次注射间隔至少 3 个月以上,每年不超过 3～4 次。

(4)软骨保护剂:包括双醋瑞因、氨基葡萄糖、鳄梨大豆未皂化物(avocado soybean unsaponifia-bles,ASU)、多西环素等。此类药物在一定程度上可延缓病程,改善患者症状。双醋瑞因具有结构调节作用。

(5)性激素治疗:绝经后妇女骨关节炎发病率明显升高,国内外最近的流行病学、临床及实验研

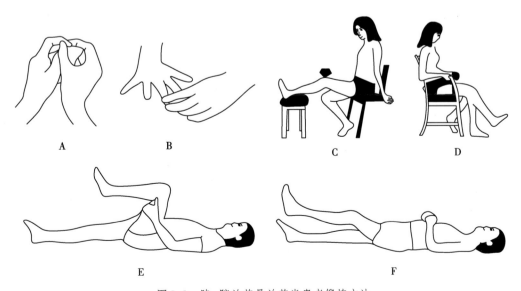

图 8-3　膝、髋关节骨关节炎患者锻炼方法

究显示雌激素与骨关节炎紧密相关，绝大多数研究都认为雌二醇缺乏可破坏软骨，雌二醇或其调节剂可有效缓解 OA 患者疼痛。但目前尚缺乏前瞻性随机对照临床试验来评价性激素治疗对 OA 症状或病变进展的影响，对绝经后骨关节炎妇女进行性激素治疗时，应进行谨慎利弊分析。

（6）治疗骨质疏松：骨性关节炎与骨质疏松均为绝经期妇女的常见疾病，对老年妇女生活质量产生严重影响，到绝经晚期，这两种疾病常合并存在。故对于绝经后妇女，应治疗骨质疏松，适当补充钙剂和活性维生素 D，若无禁忌，可以选择雌激素补充治疗。

3. 手术治疗　OA 外科治疗的目的：①进一步明确诊断。②减轻或消除关节疼痛。③防止或矫正关节畸形。④防止关节破坏进一步加重。⑤改善关节功能。OA 外科治疗的方法：①游离体摘除术。②关节清理术。③截骨术。④关节融合术。⑤关节成形术（人工关节置换术）等。外科治疗的途径主要通过关节镜（窥镜）和开放手术。

（五）预防

骨关节炎是一种进展性疾病，并随时间的延长逐渐加重，避免关节反复受损以及采取必要的功能锻炼及药物治疗可延缓疾病进展，甚至维持病情长期稳定不变。但已经损伤的软骨不能修复。因此，骨关节炎的预防十分重要。

改变不良的生活方式和生活习惯对于改善骨性关节炎症状、控制病情进展，维持关节的正常功能，避免畸形和残废，增进自身的生理、心理健康和社会活动能力均有很大益处。

患者在劳动、运动及日常生活中，应随时注意保护关节。在日常生活中应特别注意以下几点：

1. 减少关节的负荷，避免举重物，尤其是用力过度。

2. 在关节伸屈时防止肌腱、韧带和关节本身受到过度牵拉、摩擦和挤压。

3. 不要长时间做同一动作或使关节固定于同一姿势。

4. 避免做不可停止的动作或节奏过快的动作。

5. 当出现疼痛时应立即停止关节动作。

6. 尽量用强有力的关节应付工作，可以用腕关节完成的不要用指关节，可以用肩关节完成的不要用肘关节，可以用整个手掌完成的不要用少数手指。

7. 养成经常使关节充分舒展的习惯。

8. 必要时借助器具保护关节，如护膝、护腰和扶助手杖等。

9. 行动时小心谨慎，防止滑倒、跌伤或扭伤。

10. 天气寒冷时注意关节保暖。

九、肌少症

肌少症（sarcopenia）或称肌肉减少症，是一种与增龄相关、以进行性全身肌量减少和 / 或肌强度下降或肌肉生理功能减退为特征，进而引起相关衰弱、活动障碍、跌倒、低骨密度、代谢紊乱及残疾等不良事件的综合征。研究表明，体内性激素水平降低可能是肌少症发生的关键机制之一。睾酮和雌激素水平下降加速肌肉的减少及骨骼肌的质量下降。

生理情况下，50 岁以后骨骼肌量平均每年减少 1%～2%，60 岁以上骨骼肌量减少约达 30%，80 岁以后骨骼肌量减少可高达 50%。肌少症是 50 岁以上人群的常见临床问题。据推测，目前全球约有 5 000 万人罹患肌少症，预计到 2050 年将高达 5 亿。目前，由于人种、检测方法、诊断标准及参考阈值的不同，所报道的肌少症患病率存在较大差异。但整体而言 70 岁以上老人肌少症患病率超过 20%，80 岁以上老人患病率可达 50% 左右。肌少症在男性患者中致残率是健康人的 3.6 倍，在女性中是健康人的 4.1 倍。肌少症将是未来面临的主要健康问题之一。

（一）发病机制

肌少症是增龄相关疾病，是环境和遗传因素共同作用的复杂疾病，多种风险因素和机制参与其发生。

1. 运动减少　是老年人肌肉量和强度丢失的主要因素。

2. 神经 - 肌肉功能减弱　老年时期 α 运动神经元和运动单元数量的显著减少直接导致肌肉协调性下降和肌肉强度的减弱。

3. 增龄相关激素变化　胰岛素、雌激素、雄激素、生长激素和糖皮质激素等的变化参与肌少症的发病。

4. 促炎性反应细胞因子　IL-6、TNF-α 和 C 反应蛋白水平增高，参与老年人肌少症的发病。

5. 肌细胞凋亡　老年人肌细胞凋亡显著高于年轻人，增龄、氧化应激、低生长因子以及完全制动等可触发凋亡信号通路。

6. 遗传因素　参与肌少症的发病。

7. 营养因素　老年人营养不良和蛋白质摄入不足致肌肉合成降低。

（二）诊断

肌少症缺乏特异的临床表现，患者可表现为虚弱、容易跌倒、行走困难、步态缓慢、四肢纤细和无力等，其诊断有赖于肌力、肌强度和肌量等方面的评估。主要评估指标有肌量减少、肌强度下降、日常活动功能失调等。

推荐筛查与评估步骤如下：①先行步速测试，若步速≤0.8m/s，则进一步测评肌量；步速>0.8m/s时，则进一步测评手部握力。②若静息情况下，优势手握力正常（男性握力>25kg，女性握力>18kg），则排除肌少症；若肌力低于正常，则要进一步测评肌量。③若肌量正常，则排除肌少症；若肌量减低，则诊断为肌少症。肌量测定应首选DXA，也可根据实际情况选择MRI、CT或生物电阻抗测量分析（bioelectrical impedance analysis，BIA）测量；肌量诊断阈值为低于参照青年健康人峰值的-2SD。

亚洲肌少症工作组的《亚洲肌少症诊断与治疗共识更新》（2019版）推荐使用小腿围进行肌少症自我筛查。小腿围测量方法为使用非弹性皮尺测量双侧小腿的最大周径，可以作为肌肉质量的替代指标，女性小腿围界值<33cm为筛查阳性，需进行评估诊断。

（三）防治

防治措施包括运动疗法、营养疗法、药物治疗和康复治疗。

1. 运动疗法　运动是获得和保持肌量、肌力最为有效的手段之一，建议中老年人坚持运动以保持肌量、肌力和骨量。运动方式的选择需要因人而异。采用主动运动和被动活动，肌肉训练与康复相结合的手段。

2. 营养疗法和维生素D补充　大多数老年人存在热量和蛋白质摄入不足，因此在日常生活中要保持平衡膳食和充足营养，必要时考虑蛋白质或氨基酸营养补充治疗。维生素D不足和缺乏在人群中普遍存在，在不能经常户外活动的老年人中更是如此。维生素D补充对增加肌肉强度、预防跌倒和骨折有帮助。

3. 药物治疗　目前还没有以肌少症为适应证的药物，临床上治疗其他疾病的部分药物可使肌肉获益，进而扩展用于肌少症。包括同化激素、活性维生素D、β-肾上腺素受体兴奋剂、血管紧张素转换酶抑制药、生长激素等。

一些流行病学和干预研究提示雌激素可以预防肌肉量的丢失。前瞻性研究也有力地证实了肌少症、骨质疏松症是导致骨折的重要危险因素。绝经激素治疗可作为预防60岁以下及绝经10年以内女性骨质疏松性骨折的一线选择，在治疗方面，肌少症与骨质疏松症有相同之处。因此，对绝经后女性应用绝经激素治疗可预防女性肌少症的发生。

4. 康复治疗　有氧运动和抗阻训练能减少随着年龄增加的肌肉质量和肌肉力量的下降。对缺乏运动或受身体条件制约不能运动的老年人，可使用水疗、全身振动和功能性电刺激等物理治疗。此外，其他物理因子如电磁场、超声等也有一定作用。

十、自主神经功能紊乱相关问题

自主神经功能紊乱（autonomic dysfunction，AD）又称植物神经功能紊乱，系自主神经所支配的器官功能失调所引起的一组症状群。自主神经所支配的范围广，如内脏、血管、腺体等。自主神经功能紊乱可独立发病，也可继发于多种疾病如高血压病、糖尿病、甲状腺功能亢进等。更年期妇女由于组织和器官开始老化，卵巢功能衰退雌激素水平降低，影响血脂的代谢和血管的舒缩功能，进而影响到神经内分泌系统如下丘脑、边缘系统、海马区等，逐渐出现自主神经功能紊乱的症状。

患者表现有情绪不稳，烦躁焦虑，心悸、易激惹，易紧张，恐惧害怕，敏感多疑，委屈爱哭，悲观失望且无愉快感，对什么事都不感兴趣，甚至自觉活着没意思，入睡困难，睡眠表浅，早醒多梦，身疲乏力，记忆力减退，注意力不集中，反应迟钝。还可以出现胃肠功能紊乱，如食欲缺乏，进食无味，腹胀，恶心，呃逆，胃灼热，胸闷气短，喜长叹气，喉部梗噎，咽喉不利。有的患者表现为头痛、头晕、头憋胀、沉闷，头部有紧缩感重压感，头晕麻木，两眼憋胀，干涩，颈部及后背发紧、发沉，周身发紧且僵硬不适，四肢麻木，手掌、足底发热，周身皮肤燥热，测量体温正常，全身阵热阵汗，或全身有游走性疼痛，皮肤异常感觉等，症状可达100种以上。

自主神经紊乱患者常以自觉症状为主，客观检查结果往往都基本正常，上述种种症状在临床上常被认为是神经功能病、脑供血不足、心脏病、胃肠病而进行治疗，但疗效不佳或无效。

自主神经紊乱与精神病患者的临床症状有的相似，其根本区别在于：精神病患者的思维、情感及言语、行为动作与外界环境不协调，不能被人理解，患者认识不到自己有病，不愿接受治疗，有的还不能自理个人或家庭生活，妨碍了工作和学习，常给家庭、社会造成不良影响和负担，甚至完全脱离或歪曲现实。自主神经紊乱的患者常常能主动就医，能详细诉说自己身体及精神上的各种不适感或痛苦，有主动要求治疗的愿望。大部分患者能控制自己的言行。除有时影响工作效率外，家庭、社会一般不会造成危害，也能料理自己的日常生活，基本能继续原来的工作。

性激素治疗可能可以缓解症状，但需排除器质性病变。建议患者自我心理调适，调整精神状态，减少心烦琐事，必要时可找心理医师进行咨询。也可以在医师的指导下应用一些对症支持药物，如助眠药、神经营养药、多种维生素以及中医中药等。进行适当的体育活动可以改善症状。

十一、代谢综合征

（一）概述

1988 年，Keaven 提出了"X 综合征"的概念，包括高血压、肥胖和高脂血症等。此外还有"胰岛素抵抗综合征"等多种名称。1999 年，世界卫生组织将与胰岛素抵抗相关疾病如高血压、糖尿病和血脂代谢紊乱等统称为"代谢综合征"。代谢综合征（metabolic syndrome，MS）的关键特征包括肥胖、高血糖、血脂异常、高血压、慢性炎症和凝血异常，这种症状预示着人体内的血管可能已出现了异常，直接后果是严重的心血管事件，是导致死亡的最主要原因。目前临床工作中常采用代谢综合征的诊断标准如下：

1. 2005 年国际糖尿病联盟在柏林达成了全球代谢综合征的诊断标准共识

（1）必需条件：中心性肥胖，腰围：①欧裔人：男性≥94cm，女性≥80cm。②中国人：男性≥90cm，女性≥80cm。③其他人种：采用种族特异性的腰围切点。

（2）下列 4 项中的任意 2 项：①甘油三酯升高（>1.7mmol/L，>150mg/dl），或已经接受针对此脂质异常的特殊治疗。②高密度脂蛋白胆固醇降低（男<1.03mmol/L 或 40mg/dl，女<1.29mmol/L 或 50mg/dl，或已接受针对此脂质异常的特殊治疗）。③血压增高，收缩压≥130mmHg 或舒张压≥85mmHg，或已经被确诊为高血压接受治疗。④空腹血糖增高：空腹血糖≥5.6mmol/L（100mg/dl），或已经被确诊为糖尿病。如果空腹血糖≥5.6mmol/L（100mg/dl），

强烈推荐口服葡萄糖耐量试验，但口服葡萄糖耐量试验并非为诊断代谢综合征所必需。

2. 基于我国人群的研究证据所制定的代谢综合征诊断标准 为具备以下 3 项或更多项：①中心型肥胖和 / 或腹型肥胖。腰围男性≥90cm，女性≥85cm。②高血糖。空腹血糖≥6.10mmol/L（110mg/dl）或糖负荷后 2 小时血糖≥7.80mmol/L（140mg/dl）及 / 或已确诊为糖尿病并治疗者。③高血压。血压≥130/85mmHg 及 / 或已确诊为高血压并治疗者。④空腹甘油三酯≥1.7mmol/L（150mg/dl）。⑤空腹高密度脂蛋白胆固醇<1.0mmol/L（40mg/dl）。

代谢综合征的主要临床表现：肥胖（尤其是中心性肥胖）、糖耐量减退 /2 型糖尿病、脂代谢异常和高血压。

（二）肥胖

中国健康营养调查（China Health and Nutrition Survey，CHNS）的数据显示，1993—2009 年的 17 年间，成年人超重 / 肥胖的患病率从 13.4% 增加至 26.4%，总体呈线性增长；成年人腹型肥胖的患病率从 18.6% 增长至 37.4%，平均年增长 1.1%，显著高于超重 / 肥胖的增长速度。肥胖是糖尿病、心血管疾病及其他代谢性疾病和肿瘤的潜在危险因素。

肥胖是指身体中的脂肪堆积过多，肥胖的程度与体脂占体重的比例有关。目前常用于判断体重超重和肥胖的简单方法是世界卫生组织推荐的体重指数法，即体重指数 = 体重（kg）/[身高^2（m^2）]。世界卫生组织对肥胖和超重的划分是根据正常人的体重指数值分布，以及体重指数值与心血管疾病发病率和死亡率的关系来考虑的。对于不同的人种，同样的体重指数可能代表的肥胖程度不一致。包括中国在内的亚洲地区的体重指数水平在整体上低于欧洲国家，但据多项研究表明，亚洲人在较低的体重指数水平时已经存在心血管疾病发病率高的危险。

目前我国成人体重指数的切点为：18.5kg/m^2≤体重指数<24kg/m^2 为正常体重范围，24kg/m^2≤体重指数<28kg/m^2 为超重，体重指数≥28kg/m^2 为肥胖。

体脂的分布对健康有很大影响，根据脂肪分布的部位，多余的脂肪主要堆积于腹部和脏器周围者为中心性肥胖，脂肪比较均匀地分布于全身者为全身性肥胖。最简单的判断方法是腰臀比法，即用腰围除以臀围。中国建议腹型肥胖的切点为腰臀比在男性≥0.9，女性≥0.8。腰臀比值低者多为全身性或周围性肥胖。还可以用 CT 断层扫描法

和超声波扫描法判定内脏型肥胖。

对肥胖总的治疗原则是适当的饮食控制、适量的体力劳动和体育锻炼,辅以一定的食欲控制药和代谢刺激药。减重的过程中兼顾营养均衡。必须强调预防重于治疗,因为预防较治疗更奏效,对于有肥胖家族病史、妇女产后及绝经期、男性中年以上等,应预防肥胖。

代谢性手术适应证:①减肥效果不佳或复胖。②肥胖相关的代谢病与合并症治疗效果欠佳或复发。③保守治疗无效的严重术后并发症。④初次减肥手术后体重指数≥35kg/m² 或≥27.5kg/m² 且伴有严重的控制不佳的 2 型糖尿病等肥胖相关合并症。推荐手术方式:腹腔镜 Roux-en-Y 胃旁路术、腹腔镜胃袖状切除术、腹腔镜可调节胃绑带术、胆胰分流并十二指肠转位术。

(三)糖耐量减退/糖尿病

1. 概述 随着我国人口老龄化与生活方式的变化,糖尿病从少见病变成一种流行病,患病率从 1980 年的 0.67% 上升至 2013 年的 10.4%。2007—2008 年我国流行病学调查数据显示,老年糖尿病的患病率为 20.4%;2010 年为 22.86%;另有数量相近的糖耐量减低人群。

2003—2014 年,中华医学会糖尿病学分会 (Chinese Diabetes Society,CDS)相继颁布了 4 版中国糖尿病防治指南,对于规范临床医疗实践、改善中国糖尿病防控现状起到了重要的指导作用。并且在中国 2 型糖尿病防治指南(2017 年版)对成人糖尿病高危人群进行定义。在成年人(> 18 岁)中,具有下列任何一个及以上的糖尿病危险因素者:①年龄≥40 岁。②有糖尿病前期(糖耐量减低、空腹血糖受损或两者同时存在)史。③超重(体重指数≥24kg/m²)或肥胖(体重指数≥28kg/m²)和/或中心型肥胖(男性腰围≥90cm,女性腰围≥85cm)。④静坐生活方式。⑤一级亲属中有 2 型糖尿病家族史。⑥有妊娠期糖尿病病史的妇女。⑦高血压[收缩压≥140mmHg(1mmHg = 0.133kPa)和/或舒张压≥90mmHg],或正在接受降压治疗。⑧血脂异常[高密度脂蛋白胆固醇≤0.91mmol/L 和/或甘油三酯≥2.22mmol/L],或正在接受调脂治疗。⑨动脉粥样硬化性心血管疾病患者。⑩有一过性类固醇糖尿病病史者。⑪多囊卵巢综合征患者或伴有与胰岛素抵抗相关的临床状态(如黑棘皮病等)。⑫长期接受抗精神病药物和/或抗抑郁药物治疗和他汀类药物治疗的患者。

目前国际通用的糖尿病诊断标准和分类是世界卫生组织(1999 年)标准:有糖尿病症状,并且一天当中任意时候血浆葡萄糖浓度≥200mg/dl(11.1mmol/L),或者空腹至少 8 小时后,血浆葡萄糖浓度≥126mg/dl(7.0mmol/L),或者口服葡萄糖耐量试验 2 小时的血浆葡萄糖浓度≥200mg/dl(11.1mmol/L)。无糖尿病症状,需改日重复检查。

正常人的空腹血糖浓度<6.1mmol/L(110mg/dl),餐后 2 小时血糖<7.8mmol/L(<140mg/dl);如空腹血糖在 6.1~7.0mmol/L 之间为空腹血糖受损,餐后 2 小时血糖在 7.8~11.1mmol/L 之间时为糖耐量异常,空腹血糖受损和糖耐量异常统称为糖调节受损,也称糖尿病前期,是糖尿病的危险信号。

2. 临床特点 糖尿病的典型症状包括多饮、多尿、多食和消瘦(体重下降),常常称之为"三多一少"。1 型糖尿病患者发病时其"三多一少"的表现常常非常典型,2 型糖尿病患者的"三多一少"症状则不一定非常明显。经常感到疲乏、劳累。糖尿病的不典型症状包括:视力下降、视物不清;皮肤瘙痒;手、足经常感到麻木或者刺痛;伤口愈合缓慢;经常或者反复发生感染,比如泌尿系统感染、疖肿及真菌感染;男性发生阳痿,女性发生阴道异常干燥;2 型糖尿病常常以不典型症状开始。

糖尿病对人体健康有极大的危害,而且这种危害往往是在不知不觉中发生。一旦发生了糖尿病的急性并发症,有时可以危及患者生命。糖尿病的急性并发症有:①糖尿病酮症酸中毒(diabetic ketoac-idosis,DKA)。②高血糖高渗状态(hyperglycemic hyperosmolar status,HHS)。③低血糖反应。糖尿病慢性并发症包括糖尿病肾病、糖尿病视网膜病变、糖尿病神经病变、糖尿病性下肢血管病变、糖尿病足病。

3. 处理 糖尿病的治疗包括营养治疗、药物治疗、运动治疗和糖尿病教育。

(1)医学营养治疗:糖尿病饮食控制是治疗的基础,包括对患者进行个体化营养评估、营养诊断、制订相应的营养干预计划,并在一定时期内实施及监测。饮食治疗的意义在于:①维持健康体重:超重/肥胖患者减重的目标是 3~6 个月减轻体重的 5%~10%。消瘦者应通过合理的营养计划达到并长期维持理想体重。②供给营养均衡的膳食,满足患者对微量营养素的需求。③达到并维持理想的血糖水平、降低糖化血红蛋白(glycosylated hemoglobin,HbA1c)水平。④减少心血管疾病的危险因素，包括控制血脂异常和高血压。保持健康的体重，维持营养平衡，控制血糖，原则是在规定的热量范围内，达到营养平衡的饮食。做到主食粗细搭配，副食荤素搭配，不挑食，不偏食。

（2）口服药物治疗

1）二甲双胍：双胍类药物的主要药理作用是通过减少肝脏葡萄糖的输出和改善外周胰岛素抵抗而降低血糖。主要药物有二甲双胍，进口药物有盐酸二甲双胍片。

2）磺脲类药物：属于胰岛素促泌剂，主要药理作用是通过刺激胰岛 β 细胞分泌胰岛素，增加体内的胰岛素水平而降低血糖。主要药物有格列本脲、格列美脲、格列齐特、格列吡嗪和格列喹酮。

3）α- 葡萄糖苷酶抑制药：通过抑制碳水化合物在小肠上部的吸收而降低餐后血糖。目前国内有阿卡波糖、伏格列波糖和米格列醇。

4）噻唑烷二酮类药物：噻唑烷二酮类药物主要通过增加靶细胞对胰岛素作用的敏感性而降低血糖。目前在我国上市的噻唑烷二酮类药物主要有罗格列酮和吡格列酮。

5）格列奈类药物：格列奈类药物为非磺脲类胰岛素促泌剂，我国上市的有瑞格列奈、那格列奈和米格列奈。

6）二肽基肽酶Ⅳ：通过抑制二肽基肽酶Ⅳ而减少胰高糖素样肽 -1 在体内的失活，使内源性胰高糖素样肽 -1 的水平升高。胰高糖素样肽 -1 以葡萄糖浓度依赖的方式增强胰岛素分泌，抑制胰高糖素分泌。目前在国内上市的二肽基肽酶Ⅳ抑制剂为西格列汀、沙格列汀、维格列汀、利格列汀和阿格列汀。

7）钠 - 葡萄糖共转运蛋白 2 抑制剂：通过抑制肾脏肾小管中负责从尿液中重吸收葡萄糖的钠 - 葡萄糖共转运蛋白 2 降低肾糖阈，促进尿葡萄糖排泄，从而达到降低血液循环中葡萄糖水平的作用。目前在我国被批准临床使用的钠 - 葡萄糖共转运蛋白 2 抑制剂为达格列净、恩格列净和卡格列净。

8）胰高糖素样肽 -1 受体激动剂：通过激动胰高糖素样肽 -1 受体而发挥降低血糖的作用。目前国内上市的胰高糖素样肽 -1 受体激动剂为艾塞那肽、利拉鲁肽、利司那肽和贝那鲁肽，均需皮下注射。

（3）胰岛素治疗：正常人体的胰岛素的分泌有规律，进餐后，胰岛迅速大量释放胰岛素，保持血中葡萄糖水平不会过分升高；空腹或饥饿时，体内胰岛素的释放会相应减少，使血糖不会过分降低。

糖尿病患者血糖升高的原因就在于患者的胰岛不能有效地分泌胰岛素以稳定血糖水平。1 型糖尿病是绝对缺乏胰岛素分泌，2 型糖尿病则是相对缺乏胰岛素。当口服降糖药效果不佳或存在口服药使用禁忌时，需使用胰岛素控制高血糖。胰岛素治疗的目的就在于尽量模仿人体胰岛素的正常释放方式给予必要的胰岛素。根据作用特点的差异，胰岛素又可分为超短效胰岛素类似物、常规（短效）胰岛素、中效胰岛素、长效胰岛素、长效胰岛素类似物、预混胰岛素和预混胰岛素类似物。

胰岛素的适应证：1 型糖尿病、糖尿病患者妊娠或妊娠期糖尿病、2 型糖尿病经药物治疗血糖仍然控制不好者、出现糖尿病酮症酸中毒或高渗性昏迷、合并严重感染，因其他疾病需行中、大型手术时，出现严重肾病、神经病变、视网膜出血等。

（4）运动治疗：目的是与饮食、药物配合，三者平衡，控制血糖。流行病学研究结果显示规律运动 8 周以上可将 2 型糖尿病患者 HbA1c 降低 0.66%；坚持规律运动 12～14 年的糖尿病患者病死率显著降低。

运动要求：①运动治疗应在医师指导下进行，运动前要进行必要的医学评估。每周至少 150 分钟，中等强度（50%～70% 最大心率，运动时有点用力，心跳和呼吸加快但不急促）的有氧运动。每次在早餐或晚餐后 1 小时开始。②每次运动 30 分钟或 1 小时；可根据个人喜爱，以便坚持，同时要根据病情、体力及并发症的情况选择运动方式。③餐后 1 小时开始运动为宜，不主张空腹时运动，易出现低血糖。④培养活跃的生活方式，如增加日常身体活动，减少静坐时间，将有益的体育运动融入日常生活中。

（5）糖尿病的教育和管理：糖尿病是一种长期慢性疾病，病情的控制不仅是传统意义上的治疗，而且是系统的管理。糖尿病自我管理教育可促进患者不断掌握疾病管理所需的知识和技能，如：糖尿病的自然进程和临床表现，其危害及如何防治急慢性并发症；个体化的治疗目标和治疗方式；生活方式干预措施和饮食计划，规律运动和运动处方；血糖监测操作、结果的意义和应采取的干预措施；口腔、足部、皮肤护理的具体技巧；特殊情况应对措施（如疾病、低血糖、应激和手术）；糖尿病患者的社会心理适应；糖尿病自我管理的重要性。使患者能与医疗团队积极合作，最终改善临床结局、健康状况和生活质量。

(四)血脂异常

1. 概述　血脂是血清中的胆固醇、甘油三酯(triglyceride,TG)和类脂(如磷脂)等的总称。其中与临床密切相关的血脂主要是胆固醇和甘油三酯。人体内胆固醇主要以游离胆固醇及胆固醇酯的形式存在;甘油三酯是甘油分子中的 3 个羟基被脂肪酸酯化而形成。血脂不溶于水,必须与载脂蛋白(apolipoprotein,Apo)结合形成脂蛋白才能溶于血液,被运输至组织进行代谢。脂蛋白分为:乳糜微粒(chylomicrons,CM)、极低密度脂蛋白(very-low-density lipoprotein,VLDL)、中间密度脂蛋白(intermediate-density lipoprotein,IDL)、低密度脂蛋白(low-density lipoprotein,LDL)和高密度脂蛋白(high-densitylipoprotein,HDL)。此外,还有脂蛋白(a)[lipoprotein(a),Lp(a)]。总胆固醇(total cholesterol,TC)是指血液中各种脂蛋白所含胆固醇之总和。临床上血脂检测的基本项目为TC、TG、LDL-C 和 HDL-C。其他血脂项目如 ApoA1、Apo B 和 Lp(a)的临床应用价值也日益受到关注。

血脂异常通常指血清中胆固醇和 / 或甘油三酯水平升高,也泛指包括低 HDL-C 血症在内的各种血脂异常,俗称高脂血症。实用、简易的临床分类为:高胆固醇血症、高甘油三酯血症、混合型高脂血症和低 HDL-C 血症。根据病因分类为继发性高脂血症和原发性高脂血症。继发性高脂血症是指由于其他疾病,如肥胖、糖尿病、肾病综合征等所引起的血脂异常;大部分原发性高脂血症是由于单一基因或多个基因突变所致,多具有家族聚集性,有明显的遗传倾向,特别是单一基因突变者,通常称为家族性高脂血症,如家族性高胆固醇血症、纯合子型家族性高胆固醇血症、杂合子型家族性高胆固醇血症和家族性高甘油三酯血症。

2. 血脂异常的危害　血脂异常的主要危害是增加动脉粥样硬化性心血管疾病的发病危险,呈隐匿、逐渐、进行性和全身性。大量研究表明,血脂异常是脑卒中、冠状动脉粥样硬化性心脏病、心肌梗死、心脏猝死独立而重要的危险因素。此外,血脂异常也是促进高血压、糖耐量异常、糖尿病的一个重要危险因素。血脂异常还可导致脂肪肝、肝硬化、胆石症、胰腺炎、眼底出血、失明、周围血管疾病、跛行、高尿酸血症。我国动脉粥样硬化性心血管疾病一级预防人群血脂合适水平和异常分层标准如表 8-5 所示。

3. 血脂异常治疗原则

(1)临床上根据个体动脉粥样硬化性心血管疾病危险程度,决定是否启动药物调脂治疗。

(2)将降低 LDL-C 水平作为防控动脉粥样硬化性心血管疾病危险的首要干预靶点,非 HDL-C 可作为次要干预靶点。

(3)调脂治疗需设定目标值:极高危者 LDL-C<1.8mmol/L;高危者 LDL-C<2.6mmol/L;中危和低危者 LDL-C<3.4mmol/L。

(4)LDL-C 基线值较高不能达目标值者,LDL-C 至少降低 50%。极高危患者 LDL-C 基线在目标值以内者,LDL-C 仍应降低 30% 左右。

(5)临床调脂达标,首选他汀类调脂药物。起始宜应用中等强度他汀,根据个体调脂疗效和耐受情况,适当调整剂量,若胆固醇水平不能达标,与其他调脂药物联合使用。

4. 治疗性生活方式改变　血脂异常与饮食和生活方式有密切关系,饮食治疗和改善生活方式是血脂异常治疗的基础措施。在满足每天必需营养需要的基础上控制总能量;合理选择各营养要素的构成比例;控制体重,戒烟,限酒;坚持规律的中等强度代谢运动。

表 8-5　我国动脉粥样硬化性心血管疾病一级预防人群血脂合适水平和异常分层标准[mmol/L(mg/dl)]

分层	总胆固醇	低密度脂蛋白胆固醇	高密度脂蛋白胆固醇	非高密度脂蛋白胆固醇	甘油三酯
理想水平		<2.6(100)		<3.4(130)	
合适水平	<5.2(200)	<3.4(130)		<4.1(160)	<1.7(150)
边缘升高	≥5.2(200)且<6.2(240)	≥3.4(130)且<4.1(160)		≥3.4(130)且<4.1(160)	≥1.7(150)且<2.3(200)
升高	≥6.2(240)	≥4.1(160)		≥4.9(190)	≥2.3(200)
降低			<1.0(40)		

（1）控制体重：肥胖是血脂代谢异常的重要危险因素。血脂代谢紊乱的超重或肥胖者的能量摄入应低于身体能量消耗，以控制体重增长，并争取逐渐减少体重至理想状态。减少每天食物总能量（每天减少 300～500kcal），改善饮食结构，增加身体活动，可使超重和肥胖者体重减少 10% 以上。维持健康体重（体重指数 $20.0～23.9kg/m^2$），有利于血脂控制。

（2）加强体力活动和体育锻炼：建议每周 5～7 天、每次 30 分钟中等强度代谢运动。对于动脉粥样硬化性心血管疾病患者应先进行运动负荷试验，充分评估其安全性后，再进行身体活动。

（3）戒烟：完全戒烟和有效避免吸入二手烟，有利于预防动脉粥样硬化性心血管疾病，并升高 HDL-C 水平。可以选择戒烟门诊、戒烟热线咨询以及药物来协助戒烟。

（4）限制饮酒：中等量饮酒（男性每天 20～30g 酒精，女性每天 10～20g 酒精）能升高 HDL-C 水平。但即使少量饮酒也可使高甘油三酯血症患者甘油三酯水平进一步升高。饮酒对于心血管事件的影响尚无确切证据，提倡限制饮酒。

（5）避免过度紧张：情绪紧张、过度兴奋，可以引起血中胆固醇及甘油三酯含量增高。

（6）已有血脂异常者，尤其绝经后女性或者合并高血压、糖尿病、冠状动脉粥样硬化性心脏病等危险人群，均应定期化验血脂。血脂异常确诊后，首先应进行饮食调整、生活方式改善以及影响因素的控制。在此基础上，再进行药物治疗。

5. 调血脂药 他汀类药物是血脂异常药物治疗的基石；推荐将中等强度的他汀类药物作为中国血脂异常人群的常用药物；他汀类药物不耐受或胆固醇水平不达标者或严重混合型高脂血症者应考虑调脂药物的联合应用；注意观察调脂药物的不良反应。目前常用的降血脂药物有如下几类：

（1）主要降低胆固醇的药物：主要作用机制是抑制肝细胞内胆固醇的合成，加速 LDL 分解代谢或减少肠道内胆固醇的吸收。

1）他汀类：他汀类（statins）亦称 3-羟基 3-甲基戊二酰辅酶 A（3-hydroxy-3-methylglutaryl-coenzyme A，HMG-CoA）还原酶抑制剂，能够抑制胆固醇合成限速酶 HMG-CoA 还原酶，减少胆固醇合成，继而上调细胞表面 LDL 受体，加速血清 LDL 分解代谢。此外，还可抑制 VLDL 合成。因此他汀类能显著降低血清 TC、LDL-C 和 Apo B 水平，也能降低血清甘油三酯水平和轻度升高 HDL-C 水平。目前国内临床上有洛伐他汀、辛伐他汀、普伐他汀、氟伐他汀、阿托伐他汀、瑞舒伐他汀和匹伐他汀。

2）胆固醇吸收抑制剂：依折麦布能有效抑制肠道内胆固醇的吸收。

3）普罗布考：通过掺入 LDL 颗粒核心中，影响脂蛋白代谢使 LDL 易通过非受体途径被清除。

4）胆酸螯合剂：为碱性阴离子交换树脂，可阻断肠道内胆汁酸中胆固醇的重吸收。

5）其他调脂药：脂必泰是红曲与中药（山楂、泽泻、白术）的复合制剂，多甘烷醇是从甘蔗蜡中提纯的一种含有 8 种高级脂肪伯醇的混合物。

（2）主要降低甘油三酯的药物

1）贝特类：通过激活过氧化物酶体增殖物激活受体 α（peroxisome proliferator activated receptor -α，PPARα）和激活脂蛋白脂酶（lipoprotein lipase，LPL）而降低血清 TG 水平和升高 HDL-C 水平。常用的贝特类药物有非诺贝特片、微粒化非诺贝特、吉非贝齐、苯扎贝特。

2）烟酸类：也称作维生素 B_3，有普通和缓释 2 种剂型，以缓释剂型更为常用。

3）高纯度鱼油制剂：鱼油主要成分为 n-3 脂肪酸（即 ω-3 脂肪酸）。

（3）新型调脂药物

1）微粒体 TG 转移蛋白抑制剂：洛美他派主要用于治疗纯合子型家族性高胆固醇血症。可使 LDL-C 降低约 40%。不良反应发生率较高，主要表现为转氨酶升高或脂肪肝。

2）载脂蛋白 B100 合成抑制剂：米泊美生是第 2 代反义寡核苷酸，作用机制是针对 ApoB 信使核糖核酸（messenger ribonucleic acid，mRNA）转录的反义寡核苷酸，减少 VLDL 的生成和分泌，降低 LDL-C 水平，可使 LDL-C 降低 25%。

3）前蛋白转化酶枯草溶菌素 9/kexin9 型（protein convrtase subtilisin/kexin type 9，PCSK9）抑制剂：PCSK9 是肝脏合成的分泌型丝氨酸蛋白酶，可与 LDL 受体结合并使其降解，从而减少 LDL 受体对血清 LDL-C 的清除。

（4）调脂药物的联合应用：调脂药物联合应用可能是血脂异常干预措施的趋势，优势在于提高血脂控制达标率，同时降低不良反应发生率。联合调脂方案多由他汀类与另一种作用机制不同的调脂药组成。

1）他汀类药物与依折麦布联合应用：两种药物分别影响胆固醇的合成和吸收，可产生良好的协同作用。

2）他汀类药物与贝特联合应用：两者联用能更有效降低 LDL-C 和 TG 水平及升高 HDL-C 水平，降低 sLDL-C。

3）他汀类药物与 PCSK9 抑制剂联合应用：家族性高胆固醇血症尤其是纯合子型家族性高胆固醇血症患者，经生活方式加最大剂量调脂药物（如他汀 + 依折麦布）治疗，LDL-C 水平仍 > 2.6mmol/L 的动脉粥样硬化性心血管疾病患者，加用 PCSK9 抑制剂，组成不同作用机制调脂药物的三联合用。

4）他汀类药物与 n-3 脂肪酸联合应用：可用于治疗混合型高脂血症。

（5）血脂异常治疗的其他措施：包括脂蛋白血浆置换、肝移植、部分回肠旁路手术和门腔静脉分流术，作为辅助治疗措施用于 FH 患者。脂蛋白血浆置换效果肯定。

（五）高血压

1. 概述 据世界卫生组织统计资料显示，2012 年全球心血管病死亡人数为 1 700 万，占慢性病死亡人数的 46%，其中高血压并发症死亡人数为 940 万。高血压是内科常见病、多发病之一，可分为原发性高血压（即高血压病）和继发性高血压（即症状性高血压）两大类。原发性高血压病因不明，继发性高血压则为其他疾病所诱发。

中国的高血压指南目前仍将我国高血压的诊断标准定为收缩压≥140mmHg 和 / 或舒张压≥90mmHg。降压干预目标为血压 <140/90mmHg。高龄老年人可适当放宽到血压 <150/90mmHg。

2. 病因 原发性高血压病因不明，与发病有关的因素有：①年龄。发病率有随年龄增长而增高的趋势，40 岁以上者发病率高。②食盐。摄入食盐多者，高血压发病率高。③体重。肥胖者发病率高。④遗传。大约半数高血压患者有家族史。⑤环境与职业。有噪声的工作环境，过度紧张的脑力劳动均易发生高血压，城市中的高血压发病率高于农村。

3. 症状 按起病缓急和病程进展，分为缓进型和急进型，以缓进型多见。

（1）缓进型高血压

1）早期表现：早期多无症状，偶尔体检时发现血压增高，或在精神紧张，情绪激动或劳累后感头晕、头痛、视物模糊、耳鸣、失眠、乏力、注意力不集中等症状。

2）脑部表现：头痛、头昏常见。多因情绪激动、过度疲劳、气候变化或停用降压药而诱发。血压急骤升高。剧烈头痛、视力障碍、恶心、呕吐、抽搐、昏迷、一过性偏瘫、失语等。

3）心脏表现：早期心功能代偿，症状不明显；后期因心功能失代偿，发生心力衰竭。

4）肾脏表现：长期高血压致肾小球动脉硬化。肾功能减退时，可引起夜尿，多尿，尿中含蛋白、管型及红细胞。尿浓缩功能低下，酚红排泄及尿素廓清障碍。出现氮质血症及尿毒症。

5）动脉改变。

6）眼底改变。

（2）急进型高血压：也称恶性高血压，占高血压病的 1%，可由缓进型突然转变而来。恶性高血压可发生在任何年龄，但以 30～40 岁为最多见。血压明显升高，舒张压多在 17.3kPa（130mmHg）以上，有乏力、口渴、多尿等症状。视力迅速减退，眼底有视网膜出血及渗出，常有双侧视神经乳头水肿。迅速出现蛋白尿、血尿及肾功能不全。也可发生心力衰竭、高血压脑病和高血压危象，病程进展迅速多死于尿毒症。

4. 诊断

（1）确定有无高血压：非同日两次血压升高，可诊断为高血压。

（2）鉴别高血压的原因：凡遇到高血压患者，应详细询问病史，全面系统检查，以排除症状性高血压。

5. 治疗

（1）一般治疗：强调生活方式干预，建议超重或肥胖的血压升高者或高血压患者，均应通过控制饮食和增加运动减轻体重；降低钠盐摄入并增加高钾饮食；限酒。生活方式干预是防治高血压的基石，积极有效的生活方式干预完全可能使血压轻度升高的患者血压恢复到正常水平。对于血压明显升高者，生活方式干预也有助于减少降压药物的种类与剂量。

（2）降压药物治疗

1）利尿剂：肾小管是利尿剂作用的重要部位，根据药物作用部位的不同分为 4 类：碳酸酐酶抑制剂、噻嗪类利尿剂、袢利尿剂、保钾利尿剂。噻嗪类：是应用最广的口服利尿降压药，根据分子结构又可分为噻嗪型利尿剂（如氢氯噻嗪和苄氟噻嗪）和噻嗪样利尿剂（如吲达帕胺、氯噻酮）。

2）肾素 - 血管紧张素 - 醛固酮系统抑制剂：主要包括血管紧张素转换酶抑制药（angiotensin converting enzyme inhibitor, ACEI），常用药物有福辛普利、依那普利；血管紧张素Ⅱ受体拮抗剂（angi-otensin Ⅱ receptor blocker, ARB），常用药物有氯沙坦、缬沙坦、厄贝沙坦；肾素抑制剂，常用药物有阿利吉仑。

3）钙通道阻滞剂：根据其化学结构和药理作用分为两类。①二氢吡啶类（calcium channel blocker, CCB）：主要作用于血管平滑肌上的 L 型钙通道，发挥舒张血管和降压作用。②非二氢吡啶类 CCB：对窦房结和房室结处的钙通道具有选择性。常用药物有硝苯地平、尼群地平、尼莫地平及佩尔地平等。

4）肾上腺素能受体阻滞剂：β 受体阻滞剂，常用药物有柳胺苄心定、醋丁洛尔；α₁ 受体阻滞剂，常用药物有哌唑嗪、多沙唑嗪。

5）交感神经抑制药：中枢性交感神经抑制药如可乐定、甲基多巴。

6）直接血管扩张剂：直接扩张小动脉，降低外周血管阻力，增加心排血量及肾血流量，但有反射性交感神经激活作用，代表药物为肼屈嗪，但由于新的血管扩张药的出现，该药已很少使用。

7）具有降压作用的其他药物：硝酸酯类，常用的药物有硝酸甘油、硝酸异山梨酯及 5- 单硝酸异山梨酯。腺苷三磷酸敏感性钾通道开放剂：尼可地尔、埃他卡林。钠 - 葡萄糖协同转运蛋白 2 抑制剂：达格列净、恩格列净及坎格列净。

（3）药物治疗原则。降压药物应用遵循下列四项原则：①剂量原则。一般人群采用常规剂量，老年人从小剂量开始。②优先原则。优先选择长效制剂（从长时疗效和平稳性考虑）和固定复方制剂（从依从性考虑）。③联合原则。联合用药（2 级高血压或高危人群）。④个体化原则。依据不同合并症和患者对药物不同的耐受性给予个体化用药。

十二、更年期抑郁

（一）抑郁障碍的发病率

随着人类社会的进步、生活节奏的加快、工作强度的增加以及社会竞争的日益激烈，人们的精神压力越来越大，抑郁障碍的发病率亦在逐年增加。根据世界卫生组织的估计，全球时点患病率在 5%～10%；我国综合医院门诊中抑郁症的患病率为 3%～4%；抑郁症（depression）人群终生患病率为 17%；我国人口中有 20% 具有抑郁症状，7% 患有抑郁症；女性的患病率是男性的 2 倍；终生患病率男性为 10%，女性为 26%；抑郁症在女性所有疾病中占首位，好发于青春期、经前期、分娩后以及围绝经期。尽管缺乏新近的流行病学数据，但估测我国的抑郁症患病率超过以上数字。

近年来，随着人们生活水平的提高，更年期及其相关疾病越来越引起广泛的关注，更年期患者抑郁障碍也越来越受到人们的重视。2017 年，李瑞霞等采用简单抽样方法，从北京市东城区和上海市杨浦区抽取 1 312 名 40～55 岁社区妇女为调查对象，应用 Kupperman、Zung 焦虑自评量表、抑郁自评量表量表和自编问卷进行调查。结果显示 40～55 岁社区妇女围绝经期症状的检出率为 50.8%，焦虑症表现的检出率为 9.5%，抑郁症表现的检出率为 25.9%。2018 年，郑燕伟等报道在上海通过横断面研究，采用问卷调查方式获取基本资料，应用抑郁自评量表、改良 Kupperman 绝经指数量表进行抑郁症状评估和绝经症状评估，纳入 1 591 名女性，年龄中位数为 52 岁。抑郁症状发生率为 15.3%，绝经症状发生率为 77.7%。

（二）抑郁障碍的危害

世界卫生组织项目、世界银行和美国哈佛公共卫生学院于 1993 年开展了一项全球疾病负担（global burden of disease, GBD）的合作研究，将伤残调整生命年（disability-adjusted life year, DALY）的减少作为疾病负担的指标。所谓 DALY 的减少，是指生命年的丧失或有能力的生命年的减少。造成 DALY 减少的全球负担前 5 位疾病见表 8-6。

表 8-6　造成 DALY 减少的全球疾病负担前 5 位疾病（DALY 减少百分比）（1998 年，WHO）

中国	发展中国家（中低收入）	发达国家（高收入）
慢性阻塞性肺疾病（8.1%）	急性下呼吸道感染（6.4%）	冠状动脉粥样硬化性心脏病（8.8%）
抑郁症（6.9%）	围产期疾病（6.2%）	抑郁症（6.5%）
脑血管病（5.7%）	腹泻（5.7%）	脑血管病（4.8%）
自杀 / 自伤（4.2%）	艾滋病（5.5%）	酒精依赖（4.4%）
急性下呼吸道感染（3.5%）	儿科传染病（4.4%）	交通事故（4.2%）

从表 8-6 中可以看出，在中国，目前由于抑郁症造成的疾病负担已达第二位，与发达国家相同。

抑郁障碍的危害在于抑郁患者的社会功能下降，增加了家庭和工作单位的负担；如果抑郁合并躯体疾病，其死亡率增加。例如，脑卒中合并抑郁症患者死亡率增加 3.4 倍，心脏病合并抑郁症患者死亡率增加 5 倍，抑郁合并躯体疾病不仅增加了医疗费用，还延长躯体疾病的治愈时间。抑郁障碍的严重后果是自杀。

（三）抑郁障碍的识别

综合医院是抑郁患者求助的第一线，但综合医院医师对抑郁障碍的识别却不容乐观。Chancellor 等对澳大利亚家庭医师的调查发现，抑郁的漏诊率高达 73%；世界卫生组织多中心合作研究资料显示，内科医师对抑郁症的识别率平均为 56%；中国上海的研究发现，内科医师对心理和精神障碍的识别率仅为 21%。

非专科医院医师亟须提高对抑郁障碍的识别能力。有学者提出借用中医诊病的方法，即望、闻、问、切作为抑郁障碍的诊断步骤。

1. 望 就是观察，就是要从患者一走进诊室即开始观察患者的步态、表情、反应等以判断患者有无抑郁的可能。抑郁患者由于情绪低落，兴趣减退，可能出现走路慢、愁眉苦脸、痛苦面容、眼神呆滞或面无表情、疏于打扮；语调平淡、反应迟钝、唉声叹气、眼泪汪汪、痛哭流涕、坐立不安、长时间保持一个姿势不变等。

2. 闻 即听，仔细听取患者的主诉，如果患者主诉很多，或者主诉很怪，按常理无法解释时，要警惕抑郁障碍的可能。要注意的是在聆听的时候要尽量让患者放松，让患者感觉医师在很注意地听，嘱咐患者继续把话说完，医师要从患者杂乱无章的主诉中找出问诊的切入点。

3. 问 这是非常关键的一步，即要问出患者的情绪障碍，又不能引起患者的反感。因此，问诊要由浅入深、由表及里地问。一般先从日常生活开始问，比如，你睡眠怎么样？有没有早醒？你吃饭怎么样？你觉得累吗？你每天下班干什么？如果以上几个方面都正常，可不继续往下问。如果以上回答高度可疑，还应该继续往下问有关情绪和兴趣等问题，比如，你以前喜欢做的事情现在是否还愿意做？你情绪怎么样？有什么不顺心的事吗？你有没有觉得活着没意思？如果患者谈到活着没意思的想法，就要进一步问患者是否有过自杀的念头以及是否有如何自杀的想法，甚至是否有过自杀行为等。

4. 切 即诊断。根据症状和持续的时间诊断有无抑郁障碍。一旦抑郁障碍的诊断成立，应仔细评估患者自杀的危险性。据统计，60%～70% 的抑郁患者有自杀的想法，10%～15% 的抑郁患者发生自杀行为，自杀成功大约占自杀行为的 1/20。

抑郁障碍的评估工具分为两大类，一类是抑郁自评量表，如 Zung 抑郁自评量表、贝克抑郁自评量表和焦虑抑郁自评量表等；另一类是抑郁他评量表，常用的是汉姆登抑郁量表。值得注意的是，抑郁不能靠量表来诊断，量表只是用来衡量病情的严重程度，如果患者除了妇科疾病外合并有抑郁的症状，就应该诊断抑郁障碍，一旦诊断抑郁障碍，应积极予以治疗。

（四）抑郁障碍的症状学诊断

抑郁是一种临床常见的心理障碍，除外器质性精神障碍、精神活性物质以及非成瘾性物质的因素，依据典型症状进行诊断，至少 2 条基本症状，同时伴有至少 2 条附加症状，至少持续 2 周。

基本症状：

1. 几乎整天心境抑郁，几乎天天如此。
2. 对日常活动缺乏兴趣或愉快感。
3. 精力减退，易疲劳。

附加症状：

1. 缺乏自信心或自尊。
2. 不合情理的自责。
3. 反复出现自杀或想死的念头。
4. 思维能力减退、注意力不集中。
5. 精神运动性改变，激越或迟滞。
6. 睡眠障碍。
7. 食欲改变。
8. 性欲明显减退。

（五）更年期、老年期抑郁障碍的特点与治疗

围绝经期和绝经早期妇女的年龄决定其正值事业和家庭中的中坚力量，压力较大，又处于雌激素水平波动的生理转折时期，因此成为抑郁障碍的高发人群。绝经期抑郁的特点是抑郁症状往往和更年期的症状混为一谈，常常合并焦虑，且应用激素补充治疗后精神神经症状缓解不明显。

对于围绝经期和绝经后抑郁的治疗目前尚无统一的方法。文献报道激素替代疗法（hormone replacement therapy，HRT）可在一定程度上改善围绝经期女性的抑郁状态，临床疗效确切，不良反应发生率较低，而 HRT 联合抗抑郁药疗效更好。一项关于雌激素联合抗抑郁药物治疗我国围绝经期

妇女抑郁的临床效果评价 meta 分析显示,雌激素替代治疗联合抗抑郁药物对临床围绝经期症状及抑郁症状的治疗及缓解效果显著优于单独使用雌激素替代治疗。

更年期为女性抑郁障碍的好发时期,临床实践中需要注意的问题是:①诊断更年期综合征的同时要高度警惕抑郁障碍的存在,仔细分析患者的症状是属于更年期的症状还是抑郁障碍的症状。②若患者处于绝经过渡期,抑郁症状明显,无绝经期症状者单纯抗抑郁治疗。③若患者处于围绝经期或绝经期,有明显绝经期症状和轻度抑郁症状行激素治疗,激素治疗后抑郁症状仍不缓解则加用抗抑郁治疗。④若患者处于围绝经期或绝经后期,既有明显绝经期症状,又有明显抑郁症状,或已诊断抑郁症则应在激素治疗的同时加用抗抑郁治疗。⑤没有禁忌证时,根据相关检查结果、个人偏好和治疗期望等因素,选择激素治疗方案。⑥使用雌孕激素联合治疗时孕激素可能会引起烦躁、易怒,降低雌激素对情绪的治疗作用。组织选择性雌激素活性调节剂替勃龙可在体内代谢产生较弱的雌、孕和雄激素活性,对情绪低落和性欲减退有较好的效果。

关于治疗的时间尚无统一规定,一般根据患者抑郁症状缓解的程度以及发作的次数来决定治疗的时间。如患者为抑郁障碍初次发作,抗抑郁药物治疗 3~6 个月,症状完全缓解后酌情减量;如抑郁第二次发作,则延长维持治疗时间 3~5 年;老年抑郁患者或抑郁第三次或第三次以上发作患者则需终身服药。

专家点评: 作为妇产科医师掌握一定的诊断和治疗抑郁障碍的能力,可及时在更年期患者中发现抑郁障碍患者并给以相应的治疗,有利于更年期患者的综合管理。但是,妇产科医师毕竟不是精神科医师,因此在治疗抑郁障碍的同时,如遇到症状较重有自杀倾向者、躯体疾病已经好转但抑郁恶化者、抑郁患者有自杀和精神病家族史者、复发性抑郁且症状较重者、抑郁伴有妄想和幻觉者以及标准抗抑郁治疗效果较差者,需及时转到专科医院进一步治疗,以免延误病情。

（连成瑛　林　元）

第五节　绝经与激素治疗

导读:女性绝经的本质是卵巢功能的衰竭,会出现多种绝经相关症状、组织萎缩退化和代谢功能紊乱,导致一系列身心健康问题。绝经激素治疗是通过弥补卵巢功能衰竭而采取的一种治疗措施,正确应用绝经激素治疗可有效缓解绝经相关症状,绝经早期使用还可在一定程度上预防老年慢性疾病的发生。

一、绝经激素治疗的发展

当妇女因缺乏性激素出现或将发生健康问题时,需要给予外源的性激素(即药物性激素产品)以纠正或预防相关的健康问题,这种医疗措施称为绝经激素治疗。然而这一疗法自从诞生之日起在国内外经历了数十年的风风雨雨和大起大落,关于它的利弊之争从未停止。经过历代医学界人员的潜心研讨、不断实践,逐渐明确绝经激素治疗是唯一能够解决绝经相关问题的医疗措施。

(一)历史回顾

1940 年,第一个商业化雌激素 - 结合雌激素(Premeral)诞生并上市。

1950 年,启用雌激素疗法(estrogen therapy,ET),开始广泛地应用。

1960 年,确立雌激素治疗在临床上的重要地位,ET 被认为可用于预防和延缓一切老化问题,带来了应用性激素治疗(hormone therapy,HT)的第一个高潮。

1970 年,发现 ET 导致子宫内膜癌发病率增加,使 ET 进入第一次低谷。

1980 年,与孕激素联合应用,孕激素拮抗雌激素可成功地预防子宫内膜癌。连续联合孕激素克服了令人厌烦的阴道出血,成为保留了雌激素益处的最受欢迎的方案,于是迎来了 HT 第二个高潮。

1990 年,大量流行病学、动物实验研究、临床观察、随机对照临床试验结果的陆续发表,使妇女和医师更加相信,HT 可以预防老年慢性疾病,如冠状动脉粥样硬化性心脏病、骨质疏松、认知功能下降等,推动了 HT 愈来愈广泛的应用,在美国曾将 ET 列入冠状动脉粥样硬化性心脏病的 II 级预防指南,使 HT 第二次高潮维持了近 20 年。

2000 年,美国的心脏和雌激素、孕激素替代研究(heart and estrogen/progestin replacement study, HERS),尤其是大规模随机对照研究——妇女健康基础干预研究(Women's Health Initiative,WHI)的雌孕激素联合治疗(Estrogen + progesterone therapy, E+PT)2002 年 5 月的结果提供证据表明,E+PT 不仅不能预防老年的慢性疾病,而且会增加老年病如心血管疾病、阿尔茨海默病、乳腺癌等,也不能提高生活质量,该研究的结论在发表后立即使 HT 陷入第二个低谷。

根据 WHI 中 E+PT 的结果,妇产科各权威团体对 HT 指南做了必要修改,确认 HT 的应用范围,提出进一步要研究的问题,HT 朝向成熟迈进了一大步,临床应用更趋于合理。同时,对 WHI E+PT 部分研究及其结论的局限性也基本达成共识。

在冷落了 2 年后,2004 年 2 月 WHI 的 ET 结果发表,尽管结论对心血管不利,但它未证明单用雌激素增加乳腺癌的风险,年龄较轻者(50~59 岁)更从 ET 获利。该结论给了我们启发:① HT 的利弊与相适应的年龄和绝经时间有关。② WHI 的 E+PT 的结论不适用于年龄较轻者。ET 结果进一步提示:存在一个对应用 HT 合适的年龄段,合适的绝经阶段,合适的就医人群。

基于 2006 年护士健康研究(Nurses' Health Study,NHS)与 WHI 再分析的结果,提出了 HT"治疗窗口期"的理论,年龄 <60 岁或绝经 10 年内使用绝经激素治疗风险小,使用 5 年不增加乳腺癌的风险。从此推动了 HT 向着理智、成熟不断迈进,使第二次大落的 HT 慢慢走出深渊。

(二)对大起大落的反思

1. 认识不足 在大起大落中,医师对绝经激素治疗的认识不足及宣教不当,经营者的推销,媒体的肆意炒作起了推波助澜的作用。

2. HT 应用范围定位不当 ①将雌激素治疗范围扩大至绝经后一切老年慢性病。因为在第一次高潮期,临床的经验和观察表明雌激素缺乏与骨质疏松症的发生有关,雌激素控制更年期综合征症状疗效满意,明显改善整体健康状况。②将 E+PT 扩大至除骨质疏松症以外的其他重要老年病。几乎将处方药 E+PT 的药物当成非处方药而滥用。第二次高潮期时,大量流行病学临床观察资料(美国的护士健康研究是最有价值的一个)和动物实验的研究结果提示,E+PT 不仅可以解决 ET 有关的子宫内膜癌,并可预防对老年妇女生命构成主要威胁的疾病——冠状动脉粥样硬化性心脏病。

3. 未严格把握 HT 的适应证 尽管对 HT 治疗的主要适应证(绝经相关症状,泌尿生殖道萎缩症状,绝经相关骨质丢失)从未有人怀疑,但临床实践中往往忽视,出现两次大起大落的关键问题是未严格把握 HT 的适应证。第二次低谷则是因为:大规模随机对照临床试验(主要是 HERS 与 WHI)提供的证据表明 E+PT 对冠状动脉粥样硬化性心脏病无一、二级预防,权威杂志社论将 E+PT 定性为弊大于利。这些研究的初衷是了解激素治疗是否可用作基础干预措施预防老年人的慢性病,但从原则上违背了 HT 作为医疗措施的定义,是在没有 HT 适应证的人群中产生的弊大于利的结论。说明 WHI 的研究人群,大多数不适合采用 HT。

4. 没有及时、全面理解既往研究的结果 护士健康研究是一个很大型的重要前瞻性研究,目的是调研发生在妇女的主要慢性疾病的危险因素。事实上,护士健康研究结果已向我们暗示了与 WHI E+PT 研究相似的结论却未引起重视。该研究于 1976 年启动,涉及美国 11 个州,121 700 名年龄为 30~35 岁的已婚注册女护士参与,并持续到现在。她们完成关于疾病和心血管疾病的危险因素的问卷调查后,每 2 年都要跟踪调查并且更新一系列涉及心脏病危险因素的数据,该研究的一个突出特点是从妇女的青、中年期开始进行前瞻队列随诊至老年。

护士健康研究资料充分表明,年龄是疾病发生的危险因素。

(1)1995 年发表 E+PT 和绝经后妇女乳癌的危险(护士健康研究,1976—1992):在 725 550 名随诊人当中,未使用 HT 者,从 50~54 岁增大到 60~64 岁,乳腺癌的发生率几乎增加 1 倍。目前使用 ET 者,相对危险性为 1.32,E+PT 者为 1.41。随着 HT 时间延长,相对危险性升高,提示年长者服用 HT 应该仔细权衡利弊。

(2)2000 年发表 HT 与冠状动脉粥样硬化性心脏病的一级预防(护士健康研究,1976—1996):结果中列出从未使用激素治疗的妇女心血管病发生率随年龄增长而增长,65~75 岁组与 <50 岁组相比,冠状动脉粥样硬化性心脏病发生率增高约 2 倍,脑卒中增高约 10 倍。

(3)1996 年发表 E+PT 和冠状动脉粥样硬化

性心脏病的危险（护士健康研究，1976—1992）：与未用 HT 比较，<50 岁组使用 E+PT，冠状动脉粥样硬化性心脏病相对危险为 0.18，60～71 岁为 0.66。

雌激素剂量与心血管病结果显示，结合雌激素 0.3～0.625mg 可降低冠状动脉粥样硬化性心脏病危险，但是对脑卒中只有 0.3mg，显示有保护作用。

（4）将上述结果与 WHI 比较，可见：

1）WHI E+PT 研究对象平均年龄为 63.3 岁，老年人为主，50% 合并心血管病或其他危险因素，未能显示 HT 冠状动脉粥样硬化性心脏病的保护作用，但是 WHI ET 中 50～59 岁组显示了对冠状动脉粥样硬化性心脏病有保护，与护士健康研究结果一致。

2）0.625mg 结合雌激素在 WHI ET 和 E+PT 研究中均显示增加了脑卒中的发生，与护士健康研究结果一致。

（5）对 WHI 研究随访 18 年，结果表明绝经后妇女应用结合雌激素+安宫黄体酮 5.6 年或单用结合雌激素 7.2 年，均没有增加全因死亡率、心血管死亡率以及癌症死亡率。

（三）目前的认识

虽然 WHI 研究给绝经激素治疗带来很多困扰，但也提供了一个重新审视正确认识绝经激素治疗的契机。2010 年以来，绝经激素治疗领域研究发展迅速，发表了一些影响较大的指南文献：2010 年美国内分泌协会《绝经后激素治疗——内分泌学会科学声明》、2011 年国际绝经协会《关于绝经后激素治疗和中年健康预防策略的 IMS 最新推荐》、2012 年北美绝经协会《NAMS 2012 激素治疗的立场声明》。

2012 年 11 月，以国际绝经协会为代表的全球绝经协会举办了一场研讨会，达成了绝经激素治疗的全球共识声明，为医疗从业者和潜在的绝经激素治疗使用者提供了治疗指南。2013 年 IMS 更新了《绝经激素治疗及中年女性健康预防策略最新建议》；同年，中华医学会妇产科分会绝经学组也推出中国《绝经期管理与激素补充治疗临床应用指南》，进一步明确了绝经激素治疗是针对女性因卵巢功能早衰、性激素不足所导致的健康问题而采取的临床医疗措施。突出了绝经激素治疗"时间窗"，尽早启动，更多获益，更低风险；<60 岁或绝经 10 年内启动，总体获益大于风险，会形成一个对骨骼、心血管和神经系统的长期保护作用的时间段。2016 年，国际绝经协会、内分泌学会、欧洲绝经学会、亚太绝经联盟、国际骨质疏松基金会和拉丁美洲绝经协会联合会在此基础上，对该指南进行了修订，又更新扩展了共识内容。2018 年中华医学会妇产科分会绝经学组综合了本领域近年来的研究进展，借鉴了近几年全球各大绝经学会相应指南中的重要信息，并纳入建议等级、证据水平再推出《中国绝经管理与绝经激素治疗指南（2018）》，旨在指导医疗保健专业人士优化绝经过渡期及绝经后妇女的健康管理。

绝经激素治疗经历了数十年的风风雨雨和大起大落之后，已经走向成熟，未来绝经激素治疗的发展仍将面临争议，也将在争议中不断地发展和完善。目前认识如下：

1. 为维持围绝经期和绝经后女性的健康，考虑绝经激素治疗时应作为综合治疗策略（包括关于饮食、运动、戒烟和酒精摄入安全水平的生活方式建议）的一部分。严格把握适应证和禁忌证。根据治疗症状的需求、受益风险评估、相关检查结果、个人偏好和治疗期望等因素个体化应用绝经激素治疗。

2. 对年龄<60 岁或绝经 10 年内、无禁忌证的女性，绝经激素治疗用于缓解血管舒缩症状、减缓骨量丢失和预防骨折的受益/风险比最高。

3. 仅为改善绝经生殖泌尿综合征（genitourinary syndrome of menopaused，GSM）时建议首选阴道局部雌激素治疗，当口服或经皮绝经激素治疗不能完全改善生殖泌尿道局部症状时可同时加用局部雌激素治疗。

4. 不推荐仅为预防心血管疾病和阿尔茨海默病目的而采用绝经激素治疗。雌激素缺乏后尽早开始绝经激素治疗可使女性获得雌激素对心血管和认知的保护。研究证实，在绝经激素治疗"时间窗"内使用标准剂量雌激素的绝经激素治疗可能降低冠状动脉粥样硬化性心脏病和全因死亡率，而雌激素联合孕激素的效果不及单独使用雌激素治疗。

5. 尽管 60 岁以下女性绝经激素治疗过程中发生脑卒中的风险罕见，但仍会增加静脉血栓栓塞和缺血性脑卒中的发生，因此治疗前要对血栓形成的危险因素、血栓栓塞病史及家族史进行详细了解和评价，经皮雌激素可显著降低血栓发生风险。

6. 在 50 岁以上的女性中，绝经激素治疗相关的乳腺癌风险是个复杂问题。研究显示子宫全切术后的女性单独使用雌激素时风险较低；而对于有子宫的女性，合用孕激素治疗时风险升高。乳腺癌风险增加主要与雌激素治疗中增加合成孕激素具有相关性。

7. 有子宫的女性在补充雌激素时，应加用足量、足疗程孕激素以保护子宫内膜；已切除子宫的妇女，通常不必加用孕激素。

8. 45 岁前（尤其是 40 岁之前），有过自然或医源性绝经的女性，患心血管疾病和骨质疏松的风险较高，患情感障碍和阿尔茨海默病的风险也增加。研究提示，绝经激素治疗能够降低绝经相关症状，维持骨密度，延长寿命，降低心血管疾病和阿尔茨海默病发生风险，甚至可能预防阿尔茨海默病的发生。建议至少用到平均绝经年龄时才停用绝经激素治疗。

9. 应用绝经激素治疗的妇女每年至少接受一次全面获益 / 风险评估，包括绝经症状评分、新发疾病筛查、全面体检、必要的辅助检查，探讨生活方式和防控慢病策略，根据评估结果个体化调整绝经激素治疗方案。目前尚无证据支持制绝经激素治疗应用的限制时间，只要获益 / 风险评估结果提示获益大于风险则可继续使用。

二、绝经激素治疗的应用

（一）原则

根据不同个体卵巢功能衰退的状况，性激素（包括雌、孕、雄激素）缺乏的具体情况及由此而引起的不同临床表现，绝经激素治疗作为一种医疗措施，在有适应证而无禁忌证的情况下针对性应用，对于年龄＜60 岁或绝经 10 年内、无禁忌证的女性，用于缓解血管舒缩症状、减缓骨量丢失和预防骨折的受益 / 风险比最高。

个体化应用绝经激素治疗。根据治疗症状的需求、受益风险评估、相关检查结果、个人偏好和治疗期望等因素，选择性激素的种类、剂量、配伍、用药途径、使用时间。每年至少一次进行包括绝经症状评分、新发疾病筛查、全面体检、必要的检验检查的全面获益 / 风险评估，根据评估结果调整绝经激素治疗方案。

有子宫的女性在补充雌激素时，应加用足量、足疗程孕激素以保护子宫内膜；已切除子宫的妇女，通常不必加用孕激素；手术绝经的妇女因缺乏卵巢雄激素分泌，可酌情补充少量雄激素；临床推荐应用天然雌激素、天然孕激素或接近天然的孕激素。

（二）适应证

围绝经期、绝经后妇女有以下 3 个方面问题时应考虑应用绝经激素治疗：

1. 绝经相关症状　月经紊乱、潮热、多汗、睡眠障碍、疲倦、情绪障碍（如：易激动、烦躁、焦虑、紧张、低落）等。

2. 泌尿生殖系统萎缩相关问题　阴道干涩、外阴阴道疼痛、瘙痒、性交痛、反复发作的萎缩性阴道炎、反复下尿路感染、夜尿、尿频、尿急等。

3. 低骨量及骨质疏松症　存在骨质疏松症的危险因素及绝经后骨质疏松症。绝经激素治疗可作为预防 60 岁以下及绝经 10 年以内女性骨质疏松性骨折的一线方案选择。

（三）禁忌证

目前认为绝经后妇女有以下 8 个方面问题不考虑应用绝经激素治疗：

1. 已知或怀疑妊娠。
2. 原因不明的阴道流血。
3. 已知或怀疑患有乳腺癌。
4. 已知或怀疑患性激素依赖性恶性肿瘤。
5. 近 6 个月内患有活动性静脉或动脉血栓栓塞性疾病。
6. 严重肝肾功能不全。
7. 血卟啉症、耳硬化症。
8. 现在患有脑膜瘤（禁用孕激素）。

（四）慎用情况

遇有以下 8 个方面问题时，考虑慎用绝经激素治疗：

1. 子宫肌瘤。
2. 子宫内膜异位症。
3. 子宫内膜增生症。
4. 血栓形成倾向者。
5. 胆囊疾病。
6. 系统性红斑狼疮。
7. 乳腺良性疾病及乳腺癌家族史。
8. 癫痫、偏头痛、哮喘等。

三、性激素治疗的方法

当一位绝经后妇女需要用（有适应证），并且可以用（无禁忌证）HT 时，下一步要考虑的是如何用？临床实践中，应个体化选择药物种类、恰当的方案、用药途径和剂量。

（一）常用药物

1. 绝经激素治疗常用的雌激素和孕激素

（1）口服途径

1）雌激素：天然雌激素如戊酸雌二醇（estradiol valerate，E₂V）、17β- 雌二醇（estradiol，E₂）、结合雌激素（conjugated estrogens，CEE）。

2）孕激素

A. 天然孕激素：微粒化黄体酮（progesterone，P）。

B. 合成孕激素：地屈孕酮（dydrogesterone）、17α- 羟孕酮衍生物[如：醋酸甲羟孕酮（medroxyprogesteroneacetate，MPA）]、19- 去甲睾酮衍生物[如：炔诺酮（norethisterone，NET）；醋酸炔诺酮（norethisteroneacetate，NETA）；左炔诺孕酮（levonorgestrel，LNG）；地诺孕素（dienogest，DNG）]、19- 去甲孕酮衍生物[如：诺美孕酮（nomegestrol）]、螺内酯衍生物[如：屈螺酮（drospirenone，DRSP）]等。

地屈孕酮来源于天然薯蓣类植物，经特殊化学工艺处理而成，是近似天然的孕激素，对乳腺刺激较小。屈螺酮具有较强的抗盐皮质激素作用和一定的抗雄激素作用。

3）雌、孕激素复合制剂：服用方便，患者依从性好，但剂量固定，不方便个体化用药。常用的复合制剂有两类：雌孕激素连续联合制剂和雌孕激素序贯制剂。

A. 雌、孕激素序贯制剂

a. 雌二醇片 / 雌二醇地屈孕酮片复合包装（complex packing estradiol tablets/estraadiol and dydrogesterone tsblets）：有两种规格，1/10 剂型由 14 片 17β- 雌二醇（1mg/ 片）和 14 片 17β- 雌二醇（1mg/ 片）+ 地屈孕酮（10mg/ 片）组成；2/10 剂型由 14 片 17β- 雌二醇（2mg/ 片）和 14 片 17β- 雌二醇（2mg/ 片）+ 地屈孕酮（10mg/ 片）组成。

b. 戊酸雌二醇片 / 雌二醇醋酸环丙孕酮片复合包装（complex packing estradiol valerate tablets，estradiol valerate and cyproterone acetate tablets）：由 11 片戊酸雌二醇（2mg/ 片）和 10 片戊酸雌二醇（2mg/ 片）+ 醋酸环丙孕酮（1mg/ 片）组成。

B. 雌、孕激素连续联合制剂：雌二醇 / 屈螺酮片（estradiol and drospirenone tablets）：每片含雌二醇 1.0mg 和屈螺酮 2.0mg。

4）7- 甲基 - 异炔诺酮：属于组织选择性雌激素活性调节剂，2.5mg/ 片。口服后在体内迅速代谢为 3α- 羟基替勃龙、3β- 羟基替勃龙和 Δ4- 异构体，与雌激素、孕激素、雄激素受体结合，产生较弱的雌、孕激素样和雄激素样作用。临床效果与雌孕激素连续联合用药方案相似，因其在子宫内膜处具有孕激素活性，有子宫的绝经期妇女应用此药时不必加用其他孕激素。对情绪低落和性欲减退有较好的效果，不增加乳腺密度。

（2）非口服途径

1）经皮雌激素（transdermal estrogen）：雌二醇凝胶，每天经皮涂抹 1.25～2.5g，含雌二醇 0.75～1.5mg；雌二醇缓释皮贴，每天释放 17β- 雌二醇 25～100μg，每周更换 1 次。雌激素经皮给药避免了口服雌激素的肝脏首过效应，减少了对肝脏合成的蛋白质及凝血因子生成的影响，经皮雌激素相关的静脉血栓栓塞、心血管事件、胆囊疾病的风险显著低于口服雌激素，对改善性欲的作用优于口服雌激素。

2）阴道用雌激素：雌三醇（estriol）乳膏，每克乳膏含雌三醇 1mg；普罗雌烯（promestriene）阴道胶囊或霜，胶囊每粒含普罗雌烯 10mg；氯喹那多 - 普罗雌烯（chlorquinaldol promestriene）阴道片，每片含普罗雌烯 10mg 和氯喹那多 200mg；结合雌激素乳膏，每克乳膏含结合雌激素 0.625mg。

阴道用雌激素避免肝脏首过效应；可持续给药；全身不良反应少；无胃肠道刺激；用药不受"窗口期"限制。雌三醇对子宫内膜刺激小，对血浆雌二醇水平基本没有影响，是对子宫内膜增生影响最小的天然雌激素；普罗雌烯属于严格局部作用的雌激素，不吸收入血，不刺激子宫内膜增生；结合雌激素可轻度升高血浆雌二醇水平，对子宫内膜轻度作用。

3）左炔诺孕酮宫内节育系统（levonorgestrel intrauterine system，LNG-IUS）：含 LNG 52mg，每天向宫腔释放 LNG 20μg，通过内膜基底毛细血管网被快速吸收，仅仅有 10% 在血液循环中释放，造成子宫内膜局部高浓度 LNG，维持 5 年。LNG 使子宫内膜腺体萎缩、间质蜕膜化、内膜变薄，可以预防和治疗子宫内膜增生，可以用于绝经激素治疗患者的子宫内膜保护。

2. 选择性雌激素受体调节剂（selective estrogen receptor modulator，SERM）　SERM 属于非激素类药物，通过与雌激素受体选择性结合，能起雌激素激动作用或拮抗作用（estrogen agonist/antagonist）。第二代 SERM——雷洛昔芬（raloxifene）和新一代 SERM——巴多昔芬（bazedoxifene）对骨骼有雌激素激动作用，可使骨矿物质密度增加，改善脊椎和髋部的骨密度，显著降低骨质疏松症椎骨骨折风险。一项名为 CORE 的临床研究中，存在椎体骨折的绝经后女性亚群患者接受雷洛昔芬治疗后，骨密度得以改善，非椎体骨折发生风险降低，且疗效持续 7 年。根据国内药品说明书和美国内分泌学会相关指南，其可用于预防和治疗绝经后妇女骨质疏松症，60mg/d 不会刺激乳腺或子宫。新型 SERM 药物包括拉索昔芬和巴多昔芬等，能有效用于绝经后骨质疏松症的治疗和预防，它们在骨骼系统可产生雌激素受体激动剂作用，而在乳腺和子宫则具有雌激素受体拮抗剂作用。由结合雌激素与巴多昔芬组成的组织选择性雌激素复合物（tissue selective estrogen complex，TSEC），每片含巴多昔芬 20mg，用于治疗中重度血管舒缩功能紊乱（vasomotor symptoms，VMS），能显著降低绝经后女性的潮热次数和严重程度，保护骨骼，且不需要加用孕激素保护子宫内膜，是未来有前景的绝经后用药。

奥培米芬（ospemifene）是另一种口服 SERM，60mg/d 通过缓解雌激素水平下降导致的外阴和阴道萎缩，用于治疗绝经后期女性中 - 重度性交困难和性交痛。可刺激子宫内膜并导致内膜增厚。

3. 雄激素 药物有脱氢表雄酮（dehydroepiandrosterone，DHEA）、睾酮（testosterone）。DHEA 是卵泡内类固醇激素合成的重要前体激素，但其生物学作用不仅局限于甾体激素前体，还可能保护中枢神经系统、抑制神经退行性疾病、改善抑郁等不良情绪、调节和稳定机体免疫、改善血脂代谢、预防骨质疏松，并对心血管具有保护作用。低剂量时副作用少见。高剂量时有痤疮、面部毛发的生长，偶尔声音变深沉。睾酮治疗可能对性欲和 / 或性兴奋缺乏的妇女有用。绝经后妇女雌孕激素治疗中加入雄激素类药可以提高骨量，减少骨丢失。是一种防治绝经后骨质疏松的安全有效的方法。

（二）绝经激素治疗具体方案

1. 单孕激素补充方案 适用于绝经过渡期早期，调整卵巢功能衰退过程中出现的无排卵月经问题。

（1）口服：地屈孕酮 10～20mg/d 或微粒化黄体酮 200～300mg/d 或醋酸甲羟孕酮 4～6mg/d，于月经或撤退性出血的第 14 天起应用，使用 12～14 天。

（2）宫腔内放置：LNG-IUS，尤其适合于有子宫内膜增生、月经量过多的患者。

2. 单雌激素补充方案 适用于子宫已切除的妇女，可以连续应用。对于卵巢功能早衰或 40 岁以前手术绝经者可适当加大雌激素用量，一般采用标准剂量。

（1）口服：戊酸雌二醇 0.5～2mg/d，或 17β- 雌二醇 1～2mg/d，或结合雌激素 0.3～0.625mg/d。

（2）经皮：雌二醇缓释皮贴 1/2～1 帖 /7d；或雌二醇凝胶 0.5～1 计量尺 /d，涂抹于手臂、大腿、臀部等皮肤（避开乳房和会阴）。

3. 雌激素、孕激素序贯方案 适用于有完整子宫、围绝经期或绝经后仍希望有月经样出血的妇女。

（1）连续序贯：在治疗过程中每天均有用药。

1）连续用口服或经皮雌激素 28 天，后 14 天加用孕激素。

2）连续序贯复合制剂：雌二醇片 / 雌二醇地屈孕酮片复合包装（1/10 或 2/10），1 片 /d，顺序应用，共 28 天。

（2）周期序贯：在治疗过程每周期有 3～7 天不用任何药物。

1）连续用口服或经皮雌激素 21～25 天，后 10～14 天加用孕激素，然后停药 7 天，再开始下一周期：雌激素可选用戊酸雌二醇、17β- 雌二醇、结合雌激素；孕激素可选用地屈孕酮、微粒化黄体酮。

2）周期序贯复合制剂：戊酸雌二醇片 / 雌二醇环丙孕酮片复合包装，月经第 5 天起每天 1 片，连用 21 天停药 7 天，再用下一盒。临床实践中，也有将雌二醇片 / 雌二醇地屈孕酮片复合包装周期序贯使用。

4. 雌、孕激素连续联合方案 适用于有完整子宫、绝经后不希望有月经样出血的妇女。也适用于有复发风险的已行子宫及双侧附件切除后的严重子宫内膜异位症患者，术后至少用 2 年，之后可改单雌激素治疗。

（1）每天雌激素（口服或经皮）加孕激素，连续给药。

（2）复合制剂如雌二醇 / 屈螺酮片：1 片 /d，连续给药。

5. 替勃龙 1.25～2.5mg/d，连续应用。

6. 阴道用局部雌激素 可使用雌三醇乳膏、普罗雌烯阴道胶囊或霜、结合雌激素乳膏，1 次 /d，连续使用 2 周，症状缓解后改为每周 1～2 次。有子宫的绝经后女性，短期（3～6 个月）局部应用低剂量雌激素治疗泌尿生殖系统萎缩时，不需要加用孕激素，但缺乏超过 1 年使用的安全性数据，长期使用者应监测子宫内膜。性激素补充疗法中联合应用雌、孕激素的方案示意图见图 8-4 所示。

（三）剂量

剂量的选择遵循治疗规范，严格掌握治疗的适应证和禁忌证，兼顾有效性和安全性。应结合患者的年龄、绝经年限、个人情况具体选择恰当的剂量。强调个体化用药，在综合考虑绝经期具体症状、治疗目的和风险的前提下，选择能达到治疗目的的最低有效剂量。关于剂量大小的定义是基于雌激素的剂量。一般认为口服 0.625mg/d 结合雌激素或与之相当称为标准剂量绝经激素治疗，小于该剂量就称为小剂量，还有一些作者提出极小剂量的概念，相当于标准剂量的 1/4。全身用药时，所用天然雌二醇、雌酮类雌激素的剂量以达到血 E_2 在早、中卵泡期水平，为 50pg/ml 左右。孕激素剂量，在序贯方案中，原则上以可将内膜转化为分泌相为准，每月 10～14 天，微粒化黄体酮 200～300mg/d；地屈孕酮 10～30mg/d；在连续联合方案中，每天剂量为上述的 1/3～1/2。对于有些特殊的患者，主要是慎用症的患者，更应考虑剂量的影响，对于子宫内膜异位症、子宫肌瘤患者，小剂量是更佳选择。但是对于卵巢功能早衰的患者，可

能标准剂量甚至大于标准剂量的雌激素更为合适。

（四）启用时机

绝经激素治疗的启动时机决定其作用效应。WHI 研究资料显示，如果绝经超过 10 年后开始雌激素治疗不能降低冠状动脉粥样硬化性心脏病的风险，而绝经 20 年以后再开始激素治疗则会增加冠状动脉粥样硬化性心脏病风险。绝经后近期开始激素治疗可以减缓动脉粥样硬化的进程。有关激素治疗对神经系统的影响也有类似对心血管系统影响的年龄相关性。基于以上激素治疗对心血管系统和神经系统影响的研究结果，国际绝经学会和我国的专家共识都赞同以下观点：从开始出现绝经相关症状到绝经后 10 年内或 60 岁以下，进行激素治疗，不仅可以缓解绝经症状、预防骨质疏松，更重要的是早期激素治疗还将同时带来对心血管系统和神经系统的长期益处。

（五）接诊流程

患者初次就诊，应该通过病史询问、查体、相应的辅助检查判断患者绝经状态以及是否有适应证、禁忌证或慎用情况。对所有来诊患者进行更年期健康指导。拟接受绝经激素治疗的患者，根据患者本人的意愿和病情特点，如有无子宫、全身或局部症状的个体化差异，风险和利弊的评估，选

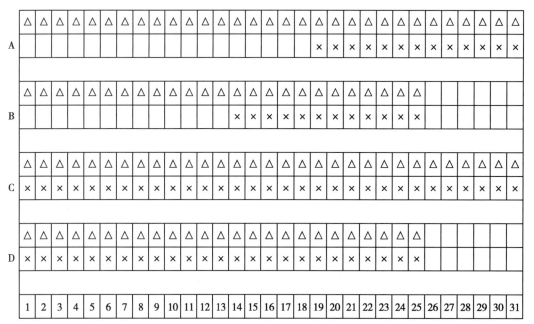

图 8-4 性激素补充疗法中联合应用雌、孕激素的方案示意图
△使用雌激素；×使用孕激素
A. 连续序贯法；B. 周期序贯法；C. 连续联合法；D. 周期联合法

择恰当的个体化绝经激素治疗方案。不可或不愿意接受绝经激素治疗的患者，推荐非绝经激素治疗的其他治疗方法。初诊接诊流程图见图8-5至图8-7。

（六）使用期限

治疗时限需要同时兼顾治疗目的和激素治疗相关风险。与激素治疗相关的风险大致如下：

1. 乳腺癌　目前众多研究认为绝经激素治疗引起乳腺癌的风险小。

2. 子宫内膜癌　与正常人群相比，持续的雌孕激素联合疗法可降低子宫内膜增生及内膜癌的发生率。

3. 心血管事件　早期应用雌激素有利于冠状动脉和冠状动脉粥样硬化性心脏病预防。

4. 静脉血栓栓塞　口服激素治疗增加静脉血栓风险，窗口期治疗的患者为罕见水平。

5. 脑卒中　一项国际性妇女绝经后长期雌激素替代的随机对照研究中，与对照组相比，服用雌孕激素组脑卒中风险没有增加。而多项观察性研究关于激素治疗与脑卒中风险的结论不一致。

6. 胆囊疾病　雌激素可促进胆汁中胆固醇饱和度增高，黏多糖蛋白浓度升高，对胆囊结石的形成有促进作用，提高了胆囊结石症的发生危险。定期体检，有适应证时应及时手术。绝经激素治疗总的治疗风险不大，尤其60岁以下妇女，因此，没有理由对治疗持续时间进行强制性限制，应根据对获益和风险的评估和患者的意愿，来决定使用期限。尤其是在40岁以前绝经的患者，使用激素治疗的时间至少要持续到正常绝经的年龄。

（七）随诊

1. 监测与随诊的必要性　在启用绝经激素治疗时，医师与患者应共同认识到：绝经激素治疗在获益的同时也承受风险，是一个需要密切观察的长期医疗过程。个体间存在的各方面的轻微的差别可导致远期临床后果明显的不同。绝经激素治疗治疗期间，适应证与禁忌证及个体状况会有改变，绝经激素治疗方案应及时作出相应的调整。因此监测与随诊是绝经激素治疗治疗的重要组成部分。

2. 建立随诊安全性及有效性指标　有效性评估：包括症状评估、生活质量评估，血脂、骨密度、血清激素水平检查等。安全性评估：包括体格检

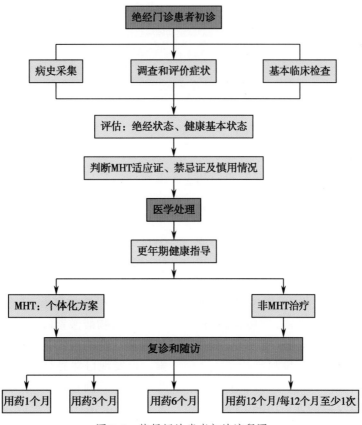

图 8-5　绝经门诊患者初诊流程图

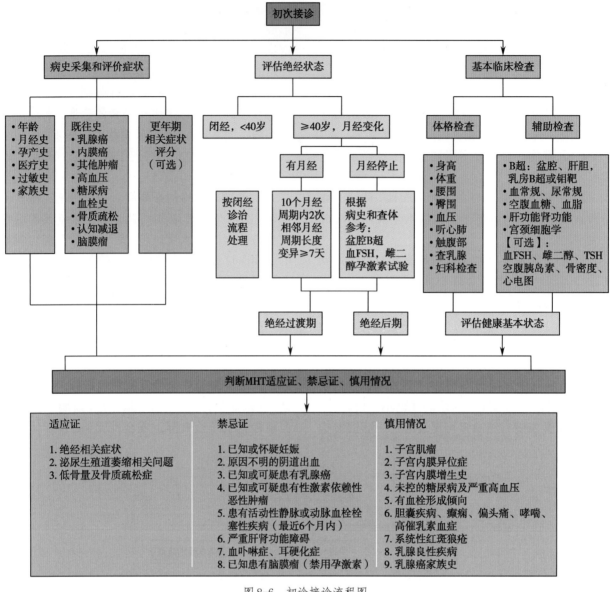

图 8-6 初诊接诊流程图

查，如①血压、体重、身高。身高降低是脊椎骨折的征兆。如果身高减少 3cm 以上，发生脊椎骨折的可能性增加。②乳腺检查。乳腺监测方法：自检，乳腺超声；钼靶 X 线。③妇科检查。子宫内膜的监测：吸取子宫内膜组织的病理学检查；经阴道超声子宫内膜，若厚度 >5mm，需引起临床医师重视，若合并点滴阴道出血等症状，可暂停 HRT、撤退性出血，必要时可行诊断性刮宫、宫腔镜检查。④其他。如血常规、血糖、血脂，肝、肾功能，凝血指标、宫颈细胞学、心电图及骨密度测定。

3. 随诊具体流程 用药后 1 个月、3 个月、6 个月应进行疗效和不良反应的评估，用药 12 个月及以后每隔 12 个月要重新启动治疗的所有检查，

重新评估禁忌证和慎用情况，决定是否继续或停止绝经激素治疗治疗，是否需要调整治疗方案。年长女性应更谨慎评估绝经激素治疗风险和关注不良事件，只要受益大于风险，鼓励坚持规范用药，定期随访。绝经激素治疗复诊与随访流程图见图 8-8。

（八）植物雌激素、中药及植物药治疗

1. 植物雌激素（phytoestrogen，PE） 系属有雌激素活性的植物化合物，即由植物提取的雌激素。已发现自然界有 300 多种植物含雌激素。该雌激素疗效尚存在争议，且缺乏长期的安全性研究数据。其潜在不良反应包括：轻微胃肠道不适，过敏反应，异黄酮潜在甲状腺毒性导致甲状腺功

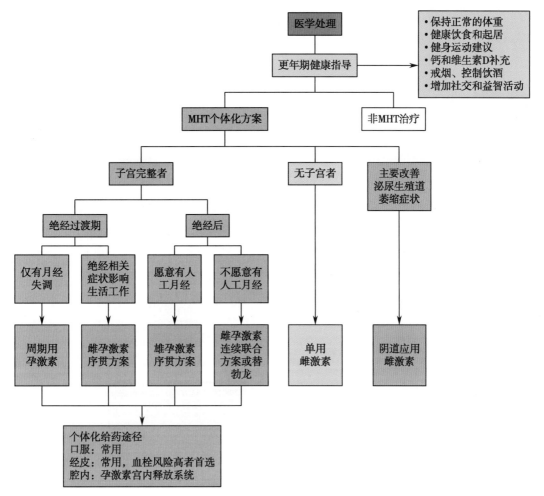

图 8-7 更年期医学处理流程图

能减退；对子宫内膜癌及乳腺癌的影响也颇受关注，大部分研究认为其能降低乳腺癌和子宫内膜癌的发生，但也有相反的报道；Karasneh RA 等对 PE 强心苷和乳腺癌风险之间关联进行了观察性研究，其系统综述和荟萃分析表明使用强心苷使乳腺癌风险增加了 34%，但不清楚这种关联是否反映因果关系。

2. 中药 经随机对照试验研究证实，某些中成药（如：香芍颗粒和坤泰胶囊）对缓解 VSM 及其他绝经期症状有效。香芍颗粒由香附、白芍、川楝子、柴胡、川芎、枳壳、豆蔻等 10 种纯天然植物药物提纯加工而成，主治更年期综合征，对潮热汗出、烦躁易怒、失眠、心悸、肋痛、头晕耳鸣、失眠、焦虑、抑郁等一系列症状有明显疗效。临床前急性毒理实验表明，香芍颗粒长达 6 个月的长期毒性实验表明，实验动物一般状况良好，外观、行为、排泄物等方面均无异常变化，摄食量、体重变化基本正常。同时，香芍颗粒的 Ⅱ、Ⅲ 期临床试验表明

香芍颗粒安全性良好，对肝肾功能无不良影响，只有极少数患者出现胃痛、恶心等消化道症状，多为一过性或自限性。坤泰胶囊采用熟地黄、黄连、白芍、阿胶、黄芩、茯苓等中药成分。陈蓉等对 147 例更年期女性进行随机、双盲、双模拟平行对照研究 3 个月，发现坤泰胶囊对改善更年期综合征症状有效。对于疲乏、头痛等症状疗效优于小剂量戊酸雌二醇。坤泰胶囊中是否含有植物雌激素，作用机制是否与此有关，目前还没有相关的研究。

3. 现代植物药 植物药是经过物理、化学提取分离过程，定向获取和浓集植物中的某一种或多种有效成分，制剂而成的药物。与中成药相比，现代植物药包括：①至少知道一种或一类有效成分。②有明确的定量指标。③有效成分被高度浓集。④有害成分和杂质大部分被去除，安全性高。⑤药理、药效、安全性等采用现代评价体系。与化学药物相比，现代植物药是混合物，而不是单体。目前在北美和欧洲，植物药的代表为黑升麻，用于

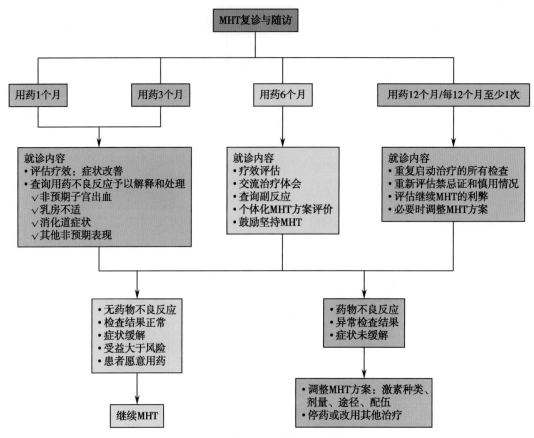

图 8-8　绝经激素治疗复诊与随访流程图

妇女潮热、失眠、出汗等围绝经症状的控制，对骨量丢失也有一定作用，尤其适用于存在激素治疗禁忌证或者不愿意接受激素治疗的女性。目前研究认为，植物药治疗围绝经症状是安全的，还需要更多的随机对照试验研究数据支持。

专家点评：绝经后妇女激素治疗，在经历了数十年的风风雨雨和大起大落之后，已经走向成熟，国际与各国指南都明确了绝经激素治疗针对绝经症状的治疗及骨质疏松的预防具有肯定的好处，对妇女的整体健康益处是无可替代的。绝经激素治疗过程中发生脑卒中、静脉血栓、乳腺癌等的风险罕见，风险增加主要与开始激素补充治疗的时间有关，乳腺癌风险增加还与雌激素治疗中增加合成孕激素具有相关性。在绝经早期的"治疗时间窗"开始使用，即 <60 岁或绝经 10 年内启动，更多获益，更低风险，总体获益大于风险，还会形成一个对心血管及神经系统的长期的保护作用。在临床实践中，应用绝经激素治疗前应严格评估，正确把握窗口期及适应证、禁忌证、慎用情况，个体化选择药物、恰当的方案、用药途径和剂量，熟知接诊、医学处理和随访流程。使用绝经激素治疗的期限没有具体限制，至少每年进行一次获益和风险评估，评价随访对象使用绝经激素治疗的安全性和有效性。

（陈秀娟　林　元）

第六节　更年期、老年期保健指导与管理

导读：随着人类期望寿命的延长，围绝经期和绝经后期已经成为女性整个生命周期中最长的一个阶段。绝经相关问题和疾病严重影响更老年期女性的身心健康。提供生活方式的指导和健康保健的管理，促进更年期妇女健康，延缓老年疾病的发生，为老年期健康打下基础，实现健康老龄化。

一、生活方式的指导

(一) 更年期、老年期妇女的生理变化和营养

更年期、老年期妇女活动量逐渐减少,代谢率降低,各系统和器官的生理功能开始减退,特别是胃肠功能及机体的调节适应能力的减弱,使其物质代谢平衡和各系统器官的功能状态比育龄期更易受到膳食的影响。

1. 营养摄入量 中国营养学会推荐的更年期营养摄入量的显著特点是:随着年龄增加,能量需求明显减少而包括蛋白质以及微量营养素、维生素、常量元素和微量元素在内的营养素需求并不同步减少,基本上与育龄期相同,且50岁以上没有分年龄阶段。

(1) 能量:成年后妇女的能量需求随年龄的增长而降低。18~49岁的成年妇女日需求能量(1 800~1 900kcal),50岁以后减少10%,60岁以后减少20%,70岁以后减少30%。

(2) 蛋白质:中国营养学会推荐50岁以上妇女蛋白质的日需求量,不分年龄均为65g。但在患代谢性和消化性等疾病的情况下,应根据疾病的特点个体化的确定蛋白质的摄入量。蛋白质经过代谢会产生一些有毒物质,老年人的肝、肾功能较弱,清除这些毒物的能力下降。如果蛋白质的摄入过量,有毒的代谢产物不能及时排出,增加肝肾负担,反而影响身体健康。

(3) 脂肪:更年期妇女胆汁酸的分泌减少,脂酶的活性降低,对脂肪的消化能力减弱,过多地摄入脂肪会增加消化系统的负担。脂肪摄入过多会引起肥胖、动脉粥样硬化等疾病。不饱和脂肪酸有软化血管、降低胆固醇和预防动脉粥样硬化的作用,而饱和脂肪酸则相反。更年期、老年期日膳食脂肪总量不宜超过60g,脂肪产热量不宜超过总能量的30%,其中饱和脂肪、多不饱和脂肪酸和单不饱和脂肪酸大约各占10%。

(4) 碳水化合物:随着年龄的增长,更年期、老年期女性的糖耐量降低,调节血糖的能力降低,碳水化合物在总能量中所占比例维持在55%~60%。建议增加多糖类食物(如淀粉),减少单糖、双糖(如蔗糖)的摄入。

(5) 维生素:由于吸收不良或排泄增加等原因,随着年龄增长,往往有维生素缺乏的现象,更年期、老年期妇女应该注意各种维生素的摄入。维生素D的许多关键功能与衰老有关,适当增加中

年及老年人维生素D的摄入,可减少骨质的丢失,降低骨折的发生率。维生素E是抗氧化剂,缺乏时可使体内的抗氧化功能发生障碍,引起细胞损伤。维生素E还具有抗动脉粥样硬化、预防心血管疾病、抗衰老等的作用。推荐摄入量维生素D 10~15μg/d,维生素E 14mg/d,维生素B_1、B_2、B_6、B_{12}分别为1.2mg/d、1.2mg/d、1.4mg/d、2.4μg/d。维生素C既能预防缺乏病,又能减少慢性病的发生,推荐量为每天100mg/d。

(6) 常量元素和微量元素:推荐妇女在50岁后钙的摄入量为1 000mg/d。老年人容易出现不同程度贫血,可能是因为胃容量减少,铁的吸收能力和造血功能降低,维生素C的摄入较少等。铁的需要量为12mg/d。

2. 更年期、老年期妇女的平衡膳食原则 平衡膳食模式是保障人体营养需要和健康的基础,食物多样是平衡膳食模式的基本原则。不同的食物中含有不同的营养成分,任何一种天然食物都不能满足人体全部的营养要求。因此,平衡膳食必须由多样食物组成,才能满足人体的营养需求。

(1) 食物多样,谷类为主:每天的膳食应包括谷薯类、蔬菜水果类、畜禽鱼蛋奶类、大豆坚果类等食物。建议平均每天摄入12种以上食物,每周25种以上。谷类为主是平衡膳食模式的重要特征,必须保证和坚持每天摄入足够数量的粮食,既可提供给充足的能量,又可避免摄入过多的脂肪及含脂肪较高的动物性食物,有利于预防相关慢性病的发生。全谷物可降低糖尿病、肥胖、心血管疾病和结肠癌的发生风险,增加薯类的摄入可改善便秘。推荐每天摄入谷薯类食物250~400g,其中全谷物和杂豆类50~150g,薯类50~100g。

(2) 多吃蔬果、奶类、大豆:蔬菜、水果、奶类和大豆及其制品是平衡膳食的重要组成部分。蔬菜和水果是维生素、矿物质、膳食纤维和植物化学物的重要来源。进食蔬菜和水果具有饱腹作用,降低能量摄入,利于维持健康体重,降低发生肥胖的危险性。各种蔬菜各有营养特点,不能替代或长期缺乏,推荐每天摄入300~500g,深色蔬菜应占1/2,推荐每天摄入200~350g的新鲜水果。

奶制品含优质的蛋白质、丰富的维生素,是天然良好的钙源,中老年人饮奶可以减少骨质丢失,预防骨质疏松,对降低慢性病的发病风险具有重要作用。建议每天吃各种奶制品,摄入量相当于液态奶300g。大豆含丰富的优质蛋白质、必需脂

肪酸、B 族维生素、维生素 E 等营养素，且含有磷脂、低聚糖，以及异黄酮、植物固醇等多种植物化学物质。为保证蛋白质摄入量，建议多吃大豆及其制品，相当于每天食用大豆 25g 以上。适量吃坚果是膳食的有益补充。

（3）适量吃鱼、禽、蛋、瘦肉：鱼、禽、蛋和瘦肉可提供人体所需要的优质蛋白质，A、B 族维生素等。动物性食物优选鱼和禽类。鱼和禽类脂肪含量相对较低，鱼类含有较多的不饱和脂肪酸，增加鱼类摄入可降低心血管疾病和脑卒中疾病的发病风险。蛋类各种营养成分齐全，吃畜肉应选择瘦肉，瘦肉脂肪含量较低。鱼、畜禽肉和蛋类对人体所需的蛋白质、脂肪、维生素 A、维生素 B_2、维生素 B_6、烟酸、铁、锌、硒的贡献率高。适量摄入禽肉和鸡蛋与心血管疾病的发病风险无明显关联，过量摄入畜肉能增加全因死亡、2 型糖尿病和结直肠癌发生的风险。烟熏肉可增加胃癌和食管癌的发病风险，应当少吃。推荐每周吃鱼类 280～525g，畜禽肉 280～525g，蛋类 280～350g，平均每天摄入鱼、禽、蛋和瘦肉总量 120～200g。

（4）少盐、少油、控糖：目前我国多数更年期、老年期女性食盐、烹调油和脂肪摄入过多，这是高血压、肥胖和心脑血管疾病等慢性病发病率居高不下的重要因素。应当培养清淡饮食习惯，每天食盐不超过 6g、烹调油 25～30g。强调"控糖"非常必要，推荐每天摄入糖不超过 50g，最好控制在 25g 以下。

水在生命活动中发挥重要作用，应当足量饮水。建议每天 7～8 杯（1 500～1 700ml），提倡饮用白开水和茶水，不喝或少喝含糖饮料。

（二）运动

1. 运动的作用

（1）对更年期内分泌的影响：有氧运动和抗阻运动有助于增加更年期女性的血清雌二醇水平，降低血清卵泡刺激素水平，提高机体自由基代谢水平。长期进行体育舞蹈锻炼可以改善卵巢功能，促进机体内分泌系统的平衡。运动还可以改善人体心理状态，有助于缓解焦虑、抑郁等症状，延缓衰老。

（2）对免疫系统的影响：长期进行体育、舞蹈运动可以使绝经女性 IgA、IgM、IgG 含量增加，能促进机体对增强免疫能力的细胞因子及生长素内啡肽的释放，从而提高了血清免疫球蛋白水平，增强机体免疫能力。

（3）对肌肉骨骼系统的影响：运动能改善人体骨骼系统的代谢和功能，增加骨密度、预防骨质疏松的发生。运动可增加肌肉力量，运动时肌肉收缩产生对骨的应力，使成骨细胞的活性升高，增加骨皮质血流量和促进骨形成。大量证据证实，肌肉失用造成骨质丢失，肌肉活动可促进骨质的钙化和增生。运动可以调节神经内分泌，促进钙的吸收利用。进行身体各部位关节的全面锻炼，使肌肉和运动器官更加协调灵活。

（4）对肥胖的影响：运动时身体活动的肌群需要大量热能，这就要消耗每天摄入的热能，当摄入的热能不能满足运动时肌群的需要时，就要动用体内脂肪。一定的运动量消耗一定的热量，同时运动使呼吸加深加快，增加肺的通气量，改善换气，血液循环加快，气体交换加速，有利于更多的脂肪燃烧供能。经常保持规律的有一定量的运动，体内的脂肪就会不断作为能量消耗，达到减肥的目的。

（5）对其他方面的影响：更老年期妇女经常进行体育锻炼能有效提高和改善心脏的结构和功能，使有效血容量增加、周围血管阻力下降，从而能增加脏器灌注量，促进组织代谢，改善脏器功能。长期体育活动对脂类代谢也有益处。体育锻炼还可以加强机体对自由基的清除能力，减少自由基对组织细胞的伤害。

2. 更年期、老年期的运动处方 运动处方是根据个人具体的身体和心理状况，制订一种科学的定量化的体育锻炼计划，进行有计划的、周期性体育锻炼，以达到防病治病、康复身心的目的。

（1）运动方式：有氧运动是受关注最多的有效缓解更年期综合征的体育运动，如快走、慢跑、自行车、体操、游泳、球类、健身韵律操、太极拳等。在选择时，不仅要根据个人爱好和原有的运动基础来选择运动项目，还要根据自己的体质情况进行考虑。在运动锻炼中应尽量避免肌肉关节骨髓系统损伤。

（2）运动强度：更年期妇女的运动量和强度要有一定的限度，从运动的安全性和有效性角度考虑，运动强度宜选择中等强度为好。运动强度大小用心率来衡量，确定最大安全运动心率 = 220 - 年龄。一般情况下，要求运动时心率达到最大安全运动心率的 60%～70%。为安全起见，开始阶段，最好达到最大心率的 50%，如情况良好，可逐渐增加。除心率外还可以用疲劳程度定运动量：

一般在运动后总有轻度疲劳感觉尤其平素不参加运动者,若这种疲劳在运动后休息 10～20 分钟就渐渐恢复正常,不再有疲劳感,这样的运动量就合适;反之,若运动后疲劳乏力不因休息而减少,甚至睡眠后仍感不适,应给予减少运动量或改变运动项目。

（3）运动时间:对于静坐少动的更年期、老年期患者开始运动时间安排不应过长,应从低限度开始,缓慢并有规律地进行,以确保安全有效。合理的运动持续时间最少要在 30 分钟以上,才能发挥积极作用,而且需要长期坚持方能达到效果。

（4）运动频率:美国运动医学会推荐中老年最佳运动频率应该每周 3～5 次,累计 150 分钟以上中等强度的活动或运动,建议每天进行累计相当于步行 6 000 步以上的身体活动(相当于瑜伽 60 分钟、太极拳 60 分钟、慢跑 40 分钟、游泳 30 分钟、自行车 40 分钟)。另外,每周增加 2 次额外的肌肉力量锻炼,益处更大,尽量减少久坐时间,每小时要起来动一动。

（三）体重管理

体重是评价人体营养和健康状况的重要指标,适当地吃和动是保持健康体重的关键。近些年我国居民的超重肥胖率在不断增加。肥胖本身就是一种疾病,也是高血压、糖尿病等慢性病的危险因素。体重过低和过高都可能导致疾病发生风险增加,缩短寿命。

1. 健康体重　更年期妇女正常的体重指数应保持 $18.5～23.9kg/m^2$。$BMI > 24kg/m^2$ 为超重,$BMI > 28kg/m^2$ 为肥胖,女性腰围 $>80cm$ 为腹部脂肪蓄积的界限。全身脂肪含量(BF%)判断肥胖更加准确,但需专业仪器。正常:$15.0 \leqslant BF\% < 25.0$;脂肪超量:$25.0 \leqslant BF\% < 30.0$;肥胖:$BF\% \geqslant 30.0$。

2. 减肥建议　轻度肥胖的更年期、老年患者,每月可稳定减肥 0.5～1kg,中度以上肥胖患者,每周可减少体重 0.5～1kg。热量的摄入多于消耗,是肥胖的根本成因。对于热量的控制要循序渐进、逐步降低,且增加其消耗。减少热量 125～250kcal/d,是较长时间内的最低安全水平。建议严格控制油和脂肪的摄入:适量控制精白米面和肉类;保证蔬菜水果和牛奶的摄入充足;减肥速度以每月 2～4kg 为宜;每天累计达到 60～90 分钟中等强度的有氧运动,每周 5～7 天;抗阻肌肉力量锻炼隔天进行,每次 10～20 分钟。

（四）吸烟与被动吸烟

1. 吸烟的危害　烟草燃烧后烟雾中含有已知的致癌物达 69 种。这些致癌物会引发机体内关键基因突变,使正常生长控制机制失调,最终导致恶性肿瘤发生,吸烟引发的恶性肿瘤以肺癌最多。吸烟可降低高密度脂蛋白水平和升高甘油三酯水平,损伤血管内皮功能,更引发多种心脑血管疾病,增加冠状动脉粥样硬化性心脏病、脑卒中风险。吸烟对女性的影响还包括使绝经提前或月经周期改变。

2. 二手烟暴露的危害　二手烟中含有大量有害物质及致癌物,不吸烟者暴露于二手烟的环境中同样会增加多种吸烟相关疾病的发病风险,导致不吸烟女性肺癌、乳腺癌、冠状动脉粥样硬化性心脏病、脑卒中风险增加。因此,避免二手烟暴露同样重要。

（五）饮酒

酒可促进血液循环,可能有利于高血压和血脂异常的预防。适量饮酒对于更年期妇女有一定的保健作用。但饮酒要限量,45～59 岁中老年人,酒精摄入量应掌握在 5～10g/d 为宜,不超过 15g/d(15g 酒精量相当于:啤酒 450ml,葡萄酒 150ml,白酒 30g)。长期大量饮酒可增加肝硬化、冠状动脉粥样硬化性心脏病和脑卒中的发病率,饮酒与很多恶性肿瘤如口腔癌、咽部癌、食管癌、肝癌、直肠癌及乳腺癌有关。过量饮酒还可引起神经功能障碍并可诱发营养性疾病、代谢性疾病及性功能障碍等。

二、健康保健管理

（一）健康宣教,心理疏导

更年期是妇女一生中变化较大的一个生命阶段。当卵巢内分泌功能明显衰退,脏器功能渐趋下降时,智力和体力均开始不同程度的减弱,记忆力不如以往,思想亦不易集中,工作效率减低,思维和反应不如年轻人敏锐。较普遍的心理状态是失落、孤独,常因子女长大成人离家自立,亲友死亡,自己离退休回家,离开群体等一时难以适应,构成"空巢综合征"。产生消极悲观意识,严重者忧郁甚至轻生的念头。各种心理疏导方法有助于病情的缓解与治愈。

1. 进行更年期知识宣教　应该让每个妇女认识到,更年期是其一生中必须经历的生理阶段。更年期出现卵巢功能早衰、雌激素分泌下降、月经停止等明显的生理变化,是每一个女性迟早都要经历的一段生命历程或阶段,是一种不可抗拒的自然生理过程,机体会进行自动调节,大多数人能安全度过,但有时会出现病理性的结果,通过治疗可以消除。应积极配合医师,为自己找到最佳的治疗方案。

2. 耐心倾听　耐心倾听患者倾诉,了解更年期症状的发生和发展过程,特别是病情发生前后的情况,了解其在生活环境与人际关系等方面所遭遇的心理挫折,根据每个人的特点进行个体化疏导。

3. 鼓励　在心理疏导过程中,对于更年期妇女所取得的每一项进步都要给予及时的表扬和鼓励。医务人员、社会、家庭和朋友都应对她们予以同情和理解,给予精神上的安慰,解除顾虑,培养乐观情绪,树立战胜疾病的信心。

4. 引导交谈　善于引导患者交谈,避免伤害性语言,多用安慰鼓励性语言,并保证对隐私问题进行保密。关心、理解、同情患者,取得患者的配合。

5. 取得患者家人支持　在心理疏导的过程中,治疗的成果是否能维持,与患者的家人能否理解和支持紧密相关。所以也要对其家人进行宣教,让他们知道更年期的特点,争取患者家人的理解和配合,给患者更多的关心和体贴,配合医师巩固疏导的成果。

6. 鼓励参加工作及文娱活动　工作能给人以被需要感及成就感,要鼓励更年期女性参加力所能及的工作。心理学的研究证明音乐对人的心理活动有各种有益的影响,音乐与人的感情、意志之间有着密切的联系。应该鼓励更年期女性参加适度的文娱活动。

心理疏导能有效地缓解更年期妇女的心理障碍。因此,医师在接诊更年期妇女时要高度重视心理治疗,在解决患者的躯体疾病的同时对许多心理或心身相关问题也要解决,这样才能更有效地改善患者的症状,缩短病程,提高疗效,达到事半功倍的效果。

(二)树立自我健康管理意识

1. 尽早健康管理　进入更年期的妇女,由于个人体质、激素状态、精神因素、社会环境等不同,并不是每一个人都会出现可感知的更年期综合征症状,且症状轻重和形式有差别。从疾病预防的角度出发,40岁以上的妇女,可提前去更年期门诊咨询需要注意的事项,以便科学面对更年期容易

出现的各种健康问题,并为远期健康包括预防心血管系统疾病、骨质疏松、阿尔茨海默病等及早开始行动。建议更年期妇女应定期就医、定期健康体检,做到疾病的早发现、早诊断,早治疗,为更年期后的有生之年筑起健康防线。

2. 建立自我健康管理档案　健康管理内容包括:健康咨询与教育、心理健康、运动、饮食、生活起居、体检指导、就诊路径。更年期妇女在建立健康生活方式基础上,建立个人健康管理档案,保存信息资料,定期对自己的健康状况进行自我评估,重视身体健康的异常信号;还可以建立相应的自我健康管理自助表,内容包括各种更年期症状的变化情况、月经情况记录、健康评定标准记录、定期测量体重、身高和腰围、乳房自查结果、定期医院体检结果和激素补充治疗等用药情况登记。通过自我健康管理档案分析,发现健康危险因素,及时就诊,选择合适的干预方法,提升自己的健康水平。

(三)切忌滥用保健品

保健品是一柄双刃剑,如果使用得当对身体健康和生活质量的提高有一定的帮助。国内外均有研究表明,对于特定的人群,保健品具有许多良好的作用。但一些人不考虑自身的健康状况盲目服用保健品,往往事与愿违,损害了健康,甚至造成不可挽回的严重后果。

现在整个世界范围内的保健品市场尚不十分健全,鉴于现在保健品市场存在的问题,人们在获得某些保健品益处的同时,也遭受了一些保健品的危害,较为普遍的是深受保健品中激素或类激素物质的影响。在我国目前的保健品中,加性激素是一件司空见惯的事情。临床上发现,服用某种保健品后患者的月经和激素水平发生了变化。有些患者对更年期的各种不适,因惧怕激素治疗引起癌症、体重增加等不良反应,喜欢选择各种保健品,这些保健品可能就含有激素或类激素,但却很少告诉医师这些产品的使用情况。临床医师必须考虑到这些问题,并将其作为临床工作中的一部分,否则会造成激素滥用、药物相互作用的情况,产生不可预测的后果。对于更年期综合征,大豆制品对改善更年期症状几乎无作用。所谓"生物类激素"或"天然激素"等保健品,以及类似产品的长期安全性和有效性缺乏高质量数据。

(四)睡眠

1. "健康的体魄来自睡眠"　没有睡眠就没有

健康是医学研究人员近年来对睡眠研究的最新结果。更年期妇女需要 7～8h/d 睡眠时间，午睡 15～20 分钟。长期睡眠不足、失眠可引起思考能力减退、警觉力与判断力下降、免疫功能减退等，从而最终导致疾病的发生。更年期女性由于自主神经功能紊乱、抑郁等，睡眠障碍的发生率明显增加。

2. 失眠的处理方法

（1）对于失眠较轻者，可予以耐心解释、安慰、心理疏导和睡眠卫生、认知行为指导等非药物治疗，同时应排除此年龄组中影响睡眠的常见疾病，如抑郁障碍、焦虑障碍和睡眠呼吸暂停综合征等，若存在上述疾病应同时治疗原发病。

（2）药物治疗：①非激素类药物治疗：对失眠较重的患者除给予上述耐心解释疏导外，同时还可以根据病情给予镇静剂、谷维素、维生素等药物治疗。②性激素治疗（详见本章第五节绝经与激素替代治疗）。

（五）性生活

性生活质量在各年龄段都是影响生活质量的重要因素，包括绝经阶段。性生活是更年期妇女生命活动的重要组成部分。如果更年期妇女过早地终止性生活，不仅对本人的身心健康有影响，而且会影响夫妻感情和关系，影响家庭的幸福与和谐。

应结合患者的个体情况及当前需求，选择合适的性激素疗法、非激素疗法、性心理治疗等，制订有针对性的治疗方案。

（六）避孕

1. 避孕时机　在确认绝经以前妇女应该继续采取避孕措施，并选择恰当的方法。

2. 可选择的避孕方式

（1）宫内节育器（intrauterine contraceptive device, IUD）：在多数情况下更年期妇女可以选择 IUD 避孕。使用 IUD 避孕的更年期妇女，建议在最后一次月经的 12 个月后取出。但如果出现以下情况时，不宜选择 IUD 避孕：①不明原因的阴道出血，尤其可疑有子宫内膜、宫颈肿瘤确诊前。②合并有子宫腔变形的子宫肌瘤。③妊娠滋养细胞疾病。④有局灶性神经症状的头痛。⑤盆腔感染性疾病或性传播疾病。

（2）复方口服避孕药：可以同时缓解绝经期相关症状，缓解阴道干涩，但高龄女性使用复方口服避孕药的潜在血栓风险高于年轻女性，故需慎重使用。

（3）屏障避孕法：包括男用避孕套、女用避孕套、阴道隔膜、宫颈帽等。任何年龄均可以选择，但需要坚持并正确使用，避孕才相对可靠。

（4）安全期法：围绝经期不推荐使用此方法，因为月经周期和排卵的紊乱使得这种避孕方法不可靠。

3. 停止避孕的时间　临床明确诊断绝经者，可以停止避孕。

4. 避孕失败终止妊娠方式选择　应尽早到正规医疗机构就诊。年龄 40 岁以上者，不推荐使用米非司酮配伍米索前列醇药物流产。建议选择人工流产负压吸引术终止早孕 10 周以内的妊娠，若妊娠已至中期，应评估女性全身情况后选择住院引产。

（七）妇科/泌尿系统炎症的预防

妇女进入更年期阶段后，雌激素减少、缺乏会伴随泌尿生殖系统逐渐发生以萎缩改变为主的状态，造成阴道局部抵抗力降低，易导致各种疾病发生。更年期妇女除罹患子宫脱垂、尿失禁等泌尿生殖系统萎缩性疾病外，还易患尿道炎、老年性阴道炎、阴道念珠菌感染、前庭大腺炎等生殖道感染及性传播疾病的可能，应给予重视，注意个人卫生，每天清洗外阴、勤换内裤以减少发病，患病后应及时就诊进行规范的治疗。

（八）个体化康复辅助治疗

肌肉萎缩、肌力减退、骨关节炎及骨质疏松等疾病在围绝经期妇女中十分常见，严重地影响了妇女的生活质量。物理康复治疗是行之有效的方法，应根据妇女的具体情况，采用合理的康复手段。物理疗法主要包括：运动疗法、电疗法、光疗法、超声疗法、磁疗法、水疗法、石蜡疗法、冷疗法、牵引疗法、按摩疗法等，物理康复对更年期妇女常见的骨关节炎、肩关节周围炎、骨折、颈椎病等疾病的康复也有很好的疗效。更年期妇女应重视运动疗法和传统的物理疗法，来治疗骨质疏松症及其他更年期常见的一些疾病，提高生活质量（详见本章第四节更年期、老年期常见健康问题与防治）。

总之，更年期、老年期保健包括生理、心理、精神、环境以及社会因素等各个方面的内容，不仅仅是单纯的激素治疗，而是多学科参与的综合保健措施。更年期保健的目的是在消除所有对健康有害的因素的同时，发展和建立促进健康的因素，以提高广大更年期、老年期妇女的生活质量。

专家点评：合理膳食、适量运动、戒烟戒酒、心理平衡，是人类健康生活方式的四大基石。遵循"平衡膳食指南"的基本原则，合理营养和适宜运动维持能量平衡，以达到或尽量接近并维持理想状态的体重，是中老年女性维持健康的重要物质基础。通过提供生活方式的指导和健康保健的管理，发展和建立促进健康的各种因素，以提高广大更年期、老年期女性的生活质量。

（黄小琛　林　元）

参 考 文 献

1. 中华预防医学会妇女保健分会. 更年期妇女保健指南（2015 年）. 实用妇科内分泌杂志, 2016, 3（2）: 21-32.

2. 中华医学会骨质疏松和骨矿盐疾病分会. 原发性骨质疏松症治疗指南（2017）. 中华骨质疏松和骨矿盐疾病杂志, 2017, 10（5）: 413-444.

3. 中华医学会妇产科学分会绝经学组. 绝经管理与绝经激素治疗中国指南（2018）. 中华妇产科杂志, 2018, 53（11）: 729-739.

4. 黄醒华, 王临虹. 实用妇女保健学. 北京: 中国协和医科大学出版社, 2006.

5. 熊庆, 王临虹. 妇女保健学. 2 版. 北京: 人民卫生出版社, 2014: 260-262.

6. 童玉芬. 中国人口的最新动态与趋势——结合第七次全国人口普查数据的分析. 中国劳动关系学院学报, 2021, 35（4）: 15-25.

7. 王临虹. 中华医学百科全书: 妇幼保健学. 北京: 中国协和医科大学出版社, 2018: 131-133.

8. 钱序. 妇幼卫生概论. 北京: 人民卫生出版社, 2014: 169-171.

9. 让蔚清, 刘烈刚. 妇幼营养学. 2 版. 北京: 人民卫生出版社, 2017: 229-230.

10. 郁琦, 任慕兰. 秋日思语: 女性更年期保健新说. 北京: 中华医学电子音像出版社, 2015.

11. 中国妇幼保健协会妇女保健专科能力建设专业委员会. 更年期女性心理健康管理专家共识. 中国妇幼健康研究, 2021, 32（8）: 1083-1089.

12. RJ BABER, N PANAY&A. Fenton the IMS Writing Group. 2016 IMS Recommendations on women's midlife health and menopause hormone therapy. Climacteric, 2016, 19（2）: 109-150.

13. 谢幸, 孔北华, 段涛. 妇产科学. 9 版. 北京: 人民卫生出版社, 2018: 344-352.

14. 中华医学会妇产科学分会绝经学组. 围绝经期异常子宫出血诊断和治疗专家共识. 中华妇产科杂志, 2018, 53（6）: 396-401.

15. 中华预防医学会妇女保健分会. 子宫颈癌综合防控指南. 北京: 人民卫生出版社, 2017.

16. 中华医学会骨质疏松和骨矿盐疾病分会. 肌少症共识. 中华骨质疏松和骨矿盐疾病杂志, 2016, 9（3）: 215-227.

17. 中国成人血脂异常防治指南修订联合委员会. 中国成人血脂异常防治指南. 中国循环杂志, 2016, 31（10）: 931-953.

18. 中华医学会糖尿病学分会. 中国 2 型糖尿病防治指南（2017 年版）. 中华糖尿病杂志, 2018, 38（4）: 292-344.

19. 国家卫生计生委合理用药专家委员会, 中国医师协会高血压专业委员会. 高血压合理用药指南. 2 版. 中国医学前沿杂志（电子版）, 2017, 9（7）: 28-126.

20. 李瑞霞, 马敏, 肖喜荣, 等. 40～55 岁社区妇女围绝经期症状和焦虑、抑郁症状评分及相关因素分析. 复旦学报（医学版）, 2017, 44（1）: 27-33.

21. 郑燕伟, 朱蓉, 陶敏芳, 等. 绝经女性抑郁症状及其影响因素分析. 中华生殖与避孕杂志, 2018, 38（6）: 448-453.

22. DE VILLIERS TJ, HALL JE, PINKERTON JV, et al. Revised Global Consensus Statement on Menopausal Hormone Therapy. Climacteric, 2016, 20: 1-3.

23. MANSON JE, ARAGAKI AK, ROSSOUW JE, et al. Menopausal Hormone Therapy and Long-term All-Cause and Cause-Specific Mortality: The Women's Health Initiative Randomized Trials. JAMA, 2017, 318（10）: 927-938.

24. 郁琦. 绝经学. 北京: 人民卫生出版社, 2013: 99-150.

25. The American College of Obstricians and Gynecologists. Cervical Cancer Screening and Prevention. Obstetrics & Gynecology, 2016, 127（1）: e1-e20.

26. Academic Committee of the Korean Society of Menopause. The 2020 Menopausal Hormone Therapy Guidelines. J Menopausal Med, 2020, 26（2）: 69-98.

27. SANTIAGO PALACIOS, JOHN C STEVENSON, KATRIN SCHAUDIG, et al. Hormone therapy for first-line management of menopausal symptoms: Practical recommendations. Women's Health, 2019, 15: 1-8.

28. GIBSON, CJ, LIY, JASUJA GK, et al. Menopausal Hormone Therapy and Suicide in a National Sample of Midlife and Older Women Veterans. Med Care, 2021, 59: S70-S76.

29. NORDSTROM BL, CAI B, DE GREGORIO F, et al. Incidence of venous thromboembolism among postmenopausal women prescribed ospemifene, selective estrogen

receptor modulators for noncancer indications, or untreated vulvar and vaginal atrophy. Menopause, 2020, 27 (8): 864-871.

30. Chen LK, Woo J, Assantachai P, et al. Asian Working Group for Sarcopenia: 2019 consensus update on sarcopenia diagnosis and treatment. J Am Med Dir Assoc, 2020, 21 (3): 300-307.

第二篇

生 育 调 节

第九章
避孕节育

第一节　计划生育服务

> 导读：计划生育服务是人们实现生殖权利的技术保障。计划生育服务的内容包括生育、节育、不育。避孕节育服务的形式有信息、产品和服务。提供避孕节育服务时应遵循安全优先、方便可及、持续服务和知情同意的原则。

计划生育技术服务是指使用手术、药物、工具、仪器、信息及其他技术手段，有目的地向育龄公民提供生育调节及其他有关的生殖保健服务的活动，是落实计划生育基本国策的技术条件，是我国医疗卫生服务体系的重要组成部分，也是人们实现其能够自由和负责任地决定生育的时间、数量和间隔的生殖权利。生育调节的作用：一是帮助人们在想生育时能够在预期的时间怀孕并顺利度过孕产期，获得良好的母婴结局；二是在人们不想怀孕的时候，能够有效避孕，避免非意愿妊娠和人工流产；三是在少数夫妇发生不孕不育的时候，能够给予积极有效的诊断和治疗。

避孕（contraception）是通过对排卵/精子生成或排放、受精和受精卵着床等环节的人为干预阻止妊娠发生措施，是生育调节的主要手段。受精卵着床意味着妊娠发生，无论何种原因不愿或者不能继续妊娠，则需要人工终止，也称人工流产。节育是避孕和人工终止妊娠的统称，通常使用的避孕节育一词，更强调以避孕为主。2017年，世界卫生组织将避孕和不孕症的诊治作为计划生育的服务内容。在此之前，世界卫生组织提出的生殖保健服务范围中所包括的三方面内容为计划生育、妇女保健和性传播感染防治。

一、计划生育服务的内容

根据2002年9月1日起施行、2021年8月20日修订的《中华人民共和国人口与计划生育法》中的规定，计划生育服务的内容为针对育龄人群开展优生优育知识宣传教育，对育龄妇女开展围孕期、孕产期保健服务，承担计划生育、优生优育、生殖保健的咨询、指导和技术服务，规范开展不孕不育症诊疗。

2001年12月29日，国家计划生育委员会发布并实施的《计划生育技术服务管理条例实施细则》（简称《管理细则》）对计划生育服务的内容按照两种服务形式分别做了具体的阐述。一是以咨询指导形式提供的服务内容，包括：①避孕节育与降低出生缺陷发生风险及其他生殖健康的科普宣传、指导和咨询。②提供避孕药具，对服务对象进行相关的指导、咨询、随访。③对施行避孕、节育手术和输卵（精）管复通手术的，在手术前、后提供相关的指导、咨询和随访。二是以临床医疗服务形式提供的服务内容，包括：①避孕和节育的医学检查，主要指按照避孕、节育技术常规，为了排除禁忌证、掌握适应证而进行的术前健康检查以及术后康复和保证避孕安全、有效所需要的检查。②各种计划生育手术并发症和计划生育药具不良反应的诊断、鉴定和治疗。③施行各种避孕、节育手术和输卵（精）管复通术等恢复生育力的手术以及与施行手术相关的临床医学诊断和治疗。④根据原国家计划生育委员会和卫生部共同制定的有关规定，开展围绕生育、节育、不育的其他生殖保健服务。⑤病残儿医学鉴定中必要的检查、观察、诊断、治疗活动。随着我国生育政策的调整和2013年、2018年两次国务院机构整合所带来的变化，上述服务内容有部分的调整，如对病残儿的医学鉴定，更多由孕产保健或生殖医学承担检查、诊断和干预的责任。但总体而言，《管理细则》所阐述的服务内容依然基本符合目前群众对计划生育服务的要求和计划生育服务机构的职能，并根据国家卫生健康委员会的宗旨和世界卫生组织对计划生育服务的界定，将广义的计划生育服务内容概括为生育、节育、不育三个方面。其中包括避孕和人工终止妊娠的避孕节育服务是计划生育服务的重点内容，常用的服务形式有宣传教育、咨询指导、药具发放、医疗服务等。生育和不育服务，则是利用提供节育服务的各种时机，提供以健康教育、咨询指导为主的信息服务，例如对因有生育计划而终止避孕方法夫妇的生育指导，对人工流产后妇女的生育指导，在人工流产服务中宣传不孕症预防的知识等，有条件的情况下，可提供基本的生育力评估服务。

二、避孕节育服务的形式

国际上实施的"计划生育 2020"行动，将计划生育服务的形式简要概括为信息、产品、服务三种，对避孕节育服务的提供和管理提供了清晰的思路。

1. 信息 与避孕节育相关信息可分为技术信息和服务信息两类，与避孕和人工终止妊娠相关的技术、方法、产品的性能特点、使用方法、效果、副作用、并发症等属于技术信息。充分了解相关技术信息是服务对象知情自主选择避孕节育方法的前提，更是群众了解避孕节育知识，提高科学避孕，远离人工流产意识和能力的基础。服务信息主要指服务对象从何处或如何获得避孕节育产品或服务的信息，在我国已经具备较好避孕节育服务可获得性的基础上，重视对服务信息的宣传、告知，对增加服务的可及性非常重要。

信息服务的提供途径有宣传、教育和咨询。宣传是指使用非常简明的文字，通过不同的途径广而告之，有助于群众增强避孕意识，如"科学避孕，远离人流""爱，要有一套"等。教育则多指较系统的向特定人群进行的科普教育，可有现场讲座、视频或音频课件、纸质版或电子版的专题文章等。目前在各提供计划生育服务的医疗卫生机构常规进行的候诊或术前宣教就是非常有效的健康教育方式。咨询是服务提供者向服务对象提供的个性化信息服务，针对服务对象个人的具体情况或所提出的需求给予技术信息或服务信息，并帮助服务对象作出知情自主决定。

电视、广播、报纸及杂志等传统媒体与互联网为基础的新媒体，为避孕节育信息服务提供了覆盖广泛、传播迅速的载体，广大计划生育服务提供者和医疗保健机构应该将信息服务纳入自己的工作职责，不断更新信息，提高人际交流能力，为群众提供高质量的信息服务。

2. 产品 与避孕节育相关的产品包括避孕药品、器具和早孕诊断试剂及人工终止妊娠的药物或器械，涉及产品的研发、注册上市、生产、储存运输、销售或发放途径及服务、价格、上市后监测、再评价等诸多环节。绝大多数避孕节育产品分别纳入药品、医疗器械或检测试剂，根据国家相关规定进行统一管理。为满足群众的避孕需求，我国从 20 世纪 70 年代起即开始提供免费避孕药具，2002 年将免费避孕药具纳入政府采购，2017 年纳入基本公共卫生项目，所提供的产品不仅种类多（包括多种宫内节育器、皮下埋植避孕剂、避孕针、口服避孕药、外用避孕药和避孕套）、数量充足、领取方便（计划生育技术服务机构、自助发放机及社区、单位等），而且有专门的机构负责对避孕产品的质量和不良反应进行检测和监测，以保证产品质量和使用安全。免费避孕产品中的宫内节育器、皮下埋植避孕剂、避孕针及人工终止妊娠的药物和器械均需在医疗机构内由医护人员提供，并有相应的管理制度和技术规范。虽然长效口服避孕药、绝大多数短效复方口服避孕药、左炔诺孕酮紧急避孕药、外用避孕药（杀精剂）属于非处方药，可以在药店购买，但根据 2019 年国家卫生健康委员会发布的《基本避孕服务项目管理工作规范》的要求，首次使用免费复方长效、短效避孕药及外用避孕药均应到医疗卫生机构接受咨询和医疗服务，以保证安全和有效使用。避孕套和早孕诊断试剂的提供不受限制，可以从药店购买，避孕套还可以免费领取。

3. 服务 国际上特别强调信息服务的重要性，故将"信息"单独列出并排在三种服务形式的首位。这里的服务则主要指为落实避孕节育措施所提供的医疗服务，包括使用 / 术前检查、避孕药具发放或开具处方、避孕针注射、宫内节育器和皮下埋植剂的放置和取出术、男女性绝育术、负压吸宫术、药物流产等，以及使用后、术后、停用后随访等系列诊疗服务，这些需要由医护人员提供的服务，在此统称为医疗服务。医疗服务的提供，一是要强调依法依规执业，例如提供避孕节育医疗服务的机构和人员均应具备相应的资质，并按在法律法规限定服务范围内提供服务;二是要强调严格遵守管理制度和技术规范,确保医疗服务的规范性和安全性;三是强调以人为本的理念,以服务对象为中心,满足服务对象的需求,提高服务对象的满意度。

三、避孕节育服务的原则

避孕节育服务,特别是避孕服务,具有服务范围广泛、服务时间长、服务需求变化多等特点,因此在提供避孕节育服务时,应遵循以下原则:

1. 安全优先　避孕节育服务的对象以育龄期人群为主,绝大多数人健康状况良好,并需要在很长时间内连续使用避孕方法。因此,避孕节育服务需以保障服务对象的健康为前提。我国《人口和计划生育法》中强调"国家创造条件,保障公民知情选择安全、有效、适宜的避孕节育措施。实施避孕节育手术,应当保证受术者的安全"。保证避孕节育服务安全,需要多方面的努力和对多环节的掌控,如产品的上市审批、生产的质量控制、不良反应监测、临床技术规范的制定和实施、手术环节的感染控制、手术并发症的管理等。世界卫生组织以循证、共识原则制定的《避孕方法选用的医学标准》即是保障服务对象安全使用避孕方法的国际性技术指南,具有良好的指导性和可操作性,服务提供者在日常工作中应该给予遵循。

2. 方便可及　为尽可能满足所有服务对象的避孕需求,避孕节育服务必须做到方便可及。我国积累的成功经验,一是建立、健全了计划生育服务网络;二是免费提供基本避孕服务。

我国的计划生育服务网络由提供计划生育服务的各级医院、妇幼保健计划生育服务机构和基层医疗卫生机构组成。不同类别、级别医疗卫生机构的服务范围有所不同,基层医疗卫生机构,社区卫生中心(站)和乡镇卫生院,连同村卫生室,以信息服务和发放免费避孕药具为主,二级及以上医院和妇幼保健计划生育服务机构多能提供各种避孕和人工终止妊娠的信息和医疗服务。一般而言,即使在农村地区,服务对象都可在本乡镇内领取到免费避孕药具产品,在本县范围内获得所需要的避孕节育医疗服务。

除免费避孕药具外,我国自20世纪60年代开始,对城乡居民实施计划生育手术给予免费,持续至今。2019年,国家发布《基本避孕服务项目管理工作规范》,目前列入费用实施的8种手术包括:宫内节育器放、取术,皮下埋植剂放、取术,输卵管绝育术和吻合术,输精管绝育和吻合术。与此前规定不同的是,人工终止妊娠手术不再纳入免费范围。

3. 持续服务　妇女的育龄期长达三四十年,绝大多数人在此期间会经历一次或以上妊娠、产后、哺乳及围绝经期等生理变化,多次面临避孕方法的停用和重新选择。同时长效可逆性避孕方法在使用过程中需要随访及定期更换。这些情况都显示,服务对象需要长期、持续的避孕节育服务,这也是世界卫生组织强调的计划生育服务原则。在持续服务(sustained service)的过程中,服务提供者还应结合女性各生命周期的特点和需求,将避孕节育服务与包括孕产保健的各项妇女保健服务、与生殖道感染防治等相整合,保障群众的生殖健康。

4. 知情同意　《管理细则》指出:计划生育技术服务实行国家指导与个人自愿相结合的原则。并强调从事计划生育技术服务的医疗、保健机构,在施行避孕、节育手术、特殊检查或者特殊治疗时,应向实行计划生育的服务对象做必要的解释,征得服务对象的同意。因此,在提供避孕节育服务时强调知情同意非常重要。知情同意(informed consent)以医学、法律和权利为基础,在实际工作中,服务对象接受医学治疗、选择计划生育方法或作为观察对象参与科研项目等都应做到知情同意,并在需要时签署知情同意书。知情同意是对服务对象选择权、信息权和理解权的充分尊重和保护。

专家点评:了解国际国内对计划生育服务与避孕节育服务的关系及其服务内容、方式、原则,对在新形势下坚持做好计划生育服务非常重要。

(吴尚纯)

第二节　常用避孕方法

导读:将常用避孕方法分为七个类别进行介绍,包括宫内节育器、甾体激素避孕方法、避孕套、外用避孕药、自然和传统避孕方法、男女性绝育技术和紧急避孕。对各类方法中现行使用的具体产品的性能特点、使用方法、避孕效果、常见副作用和/或并发症及随访要求等,依据国内外技术指南进行了介绍。

一、概述

避孕方法种类繁多，按照使用期限可分为长效、短效、临时和补救四类。国际上将不需要每个月管理的方法称为长效避孕方法。长效避孕方法又根据其是否可逆，分为长效可逆（long acting reversible contraceptives）和长效永久（long acting and permanent method）两类。宫内节育器、皮下埋植剂和长效避孕针都属于长效可逆避孕方法。男、女性绝育术则属于长效永久避孕方法。长效和短效复方口服避孕药、探亲避孕药、复方避孕针、复方阴道环、复方避孕贴剂及易受孕期知晓法等都属于短效避孕方法。每次性生活都需要使用的避孕套、外用避孕药都属于临时避孕方法。紧急避孕是避孕失败的补救措施。

根据避孕方法的有效性还可将避孕方法分为非常有效（高效）、有效（中效）和低效三类。世界卫生组织依据比尔指数（pearl index）对避孕方法的有效性进行分类，比尔指数为每100名妇女使用某种避孕方法一年的妊娠概率，也称失败率。造成避孕失败通常有两种情况：一种情况是由于使用者未能坚持和正确使用造成的失败，称为使用失败（use failure）；另一种情况，如果未能发现存在使用不当，则称为方法失败（method failure）。世界卫生组织将比尔指数每百妇女年小于1的避孕方法称为高效避孕方法，比尔指数在2~9之间为有效避孕方法，比尔指数>9，则为效果较差的避孕方法。表9-1中列出常用避孕方法的有效性及其分类，表中将中效和低效避孕方法合并为非高效方法，将临时避孕方法并入短效避孕方法。

二、宫内节育器

（一）宫内节育器的种类和效果

目前我国主要使用的均为活性宫内节育器，包括含铜、含铜含药和释放孕激素三类宫内节育器。每类宫内节育器中又有不同的产品，其形态多样，效果和性能特点略有不同。

1. 种类 宫内节育器（intrauterine device，IUD）主要分为惰性宫内节育器和活性宫内节育器两大类。其中，惰性宫内节育器指不释放任何活性物质的宫内节育器，在我国有代表性的惰性宫内节育器有金属单环、麻花环、不锈钢宫型环等，由于这些宫内节育器在放置后短期内妊娠率和脱落率均较高，故已淘汰。部分活性宫内节育器以惰性

表 9-1 常用避孕方法使用第一年的妊娠率

避孕方法			使用第一年非意愿妊娠率（人/百妇女年）	
	长效避孕方法	短效避孕方法	方法失败	使用失败
高效避孕方法	含铜宫内节育器		0.6	0.8
	释放孕激素宫内节育器		0.2	0.2
	皮下埋植剂		0.05	0.05
	女性绝育术		0.5	0.5
	男性绝育术		0.1	0.15
	单纯孕激素避孕针		0.3	3
		复方雌-孕激素避孕针	0.05	3
		复方阴道环	0.3	8
		复方口服避孕药	0.3	8
		复方透皮贴剂	0.3	8
非高效避孕方法		男用避孕套	2	15
		女用避孕套	5	21
		外用避孕药（膜剂、栓剂、凝胶）	18	29
		易受孕期知晓法	5	25
		体外排精法	4	27

数据来源：世界卫生组织生殖健康与研究部. 避孕方法选用的医学标准. 4版. 国家人口计生委科学技术研究所，译. 北京：中国人口出版社，2011.

宫内节育器为载体，目前所载活性物质为金属铜或／和药物，此类避孕效果更好，是我国目前推荐使用的宫内节育器。

（1）带铜宫内节育器：是目前使用最广泛的一类宫内节育器，在宫内节育器支架上加铜丝或铜套，利用铜离子对精子或受精卵的杀伤作用，可明显增加避孕效果。大多数带铜宫内节育器的有效期限为10年。国内曾经或目前常用的带铜宫内节育器如下：

1）带铜宫型宫内节育器：是在宫型宫内节育器的不锈钢螺旋内加放铜丝段，分成铜丝表面积为200mm²和300mm²两种类型，分大、中、小三种型号，带铜宫型宫内节育器可以明显提高避孕效果。因其形状更接近宫腔形状，所以脱落率和疼痛不良反应的发生率均较低。

2）含铜元宫型宫内节育器：是在带铜宫型宫内节育器基础上开发的新型宫内节育器，其下端呈圆形，较带铜宫型宫内节育器脱落率低。含铜元宫型宫内节育器有含铜和含铜含药两种类型，所含铜的表面积又有200mm²和300mm²两种。

3）TCu220C宫内节育器：是我国目前使用最多的含铜宫内节育器，以聚乙烯制成T形支架，横臂两侧及纵臂共套有7个铜套管，铜的总面积为220mm²，有大、小两种型号，将铜制成套管可以避免长时间溶蚀后铜丝的断裂。与金属单环相比，TCu220C的带器妊娠率和脱落率明显降低，但疼痛和出血取出率稍高。

4）TCu380A宫内节育器：是目前国际上认为性能最好的一种新型宫内节育器，其聚乙烯的T形支架与TCu220C宫内节育器基本相似，只是纵臂末端呈球形，以减少对子宫的损伤。横臂两侧带有铜套，纵臂缠绕铜丝，铜的表面积为380mm²，有大、小两种型号。

5）母体乐铜375宫内节育器：以无毒的聚乙烯塑料为支架，两个横臂侧弯并附有鳍状突出物，以减少脱落。纵臂上缠绕铜丝，铜的表面积为375mm²，有标准型、短型和小型三种规格。与母体乐铜375宫内节育器类似的产品还有MCu375宫内节育器和芙蓉铜200C宫内节育器，后者的纵臂上套有表面积为200mm²的铜套。

6）VCu200宫内节育器：以不锈钢合金为支架，外套硅橡胶套管，横臂及两个侧面臂绕有铜丝，铜的表面积为200mm²，其带器妊娠率、脱落率及因症取出率均与TCu220C宫内节育器相似。

7）HCu280宫内节育器：呈Y形，以套有硅橡胶管的不锈钢丝制成类似喇叭花的形状，其两个横臂端头为圆形，在两个横臂和纵臂上绕有铜丝，铜的表面积为280mm²。

8）爱母功能型宫内节育器：以镍钛合金为支架，呈V形，两臂末端压有铜粒，铜的表面积为115mm²。根据横臂间距的长度分为大、中、小三种规格。

9）吉妮宫内节育器：是一种新型宫内节育器，将6个铜套串联在一根尼龙丝上，上端打一锚式小结，铜的表面积为330mm²。放置时使用特制的放置器，将尼龙结植入子宫底肌层内约1cm处。节育器被固定和悬吊在宫腔内，可以防止脱落，还可以减少因子宫收缩引起的疼痛。放置固定式宫内节育器，需对放置人员进行专门的培训。

带铜宫内节育器主要是通过铜离子干扰子宫内膜酶系统而达到抗着床作用，铜离子使溶酶体酶，如β-葡萄糖醛酸酶、N-乙酰基葡萄糖醛酸酶等的活性显著增加，使细胞结构发生破坏，造成子宫内膜的组织损伤，增加内膜炎性反应和前列腺素的产生。当子宫内膜铜离子的含量显著增高时，锌含量随之减少，含锌酶（碳酸酐酶及碱性磷酸酶）的活性也受到抑制。碳酸酐酶是一种含锌的酶，是胚泡在子宫内膜表面附着必不可少的物质，锌含量降低，它的活性受到抑制，不仅影响胚泡的附着，还可能使胚泡表面的糖胺聚糖改变，影响子宫内膜黏液对滋养细胞的保护作用。宫颈黏液中的铜含量增加，可影响精子的活动力，铜离子对精子还有直接杀伤作用，能阻止精子穿透宫颈黏液，并使精子头尾分离。

（2）含铜含药宫内节育器：为了减少放置带铜宫内节育器后月经血量增加的反应，我国研制的释放吲哚美辛的宫内节育器，经临床试验证实，可有效控制宫内节育器放置后月经血量的增加。吲哚美辛的有效释放期限为1年左右，因为这类宫内节育器都同时含铜，因此，其避孕的有效期限仍可为10年左右。

1）γ形宫内节育器：以γ形的不锈钢丝为支架，绕有表面积为200mm²的铜丝，最外层以不锈钢螺旋包绕。含吲哚美辛的硅橡胶珠咬合在有γ形宫内节育器横臂的两个末端，横、纵臂交接处套有硅橡胶圈。吲哚美辛的含量为25mg。安舒宫内节育器是活性γ形宫内节育器的换代产品，除仍含有吲哚美辛之外，主要的改进是以镍钛合金为核心支架，并将铜的表面积增加至 380mm²，以进一步提高避孕效果。

2）含药含铜宫型 / 元宫型宫内节育器：是在含铜宫型 / 元宫型宫内节育器的不锈钢螺旋内加入含有吲哚美辛的硅橡胶条。含药含铜元宫型宫内节育器铜的表面积为 200mm²。

3）活性 165 宫内节育器：以单圈式高支撑宫内节育器为基础，支撑力为 165g，内置螺旋铜丝段，铜的表面积为 200mm²，含吲哚美辛 4mg，此种宫内节育器的脱落率仍稍高。

4）含吲哚美辛的吉妮宫内节育器：是在吉妮宫内节育器的第 2~5 个铜套的位置加有硅橡胶制成的吲哚美辛释放系统。

（3）释放孕激素的宫内节育器：释放孕激素的宫内节育器发展始于 20 世纪 70 年代初，将孕激素置于高分子材料制成的缓释系统并载于宫内节育器中，孕激素缓慢、恒定地释放到宫内。目前释放孕激素的宫内节育器中有代表性的是每天释放量为 20μg 的左炔诺孕酮宫内缓释节育系统（levonorgestrel-releasing intrauterine system，LNG-IUD）。其支架为 T 形，纵臂管腔内载有左炔诺孕酮 52mg，每天的释放量为 20μg。其优点是带器妊娠率低，并可以有效地减少月经血量，其主要的不良反应是不规则出血和闭经，有效期为 5 年。

孕激素使子宫内膜腺体萎缩，间质蜕膜化，改变子宫颈黏液的性状。宫颈黏液稠厚，精子不易穿透，改变酶水平，β- 葡糖醛酸糖苷酶和总乳酸脱氢酶的活性降低，降低了子宫内膜的生理功能，不利于受精卵着床。

2. 效果 带器妊娠、脱落和因症取出是评价宫内节育器使用效果的 3 个主要指标。带器妊娠是指使用宫内节育器的妇女，其在怀孕时，宫内节育器仍在宫腔内。脱落（expulsion）包括多种情况，如完全脱落（complete expulsion）是指宫内节育器排出宫颈外口；部分脱落（partial expulsion）是指宫内节育器的一部分排出宫颈外口；下移取器是指在超声观察下宫内节育器的位置下移，并因此而取出。另外，还有使用宫内节育器的妇女，在怀孕时，宫内节育器已不在宫腔内，提示妊娠可能发生在未被察觉的宫内节育器脱落后，这种情况在宫内节育器的终止原因中被称为意外妊娠。完全脱落、部分脱落、下移取器和意外妊娠（accidental pregnancy）统称为脱落相关终止。因症取出主要包括因疼痛 / 出血、盆腔感染或宫内节育器异位等

取器，但临床上主要以疼痛和 / 或出血取出为主。带器妊娠、脱落相关终止和因症取出 3 个指标一起称为与宫内节育器相关的终止（use related discontinuation），也可称为宫内节育器的失败原因。目前，国内外计算宫内节育器使用相关终止的通用统计方法为生命表法，各种原因的终止率以每百妇女年为分母。

近年来，国内外的多项研究都证实，高铜表面积宫内节育器（TCu380A、TCu220C、母体乐铜 375）均具有更可靠的避孕效果，TCu380A 宫内节育器 12 个月的妊娠率仅为 0.6~0.8/ 百妇女年，TCu220C 为 0.5~2.0/ 百妇女年，母体乐铜 375 为 2.0~6.0/ 百妇女年。高铜表面积宫内节育器还可以降低宫外孕的发生。左炔诺孕酮宫内缓释节育系统的妊娠率最低，为 0.2，且宫外孕的发生率也最低。

（1）影响宫内节育器效果的因素

1）年龄和孕产次：年龄小、孕次少的妇女易于带器妊娠和脱落，这与年轻妇女的生育率强、子宫敏感、排斥能力强有关。有研究证实，年龄在 24 岁及以下的妇女，其带器妊娠、脱落和下移取器率均高于 24 岁以上的各个年龄组。分娩一次的妇女，其带器妊娠、脱落和下移取器及因症取出率均高于多产妇女。

2）宫内节育器的材料：未带活性物质的惰性宫内节育器的临床效果差，金属单环使用第一年的带器妊娠率可高达 12/ 百妇女年。含吲哚美辛的宫内节育器出血不良反应小，因症取出率低，含孕激素的宫内节育器可使月经血量明显减少，但闭经可增加停用率。

3）宫内节育器的形状、面积和大小：宫内节育器与宫腔的形态和大小是否相符与避孕效果和不良反应有关。T 形、V 形、γ 形、宫腔型宫内节育器能适应宫腔的形态，脱落率低于环形宫内节育器。宫内节育器的规格过大或过小，都会增加脱落率，或因损伤及出血导致停用。

4）技术服务质量：服务提供者的经验对放置宫内节育器的效果有一定影响。调查发现，服务提供者的从业时间短于 4 年，累积放置宫内节育器的数量少于 500 例，其放置的宫内节育器带器妊娠率、脱落和下移取器率、因症取出率均较高，而且妇女疼痛出血不良反应的发生率也最高。

（2）宫内节育器脱落与带器妊娠的处理：脱落是宫内节育器终止使用的常见原因，其根本原因

是子宫对宫腔内异物的排斥作用，随着放置时间的延长，子宫对异物的敏感性降低，脱落率逐渐下降。一旦发现脱落，立即取出，可改换其他类型的宫内节育器或其他避孕方法。

对发生带器妊娠的妇女应劝其终止妊娠，并于终止妊娠的同时，取出宫内节育器。

（二）宫内节育器的优点、适用情况和禁忌情况

1. 宫内节育器的优点和适用情况 宫内节育器的突出优点是长效和可逆，特别适用于经产妇女，近年来国际上还强力推荐将长效、可逆避孕方法用于年轻未育的妇女。

1）已育妇女：宫内节育器一次放置可有效避孕 5 年或 10 年，并且价格便宜，停用后生育能力可立即恢复，特别适用于需长期避孕或控制生育间隔的经产妇女。

2）未育妇女：宫内节育器以局部作用为主，对全身无不利影响，而且避孕效果可靠，可有效地防止非意愿妊娠。对于未育妇女，特别是已有过人工流产经历，并在短期内不打算生育的未育妇女，也可以选用宫内节育器避孕。计划妊娠时，取出宫内节育器即可怀孕，对其后的妊娠、怀孕和分娩过程均无不利影响。

3）紧急避孕：在未保护的同房后 5 天内放置带铜宫内节育器，即可通过较高浓度铜离子的释放，杀伤精子或受精卵，不仅是非常有效的紧急避孕方法，还可以同时落实长效避孕措施。

2. 禁忌情况

（1）绝对禁忌证

1）妊娠或可疑妊娠者。

2）生殖器官炎症，如阴道炎、急性或亚急性宫颈炎、急慢性盆腔炎、性传播感染等未经治疗及未治愈者。

3）3 个月以内有月经频发、月经过多（左炔诺孕酮宫内缓释节育系统除外）或不规则阴道出血者。

4）子宫颈内口过松、重度撕裂（铜固定式宫内节育器除外）及重度狭窄者。

5）子宫脱垂Ⅱ°以上者。

6）生殖器官畸形（如纵隔子宫、双角子宫、双子宫）者。

7）子宫腔 <5.5cm、>9cm 者（人工流产时、剖宫产后、正常产后和有剖宫产史者放置及铜固定式宫内节育器除外）。

8）人工流产后子宫收缩不良、出血多，有妊娠组织物残留或感染可能者。

9）产时或剖宫产时胎盘娩出后放置，有潜在感染或出血可能者。

10）有各种较严重的全身急、慢性疾患，铜过敏史者，不能放置带铜宫内节育器。

（2）相对禁忌证

1）产后 42 天后，如恶露未净或会阴伤口未愈者，应暂缓放置。

2）葡萄胎史未满 2 年者慎用。

3）生殖器官肿瘤（如子宫肌瘤、卵巢肿瘤等）者慎用。

4）中度贫血（Hb < 90g/L）者慎用（左炔诺孕酮宫内缓释节育系统及含吲哚美辛宫内节育器除外）。

5）有异位妊娠史者慎用。

（三）宫内节育器的放置和取出

1. 宫内节育器的放置

（1）放置时间：如能证实妇女未怀孕及无生殖道感染的危险，则在月经周期的任何时候、产后、人工流产后及避孕失败后 5 天内均可放置宫内节育器。不同时期放置宫内节育器的好处和注意事项如下：

1）月经干净后 7 天内：这是最通常选择的放置时期，又称为月经间期放置。在此期间，子宫内膜处于增殖状态，仍比较薄，手术操作引起内膜损伤轻微，并可以极大程度地避免妊娠。

2）月经期。在此期间放置宫内节育器的优点包括：①子宫口微开、松弛，容易放置。②可以排除妊娠。③可以避免放置宫内节育器后引起出血的顾虑。在月经期放置宫内节育器并不会增加感染的发生，但考虑到月经期子宫内膜剥落后留有创面，故在放置时需特别注意无菌操作。

3）人工流产后即时：负压吸宫术顺利，无组织物残留，宫缩良好，出血不多时，可于术后即时放置宫内节育器。早孕药物流产使用米索前列醇当天，胎囊排出后立即清宫后可即时放置。人工流产后即时，宫口较松弛，放置相对容易，对受术妇女来讲，可避免再次就诊和宫腔操作，而且此时，受术妇女对落实避孕措施的心情也比较迫切。

4）自然流产转经后、药物流产恢复 2 次正常月经后择期放置。

5）产后即时：如产程顺利，无大出血和感染危险，阴道分娩和剖宫产后均可放置宫内节育器，也称为胎盘娩出后即时放置。此时期是经产妇女落实避孕措施的最好时机。但放置一般的宫内节育器，脱落率较高，可达 40%。专门用于胎盘娩出后

放置的吉娜宫内节育器,能够将宫内节育器固定于子宫底部,可有效地降低脱落率。

6)产后6周以上,无论阴道分娩还是剖宫产,只要恶露干净,子宫恢复正常,均可放置宫内节育器,包括含铜宫内节育器和左炔诺孕酮宫内缓释节育系统。如妇女仍在哺乳,子宫则可能仍较小且子宫壁软,放置时操作要轻柔,防止子宫穿孔。

7)未防护的同房后5天内:成熟的精子和卵子相遇,从受精到着床需要5~7天的时间,于未防护的同房后5天内放置宫内节育器,可以通过干扰受精卵着床达到避孕的目的,是一种有效的紧急避孕措施。

(2)术前准备

1)询问病史,做体格检查、妇科检查,做血常规及阴道分泌物检查,特别要了解高危情况,如哺乳、多次人工流产史、近期人工流产或剖宫产史、长期服避孕药史等。

2)做好术前咨询,受术者知情并签署同意书。

3)测血压、脉搏、体温(术前两次体温相隔4小时以上,均在37.5℃以上者暂不放置)。

4)术前排空膀胱。

5)检查手术包和节育器的有效灭菌日期。

(3)放置步骤:放置宫内节育器的简要步骤如下。

1)宫内节育器的放置需在手术室内进行,为保证无菌操作,应做到:①手术者穿清洁工作衣,戴帽子、口罩,常规刷手后戴无菌手套。②受术者取膀胱截石位,冲洗及消毒外阴、阴道、宫颈及穹窿。

2)阴道双合诊确认子宫的大小、位置、倾屈度及附件情况,并用探针探测宫腔深度。

3)根据宫腔的深度并参考宫颈情况,选择节育器的种类和规格,打开包装,取出宫内节育器,向服务对象示以实物。

4)按照不同宫内节育器放置方法置入宫内节育器,对有尾丝的宫内节育器,留尾丝约2cm。

(4)术后处置

1)填写手术记录表。

2)发给宫内节育器随访卡。

3)告知受术者注意事项,具体如下:

A.放置后,可能有少量阴道出血及下腹不适感,此为正常现象,如出血多、腹痛、发热、白带异常等,应及时就诊。

B.放置宫内节育器后3个月内,在经期及大便后,应注意宫内节育器是否脱出。

C.放置带尾丝的节育器者,经期不使用阴道棉塞。

D.1周内不做过重的体力劳动。

E.2周内不宜进行房事和盆浴,保持外阴清洁。

F.放置宫内节育器的种类、使用年限、随访时间。

(5)定期随访:常规随访时间为放置后3个月内、6个月、12个月及以后每年一次,直到停用。

随访内容为了解主诉和月经情况,做妇科检查及宫内节育器位置的判断(包括观察尾丝的长度及其变化、B超检查、X射线检查等),测定血红蛋白,如有异常,则给予相应处理;告知下次随访的时间,并强调如果出现出血多、不规则出血或停经、腹痛、发热、白带异常等情况,应随时就诊,以排除妊娠(包括异位妊娠)、盆腔感染等情况,争取及时诊断、及时治疗。

2. 宫内节育器取出术

(1)适应证和禁忌证

1)适应证。宫内节育器取出的指征包括:①因不良反应或并发症需要取出者。②带器妊娠(包括带器宫内妊娠或异位妊娠)。③要求改用其他避孕方法。④围绝经期月经紊乱或闭经超过6个月。⑤使用期限已到(可根据具体情况决定是否更换)。⑥计划妊娠或不需继续避孕。

2)禁忌证。全身情况不良或处于疾病急性期时,应待好转后再取。并发生殖道炎症时,需在抗感染治疗后再取节育器。情况严重者,可在积极抗感染的同时取出节育器。

(2)取出时间

1)以月经干净后7天内为宜。

2)如因子宫出血而需取出者,则随时可取,并酌情同时做诊断性刮宫,刮出物应送病理检查,术后给予抗生素治疗。

3)月经失调者,也可在经前期取器,并做诊断性刮宫,同时取内膜送病理检查。

4)因带器早期妊娠需做人工流产者,应在手术流产的同时取出节育器,可根据节育器所在的部位,先取器后吸宫或先吸宫后取器。带器中、晚期妊娠应在胎儿、胎盘娩出时检查宫内节育器是否已随之排出,如未排出,可在产后3个月或转经后再取。

5)带器异位妊娠,应在术后出院前取出节育器,并发内出血、失血性休克者可在下次转经后取出。

6）更换宫内节育器者，可在取出宫内节育器后立即更换一个新的宫内节育器（因症取出除外），或待正常转经后再放置。

（3）术前准备

1）术前咨询，了解取器原因，受术者知情并签署同意书。

2）取器前，应对宫内节育器做定位诊断（如尾丝判断检查、超声检查、X 射线透视等），尽可能地了解宫内节育器的种类。

3）做妇科检查及阴道分泌物常规检查。

4）测血压、脉搏、体温。

5）排空膀胱。

6）绝经时间较长者取器，取器会有一定的困难，根据中华医学会计划生育学分会制定的《绝经后宫内节育器取出技术指南》的要求，绝经后宫内节育器取出手术需在二级及以上医疗机构进行。并按上述技术指南完成取器各环节的操作。

（4）手术步骤

1）无尾丝宫内节育器：需在手术室无菌条件下用取出器（取环钩或取器钳）钩住宫内节育器的下缘或钳住宫内节育器的任何部位轻轻拉出，如遇困难，则必须扩张宫口，如节育器嵌顿、断裂、残留，则可用专用取器钳夹取或在 B 超监测下取出，也可以在宫腔镜下取出。节育器异位于子宫外时，需在腹腔镜下或进行开腹手术取出。

2）有尾丝宫内节育器：用钳或镊子在近宫颈外口处夹住尾丝，轻轻向外牵拉，取出宫内节育器。如尾丝断裂或取出困难，则按无尾丝宫内节育器取出法取出。

（5）术后处置：填写手术记录表，并告知受术者注意事项，包括 2 周内禁止性交及盆浴，注意局部卫生和对需要继续避孕的妇女指导落实避孕措施。

（四）宫内节育器的不良反应和并发症

1. 常见不良反应　放置宫内节育器后常见的不良反应包括出血（月经异常）、疼痛和白带异常。

（1）出血（月经异常）：宫内节育器后短期内月经异常的发生率为 5%～10%，表现为月经量增多，经期时间延长，点滴或不规则出血，而月经周期较少改变。放置宫内节育器后经血量增加，可导致血浆铁储备降低，严重者表现为血红蛋白下降。放置含吲哚美辛宫内节育器可有效控制放置带铜宫内节育器后月经血量的增加。左炔诺孕酮宫内缓释节育系统可使月经血量减少 50% 以上，但由于孕激素对子宫内膜的抑制作用，可出现以点滴出血和闭经为特点的月经模式的改变。

于经期或经前期选用前列腺素合成酶抑制剂，如吲哚美辛、布洛芬、双氯芬酸钾等，可有效减少月经血量，是临床上首选的治疗方案。抗纤溶药物也有较好的疗效，但多为处方药，需由医师开具。其他止血药物，如宫血宁、云南白药等，也可用于放置宫内节育器后月经血量过多的治疗。

对放置后长时间出现异常出血者，应考虑宫内节育器的位置下移、部分嵌顿、感染或宫内节育器质量发生变化等因素，若经保守治疗无效，则应取出，同时进行诊断性刮宫，并送病理检查。如出血多，难以控制或出现明显贫血，则应在给予相应治疗的同时考虑取出宫内节育器。

（2）疼痛：与宫内节育器有关的疼痛包括下腹与腰骶部疼痛、性交痛，发生率在 10% 左右。造成疼痛的主要原因是宫内节育器的异物作用使子宫收缩或使盆腔充血。放置宫内节育器后的中度疼痛，可给予小剂量前列腺素合成酶抑制剂，如果治疗无效，视具体情况，可取出宫内节育器或更换其他类型、规格的宫内节育器。左炔诺孕酮宫内缓释节育系统的疼痛发生率低，可以缓解痛经。另外，宫内节育器的尾丝也可在性交时刺激男方龟头引起疼痛，可以将宫颈口处外露的尾丝剪掉。

（3）白带异常：放置宫内节育器后短时间内，由于宫内节育器及其尾丝的异物作用，阴道分泌物会有所增加，这是妇女较常见的主诉，一般无需处理。对有相关主诉的妇女，应在妇科检查时，注意阴道分泌物的性状，必要时，做阴道分泌物的实验室检查，以排除炎症。应告诉妇女，如白带持续增多，并且伴有异味及下腹疼痛，则应随时返诊检查。

2. 常见并发症　宫内节育器的并发症包括与放置、取出相关的手术并发症和宫内节育器本身所致的并发症，常见并发症的主要表现、处理及预防措施如下：

（1）心脑综合征：心脑综合征的发生率很低，见于放、取宫内节育器时或放置术后数小时内，主要的症状为面色苍白、头晕、胸闷，甚至呕吐、大汗淋漓，临床检查有心动过缓、心律失常、血压下降，严重者可发生昏厥、抽搐等。其原因可能由于受术者过度紧张、宫口过紧、手术者操作不当或宫内节育器的压迫等因素刺激迷走神经引起。症状明显者，给予吸氧、静脉缓慢注射阿托品或皮下注射

0.5mg。术前、术时充分扩张宫颈、适当使用麻醉或镇痛药物及必要时可于术前或术时肌内注射阿托品 0.5mg，可降低心脑综合征发生的风险。

（2）术时、术后出血：放、取宫内节育器术时，术后 24 小时内出血量超过 100ml 或有内出血超过 100ml，或术后少量出血于数天后出血量增加超过 100ml 称为放取宫内节育器的出血并发症。术后 24 小时内的出血，多见于手术所致的宫颈管、宫体损伤，包括子宫穿孔。放置数天后的多量出血，多与宫腔内局部子宫内膜坏死、感染有关。

术时发生出血后，应首先使用止血药及缩宫药物，尽早发现出血原因，给予相应的处理。术后出血者除使用止血药物外，应同时给予抗感染治疗。对于人工流产同时放置宫内节育器后的出血者，应考虑到妊娠组织物残留的可能性，并进行相应的检查及处理。

（3）子宫穿孔：在放置、取出宫内节育器过程中，进入宫腔操作的手术器械，如探针、宫颈扩张棒、放置器、取环钩或取环钳等均可能造成穿孔。根据子宫损伤的程度分为完全性子宫穿孔和不完全性子宫穿孔，根据子宫损伤与邻近脏器的关系分为单纯性子宫穿孔和复杂性子宫穿孔，后者是指在损伤子宫同时还损伤了邻近脏器，如肠管、大网膜等。发生子宫穿孔的原因一方面与子宫本身存在高危因素有关，如哺乳期、绝经后子宫、子宫过度倾曲，子宫畸形，多次人工流产史或近期人工流产史等。另一方面也与手术者的不当操作有关。

术中和术后的疼痛是子宫穿孔最主要的临床表现，但疼痛的性质、表现并不一致，有些可表现为突发的剧痛、撕裂样疼痛，有些则表现为钝痛或胀痛，腹部检查可有肌紧张、压痛、反跳痛。出血也是子宫穿孔会伴有的症状，但根据子宫穿孔的部位、有无损伤血管而不同，可表现为内出血或外出血。如有大血管损伤，可出现休克，如未及时处理，后果严重。手术者感觉或发现异常情况有助于发现疑似或确诊的子宫穿孔，一旦发现异常，须立即停止手术操作。对于一般情况良好的单纯性子宫穿孔患者，可住院观察，同时应用抗生素及宫缩剂预防感染和出血。对于情况严重或复杂的患者，则需采用腹腔镜或开腹手术进行检查或治疗。

术前对服务对象存在的手术高危风险进行评估，并制订相应的预案是最有效的预防措施，包括术前、术中充分的宫颈准备，由有经验的医师施术、在超声监测下进行手术操作等。

（4）术后感染：是指患者术前无生殖器官炎症，于放取宫内节育器后 2 周内发生的急性盆腔炎性疾病或败血症。常见的原因包括术前患有的生殖道炎症未得到控制、手术操作导致的损伤和内源性或医源性的病原体上行感染、术后过早性生活或未能保持外阴清洁等。主要的临床表现为术后出现腰酸、下腹疼痛、出血，阴道分泌物混浊有臭味，体温升高等症状，妇科检查时发现子宫增大、附件增厚压痛或有包块，血常规检查见白细胞计数和中性粒细胞比例增高。败血症或脓毒血症时，可出现全身中毒症状。抗感染为主要的治疗原则，必要时应给予全身支持治疗。在感染的急性期，无需取出宫内节育器，感染控制后仍可继续保留宫内节育器。严格掌握放、取宫内节育器手术的禁忌证，对有生殖道感染的患者应暂缓手术或在有效控制感染后施术，手术过程中应进行严格的感染控制，预防医源性感染。对于不存在生殖道感染风险的一般服务对象，在术前、术后不需要给予预防性抗生素治疗。

（5）宫内节育器异位：是指宫内节育器部分或完全嵌入肌层，或异位于子宫外腹腔、阔韧带。可见于放置时的子宫穿孔、由于各种原因导致的宫内节育器与宫腔形态的不适应或宫内节育器对子宫肌壁的损伤等。一般临床症状不典型，多数在随访、取器或发生带器妊娠时才发现，部分服务对象有腰骶部酸痛、下腹坠胀不适、不规则阴道出血或尾丝消失。极少数异位于腹腔的宫内节育器，可造成肠管、膀胱等组织的损伤或粘连，可引起相应的症状和体征。诊断宫内节育器异位的首选方法是超声检查，必要时可进行 X 射线透视或摄片及 CT 检查。宫腔镜和腹腔镜检查不仅能直接观察宫内节育器异位的情况，还可以同时进行取器。

对于宫内节育器异位，一旦诊断，无论有否症状，均应及早取出。根据异位的部位不同，可以采取经宫颈取出、经阴道后穹窿切开取出、宫腔镜或腹腔镜手术取出，对于较复杂的异位，还需进行开腹取器，必要时应请普通外科或泌尿外科医师协助处理。宫内节育器异位的原因多样，需根据不同情况采取有针对性的预防措施。实际工作中，应加强对使用宫内节育器妇女的随访服务，及时发现宫内节育器异位并尽快给予妥善的处理。

（6）节育器变形、断裂或部分残留：宫内节育器变形、断裂、不锈钢螺旋接头处脱开或部分残留均常在随访时通过超声或 X 射线检查时发现，如有临床症状，一般表现为下腹坠痛、腰酸、阴道分泌物异常。一旦诊断应尽快取出，临床处理和预防措施与宫内节育器异位相似。

三、甾体激素避孕方法

（一）概述

1. 避孕机制　甾体激素避孕方法（steroid contraceptives）含人工合成的雌激素和孕激素，可通过下述方面发挥避孕作用：①通过抑制下丘脑促性腺激素释放激素，从而影响腺垂体促性腺激素分泌，致使卵巢的排卵功能受到抑制。②孕激素会使宫颈黏液变稠、量减少，影响精子穿透。③在雌、孕激素的同时作用下，子宫内膜腺体发育不完全，过早进入分泌状态，内膜腺体退化萎缩，间质在药物作用下提前发生类似分泌期的变化，但分泌不良，内膜血管发育差，使内膜不宜孕卵着床。④雌、孕激素的持续作用，会影响输卵管正常的分泌活动和肌层活动，改变受精卵在输卵管内的正常运行速度，导致受精卵与子宫内膜的发育不同步，干扰受精卵着床。

采用不同的给药途径时，其对上述机制影响的强度不同，如复方短效口服避孕药，几乎完全抑制排卵，而皮下埋植仅部分抑制排卵，左炔诺孕酮宫内缓释节育系统的避孕作用则以抑制子宫内膜，阻止受精卵着床为主。还需强调的是，一些甾体激素的所谓不良反应，实际是其避孕"正作用"的表现，如子宫内膜抑制作用所产生的月经血量减少或闭经等。了解避孕机制，对理解不同甾体激素避孕方法的效果和副作用非常重要，有助于向服务对象提供有效的咨询服务。

2. 甾体激素避孕方法的分类及常用产品　不同使用途径的甾体激素避孕方法包括口服避孕药、避孕针和皮下埋植避孕剂、阴道避孕环和复方雌孕激素透皮贴剂等多种类型，如表9-2所示。按照避孕药具中的成分，可分为复方类雌孕激素和单纯孕激素类，了解药具中的成分分类很重要。因为复方类雌孕激素中含有雌激素，所以不能用于哺乳期妇女，而且一般认为，雌激素给健康带来的不利影响要多于孕激素，故复方类雌孕激素避孕方法的禁忌情况要明显多于单纯孕激素类产品。复方类雌孕激素产品的优点是对月经周期的控制较好，即能使月经周期更规律，较少发生不规则出血。单纯孕激素避孕方法的安全性更高，绝对禁忌使用的情况很少，仅为现患乳腺癌，除此之外，

表9-2　甾体激素避孕方法的分类

		复方类雌孕激素避孕方法	单纯孕激素类
口服避孕药	短效	口服避孕片1号、2号 复方左炔诺孕酮片 复方左炔诺孕酮（21+7） 去氧孕烯炔雌醇片 复方孕二烯酮 屈螺酮炔雌醇片 屈螺酮炔雌醇片Ⅱ	
	长效	左炔诺孕酮炔雌醚片	
	探亲	53号探亲抗孕片	醋酸甲地孕酮片 （探亲避孕片1号） 炔诺酮探亲片 左炔诺孕酮片
	紧急		左炔诺孕酮紧急避孕片
避孕针		复方甲地孕酮避孕针 复方庚酸炔诺酮避孕针	醋酸甲羟孕酮避孕针
皮下埋植避孕剂			左炔诺孕酮皮下埋植剂2根型 左炔诺孕酮皮下埋植剂6根型 依托孕烯皮下埋植剂单根型
阴道避孕环		复方依托孕烯炔雌醇阴道环	甲地孕酮硅橡胶阴道环 左炔诺孕酮阴道环
复方雌孕激素透皮贴剂		复方17-去酰炔肟酯	

其优势还在于可以用于哺乳期妇女。不足之处是由于缺乏雌激素对子宫内膜的作用，故较容易发生不规则出血，或由于对子宫内膜的抑制作用而发生闭经。

3. 禁忌情况

（1）复方类雌孕激素避孕方法的禁忌情况

1）绝对禁忌证

A. 产后6周内母乳喂养者。

B. 35岁以上，吸烟≥15支/d者。

C. 重度（收缩压≥160mmHg，舒张压≥100mmHg）或合并血管疾病的高血压患者。

D. 现患或曾患深部静脉血栓/肺栓塞，或缺血性心脏病，或脑血管意外者。

E. 有合并症或病史长达20年以上的糖尿病患者。

F．存在多种动脉心血管疾病的危险因素（如年龄大、吸烟、糖尿病和高血压）。

G．有并发症的心脏瓣膜病患者。

H．35 岁及以上或有局灶性神经症状的偏头痛患者。

I．活动性肝炎，或肝硬化失代偿期，或肝脏肿瘤患者。

J．现患乳腺癌者。

2）相对禁忌证

A．产后 6 周～6 个月内母乳喂养者及产后 21 天内不哺乳的产妇。

B．35 岁以上，吸烟 < 15 支 /d 者。

C．高血压（收缩压为 140～159mmHg 或舒张压为 90～99mmHg）者。

D．高血脂者。

E．曾患乳腺癌，5 年内无复发迹象者。

（2）单纯孕激素类避孕方法的禁忌情况

1）绝对禁忌证：现患乳腺癌者。

2）相对禁忌证

A．不明原因的阴道出血者。

B．产后 6 周内的母乳喂养者。

C．重度（收缩压≥160mmHg，舒张压≥100mmHg）或合并血管疾病的高血压患者。

D．有合并症或病史长达 20 年以上的糖尿病患者。

E．现患或曾患深部静脉血栓 / 肺栓塞，或缺血性心脏病，或脑血管意外者。

F．存在多种动脉心血管疾病的危险因素（如年龄大、吸烟、糖尿病和高血压）。

G．肝炎活动期，或肝硬化失代偿期，或肝脏肿瘤患者。

H．曾患乳腺癌，5 年内无复发迹象者。

4. 药物避孕的安全性　在过去的 50 年间，虽然已有大量的安全性研究报道，但仍有许多人对激素避孕的安全性心存顾虑，她们认为，复方口服避孕药会增加危害健康的概率，绝大多数妇女不知道复方口服避孕药对身体具有一些保护作用，如降低子宫内膜癌和卵巢癌的风险，减少异位妊娠、盆腔炎的发病率，改善贫血等。

（1）对代谢的影响

1）糖代谢：合成孕激素在低剂量时对糖耐量无影响，若剂量较大，则可有减退表现。不同配方的复方口服避孕药中，甲地孕酮与雌激素配伍一般对糖代谢无明显影响。含左炔诺孕酮的复方制剂对糖代谢的影响最明显，一般短期应用即可出现一定比例的糖耐量异常，并且随着使用时间的延长，异常率有上升趋势。第三代孕激素去氧孕烯、孕二烯酮的雄激素的活性远较左炔诺孕酮低，孕激素效应并不改变，分别观察 6 个月、12 个月对糖代谢无不良影响。

2）脂代谢：研究认为，复方口服避孕药中的孕激素剂量及其效应对血脂的影响更为重要。在复方避孕药中增加孕激素的剂量，则高密度脂蛋白胆固醇水平就会相应降低，而雌激素剂量则与高密度脂蛋白胆固醇水平呈正相关，也与孕激素成分有关，19- 去甲基睾酮类的合成孕激素降低高密度脂蛋白胆固醇的作用比 17α- 羟孕酮类衍生物更强。雌激素可使低密度脂蛋白胆固醇降低，极低密度脂蛋白胆固醇水平轻度升高，在雌激素的影响下，高密度脂蛋白胆固醇增高。第三代孕激素配伍复方制剂有增高高密度脂蛋白胆固醇的倾向，对脂代谢具有有利影响。单纯孕激素注射避孕针对血脂无影响。

3）蛋白代谢：据观察，甾体激素避孕方法对蛋白含量变化的影响不明显。

（2）对肝功能的影响：我国早期的研究观察口服复方炔诺酮片和复方醋酸甲地孕酮片后妇女血清中谷丙转氨酶的变化，结果证实，口服全量（炔诺酮 2.5mg，甲地孕酮 4mg）和半量者，谷丙转氨酶有升高；口服 1/4 量者，则正常。现使用的减量避孕药均为 1/4 量片，对肝功能基本无影响。

（3）对心血管和血凝的影响

1）静脉血栓栓塞：早期的观察发现，炔雌醇超过 50μg 的配方能增加某些凝血因子的含量和活性，并使人体抗凝血系统中抗凝血酶（ATⅢ）的活性降低，使机体处于高凝状态。目前应用低剂量的雌、孕激素配方，对血凝的影响已减少到最小，停用避孕药后，血凝参数的改变可恢复正常。最近的观察发现，复方口服避孕药会增加静脉血栓栓塞的风险，是一般育龄人群中发生率的 2 倍（为 10/ 万妇女年），但明显低于孕产期妇女（30/ 万妇女年），栓塞多发生在服药后的短期内，建议对有家族史的妇女慎用。

2）卒中：年龄 < 35 岁的妇女，服用口服避孕药并不会增加较常见的出血性卒中的危险，有高危因素（吸烟、高血压）的服药者缺血性卒中的危险有相当的增加，比非服用者高 1～1.5 倍，对不吸烟、无高血压史的妇女不必顾虑。对高血压和吸

烟者，应尽量避免服用复方避孕药。

3）心肌梗死：年轻（<35岁）、不吸烟、无高血压及其他危险因素，又能经常测血压者，服用避孕药不会增加心肌梗死的危险。服用含第三代孕激素的复方制剂时，发生急性心肌梗死的危险性较低。年龄大和吸烟者使用口服避孕药后心肌梗死的发生率明显增加。

4）高血压：研究证明，复方口服避孕药可使大多数妇女的血压升高，服用5年后，4%~5%的妇女将发生轻度高血压，收缩压增加4.5~9mmHg，舒张压增加1.5~5mmHg，虽无临床意义，但仍需加强监护，以减少妇女健康的不利影响。

（4）对停药后生育力和子代的影响：口服避孕药对今后的生育没有影响，停药后第一周期，70%的妇女恢复排卵；3个月内，90%的妇女恢复排卵。停药后即可怀孕，不会增加胎儿畸形的风险。国外的研究已经证实，无论是停用避孕药后短期内怀孕，还是在孕早期误服了口服避孕药，均未增加新生儿出生缺陷的风险。

（5）与肿瘤的相关性

1）乳腺疾病

A．乳腺良性疾病：多数文献报道，甾体避孕药能显著降低乳腺良性疾病的发病率，包括纤维腺瘤、慢性囊性乳腺病。多数研究者认为，使用甾体避孕药2年后可见良性乳腺病的发病危险开始降低，并可持续4年。

B．乳腺癌：乳腺癌的危险因素包括年龄、遗传、产次、初产年龄、哺乳等，雌激素也有较重要的作用。甾体激素与乳腺癌关系的研究结果不尽一致，较早期的研究认为，乳腺癌的发病与服用甾体激素的时间长短有关，但近期较大规模的前瞻性研究显示，服用口服避孕药不会增加患乳腺癌的风险。

2）生殖系统肿瘤

A．宫颈癌：多数研究认为，使用避孕药可增加宫颈癌发生的危险。随着使用时间的延长，危险逐渐增加，使用8年及以上者，危险最大，停药8年后，危险可降至未用药水平。这可能因为两方面的因素：一是激素的直接影响，甾体激素可能影响宫颈组织的正常生理过程；二是间接影响，使用避孕药的妇女可能存在有多个性伴侣的倾向，而且，由于口服避孕药的使用，会使这些妇女忽视了避孕套的使用，因而使性传播疾病感染的危险增加，人乳头状瘤病毒（human papilloma virus，HPV）与宫颈癌的关系已经证实。

B．子宫内膜癌：避孕药对子宫内膜有保护作用，可降低受体水平，抑制内膜增生，有助于防止大多数内膜癌。长期服用对子宫内膜癌有防护作用，服用避孕药物时间越长，防护作用越大，可使乳腺癌的风险降低50%~60%，停药15年后，这种防护作用依然存在。

C．卵巢癌：口服避孕药有预防卵巢癌的作用，并随着使用时间的延长，卵巢癌发生的危险逐渐降低。使用1年，危险降低10%~12%；使用5年后，约降低50%。在未产妇与经产妇中均可见危险降低，并在停用后至少可持续10年。

5. 健康益处　除了有高效的避孕作用外，甾体激素避孕方法还可提供其他健康益处，尽管不同使用途径的方法所提供的健康益处无完全相同，但总体而言，可以有下述益处：

（1）含有雌孕激素的复方避孕方法，可使月经周期规律。

（2）对于排卵有较强抑制作用的避孕方法，可减少宫外孕的发生，缓解原发性痛经，并能降低卵巢癌的风险。

（3）孕激素对子宫内膜的抑制作用，可以使月经血量减少，经期缩短，并可缓解子宫内膜异位症、子宫腺肌病所导致的盆腔疼痛，还可降低子宫内膜癌的风险。左炔诺孕酮宫内缓释节育系统可治疗特发性月经过多。

（4）孕激素的作用可使宫颈黏液变稠，形成生物屏障，阻止下生殖道的急性感染上行导致的盆腔感染。有研究表明，复方口服避孕药的使用可使输卵管炎的发生率下降50%~80%。

（5）具有拮抗雄激素作用的孕激素，如醋酸环丙孕酮、屈螺酮等，可以治疗痤疮、皮脂溢和脱发，也可用于多囊卵巢综合征的症状控制。

（6）具有抗盐皮质激素作用的孕激素，如屈螺酮，可缓解经前紧张征的相关症状，并可控制体重的增长。

（二）短效复方口服避孕药

短效复方口服避孕药（combined oral contraceptives，COC）是使用最广泛的甾体激素避孕药，是最容易获得的避孕药具，群众可到提供计划生育服务的医疗卫生机构免费领取，也可去药店购买。

1. 进展　在口服避孕药上市后的50多年中，全球有500余种产品上市，并不断更新，主要进展表现在下述4方面：

（1）降低雌激素的剂量：首先上市的Enovid所

含的雌激素的剂量相当于目前各种产品均含有的炔雌醇的 105μg。为了降低短效复方口服避孕药对心血管疾病的风险，炔雌醇的剂量逐渐下降。1969 年，英国药品安全委员会建议不宜常规使用炔雌醇剂量在 50μg 以上的短效复方口服避孕药。1973 年，首个含 30μg 炔雌醇的短效复方口服避孕药上市，目前广泛使用的短效复方口服避孕药产品，如复方左炔诺孕酮、复方去氧孕烯等均为此类产品。我国研发的短效复方口服避孕药的炔雌醇剂量也均为 30μg 或 35μg。目前，已在我国上市的炔雌醇剂量为 20μg 产品有复方去氧孕烯和屈螺酮炔雌醇片 II，国外还有炔雌醇剂量为 10μg 的药物（复方醋酸炔诺酮）。

（2）研制和开发新型的孕激素：现行使用的短效复方口服避孕药中的孕激素可分为三大类，即 17α- 羟基孕酮、19- 去甲基睾酮和 17α- 螺甾内酯类衍生物。

我国生产的 2 号避孕药中的甲地孕酮和达英 -35 中的醋酸环丙孕酮均属于 17α- 羟基孕酮衍生物，呈孕烷结构。醋酸环丙孕酮具有较强的抗雄激素作用，故达英 -35 除避孕之外，还可提供对皮脂溢相关皮肤疾病和妇科疾病的治疗作用。目前生产企业已将达英 -35 的避孕指征去除，改为治疗痤疮的皮肤科用药。

19- 去甲基睾酮为甾烷结构，有较强的孕激素活性和较弱的雄激素活性。此类孕激素又被人为地分为三代：国产 1 号避孕药中的炔诺酮为第一代；左炔诺孕酮为第二代，其孕激素活性是炔诺酮的 5～10 倍，而雄激素的活性明显减弱；去氧孕烯和复方孕二烯酮中的孕二烯酮为第三代，其孕激素活性更强，而几乎无雄激素活性。

近期在我国上市的复方屈螺酮中的孕激素为 17α- 螺甾内酯类衍生物，其化学结构近似于利尿药螺内酯，可通过对醛固酮的拮抗作用，产生强于天然孕酮 20 余倍的抗盐皮质激素作用。复方屈螺酮还具有抗雄激素作用，其活性约为醋酸环丙孕酮的 1/3。临床观察显示，与其他短效复方口服避孕药相比，服用复方屈螺酮后，使用者的消极情绪（如焦躁、情绪激动、烦躁等）及乳房胀痛、头痛等水钠潴留的症状显著低于对照组，可提供更多的健康益处。

（3）发展多相型的短效复方口服避孕药：多相型的短效复方口服避孕药是模拟正常月经周期中雌孕激素的变化趋势，将同一周期内所服的药片分为两种剂量（双相片）或三种剂量（三相片）。首个上市的复方左炔诺孕酮三相片中孕激素的总剂量较单相片下降了 40%，在确保避孕效果的基础上，提高了产品的安全性，同时提供了更好的周期控制。

（4）改进包装和服用方法：坚持和正确服药是保证短效复方口服避孕药效果的关键环节，为了提高服药的依从性，短效复方口服避孕药产品的包装和服用方法不断得到改进，许多产品在装有 21 片有效成分药物的包装中增加了 7 片不含激素的空白片，使妇女在停药的间隔期间仍坚持每天服药，以形成良好的服药习惯。有些产品的包装背面注有星期的天数和服药的顺序方向，妇女从月经第一天开始，按当日的星期天数开始服药，服药过程中如发现当日的星期天数与应服药物所注明的星期天数不符，提示需核查服药是否有误。最新的超低剂量复方屈螺酮的包装中将活性片增加到 24 片，空白片为 4 片，通过缩短停药间隔，提高避孕效果。另外，将一些单相片连续服用 3 或 4 个包装的延长服药方法也得到了世界卫生组织的认可，并加以推荐，可将传统的每月 1 次撤退出血（月经）变为每 3 个月一次的撤退出血（季经）。

2. 产品和使用方法 我国现行使用的短效复方口服避孕药种类较多，并且为非处方药，慎重起见，建议首次使用前去医疗机构进行咨询，以除外存在肝脏疾患或心血管疾病的高危因素，如高血压、糖尿病、吸烟和年龄大等不宜使用短效复方口服避孕药的情况。短效复方口服避孕药不同产品的名称和使用方法如表 9-3 所示。

3. 不良反应和处理

（1）类早孕反应：如恶心、呕吐，由雌激素刺激胃黏膜所致。轻者无需处理，也可将服药时间改在每天晚饭后或睡前；较重者可口服维生素 B_6 10mg，山莨菪碱 10mg，每天 1～3 次。如治疗无效，可改用其他种类的短效复方口服避孕药或其他避孕方法。

（2）出血模式改变：多数情况下，短效复方口服避孕药可调节月经周期，使月经更加规律，出血时间和出血量减少。部分妇女在服药初期会出现不规则的出血或滴血，这是由于体内激素水平不稳定造成的突破性出血，会随时间延长而逐渐缓解。还有些妇女会出现月经血量减少，这些情况均不会影响健康，无需担心，一般不需要处理。

4. 使用短效复方口服避孕药的注意事项 应告知使用短效复方口服避孕药的妇女注意下述事宜：

表9-3　短效复方口服避孕药不同产品的名称和使用方法

名称	使用方法
复方炔诺酮片（口服避孕片1号） 复方醋酸甲地孕酮片（口服避孕片2号） 复方左炔诺孕酮片	从月经第5天开始服药，每晚服1片，连服22天。下次月经来潮第5天开始服下一个周期的药物
复方左炔诺孕酮片三相片 第一相（黄色片1～6片） 第二相（白色片7～11片） 第三期（棕色片12～21片）	从月经第3天起开始服药，按箭头方向，每晚服1片，连服21天（先服黄色片6天，再服白色片5天，最后服棕色片10天）。下次月经来潮第5天开始服下一个周期的药物
复方去氧孕烯 复方孕二烯酮片 复方屈螺酮	从月经第1天开始服药，如当日为星期二，取出背面标有星期二的药片开始服用，按箭头方向，每晚服1片，连服21天。停药7天，第8天开始服用下一个周期的药物
复方左炔诺孕酮（21+7） 活性片（1～21片） 空白片（7片） 屈螺酮炔雌醚片Ⅱ 活性片（1～24片） 空白片（4片）	从月经第1天开始服用活性片，如当日为星期二，取出标有星期二的药片开始服用，按箭头方向，每晚服1片，服完活性片后，再服无活性的空白片，每天1片。整板药物服完后，次日开始服用下一个周期的药物

（1）应按照要求定时、全程用药，不得遗漏。服用短效口服避孕药时，漏服1片应及时补服，漏服2片或更多会影响避孕效果，应继续服完本周期药物，并加用避孕套或杀精剂，或采取紧急避孕。如情况复杂，应向医师咨询。

（2）用药期间有发热、呕吐、腹泻或因病服用其他药物时，可能会影响避孕效果，如为短期，不要随意停药，但有性生活时应加用避孕套或外用避孕药。如病情持续时间较长或较严重，应向医师咨询。

（3）出现疼痛（严重的或持续性的），如头痛、胸痛、腹痛、腿痛等，视觉障碍，气短（休息状态或轻度活动后）或黄疸时，应及时停药，并尽快去医院做进一步检查。

（4）口服避孕药应避光、干燥保管，放在儿童不能拿到的地方。

（三）长效和探亲避孕药

1. 长效口服避孕药　目前我国使用的复方雌孕激素长效口服避孕药仅有一种，即左炔诺孕酮炔雌醚片，每片含炔雌醚3mg和左炔诺孕酮6mg。初次服药时，于月经来潮第5天服1片，隔20天（周期第25天）服第2片，以后按第2次服药日，每月服药1片。服药时间应在午饭后。

不能坚持每天服用药物的妇女可选用长效避孕药，但因其所含雌激素和孕激素的剂量均较大，故尽管长效口服避孕药的禁忌情况与短效复方口服避孕药基本相同，但在实际应用中，应给予更严格的把握，以保证服务对象的用药安全。

长效复方口服避孕药的主要不良反应包括：①类早孕反应：比短效复方口服避孕药明显。少数人伴有呕吐、腹泻等较重的反应，可服用抗不良反应的药物。②白带增多：较常见，与雌激素的作用有关，多发生在服药2～3周期后，并不随服药次数的增多而增加或减少，一般不用治疗。③月经变化：部分妇女经量减少，一般不需处理。④其他：少数人有胃痛、头痛、水肿、乳胀、皮疹、面部色素沉着或脱发等，可对症处理，严重者可考虑停药，更换其他避孕方法。

2. 探亲避孕药　目前常用的三种探亲避孕药（visiting pills）均为单纯孕激素制剂，其避孕作用机制主要是改变宫颈黏液的稠度和子宫内膜的组织形态，不利于孕卵着床。在月经周期早期用药，可能抑制排卵，此外可能作用于输卵管，改变孕卵的运行速度，抑制精子的获能作用，使黄体退化。探亲避孕药的使用不受月经周期的限制，在月经周期的任何一天开始服用，按说明书要求连续服用，均能达到较满意的效果。

（1）探亲避孕药的名称及用法：常用探亲避孕药的名称及用法如表9-4所示。

（2）不良反应及处理：部分妇女服药后，会出现胃不适、恶心、呕吐等类早孕反应，或有少量阴道出血等副作用，一般并不严重，可不做处理。症状明显或持续时间较长时，可对症处理。

（3）注意事项

1）用药前，应向服务对象详细说明药物的优缺点及可能出现的副作用。

2）探亲期间，无论性生活的情况如何，均应酌情连续服满10片或一个包装。探亲在半个月以上时，应于服完一个包装后接着服用短效复方口服避孕药。

3）53号探亲抗孕片为肠溶性，宜吞服，不宜咬碎服用，以免影响效果。

表9-4 常用探亲避孕药的名称及用法

名称	用法	
探亲避孕片1号（醋酸甲地孕酮片）	于同居当日中午服1片，晚上加服1片，以后每晚服1片	同居少于10天应连服10天；同居半月或以上应连服14天。服完后立即改服短效口服避孕药
探亲避孕片（炔诺酮片）	同居当晚起，每晚服1丸	
左炔诺孕酮片	于同居前2天开始服药，每晚1片	
53号探亲抗孕片（双炔失碳酯片）	同居当天第一次房事后，立即服药1片，次晨加服1片。以后于有房事的当晚服1片，如2～3天内无性生活，应加服1片，每月至少服满12片。服满12片后，如探亲仍未结束，应立即改服短效口服避孕药	

4）53号探亲抗孕片所含的双炔失碳酸酯具有雌激素活性，哺乳妇女不宜服用。另外，本产品的剂量较大，故副作用及对下次月经的影响均较其他3种单纯孕激素的探亲避孕药明显，目前已很少有人使用。

（四）避孕针

按激素成分分类，避孕针（contraceptive injectable）可分为同时含有雌、孕激素的复方针剂和单纯孕激素避孕针；按作用持续的时间分类，避孕针可分为注射间隔为1个月、2个月、3个月三种。

1. 复方避孕针 我国生产使用的主要为1个月注射1次的复方避孕针（combined contraceptive injectable）。常用避孕针的名称和使用方法如表9-5所示。

表9-5 常用避孕针的名称和使用方法

名称	使用方法
复方己酸孕酮避孕针（避孕针1号）	首次于月经第5天和第10天各注射1支，以后每月均于月经第10～12天注射1支
复方甲地孕酮避孕针	
复方庚酸炔诺酮避孕针	于月经第5天注射，首次注射2支，以后每月注射1支

复方避孕针的优点是只需每月注射1次，而且药物的吸收不需要经过肝肠循环，较复方口服避孕药更简便和安全，是那些不能耐受或不能坚持服用口服避孕药妇女的又一种选择。使用复方避孕针的禁忌情况与复方口服避孕药基本相同，只要能够按要求定期注射，避孕效果优于口服避孕药。

复方避孕针的常见不良反应主要为月经模式的改变，如月经血量和月经天数的减少或不规则出血及月经稀发，这些改变对身体没有伤害，一般无需处理，在注射前和随访中给予咨询，可以解除妇女的顾虑。随访中还应告诉服务对象，如发生严重头痛、黄疸、视物模糊等症状，应及时就诊。

2. 单纯孕激素避孕针 目前国际上广泛使用的单纯孕激素避孕针（progesterone only contraceptive injectable）主要为醋酸甲羟孕酮（depot medroxyprogesterone acetate，DMPA），有两种产品，一种是剂量为150mg的肌内注射针剂，另一种是剂量为104mg的皮下注射针剂（DMPA- subcutaneous injection，SC）。首次于周期第5天肌内注射1支，以后每3个月再肌内注射1支。DMPA-SC为一次性使用的装置，由预先充满药液的注射器和一个专门用于皮下注射的短针头组成，妇女可以自行注射。

单纯孕激素避孕针对排卵、受精和着床有全面和强力作用，只要能够按要求定期注射，失败率极低，而且对哺乳没有影响，是高效和便捷的避孕方法，在国外欠发达地区使用较为广泛。

常见的不良反应包括不规则出血和闭经，是药物对子宫内膜的抑制作用所致，治疗前咨询时应给予告知，使用中充分解释，消除顾虑。对使用后短期内发生的闭经，应做妇科检查及妊娠试验以排除妊娠。少数人会有体重增加，可调整饮食结构，加强锻炼，以咨询为主，一般不用药物处理。个别体重增加过多，一般停药后即可逐渐恢复。应告知使用者如发生严重头痛或偏头痛、复视，应停药，并立即就诊。

对使用者的咨询要点：①用药前，应向对象详细说明针剂的优点及可能出现的不良反应，特别是可能发生月经紊乱及不规则阴道出血。②哺乳期用药，应向对象详细说明副作用少且轻，对乳儿无不良影响，是哺乳期可选择的良好避孕方法。③用药前，应向对象详细说明注射针剂停药后生育能力恢复较迟。④严格按照各种避孕针注射第一针和以后注射的间隔时间，否则易造成避孕失败而妊娠。

（五）皮下埋植避孕剂

目前我国生产的皮下埋植避孕剂（contraceptive implant）均含左炔诺孕酮，属于单纯孕激素的方法，分为Ⅰ型和Ⅱ型。Ⅰ型由 6 根硅橡胶囊组成，每根含左炔诺孕酮 36mg，6 根共 216mg，每天释放量为 30μg，有效期为 7 年。Ⅱ型由 2 根硅胶棒组成，每根含左炔诺孕酮 75mg，共 150mg，每天释放量为 50μg，有效期为 4 年。

在我国新上市的单根皮下埋植剂也是单纯孕激素产品，含依托孕烯 68mg，有效期为 3 年。

皮下埋植的放置时间从月经第 1 天算起，7 天内放置含左炔诺孕酮的皮下埋植剂，5 天内放置含依托孕烯的单根皮下埋植剂。放置部位一般在左臂肘上 7～8cm 处。局部麻醉后，用专用的套管针将埋植剂呈扇形送入皮下，切口用创可贴覆盖，不需缝合。

皮下埋植避孕剂可在埋植后 24 小时发挥避孕作用，避孕效果好。有研究显示，2 000 名妇女使用 1 年，只有 1 名妇女会发生妊娠。体重超过 70kg 的妇女的妊娠率稍高于一般妇女。皮下埋植避孕的主要副作用为月经紊乱，初期表现为不规则出血，后期少数妇女出现闭经，一般妇女都能接受，无需取出。如持续不规则出血且使用炔雌醇治疗无效时，有些妇女会要求取出。少数使用者也可能出现头痛、体重增加，不严重时无需取出。

（六）其他甾体激素避孕方法

其他甾体激素避孕方法包括阴道避孕环（vaginal contraceptive ring）和透皮避孕贴剂（transdermal contraceptive patch）等，也属于甾体激素缓释系统（steroid releasing system）。这些避孕方法通过口服之外的其他不同途径吸收，避开口服用药的肝脏首过效应，故生物利用度更高。其避孕原理与其他甾体避孕方法相似，也能起到较好的避孕作用。具体介绍如下：

1. 阴道避孕环　简称阴道环，放置于阴道内，通过阴道黏膜对甾体激素的吸收，预防妊娠。阴道环由高分子材料制成半透明的柔韧的环形，易于放置和取出。阴道环可由妇女自行使用，且无需每天打理，不愿使用短效复方口服避孕药或其他甾体激素用药途径的妇女均可使用。除与雌激素或孕激素相关的禁忌情况外，患有子宫脱垂、阴道前后壁膨出、慢性咳嗽疾患、经常便秘而使腹内压增高的妇女，不适合使用阴道环，因为存在以上情况时容易导致阴道环的脱落。

（1）复方阴道环：在我国注册上市的雌孕激素复方阴道环含炔雌醇和依托孕烯，在月经来潮的

5 天内将阴道环放入阴道，连续使用 3 周后应取出并弃去，间隔 7 周重新放置 1 只新环。放置期间，如阴道环脱落，应立即重新置入。如脱落时间超过 3 小时，应在 7 天内加用其他避孕措施。

阴道环使用失败率和方法失败率均低于复方口服避孕药，要达到最好的避孕效果，应注意按时更换阴道环，不要延迟。

复方阴道环所致的出血模式的改变包括出血量和出血天数减少、不规则出血、月经稀发、出血时间延长或闭经。阴道环的机械刺激可使阴道壁充血，阴道分泌物增多。少数妇女有头痛，如果妇女对副作用难以忍受，可以取出阴道环自行停用，不需请求医务人员帮助。

（2）单纯孕激素阴道环：我国研发的甲地孕酮硅橡胶环成分为甲地孕酮，为药芯型硅橡胶圆环，每个环内含甲地孕酮 250mg，每天释放 150μg，每个环可持续使用 1 年。

国外使用的左炔诺孕酮避孕环，为药芯型硅橡胶圆环，每个环含左炔诺孕酮 100mg，每天释放 20μg，每个环可持续使用 1 年。

突破性出血为单纯孕激素阴道环的常见副作用，随着使用时间延长，会有好转。白带增多常见于机体对阴道环机械刺激反应，一般无需处理。

2. 透皮避孕贴剂　透皮避孕贴剂或称为避孕贴剂，是贴敷于妇女皮肤表面，利用皮肤可吸收甾体激素的特点制成的缓释避孕系统。其释放基质为硅橡胶，将雌激素和孕激素与硅橡胶液均匀混合后分散到医用硅橡胶弹性体中，形成药物储库微球，以此为骨架夹在背衬和覆盖层之间。雌、孕激素通过皮肤吸收进入血液，达到避孕作用。透皮贴剂较口服药在剂量、保持平稳血药浓度及给药方式等方面均有明显的优越性，并且可以避免肝脏的首过效应，为育龄妇女提供更多的避孕选择。

透皮贴剂的面积约为 2cm²，可持续贴于下腹部、上身前后（避开乳房）或上臂外侧，每次 1 周，每周同日换贴新膜，连贴 3 周，第 4 周停用，停用后 2～3 天发生撤退性出血。

避孕贴剂的避孕效果与复方口服避孕药类似，但体重 90kg 以上的妇女使用透皮贴剂避孕的效果稍差。避孕贴剂的效果还与使用方法相关，在少数情况下，出汗或洗澡可使避孕贴剂与皮肤分离，如未及时发现并加强附着，可导致避孕失败。另外，由于突破性出血造成的月经紊乱可使妇女难以决定是否继续用药，停用时间不当也可导致妊

娠。与复方口服避孕药相似，使用避孕贴剂后一些妇女会出现恶心、头晕、乏力等副作用，还有与透皮贴剂有关的症状是局部皮肤轻度瘙痒，偶有过敏发生。

四、避孕套

（一）男用避孕套

男用避孕套（condom），又称阴茎套或安全套，是目前应用最广的一种屏障避孕法。20世纪90年代初女用避孕套（female condom）上市后，为便于区别，才分别称为男用避孕套和女用避孕套。

1. 种类 我国男用避孕套有3种规格，大号直径为35mm，中号直径为33mm，小号直径为31mm，长度皆为(19±1.1)cm。按其厚度的不同，男用避孕套可分为厚壁型（壁厚0.05～0.07mm）、薄型（壁厚0.04mm）、超薄型（壁厚0.03mm）。按其形状的不同，男用避孕套可分为普通型、龟头型、凹凸型、异型、香型以及药型。按其材料的不同，男用避孕套可分为乳胶避孕套、聚氨酯避孕套以及天然皮膜避孕套。

目前我国可提供的男用避孕套以乳胶避孕套为主，但存在某些与其理化性质相关的问题，如导热性能差、不能使用油基润滑剂、过敏以及老化等。聚氨酯避孕套由高分子材料合成，强度高，导热性能好，无通透性，无致敏性，可与任何油基润滑剂同时使用。此外，聚氨酯产品对热、湿度及紫外线等环境因素不敏感，因此，在储存过程中不易变质，货架期长。

2000年，在我国全面开展对避孕方法的知情选择以来，男用避孕套的使用呈较快增长的趋势。一方面是在对避孕方法知情选择的情况下，年轻人更愿意选择可由自己掌握的避孕方法。另一方面也与人们对性传播感染预防需求的增强有关。

2. 适用与禁忌情况 屏障避孕法可由使用者本人自行选择使用或停用，方法简便，适用于不能或不愿使用药物、宫内节育器或手术绝育等避孕方法的夫妻及哺乳期妇女。

使用男用避孕套无绝对禁忌证，相对禁忌证包括：①男、女任何一方对乳胶或润滑剂过敏；②生殖器炎性疾患；③戴避孕套后不能维持勃起；④不能坚持使用。

3. 使用方法

（1）选用大小合适的避孕套。

（2）检查避孕套的出厂日期，不要使用过期或变质的避孕套。

（3）用手指压扁避孕套前端的储精囊，排出其中的空气，套在龟头上，用示指、中指和拇指的指腹，将避孕套卷折部分向阴茎根部推展。如果避孕套没有储精囊，应牵拉阴茎头前方，留出一定空间以容纳精液。不要事先展开避孕套。

（4）如果阴道过于干涩，需要额外润滑，可加用水溶性润滑剂，忌用植物油或矿物油做润滑剂。

（5）性交后，在阴茎未完全软缩前，捏住套口，将阴茎连同避孕套一并抽出。每只避孕套只使用一次，在丢弃处理前，检查套膜有无破损。

（6）如果发生避孕套滑脱或破裂，女方应立即下蹲，排出精液，将杀精药物放入阴道深处，或在性交后72小时内采用紧急避孕措施。

（7）避孕套应存放在阴凉、干燥的地方，不要放在衣袋里，因为体温、摩擦和压力都可能损伤避孕套。

4. 效果和副作用 男用乳胶避孕套的平均失败率在使用第一年为15/百妇女年，如果坚持并正确使用，则失败率约为2/百妇女年。加强使用方法的指导和与外用避孕药同时使用，可提高有效率，减少避孕失败造成的非意愿妊娠。

极少数人可能会对乳胶、橡胶或聚氨酯材料产生过敏，表现为局部丘疹、红肿、瘙痒等，可给予对症治疗。

5. 非避孕益处

（1）预防性传播感染，包括人类免疫缺陷病毒/获得性免疫缺陷综合征，男用避孕套能有效阻止病原微生物进入女性生殖道，减少盆腔炎和宫颈肿瘤的发生风险，但不能有效地防护疱疹、湿疣以及其他通过未被避孕套遮盖部分皮肤接触传播的性传播感染。将杀精剂壬苯醇醚（N-9）作为润滑剂处理的避孕套对性传播感染的防护效力与用硅油润滑的普通避孕套无明显差异。

（2）阻止精子抗原进入阴道，治疗某些由于抗精子抗体水平升高导致的免疫性不育。

（3）预防对精液的过敏反应，治疗精液过敏症。

（4）避孕套边缘具有轻微的止血带样作用，有助于维持勃起。

（5）降低龟头敏感性，延长性交时间，有助于预防早泄。

（6）妊娠晚期使用避孕套可预防宫内感染，减少母婴死亡率。

6. 服务提供 群众可以通过多种途径和方式

免费获得男用避孕套，也可以自行去药店、商店购买男用避孕套。

（二）女用避孕套

女用避孕套是一种新型具有避孕和预防性传播感染的屏障方法，可由妇女自行使用。女用避孕套由一个松弛、柔软的聚氨酯套和 2 个有弹性的聚氨酯环组成。套长 14～15cm，一端封闭呈袋状，另一端开口与外环相融合呈开放状。外环的环直径约为 7cm，环的横断面直径较小，即较内环要细。内环的直径为 5～6cm，放在套的封闭端，也可自由取出，内环起到便于放置和固定的作用。

目前国外已有的产品均为单个包装，套的内外均有润滑剂，使用时，可根据需要外加润滑剂。国内制成的女用避孕套较国外的产品略短，有的产品以乳胶制成，内、外环均采用聚氨酯材料。近年来，国产的聚氨酯女用避孕套也已上市。

1. 优点和适用人群　女用避孕套可避免男、女性器官的直接接触，可有效预防性传播感染 / 获得性免疫缺陷综合征，适用于性传播感染 / 获得性免疫缺陷综合征的高危人群。

女用避孕套的优点还在于可弥补男用避孕套对女性外阴和男性阴茎根部覆盖面积不足的缺点，并可在男性阴茎勃起前使用，还可防止滑脱和破裂。

同男用避孕套一样，使用女用避孕套对早泄和免疫性不育也有治疗作用，对于有这方面需求的夫妻可同时提供避孕和治疗作用。

2. 使用方法　放置时，妇女或其伴侣用拇指、示指、中指将内环纵向捏扁后（类似放置阴道隔膜），将内环置入阴道深处。用示指由套内深入，上推内环达后穹窿，使环前缘推向耻骨联合后方，并防止避孕套在阴道内扭转，放好后，避孕套的外环平整置于阴道外口。性交结束后，将外环扭转一圈后向下、向后方牵引取出，以免套内液体外溢，取出后丢弃。

3. 注意事项

（1）每次性交均需使用。

（2）性交时感觉有外环移动是正常现象，不必担心。

（3）如果感觉到有内环，通常是未将内环放置到阴道深处（耻骨上方）的缘故。

（4）如果感觉到外环进入阴道，或阴茎从避孕套的外侧进入阴道，要停止性交，取出女用避孕套，加些润滑剂重新放置。

五、外用避孕药

外用避孕药的有效成分是具有很强杀精能力的化学制剂，与其他赋形剂一起制成各种剂型，性生活前置于阴道深部，从而达到避孕的目的。目前最普遍使用的杀精剂（spermicide）为壬苯醇醚，是一种表面活性剂，能够破坏精子的细胞膜，从而使精子失去存活或活动能力；杀精剂的载体基质消耗精子能量或在宫颈口形成泡沫或薄膜，阻挡精子进入宫腔。

1. 分类和使用方法　外用避孕药由杀精药物与不同的惰性基质混合制成泡腾片（effervescent tablets）、栓剂（suppository）、膜（film）或胶冻 / 膏（jelly/cream）等各种剂型，还可以附加在阴道海绵（vaginal sponge）内使用。不同剂型外用避孕药的使用方法如下：

（1）避孕药膜、药栓和药片：使用前，检查并确保药物在有效期内，无受潮及变质。性生活前，将充足的药物放置在阴道深部，不要马上坐起或站立，避免药物溢出，待 5～10 分钟，药物溶解后开始性生活。放置药膜、药栓超过 0.5 小时，药片超过 1 小时同房时，须再次放置药物。如果男方使用药膜，应将 1 张药膜贴在湿润的阴茎头上，插入阴道深处停留 2～5 分钟，待药膜溶解后再开始性生活。

（2）避孕药膏：性生活前，将药膏管中的药膏挤入专用注入器中到达刻度约 5ml 处，剩余药膏妥善保存。如果为带注入器的单独包装，则直接使用即可。女方仰卧位，将注入器缓慢插入阴道，向内后方深入 7～10cm，达到后穹窿，然后外抽约 2cm，推注药膏并开始转动注入器，使药膏均匀涂布宫颈口及周围，退出注入器，即可性交。避孕药膏可以与避孕套或宫颈帽合用，这不仅能够提高避孕效果，还可增加阴道的润滑程度。

2. 效果和副作用　在实际使用中，由于外用避孕药的使用方法不当造成的使用失败率较高，可达 29/ 百妇女年，常见的情况包括放置深度不够、放置药物与性生活间隔的时间过短或过长。咨询时，应给予特别的使用指导，并建议与屏障避孕法合并使用，以提高避孕效果。

外用避孕药的局部副作用表现为阴道分泌物增多、局部刺激感、外阴瘙痒或皮疹等，可酌情使用抗过敏药和外用药。泌尿系统感染表现为尿频、尿急等，如有发生，应建议使用者多饮水。如果症状不缓解,建议及时去医院就诊。如反复发生,则应改用其他避孕方法。

3. 优点及适用人群　外用避孕药可由使用者本人自行选择使用或停用,适用于不能或不愿使用口服药物、宫内节育器或手术绝育等避孕方法的夫妻。

4. 缺点及不适用人群

（1）有可能发生局部过敏症状,外用避孕药过敏者不宜使用。

（2）患子宫脱垂、阴道壁松弛、会阴严重撕裂者,因难以正确放置外用药物,不宜使用。

（3）急性生殖道炎症患者不宜使用。

（4）因使用方法不当造成的失败率较高,需要采用可靠避孕方法的妇女不宜使用。

5. 服务提供　群众可以通过多种途径和方式免费获得外用避孕药,也可以自行去药店、商店购买外用避孕药。

六、自然和传统避孕方法

（一）易受孕期知晓法

易受孕期知晓法（fertility awareness-based methods）,又称周期性禁欲,是利用卵子排出后只能存活 1 天,精子在女性生殖道内只能存活 3 天的规律,根据妇女月经周期中身体的生理变化来判断排卵的时间,掌握易受孕和不易受孕的期限,在易受孕期禁欲,不易受孕期同房,在不使用工具、药物、手术的情况下达到避孕的目的。

1. 判断排卵时间的方法

（1）日期计算法:月经规律的妇女,排卵一般发生在下次月经来潮前的 14 天,将排卵的前 5 天到后 4 天这段时间作为易受孕期,避免同房。其他日期为不易受孕期。

（2）标准日期法:月经周期为 26~32 天且规则,从月经第 1 天算起,周期的第 8~19 天为易受孕期。

（3）基础体温测量法:妇女排卵后,卵巢黄体形成,分泌孕激素,孕激素的致热作用可使基础体温升高。当体温升高（升高 0.5℃左右）时,常表示排卵已完成。自体温由低升高的当天以及前后各 3 天为易受孕期。为了得到准确的基础体温,避孕妇女要严格按要求测量体温。近年国外新开发的智能测试产品由基础体温传感探头和计算机主机两部分组成,基于基础体温避孕方法的原理,能够更准确地预测排卵的时间,指导使用者在不易受

孕期同房,取得很好的避孕效果,其比尔指数可低至 0.4/ 百妇女年。

（4）宫颈黏液法（比林斯法）:妇女在月经后的前几天宫颈黏液少,阴道口无液体感觉,称为"干燥期"。随着卵泡的发育,雌激素水平增高,宫颈黏液增多,阴道口有湿润的感觉,随后黏液量逐渐增多,有张力,可拉长,稀薄,如鸡蛋清样,黏液可拉长丝达 6~10cm,这时作为"高峰日"。此后,黏液又变黏稠,逐渐消失。有黏液期为易受孕期,而干燥期和高峰日后 3 天为不易受孕期。更年期妇女的高峰日不易观察。此外,还应注意区别炎性分泌物和宫颈黏液。

（5）尿液中黄体生成素测定法:利用绝大部分妇女在尿中出现黄体生成素后的 14~28 小时内发生排卵的规律,使用尿黄体生成素试纸,测量尿中的黄体生成素水平来推测排卵日。要求使用者月经规律,每个周期至少测定 5 天。

（6）唾液结晶观察法:妇女的唾液会受卵巢分泌的雌激素的影响而发生周期性变化。在雌激素的作用下,唾液会发生羊齿状结晶图像。妇女可利用自测镜自行观察,如果有典型的羊齿状结晶,则为易受孕期。

2. 缺点和不适用人群

（1）失败率较高是本方法的主要缺点,其主要原因包括因排卵本身可能受到多种因素干扰,而预测排卵的方法也不完全安全可靠,因此,准确预测排卵日期存在一定的困难,需要经过培训和积累一定的经验,才能掌握预测排卵日期的方法。

（2）为了保证避孕效果,一般界定的易受孕期均较长,故禁欲时间也较长,需要夫妻双方的密切配合。

鉴于上述两个原因,对于需要采取可靠避孕方法或难以配合的夫妻,不宜选用此类方法。

（二）哺乳闭经避孕法

哺乳闭经避孕法（lactational amenorrhoea method）是目前国际上积极推崇的避孕方法,一方面哺乳为婴儿提供理想和无菌的营养物,而且可增强婴儿对一些疾病的免疫力;另一方面,妇女哺乳时,婴儿吸吮乳头,可刺激腺垂体分泌催乳素和神经垂体分泌催产素,抑制促性腺激素的释放,从而抑制了排卵,因而可有避孕效果。足够的哺乳次数和时间是维持有效避孕作用的关键。产后 6 个月内若不给婴儿添加辅食,且妇女月经未恢复,约有 90% 的妇女无排卵。因此,在产后 6 个月内,若母

亲完全或接近完全哺乳和持续闭经时，避孕有效率可达98%。

完全或接近完全哺乳是指：①产后4～6个月内单纯依靠母乳喂养。②婴儿饥饿时，无论日夜均随时哺乳。③如需添加辅食，先哺乳，后加辅食。④母亲或婴儿生病时，坚持哺乳。⑤不给婴儿使用奶瓶、橡皮或仿造奶头。

但是，如果产后满6个月，月经复潮，给婴儿添加辅食，则有发生妊娠的危险，应尽快选择不影响哺乳、对婴儿无害且避孕效果满意的其他避孕方法。

（三）体外排精

体外排精（coitus interruptus）是指在射精前立即将阴茎抽出，使精液排在阴道外，从而达到避孕目的的一种方法，属于传统避孕方法。

体外排精方法的优点在于不需要任何避孕药具，也无需医师指导，只需夫妇双方经过一段时间配合就能达到较满意的效果。它的缺点：一是在即将射精时要果断地将阴茎退出，容易造成性交中断影响夫妇双方性满足；二是男性在即将射精时往往有继续深入的要求，此时，稍有迟疑就可能将少量精液流入阴道造成避孕失败。为降低失败率，需注意：①使用此法的夫妇应该有较强的自制能力和性生活经验。②如重复性交，应排尿冲洗尿道内残存的精子并加用外用避孕药。③女方在围排卵期时应加用外用避孕药。④万一失败，应在性交后72小时内服用紧急避孕药或5天内女方放置带铜宫内节育器。

七、男女性绝育技术

（一）女性绝育技术

女性绝育术（female sterilization）是通过手术或手术配合药物等方法切断、结扎、电凝、环夹和药物堵塞输卵管，达到永久节育的目的。最常用的是输卵管结扎术，对已有孩子今后不再打算生育的妇女尤为合适。20世纪70年代以来，我国普遍推广采用腹壁小切口输卵管结扎术，以抽芯近端包埋法失败率最低。80年代后，部分地区开展使用经腹腔镜输卵管环、夹阻断术或腹部切口直视下放置金属夹、银夹或钢夹和镍钛夹等，这些手术操作简单、安全、组织损伤少，有利于以后复通。我国也关注非手术绝育方法，如输卵管注药黏堵、栓堵绝育术和可逆性输卵管绝育术的研究，但尚未能用于临床。

1. 常用女性绝育方法

（1）腹式输卵管结扎术：是国内外应用最多的女性绝育方法。凡夫妇双方自愿要求绝育而无禁忌证者都适用。此术所需医疗设备简便，手术安全，操作技术较易掌握；规范的操作对输卵管和系膜的组织损伤极小。而且在妇女月经后、人工流产、引产后、经腹剖宫取胎术同时和产褥期均能施行手术。可逆性好，输卵管吻合术的成功率较高。

施术的时间应酌情决定，非妊娠期以月经干净后3～8天较为合适，尽量避免在经前或经期盆腔充血时进行手术。人工流产或取器后可立即施行手术，也可以在术后一两天内实施手术。人工流产手术伴严重并发症时，如感染、子宫穿孔、宫内节育器嵌顿等，不宜同时进行手术。产褥期若顺产可在产后第一天手术，难产或可能伴感染时应观察3天，无异常情况再实施手术。哺乳期未转经者须先排除早孕，对可疑妊娠者可先诊断性刮宫后再实施手术。中期引产术者可于引产1天后实施手术。剖宫产或其他妇科手术可同时行绝育手术，但伴有感染（附件炎、阑尾炎等）不宜。

手术前应根据妇女既往病史、月经史和生育史，全身体格检查和妇科检查结果，决定是否适合手术。对已决定手术的妇女，要做好思想工作，以消除对手术的顾虑，愉快地接受手术。

输卵管结扎手术方式很多，经实践一致认为失败率低、操作简单、并发症少的术式为输卵管抽芯近端包埋和双折结扎切除法。一般术后5天左右拆线，无异常1周后出院。术后1～3个月应随访一次，以后可每年随访一次。

（2）输卵管药物堵塞绝育术：是经子宫颈通过子宫腔角部向输卵管内注入腐蚀性或细胞毒类药物，破坏输卵管黏膜，使输卵管堵塞而达到绝育的目的。由于堵塞的药物尚不理想，手术技术要求高，效果还不够满意，并可造成一定的并发症，故目前仍在研究和限制使用阶段。

（3）腹腔镜绝育术：此手术自20世纪80年代初引入我国，具有切口小、损伤小、并发症少等优点。腹腔镜绝育术的方法可分为电绝育法（单/双极电凝法）和机械绝育法（硅胶环和弹簧夹）。目前只能在具备腹腔镜设备以及掌握操作技术的单位开展，或由医师携带腹腔镜去基层医院协助开展。

腹腔镜绝育术的适应证、禁忌证、手术时间、术前注意事项和术后处理等，基本与腹式输卵管结扎术相同。与传统腹式输卵管结扎术相比，术后再妊娠率及输卵管再吻合术成功率相似，腹腔镜机械绝育法的吻合成功率也可高达80%以上。

2. 输卵管结扎术并发症及治疗　女性绝育术是一种简便、安全的手术，很少引起并发症，多数妇女术后很快恢复健康。偶尔出现的并发症，经及时处理后多可治愈。但不论并发症轻或重，仍会影响受术者的身体健康，因此，应注意无菌操作，提高手术质量，做好术前咨询和术后护理工作，防止近远期并发症的发生。与手术相关的并发症主要包括下述几方面：

（1）损伤

1）膀胱损伤：常由于手术切口位置过低，局部麻醉过多使解剖层次不清，或因盲目追求小切口，手术时间长，膀胱膨胀充盈损伤膀胱。

2）肠管损伤：因操作不熟练，误将腹膜与肠管一起钳夹切开时直接损伤肠管，或在寻找输卵管时，反复钳夹钩取而误伤肠管，也有分离粘连时，受术者肠胀气严重而伤及肠管。

3）输卵管系膜撕裂出血：提取输卵管时用力过猛造成系膜撕裂，出血往往不多，但伤及较大血管可形成血肿。

发现上述情况，术中应及时缝扎止血，对膀胱、肠管损伤应按常规进行修补；术后给予抗生素预防感染，必要时保留导尿管和胃肠减压，密切观察；正确处理，不会留下后遗症，情况严重时应及时转诊。

（2）出血：多因手术时止血不彻底，未及时发现或因术前未发现受术者凝血功能异常而造成。血肿小者可采用压迫止血；对活动性出血者须切开清除血块，止血缝合。对有进行性内出血出现失血症状者，应重新开腹、缝扎止血，必要时补液或输血，并使用抗生素预防感染。

（3）感染：可见于手术器械、用品或受术者切口处皮肤或手术者刷手消毒不严，受术者有慢性炎症史，术中追求小切口，反复操作损伤组织，止血不充分形成血肿后继发感染等。根据部位可分成腹壁切口感染和盆腔内感染两类。

腹壁切口感染初期局部出现红、肿、热、痛，可伴有发热，伤口有脓性分泌物，腹壁可摸到边界不清的包块。盆腔内感染时，腹部检查有明显压痛，严重者可形成局部脓肿包块，并伴有发热及全身反应。对切口局部感染可用热敷和理疗，化脓者应切开引流；全身感染应采用抗生素治疗。盆腔感染应选择有效抗生素，采用输液疗法，治疗要

彻底，并加强营养，卧床休息。形成脓肿应切开引流，可辅以清热、解毒中药治疗。

（4）月经改变：多数受术者在手术后月经无改变，月经改变可能与受术者术前生理状态例如产后、流产后、年龄偏大（35～40岁）、手术方法（用抽芯包埋法月经改变率较双折结扎法要低）等有关。可表现为月经不调或月经过多，可在明确原因后给予对症治疗。

（5）盆腔疼痛：可见于手术后盆腔感染，治疗未彻底而形成慢性盆腔炎，或术前有盆腔炎史。肠粘连和大网膜综合征在女性绝育术后并不多见，手术中操作过多、误伤肠管或修补后可发生粘连，出现下腹痛、恶心、呕吐或有不全或完全肠梗阻等症状。应用腹腔镜检查，可及早发现，明确诊断。对粘连范围不大的患者可在腹腔镜下行松解术，或采用理疗、补液、抗炎治疗。对肠梗阻患者须禁食补液、胃肠减压、抗生素治疗，保守治疗无效应及早手术治疗。

少数妇女可因切除输卵管组织过多或折叠结扎过多而影响血运，也可因盆腔炎粘连而出现下腹痛、腰痛和性交痛，往往是盆腔静脉淤血综合征的症状，可采用盆腔静脉造影，腹腔镜检查明确诊断，对症治疗后久治不愈者可行手术松解治疗。

（6）心身疾病（神经官能症）：术前患者对手术顾虑大，有恐惧或疑虑心理或原患有神经官能症，手术后常出现身体和精神方面的异常症状，但未发现相应器官有器质性病变。术前应做好疏导工作，使受术者及家人自愿、愉快地接受手术。手术者应具有良好的服务态度，力求提高医疗质量。术后一旦发现并明确诊断后，应与神经、精神科医师协同治疗，一般预后良好，久治无效应给予转诊。

3. 输卵管绝育术后复通术　输卵管绝育术后，由于某种原因（如子女伤亡、婚姻变化等）需要再生育者可行输卵管复通术。条件是身体健康，无生殖器官炎症或肿瘤，月经及卵巢功能正常，无再次妊娠禁忌，年龄在35岁以下（特殊情况年龄可放宽到40岁以下）。对再婚者丈夫需排除不育史，外生殖器及精液常规检查需正常。

手术在月经干净后3～7天内进行。手术前首先向受术者及家属说明复通术的成功率及各种可能出现的并发症，特别是宫外孕的问题。根据妇女绝育术的时间方法、术后并发症情况以及本次全身体格检查和妇科检查结果，决定是否适合复通手术，必要时作输卵管通畅试验或造影术。手

术后一般需卧床 2 周，以防止胶管固定支持线（管）脱落。无固定支持线（管）时，1 周后可离床活动。术后给予抗生素静脉滴注或肌内注射防止感染。也可酌情用地塞米松及酶制剂（如糜蛋白酶、透明质酸酶等）减少局部粘连。术后 1～3 个月，可作输卵管通畅试验或子宫输卵管造影术，观察效果。

为使输卵管完全暴露并保持松弛，且手术时间也相对较长，临床上多采用连续硬膜外麻醉。由于结扎部位不一，复通手术方法也有多种，故术后效果各异。输卵管吻合术后长度达 4cm 以上者，复通的成功率明显增加。据报道，复通术后并发宫外孕发病率为 3%～5%，加强术后的随访，可以及早发现，及时治疗。

（二）男性绝育技术

男性绝育术（male sterilization）是通过手术或非手术途径，阻断或堵塞输精管以阻止精子的排出，达到永久避孕的目的，方法安全、有效、简便，值得提倡和推广。男性绝育的手术方法包括：钳穿法输精管结扎术、直视钳穿法输精管结扎术、注射针头固定法输精管结扎术、输精管夹绝育术等；非手术的方法有经皮输精管注射黏堵、穿刺输精管电凝绝育等。

随着人们对男性绝育技术提出更高的要求，一些新的可复的男性绝育方法应运而生，如可复性输精管注射栓堵法、可复性输精管内装置绝育法等。这些方法虽然不同程度地解决了可逆性问题，但目前还不适于推广，有待于进一步研究和完善。

1. 常用男性绝育方法

（1）直视钳穿法输精管结扎术：此方法简便、安全、高效、经济且易于普及推广。该术是用一种特制的输精管皮外固定钳，将输精管连同被绷紧的阴囊皮肤套入钳圈内，固定在阴囊皮下。再用很锐的输精管分离钳，在输精管最突出部分穿入阴囊皮肤直至输精管腔，一次分开阴囊皮肤及输精管壁，直视下将暴露的输精管提出，分离并结扎，两残端分层隔离。由于伤口小不必缝合，以灭菌小敷料或创可贴贴敷即可。

直视钳穿法较传统的输精管结扎有许多优点：①只在阴囊壁中线肉眼可见的无血管区作一穿刺口，并在直视下提出输精管，分离并结扎。这样做创伤小，安全性高，大大减少了术后合并症。②简化了手术步骤和器械，缩短了手术时间，降低了手术费用。通常情况下，一套标准的输精管结扎器械多达 14 件，而直视钳穿法只需 3 件。传统的输精管结扎术手术，每例约需 20 分钟，而直视钳穿法只需 10 分种。③局部麻醉使用精索套式封闭，麻醉效果好，受术者可以没有任何痛苦。④手术操作简便，易于学习和掌握。

直视钳穿法输精管结扎术已在全国各省市推广应用，并取得了良好效果。世界卫生组织向世界各国推荐此项技术。

（2）经皮输精管注射黏堵术：是用注射针头经阴囊皮肤直接穿刺输精管至管腔，将黏堵剂注入输精管管腔内，造成管腔闭塞以阻止精子排出，达到永久节育的目的。

（3）可复性输精管经皮穿刺注射栓堵法（简称可复性输精管栓堵）：是用经阴囊皮肤穿刺的方法，将液态的高分子化合物聚醚型聚氨酯弹性体加压注入输精管管腔内，该弹性体会迅速固化为栓子，堵塞输精管道以阻止精子排出，达到绝育的目的。

上述两种方法都属于非手术的男性绝育方法，虽然操作简便，并受到群众的欢迎，但由于黏堵剂和栓堵剂均尚未获得注册，因此未能在临床常规应用。

2. 输精管绝育术后并发症　造成输精管绝育术后并发症的原因，主要是适应证掌握不严、手术操作不当、受术者思想有顾虑等。因此，严格执行操作规范保证手术质量、做好相关知识的科普教育、解除受术者的思想顾虑等非常重要，以预防并发症的发生。输精管绝育术后并发症主要有：

（1）出血和血肿：出血一般发生在术后 24 小时内。发生出血和血肿的原因主要是术前未发现有出血素质、手术入路未避开血管、术中止血不彻底，加上输精管周围组织疏松，出血很难自行停止。依出血部位不同，可发生阴囊皮肤淤血、精索血肿和阴囊血肿。皮肤淤血一般不需特殊处理，可自行消退。精索和阴囊血肿应密切观察，小血肿可给予理疗促进吸收，同时加用抗生素控制感染。大血肿需切开止血，清除积血，放置引流条，抗生素控制感染。只要做好术前检查，术中止血彻底，术后留院观察 1 小时，即可有效避免出血的发生。

（2）感染：包括由手术引起的切口感染、精索炎、附睾炎、精囊炎。其原因在于皮肤消毒不严，术中未能严格无菌操作，也可能有潜在的风险因素。感染的主要症状是局部肿胀、疼痛，严重者可伴有发热等全身症状。发生感染时应及时用抗生素治疗，以免迁延为慢性炎症。为预防感染，术前务必清洗好外阴，尤其是阴囊皮肤。术中严格无菌操作,尽量减少组织损伤,做好术后随访,早期发现及时治疗一般都能治愈。

(3)痛性结节:输精管绝育术后短期内局部有轻微疼痛是正常的,但如术后3个月手术区域仍感疼痛,且放射至腹股沟及腰骶部,检查输精管手术部位结节有明显压痛,应视为不正常,称为痛性结节。痛性结节与多种因素有关,如结扎输精管残端感染,结扎线引起的异物肉芽肿,组织分离欠清晰,结扎了神经纤维,神经纤维结节样增长等。一般采用局部封闭治疗,反复发作的可给予结节切除。减少术中损伤,预防感染,清晰剥离输精管,避免结扎神经纤维,以电灼代替结扎等,均可避免痛性结节的发生。

(4)附睾淤积症:输精管绝育术后6个月以上,自觉附睾肿胀、疼痛,检查发现附睾肿大甚至有硬节,有明显压痛,称附睾淤积症。附睾有很强的回吸收功能,输精管堵塞或阻断后,睾丸产生的精子和睾丸液一般都能在附睾内分解吸收。有些因素如较大的损伤、感染都会影响附睾的回吸收功能,导致附睾管扩张甚至破裂,精子外溢到间质,形成无菌性炎症,出现疼痛症状。这种炎症往往周期性反复发作,因此疼痛的症状也时轻时重。可采用理疗改善局部血液循环,增强附睾吸收功能。经久不愈的可手术治疗,行输精管吻合术或附睾切除术。附睾淤积症关键在于预防,术中操作要细致,减少不必要的损伤和感染,特别要避免输精管动脉的损伤。此外,结扎部位不宜离附睾太近。

3. 输精管绝育术后复通术 随着男性绝育技术的推广应用,由于各种原因需要再生育的人数也日渐增多。因此,复通和复孕已成为人们关注的问题,也是影响男性绝育技术推广的主要因素之一。

目前常用的输精管复通方法有两种:一是常规的输精管吻合术;二是输精管显微外科吻合术。常规的输精管吻合术,是经消毒、局麻后,做阴囊切口,将输精管结扎结节暴露,游离结节两端输精管约1cm,切断,探查两端输精管均通畅后,肉眼下将两断端用尼龙线间断缝合,并在管腔内放置支架。因在肉眼下吻合,管腔对合不十分理想,因此复通率较低,一般在38%左右。近年来有条件的地方均改用输精管显微外科吻合,即在手术显微镜下(放大25~40倍),用更细的尼龙线作间断缝合,管腔对合整齐,不需放置任何支架,复通率一般都能在90%以上,高的可达98%。但由于免疫等因素,输精管复通后的复孕率为60%左右,还

不理想。目前国内外的科学家均在进一步研究,人们都希望能有一种安全、简便、可复的男性绝育方法用于临床。

八、紧急避孕

在未采取避孕措施下的同房或避孕措施失败(避孕套破损、滑脱、体外排精失去控制、安全期误算)后72小时内服用药物或5天内放置带铜宫内节育器以避免妊娠,称为紧急避孕(emergency contraception)。

(一)作用机制

紧急避孕可以在妇女月经周期的任何时间使用。不同类型的紧急避孕药的作用机制有所不同。在卵泡期使用紧急避孕药可以抑制排卵,使下次月经提前或延期。多数紧急避孕药作用于子宫内膜,使之不利于受精卵着床。紧急避孕药还可能影响受精过程及输卵管蠕动,以阻止妊娠。

宫内节育器用于紧急避孕的原理除可杀伤精子或受精卵外,还可改变子宫腔内环境阻止受精卵着床。铜离子可明显加强宫内节育器的抗生育效果,在紧急避孕时应选择带铜宫内节育器。

无论是服药还是放置带铜宫内节育器都是距同房时间越短效果越好。

(二)可采用的主要方法

目前我国采用的紧急避孕方法可分为两大类:一类是药物;另一类是放置带铜宫内节育器。

1. 药物及用法

(1)单纯孕激素:左炔诺孕酮紧急避孕片,每片0.75mg,每次1片,间隔12小时,共服2次。也可将2片一次顿服,效果和副作用与分次服用没用差别。目前,上市的左炔诺孕酮片,就是1.5mg的片剂,一次服用1片即可。

(2)抗孕激素:米非司酮单次口服25mg或10mg用于紧急避孕,均可取得满意效果,由于米非司酮还可以用于流产药物,为安全起见,用于紧急避孕时也应作为处方药,在医师的指导下使用。

(3)孕激素受体调节剂:醋酸优力司特是近年来在国际上新上市的紧急避孕药,可将服用的时间延长到未保护同房的120小时,单次口服30mg。

2. 放置带铜宫内节育器 放置带铜宫内节育器用于紧急避孕的效果满意,可作为经产妇女首选的紧急避孕方法,由于放置带铜宫内节育器对盆腔感染性疾病或性传播感染均无防护作用,因此在放器前应慎重地除外盆腔炎、性传播感染或

危险因素,特别对未产妇应更加慎重。

(三)避孕效果

对紧急避孕效果的评估有两种表示方法:一种是使用有效率(做专业统计时使用,在此不详述);另一种是使用失败率。失败率是以实际发生的妊娠人数除以服药或放置宫内节育器人数所得的百分数。各种紧急避孕药物的失败率约为2%,放置带铜宫内节育器的失败率低于1%。

(四)紧急避孕法的优点

1. 是在夫妻意识到有可能发生不希望的妊娠后,短时间内唯一可采取的补救措施。

2. 紧急避孕药物的使用方法简便、有效。

3. 放置带铜宫内节育器可同时提供长效高效避孕方法。

(五)紧急避孕法的缺点

1. 在服用紧急避孕药后有再次的未保护同房,仍可导致妊娠。

2. 放置带铜宫内节育器需到具备条件的医疗单位就诊。

3. 未产妇放置宫内节育器可能有困难或引起疼痛。

4. 紧急避孕药仅能作为补救措施,不宜反复使用。

(六)不良反应

1. 服用紧急避孕药后少数妇女可能发生恶心、呕吐或头痛、乳房胀痛,一般并不严重,无需处理。部分妇女下次月经可能提前或后延。

2. 放置宫内节育器后短期可能发生点滴出血或腰腹痛,但一般均较轻微。

(七)注意事项

1. 紧急避孕药对发生在用药后的同房无防护作用,故用药后到下次月经前应避免同房或使用避孕套。若有再次无防护的同房,应再次使用紧急避孕药。

2. 如服用紧急避孕药后2小时内发生呕吐,应立即补服同样剂量的药物并使用止吐药。

3. 预期的下次月经1周后如月经仍未来潮,应去医院检查,除外妊娠。

4. 紧急避孕不能作为常规避孕方法,故应尽早落实常规和高效的避孕措施。

5. 放置宫内节育器的妇女应按医师要求定期随访检查。

6. 左炔诺孕酮紧急避孕药无致畸作用,如果紧急避孕失败发生妊娠,无需终止妊娠。

(八)紧急避孕服务的提供

紧急避孕药可随时在药店购买,有些地区也能提供免费的紧急避孕药,放置宫内节育器则需去医疗卫生机构就诊。应加强对群众的宣传,使她们了解当地紧急避孕的咨询电话,以在需要时及时联络。

专家点评:服务提供者应掌握避孕方法,根据有效性和使用期限所进行的分类,在服务中,根据群众的需要优先推荐高效避孕方法。包括长效可逆和长效永久在内的长效避孕方法均属于高效避孕方法。对选择非高效避孕方法的服务对象应指导其坚持和正确使用,以降低使用失败率。

(吴尚纯)

第三节　人工终止妊娠

导读:对我国目前常用的人工终止早期和中期妊娠的方法进行介绍,包括终止早孕的负压吸宫术和钳刮术,终止中期妊娠的依沙吖啶羊膜腔内注射术。药物流产中包括用于停经49天的早期妊娠和用于8~16周的早期和中期妊娠。

人工终止妊娠是避孕失败的补救措施,也适用于因某种疾病或胎儿异常不宜继续妊娠者,但不能作为一种避孕方法。根据终止妊娠的方法,可分为手术和药物两种方式。根据妊娠时间的长短,可分为早孕人工流产(induced abortion)和中期妊娠引产。

一、负压吸宫术

负压吸宫术(vaccum aspiration)适用于10周以内的妊娠,使用金属或塑料制成的吸管,进入宫腔,利用负压将胚囊/胚胎和脱膜组织吸出,达到终止妊娠的目的。

为保证手术的安全性,对有生殖道急性炎症,如阴道炎、急性或亚急性宫颈炎、急慢性盆腔炎、性传播疾病的妇女,需在妥善治疗后方可施术。另外,在各种疾病的急性阶段,全身健康状况不良不能耐受手术以及术前24小时内间隔4小时,两次测体温均在37.5℃以上者,需纠正后才能手术。在手术前需做好下述准备工作:

（一）术前准备

1. 做好术前咨询，解除受术者的思想顾虑，并签署知情同意书，与受术者讨论避孕方法，如选择宫内节育器，可在负压吸宫术后即刻放置。

2. 详细询问病史及避孕史，特别注意是否存在某些高危情况，如：年龄≤20岁或≥50岁，反复人工流产史、剖宫产后6个月、哺乳期、生殖器畸形或合并盆腔肿瘤、子宫极度倾曲、有子宫穿孔史及子宫肌瘤剔除术史、带器妊娠及有内外科合并症等，如上述情况不能处理，应及时转诊。

3. 进行必要的临床检查，如心、肺听诊，测量血压、体温，做妇科检查，仔细检查外阴、阴道、宫颈和子宫，及时发现异常情况和高危因素。

4. 做必要的辅助检查，包括做尿妊娠试验和超声检查，确认宫内妊娠及孕周。做血、尿及阴道分泌物常规检查，如有阳性发现应治愈后再手术。

（二）手术的实施和注意事项

负压吸宫术应在各级正规的医疗卫生机构实施，机构应当具备手术所需的设备和器械。实施手术的技术服务人员需经过培训，取得实施手术的资质。严格按照负压吸宫术的操作常规进行，注意无菌操作，以防感染。术前使用麻醉或药物对宫颈进行预处理，可减轻术中的疼痛并有效防止人工流产综合征的发生。局部麻醉常使用丁卡因或利多卡因于扩张宫颈前1~2分钟涂抹于宫颈口内，也可用棉签蘸1%的丁卡因或0.4g含丁卡因的润滑止痛胶插入宫颈，1~2分钟后宫颈管扩大；宫颈旁阻滞麻醉常使用0.5%~1%普鲁卡因3~5ml或2%的利多卡因于宫颈旁3点、9点处注射，均可镇痛并扩张宫颈；静脉麻醉即"无痛人工流产"，是近年来临床上较多应用的麻醉方法，镇痛效果较好，但对麻醉师及医疗机构的要求较高，并需在术中监测生命体征变化，以保证麻醉安全。扩张宫颈可在吸宫术前1~2小时口服或阴道放置米索前列醇200~400μg或阴道后穹窿放置卡前列甲酯栓0.5~1mg。

（三）术后处理

手术后应指导并及时落实避孕措施，如复方口服避孕药、皮下埋植剂、宫内节育器等，并告知下述注意事项：

1. 术后1个月内不可有房事和盆浴，以免发生感染。

2. 如术后出现阴道出血不止或增多、腹痛、发热或阴道出血持续超过2周，应随时就诊。

3. 术后1个月转经后应随访复查1次。

二、钳刮术

钳刮术（dilatation and curettage）适用于10~14周的妊娠，但有生殖道炎症如阴道炎、急性或亚急性宫颈炎、急慢性盆腔炎、性传播疾病等，或各种疾病急性期或全身健康状况不良不能耐受手术者，或术前两次体温间隔4小时在37.5℃以上者，应经治疗纠正方可手术。

（一）术前准备

除与负压吸宫术作相同的准备外，钳刮术前还需做出凝血时间、血型检查，必要时作肝功能及心电图检查等。并与受术者讨论术后可选择的避孕方法，如选择宫内节育器，可在钳刮术后即刻放置。钳刮术前必须进行宫颈准备，可选用下述方法之一：

1. 机械扩张法 在实施本法前，需阴道冲洗上药2~3天，以防感染。可选用下列方法之一：

（1）术前24小时用18号专用无菌导尿管1根，放入宫腔内，留下部分用无菌纱布卷住，置于后穹窿。

（2）术前24小时用灭菌宫颈扩张棒或亲水材料制成的扩张棒置入宫颈进行扩张。

2. 药物扩张法 可选用下列方法之一：

（1）术前2~3小时口服米索前列醇0.4~0.6mg。

（2）术前1~2小时将卡前列甲酯栓0.5~1mg置入阴道后穹窿。

（二）手术的实施和注意事项

钳刮术比负压吸宫术复杂，出血量也较多，可能发生较为严重的并发症，因此，应当在具备完善的抢救、输血条件级别较高的医疗卫生机构，由有经验的资深医师实施手术。术中注意严格无菌操作，凡进入宫腔的任何器械严禁碰触阴道壁，以防感染。因胎体较大，在钳夹胎儿骨骼通过颈管时不宜用暴力，钳出时以胎体纵轴为宜，以免损伤宫颈管组织。出血较多时，可宫颈注射缩宫素10U。必要时可静脉滴注催产素。特别需警惕发生羊水栓塞。

（三）术后处置

手术后应指导并及时落实避孕措施，如短效复方口服避孕药、皮下埋植剂、放置宫内节育器等，并告知下述注意事项：

1. 妊娠3个月内实施钳刮术术后休息3周，妊娠3个月以上实施钳刮术术后休息1个月。

2. 术后 1 个月内不可有房事和盆浴，以免发生感染。

3. 如术后出现阴道出血不止或增多、腹痛、发热或阴道出血持续超过 2 周，应随时就诊。

4. 术后 1 个月转经后应返诊复查 1 次。

三、依沙吖啶羊膜腔内注射中期妊娠引产

依沙吖啶（ethacridine），通用名利凡诺（RIVANOL），又称雷佛奴尔，是一种强力杀菌剂，能引起离体和在体子宫肌内的收缩。将 0.5%～1% 依沙吖啶 10ml（含依沙吖啶 50～100mg）注入羊膜腔内，能引起子宫收缩，促使胎儿和胎盘排出。适用于妊娠 14～27 周内而无禁忌证者。临床引产效果可达 90%～99%。

但对于中央性前置胎盘的妊娠及对依沙吖啶过敏者，禁止使用此方法。对于全身健康状况不良且不能耐受手术者、处于各种疾病的急性阶段、有急性生殖道炎症或穿刺部位皮肤有感染者以及术前 24 小时内，间隔 4 小时，两次测量体温在 37.5℃ 以上者，需经治疗或纠正后方可实施手术。对于子宫体上有手术瘢痕、宫颈有陈旧性裂伤、子宫颈因慢性炎症而电灼术后、子宫发育不良者，应在应急措施完备的医疗卫生机构进行。

（一）术前准备

1. 详细询问病史，做好术前咨询，说明可能发生的并发症。夫妻双方知情，签署同意书。与受术者讨论避孕方法，如选择宫内节育器，可根据情况在引产术后立即放置。

2. 进行临床检查，测血压、体温、脉搏，妇科检查注意有无盆腔肿瘤、产道瘢痕及畸形等。

3. 检查血、尿常规及出血、凝血时间，血型、心电图、乙型肝炎病毒表面抗原，肝、肾功能的测定。做超声胎盘定位和穿刺点定位。

4. 受术者术前需清洗腹部及会阴部皮肤。

（二）引产手术的实施和注意事项

为确保安全，依沙吖啶羊膜腔内注射（intra-amniotic injection of ethacridine）引产必须到有一定的技术能力和急救设备的区、县级以上医疗卫生机构进行。服务对象必须住院，医师应当严格掌握羊膜腔内注射引产的适应证及禁忌证，并在引产过程中给予严密监护。羊膜腔注药的操作应在手术室或产房进行。注药过程中注意无菌操作，按正确规程操作，避免损伤胎盘。注药后必须住院，严密观察有无过敏反应和其他不良反应，监测体温，观察宫缩和阴道出血等情况。宫缩发动后，胎儿的娩出必须在产房中进行，过程与正常分娩相似。注意及时发现和处理胎盘残留、宫缩乏力出血、软产道裂伤等异常情况。合理使用缩宫素。

（三）术后处置

术后医护人员应详细填写引产记录，给予受术者抗生素、宫缩药和回乳药，指导并及时落实避孕措施，如复方口服避孕药、皮下埋植剂、宫内节育器等，并告知以下注意事项：

1. 术后休息 1 个月。

2. 术后 1 个月内不可有房事和盆浴，以免发生感染。

3. 如术后出现阴道出血不止或增多、腹痛、发热或阴道出血持续超过 2 周，应随时就诊。

4. 术后 1 个月转经后应返诊复查 1 次。

四、药物终止妊娠

目前国内普遍采用的药物流产（medical abortion）方案是米非司酮与米索前列醇合并使用，米非司酮是一种抗孕激素，能够使胚胎停止发育，米索前列醇是一种前列腺素，能够软化、扩张宫颈，诱发子宫收缩，促使已停育的胚胎和蜕膜组织排出。根据妊娠的时间，可分为药物终止早期妊娠和药物终止 8～16 周妊娠。

（一）药物终止早期妊娠

1. 适应证

（1）停经在 49 天以内（从末次月经第 1 天算起）的正常宫内妊娠，18～40 岁健康妇女。

（2）手术人工流产的高危对象：如严重骨盆畸形、子宫畸形、子宫极度倾曲、宫颈发育不全或坚韧、剖宫产 6 个月内、瘢痕子宫、哺乳期妊娠、多次人工流产史等。

2. 禁忌证

（1）米非司酮禁忌证：肾上腺疾患、糖尿病等内分泌疾患、肝肾功能异常、妊娠期皮肤瘙痒史、血液疾患和血管栓塞病史、与甾体激素有关的肿瘤。

（2）前列腺素禁忌证：心血管系统疾病、高血压、低血压、青光眼、胃肠功能紊乱、哮喘、癫痫等。

（3）过敏体质。

（4）带器妊娠、异位妊娠或可疑异位妊娠。

（5）贫血（血红蛋白低于 95g/L）。

（6）妊娠剧吐。

（7）长期服用下列药物：利福平、异烟肼、抗癫痫药、抗抑郁药、西咪替丁、前列腺素生物合成抑

制药(阿司匹林、吲哚美辛等)、巴比妥类药物。

(8)吸烟超过10支/d或酗酒。

(9)服务对象居住地远离医疗卫生机构而不能及时返诊者。

3. 服务提供　药物流产必须在已获得药物流产许可证的区、县级或以上医疗卫生机构进行,机构应具备急诊刮宫、给氧、输液、输血等抢救条件,不具备上述条件的单位必须有就近转诊条件。服务对象不能在药店自行买药流产。

(1)药物流产前的准备

1)孕妇要提供有关病史,带病历、保健手册,供医师参考。

2)进行必要的临床检查,如测量血压、体温及妇科检查,仔细检查外阴、阴道、宫颈和子宫,及时发现异常情况。

3)做必要的辅助检查,包括做尿妊娠试验和超声检查,确认宫内妊娠及孕周。做血、尿及阴道分泌物常规检查,如有阳性发现应治愈后再流产。

4)服务人员要详细解释药物流产的用药方法、流产效果(完全流产率约90%)和可能出现的不良反应,孕妇要听懂并签署知情同意书后方可取药离去。

(2)用药方法和流产过程:在药物流产的第一天,孕妇服用米非司酮,可以一次服用150mg,也可以分次在2天内服完。服药第三天上午,应在医院给予米索前列醇,可以口服或阴道内放置,然后留院观察孕囊排出的情况。有异常情况,如出血过多等可及时处理,必要时需行手术清宫。如使用前列腺素6小时后胚囊尚未排出,且无活动性出血者可离院,并预约在1周左右返诊随诊。

(3)随访:为保证药物流产的安全,药物流产妇女应按规定准时到医院随访,如有特殊情况应随时返诊。

第1次:流产后2周随访,出血未止,应做B超或hCG,给予相应处理。

第2次:流产后6周随访,评定流产效果,了解月经恢复情况,落实知情选择避孕措施。

另外,使用米索前列醇后胚囊未排出的妇女,需在用药后1周返诊1次,了解胚囊是否排出,如胚囊仍未排出,应做超声或hCG检查,确诊继续妊娠或胎停育者,行负压吸宫术终止妊娠。如胚囊排出且阴道出血不多者,预约用药2周后返诊。

(4)流产注意事项

1)服药必须按时,不能漏服,用药期内不可同时服用吲哚美辛、水杨酸、镇静剂及广谱抗生素。

2)药物流产过程中医护人员应随时注意鉴别异位妊娠、葡萄胎及绒毛膜上皮癌。

3)服药及胚囊排出后如突然出现大量活动性阴道出血、持续腹痛或发热等异常情况,均需及时急诊处理。

4)药物流产后应尽快落实避孕措施,包括即时开始服用短效复方口服避孕药。如未服用短效口服避孕药,则流产后至月经恢复前应禁止性生活,月经恢复后应及时落实高效避孕措施,避免重复流产。

(5)药物流产结局评定标准

1)完全流产:用药后胚囊自行完整排出,或未见胚囊完整排出,但经超声检查宫内无妊娠物,未经刮宫,出血自行停止,尿hCG转为阴性,子宫恢复正常大小。

2)不全流产:用药后胚囊自然排出,在随诊过程中因出血过多或时间过长而实施清宫术者,清出物经病理检查证实为绒毛组织或妊娠蜕膜组织者。

3)流产失败:至用药第8天胚囊仍未排出,经B超证实胚胎继续发育或停止发育,最终采用负压吸宫术终止妊娠者,均为药物流产失败。

(二)药物终止8～16周妊娠

药物终止8～16周妊娠除与药物终止早孕所适用的孕周不同外,其他的主要不同:一是原则上要求住院实施药物流产,特别是妊娠≥10周者必须入院,妊娠8～9周者可酌情在门诊观察用药;二是用药的方案更简单,顿服法为米非司酮200mg口服。分次服法为米非司酮100mg,每天1次口服,连续2天。首次服用米非司酮后的36～48小时(第3天上午)在病房或门诊口服米索前列醇400μg,如无妊娠产物排出,可间隔3小时重复给予米索前列醇400μg,最多用药次数不超过4次。其他方面,如用药的禁忌证、常见不良反应、随访要求等多与药物终止早孕相似。服务对象住院实施药物流产,应遵循医嘱以保证流产的效果和安全。

五、人工终止妊娠对生殖健康的影响

无论采用何种方法人工终止妊娠,都有可能发生并发症,虽然发生率很低,但由于一些并发症难以治愈,所产生的影响时间长、后果严重,故应予以重视。人工流产的近期并发症主要包括人工流产综合征(流产时突然血压降低、脉搏变慢、心慌等)、出血、子宫穿孔、感染等。远期并发症包括盆腔炎性疾病、宫颈宫腔粘连、子宫内膜异位症、月经失调等，这些并发症不仅可能导致继发不孕，并且即使妇女得以再次妊娠，也会面临更多的孕期和分娩过程的风险，如流产、胚胎停育、前置胎盘、早产等，分娩时发生胎盘粘连或胎盘植入的概率也会增加，一旦造成大量出血，将危及产妇生命。除对妇女身心健康造成不利影响外，人工流产并发症还会增加早产儿、低体重儿的风险，对婴幼儿健康产生不利影响。人工终止妊娠并发症的发生风险与人工流产的次数、孕周有关，次数越多、孕周越大，发生并发症的风险越高、程度也越严重。

预防人工流产并发症最有效的办法就是不要把人工流产作为避孕方法，要提倡坚持以避孕为主，减少非意愿妊娠的发生。另外，一旦发生非意愿妊娠，应尽早到正规的医疗卫生机构施行人工流产，因为妊娠时间越长，流产过程越复杂，损伤越严重，流产过程中发生并发症的可能性越大。无论采用何种方式终止妊娠，都要严格除外禁忌情况，充分作好术前准备，认真制订应对高危人工流产的预案，这些措施都可以有效降低人工流产并发症发生的风险，减少对妇女生殖健康的不利影响。

> **专家点评：人工终止妊娠虽然整体而言安全、有效，但其对女性的身心健康均有潜在的不良影响。人工流产的次数越多、孕周越大，风险越高，对生殖健康的影响越严重。应教育群众避免非意愿妊娠和人工流产。**

（吴尚纯）

第四节 提供以人为本的避孕节育服务

> 导读：对不同人群，包括人工流产后或产后妇女避孕方法选择的建议，是对不同群体的避孕指导。对《避孕方法选用的医学标准》的介绍，是向服务提供者推荐的使每一位服务对象能够安全避孕的技术指南。

避孕节育服务的目标是各具特点的个体，具有某些共同特点的个体聚集成特定的人群。在制定技术规范时，所关注的是不同人群的特点和需求。有些特定人群的特点和需求与其所处的时期密切相关，因此，在制定技术规范时是以时期为依据的，例如人工流产后避孕和产后避孕等。

在实际工作中，服务提供者需要针对不同的个体，提供个性化的避孕节育服务。

一、不同人群的避孕方法选择

对常见不同人群避孕方法选择的原则性指导建议如下：

（一）新婚或未育夫妇

考虑到不久将准备生育，可选择能够迅速恢复生育能力的避孕方法，如避孕套，但应坚持和正确使用，新婚夫妇可能因性生活经验不足，要特别注意使用方法。短期内不打算要孩子的夫妇，可采用短效复方口服避孕药，最好于结婚前的最后一次月经的第1天或5天开始服药，如果预先未能安排服药时间，也可先服探亲药。由于长效口服避孕药和避孕针停药后需待一段时间才能妊娠，打算近期怀孕的夫妇不宜选用。新婚期间，由于生活、情绪、身体状况等多方面的影响，妇女的排卵受影响，因此不宜采用安全期避孕。

（二）已有一个子女的夫妇

应首选长效避孕方法，如宫内节育器或皮下埋植避孕剂。宫内节育器的使用期限一般在10年以上，皮下埋植剂可使用3年、4年或7年，两种避孕方法对今后生育均无影响。单纯孕激素长效避孕针的避孕效果十分可靠，每年注射4次，也符合长效、高效的要求，停药后生育能力恢复的时间稍长于宫内节育器和皮下埋植避孕剂。如能坚持每天服药，短效口服避孕药的避孕效果也十分理想，亦可作为已生育妇女的一种选择。

（三）已有两个子女或不打算再生育的夫妇

已决定不再生育的夫妇或因身体情况不宜生育的夫妇除可选用上述避孕方法外，也可选择男性或女性绝育手术。万一需要再生育，可行输卵管或输精管吻合（再通）手术。

（四）剖宫产术后的妇女

剖宫产术后有发生瘢痕妊娠的风险，无论是人工终止妊娠还是继续妊娠，都会给妇女的健康带来风险，因此剖宫产术后的妇女应尽快落实高效避孕措施，如放置宫内节育器或皮下埋植，如果已有2次或以上剖宫产史，而且也不打算再生育的夫妇，应考虑施行女性或男性绝育术。

（五）哺乳期妇女

产后6个月内，完全母乳喂养，并且月经尚未恢复的妇女可单纯依靠哺乳闭经避孕方法，避孕效果达98%；3个基本条件中只要有一条改变，即需马上改用其他避孕方法。可选择的避孕方法包括放置宫内节育器、皮下埋植及长效单纯孕激素避孕针。后两种方法虽是人工合成的甾体激素，但只含孕激素，对哺乳无影响。哺乳妇女不宜选用短效口服避孕药，因药中的雌激素对哺乳有不利影响。

（六）40岁以上妇女

如原来使用宫内节育器且无明显不良反应，可继续使用，直到绝经后0.5～1年内去医院取出。已使用口服避孕药或皮下埋植避孕剂的妇女，如不吸烟并具备定期检查的条件，可继续使用。避孕套与杀精剂合用，不仅可提高避孕效果，而且因增加阴道的湿润度，可改善性生活质量，是高龄妇女较适宜的选择。

（七）患有其他疾病

患有疾病的服务对象，应在医师的指导下选择避孕方法，医师会在了解病情、治疗，特别是用药情况，并进行临床检查后，根据患者的情况和对避孕方法的需求提出具体建议。服务对象再根据医师的建议自主做出决定。

一般的原则是患有严重的心、肝、肾疾病，高血压、糖尿病的妇女不宜用激素避孕药具，近期内有不规则阴道出血的妇女，在未明确诊断前暂不宜使用宫内节育器或激素避孕药具，可临时采用避孕套（男/女用）配合外用避孕药，但由于这两种避孕方法因使用不当造成的失败率较高，不宜长期使用。对于不需再生育的夫妇，应待病情诊断明确或得到控制后尽快施行绝育手术。

患有性传播疾病或易感染人群，无论采用何种方法避孕均应额外加用避孕套，因为除避孕套外，其他避孕方法均不能有效避免性传播疾病的感染。

对更多人群避孕方法选用的建议可参考《女性避孕方法临床应用的中国专家共识》。

二、避孕服务的重要时机

进入21世纪以来，随着人口和计划生育工作的两个转变（即工作思路和工作方法的转变）和生育政策的调整，群众的避孕意识和寻求服务的主动性均有明显减弱。长效避孕方法的使用率显著下降，代之以临时避孕方法（避孕套、外用避孕药、紧急避孕药）的使用持续增加，加之还有大量群众，特别是年轻、未婚女性不采用任何避孕措施，致使因非意愿妊娠所致的人工流产数量居高不下。为促进高效避孕方法的使用，近10年来，国内外倡导服务提供者利用一切机会，不失时机地帮助服务对象落实长效避孕措施。

（一）人工流产后避孕服务

人工流产是非意愿妊娠女性主动寻求避孕节育服务的时机，此时，服务对象的避孕动机也会有所增强。20世纪90年代，国际上提出流产后计划生育服务（post abortion family planning services）的理念，世界卫生组织于1997年制定了《流产后计划生育服务项目管理实用指南》。借鉴国际的理念和经验，我国通过对人工流产后避孕服务（post abortion contraceptive services）科研项目的探讨和流产后关爱公益项目的实施，形成了一套行之有效的流产后避孕服务的流程。2018年，国家卫生健康委员会在前期工作的基础上，发布了《人工流产后避孕服务规范》（2018年版）（简称《服务规范》），将流产后避孕服务纳入计划生育技术服务的常规工作，成为医疗卫生机构和医护人员的工作职责。

《服务规范》指出，流产后避孕服务的对象是孕27周内因非意愿妊娠接受人工流产术的妇女。流产后避孕服务是一套标准化的服务流程，包括宣传教育、一对一咨询、指导服务对象在人工流产后即时落实高效避孕措施等服务。流产后避孕服务是贯穿术前初诊、手术当日和术后随访等多环节的持续服务，在服务过程中，服务提供者将针对服务对象避孕失败原因，向她们澄清避孕节育的误区，介绍适合不同生理生育期和生育计划的避孕方法，提出服务对象人工流产后适合使用的避孕方法建议，指导服务对象在接受人工流产术之前即选定术后将采用的避孕方法。《服务规范》强调应向服务对象重点推荐高效避孕方法，鼓励使用长效避孕方法，特别是对存在手术风险的高危人群和发生重复人工流产高风险人群。还要求服务提供者对由服务对象自行使用的避孕方法，给予科学指导。对口服避孕药、避孕套等避孕效果受服务对象使用行为影响较大的方法，强调必须坚持和正确使用。并向服务对象告知国家免费提供的避孕药具的种类和可以免费接受的手术种类。

通过《服务规范》的实施，服务对象及其配偶（伴侣）预防非意愿妊娠的意识和能力得以提高，流产后即时和6个月内长效、可逆、高效避孕措施落实率明显增加，流产后 1 年内重复流产率显著下降，保护妇女的生育能力，而且大大提高了群众对计划生育服务的满意度。

（二）产后避孕服务

产后避孕（postpartum contraception）是指在婴儿出生后 12 个月内，为防止意外妊娠及过短的生育间隔而采用避孕措施。我国产后避孕服务薄弱，在许多地区甚至缺失。产后妇女，如果不是纯母乳喂养，分娩后 6 周，即便月经未恢复，也可再次妊娠。有充分的数据显示，产后 12 个月内妊娠对母婴健康均有不利影响。2013 年，世界卫生组织制定了《产后计划生育战略》旨在促进产后避孕服务在全球的开展。我国卫生健康行政部门充分重视产后避孕服务工作，通过试点研究探索开展产后避孕服务有效途径，并着手制定产后避孕服务规范。

产后避孕的形式与人工流产后避孕服务相同，包括宣传教育、一对一咨询、指导服务对象在产后尽快落实高效避孕措施等。与流产后避孕服务不同的是，其服务的时点更多，持续时间更长，需要更多部门间的协同努力。而且，由于分娩方式、哺乳等情况的影响，对避孕方法的选择也要有更专业的指导。

目前国内外专家对产后避孕首选的避孕方法有充分共识，鉴于理想的两次生育间隔至少应是 2 年，故建议将长效避孕方法作为首选。对于有意愿母乳喂养的服务对象，鼓励她们在产后 6 个月内坚持母乳喂养，并告知哺乳闭经避孕法的 3 个要点。对于仍有生育意愿但不能母乳喂养的服务对象，应告知可在分娩的同时放置宫内节育器，或在产后出院前放置皮下埋植避孕剂。对于已有 2 个及以上子女且无生育计划的服务对象，应告知可在剖宫产后即时行绝育术，或在分娩后出院前实施绝育术。对本次或既往为瘢痕妊娠、异位妊娠、产科大出血等不良孕产史或有 2 次及以上剖宫产术史和再次妊娠存在高危风险因素可能危及生命的妇女，要告知风险，指导知情自愿选择输卵管绝育术或男性绝育手术。

产后尽早落实避孕措施的可行时机有限，只有分娩后即时和产后 42 天随访，这两个时机错过后，妇女主动寻求避孕服务的可能性越来越少。因此，对孕产妇产后避孕的教育和咨询，必须开始于产前，除在孕妇学校开设产后避孕专题讲座外，最迟至孕 36 周，服务提供者应向孕妇进行产后避孕的咨询指导，帮助她们对拟采用的避孕方法作出选择，并记录在案。这样才能使选择长效避孕方法的产妇能够在分娩后即时落实所选择的方法。产后访视和 42 天随访时的避孕咨询对有效把握这一落实长效可逆避孕措施的关键时机至关重要。产后 6 周时，无论何种分娩方式，无论是否哺乳，也无论何种长效避孕方法，均可得以落实。对于产后 6 周以后仍未避孕或采用临时避孕方法的妇女，则可利用 1 岁内儿童保健服务的机会，继续督促她们尽快落实高效避孕措施。

做好产后避孕服务，需要不同机构间、助产机构内不同部门间的协调，需要建立行之有效的服务流程，需要孕产保健、儿童保健、计划生育、基本公共卫生等服务的有机整合，需要对人员进行理念、知识和技能技巧的培训。产后避孕服务能够减少产后非意愿、降低母婴健康风险，具有重要的公共卫生意义，应积极推广并切实做好。

三、指导服务对象安全使用避孕方法

国内外可为群众提供的避孕技术方法和产品种类繁多，不同技术方法和产品的性能特点不同，且其专业性强、进展快，而接受或使用这些避孕方法的服务对象又具有各自的生理、心理和社会、经济、文化等方面的特殊性，需求各异。为保证有避孕需求的所有人群（包括青少年，年龄较大，处于性传播感染、人类免疫缺陷病毒感染高度危险的服务对象及获得性免疫缺陷综合征患者等）能安全、有效地选用适当的避孕方法，世界卫生组织于 1996 年编写了《避孕方法选用的医学标准》（简称《医学标准》）。截至 2015 年《医学标准》已进行了 4 次定期修订（现为第 5 版），成为国际上公认的重要的计划生育技术指南。《医学标准》着重于指导"谁"可以安全地使用某种避孕方法，为有明确特征或存在已知的医学情况的妇女和男性提出针对个人安全地使用不同避孕方法的建议，因此具有重要的实用价值。

《医学标准》以表格的形式排版，在表格的横向栏目为"情况"，列出临床常见的 60 余种生理和病理情况，如年龄、哺乳、肥胖、吸烟，患有子宫肌瘤、高血压、甲状腺疾病、抗反转录病毒治疗等。在纵向栏目，分 10 个类别列出常用的避孕方法。在行与列的交汇处，所显示的阿拉伯数字是对每种避孕方法开始和继续使用的医学标准的建议级别，共分为 4 级。1 级为使用此种避孕方法没有任何限制；2级为使用此种避孕方法的益处常常超过理论上或被证实的风险；3级为使用此种避孕方法理论上或已证实的风险大于避孕方法的益处；4级为使用此种避孕方法存在不可接受的健康风险。除1级表示服务对象可以放心地使用此种避孕方法外，其余三级可与我国常规中的禁忌情况相对应，2级相当于慎用，3、4级分别相当于相对禁忌证和绝对禁忌证。

我国在修订国家级技术指南时，积极借鉴了《医学标准》中的建议。需要说明的是，在一些具体的问题上，我国指南与世界卫生组织的指南存在一些不一致之处，如我国指南中单纯孕激素与复方激素避孕方法的禁忌情况区别不大，而在《医学标准》中，单纯孕激素避孕方法的唯一绝对禁忌证仅为现患乳腺癌。鉴于《医学标准》的权威性和指导性，在实际工作中，《医学标准》应作为提供计划生育服务的医疗卫生机构必备和服务提供者必读的参考书，为服务对象选择和落实安全、有效和适合的避孕方法提供科学的指导。

专家点评：服务提供者应掌握常见不同人群避孕方法选择的一般原则，并不失时机地做好流产后避孕服务和产后避孕服务，还应将《避孕方法选用的医学标准》作为保证具有各种不同情况或疾病的服务对象能够安全使用避孕方法的实用指南。

（吴尚纯）

第五节 计划生育服务的管理

导读：讨论计划生育服务的管理工作应该由谁来做（管理的机构和职能）、管什么（管理的内容）和怎样管（管理的方式）。

对计划生育服务工作的管理，2001年发布的《计划生育技术服务管理条例》（简称"《条例》"）和《管理细则》均有较详细的说明，尽管经历了2013年和2018年两次机构调整，但由于计划生育服务提供的模式并没有太大变化，故本节依照《条例》和《管理细则》的原则，结合原国家卫生和计划生育委员会和国家卫生健康委员会近年来发布的相关文件和目前的服务状况，探索新形势下计划生育服务管理的思路和实践。

一、计划生育服务管理的机构和职能

根据条例的规定和我国目前的情况，共有三类机构/组织承担或参与了计划生育服务的管理工作，一是上至国家卫生健康委员会和下至县级卫生健康局的各级卫生健康主管部门；二是专业公共卫生机构，如各级妇幼保健和综合监督执法机构等；三是专业学术组织及专家，如中华医学会计划生育学分会等。

（一）卫生健康主管部门的管理职能

国家级卫生健康主管部门负责制定全国计划生育服务工作发展规划，制定相关的规章和制度，并进行管理和监督。组织制定并实施与计划生育服务工作相关的科学研究总体规划，组织计划生育新技术推广和避孕药具上市后的监测工作。对计划生育服务统计工作监督、检查并负责组织服务统计数据汇总、分析和结果发布。负责全国计划生育服务事故、并发症、不良反应的汇总、分析和信息发布，指导不良事件的调查处理。

县级以上卫生行政部门负责本行政区域内计划生育服务监督管理工作，负责提出对本行政区域内计划生育服务网络的规划、建设和管理。负责对本行政区域内提供计划生育服务的医疗卫生机构和人员职业许可、登记和许可证明文件的校验。负责本行政区域内计划生育服务统计工作并对技术服务中出现的事故、并发症、不良反应进行调查处理，对本行政区域内开展的涉及人群的计划生育科学技术项目和国际合作项目进行监督管理。

（二）专业公共卫生机构的管理职能

与计划生育服务管理密切相关的专业公共卫生机构主要为妇幼保健机构和综合监督执法机构。国务院办公厅2015年发布的《全国医疗卫生服务体系规划纲要（2015—2020年）》对不同级别专业公共卫生机构的职能定位如下：

县级专业公共卫生机构的主要职责是，完成上级下达的指令性任务，承担辖区内专业公共卫生任务以及相应的业务管理、信息报送等工作，并对辖区内医疗卫生机构相关公共卫生工作进行技术指导、人员培训、监督考核等。

市级专业公共卫生机构的主要职责是，完成上级下达的指令性任务，承担辖区内的专业公共卫生任务以及相应的信息管理等工作，并对下级专业公共卫生机构开展业务指导、人员培训、监督考核等。

省级专业公共卫生机构的主要职责是，完成上级下达的指令性任务，承担辖区内的专业公共卫生任务，开展区域业务规划、科研培训、信息管理、技术支撑以及对下级专业公共卫生机构的业务指导、人员培训、监督考核等。

综合监督执法机构主要依据于计划生育服务相关的法律法规，对提供计划生育服务的医疗卫生机构和人员的资质和服务情况进行执法监督。

各级妇幼保健机构，根据《妇幼健康服务机构标准化建设与规范化管理的指导意见》（国卫妇幼发〔2015〕54号）负责辖区的计划生育服务管理，包括掌握本辖区计划生育服务的状况和影响因素，组织对辖区内提供计划生育服务的各级各类医疗卫生机构进行技术指导、业务培训、监督考核等，并重视对基层卫生机构的指导与考核。组织开展辖区计划生育健康教育、适宜技术开发和推广。为落实管理职能，根据《各级妇幼健康服务机构业务部门设置指南》（国卫办妇幼发〔2015〕59号），各级妇幼保健机构应建立计划生育服务部，下设计划生育服务指导科和避孕药具管理科，实施具体的管理工作。

（三）专业学术组织

近20年来，受国家相关行政部门委托，由专业学术组织制定或修订服务指南或技术规范取得了良好的效果。专业学术组织还结合实际工作中存在的问题，积极编写指导意见和专家共识，促进了服务提供者能力的提高，对规范临床诊疗行为有积极的意义。除此之外，专业学术组织还更多参与和承担了条例和细则中赋予专家或专家委员会的职责，包括：①参与从事计划生育服务的医疗卫生机构的评审。②参与组织计划生育服务人员的考试、考核。③指导病残儿医学鉴定、计划生育手术并发症及其他与计划生育有关的技术鉴定。④协助当地卫生健康主管部门组织与计划生育服务有关的科研项目，指导当地计划生育新技术推广应用和对计划生育服务的指导和培训。⑤参与计划生育服务工作的考核和评估。⑥开展计划生育服务的调研，对计划生育服务的管理和发展提出意见和建议等。

二、管理的内容

（一）发展规划和年度计划

各级卫生健康主管部门应对辖区的计划生育服务做出规划，提出明确的发展目标和年度计划，分级组织实施。对各级从事计划生育服务的医疗卫生机构的任务、人员、装备等提出要求。对计划执行的情况定期检查和督导。

（二）机构和人员

国务院机构整合后，国家卫生和计划生育委员会于2013年发布了《关于优化整合妇幼保健和计划生育技术服务资源的指导意见》（国卫妇幼发〔2013〕44号），绝大部分专职计划生育服务机构与同级妇幼保健院合并，少数整合入综合医院等。2021年7月1日起，根据国家卫生健康委员会关于做好妇幼健康领域"证照分离"改革工作的通知，现有的《计划生育技术服务机构执业许可证》有效期到期后自动失效，意味着专职的计划生育服务机构将不复存在。在这种情况下，《条例》所规定的对计划生育技术机构资质的要求已不再适用。实际工作中主要由综合监督执法机构对提供计划生育服务的医疗卫生机构，根据《医疗机构管理条例》对其执业资格进行监督。除此之外，还应依据对其服务范围进行监督，例如，施行绝育手术和终止妊娠手术，都是医疗卫生机构需要获得"母婴保健技术服务许可证"的项目。

提供计划生育服务的人员，需根据其岗位或职责，依照国家对医师、护士、药师及乡村医师等卫生技术人员管理的规定，获得相应执业资格或证书。在此基础上，不同省市要求相关人员还需取得《计划生育技术人员合格证》或获得绝育手术和终止妊娠技术项目的《母婴保健技术考核合格证书》。对从事宫腹腔镜下避孕节育手术的人员，必须经过市级卫生健康主管部门认定的妇科内镜诊疗技术培训系统培训并考核合格。有些省市还要求服务提供者具有对一些专项技术的服务证书，如提供皮下埋植避孕剂的放置、取出及咨询服务。信息服务是计划生育服务的重要形式，我国已将生殖健康咨询师作为国家认证的职业资格，可探索将其作为人员资质一项要求的可行性。

（三）避孕节育产品的引入、推广、评价（包括免费避孕药具管理和发放、不良反应监测）

避孕节育产品上市后，对其在实际应用中的使用情况、效果和安全性等的观察、评价是计划生育服务管理的重要内容。对于新上市的产品，可酌情对产品进行引入和推广性干预。对上市后的产品进行上市后监测。对已经使用的产品，即使上市时间已较长，使用范围较广泛，也进行不良反应监测，以便发现较少见的或较严重的不良反应或不良事件。

根据 2019 年发布的《基本避孕服务管理工作规范》，免费提供基本避孕药具的采购工作由省级卫生健康主管部门负责。存储和调拨由省级卫生健康主管部门委托相关单位负责，有些省级妇幼保健机构的计划生育服务部即承担此项职责。药具发放则由各级各类提供计划生育服务的医疗卫生机构负责，并应向群众公布免费避孕药具种类和领取方式等信息。免费避孕套可通过社区、单位和自助发放机等渠道发放。县级妇幼保健机构承担县域内提供免费避孕药具的技术指导职能。

（四）管理制度和技术规范

建立健全各类规章制度并严格执行是规范、有序、高效，做好计划生育服务工作的保证。管理制度的种类繁多，一般由提供计划生育服务的医疗卫生机构结合本单位的实际情况具体制定。管理制度可归为几大类别，如针对人员管理的职业道德规范、专业技术人员守则。针对岗位管理的各种岗位职责，如院长工作职责、科室主任工作职责、护士长管理职责等。针对场所管理的诊室工作制度、手术室工作制度等。针对服务或工作程序管理的接诊流程、值班和交接班制度。针对服务记录和信息管理的服务记录书写、录入和管理制定等。

技术规范可包括临床诊疗指南、技术操作规范及服务指南，一般由国家和省级相关部门制定，例如由中华医学会计划生育学分会制定的计划生育《临床诊疗指南与技术操作规范》、由国家卫生健康委员会妇幼健康服务司制定的《人工流产后避孕服务规范》等。对避孕节育技术方法的管理，一般是通过技术规范实施的，如对常规手术方法或治疗方法的确定。下级相应机构可在国家或省级所指定的技术规范的基础上制定实施细则，以促进技术规范的贯彻实施。提供计划生育服务的医疗卫生机构则可进一步结合本院的具体情况制定标准操作程序以确保在实际工作中的落实。计划生育服务管理机构的主要职责是促进技术规范的落实并对执行情况进行检查指导。

（五）服务质量管理

服务质量管理的目的：一方面是保证服务的规范提供，另一方面是保证服务的安全性，通过有效的管理，识别可能导致风险的高危因素并加以排除，或在风险发生时，做到早期发现，尽早处理，减轻危害所导致的不良后果。感染控制、高危手术管理、并发症管理等都是计划生育服务中比较重要的安全性管理的内容。在感染控制中，与计划生育服务密切相关的是严格执行医院对清洁、消毒灭菌与隔离、无菌操作技术、医疗废物等相关的管理制度。对高危计划生育手术的管理，一是要求临床医师于术前按照技术规范指出的高危手术范围将存在手术高危因素的服务对象准确筛出；二是对存在手术高危因素的服务对象，按照高危手术处理原则给予相应的安排和处理。对于一旦发生手术并发症，特别是严重并发症时，除依照技术规范进行及时、妥善的处理外，还应按照相关管理制度，进行讨论、评估、报告。对于因手术并发症导致的医疗纠纷，应寻求医疗纠纷人民调节制度的帮助，对于医疗事故，应按照《医疗事故处理条例》进行解决。

（六）服务信息管理

随着无纸化办公的迅速普及，传统的服务记录/病案管理已基本纳入医疗保健机构的信息管理，从事计划生育服务的医疗卫生机构负责对逐例服务对象原始信息的收集、核查，并对服务信息进行整理、汇总分析，形成服务工作的统计信息。信息系统的功能增强，如用于随访服务。在区域服务信息管理能力较强的地区，提供计划生育服务的医疗卫生机构可将原始服务信息上传至计划生育服务管理机构。在条件不允许的情况下，计划生育服务机构则按要求以电子版或纸质版向同级或上级计划生育服务管理机构上报统计信息，然后由计划生育服务管理机构向卫生健康主管部门报告。国家卫生健康委员会要求上报的计划生育服务统计信息主要包括宫内节育器放置/取出术、输卵管/输精管绝育/吻合术、人工流产（包括负压吸宫术、钳刮术和药物流产）的数量。各省卫生健康主管部门要求上报的统计数据会在此基础上有不同程度的增加。有些省级卫生健康主管部门已拥有全省所有避孕节育手术服务对象的原始信息。在对服务信息进行管理中，应特别关注对手术并发症和避孕药具严重不良反应/不良事件的收集、分析和上报。结合手术或使用量估算发生率，查找发生的可能原因或影响因素。

计划生育服务管理机构对服务信息的统计分析、发布和上报是服务信息管理的重要环节，也是目的所在。在有条件的情况下，应尽量争取采用原始数据，通过专业的统计分析，了解当前辖区内避孕节育服务现状，存在的主要问题和影响因素。

在向卫生健康主管部门上报分析结果时，不是简单地罗列数据，而是要提出问题和解决的建议。

三、管理的方式

对计划生育服务的管理可通过多种途径实施，并与其他工作有机结合，除传统检查、监督、指导外，管理还可以与人员的能力建设相结合，与科研工作相结合，往往能够取得更好的效果。

（一）监督指导

到从事计划生育服务的医疗卫生机构实地考察是计划生育服务管理的常规方式，目前有些地区采取由卫生健康主管部门、综合监督执法机构和计划生育服务管理机构人员及专家联合考察的形式。通过对机构总体环境、房屋布局、仪器设备安置、服务流程的观察，对机构人员资质证书和相关管理及技术规范文件的查阅，与医护人员和服务对象的交流等，来自不同管理机构的人员多能够及时发现服务机构好的做法和存在的不足，并给予反馈和指导。综合监督执法人员主要对服务机构、人员和服务范围的依法依规情况进行监督，服务管理人员和专家则重点对工作制度、技术规范的执行情况给予检查指导。卫生健康主管部门人员可对所掌握的服务情况给予干预，如总结成功经验进行推广，补充修订规章制度，将培训纳入年度计划及对违法违规的情况进行处罚。

目前，在很多地区，对计划生育服务的监督指导工作已能做到常态进行，有定期的时间安排，有相对固定的团队，有行之有效的方法，形成较成熟的监督指导制度。

（二）人员培训

对服务提供者进行培训是计划生育服务管理最普遍的形式，多为受卫生健康主管部门委托，由计划生育服务管理机构组织承办，一般选择国家或省卫生健康主管部门的重点工作或当地工作或服务提供者的需求，组织专题培训。这种培训的选题实用，培训内容以相关政策法规和技术规范为依据，培训时间不长（一般为2天左右），参加人数多，培训效果较好。各级卫生健康主管部门的年度计划中几乎均有人员培训的安排和相应的经费支持，计划生育服务管理机构应与主管部门主动沟通，提前申报培训计划。

除专题培训外，各地计划生育服务管理机构还会定期或不定期组织旨在获取某种证书的特定培训，对于提高服务提供者的服务能力非常重要。

（三）组织实施多中心临床研究课题

避孕节育产品上市后或技术方法被认证后，通过上市后监测或引入性、推广性研究对其安全性、有效性、可接受性及服务提供进行观察、评价十分重要。由于这类研究所需的样本量大，并需要有较好的代表性，故需组织大样本、多中心研究。计划生育服务管理机构对所辖区域提供计划生育服务的医疗卫生机构有密切联系，对其服务数量、服务提供者及其团队带头人的能力和态度有较多了解，在组织实施多中心临床研究方面具有优势。计划生育服务管理机构可在相关专业机构和专家的指导下，制订严谨、可行的研究方案，通过研究课题的实施，促进新技术方法和产品的实际应用，提高服务提供者的服务和科研能力，一举多得，事半功倍。

专家点评：计划生育服务的管理工作对提高计划生育服务的能力和服务质量至关重要。在生育政策调整和机构整合的新形势下，需加强计划生育服务管理机构的管理意识和能力，并对服务管理的内容做进一步探讨。

（吴尚纯）

参 考 文 献

1. 黄醒华，王临虹. 实用妇女保健学. 北京：中国协和医科大学出版社，2006.
2. 世界卫生组织生殖健康与研究部. 避孕方法选用的医学标准. 4版. 国家人口计生委科学技术研究所，译. 北京：中国人口出版社，2011.
3. World Health Organization. Medical eligibility criteria for contraceptive use. 5th ed. 2015.
4. 中华医学会计划生育学分会. 临床诊疗指南与技术操作规范：计划生育分册（2017修订版）. 北京：人民卫生出版社，2017.
5. 程利南，狄文，丁岩，等. 女性避孕方法临床应用的中国专家共识. 中华妇产科杂志，2018，53（7）：433-447.

第十章
不孕不育与人类辅助生殖技术和管理

第一节 辅助生殖技术概述

导读：随着辅助生殖技术的广泛应用，正确选择辅助生殖技术助孕、规范孕期管理非常重要。

一、人类辅助生殖技术定义

人类辅助生殖技术（assisted reproductive technology，ART），是指运用医学技术和方法对人的卵子、精子、受精卵或胚胎进行体内外人工操作，使不孕不育夫妇或者有遗传病的夫妇受孕、出生健康子代。狭义的 ART 是指体外受精胚胎移植术（in vitro fertilization and embryo transfer，IVF-ET）及其衍生技术，包括单精子卵细胞质内注射（intracytoplasmic sperm injection，ICSI）、植入前遗传学检测（preimplantation genetic testing，PGT）、配子（精子和卵子）冷冻复苏技术、胚胎冷冻复苏技术、卵巢组织冻融，以及生殖细胞（卵子或者受精卵）线粒体置换技术（mitochondrial replacement technology，MRT）、生殖细胞基因编辑等。广义的 ART 还包括人工授精（artificial insemination，AI）和药物促排卵治疗。AI、IVF-ET、ICSI、PGT、胚胎和配子冻融技术是临床成熟的技术，卵巢组织冷冻尚处于临床试验阶段，生殖细胞 MRT 仅有英国批准可用于临床，生殖细胞基因编辑处于科学研究阶段。

世界首例 IVF-ET 出生的婴儿（俗称试管婴儿）路易斯·布朗于 1978 年 7 月 25 日在英国诞生，此技术被誉为继心脏移植成功后 20 世纪医学界的又一奇迹。为此，2010 年，首例试管婴儿技术的创立者之一罗伯特·爱德华兹获得诺贝尔生理学或医学奖。近 40 年来，人类辅助生殖技术经历了飞速发展的阶段，据 2018 年 7 月在西班牙巴塞罗那召开的 34 届欧洲生殖年会上公布的消息，全球至今约有不少于 800 万的 ART 婴儿诞生，而 IVF-ET 出生率约为 30%。而我国 2017 年的各类助孕手术已超过 100 万，出生子代约为 34 万（因无公开的数据可以不采纳）。因此，全球至少有超过 2 000 万对夫妇接受了 IVF。

二、辅助生殖技术的风险

由于 ART 非生理性的生殖过程，包括促排卵用药、配子和胚胎的体外操作、多个胚胎的宫腔内移植，再加上接受 ART 的夫妇经常是经历了若干年失败的生育尝试，往往合并有不同程度的生理异常或者病理状态，而且平均年龄高于自然生育夫妇，母儿并发症显著高于自然妊娠人群，母亲的风险包括 ART 促排卵所致的卵巢过度刺激综合征、取卵手术引起的脏器损伤和出血、术后感染等风险，以及 ART 后妊娠相关的流产、早产、宫外孕、妊娠高血压综合征、糖尿病、妊娠期出血/产时出血、多胎妊娠风险及高龄生育风险等显著增加。ART 出生子代的风险，如早产儿、低体重儿、出生畸形以及成年后代谢相关的胎源性疾病风险等增加。关注这部分妇女的生殖健康成为妇女保健的一大课题。

三、各类辅助生殖技术适应证和禁忌证

为加强 ART 妇女儿童保健，控制 ART 的适应证、规范临床操作，加强 ART 的质控、减少母儿并发症，降低出生缺陷的发生、提高出生人口素质成为当今生殖医学领域和卫生行政管理的当务之急。根据我国 2001 年 2 月首个颁布的《人类辅助生殖技术管理办法》为指导办法，下面简要介绍临床上常用的 ART 的适应证和禁忌证。

（一）夫精人工授精

1. 男性因素的适应证

（1）存在阻碍正常性交时精子进入阴道的解

剖异常因素如严重尿道下裂、逆行射精。

（2）精神神经因素如阳痿、早泄、不射精。夫妻无正常性生活，但希望有自己的孩子。

（3）男性免疫不育如感染、创伤、阻塞或突发性因素可致血-睾屏障崩溃，诱发自身免疫抗体产生。

（4）冻存的精子。

（5）精液异常（至少2次精液分析均显示异常）。

1）精子密度 $< 15 \times 10^6/ml$，活动力（前向运动精子） $< 32\%$。

2）正常形态精子比率 $2\% \sim 4\%$。

3）严重的精液量减少，每次射精量不足 1ml，以致精液不能接触宫颈口与宫颈黏液。

4）精液液化时间长或不液化。

（6）AIH 的最低精液指标：前向运动精子总数 ≥800万，正常形态精子比率 ≥2%。

2. 女性因素的适应证

（1）年龄 <45 岁。

（2）腹腔镜或子宫输卵管造影或输卵管镜证实至少一侧输卵管通畅。

（3）存在阻碍精子在女性生殖道运行的因素：如阴道与宫颈狭窄、性交困难。

（4）宫颈因素：宫颈黏液异常。

（5）女方免疫性不孕。

3. 不明原因不孕　男女双方经常规的不孕不育检查均未发现异常。

（1）女方有规律的排卵周期

1）性激素水平正常，基础体温双相。

2）黄体期 ≥12 天。

3）黄体期孕酮 >35nmol/L。

4）B 超证实有排卵。

（2）男方两次精液分析正常。

（3）腹腔镜检查盆腔正常：无输卵管粘连及堵塞。

4. 禁忌证

（1）男女双方患有不宜妊娠的严重的遗传、躯体疾病和精神疾病。

（2）男女双方患有生殖泌尿系统急性感染性疾病或性传播性疾病。

（3）女方生殖器官严重发育不全或畸形。

（4）男女双方近期接触致畸量的放射线、有毒物质，或服用有致畸作用的药品、毒品等并处于作用期。

（5）男女双方有某些遗传病携带风险，必须进行遗传病咨询和 / 或进一步检查。

（二）供精人工授精适应证

1. 女方的基本条件

（1）输卵管通畅：人工授精前通过腹腔镜检查、子宫输卵管造影明确至少一侧输卵管通畅。

（2）子宫发育正常或虽有异常但不影响人工授精的操作和胎儿的孕育。

（3）卵巢功能正常，自然周期或促排卵药物治疗后 B 超监测有 ≥18mm 的成熟卵泡。

2. 适应证

（1）不可逆的无精子症、死精子症：如男方生精功能障碍、先天性睾丸发育不全、双侧隐睾等。

（2）男方患有不能矫治或治疗失败的无精子症或射精障碍：如各种原因所致的双侧输精管阻塞（包括双侧输精管结扎术后）、逆行射精等。

（3）不能治愈的严重少弱畸形精子症。

（4）男方携带不良的遗传基因：如精神病、癫痫病、严重的家族性遗传病如黑矇性痴呆等。男方患有常染色体病（多指 / 趾及并指 / 趾畸形），或男女双方均是同一常染色体隐性杂合体（如白化病）。

（5）夫妻间特殊的血型不相容性：如女方为 Rh-血型而且被 Rh 因子致敏，男方为 Rh+，不能得到存活的后代。

3. 禁忌证

（1）男女双方患有不宜妊娠的严重的遗传、躯体疾病和精神疾病。

（2）男女双方患有生殖泌尿系统急性感染性疾病或性传播疾病。

（3）女方生殖器官严重发育不全或畸形。

（4）男女双方近期接触致畸量的放射线、有毒物质，或服用有致畸作用的药品、毒品等并处于作用期。

（5）男女双方有某些遗传病携带风险，必须进行遗传病咨询和 / 或进一步检查。

（三）体外受精胚胎移植术

1. 适应证

（1）女方输卵管阻塞，或其他因素导致的配子运输障碍；碘油造影、腹腔镜或手术证实输卵管性不育：如严重盆腔粘连、双侧输卵管梗阻、双输卵管结扎术后。

（2）女方排卵障碍，经 5 次以上促排卵或促排卵人工授精（其中至少 2 次人工授精）未孕。

（3）盆腔子宫内膜异位症，其他治疗未能妊娠，子宫内膜异位症Ⅲ~Ⅳ期或生育指数评分<6分。

（4）男方少弱畸形精子症，或轻中度少弱畸形精子症，经3次或以上人工授精未孕。

（5）不明原因不孕，3次或以上促排卵+人工授精未孕。

（6）免疫性不孕，其他治疗未能妊娠，经3次或以上促排卵+人工授精未孕。

（7）其他特殊情况，如卵巢低储备、交界性/恶性肿瘤患者保留生育功能。

2. 禁忌证

（1）女方子宫不具备妊娠功能。

（2）女方患严重躯体疾病不能承受妊娠。

（3）患有《中华人民共和国母婴保健法》规定的不宜生育的、目前无法进行胚胎植入前遗传学诊断的遗传性疾病。

（4）任何一方患有严重的精神疾病、不宜妊娠者。

（5）任何一方患急性泌尿生殖系统感染性疾病或性传播疾病。

（6）任何一方具有吸毒等严重不良嗜好。

（7）任何一方接触致畸量的射线、毒物、化学药品并处于作用期。

（四）单精子卵细胞质内注射

1. 适应证

（1）严重的少弱畸形精子症。

（2）不可逆的梗阻性无精症。

（3）生精功能障碍并排除遗传性疾病所致。

（4）前次常规体外受精失败或受精率低于30%。

（5）男方精子顶体异常，精子顶体酶活性≤$30/10^6$。

（6）需行植入前胚胎遗传学检测者。

（7）冻存复苏卵子。

2. 禁忌证 同IVF-ET禁忌证。

（五）胚胎着床前遗传学检测

辅助生殖技术目前临床开展的规模日益扩大，随着细胞以及分子遗传学诊断技术同步快速发展，胚胎植入前遗传学检测（preimplantation genetic testing，PGT）同样进入了快速增长和发展的阶段。PGT旨在提高胚胎着床率以及活产率，主要分为三大类：①植入前胚胎染色体非整倍体检测（preimplantation genetic testing for chromosomal aneuploidy，PGT-A）；②植入前胚胎染色体结构异常遗传学检测（preimplantation genetic diagnosis for chromosomal structural rearrangement，PGT-SR）；③植入前胚胎单基因遗传病检测（preimplantation genetic diagnosis for monogenic disorder，PGT-M）。为了使得上述技术更加规范而有效的实施，临床医师在使用过程中需要严格把握其适应证和禁忌证。

1. PGT-A的适应证

（1）女方高龄：女方年龄38岁及以上。

（2）不明原因反复自然流产：反复自然流产2次及以上。

（3）不明原因反复种植失败：移植3次及以上优质胚胎未获妊娠。

（4）既往有染色体异常胎儿妊娠史。

（5）男方Y染色体微缺失，选择女性胚胎。

（6）男方或女方性连锁遗传病：无有效DNA检测手段或性别检测可以阻断突变基因传递；存在生育异常孩子的高风险。

2. PGT-SR适应证

（1）染色体平衡易位。

（2）染色体罗氏易位。

（3）染色体倒位。

（4）染色体插入。

（5）不平衡染色体结构异常，染色体片段缺失或重复。

（6）存在其他生育异常孩子的高风险。

3. PGT-M适应证

（1）单基因遗传病患者/携带者。

（2）有明确的单基因疾病的家族史。

（3）既往有明确的单基因疾病的患儿。

（4）检测胚胎HLA配型。

（5）患有需要进行造血干细胞移植治疗同胞的疾病，筛选与患者同胞HLA配型相合的正常胚胎移植，婴儿出生时取脐血进行造血干细胞移植。适用于现有的其他医疗手段无法缓解疾病，且预期存活时间足够等待的患儿。

（6）有肿瘤相关基因突变。

（7）对明确的遗传性肿瘤易感基因突变携带患者，尤其是有肿瘤家族史，为防止家族性肿瘤基因的传递，可考虑选择PGT生育。

4. PGT禁忌证 有如下情况之一者，不得实施PGT技术：

（1）患有目前无法进行胚胎植入前遗传学检测的遗传性疾病。

（2）非疾病以外的基因筛选和甄别，如容貌、身高、肤色等。

（3）余同IVF-ET禁忌证。

(六)卵子冷冻复苏技术

1. 适应证

(1)进行辅助生殖技术获得卵子,但无可受精的精子,或精子数不能满足单精子卵细胞质内注射。

(2)一次取卵获成熟卵≥20个,自愿冷冻保存部分卵子。

(3)未婚罹患恶性肿瘤拟行可能损伤卵巢功能的放疗、化疗,但疾病预后良好。

(4)未婚卵巢储备低下,同时年龄≤38岁。

(5)年轻已婚未育恶性肿瘤患者(无冷冻胚胎意愿),且疾病预后良好。

2. 禁忌证

(1)年龄>38岁。

(2)未婚恶性肿瘤患者预后不良者。

(3)同IVF-ET禁忌证。

专家点评:*不同类型辅助生殖助孕技术的适应证和禁忌证不同,严格把握使用指征、规范临床操作、加强辅助生殖技术质控有利于减少母儿并发症的发生。*

(朱依敏)

第二节　辅助生殖技术近期并发症及防治

> 导读:辅助生殖技术与自然妊娠相比,涉及促排卵、取卵、配子和胚胎体外操作、多胚胎移植等,均可能带来一定风险,如卵巢过度刺激综合征、多胎妊娠以及取卵相关并发症等,并不多见,有时非常严重,甚至威胁生命。

一、卵巢过度刺激综合征

(一)概述

卵巢过度刺激综合征(ovarian hyperstimulation syndrome,OHSS)是辅助生育技术控制性卵巢刺激(controlled ovarian stimulation,COS)过程中常见的医源性并发症,由于多个卵泡发育、卵巢增大、雌二醇(estradiol,E_2)水平升高、人绒毛膜促性腺激素(human chorionic gonadotropin,hCG)诱导引起血管通透性升高,液体外渗进入人体第三间隙,致低血容量、血液浓缩、中心静脉压降低的综合征。

OHSS的发生与患者内分泌状况、自身体质、促排卵药物的使用、治疗方案以及是否妊娠密切相关。近年,国内外学者对OHSS的发病机制进行了多方面的研究,但迄今为止尚无定论OHSS的病理特征表现为卵巢显著增大、血管通透性增加、血液浓缩等,临床表现为不同程度的腹胀、恶心、呕吐伴血栓形成倾向的高凝状态及多器官功能衰竭等,严重者可危及患者生命。

(二)病理生理学

OHSS是一种系统性疾病,被认为是由过度刺激的卵巢中颗粒细胞释放的血管活性肽引起的。OHSS的基本生理变化是毛细血管通透性增加,使液体从血管内间隙转移到第三空间,如腹腔和胸腔,从而导致血液浓缩。在这一过程中最重要的介质被认为是血管内皮生长因子(vascular endothelial growth factor,VEGF)。支持性证据来自血清VEGF水平与OHSS严重程度相关的研究。VEGF由颗粒细胞分泌,hCG能增加人颗粒细胞中VEGF的表达,从而提高血清VEGF的浓度。

其他可能直接或间接作用影响OHSS发展或严重程度的因素是:血管紧张素Ⅱ、胰岛素样生长因子、表皮生长因子、转化生长因子α和β、碱性成纤维细胞生长因子、血小板衍生生长因子、白细胞介素-1β和白细胞介素-6。

卵巢内肾素-血管紧张素系统(renin-angiotensin system,RAS)是另一种与OHSS有关的病理生理机制。此外,hCG激活RAS,这通过OHSS女性卵泡液中高肾素活性的相关性研究得到证实。高水平的VEGF和RAS似乎在OHSS的发展中起作用。

(三)临床表现与分类

OHSS的典型症状为不同程度的腹胀、恶心、呕吐、腹泻,进一步发展为嗜睡、畏食、呼吸困难和尿量减少。常见体征为体重快速增加、腹水、少尿及无尿。血液浓缩、血容量不足,白细胞增加、肝肾功能异常、电解质紊乱、低钠高钾血症、胸腹腔积液、呼吸窘迫综合征、伴有血栓形成倾向的高凝状态、血管栓塞及多器官衰竭。

OHSS的发生依赖于hCG,分早发型与晚发型两种类型。早发型OHSS多发生于hCG注射后的3～7天内,其病情严重程度与卵巢对促性腺激素刺激的反应有关,如无妊娠,多于10天后缓解,如妊娠则病情加重;晚发型多发生于hCG注射后12～17天,主要由滋养层细胞分泌产生的内源性hCG所致,与妊娠尤其是多胎妊娠有关。

2015 年中华医学会生殖医学分会部分专家对辅助生育技术并发症的诊断和处理达成共识，以指导规范的临床应用，参考 Golan（1989）、Navot（1992）、Rizk 和 Aboulghar（1999）及 2004 年国际妇女和儿童健康合作中心分类标准，根据临床表现及实验室指标将 OHSS 分为轻度、中度及重度（表 10-1）。

表 10-1　OHSS 的分度及临床、实验室特征

OHSS 分度	临床表现	实验室指标
轻度	• 腹胀 / 腹部不适 • 轻度恶心 / 呕吐 • 腹泻 • 卵巢增大（<8cm）	• 血细胞比容（Hct）<0.45 • 白细胞数升高（<15×10⁹/L）
中度	• 轻度表现 +B 超证实 • 腹水 • 卵巢增大（8～12cm）	• 血细胞比容（Hct）<0.45 • 白细胞数升高（<15×10⁹/L）
重度	• 轻、中度症状 + 难以缓解的恶心、呕吐、严重呼吸困难；晕厥；严重腹痛；少尿 / 无尿； • 卵巢增大（>12cm） • 腹水 • 张力性腹水；胸腔积液 • 低血压 / 中心静脉压 • 快速体重指数增加（>1kg/24h） • 静脉血栓	• 血细胞比容（Hct）>0.45 • 白细胞 >15×10⁹/L • Cr>1.0g/L • K⁺>5mmol/L • Na⁺<135mmol/L • 转氨酶升高

（四）高危因素

目前关于 OHSS 发生的危险因素主要分为主要危险因素和次要危险因素两部分，主要危险因素是指直接增加患者 OHSS 的风险，主要有：多囊卵巢综合征（polycystic ovarian syndrome，PCOS）、年轻患者、体重指数（body mass index，BMI）低、高血清抗米勒管激素（anti-Müllerian hormone，AMH）水平、窦卵泡计数（antral follicle count，AFC）多、既往 OHSS 病史等。对于卵巢激素高度敏感的患者，这些因素会放大激素类药物对卵巢的刺激作用。

次要危险因素是指 COS 过程中卵巢对促性腺激素（gonadotropin，Gn）过度反应，导致卵泡发育过多，包括 hCG 日血清 E_2 水平过高、双侧卵巢体积过大等。超声监测和血清 E_2 是 OHSS 监测的重要组成部分。hCG 日大量生长的卵泡（>14 个直径 11mm 以上的卵泡）和取卵获得大量卵母细胞是危险因素。在 COS 过程中，血清雌二醇监测是控制 OHSS 风险的重要指标。雌二醇水平的迅速上升和血清雌二醇浓度 >2 500pg/ml 是 OHSS 重要的预测因素。另外，妊娠率越高，其发生 OHSS 的概率越大，尤其是多胎妊娠 OHSS 的发生率更高。

但是，至今为止，没有一个因素能够独立地预测 OHSS。

（五）OHSS 的预防

完全预防 OHSS 仍不可能，但如果对所有接受卵巢刺激方案患者早期发现潜在危险因素和采取及时的临床预防措施，OHSS 的发生率可明显降低。OHSS 的预防比治疗更重要。

预防策略可分为两类：一级和二级。在一级预防中，卵巢刺激方案是个性化的促排前对患者进行评估，将患者分为低反应、正常反应或高反应者，选择合适的预处理方式、用药方案和剂量。二级预防是在卵巢刺激已经出现过度反应倾向后采取的预防措施，包括取消、推迟、调整促排卵过程的不同环节来避免过度刺激的发生。

【一级预防】

1. **COS 方案的个体化**　COS 应个体化，AFC 和 AMH 的结合被认为是预测过度反应可能性的最佳生物标志。应根据病史、体格检查、AMH、超声和 AFC 结果分别评估 OHSS 的高危因素，选择合适的促排卵方案。使用长效的促性腺激素释放激素激动剂（gonadotropin releasing hormone agonist，GnRH-a）以加强降调节的作用，推迟开始使用外源性 Gn 的时间。促性腺激素释放激素拮抗剂（gonadotropin releasing hormone antagonist，GnRH-A）方案作为激动剂长方案的替代方案，能明确减少 OHSS 的发生。但早期的 GnRH 拮抗剂方案疗效和妊娠率一直存在争议。温和刺激方案用氯米芬（clomiphene，CC）或来曲唑（letrozole，LE）联合尿源性 / 重组 Gn，可作为高反应患者的促排卵方案，降低 OHSS 的发生率。

2. **合理选择 Gn 初始剂量**　PCOS 患者发生 OHSS 的风险较高，促排卵应采用最小的促性腺激素剂量，研究发现递增方案在预防 OHSS 中优于递减方案，可以从小剂量促性腺激素（75～100U）开始诱导，缓慢递增。

3. **触发排卵选择**　根据 OHSS 风险的预测，选择触发卵泡最终成熟的药物。目前没有任何一种措施能够完全消除 OHSS 的风险。外源性 hCG 一直被用于诱发 LH 峰。但 hCG 的半衰期长，超

过 24 小时,导致较长的促黄体效应,而 LH 的半衰期约为 60 分钟。

(1)降低 hCG 诱导排卵剂量:研究发现用低剂量 hCG 代替常用剂量 10 000U 诱导排卵并没有影响 IVF 临床结局。虽然目前仍缺乏证据表明,减少 hCG 的扳机用量能够减少 OHSS 的发生,仍有建议血清雌二醇浓度 >3 000pg/ml 时,应将 hCG 剂量降至 1/2。

(2)促性腺激素释放激素激动剂:GnRH-a 短期给药能刺激垂体促性腺激素分泌,引起较短的促性腺激素峰(24~36 小时)。拮抗剂 IVF 方案中,OHSS 高风险妇女用 GnRH-a 触发排卵,全胚胎冷冻,显著降低 OHSS 的风险。但在 Griesinger 等人的一项 meta 分析中,在用 GnRH-a 诱导最终卵母细胞成熟的拮抗剂 IVF 周期中移植周期持续妊娠率低于常规 hCG 诱导周期妊娠率。有研究者报道指出,使用 GnRH-a 作为诱导排卵药物后,患者的流产风险增加,活产率降低,推测可能与 GnRH-a 本身释放 Gn 量少加上促排卵的联合效应,容易引起黄体功能不足有关。故对使用 GnRH-a 作为诱导排卵药物的方案,新鲜胚胎移植后期的黄体支持仍需进一步研究探讨。

(3)重组黄体生成素:用重组 LH 来模拟内源性 LH 峰,半衰期仅 10 小时,理论上是预防高危患者 OHSS 的潜在策略。然而,Youssef 等报告在重组 LH 和尿 hCG 诱导排卵两组间 OHSS 的风险没有显著性差异。此外,重组 LH 也和低妊娠率和高费效比相关。

4. 二甲双胍 一项最近的基于 8 个随机对照试验 798 例受试者的综述,认为二甲双胍显著降低 OHSS 的风险 63%,增加临床妊娠率,对活产率没有影响。推荐 PCOS 合并胰岛素抵抗的患者至少在 COS 发生前 2 个月每天服用二甲双胍 1 000~2 000mg,以预防 OHSS。

【二级预防】 对 COS 反应过激的患者,应采取二级预防措施。

1. Coasting 或延迟 hCG 诱导排卵的使用 在血清 E_2 浓度达到危险水平或过多卵泡发育的患者中,停用外源性 Gn 或减量,延迟 hCG 扳机时间,使 FSH 依赖性的中小卵泡闭锁,直到 E_2 水平下降或稳定。Coasting 降低 E_2,减少颗粒细胞黄素化,进而降低包括 VEGF 在内的血管活性因子水平,预防 OHSS 的发生。停用 Gn 一般在促排卵主导卵泡直径 >16mm,且时间不宜超过 4 天,以免降低

妊娠结局。目前与其他干预措施相比,coasting 的好处仍有争议。

2. 单胚胎移植或全胚冷冻 在 IVF-ET 周期中,OHSS 发生的风险与 hCG 水平直接相关,同时与多胎妊娠相关,所以避免多胎妊娠,实施单胚胎移植可以减轻迟发型 OHSS 的严重程度。全胚胎冷冻不能减少早发型 OHSS 的发生,但可以避免迟发型 OHSS,并减轻症状和其他并发症的发生。现仅有两项小规模的随机对照试验研究,尚不足以说明全胚冷冻能够预防 OHSS。但最近的多项研究认为预防 OHSS 最有效的方法是使用 GnRH-a 扳机,然后全胚冷冻。

3. 周期取消 在 GnRH 激动剂方案中,B 超显示大量的卵泡合并雌激素水平增高的情况下,取消 hCG 诱发排卵是预防 OHSS 的唯一明确的方法。但取消周期会增加患者的经济和心理负担,不推荐常规使用。在不同的研究中,取消 hCG 扳机来阻止 OHSS 发生的雌二醇临界值已降至 2 000pg/ml(宫腔内人工授精),4 000pg/ml(IVF 周期),但是在 GnRH 拮抗剂方案中,高水平的雌激素是可耐受的,替代 hCG 改用 GnRH-a 扳机,可有效减少周期取消率。

4. 白蛋白 有报道认为取卵日静脉给药白蛋白可以预防 OHSS 的发生。据推测,白蛋白防止血管活性物质从黄体释放,并抑制可能诱发 OHSS 物质的产生。此外,白蛋白的扩容作用还可维持血管内体积,可预防低血容量、血液浓缩、腹水和胸腔积液的发生。几个大的随机对照试验已经证明了预防性应用白蛋白减少 OHSS 发生的有效性。取卵日输注 25% 白蛋白可以降低 OHSS 的风险,但是白蛋白存在过敏反应和潜在病毒感染的风险,常规使用不应被推荐。2010 年有学者报道,预防性静脉注射白蛋白不仅不能降低严重 OHSS 的发生率,而且还能降低妊娠率。

5. 钙 Naredi 等报道钙注入可以预防严重的 OHSS,但观察到的效果低于卡麦角林。使用方法:10% 的葡萄糖钙溶液 10ml 在 200ml 的生理盐水静脉滴注 40 分钟,取卵后 30 分钟开始输注,至取卵后 3 天。

6. 羟乙基淀粉溶液 羟乙基淀粉(hydroxyethyl starch,HES)是一种合成的胶体类糖原多糖,是通过水解继而羟乙基化得到的,是胶体血浆扩容剂,HES 溶液与白蛋白的疗效相比,应进一步评估。在一项针对 100 例 ≥20 个卵泡 OHSS 高危患

者的研究中，应进一步评估 HES 溶液的疗效。血清雌二醇 >3 000pg/ml，取卵过程中给予 6% HES 1 000ml，48 小时后再加 500ml，导致重度 OHSS 显著下降。此外还有报道发现取卵日给予 6% HES 1 000ml，较麦角林和白蛋白能更有效地降低 OHSS 的发病率。

7. 多巴胺受体激动剂　血管内皮生长因子是 OHSS 的主要病因，通过与血管内皮生长因子受体结合，导致卵泡过度刺激时毛细血管通透性增加。卡麦角林（cabergoline）是一种多巴胺激动剂，可显著减少早发型 OHSS 的发生，有效降低中度 OHSS 的发生率，对临床妊娠率和流产率无显著影响。研究发现卡麦角林能降低血细胞比容、血红蛋白、腹水量和中度 OHSS 发生率，对临床妊娠率和流产率无显著影响，但对晚发型 OHSS 和重度 OHSS 预防作用有限。因此，建议口服卡麦角林，从 hCG 触发日起，剂量为 0.5mg，持续 8 天。与卡麦角林相比，溴隐亭的半衰期更短，孕期应用的安全性更高，研究发现溴隐亭能显著降低 OHSS 的发生率和症状的严重程度，因口服给药有恶心、头痛等副作用，对于 OHSS 高危患者，推荐 hCG 日或 hCG 注射前几个小时起，直肠或阴道给予溴隐亭 2.5mg/d，共 16 天。

8. 小剂量阿司匹林　卵巢超生理刺激可能导致血小板过度刺激，这与 OHSS 有关。因此，小剂量阿司匹林治疗（每天 100mg，从卵巢刺激第 1 天开始）可降低严重 OHSS 的风险。

9. 未成熟卵母细胞体外成熟（in vitro matu-ration，IVM）　IVM 可作为 OHSS 高危患者一种可行的治疗方法。成熟和未成熟卵母细胞的回收后 IVM，是预防卵巢刺激中 OHSS 的有效方法。在 IVM 方案中，对于超过 20 个平均直径 >10mm 卵泡的反应过度妇女，应停止使用促性腺激素，并当卵泡直径可达 12～14mm 时注射 10 000U hCG，36 小时后收集卵母细胞，然后进行 IVM。

（六）OHSS 的治疗

OHSS 是一种自限性疾病，多发生于注射 hCG 后 3～7 天，如未妊娠，其病程约 14 天，如妊娠，将继续持续一段时间且病情可能加重。

OHSS 的临床治疗取决于其严重程度、并发症以及妊娠的无或有。治疗方法包括处理电解质失衡、血流动力学改变、肝功能损害、肺部症状、低蛋白血症、发热性疾病、血栓栓塞、附件扭转和精神神经症状等。

【轻、中度 OHSS 的门诊治疗】　在轻、中度病例中，自发消退时间超过 10～14 天，但如果妊娠，则可能需要更长的时间。轻度 OHSS 大多数在 COS 周期出现，无需特殊处理。中度 OHSS 指导自我监测，休息，摄入足够液体，高蛋白饮食，监测腹围、尿量及体重。如出现呼吸困难、尿量减少或出现任何异常症状，或伴随腿部肿胀、麻木、头晕和神经症状，应指示患者向医院报告。部分患者可住院观察。

【重度 OHSS 的住院治疗】

1. 入院的适应证　如有严重腹痛、恶心、呕吐、血液浓缩、严重腹水，应入院治疗。严重少尿或无尿，血压下降，呼吸暂停或呼吸困难，头晕或晕厥，实验室检查提示血液浓缩、电解质紊乱（低钠血症和高钾血症）或肝功能异常。强烈推荐对 OHSS 患者进行仔细观察，因为轻度疾病可能突然进展严重。

2. 卵巢过度刺激综合征住院患者的评估和监测建议

（1）生命体征（根据临床状况每 2～8 小时 1 次）。

（2）全面体格检查（每天，避免双合诊检查）。

（3）体重、腹围（每天定时，平脐处）。

（4）24 小时液体进出量。

（5）血常规、血凝及 D- 二聚体（每天）。

（6）肝肾功能、电解质（每 2～3 天，必要时每天）。

（7）血氧饱和度，必要时血气分析。

（8）晚发型 OHSS 患者建议行妊娠试验。

（9）超声评估腹水和卵巢大小（必要时重复以指导治疗或穿刺）。

（10）怀疑胸膜或心包积液时的超声和胸部 X 射线（必要时重复）。

3. 对症治疗

（1）注意精神鼓励，休息，高蛋白饮食，少量多次饮水。避免体位剧烈改变，鼓励患者翻身，活动四肢，按摩双腿，避免盆腔检查和腹部重压。

（2）扩容治疗：生理盐水、低分子右旋糖酐、HES、白蛋白或新鲜冷冻血浆，目的是提高血管内的胶体渗透压和有效血容量，疏通微循环。白蛋白 10g/d，低蛋白血症明显或抽吸腹水后可用 20～30g/d，根据生化指标及时减量。

（3）预防血栓形成：静脉血栓形成是 OHSS 最严重的血管并发症。当有血栓形成风险时，需要及时采取预防措施。中、重度 OHSS 的血栓栓塞危险因素主要由取卵移植术后长期不动少动，增大的卵巢或腹水对盆腔血管造成的压力，以及妊娠或高雌激素引起的高凝状态。Leiden 因子 V 突变、抗凝血酶Ⅲ缺乏、蛋白 C 和 S 缺乏、个人或家族性血栓患者的深静脉血栓发生率明显增加。

低分子量肝素（low-molecular weight heparin，LMWH）的使用降低了血栓并发症的风险。依诺肝素钠注射液（4 000U/d）、那屈低分子量肝素钙注射液（4 100U/d）、达肝素钠注射液（5 000U/d）是预防血栓形成的有效药物。静脉血栓栓塞甚至可能在中度 OHSS 中发生，鉴于胚胎移植后 20 周晚期血栓形成的报道，许多研究人员支持延长肝素治疗时间。

（4）严重 OHSS 腹水和胸腔积液的抽吸：腹水的发生是 OHSS 的标志。住院最常见的原因是腹水引起的症状，并不是所有患者都建议抽吸腹水。

当有以下指征时，可行腹腔引流腹水术：腹水导致严重腹不适或疼痛；负压明显影响呼吸甚至循环功能；持续少尿血肌酐浓度升高等肾功能受损表现时。穿刺放腹水后尿量增加，患者体重减轻，下肢水肿缓解，腹围减少，疗效确切。穿刺减少了呼吸和腹部的窘迫，但由于液体有反流的趋势，有适应证者可反复进行。反复放液可考虑预防性使用抗生素。

治疗肺部并发症和胸膜穿刺术：重度 OHSS 患者呼吸困难的评估和治疗始于全面的体格检查、超声检查和动脉血气分析，必要时胸部 B 超或 X 射线检查。有必要评估任何可能导致缺氧的肺部状况。严重 OHSS 可能伴有胸腔积液，特别是右侧的胸腔积液。腹部液体通过胸导管输送到胸部。腹水消除后，胸腔积液常可自行吸收，当胸腔积液、腹水同时存在时，首选放腹水穿刺术。胸膜穿刺术引流通常能有效地解决胸腔积液，或严重持续性胸腔积液。心包积液很少发生，但如果有，可能需要引流。

（5）多巴胺：通过增加肾血流量和肾小球滤过率发挥作用。多巴胺用于严重 OHSS 的少尿患者，使肾功能得到明显改善。

（6）利尿剂：如无充分的扩容治疗，利尿剂治疗可能是有害的，因为它可能进一步收缩血管内体积，加重低血容量，因此，当患者血液浓缩、高血压、低钠血症时，禁用利尿剂。利尿剂提高血液黏度，增加静脉血栓形成的风险。利尿剂的使用通常仅限于肺水肿的治疗。

二、多胎妊娠

（一）概述

近 30 年来，随着促排卵药物的应用和辅助生殖技术的发展，多胎妊娠的发生率显著增加。辅助生殖技术本身是为了帮助患者获得健康优质的孩子，但伴随的多胎妊娠却成了影响妊娠结局的不良因素。因此，如何既有效维持总体妊娠率又降低多胎妊娠成为人类辅助生殖技术中面临的挑战。

一次妊娠同时有 2 个或者 2 个以上的胎儿形成，称为多胎妊娠。多胎妊娠是人类妊娠中的一种特殊现象，以双胎多见，三胎及以上的妊娠称为高序多胎妊娠（higher-order multifetal gestations）。

多胎妊娠不仅给孕妇及其家庭带来一系列心理、社会和经济问题，而且多胎妊娠特别是高序多胎妊娠，其母婴妊娠并发症发生率明显增加。孕产妇发生妊娠期高血压相关疾病、子痫、妊娠期糖耐量异常、分娩中宫缩乏力。手术产及产后出血的危险性增加；胎儿并发症如流产、早产、胎儿生长受限、胎死宫内、低体重儿、新生儿窒息等发生率升高。新生儿围产期死亡率，双胎妊娠比单胎高 3 倍，三胎妊娠比单胎高 5 倍。不育治疗的目的不仅仅是为了获得妊娠，更重要的是获得健康的妊娠和健康的新生儿。因此，多胎妊娠应被视为辅助生殖治疗的不良结局或并发症之一，减少多胎妊娠的发生是医务人员必须重视的问题。

（二）诊断

根据使用促排卵药物或辅助生育技术的病史，结合临床表现和辅助检查，尤其是 B 超检查，一般可以准确诊断多胎妊娠。孕 6～7 周可发现宫腔内多个妊娠囊，或 1 个妊娠囊内有 2 个胚胎及其原始心管搏动，妊娠中晚期可清晰显示宫内不同的胎儿。

（三）预防

医源性多胎妊娠重在预防。严格掌握促排卵治疗的适应证，规范促排卵药物的使用，减少诱导排卵数。随着辅助生殖技术的不断提高，临床妊娠率可达 50% 左右，应严格控制体外受精胚胎移植术的移植胚胎数，建议移植胚胎数目不超过 2 个，优化胚胎质量评价体系，鼓励选择性单胚胎移植。囊胚培养和单囊胚移植能显著提高胚胎种植率及临床妊娠率，有效降低多胎妊娠率。

（四）多胎妊娠减灭术

一旦发生多胎妊娠，多胎妊娠减胎术（multifetal

pregnancy reduction，MFPR）是作为减少多胎妊娠，改善围产期结局的补救措施。

多胎妊娠减胎术通过减少胎儿的数目，降低双胎妊娠和高序多胎妊娠围产期风险，减少自发性早产的可能性和其他新生儿和产科并发症，如可使妊娠糖尿病、子痫前期等的发生率降低，特别使子痫前期发生率明显降低；减胎后剖宫产率较未减胎者显著下降；胎膜早破、胎儿生长受限、妊娠高血压综合征等发生率亦明显降低。

留存胎儿的数目一般为 1 个或 2 个。由于多胎妊娠存在自然减胎的可能，一般认为可将多胎妊娠经减胎术保留双胎；但对于高龄孕妇、瘢痕子宫、子宫畸形、宫颈功能不全、三胎妊娠中含有单绒毛膜双胎或合并其他内科疾病如高血压、糖尿病等患者，应该减为单胎；对于具有高危因素（反复胚胎停止发育、遗传病家族史或分娩遗传病胎儿风险）的多胎妊娠患者，可期待至孕中期，初步除外胎儿畸形等异常后，择期行经腹途径的选择性多胎妊娠减胎术。

确定多胎妊娠的绒毛膜数和羊膜数，高序多胎减胎有以下原则：①优先选择减除单绒毛膜单羊膜内的全部胎儿。②其次选择减除单绒毛膜双羊膜囊内的全部胎儿。③选择有利于操作的妊娠囊，如靠近阴道壁或腹壁的妊娠囊。④选择胎囊最小的胎儿。⑤选择靠近宫颈的妊娠囊。

孕早期的减胎术多采用经阴道途径，孕中期则多采用经腹壁途径。

经阴道减胎：临床上一般在妊娠 7~8 周即妊娠早期，选择性减灭一定数量的胚胎，一般保留 1 个或 2 个正常的胚胎或胎儿。减灭目标妊娠囊，可选择靠宫颈、最小胚体、有利于操作的妊娠囊。常用的方法有：①孕 8~9 周，经阴道负压吸引。②孕 9~10 周，胚芽较大负压难以吸出，反复穿刺胎心并抽吸。③孕 9~12 周，较大胚胎者，被减胎儿心脏注射 10% 氯化钾 0.6~2ml。另外，减胎术的选择时间及减胎方式都影响着减胎后的妊娠结局。

经腹壁减胎：适用于中期妊娠减胎，孕 12 周及以上孕周进行。经腹壁 B 超引导下穿刺入胎儿心脏，注射 10% 氯化钾 1.5~7.5ml，观察 5~10 分钟直至胎心搏动消失。射频消融减胎术可用于孕 15 周以上的含单绒毛膜双胎的多胎妊娠。经腹壁减胎多用于中晚期妊娠，胎体较大，母体吸收物质较多，术后随访应注意 B 超和凝血功能复查。

若为高序多胎妊娠，需减灭多个胎儿，则采用同种方法继续对其余胎儿进行减胎，也可以分次手术进行减胎。

三、取卵相关并发症及防治

（一）出血

在阴道超声引导下，穿刺卵泡吸取回收卵母细胞已经成为大多数 IVF 中心取卵的常规操作，该操作一般是安全的。取卵造成的出血并发症主要包括阴道出血和腹腔内出血两种，阴道穿刺点局部出血一般出血量少，如穿刺针损伤阴道穹窿部血管，阴道出血量较多。如果穿刺中损伤卵巢血管、腹腔内或腹膜后血管时，可引起腹腔内或腹膜后出血。

常见原因：①以往炎症或手术是脏器解剖位置改变，盆腔粘连。②手术者对 B 超扫描盆腔内脏器的影像不熟悉，取卵技术不熟练。③患者术中因恐惧或疼痛突然改变体位。④穿刺针受力后弯曲而改变方向。⑤凝血机制缺陷或术前使用抗凝药物。

1. 预防　①术前充分评估，询问患者是否有凝血功能障碍病史，是否服用抗凝药物，过去盆腔手术情况，并常规行血常规和凝血功能检查。②术者应熟悉盆腔内脏器和解剖的超声诊断特征，熟练掌握取卵穿刺技术，正确操作。③手术中穿刺需仔细观察和调适卵巢的位置，注意超声图像下卵巢的界限，卵巢周围结构尤其是管腔样结构，注意勿将盆腔血管的横断面误认为卵泡。④不宜反复进出卵巢、盆腔和阴道壁。有些患者卵巢位置粘连于远离阴道壁，取卵时穿刺针必须进入较深的距离时，操作者必须注意进针全程，尽量使卵巢接近阴道穹窿进针，避开血管和其他脏器。⑤选取直径较小的穿刺针，减少对组织的损伤。

2. 处理　取卵术后应卧床休息，严密观察患者有无阴道出血、腹痛症状，血压、脉搏等生命体征。大多数阴道出血会自行止血，无需特殊处理。阴道出血直视下便于发现，用无菌纱布局部压迫止血，阴道填塞 2~4 小时，血止后及时取出。必要时也可用宫颈钳钳夹止血。如果阴道出血量较多，纱布压迫止血难以奏效时，应暴露出血部位，缝合止血。

取卵术后如发现进行性的贫血症状和体征，尤其是伴腹痛、冷汗、头晕、腹膜刺激症状或心率增快、低血压时，应考虑有腹腔内出血的存在可能，须及时行血常规、凝血功能、阴道超声检查，评估盆腔积液量、腹腔内血凝块或腹膜后血肿，同时开放静脉通路，药物止血治疗，如血红蛋白下降明显应输液补充血容量，必要时考虑输血治疗。如血容量继续下降、急腹症加重，生命体征仍不稳定，应进行诊断性腹腔镜检查或剖腹探查，以发现出血点，及时止血。

（二）感染

盆腔感染是经阴道取卵术的并发症之一，其发生率为 0.2%～0.5%。生殖器官或盆腔可能存在的慢性炎症，经阴道操作使重复感染的危险升高。虽然明显的发热、持续性下腹痛、尿频、尿痛、排尿困难或阴道出血等症状和体征不常见，但隐匿性、亚临床型的细菌感染并不少见，这种感染可能会影响成功率，尤其是胚胎着床的成功。

1. 预防　术前有明显生殖道感染及身体其他部位的明显感染应视为手术禁忌证，应暂缓进行ART 周期。取卵术前注意外阴、阴道、宫颈的清洁和冲洗，扳机日起可用聚维酮碘和生理盐水擦洗进行阴道准备。术中应用生理盐水彻底清洗阴道，尤其需注意隐匿部位，如阴道穹窿部。手术时尽量减少阴道穿刺次数，避免损伤肠管有助于减少手术后感染的发生。是否预防性应用抗生素尚有争议，若存在感染的高危因素，如术中同时行输卵管积水、卵巢子宫内膜异位症囊肿穿刺，围手术期应用抗生素有助于减少术后发生感染的概率。

2. 处理　盆腔感染临床症状一般在取卵后1～7 天出现，表现为发热，盆腔腹膜刺激症状，白细胞尤其是中性粒细胞上升，红细胞沉降率增快。一旦确诊盆腔感染发生，应放弃后续的步骤，并进行相应的治疗。对盆腔感染征象明显的患者宜迅速选用广谱抗生素静脉给药，以控制感染预防妊娠失败；若感染发生于 ET 前，建议全胚胎冷冻。严重感染可形成盆腔脓肿，当脓肿直径超过 8cm或对药物治疗不敏感时需要进行脓肿引流，可在超声引导下经阴道或经腹壁穿刺，必要时在腹腔镜下或直接进腹行脓肿切开引流或切除感染的输卵管。

（三）盆腔脏器损伤

取卵过程中由于操作不当、技术操作不熟练、穿刺针受力后弯曲而改变方向及患者盆腔内炎症使器官粘连而导致解剖位置变异，容易损伤邻近的膀胱、输尿管、肠管等脏器，当必须穿过子宫时，也有可能伤及子宫内膜。

防治：手术前患者排空膀胱及清洁灌肠，手术时遵守操作规程，操作仔细，尽量避开风险因素，从而减少取卵引起的脏器损伤。对于远离阴道壁位置较深的卵巢，操作者必须仔细观察穿刺针可能经过的整个行程，应特别注意避开宫旁管道样结构。肠管损伤多发生在盆腔严重粘连的取卵手术，大多数肠道的穿刺损伤较小，可以观察至肠管愈合，穿刺针改变方向牵扯引起较大的撕裂伤，可能导致严重并发症，需要急诊探查手术治疗。取卵穿刺进针尽量避开膀胱，术前宣教嘱患者排空膀胱，如卵巢位置特殊必须经膀胱时争取 1～2 次内完成，术后增加液体进量，嘱患者多排尿，注意观察有无血尿，必要时留置导尿，如为膀胱积血或血块，可给予无菌生理盐水定期冲洗膀胱，并静脉滴注抗生素预防感染，对于上述处理仍不能缓解的持续性血尿，可给予膀胱镜检查直视下止血。部分患者卵巢粘连于子宫后方必须经宫体进行穿刺，可选择直径较小的穿刺针，减少穿刺次数，应尽量避免穿刺针经过子宫内膜。

（四）卵巢扭转

卵巢扭转是卵巢增大后产生的并发症，好发于 OHSS 周期或妊娠后。体位突然改变后易发，以突发发作的单侧腹痛伴腹膜刺激症状并进行性加重，盆腔检查可以扪及患侧包块，囊性，张力较大，有固定点压痛。彩色多普勒超声提示卵巢囊性增大、卵巢周边血流减少或缺失。超声检查显示困难而又确需排除卵巢扭转时可以采用 CT、MRI 检查或腹腔镜检查，尤其是腹腔镜检查，对确定卵巢扭转有重要的意义。

当卵巢不全扭转时，扭转的卵巢可自行复位，腹痛随即缓解。完全性卵巢扭转可发生卵巢内血管破裂出血，致使卵巢体积急剧增大而破裂。

1. 预防　在辅助生育技术实施过程中，注意卵巢增大的现象，取卵后卵巢扭转往往发生于卵巢活动性较好的患者，如由于男性因素或不明原因不孕患者，术前宣教时应告知这类患者术后改变体位不宜过快。OHSS 腹水使得腹腔空间增大，卵巢活动空间增加，易发生卵巢扭转。因此，应尽量避免发生 OHSS。

2. 治疗　对本病的认识及对卵巢扭转的早期诊断与及时治疗，对于保留卵巢和避免并发症有重要意义。卵巢扭转一旦确诊，应根据病史、临床表现、扭转卵巢的血液供应状况和患者的全身情况选择治疗方案。

一旦出现卵巢扭转迹象，行 B 超检查，短期暂时观察一段时间，屈腿卧床休息看是否卵巢有复位机会，静脉抗生素预防感染，注意生命体征和腹痛情况。如观察 1～2 小时疼痛无缓解，腹部压痛和反跳痛有加重趋势，血白细胞及 C 反应蛋白升高，彩色多普勒超声提示患侧卵巢周边血流明显减少或缺失，需行急诊探查手术，术中根据扭转卵巢有无坏死决定手术方式。对于扭转时间不长，卵巢仍存活无坏死的患者，尽可能保留卵巢，局部实施穿刺卵巢放液，缩小卵巢体积，扭转卵巢复位，必要时行卵巢固定术，以防再次发生扭转。如扭转时间过长，卵巢坏死紫黑色，则行患侧附件切除术。对于同时合并宫内妊娠的，应及时评估病情，尽早处理卵巢扭转，在积极保胎同时，进行腹腔镜或剖腹探查。

专家点评：生殖医学帮助人类解决生育问题，更重要的是帮助人类生育健康子代。近年来辅助生育技术的安全性得到重视，进行辅助生育技术治疗前应充分告知，治疗期间有危险因素者应加强监测和预防、减少严重并发症的发生风险，以获得良好的生育结局。

（冯国芳　朱依敏）

第三节　辅助生殖技术妊娠后孕期保健

导读：辅助生殖技术助孕女性孕期相关风险可能增加，其孕期保健不同于自然妊娠女性，因此临床医师需要密切关注其正确的孕期管理。

一、现状

自 1978 年人类首例体外受精婴儿 Louis Brown 出生以来，辅助生殖技术（assisted reproductive techonology，ART）已经成为越来越多不孕家庭选择的不孕症治疗技术。2012 年，欧洲人类生殖与胚胎学会数据显示全球 ART 出生儿童已经超过 500 万。2013 年，美国疾病控制与预防中心的统计数据表明，ART 出生儿童占所有出生儿童比例已经超过 1%。在中国，随着 2015 年国家全面两孩政策的实施，辅助生殖技术助孕的比例也随之上升。辅助生殖技术妊娠女性年龄，以及多胎和低体重

儿发生比例的增加使得孕期并发症（如妊娠高血压综合征、妊娠肝内胆汁淤积症、早产、胎儿畸形等）发生率高于自然妊娠妇女。因此，辅助生殖技术妊娠后的孕期母儿监护和管理与自然妊娠存在许多不同之处，本节将对辅助生殖技术助孕孕妇的自身特点和面临的风险进行分析，并对辅助生殖技术妊娠女性的孕期管理进行详细阐述。

二、辅助生殖技术助孕孕妇的自身特点和面临的风险

（一）早孕期自然流产率与胎儿畸形率增加

辅助生殖助孕的女性早孕期自然流产率受到卵子提供者年龄的显著影响，美国疾病控制与预防中心 2015 年数据显示，早期自然流产的发生率大约为 16%。新鲜移植胚胎矫正孕妇年龄和多胎妊娠后，ART 助孕的自然流产率与自然妊娠流产率相当，但较冻融胚胎移植的早孕期流产率稍高。

与自然妊娠、生育力正常的女性相比，接受 ART 助孕的女性分娩出先天畸形子代的风险似乎增加，但其原因尚不清楚，可能的原因包括两个方面：一方面为不孕夫妻的特征，包括高龄比例增加使得受精卵质量下降，以及不孕不育的潜在疾病，如多囊卵巢综合征，合并内科疾病糖尿病、甲状腺疾病等；另一方面为 ART 操作相关因素，比如使用促排卵的药物、配子和胚胎培养的实验室条件、培养基、冷冻和冻融问题等，除了增加多胎的发生，药物的使用以及体外操作增加了出生后代的潜在风险。

（二）多胎发生概率增加

辅助生殖技术目前越来越成熟，着床率也随之增加，这不仅使得总体成功率增加，多胎和低体重儿的出生也相应增加。根据美国的统计数据，目前大约 20% 的多胞胎是通过 IVF 受孕成功后出生的，如果统计所有类型的 ART 出生儿童，这个比例会更高。大多数双胎或者多胎是由于移植多个胚胎产生的，但 ART 儿童中单卵多胎的发生率也有所上升，为 1%～5%，其中单绒毛膜单羊膜囊妊娠的发生率也有所上升。

（三）妊娠并发症发生率增大和发病孕周明显提前

大量研究发现，即使是单胎妊娠，IVF 也会较自然妊娠伴随更多的妊娠并发症以及更早的发病孕周，比如妊娠糖尿病、子痫前期、前置胎盘、胎盘

早剥等，同时伴随早产和剖宫产率的增加。尽管如此，其妊娠并发症风险的绝对增加数量较小，且大多数此类妊娠都有正常的结局。此外，虽然大部分研究都进行了母亲年龄的校正，但不孕原因的因素始终是无法校正的因素，比如多囊卵巢综合征是影响生育力的常见病因，与胰岛素抵抗有关，而胰岛素抵抗与妊娠糖尿病的发病是息息相关的。

同时，ART 女性的高龄比例显著高于自然妊娠女性，人体的大部分重要脏器比如心脏、肝脏、肺、肾脏、胰腺和卵巢等的功能在 35 岁前达到高峰，此后逐渐减弱，故高龄女性的基础代谢率降低，基础疾病如肥胖、慢性高血压、糖尿病以及肝肾功能损害、心脏病的发生率较年轻女性增加，孕期母儿面临的风险也相应增加，与高龄相关的妊娠期并发症包括妊娠高血压综合征、妊娠糖尿病、产后出血显著增加，并且分娩方式中剖宫产率以及产后重症监护室住院率显著升高，新生儿早产率以及新生儿重症监护室住院率均有显著提升。因此，除外常规孕前检查，高龄孕妇还需要关注血糖、血压，如有异常，孕前需积极控制，调整饮食与用药同时，适当增加运动量降低体重指数，通过孕前、孕期严格管理，积极预防和降低孕期慢性病的加重和妊娠相关并发症的发生。

（四）剖宫产率明显增加

理论上辅助生殖助孕的孕妇最佳分娩时间和分娩方式与自然妊娠孕妇是一致的，然而实际临床上，辅助生殖技术妊娠后女性的剖宫产率明显增加。其可能的原因主要为高龄比例增加，孕期内科并发症、胎位异常的发生率显著上升，此外，部分辅助生殖助孕女性妊娠过程困难，心理负担重，与医师共同选择进行剖宫产的指征相对宽松。美国一项队列研究纳入了 7.8 万例单胎分娩的产妇，发现无论是初产妇还是经产妇，随着年龄增加，接受初次剖宫产的女性比例显著上升，各年龄组女性的初次剖宫产率如下：25～34 岁为 20%，35～39 岁为 26%，40～44 岁为 36%，45～49 岁为 36%，50 岁及以上为 61%。辅助生殖助孕女性妊娠糖尿病、子痫前期、前置胎盘、胎盘早剥等风险的增加，分娩期剖宫产率相应增加。此外，辅助生殖女性对健康子代的期望增加、心理负担大，对新生儿在分娩过程中的过分担忧不利于阴道分娩，从而降低了阴道分娩成功率。

三、孕期管理

（一）完善孕前评估以及孕前咨询

1. 完善孕前评估 对于不孕女性拟行辅助生殖技术助孕时，必须先进行孕前咨询，如为二次生育、瘢痕子宫或有其他高危因素者，需充分告知 ART 操作对子代可能的风险，并且充分评估妊娠的风险，及时干预妊娠期合并症，比如孕前常规检查体重、血压、血糖以及甲状腺功能，并指导备孕期的合理饮食和运动。关注平时月经情况，排除妇科肿瘤，瘢痕子宫需注意子宫切口愈合情况，早孕期及时确认胚胎位置。

2. 孕前咨询评估 启动辅助生殖技术周期以前进行详细的孕前咨询和评估，尽量做到出生缺陷的一级预防，详细询问夫妻双方既往病史，尽早发现夫妻双方或家族遗传病病史、染色体或者基因异常携带者，并告知风险，对于明确染色体或基因异常携带的夫妻行植入前遗传学诊断，对于原因不明的反复流产女性可考虑行胚胎植入前遗传筛查。

（二）孕期管理

1. 产前筛查 早孕期筛查为妊娠 11～13^{+6} 周超声测量胎儿颈后透明层厚度（nuchal translucency，NT）、鼻骨以及神经管等缺陷，如果有上述超声软指标异常，可考虑行绒毛膜活检或者羊膜腔穿刺抽取羊水了解是否存在染色体异常。如果 NT 等超声软指标均正常，那么无论是单胎还是双胎妊娠（除外减胎或者自然减灭的情况），孕 12～14 周均建议采用无创产前基因检测（non-invasive prenatal testing，NIPT）来检查胎儿是否存在非整倍体疾病，无创产前检测技术是通过采集孕妇外周血，提取胎儿来源的游离核酸进行常见非整倍体筛查，包括 13- 三体、18- 三体和 21- 三体综合征，在特异度均超过 99% 的情况下，21- 三体综合征的检出率可达 99%，18- 三体综合征可达 97%，13- 三体综合征及性染色体异常的检出率略低，分别为 87% 和 90%。国际产前诊断协会同时指出 NIPT 对 13- 三体综合征的检测效率是比较低的，当出现染色体嵌合（包括胎盘嵌合）、母体血浆中游离胎儿 DNA 不足、孕妇体重指数高、双胎之一人为或自然减灭、母体肿瘤等可能会影响 NIPT 的准确性或造成实验失败，因此，NIPT 仅能作为孕期的筛查检测，并不能作为产前诊断。如 NIPT 高风险，那么需要尽早通过绒毛活检或者羊水穿刺的常规染色体核型分析进行复核，然后才能决定是否需要终止妊娠。

对于辅助生殖技术助孕的女性，应该在孕中期的早期，通过上述不同的染色体检查方法尽可能排除胎儿染色体异常，并在18~24周进行胎儿系统结构排畸超声筛查。此外，ART胎儿先天性心脏病风险增加，因此在怀孕26~28周建议行胎儿超声心动图检查。

2. 双胎及多胎的管理　辅助生殖技术受孕双胎或者多胎发生率增加，早孕期对绒毛膜性的准确判断有利于孕妇整个孕期的临床监护，超声是临床上对早孕期双胎妊娠绒毛膜性质进行判断的常用方法，准确率高达97%。孕5~10周超声明确妊娠囊的个数，孕10周后根据胎膜分隔与胎盘连接处呈"T"征或是呈"λ"征进一步判断绒毛膜性。中孕期对胎儿形态发育、生长发育以及宫内安危的监测存在许多区别于单胎的不同之处需要引起充分重视，孕期积极制订预防母婴并发症的方案，及早发现异常，并尽早采取方案进行干预，以获得最佳妊娠结局。

双胎或多胎妊娠后孕妇需要在孕期满足不小于2个胎儿的营养需求，因此孕期对叶酸、铁的需求量明显增加，加上孕期血液的稀释，容易发生贫血。孕期应强化饮食指导，增加铁和叶酸的摄入量。孕期每天摄入铁剂30mg作为小剂量铁剂的初级预防贫血，如果血清铁蛋白<30μg/L，应每天摄入铁剂60mg，如果血红蛋白<110g/L，即存在缺铁性贫血，那么应每天补充铁100~200mg。

双胎妊娠或者多胎妊娠的胎儿畸形率明显高于单胎，因此，产前筛查及诊断对双胎或者多胎妊娠的女性尤为重要，中孕期及中晚孕期是产前诊断的重要时期。常用的产前筛查如NIPT以及血清生化筛查等均不适用于多胎妊娠，故NT测量为多胎胎儿染色体异常筛查的重要筛查手段，而侵入性产前诊断对于双胎或者多胎妊娠的风险明显高于单胎妊娠，仅在高度可疑胎儿异常时慎重使用，且实施之前应对相关风险进行充分的告知。超声检查是中孕期胎儿形态发育的主要监测手段，通过超声评估每个胎儿有无结构异常，对于畸形出现较晚的脏器比如颅脑畸形以及之前超声曾提示可能畸形的脏器，孕晚期应该增加超声复查频率，以免遗漏。另外，常规宫高腹围的测量在双胎以及多胎妊娠中受到限制，故超声为孕期监测胎儿生长发育的主要手段，双胎或者多胎妊娠有不同于单胎的生长发育规律，分析超声结果时需要引起注意。单胎妊娠在孕28~34周为胎儿生长发育最快的时期，三胎妊娠的胎儿在孕33周后存在明显的生长受限，并且随着胎儿数目的增加，胎儿生长发育受限的孕周还将提前。多胎妊娠宫内体积有限及孕母营养供应相对不足是胎儿生长发育受限的主要原因。为了排查孕期双胎输血综合征及选择性胎儿生长受限等双胎妊娠或者多胎妊娠的特有并发症，超声测量时需要注重观察胎儿间发育的均衡性，包括双顶径、股骨长、各自的羊水量以及脐动脉S/D比值，评估各个胎儿上述指标的差别，并动态观察上述指标的动态变化情况。各个胎儿间脐动脉S/D比值或者羊水深度的差异增加是胎儿宫内不安全的体现，需要引起产科医师的高度重视。晚孕期还需要行超声检查仔细判断不同胎儿的胎方位，从而决定分娩方式和分娩时机。

3. 妊娠期并发症的管理　辅助生殖技术助孕女性孕期凶险性前置胎盘、妊娠高血压综合征等发生率明显上升，同时伴随早产和剖宫产率的增加。对于瘢痕子宫的再次妊娠，孕期需要加强对凶险性前置胎盘的管理，孕晚期通过超声与磁共振检查辅助诊断是否有胎盘植入，如可能存在胎盘植入者，需要及时转诊至有条件的医疗机构，适时计划性剖宫产终止妊娠。手术前充分准备，联合多学科会诊，同时与孕妇及其家属充分沟通，告知手术的风险以获得支持与理解，术前行髂动脉球囊扩张术、术中自体血回输等准备有利于减少术中及术后大出血、休克风险以及产科子宫切除概率。

美国预防服务工作组于2014年提出子痫前期高危孕妇（包括前次妊娠子痫前期病史、不良妊娠病史、多胎妊娠、慢性高血压、糖尿病、自身免疫性疾病等）建议在孕12周后预防性使用小剂量阿司匹林（每天60~150mg），以减少子痫前期、早产以及胎儿生长受限的发生。孕期及时补充钙以及复合维生素，合理饮食，控制孕期体重的增加，增加产检次数，严密监测血压、血糖、体重指数和尿蛋白等指标，以便出现异常时尽早发现。如为双胎妊娠或者多胎妊娠，对于妊娠高血压综合征的预防重于治疗。

双胎或者多胎孕妇子宫过度膨胀、羊水量过多、胎膜早破、阴道炎都是引起早产的原因，双胎或者多胎妊娠孕妇应注意多休息、避免过度劳累，预防阴道炎症，增加孕期产检次数，定期进行阴道分泌物细菌培养，定期超声检测宫颈长度及宫颈内口情况，一旦发现先兆早产应住院进行抑制宫缩、预防感染、促胎肺成熟等治疗。加拿大妇产科学会（Society of Obstetricians and Gynaecologists of Canada，SOGC）不支持双胎和多胎妊娠行常规性宫颈环扎术，但孕前诊断宫颈功能不全的孕妇在妊娠13~18周进行宫颈环扎可能有益。

冻融胚胎移植后长期黄体支持药物使得女性雌激素水平显著高于单胎，易增加妊娠期肝内胆汁淤积症（intrahepatic cholestasis pregnancy，ICP）的风险，且发病早、症状重，极易引起早产、胎死宫内等并发症。因此，对于有皮肤瘙痒、黄疸的孕妇应注意血清甘胆酸以及总胆汁酸的监测，对于ICP高危患者，孕28周开始测定血清甘胆酸水平；而一般孕妇妊娠32~34周常规测定血清甘胆酸或总胆汁酸水平，一旦发现ICP，需要尽早治疗并严密监测胎儿宫内情况，适时终止妊娠，防止胎儿胎死宫内等不良妊娠结局的发生。

（三）终止妊娠的时机和方式

辅助生殖助孕的女性终止妊娠的时机和方式是与自然妊娠女性相同的，而实际临床上，由于辅助生殖助孕女性高龄比例增加，妊娠过程相对困难，心理负担重，因此与医师共同选择进行剖宫产的指征相对放宽。英国皇家妇产科学院建议对于无任何并发症及合并症的单绒毛膜双羊膜囊双胎可于妊娠36~37周终止妊娠，双绒毛膜双胎可于妊娠37~38周终止妊娠。对于有并发症或合并症的双胎或者多胎妊娠分娩时机应根据病情严重程度、就诊医院的医疗水平等进行综合判断后决定。

（四）完善产后康复，促进身心健康，提高后续生活质量

辅助生殖技术助孕的女性妊娠过程相对困难，对于供卵或者供精助孕的夫妻双方心理负担较一般辅助生殖助孕女性更加重，因此产后需要格外重视心理咨询，预防性对重点对象进行心理辅导，减少产后抑郁症的发生，同时注重加强盆底康复训练与指导，产后完善夫妻双方育儿指导，同时注意关注产妇产褥期的指导。

专家点评：对于辅助生殖技术妊娠后的女性，注意孕前提供合理的咨询，加强孕期管理，并为其提供合理和正确的产前筛查及诊断信息，密切监测孕期并发症的发生，及时处理相关并发症，可以有效降低母婴相关不良事件的发生。

（占琪涛　朱依敏）

第四节　辅助生殖技术对女性近、远期健康的影响及管理

导读：辅助生殖技术一系列过程会对女性近期远期产生影响，我们需要管理这个过程并尽量减少对女性的影响是我们关注的问题。

世界上首例试管婴儿诞生到现在已有40年的时间，中国首例试管婴儿诞生也已经有30年的时间了。这40年间辅助生殖技术快速发展，也迅速在各个国家和地区普及开来。通过辅助生殖技术给很多不孕的家庭带来了希望，但同时也带来了很多具有争议的问题。不管是因为何种原因采用何种辅助生殖技术手段进行治疗，女性是最主要的参与者，促排卵、取卵、胚胎移植、妊娠都是发生在女性身上，这一系列过程究竟会对女性近期远期带来一些影响，我们应该如何管理这个过程，尽量减少对女性的影响是我们需要关注的问题。

一、辅助生殖技术对女性近期健康的影响及管理

（一）卵巢过度刺激综合征

控制性促排卵（controlled ovarian hyperstimulation）广泛应用于辅助生殖技术中，这个方法能让患者一次获得更多的卵，但同时也带来了卵巢过度刺激的风险，卵巢过度刺激综合征（ovarian hyperstimulation syndrome，OHSS）是辅助生殖技术治疗不孕症患者过程中常见的并发症，而在自然妊娠过程中极其罕见，故这是一个医源性疾病。临床上表现为恶心、呕吐、呼吸困难、卵巢增大、胸腔积液、腹水、血液黏稠度增加、电解质紊乱、凝血功能异常、肾血流灌注减少等，严重时甚至会危及患者的生命安全。

卵巢过度刺激综合征根据发生的时间可分为早发型和晚发型，不同的文献对早发型和晚发型划分的时间点有所区别，认为：hCG注射后9天内发生的为早发型，hCG注射10天后发生的为晚发型。根据患者症状的严重程度又可分为轻度、中度、重度卵巢过度刺激综合征，目前临床上常用Golan的分类法，Ⅰ级：仅表现为腹胀和腹部不适；Ⅱ级：在Ⅰ级的基础上加上恶心、呕吐和/或腹泻，卵巢增大5~12cm；Ⅲ级：在Ⅱ级的基础上加上超声提示有腹水；Ⅳ级：在Ⅲ级的基础上加上临

床上有腹水的证据和/或胸腔积液和呼吸困难；Ⅴ级：在Ⅳ级的基础上加上血液浓缩、血液黏稠度增加、凝血功能异常、肾血流灌注减少。其中Ⅰ级、Ⅱ级为轻度，Ⅲ级为中度，Ⅳ级和Ⅴ级为重度。文献提示辅助生殖技术后轻度 OHSS 发生率为 20%～33%，中度为 3%～6%，重度为 0.1%～2%。

对卵巢过度刺激综合征的管理，需要强化和普及预防优于治疗的观念。在促排卵前识别卵巢高反应患者或 OHSS 高危的患者，研究提示当 AMH≥3ng/ml 和/或 AFC≥16 时提示该患者为卵巢高反应人群，建议使用拮抗剂方案。在扳机日需再次评估 OHSS 风险，如≥10mm 的卵泡≥18 个和/或雌激素＞3 000pg/ml 提示 OHSS 高风险，如为拮抗剂方案用 GnRH-a 替代 hCG 扳机和全胚冷冻；在取卵日最后再次评估 OHSS 风险，当获卵数≥15 个提示高风险，如前期已使用预防策略，则无需其他预防措施，如无，则可考虑使用卡麦角林和/或全胚冷冻。

（二）血栓性疾病

血栓性疾病（thrombotic events）是辅助生殖技术中一项严重的并发症，虽然发生率极低，但是一旦发生可能导致患者留下严重的后遗症甚至死亡。在公开的报道中，有 2 例患者因脑血管意外死亡，另有一些患者因血栓性疾病留下严重的残疾、偏瘫和其他的神经功能障碍。据报道，辅助生殖技术治疗后静脉血栓形成的发生率为 0.08%～0.11%，如合并妊娠疾病的严重程度及持续时间会增加。已有的报道提示血栓性疾病绝大多数发生在 OHSS 患者中，因此被认为是继发于 OHSS 的严重并发症。继发于 OHSS 的血栓性疾病 26% 发生在早发型 OHSS，74% 发生在晚发型 OHSS，在胚胎移植的 3～90 天内都有可能发生血栓性疾病。

有研究统计了 1965—2013 年的关于辅助生殖技术治疗过程中发生血栓的报道，81% 发生在静脉，19% 发生在动脉，静脉血栓主要发生在颈静脉和锁骨下静脉，其他少见的部位有下肢静脉、上肢静脉、脑静脉、腔静脉、肾静脉、视网膜静脉。当脑动脉、颈动脉或冠状动脉形成血栓时就有可能威胁到患者的生命安全，另外上肢动脉和下肢动脉也能形成血栓。

对于血栓性疾病的管理最主要的是预防，对有血栓形成高风险的和 OHSS 患者早期预防血栓，最常用的药物是低分子量肝素。血栓形成高风险的患者主要是指第Ⅴ凝血因子莱顿突变、蛋白 C、蛋白 S、抗凝血酶Ⅲ缺陷和抗磷脂抗体综合征。对已形成血栓的患者，最主要的治疗也是肝素、低分子量肝素、华法林，也有极少部分患者接受了手术治疗。

（三）腹腔内出血

超声引导下的经阴道穿刺取卵术（transvaginal oocyte retrieval）逐渐取代腹腔镜下取卵术，成为辅助生殖技术中关键的一个步骤。超声引导下的经阴道穿刺取卵术被认为具有微创、高效、性价比高、安全的优点，尽管如此，不可避免穿刺时还是有可能出现损伤周围脏器、感染、出血等并发症。据报道，超声引导下的经阴道穿刺取卵术后腹腔内出血的概率为 0.2%，严重的腹腔内出血需再次手术治疗的发生率为 0.08%。

腹腔内出血（intraperitoneal bleeding）的主要原因是促排卵后的卵巢表面有丰富的血管，穿刺后出血，少部分是因为穿刺针损伤了周围脏器而出血。33.3% 的病例在取卵术后 1 小时就有明显的腹腔内出血症状，93.3% 的病例在取卵术后 24 小时内有明显的腹腔内出血症状，故腹腔内出血的危险期主要是在取卵术后 24 小时内，取卵术到再次手术止血的平均时间为 10 小时，在已有的报道中有 4 例患者最终行患侧卵巢切除术，取卵手术到再次手术间隔的时间越长，卵巢切除的风险则越高。

严重的腹腔内出血总体来说发生概率极低，因此只有一些案例报道，目前没有循证医学证据提示发生腹腔内出血的高危因素有哪些，但是从这些个案报道中可以发现一些共同特点，如体重指数低、年轻、既往有腹腔手术史、获卵数多。缩短取卵时间，避免多次穿刺卵巢可降低腹腔内出血风险。腹腔内出血时临床表现为腹痛、恶心、呕吐、头晕、虚弱、心动过速，当可疑腹腔内出血时需将患者收住入院，密切监测生命体征、动态观察血红蛋白变化、B 超检查腹腔内积液量，如血红蛋白进行性下降、腹腔积液增加或者出现急腹症，首选诊断性腹腔镜检查以明确出血原因。

（四）卵巢扭转

在辅助技术治疗过程中，促排卵药物的使用及胚胎移植术后黄体支持形成黄体囊肿，使卵巢体积进一步增大，易发生卵巢扭转（adnexal torsion），体外受精胚胎移植术后卵巢扭转发病率约为 0.1%，通常发生在妊娠后，这是因为妊娠时子宫增大，导致卵巢位置改变，妊娠期分泌的松弛素又使卵巢韧带松弛,当体位突然改变时,卵巢很容易发生扭转。但国内外也有一些个案报道在胚胎移植时甚至在取卵前也有可能发生卵巢扭转。总的来说,卵巢过度刺激和妊娠是发生卵巢扭转的高危因素。卵巢扭转虽然发生概率低,但也是辅助生殖技术中一个严重的并发症,有可能影响患者以后的生育力,对于合并妊娠患者更有可能引起流产,故应早期识别,及时治疗。

卵巢扭转临床表现为突发性剧烈的下腹痛、局限在患侧,伴恶心、呕吐,B 超检查可协助诊断,但因临床表现缺乏特异性,需与其他急腹症鉴别诊断。一般认为卵巢扭转一旦确诊需急诊行腹腔镜手术治疗,以免长时间的扭转造成卵巢组织发生不可逆的坏死,最终不得不切除卵巢。手术中需根据扭转卵巢的血液供应状况决定是否切除,但有报道提示即使术中所见卵巢坏死,也有 60% 的组织仍然是有功能的,所以决定卵巢组织去留应慎重,应最大限度地保存患者的生育功能。对于合并妊娠的患者,要尽量缩短手术时间,减少对妊娠子宫的刺激,术中及术后要用抑制子宫收缩的药物,加强黄体支持,以免引起流产。

二、辅助生殖技术对女性远期健康的影响及管理

(一)妊娠期并发症(pregnancy complications)和新生儿安全性(live-birth safety)

随着辅助生殖技术的普及,通过辅助生殖技术出生的新生儿占全部新生儿的 1%~2%,辅助生殖技术后的孕妇和新生儿的安全性得到越来越多的关注。通过辅助生殖技术获得妊娠的孕妇发生妊娠高血压综合征、子痫前期、妊娠糖尿病的概率要高于自然受孕的孕妇,研究表明,辅助生殖的单胎妊娠和自然受孕的单胎妊娠相比,发生妊娠高血压综合征、子痫前期、妊娠糖尿病、前置胎盘、胎盘早剥、产前出血、产后出血、羊水过多、羊水过少、低体重儿、极早产、早产、新生儿先天性缺陷的概率升高;辅助生殖的双胎妊娠和自然受孕的双胎妊娠相比,发生宫腔内出血、胎盘异常、极早产(<32 周)、早产的概率显著增加。2011 年,我国一项由 39 家医院参与的回顾性研究提示,辅助生殖技术妊娠的患者发生妊娠高血压综合征、早产、妊娠糖尿病和前置胎盘的概率分别为 11.0%、27.0%、15.1% 和 4.5%,均显著高于自然妊娠组,但两组间胎膜早破、胎盘早剥、妊娠合并心脏病、妊娠合并

贫血的发生概率无显著性差异。通过辅助生殖技术出生的低体重新生儿、早产儿的发生概率分别为 29.7%、30.0%,而自然妊娠组只有 7.3% 和 8%,两组间差异具有显著性。同时辅助生殖技术的新生儿 5 分钟时的 Apgar 评分更低,苍白窒息(Apgar 0~3 分)的发生率为 1.8%,青紫窒息(Apgar 4~7 分)的发生率为 1.0%,而自然妊娠组的概率分别为 0.8% 和 0.5%,两者具有显著性差异。另外,辅助生殖技术妊娠的剖宫产率为 85.3%,显著高于自然妊娠组的 54.0%,且其中 40% 的剖宫产是无明确的医学指征。因此,辅助生殖技术后妊娠的孕妇确实有更高的妊娠期并发症风险,需作为高危孕产妇加强妊娠期监测和管理。

到目前为止,国内外生殖中心仍多采用多胚胎移植,由此大大增加了双胎妊娠及多胎妊娠的发生率,众所周知,双胎妊娠和多胎妊娠妊娠期并发症的发生率、低体重出生儿、早产儿、围产儿发病率、围产儿死亡率远远高于单胎妊娠,避免双胎及多胎妊娠的最有效方法就是单胚胎移植(elective single embryo transfer)。很多单胚胎移植和多胚胎移植比较的研究提示单胚胎移植并不会降低累计妊娠率,但是单胚胎移植能显著降低早产儿和低体重出生儿的发生概率。一个好的现象是越来越多的生殖中心开始关注单胚胎移植,并开始制定相关的法律法规来规定胚胎移植的数目。

(二)对乳腺和生殖系统肿瘤(breast and reproductive system cancers)的影响

辅助生殖技术过程中促排卵治疗使用的大量促排卵药物及其造成的高雌激素环境以及胚胎移植后的黄体支持治疗会不会对生殖系统肿瘤及相关肿瘤的发病有影响,这也是关注的一个焦点问题。相关的研究报道有很多,但是每个研究的样本量不多,因此结论也有争议。最新的英国一项大样本研究,随访了 1991—2010 年接受辅助生殖技术治疗的患者,平均随访时间达 8.8 年,该研究提示接受辅助生殖技术治疗的患者子宫内膜癌的发病率、乳腺癌总体的发病率及恶性乳腺癌的发病率并不会增加,但是原位乳腺癌的发病率随着治疗周期的增加有所增加,同时卵巢癌的发病率也有所增加,包括恶性卵巢癌和交界性卵巢癌,但是这些患者可能同时合并子宫内膜异位症,对于因男方因素或不明原因性不孕行辅助生殖治疗的患者,卵巢癌的发生率并不增加,这提示卵巢癌发病率的增加可能与患者本身的特性有关,而不是

因为辅助生殖技术,但是这个需要进一步的研究。

专家点评:辅助生殖技术的发展让近千万的人群获得了家庭完整的幸福,但是同时也带来了危害和隐患,其对女性近期、远期的影响有些是无法避免的,但也有一部分是与如何接受治疗、接受何种治疗的决策有关,因此,重视辅助生殖技术对女性健康的近远期损害,是辅助生殖技术进一步发展、成熟的一个重要部分。

(毛鲁娜　朱依敏)

第五节　辅助生殖技术子代健康及管理

导读:随着辅助生育技术的迅猛发展,越来越多的人选择辅助生育技术助孕,其出生子代的健康是人们关注的热点。

随着辅助生殖技术在全球的迅猛发展,世界性晚婚晚育趋势以及更多新技术的出现,使得越来越多的人群选择 ART 技术助孕,在部分发达国家每年出生人口中有 1%～3% 的新生儿为 ART 子代。这些 ART 子代的健康,尤其是长期的健康,是人们关注的热点。了解辅助生育 ART 子代健康问题不仅能给希望通过 ART 技术受孕的夫妇提供合理的咨询和建议,也是现在和未来 ART 子代自身关心的问题,因此有必要对 ART 子代进行系统管理,建立完善的随访系统进行长期随访,了解他们的健康状况,为 ART 安全性提供指导和真实科学的依据。

一、子代健康

(一)先天畸形与印记异常

很多研究发现 ART 子代的先天畸形(congenital malformation)发生率较高,早在 1987 年 Lancaster 等就发现 ART 子代较自然受孕子代更容易发生神经管畸形及大动脉转位等畸形。2004 年,Rimm 等一项包含了 19 个研究的 meta 分析显示 IVF 子代的先天性畸形发生的概率为 0～9.5%,ICSI 子代为 1.1%～9.7%,自然受孕子代为 0～6.9%,IVF 与 ICSI 子代之间先天畸形无显著差异,说明不孕本身可能是导致先天性畸形主要的因素。

Y 染色体异常在进行 ICSI 的患者中更常见,

因此 ICSI 子代更有可能遗传 Y 染色体的异常,无精症患者中 10%～15% 患有 Y 染色体微缺失,虽然未经证实,但是 Y 染色体的微缺失片段如果遗传给子代,缺失部分可能会更长,因此建议这些患者进行性别选择。ICSI 方式出生的男性子代较 IVF 及自然受孕的男性子代更容易发生泌尿系统畸形,尤其是尿道下裂,这可能是由于男性不育而不是 ART 技术所致。

ART 技术中配子在体外环境中的暴露可能导致表观遗传改变,从而导致印记改变(imprinting anomaly)。研究发现 ART 子代中两种印记综合征——Beckwith-Wiedemann 综合征和 Angelman 综合征的发生率较普通人群有所增加。Beckwith-Wiedemann 综合征是以巨大舌、脐膨出和生长过剩为三大主要特征的先天性疾病;Angelman 综合征患者脸上始终带着笑容,但动作机械,智力低下,同时还有癫痫等症状,病征包括经常发笑、双手举高、挥舞、脚下不稳、痉挛、缺乏语言能力及智力。另外,Maternal Hypomethylation 综合征和 Russell Silver 综合征(又称不对称身材 - 矮小 - 性发育异常综合征)等印记异常也被认为与 ART 技术有关。不过,印记异常的总体发生率是极低的。

(二)体格发育

历年来,大量的文献关注了 ART 子代短期结局,主要包括围产期的情况,由于随访时间的差异、对照类型的不同、混杂因子的控制和研究对象选择的偏倚,目前尚无明确的结论。芬兰的一项大样本队列研究发现,ART 子代出生后的最初 3 年在体重和身高的发育方面有不同的生长特性。与自然妊娠对照相比,ART 子代 1 岁、2 岁时其低体重和身高的发生风险明显升高,风险值分别为 1.5、1.6。因此我们需要更加关注 ART 子代出生后 3 年内体格发育情况。

(三)神经运动发育

大部分研究没有发现 ART 子代与自然妊娠子代在神经运动方面的差异,仅有一项研究发现 ICSI 子代在 5～8 岁学龄期儿童的差异,后续又有三项研究关注 ART 子代神经运动发育情况,发现他们的运动技能在 7 岁前与自然妊娠子代无差异。因此目前认为 ART 子代在神经运动发育上与自然妊娠子代没有明显差异。

(四)社会功能和行为

目前对 ART 子代的心理发展情况的研究还比较少,ART 子代的家庭,父母的心理预期、社会经济因素和父母年龄等方面不同于自然妊娠家庭。Wagenaar 通过回顾分析发现 ART 子代在 8 岁前行为问题和社会 - 情绪问题的发生率与自然妊娠子代无明显差异。后续的研究针对 ART 子代认知、运动和情绪 - 行为心理测试,发现在 ICSI 子代中有微小差异。

对于 ART 子代注意力缺陷 / 多动症(hyperactivity)的报道,结论尚未达成一致,有研究发现多动症患儿的母亲年轻、吸烟、高体重指数、子痫前期、剖宫产、低体重早产以及胎儿生长受限的比例高,这些因素可能为多动症和 ART 相关性研究的混淆因素。

ART 技术可能增加自闭症(autism)的发病概率,自闭症的发病机制目前尚不明确,多胎、低体重、父母高龄、早产等都可能导致自闭症发生率增加。2013 年,瑞典一项大样本的前瞻性研究,对1992—2007 年出生的 250 万 ART 及自然受孕子代(子代平均年龄 6 岁),评估其智力缺陷及自闭症后发现,两者间的自闭症发病率无显著差异,而智力缺陷在 ART 子代有轻微增高。将研究人群设定为单胎后,发现两者间的差异无显著性。这一研究结果与历年来欧美国家的个案报告及队列研究类似,大部分自闭症患者好发于双胎 ART 子代。

(五)智力发育

最早研究 ART 子代智力发育的文献指出 ICSI、IVF 和自然妊娠子代智力发育(intelligence development)水平相似,唯一能预测低智商的显著独立因素是母亲低文化水平。美国一项大型研究显示IVF 子代 3～11 年级学生标准测试的结果与同龄对照组比更优秀,可能是 IVF 子代来自更高的社会经济阶层,父母年龄及文化水平更高。但也有相反的结果,在荷兰一项类似的但样本量稍小的研究发现 ICSI 子代在语言学习和认知推理方面的分数低于自然妊娠子代。

(六)疾病

由 Bonduelle 等进行的一项多中心前瞻性研究发现,与自然妊娠子代相比,ART 子代有更高的特定疾病发生率、手术率、药物治疗率和住院率;在随访期间,ART 子代累计疾病发生率也增加,特别是呼吸系统疾病和腹泻,可能是由于 ART 子代围产期并发症比较多,对疾病的易感染性也更高,也有可能是父母对 ART 子代关注度比较高,使得他们更频繁地就医。

ART 的促排卵过程、胚胎的体外培养及操作过程可能改变了胚胎的基因表达,增加了 ART 子代患肿瘤(tumor)的概率。有观点认为 ART 过程中异常的印记活动可能会导致异常的肿瘤基因调控,2013 年 Williams 等历时 17 年(1992—2008 年)的调查显示 ART 子代的肿瘤发生率并没有增加,这一结果使即将接受 ART 技术的夫妇、ART 子代等得到安心。而非常微弱的证据显示两种罕见肿瘤的发病率有所增加:横纹肌肉瘤和肝母细胞瘤。然而这些罕见肿瘤的总体发生概率是很低的,横纹肌母细胞瘤和肝母细胞瘤在每百万人群中分别约增加 8.82 及 6.21 例的风险。肝母细胞瘤在低体重儿中发病概率较高,因此 ART 子代中肿瘤的相对高发可能与不孕本身、低体重儿出生及印记改变相关,ART 子代与肿瘤的关系需要进一步的研究。

胎儿期的条件可影响器官的发育并持续影响靶器官功能导致成年期易患疾病,低体重已被证实是影响成年后心脏疾病的独立因素。一项回顾性的研究分析了 1 246 名易孕女性与不孕但健康的女性的子代后发现,ART 子代出生体重偏低;与同样本的子代相比,ART 子代有更高的舒张压和收缩压,分别较自然受孕子代增加 1～2 和 3～4mmHg,血管功能异常意味着成年后发生心脏疾病风险增加。

二、管理

目前,国外关于 ART 后代的管理已建立了较完整的网络和登记体系,如美国疾病预防与控制中心(Centers for Disease Control and Prevention,CDC)和辅助生殖协会(The Society for Assisted Reproductive Technology,SART)、加拿大生育和男科协会(Canadian Fertility and Andrology Society,CFAS)、欧洲生殖与胚胎学学会(European Society of Human Reproduction and Embryology,ESHRE)与当地居民的健康大数据库建立连接,以获取 ART 子代健康状况的资料,对 ART 患者及子代信息进行完整统计。随访方式比较成熟,获得的信息也越趋向于准确和具有代表性。

相对于发达国家,我国辅助生殖技术起步较晚,各生殖中心 ART 数据库的质量参差不齐,有些甚至没有实施数据库管理,目前国内仅有部分生殖中心建立了 ART 子代常规随访制度,且随访流程和内容尚不统一。同时社会流动人口比例大,我国居民的健康大数据库尚不完善,因此我国 ART 出生后子代的健康管理还有待进一步加强。

目前 ART 子代的随访管理仍然依靠各生殖中心自己制定的流程。生殖中心应重视随访工作,确立完善的随访制度,制定随访的电子系统或纸质表格,采用专人管理的模式。在患者进行 ART 治疗时应详细记录其病历资料和联系方式,同时做好随访工作的宣教,为后续患者和出生子代的随访管理作好准备。在随访同时,将随访数据及时录入电子病案的随访记录中存档,同时在专项随访登记簿中逐项登记妥善保存,便于资料查询。

ART 子代的随访不只限于新生儿期的情况,其儿童期、青少年期各方面的健康状况都应在随访的范围之内。有一些发达国家目前已经能够将 ART 患者资料与全民健康资料库建立联系,ART 子代在医院的就诊与疾病情况都可作为资料被提取出来进行整合分析,而我国目前尚缺乏这样的系统,ART 子代的管理仅能依靠生殖中心的随访人员。仅靠电话随访,可随访到的内容将十分有限,而邀请患者来院随访虽可进行更全面的检查,但也只能做到较低的随访率,因为其实施起来很有难度,一部分已建立随访制度的生殖中心会对不同年龄段的 ART 子代进行体格发育和精神运动发育情况的常规随访。

（一）ART 子代的健康状况随访内容

1. 子代新生儿期情况

（1）一般情况:性别、出生体重、身长。

（2）出生情况:Apgar 评分、是否早产、新生儿病史、是否入住 NICU。

（3）有无出生缺陷,出生缺陷包括两性畸形、右脚外翻、先天性心脏病、肛门闭锁、21-三体、食管阻塞、18-三体、房缺、室缺、唇腭裂、巨结肠、脐膨出、连体婴等。

2. 出生后及随访情况（follow up contents）

（1）一般情况:年龄、喂养方式、身高、体重、营养状况、体重指数、血压、头围、胸围、腹围等。

（2）体格检查:心、胸、肺、腹部、淋巴结等。

（3）甲状腺功能。

（4）肝肾功能。

（5）内分泌代谢相关指标。

（6）生殖系统:血黄体生成素、卵泡刺激素、性激素结合球蛋白、抑制素、睾酮和阴茎长度等。

（7）微量元素(钙、铁、镁、锌、铜)。

（8）心理健康情况:是否有抑郁、躁狂、自闭症等。

（9）认知、智力、精神发育运动评估。

（10）社交能力与行为学评估。

（11）运动协调能力:精细运动、粗大运动,手臂协调运动,腿部协调运动,模仿能力。

（12）患病情况:疾病史、是否患癌。

（13）其他情况:过敏情况、视力、眼球发育、青春期发育时间等其他内容。

（二）随访量表(不列入常规,有条件的单位可以开展)

1. 评估儿童行为学的量表 儿童行为评价系统(Behavioral Assessment System for Children,BASC)、儿童行为量表(Child Behavior CheckList,CBCL)等;CBCL 是父母用量表,CBCL 所评估的内容包括社会能力和行为问题两部分,用于 4~18 岁儿童及青少年。主要用于评定儿童行为和情绪问题。

2. 评估社交能力的量表 克氏孤独症行为量表(Child Behaviour Scale,CBS)、社会支持评定量表(Social Skills Rating System,SSRS)等。

3. 认知、智商、精神发育量表

（1）丹佛发育筛查测试(Denver Development Screen Test,DDST):适用年龄 2 个月~6 岁,用于早期发现小儿智力发育问题(初筛)。

（2）贝利婴幼儿发展量表(Bayley Scales of Infant Development):适用年龄 2~30 个月,是目前在国际上应用最广、最具代表性的婴幼儿发展量表。

（3）标准化婴幼儿智力发育量表:适用年龄 0~3 岁,它由中国儿童发展中心和中国科学院心理研究所共同编制的,与国外应用的智力量表评分意义相同。量表分为运动发育指数(psychomotor development index,PDI)及智力发育指数(mental development index,MDI)。MDI 评价婴儿的语言、记忆、简单解决问题以及对外界做出反应的能力,PDI 评价粗大运动的发展以及运动协调能力和手的精细动作。

（4）格赛尔发展量表(Gesell Developmental Schedules):适用年龄 30~46 个月,共包括四大行为领域的定量测量,这四大领域是动作能、应物能、言语能、应人能。

（5）韦氏智力量表(Wechsler Intelligence Scale):由美国心理学家韦克斯勒所编制,可以测试言语和操作。①小韦氏儿童智力量表:适用年龄 46 个月~6 岁 11 个月;②大韦氏儿童智力量表:适用年龄 7~16 岁。

目前对于 ART 患者的周期准备，孕期与围产期的随访，已有部分医院建立了全数字化生殖医学中心管理系统，利用信息化技术提取随访结果及随访日期提醒，改进了工作流程，提高了随访的效率。辅助生育子代随访系统应以 ART 治疗病历系统与妊娠期及围产期随访系统为基础进行延伸扩展，对于所有 ART 患者，系统中可提取到 ART 治疗中的病历，同时将患者妊娠期、围产期的情况与后续子代随访情况进行衔接。

辅助生殖技术随访工作是整个辅助生殖治疗周期中的一个重要环节，对促进生殖技术的质量、了解妊娠结局及子代发育的情况均有重要的意义。子代发育的随访是整个辅助生殖技术随访工作的最后一步，也是有关 ART 安全性的最重要一步。希望能够建立一套全国统一的随访登记制度和计算机管理系统，建立全国出生子代数据库（database）与健康数据库，并实现多个数据库之间的关联，为之后提取 ART 子代健康数据提供基础。

专家点评：尽管辅助生育子代的体格、智力、社会功能等没有显著的差异，但是，辅助生育出生子代的先天畸形和印记异常发生率略高于自然妊娠子代，究其原因是亲本因素还是辅助生殖技术的过程所致还是难以定论。因此，辅助生育子代的长期健康管理非常重要，有必要建立全国辅助生殖技术出生子代数据库与健康数据库，进行长期追踪研究。

（孙　瑜　朱依敏）

参 考 文 献

1. 中华医学会生殖医学分会. 辅助生殖技术临床关键指标质控专家共识. 生殖医学杂志, 2018, 29（9）: 828-835.

2. 朱依敏. 辅助生殖技术质量控制管理现状. 生殖医学杂志, 2018, 38（8）: 615.

3. TUR-KASPA I, JEELANI R, DORAISWAMY PM. Pre-implantation genetic diagnosis for inherited neurological disorders. Nat Rev Neurol, 2014, 10（7）: 417-424.

4. 《胚胎植入前遗传学诊断/筛查专家共识》编写组. 胚胎植入前遗传学诊断/筛查专家共识. 中华医学遗传学杂志, 2018, 35（2）: 151-155.

5. HARTON G, TRAEGER-SYNDINOS J, GOOSSENS V. Data from the ESHRE PGD consortium. Human Reproduction, 2013, 27（suppl 2）: ii58.

6. DELVIGNE A, ROZENBERG S. Epidemiology and prevention of ovarian hyperstimulation syndrome（OHSS）: a review. Hum Reprod Update, 2002, 8: 559-577.

7. 刘风华, 杨业洲, 张松英, 等. 辅助生殖技术并发症诊断和处理共识. 生殖与避孕, 2015, 35（7）: 431-439.

8. EL-FAISSAL Y. Approaches to complete prevention of OHSS. Middle East Fertil Soc J, 2014, 19: 13-15.

9. VENETIS CA, KOLIBIANAKIS EM, TOULIS KA, et al. Intravenous albumin administration for the prevention of severe ovarian hyperstimulation syndrome: A systematic review and meta analysis. Fertil Steril, 2011, 95: 188-196, 96 e1-3.

10. 中华医学会. 临床诊疗指南——辅助生育技术与精子库分册. 北京: 人民卫生出版社, 2009: 85-88.

11. 胡琳莉, 黄国宁, 孙海翔, 等. 多胎妊娠减胎术操作规范. 生殖医学杂志, 2017, 26（3）: 193-198.

12. ULKARNI AD, JAMIESON DJ, JONES HW JR, et al. Fertility treatments and multiple births in the United States. N Eng J Med, 2013, 369（23）: 2218.

13. BOOTHROYD C, KARIA S, ANDREADIS N, et al. Consensus statement on prevention and detection of ovarian hyperstimulation syndrome. Australian and New Zealand Journal of Obstetrics and Gynaecology, 2015, 55: 523-534.

14. NASTRI C, TEIXEIRA D, MORONI R, et al. Ovarian hyperstimulation syndrome: pathophysiology, staging, prediction and prevention. Ultrasound Obstet Gynecol, 2015, 45: 377-393.

15. NOURI K, WALCH K, PROMBERGER, et al. Severe haematoperitoneum caused by ovarian bleeding after transvaginal oocyte retrieval: A retrospective analysis and systematic literature review. Reproductive BioMedicine Online, 2014, 29: 699-707.

16. HASIAKOS D, PAPAKONSTANTINOU K, et al. Adnexal torsion during pregnancy: report of four cases and review of the literature. J Obstet Gynaecol Res, 2008, 34: 683-687.

17. QIN J, SHENG X, LIU X, et al. Assisted reproductive technology and the risk of pregnancy-related complications and adverse pregnancy outcomes in singleton pregnancies: a meta-analysis of cohort studies. Fertility and Sterility, 2016, 105: 73-85.e6.

18. LUKE B, GOPAL D, CABRAL H, et al. Adverse pregnancy, birth, and infant outcomes in twins: effects of maternal fertility status and infant gender combinations; the Massachusetts Outcomes Study of Assisted Reproductive Technology. American Journal of Obstetrics and Gynecology, 2017, 217: 330.e1-330.e15.

19. GRADY R，ALAVI N，VALE R，et al. Elective single embryo transfer and perinatal outcomes：a systematic review and meta-analysis. Fertility and Sterility，2012，97：324-331.

20. WILLIAMS C，JONEW M，SWERDLOW A，et al. Risks of ovarian，breast，and corpus uteri cancer in women treated with assisted reproductive technology in Great Britain，1991-2010：data linkage study including 2.2 million person years of observation. British Medical Journal，2018，362：k2644.

21. HEDIGER ML，BELL EM，DRUSCHEL CM，et al. Assisted reproductive technologies and children's neurode-velopmental outcomes. Fertil Steril，2013，99：311e7.

22. WILLIAMS CL，BUNCHM KJ，STILLERM CA，et al. Cancer risk among children born after assisted conception. N Engl J Med，2013，369：1819-1827.

23. 王倩倩，朱依敏，吴明远. 体外受精母亲与子代健康状况分析. 浙江大学学报（医学版），2009，38（5）：515-520.

24. PUNAMAKI RL，TIITINEN A，LINDBLOM J，et al. Mental health and developmental outcomes for children born after ART：a comparative prospective study on child gender and treatment type. Hum Reprod，2016，31（1）：100-107.

第三篇

妇女综合性保健

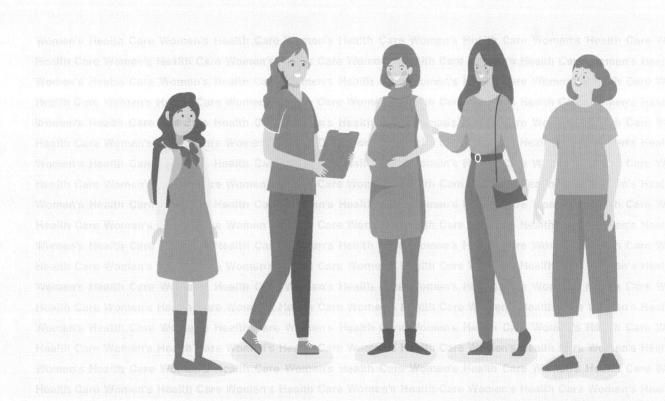

第十一章
妇女营养与保健

第一节 营养学基础

> 导读：食物是能量、各种营养素和生物活性成分的主要来源，是维持人体生命的必需物质。妇女有其特殊的生理需求，妇女营养是妇女健康的重要组成部分。

一、营养素

营养素（nutrients）根据其化学性质和生理作用可分为五大类，即碳水化合物、脂类、蛋白质、维生素和矿物质。根据人体的需要量或体内含量多少，又可将其分为宏量营养素（macro nutrients）和微量营养素（micro nutrients）。

（一）宏量营养素

1. 碳水化合物 碳水化合物（carbohydrate）是人类膳食能量的最经济和最主要来源，可以构成组织结构及生理活性物质（如抗体、酶和激素），也可以调节血糖，同时具有节约蛋白质和抗生酮作用。

碳水化合物分为糖、寡糖、多糖三类，糖类包括单糖（葡萄糖和果糖）、双糖（蔗糖、乳糖、麦芽糖）和糖醇（甘露糖醇、麦芽糖醇、木糖醇）；寡糖（益生元）又称低聚糖，如低聚果糖、异麦芽糖低聚糖、海藻糖等；多糖包括淀粉、膳食纤维（抗性淀粉、纤维素、木质素、果胶等）。

2. 脂类 脂类（lipids）包括脂肪和类脂，是一类化学结构相似或完全不同的有机化合物。

【脂肪】

脂肪又称甘油三酯，由甘油和三分子脂肪酸组成。脂肪可分为脂和油，脂主要存在于动物性食物中，呈固态；油主要存在于植物性食物，呈液态。体内脂肪具有储存和提供能量、保温及润滑、节约

蛋白质、分泌内分泌因子等作用，同时也是机体构成的成分。食物中的脂肪能增加饱腹感、改善食物感官性状以及促进脂溶性维生素的吸收和利用。

脂肪酸因结构的不同，所具有的功能也不同。亚油酸和 α- 亚麻酸是两类必需脂肪酸，人体自身不能将其合成，必须通过食物供给。必需脂肪酸是构成磷脂的组成成分，前列腺素合成的前体，也可参与胆固醇的代谢，在人体内发挥着特殊的营养学作用。

【类脂】

（1）磷脂：主要有磷酸甘油酯（如卵磷脂）和神经鞘脂。磷脂可提供能量；也可帮助脂类或脂溶性物质通过细胞膜；可起乳化作用，改善脂肪的吸收和利用，防止胆固醇在血管内沉积、降低血液的黏度、促进血液循环，对预防心血管疾病具有一定作用；食物磷脂被机体消化吸收后释放出胆碱，可促进和改善神经系统的功能。

（2）固醇类：胆固醇是重要的一种固醇，是细胞膜的重要成分，也是人体内重要活性物质的合成材料，如胆汁、性激素（如睾酮）、维生素 D_3、肾上腺素（如皮质醇）等。

3. 蛋白质 蛋白质（protein）是机体细胞、组织和器官的重要组成成分，可构成体内各种重要的生理活性物质（如酶、激素、抗体）。当体内供能不足时，蛋白质可被利用供给能量。此外，蛋白质水解后产生的肽类可参与机体的免疫调节，具有促进矿物质吸收、降血压、清除自由基等作用。

蛋白质分子的基本构成单位是氨基酸。构成人体蛋白质的氨基酸有 20 种（表 11-1），其中有 8 种为必需氨基酸。食物蛋白质的氨基酸模式与人体蛋白质的氨基酸模式越接近，必需氨基酸被机体利用程度就越高，食物蛋白质营养价值就相对较高。蛋、奶、肉、鱼等动物性蛋白质和大豆蛋白质为优质蛋白质。

表 11-1　构成人体蛋白质的氨基酸

必需氨基酸	非必需氨基酸	条件必需氨基酸
异亮氨酸	丙氨酸	半胱氨酸
亮氨酸	精氨酸	酪氨酸
赖氨酸	天门冬氨酸	
蛋氨酸	天门冬酰胺	
苯丙氨酸	谷氨酸	
苏氨酸	谷氨酰胺	
色氨酸	甘氨酸	
缬氨酸	脯氨酸	
组氨酸*	丝氨酸	

注：*组氨酸为婴儿必需氨基酸。

（二）微量营养素

1. 维生素　维生素（vitamins）是维持机体生命活动过程所必需的一类微量的低分子有机化合物。一般是以其本体形式或以其能被机体利用的前体形式存在于天然食物中，大多不能在体内合成，或机体合成量不能满足其需要，因此需要量虽小，但必须由食物提供。

根据维生素的溶解性可分为脂溶性维生素（维生素 A、D、E、K）和水溶性维生素（B 族维生素和维生素 C），其各生理功能见表 11-2。

表 11-2　各种维生素的生理功能

名称	生理功能
维生素 A	1. 维持正常视觉 2. 细胞生长与分化 3. 维护上皮组织细胞的健康 4. 免疫功能 5. 抗氧化作用 6. 抑制肿瘤生长
维生素 D	1. 促进小肠对钙吸收的转运 2. 促进肾小管对钙、磷的重吸收 3. 对骨细胞呈现多种作用　血钙低时动员骨钙；诱导干细胞分化为成熟的破骨细胞；细胞外钙饱和时起骨化作用 4. 通过维生素 D 内分泌系统调节血钙平衡 5. 参与机体多种功能调节　细胞的分化、增殖和生长，调节基因转录，与高血压、肿瘤、糖尿病等多种疾病有关
维生素 E	1. 抗氧化作用 2. 与动物的生殖功能和精子生成有关 3. 调节血小板的黏附力和聚集作用 4. 降低血浆胆固醇、抑制肿瘤细胞的生长 5. 预防衰老

续表

名称	生理功能
维生素 B_1	1. 辅酶作用，参与体内生物氧化与能量代谢，参与焦磷酸硫胺素合成，与脱羧、转酮醇作用有关 2. 非辅酶作用，是胆碱酯酶抑制剂，影响乙酰胆碱的合成和代谢；调控某些离子通道
维生素 B_2	1. 参与体内生物氧化与能量代谢 2. 参与烟酸和维生素 B_6 的代谢 3. 其他　参与抗氧化、药物代谢等
烟酸	1. 参与体内物质代谢和能量代谢 2. 与核酸的合成有关（DNA 复制、修复、细胞分化有关） 3. 降低血胆固醇水平 4. 是葡萄糖耐量因子的重要组成成分
维生素 B_6	1. 参与氨基酸代谢，转氨、脱氨、脱羟、转硫、色氨酸转为烟酸 2. 参与脂肪代谢　不饱和脂肪酸代谢 3. 促进体内烟酸合成 4. 参与造血 5. 促进体内抗体形成 6. 促进维生素 B_{12}、铁、锌吸收 7. 参与神经系统中许多酶促反应，提高神经递质的水平
叶酸	1. 携带一碳基团（甲酰基、亚甲基、甲基等）参与嘌呤、胸腺嘧啶合成 2. 二碳氨基酸与三碳氨基酸的相互转化 3. 甲基化反应（半胱氨酸向蛋氨酸转化）
维生素 C	1. 抗氧化作用，直接与氧化剂作用 2. 作为羟化过程底物和酶的辅因子 3. 改善铁、钙和叶酸的利用 4. 促进类固醇的代谢 5. 清除自由基 6. 参与合成神经递质（去甲肾上腺素、5-羟色胺） 7. 其他，促进抗体形成，解毒

2. 矿物质　自然界各种元素中，除组成有机化合物的碳、氢、氧、氮外，其余元素均称为矿物质（mineral matter）。按照化学元素在机体内的含量多少，将其分为常量元素和微量元素两类。常量元素是指体内含量大于体重 0.01%，主要有钙、磷、镁、钾、钠、硫、氯。微量元素是指体内含量小于体重 0.01%，主要有铁、铜、锌、硒、铬、碘、钴、钼等。

矿物质在体内不能合成，每天都有一定量随排泄物、毛发、指甲等排出体外，必须不断从外界摄取。人体主要通过天然水和食物来获取矿物质。某些微量元素在体内的生理剂量与中毒剂量范围较窄，摄入过多易产生毒性作用。矿物质之间存在协同或拮抗作用，如摄入过量的锌可以抑制铁的吸收。我国居民易缺乏的矿物质主要包括钙、铁、锌、硒和碘，它们的主要生理功能见表11-3。

表11-3　各种矿物质的生理功能

名称	生理功能
钙	1. 构成骨骼和牙齿的成分 2. 维持神经和肌肉的活动——兴奋性 3. 促进细胞信息传递，细胞内第二信使 4. 血液凝固 5. 调节机体酶的活性（腺苷酸环化酶、鸟苷酸环化酶、磷酸二酯酶、酪氨酸羟化酶） 6. 维持细胞膜的稳定性 7. 其他，激素分泌、酸碱平衡、调节细胞的正常功能
铁	1. 参与体内氧的运送和组织呼吸，参与构成血红蛋白、肌红蛋白、细胞色素、呼吸酶 2. 维持正常的造血功能，与红细胞生成有关 3. 参与许多重要功能，免疫功能；催化胡萝卜素转为维生素A；胶原、嘌呤和嘧啶合成；脂类转运；肝脏对药物解毒；抗脂质过氧化
锌	1. 金属酶的组成成分或酶的激活剂 2. 促进生长发育 3. 促进机体免疫功能 4. 维持细胞膜结构 5. 其他，促进食欲，保护视力和皮肤
硒	1. 抗氧化功能，谷胱甘肽过氧化物酶的重要组成成分 2. 保护心血管和心肌的健康 3. 增强免疫功能 4. 有毒重金属的解毒作用，与金属有强亲和力 5. 其他，促进生长、保护视觉器官、抗肿瘤
碘	主要参加甲状腺素的合成，甲状腺素可促进生物氧化，调节能量转换；可促进蛋白质合成、促进神经系统发育；可促进糖和脂肪代谢；可激活体内许多重要的酶；可调节组织中水、盐代谢；可促进维生素吸收和利用，包括烟酸的吸收、胡萝卜素向维生素A的转化

二、能量

人体通过摄取食物中的碳水化合物、脂肪和蛋白质来获取能量（energy），以维持机体的各种生理功能和生命活动。人体每天消耗的能量主要由基础代谢、体力活动和食物热效应构成。

（一）能量单位与能量系数

能量的国际单位是焦耳（J）。但在营养学上，更多应用的能量单位是卡（cal）或千卡（kcal）。卡和焦耳的换算关系为：1kcal=4.184J 或 1J=0.239cal。每克供能营养素在体内氧化产生的能量值称为能量系数。碳水化合物为4kcal/g；脂肪为9kcal/g；蛋白质为4kcal/g。

（二）人体的能量消耗

1. 基础代谢能量消耗　基础代谢（basal metabolism）能量消耗是指维持基本活动所需的最低能量消耗，即人体在安静和恒温条件下（一般18~25℃），禁食12小时后，静卧、放松而又清醒时的能量消耗。此时能量仅用于维持体温、呼吸、心脏搏动、血液循环及其他器官组织和细胞的基本生理功能的需要。年龄、性别、体型与机体组成、激素与内分泌、特殊生理状态（怀孕、哺乳等）、异常的环境温度（尤其是低温）、应激、劳动强度与神经紧张程度、营养状况、尼古丁与咖啡因的摄入以及某些疾病（如创伤、感染）等都会影响到机体的基础代谢率。

2. 体力活动能量消耗　体力活动是指任何由骨骼肌收缩引起的导致能量消耗的身体运动。体力活动是人体能量消耗的主要因素，也是人体控制能量消耗、保持能量平衡和维持健康的重要部分。一般一天各种体力活动所消耗的能量约占人体总能量消耗的15%~30%，高体力活动者甚至高达50%。肌肉发达程度、体重、活动强度和时间及活动的熟练程度是影响体力活动能量消耗的因素。

3. 食物热效应　食物热效应（thermal effect of food）是指人体在摄食过程中所引起的额外能量消耗，是摄食后发生的一系列消化、吸收活动以及营养素和其代谢产物之间相互转化过程所消耗的能量，又称食物特殊动力作用。食物热效应的高低与食物营养成分、进食量和进食频率有关。

4. 其他额外的能量消耗　婴幼儿和儿童生长发育需要的能量主要包括机体生长发育中形成新的组织所需要的能量。孕妇的子宫和胎盘发育、胎儿生长以及体脂贮备、乳母泌乳等均会增加能量的消耗。

三、水及其他膳食成分

（一）水

体内水的来源包括饮水、食物中的水及内生水三部分。水不仅是人体组织的主要成分，还具备调节生理功能的作用，如参与新陈代谢、调节体温和润滑作用。

（二）生物活性成分

生物活性的食物成分主要来自植物性食物，如黄酮类化合物、有机硫化物、类胡萝卜素、萜类化合物和酚酸等，也有来自动物性食物，如辅酶Q、硫辛酸、褪黑素等。这些生物活性成分发挥着抗癌、抗氧化、免疫调节、降胆固醇等多种生理作用。

专家点评：食物中的碳水化合物、脂类、蛋白质、维生素、矿物质、水及生物活性成分在人类生存、生长发育和维持身体健康方面具有不可替代的作用，这些营养物质缺乏或过剩都将对人体产生不良的影响。

（汪之顼　丁　叶）

第二节　膳食和营养状况评价

导读：膳食和营养状况评价是健康评价之一，用以了解某人群或特定个体的营养素摄入与代谢是否达到平衡。

一、膳食调查

膳食调查（dietary survey）是了解居民营养状况的重要措施，是全面了解人群膳食结构的重要方法。目前，常用的膳食调查方法可分为回顾性的询问法和前瞻性的记录法两类，以及即时性图像法。

（一）回顾性膳食摄入资料调查

1. 食物频数法　收集被调查对象过去一段时间内（数周、数月、数年）各种食物消费频率及消费量，从而获得个人长期食物和营养素平均摄入量。该方法简单、费用低、能够迅速得到平时食物摄入种类和数量，可以反映长期营养素的摄取模式，但由于是对过去较长时间内的膳食进行回忆，准确性较差。主要适用于研究膳食模式与慢性疾病间的关系。

2. 膳食回顾法　对被调查对象连续3天各种食物的摄入情况进行回顾调查，获得个人每天各

种食物摄入量，并计算出平均每天的能量和营养素摄入量。该方法不依赖长期记忆，简便易行，但其受被调查对象的短期记忆力、表达能力及被调查对象的文化程度等影响，所得资料比较粗略。主要适用于短期膳食调查。

回顾性膳食调查往往难以确定食物的份量、状态、视觉形态等。汪之顼等人研制的《回顾性膳食调查辅助参照食物图谱》（图11-1）设计了膳食评估所需要份量和食物形态，并借助食物自身形体或者份量对比、背景刻度坐标和日常生活中熟知的物品（易拉罐、口香糖）等3个视觉参照体系可帮助被访谈者和调查者估计回忆食物的摄入量。

（二）前瞻性膳食摄入资料调查

1. 称重法　在调查期间需要对每餐所吃主、副食的生重、烹调后的熟重以及剩余食物称重，并根据实际用餐人数，计算出平均每人用餐的生食物重量。该方法不依赖于研究对象的记忆，准确性好，但其耗费人力、物力和时间。主要适用于个人、家庭或集体单位的膳食调查。

2. 记账法　通过查账或记录单位一定时间内（一般为1个月）各种食物消耗总量和用餐人日数，计算出平均每人每日的食物消耗量。

该方法具有快速简便、省时省力的优点，但其不能分析个体膳食摄入情况。主要适用于大样本膳食调查，特别是有详细账目且就餐人数变动不大的集体单位或家庭。

3. 化学分析法　收集被调查对象一日膳食中所摄入的全部主、副食，通过实验室化学分析方法来测定其能量和营养素含量。

该方法分析结果非常准确，但其操作分析过程复杂，需要配备必要的仪器设备及有一定技术水平的专业人员。只适用于小规模的调查。

（三）即时性图像法膳食摄入资料调查

研究者提供有网格的餐布作为拍摄食物图像时的参照物，并要求被调查对象对放置在餐布上的食物从不同角度进行拍摄（正上方、前、后侧偏

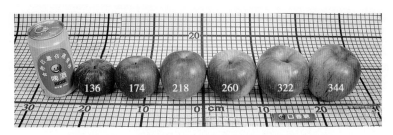

图11-1　回顾性膳食调查辅助参照食物图谱举例

45°等三个角度），进餐结束再次对剩余食物进行拍摄。随后，将拍摄的影像资料，通过存储介质或远程传送的方式，发送给后方技术平台，由专门人员依据建立好的相关估量参比食物图谱，对影像图片中的食物进行估重和膳食评价（图 11-2）。经研究证实，该方法可获得与称重数据更接近的膳食数据资料，且减少了现场工作量。

据调查对象的年龄、性别选用身高、体重、上臂围度与皮褶厚度等指标。体质指数是目前评价营养状况最常用的方法之一（表 11-4）。

二、人体测量资料分析

人体测量资料可较好地反映营养状况，可根

三、人体营养水平的生化检验

营养水平的生化检验是借助生化实验，用于较早掌握营养失调情况（营养不足、营养储备水平低下或营养过剩），以便预防营养相关性疾病的发生。我国常用的人体营养水平生化参考指标见表 11-5。

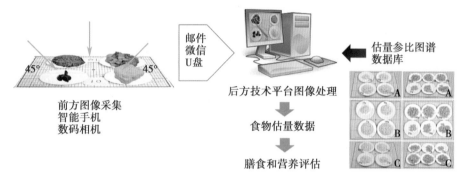

图 11-2　即时性图像法技术路线

表 11-4　体质指数的不同标准

标准	消瘦	正常	超重	肥胖
WHO 标准	< 18.5 kg/m²	18.5～24.9 kg/m²	25.0～29.9 kg/m²	≥30.0 kg/m²
亚洲标准		18.5～22.9 kg/m²	23.0～24.9 kg/m²	≥25.0 kg/m²
中国标准		18.5～23.9 kg/m²	24.0～27.9 kg/m²	≥28.0 kg/m²

表 11-5　人体营养水平生化检验临床参考值

营养素	营养水平生化检验指标参考值
蛋白质	1. 血清总蛋白　60～80g/L 为正常 2. 血清白蛋白　35～55g/L 为正常 3. 血清前白蛋白　250～500mg/L 为正常 4. 血清运铁蛋白　2～4g/L 为正常 5. 血清纤维结合蛋白　200～280mg/L 为正常 6. 血清氨基酸比值　<2 为正常
维生素	1. 血清维生素 A（μmol/L）　<0.35 为缺乏，0.35～0.7 为边缘缺乏 2. 血清 25-（OH）D（ng/ml）　<12 为缺乏，12～20 为不足，≥20 为正常（美国国家科学院医学研究所的推荐） 3. 水溶性维生素 （1）尿中水溶性维生素（4 小时尿负荷实验） • 维生素 B₁：<100μg 为缺乏，100～200μg 为不足，≥200μg 为正常 • 维生素 B₂：<500μg 为缺乏，500～1 300μg 为不足，≥1 300μg 为正常 • 维生素 C（500mg）：>10mg 为正常，<3mg 为缺乏 （2）血中水溶性维生素 • 血清维生素 B₁：0.86～2.23μg/ml • 叶酸：血清叶酸<4ng/ml 和红细胞叶酸<151ng/ml 为缺乏，红细胞叶酸<400ng/ml 为备孕妇女叶酸不足 • 血清维生素 B₁₂：<203pg/ml 为缺乏 • 血清维生素 C：<2mg/L 为缺乏，2.0～3.9mg/L 为不足，≥4mg/L 为正常

营养素	营养水平生化检验指标参考值
矿物质	1. 钙　血清钙：90～110mg/L（其中游离钙45～55mg/L） 2. 铁　全血血红蛋白正常值：男性120～160g/L，女性110～150g/L 　　　血清铁蛋白：<25μg/L 为贮备铁衰竭，男性>200μg/L 为铁负荷过度，女性>150μg/L 为铁负荷过度 3. 锌　血清锌：<700μg/L 为缺乏 4. 碘　尿碘中位数：<100μg/L 为儿童和成年人碘缺乏；<150μg/L 为孕妇碘缺乏

四、人体营养相关性疾病临床体征及症状检查

临床检查的目的是根据症状和体征判断营养不足或过剩所致营养相关性疾病的发生和进展。营养不足或缺乏的临床检查项目、体征和营养素的关系见表11-6。

表 11-6　营养缺乏症与营养素的关系

项目	症状、体征	缺乏营养素
全身	消瘦、发育不良	能量、蛋白质、维生素、锌
	贫血	蛋白质、铁、叶酸、维生素 B_{12}、维生素 B_6、维生素 C
皮肤	毛囊角化，毛囊丘疹	维生素 A
	皮炎（红斑摩擦疹）	烟酸
	脂溢性皮炎	维生素 B_2、维生素 B_6
	毛囊四周出血点	维生素 C、维生素 K
眼	角膜干燥、夜盲	维生素 A
	角膜边缘充血	维生素 B_2
	睑缘炎、畏光	维生素 B_2、维生素 A
唇	口唇炎、口角炎、口角裂	维生素 B_2、烟酸、维生素 B_6
口腔	舌糜烂、舌猩红	烟酸
	地图舌、舌肿胀	维生素 B_2
	口内炎	维生素 B_2、烟酸
	牙龈出血	维生素 C
颈部	甲状腺肿大	碘
四肢	骨骼变形	维生素 D、钙
	肌肉萎缩	蛋白质、硒、维生素 D
神经	手足抽搐	钙、镁
	功能异常	维生素 B_1、维生素 B_{12}
	痴呆	烟酸、维生素 B_{12}

专家点评：通过膳食调查、体格检查、实验室生化检查和营养缺乏病临床检查进行多个指标结合的综合性分析，或是追踪形式进行动态性观察，可了解某人群或特定个体各种营养指标的水平，并能评估其当前的营养和健康状况，从而为制订营养改善计划提供依据。

（汪之顼　丁　叶）

第三节　青春期营养

导读：青春期是人体生长发育的关键时期，对各类营养素的需要量骤增，应对其科学地安排饮食，保证营养素平衡足量供给。

一、青春期营养的重要性

青春期是儿童青少年生长发育进入成人的过渡阶段，女孩的开始时间大约比男孩早1～2年，为10～18岁。此期是儿童青少年体格生长发育的第二高峰期，据估计，50%的人体体重和15%的身高在此期获得。同时，处于此期的儿童青少年一方面活泼好动、体力活动较大，另一方面经历着中考、高考等阶段繁重的学习任务和精神压力。因此，合理的膳食可保证供给充足的能量和各种营养素，使机体达到最佳生长发育和学习状态。

二、青春期的营养需求

（一）能量

与成人相比，青春期女性增长了生长发育所需的能量，因此从10岁开始能量摄入量即达到并逐渐超过从事轻体力劳动的成年女性，到14岁时达到高峰（2 400kcal/d）。以后逐渐下降至18岁女性轻体力劳动能量摄入水平（2 100kcal/d）。若能量摄入不足可使其出现疲劳、消瘦和抵抗力下降，以致影响其体力活动和学习能力。

（二）宏量营养素

1. 碳水化合物　青春期女性对碳水化合物的需要随着对能量的需要增加而增加，摄入应占总

能量的 55%～65%。

2. 蛋白质 青春期女性对蛋白质的需要增加，机体处于正氮平衡状态。如在此期间蛋白质摄入不足，可导致生长发育迟缓、抵抗力下降、贫血等问题，严重者可能引起智力障碍和营养性水肿。由于女性生长发育时间早于男性，此后开始有月经，也会导致氮丢失，因此，相对于同龄男性，女性对蛋白质质量和数量的需求更为敏感。故蛋白质摄入应占总能量的 12%～14%，按单位体重计算，11～14 岁青春期女性推荐摄入量（recommended nutrient intake, RNI）为 55g/d，14～18 岁青春期女性 RNI 为 60g/d，其中优质蛋白应占 50%，最低不少于 1/3。

3. 脂类 青春期女性机体合成脂肪的能力较强，脂肪主要积聚于胸部、腰部、腹部、臀部和大腿，摄取过多会增加成年后患慢性病的危险性。因此，脂类摄取不宜过高，每天摄入应占总热能的 25%～30%。

（三）维生素

1. 脂溶性维生素 青春期学生学习任务繁重，常常用眼过度，若维生素 A 缺乏将导致其视觉疲劳。此外，青春期女性若缺乏维生素 A 还可导致其生长发育迟缓、骨骼发育不良。中国营养学会推荐青春期女性维生素 A 的 RNI 为 630μg/d 视黄醇活性当量。青春期生长发育加快，青春期女性应多参加户外活动和通过膳食补充剂的形式来获得充足的维生素 D。中国营养学会推荐青春期女性维生素 D 的 RNI 为 10μg/d。

2. 水溶性维生素 B 族维生素在调节生理功能、机体物质和能量代谢过程中起着重要作用。若缺乏将影响青春期女性的生长发育，导致贫血的发生等问题。中国营养学会推荐 B 族维生素的参考摄入标准参见表 11-7。

维生素 C 具有较强的还原性，对青春期女性较为重要的作用包括促进性激素的代谢，促进骨胶原蛋白合成和改善铁、钙和叶酸的利用。青春期女性生长发育迅速，对其需要量较高。中国营养学会推荐青春期女性维生素 C 的 RNI 在 11～14 岁年龄段为 90mg/d，14～18 岁年龄段为 100mg/d。

（四）矿物质

1. 钙 青春期女性骨形成大于骨吸收，骨骼不断增长、增粗或增厚，充足的钙供给一方面可保障骨骼增长发挥最大的潜能，从而获得理想身高；另一方面可保证骨骼骨量增长达到最大峰值骨量，从而预防成年后骨质疏松。中国营养学会推荐青春期 11～14 岁年龄段钙的 RNI 为 1 200mg/d，14～18 岁年龄段钙的 RNI 为 1 000mg/d。

2. 铁 青春期女性生长发育加速、月经丢失等原因可造成对铁的需要量增加。铁缺乏不但容易导致贫血，还可影响脑功能，表现为注意力和学习记忆能力降低，容易疲倦。中国营养学会推荐铁的 RNI 从 11 岁开始为 18mg/d，14 岁年龄段达高峰为 25mg/d，到 18 岁以后降为 20mg/d。

3. 锌 锌参与机体生长发育、智力发育、物质代谢、免疫功能和生殖功能等过程。锌缺乏将导致青春期女性生长发育和性发育迟缓。中国营养学会推荐锌的 RNI 从 11 岁开始为 9.0mg/d，14 岁达 8.5mg/d，到 18 岁以后降为 7.5mg/d。

4. 碘 碘主要以三碘（四碘）甲腺原氨酸的生理活性形式调节体内代谢，其在青春期的主要生理功能表现为促进青春期女性身高、体重、肌肉的增长、智力发育和性发育。缺碘将导致生长发育迟缓，学习能力下降。中国营养学会推荐碘的 RNI 从 11 岁开始为 110μg/d，14 岁后为 120μg/d。

三、常见的营养相关问题

1. 肥胖

（1）对生长发育的影响：青春期若能量过高摄入，初表现为生长发育快，但其骨骼过早成熟，生长发育会过早停滞。

（2）对智力、心理行为的不良影响：有研究表明，青春期肥胖（obesity）女性智力测试得分低于体重正常者。肥胖女性常因体型、动作迟缓等，在

表 11-7 B 族维生素的参考摄入标准

年龄/岁	维生素 B$_1$ RNI/mg	维生素 B$_2$ RNI/mg	维生素 B$_6$ AI/mg	叶酸 RNI/μgDFE	烟酸 RNI/mgNE	维生素 B$_{12}$ AI/μg	生物素 AI/μg
11～14	1.1	1.1	0.9	350	12	1.8	20
14～18	1.3	1.2	1.1	400	12	2.4	25
18～50	1.2	1.2	1.2	400	13	2.4	30

注：RNI：推荐摄入量；AI：适宜摄入量；DFE：叶酸当量；NE：烟酸当量

同伴中容易被嘲笑,从而使得她们心理自卑、情绪抑郁,更容易出现心理问题。

(3)对呼吸系统的影响:青春期女性肥胖使其肺活量和静息每分钟通气量明显降低,稍做运动便气喘吁吁,使其更偏向于选择不活动,从而进一步加重肥胖的程度。

(4)对成年期慢性非传染性疾病的影响:青春期女性肥胖将导致其雌激素代谢亢进,易发生高雌激素血症,使其第二性征发育提前,出现性早熟;肥胖还可使其胰岛素分泌增加,外周组织细胞对胰岛素敏感性降低,使其发生糖尿病的危险性增高。青春期女性肥胖还可导致其成年早期就可能出现心血管疾病,包括高血压、高血脂和动脉粥样硬化等。

2. 缺铁性贫血　国内报道的贫血发生率差异较大,总体而言,青春期女性贫血发生率范围在20%~50%之间。其中主要以缺铁性贫血为主。纠正缺铁性贫血对改善青春期女性学习能力、提高机体抗感染能力和正常生长发育具有重要作用。

四、青春期的合理膳食

中国营养学会在一般人群膳食指南基础上,对青少年的合理膳食原则特别补充以下3条内容:

1. 多吃谷类,供给充足的能量　青少年的能量需要量大,可因活动量大小而有所不同,而且宜选用加工较为粗糙、保留大部分 B 族维生素的谷类,适当选择杂粮及豆类。

2. 保证足量的鱼、禽、蛋、奶、豆类和新鲜蔬菜水果的摄入　优质蛋白质应达 50% 以上,鱼、禽肉、蛋每天供给量 200~250g。奶不低于 300ml。每天蔬菜和水果的总供给量约为 500g,其中绿色蔬菜类不低于 300g。

3. 平衡膳食,鼓励参加体力活动,避免盲目节食　青少年肥胖率逐年增加,对于那些超重或是肥胖的青少年,应引导他们通过合理控制饮食,少吃高能量的食物(如肥肉、糖果和油炸食品等),同时增加体力活动,使能量摄入低于能量消耗,逐步减轻体重。

***

专家点评:青春期女性有其特殊的生长发育特点,并存在肥胖、缺铁性贫血等常见的营养相关问题,临床医师要善于观察其生长发育和健康状况,科学地进行膳食指导。

(汪之顼　丁　叶)

第四节　备孕期营养

> 导读:育龄妇女在有计划怀孕阶段,膳食应满足其对相应的营养物质的需求,从而保证其成功妊娠,提高其生育质量,并预防不良妊娠结局。

一、备孕期营养的重要性

备孕(pre-pregnance)是指育龄妇女有计划地怀孕,并为优孕做必要的前期准备,是优孕与优生优育的重要前提。备孕妇女的营养状况直接关系着孕育和哺育新生命的质量,并对妇女及其下一代的健康产生长期影响。

二、备孕期的营养需求

(一)能量

能量的摄入与消耗以能够保持平衡为宜,过多摄入能量并无益处,而过少摄入也可能造成体重不足。能量的适宜储备有利于受孕。中国营养学会建议,18 岁以上女性每天的能量需要量根据轻、中、重身体活动水平分别为 1 800、2 100、2 400kcal。

(二)宏量营养素

1. 碳水化合物　碳水化合物是主要能量来源,并具有节约蛋白质的作用。中国营养学会建议,18 岁以上女性每天总碳水化合物的平均需要量为 120g,占全日能量的 50%~65%。

2. 脂肪　孕育新生命需要体内积累一定的脂肪以备孕期胎儿营养需要及产后泌乳。中国营养学会建议,18 岁以上女性每天脂肪以占全日能量的 20%~30% 为宜,其中膳食饱和脂肪酸摄入量上限应 <10%,ω-6 多不饱和脂肪酸占 2.5%~9.0%,ω-3 多不饱和脂肪酸占 0.5%~2.0%。推荐二十碳五烯酸(eicosapentaenoic acid,EPA)和二十二碳六烯酸(docosahexaenoic acid,DHA)的可接受范围为 0.25~2.0g/d。

3. 蛋白质　蛋白质是组成卵子的重要原材料,合理摄入富含优质蛋白质的食物,有益于提高卵子的质量,并为胎儿和母体组织(子宫、胎盘和乳房)做蛋白质储备。中国营养学会建议,18 岁以上女性每天蛋白质的 RNI 为 55g。

(三)维生素

1. 脂溶性维生素　我国育龄女性体内维生素

A 和 D 水平较低，在准备受孕前要注意这些维生素的补充。中国营养学会建议，18 岁以上女性每天维生素 A 和 D 的 RNI 分别为 700μg 视黄醇活性当量和 10μg。维生素 E 是维持生育必需的营养物质。中国营养学会建议，18 岁以上女性每天维生素 E 的适宜摄入量（adequate intakes，AI）为 14mg α-生育酚当量。

2. 水溶性维生素　叶酸缺乏可影响胚胎细胞增殖、分化，增加神经管畸形及流产的风险，我国育龄女性体内叶酸水平较低。由于天然食物中的叶酸生物利用率低，故备孕期妇女应从准备怀孕前 3 个月开始每天补充人工合成的叶酸补充剂。中国营养学会建议，18 岁以上女性每天叶酸的 RNI 为 400μg 叶酸当量。此外，维生素 B_1、B_2、B_6、B_{12}、C 能够有助于卵子及受精卵的发育与成长，且是胎儿生长发育的物质基础，因此，也应保证备孕期妇女体内这些维生素处于充足的状态。中国营养学会建议，18 岁以上女性每天维生素 B_1、B_2、B_6、B_{12}、C 的 RNI 分别为 1.2mg、1.2mg、1.4mg、2.4mg、100mg。

（四）矿物质

1. 钙　由于女性骨架及骨质量比男性少，再加上雌激素的影响，要经历特殊的生理期，因此，育龄女性补钙尤其重要。从准备怀孕开始补钙可为以后孕育新生命提供充足的钙储备。中国营养学会建议，18 岁以上女性每天钙的 RNI 为 800mg/d，可耐受最高摄入量为 2 000mg/d。

2. 铁　育龄女性是铁缺乏和缺铁性贫血患病率较高的人群，孕前缺铁可导致流产、胎儿生长受限以及新生儿低体重，还会使孕妇更易发生妊娠期缺铁性贫血。故从计划怀孕开始，育龄女性应尽可能多摄取含铁丰富的动物性食物，为妊娠储备足够的铁；准备怀孕但贫血或铁缺乏的女性应积极治疗，待贫血或铁缺乏纠正后再怀孕。中国营养学会建议，18 岁以上女性每天铁的 RNI 为 20mg/d。

3. 锌　女性缺锌可导致卵泡发育不良，因此备孕期应注意锌的摄入。中国营养学会建议，18 岁以上女性每天锌的 RNI 为 7.5mg/d。

4. 碘　碘是合成甲状腺激素不可缺少的微量元素，为避免孕期碘缺乏对胎儿智力和体格发育产生不良影响，备孕妇女除选用碘盐外，还应每周摄入 1 次富含碘的海产品。中国营养学会建议，18 岁以上女性每天碘的 RNI 为 120μg/d。

三、常见的营养相关问题

1. 不孕　备孕期保证均衡的营养是受孕的关键。育龄妇女体重过低，达到比正常体重轻 15% 以上，将大大增加不孕的可能性；如果女性有节食、偏食或挑食的不良饮食习惯，导致身体缺乏锌等营养素，将影响卵子的活力或导致月经稀少，结果也将造成不孕。

2. 胎儿生长受限，先天性畸形　孕早期是胎儿神经管及主要内脏器官发育的关键时期，这一期间胎儿必须从母体获得充足而齐全的营养。然而，大部分女性在孕早期会发生恶心、呕吐、食欲减退等妊娠反应，从而影响营养素的正常摄入和吸收，因此，这段时期的营养主要来源于孕妇体内储备的营养。如果孕前存在营养不良，胎儿的早期发育会受到影响，导致胎儿生长受限、先天性畸形等。

3. 泌乳不足　孕前营养不良会使孕妇乳腺发育不良，造成产后泌乳不足，影响新生儿的喂养，导致母乳喂养失败。

4. 妊娠期营养不良或肥胖　孕前营养不良的妇女体内营养素储备不足，如果妊娠后得不到及时补充，而胎儿仍然动用母体的储备来摄取营养素，则会加重孕期的营养不良；孕前营养过剩的妇女则更易引起妊娠期肥胖。

四、备孕期的合理膳食

健康的身体状况、合理膳食、均衡营养是孕育新生命必需的物质基础。准备怀孕的妇女应接受健康体检及膳食和生活方式指导，使健康与营养状况尽可能达到最佳后再怀孕。备孕妇女膳食指南在一般人群膳食指南基础上特别补充以下 3 条内容：

1. 调整孕前体重至适宜水平　肥胖或低体重备孕妇女应调整体重，使体重指数达到 18.5～23.9kg/m² 范围；保证平衡膳食并维持适宜体重，以在最佳的生理状态下孕育新生命。

2. 常吃含铁丰富的食物，选用碘盐　孕前 3 个月开始补充叶酸，多吃含铁丰富的食物，增加身体铁贮备；选用碘盐，多吃含碘丰富的食物；至少孕前 3 个月开始补充叶酸。

3. 禁烟酒，保持健康生活方式　计划怀孕前 6 个月夫妻双方应戒烟、禁酒，并远离吸烟环境；夫妻双方均应遵循平衡膳食原则，纠正可能的营养

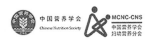

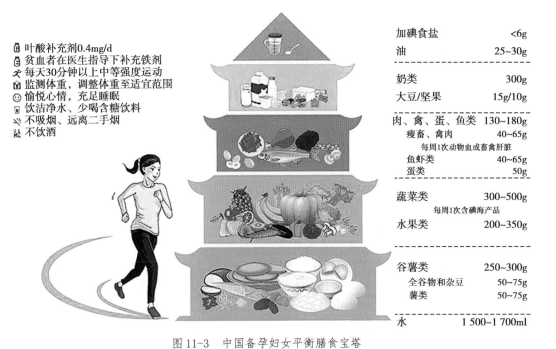

图 11-3　中国备孕妇女平衡膳食宝塔

缺乏和不良饮食习惯；保持良好的卫生习惯，避免感染和炎症；有条件时进行全身健康体检，积极治疗相关炎症疾病（如牙周病），避免带病怀孕；保证每天至少 30 分钟中等强度的运动；规律生活，避免熬夜，保证充足睡眠，保持愉悦心情。中国备孕妇女平衡膳食宝塔见图 11-3。

> **专家点评：**鉴于备孕期妇女营养不良（营养缺乏或过剩）都会对母儿健康造成影响，孕前体重的调整和叶酸、铁和碘的储备是临床医师指导备孕期妇女合理膳食的关键要点。

（汪之顼 丁 叶）

第五节　孕　期　营　养

> 导读：孕妇在受孕后至分娩前的这段时期，膳食应满足其对相应的营养物质的需求，从而来满足其自身的生理状态和代谢的改变及胎儿生长发育的需要。

一、孕期营养的重要性

妊娠期是生命早期 1 000 天机遇窗口的起始阶段，营养作为最重要的环境因素，对母子双方的近期和远期健康都将产生至关重要的影响。孕期胎儿的生长发育、母体乳腺和子宫等生殖器官的发育，以及为分娩后乳汁分泌进行必要的营养储备，都需要额外的营养。因此，妊娠各期妇女膳食应在非孕妇女的基础上，根据胎儿生长速率及母体生理和代谢的变化进行适当的调整。

二、孕期的营养代谢特点

孕妇的许多组织、器官和系统在解剖和生理功能上都发生了一系列适应性变化，以支持胎儿的生长发育和妊娠的需要。

1. 体重的变化　在孕早期，体重增加较慢，主要是子宫和乳房的增大及血容量的增加；从孕中期开始，体重迅速增加，母体开始大量储存脂肪及部分蛋白质；在孕晚期，主要是盆腔及下肢间质液的增多。

2. 体脂的变化　孕妇在整个孕期脂肪组织增

加 3～4kg，且主要在孕 10～30 周。这一时期是胎儿快速生长还未开始、体内额外代谢消耗能量相对较少的时期，适合脂肪的储存。

3. 内分泌系统和代谢的变化　在雌激素、甲状腺素等多种激素的影响下，母体的合成代谢增加，基础代谢率升高；由于孕期胰岛素分泌增多，使孕妇空腹血糖水平比非孕期稍低或相似，但糖耐量试验时血糖增高幅度大且恢复延迟，致糖耐量异常及妊娠糖尿病发生率升高；胎盘催乳激素刺激母体脂肪分解，再加上孕期肠道吸收脂肪能量增强，使得母血游离脂肪酸和甘油的浓度增高，从而使更多的葡萄糖运送至胎儿，在维持营养物质由母体向胎体转运中发挥重要作用；孕期蛋白质的需要量增加，应增加摄入量，使体内保持正氮平衡；此外，母体含水量增加约 7 000ml，除细胞外液增加约 1 200ml 以外，其余分布于胎儿体内、胎盘、羊水、子宫、乳房和母体血液中。

4. 肾功能的变化　孕妇和胎儿代谢产物增加了母体肾脏的负担。有效肾血浆流量及肾小球滤过率增加，但肾小管再吸收能力未有相应增加，尿中葡萄糖、氨基酸和水溶性维生素如维生素 B_2、叶酸、烟酸、吡哆醛的代谢终产物排出量增加。其中葡萄糖的尿排出量可增加 10 倍以上，尤其是在餐后 15 分钟可出现糖尿。

5. 消化系统功能的变化　孕期由于胃肠道平滑肌张力降低，胃酸分泌减少，肠蠕动减弱，常有恶心、胃肠胀气、食欲差、消化不良、便秘等现象，特别是孕早期，恶心、呕吐等妊娠反应较频繁，应鼓励孕妇多进食。此外，钙、铁、维生素 B_{12}、叶酸等营养素的吸收率提高，与孕期对营养素的需要量增加相适应。

6. 血液的变化　在整个孕期，孕妇的血浆总容量平均增加 50%，但红细胞的总量只增加 20%，致使血红蛋白浓度下降，出现生理性贫血。由于孕期血液的生理稀释，血液成分也发生了改变。孕期血浆葡萄糖、氨基酸、铁以及水溶性维生素如维生素 C、叶酸、维生素 B_6、维生素 B_{12}、生物素含量均降低。但某些脂溶性维生素如维生素 E 的血浆水平在孕期上升，而维生素 A 变化不大。

7. 胎盘的变化　胎盘是母体和胎儿进行气体交换的场所，是胎儿吸收营养物质和排泄代谢产物的渠道，又具有内分泌功能。胎儿所需的营养物质都是通过胎盘由母体供给。胎盘从母血吸收营养大量储存，或供给胎儿，但不能反向运输，因

而使铁、钙、碘等营养素在胎儿血液中的浓度高于母血，在胎盘组织中浓度更高。大分子物质，如脂类，不能直接通过胎盘，但胎盘中的酶能将其分解为简单的物质，从而使其通过胎盘，而后再合成。

三、孕妇的营养需求

总体来讲，孕妇对能量和各种营养素需要量均增加，尽管存在个体差异，每个孕妇所需营养不尽相同，但以下几点适用于大多数孕妇。

（一）能量

受胎儿、胎盘增长，母体体重增加和基础代谢增高等因素影响，孕期总能量需要量比一般成人要大。中国营养学会建议，孕早、中、晚期能量需要量在孕前的基础上分别增加 65、310、475kcal/d。

（二）宏量营养素

1. 碳水化合物　中国营养学会建议，孕妇每天碳水化合物的平均需要量为 130g，占全日能量的 50%～65%。孕妇易便秘，故应摄入适量的膳食纤维。

2. 脂肪　在整个孕期，除母体需要脂肪积累以备产后泌乳外，还要保证胎儿的脂肪供给，用于保证胎儿脑 - 神经系统和视网膜等的正常发育。中国营养学会建议，脂肪以占全日能量的 20%～30% 为宜，推荐 EPA 和 DHA 的 AI 为 0.25g/d，其中 0.20g 为 DHA。

3. 蛋白质　孕期对蛋白质的需要量增加。中国营养学会建议，孕早、中、晚期蛋白质的 RNI 分别为 55、70、85g/d。其中动物类和大豆类及其制品所提供的优质蛋白质应占 1/3 以上。

（三）维生素

1. 维生素 A　足量的维生素 A 可维持母体健康和胎儿的正常生长，并可保证肝脏中有一定的贮存。中国营养学会建议，孕中、晚期维生素 A RNI 需额外增加 70µg 视黄醇活性当量 /d，达到 770µg 视黄醇活性当量 /d。

2. 维生素 D　孕期维生素 D 缺乏可导致新生儿低钙血症，婴儿牙齿发育缺陷，以及母亲骨质软化症。中国营养学会建议，孕期每天维生素 D 的 RNI 为 10µg。

3. 维生素 E　孕期维生素 E 的补充对预防新生儿溶血有益。中国营养学会建议，孕期每天维生素 E 的 AI 为 14mg α- 生育酚当量。

4. 维生素 B_1　孕妇缺乏维生素 B_1 会使胎儿

出生后可能出现先天性脚气病。中国营养学会建议，孕早、中、晚期每天维生素 B_1 的 RNI 分别为 1.2、1.4、1.5mg。

5. 维生素 B_2　孕妇维生素 B_2 缺乏可使胎儿生长受限。缺铁性贫血也与维生素 B_2 有关。中国营养学会建议，孕早、中、晚期每天维生素 B_2 的 RNI 分别为 1.2、1.4、1.5mg。

6. 维生素 B_{12}　如果孕妇体内缺乏维生素 B_{12}，会降低四氢叶酸的利用率，从而导致巨幼红细胞贫血。中国营养学会建议，孕期维生素 B_{12} 的 RNI 为 2.9μg/d。

7. 叶酸　叶酸摄入不足将导致新生儿出生低体重，胎盘早剥和神经管畸形，在发展中国家还有常见的孕妇巨细胞性贫血。中国营养学会建议，围孕期妇女应多摄入含叶酸的食物，孕期叶酸的 RNI 为 600μg 叶酸当量/d。由于食物叶酸的生物利用率较低，因此每天补充 400μg 叶酸或食用叶酸强化食物更为有效。需要明确的是，叶酸摄入量过高可掩盖维生素 B_{12} 缺乏的血液学指标，可能产生不可逆的神经系统损害而延误治疗，因此每天叶酸补充量应控制在 1 000μg 叶酸当量以下。

8. 维生素 C　维生素 C 对胎儿的生长发育、造血系统的健全、机体的抵抗力等都有促进作用。孕期维生素 C 缺乏，可致流产、早产，胎儿出生后也易患贫血、维生素 C 缺乏症。中国营养学会建议，孕早、中、晚期维生素 C 的 RNI 分别为 100、115、115mg/d，可满足胎儿和母体的需要。

（四）矿物质

1. 钙　新生儿体内的钙大多是在孕晚期由孕妇体内转移到胎儿体内，如果母体钙摄入不足则会动用储备钙，若母体储备钙耗尽则动用骨钙。孕期缺钙会增加妊娠中毒的发生率，以及增加其日后发生骨质疏松、软骨症的危险。中国营养学会建议，孕早、中、晚期钙的 RNI 分别为 800、1 000、1 000mg/d。

2. 铁　孕期母体对铁的需要量增加，除胎儿本身造血和构建肌肉组织需要外，肝脏还需要一部分的储备。中国营养学会建议，孕早、中、晚期铁的 RNI 分别为 20、24、29mg/d。

3. 锌　锌对胎儿器官形成及生长发育十分重要，并在认识行为、创伤愈合、味觉和免疫调节等方面发挥重要作用。中国营养学会建议，孕期锌的 RNI 为 9.5mg/d。

4. 碘　碘缺乏可使孕妇甲状腺素合成减少，导致甲状腺功能减退，降低母体的新陈代谢，并因此减少对胎儿营养素的提供。孕妇碘缺乏还可致胎儿甲状腺功能减退，从而引起以生长发育迟缓、认知能力降低为标志的克汀病。中国营养学会建议，孕期碘的 RNI 为 230μg/d。

（五）水

孕妇因孕期羊水以及胎儿的水分吸收，水分需要量增多。中国营养学会建议，孕期饮水量的 AI 为 1.7L/d，总摄入量（包括食物中的水和饮水中的水）的 AI 为 3.0L/d。

四、常见的营养相关问题

（一）孕期营养对孕妇健康的影响

1. 营养缺乏症　在孕期，胎儿从母体吸收一定的营养成分供其生长发育所需，若不注意孕妇充足的营养摄入，容易造成孕妇的营养不足，甚至营养缺乏。如缺钙引起的骨质软化症，缺铁引起的缺铁性贫血。此外，维生素 A、D、C 和 B 族维生素都是孕期较易缺乏的营养素。

2. 营养过剩　妊娠期孕妇体重增加过度是营养过剩的常见表现，孕妇体内可能有大量的水滞留和脂肪沉积。大量的水滞留是妊娠高血压综合征的早期症状。脂肪的过度沉积会引发肥胖，肥胖孕妇的妊娠并发症（如妊娠高血压综合征、先兆子痫、妊娠糖尿病、肾盂肾炎、血栓、过期妊娠、剖宫产及产后出血等）的发生率增加，并增加手术和麻醉难度，使产后体形恢复困难。

3. 其他　蛋白质缺乏引起的低蛋白质血症、贫血、妊娠高血压综合征等是孕期水肿的常见原因；如果膳食不合理，还会使得孕妇便秘加重导致痔疮。

（二）孕期营养对胎儿健康的影响

孕期营养不良对胎儿的影响主要包括流产、死胎、胎儿生长受限、早产儿、新生儿出生低体重、胎儿先天性畸形，围产期婴儿死亡；此外，还会影响出生后婴儿的体格和智力发育。

体重超过正常体重 35% 以上和患有妊娠糖尿病的孕妇极易生下巨大胎儿。巨大胎儿增加了产伤和窒息缺氧的风险，增加了剖宫产率，并且长大后将成为糖尿病、高血压等多种慢性非传染性疾病的易患人群。

五、孕期妇女的合理膳食

中国营养学会制定的孕妇膳食指南在一般人

群膳食指南的基础上补充以下5条内容：

1. 补充叶酸，常吃含铁丰富的食物，选用碘盐
整个孕期应口服叶酸补充剂 400μg/d，每天摄入绿叶蔬菜。孕中晚期应每天增加 20～50g 红肉，每周吃 1～2 次动物内脏。孕妇除坚持选用加碘盐外，还应常吃含碘丰富的海产食物，如海带、紫菜等。

2. 孕吐严重者，可少量多餐，保证摄入含必要量碳水化合物的食物　孕早期无明显早孕反应者应继续保持孕前平衡膳食。孕吐较明显或食欲不佳的孕妇不必过分强调平衡膳食。孕期每天至少摄取 130g 碳水化合物，首选易消化的粮谷类食物。进食少或孕吐严重者需寻求医师帮助。

3. 孕中晚期适量增加奶、鱼、禽、蛋、瘦肉的摄入　孕中期开始，每天增加奶 200g，使奶的总摄入量达到 500g/d。孕中期每天增加鱼、禽、蛋、瘦肉共计 50g，孕晚期再增加 75g 左右。每周最好食用 2～3 次深海鱼类。

4. 适量身体活动，维持孕期适宜增重　孕期适宜增重有助于获得良好妊娠结局，应重视体重监测和管理。孕早期体重变化不大，可每月测量 1 次，孕中晚期应每周测量 1 次体重。健康孕妇每天应进行不少于 30 分钟的中等强度身体活动。

5. 禁烟酒，愉快孕育新生命，积极准备母乳喂养　孕妇应禁烟酒，避免二手烟。孕妇情绪波动时应多与家人和朋友沟通、向专业人员咨询。适当进行户外活动和运动有助于释放压力，愉悦心情。孕中期以后应积极准备母乳喂养。中国孕期妇女平衡膳食宝塔见图 11-4。

专家点评：孕期的膳食应在非孕妇女的基础上，根据胎儿生长速率及母体生理和代谢的变化进行适当的调整。孕早期胎儿生长发育速度相对缓慢，所需营养与孕前无太大差别。孕中期开始，胎儿生长发育逐渐加速，母体生殖器官的发育也相应加快，对营养的需要增大，应合理增加食物的摄入量，为母儿提供充足但不过量的营养物质，保证母儿健康。

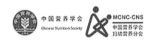
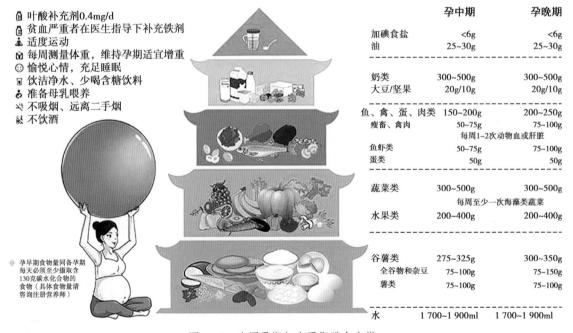

图 11-4　中国孕期妇女平衡膳食宝塔

（汪之顼　丁　叶）

第六节 哺乳期营养

导读：乳母在产后哺乳期从膳食中应获得对相应的营养物质的需求，来满足恢复母体健康的需要，并为泌乳提供物质基础，保证乳汁分泌的质和量。

一、哺乳期营养的重要性

哺乳期是母体用乳汁哺育新生子代使其获得最佳生长发育并奠定一生健康基础的特殊生理阶段。哺乳期妇女（乳母）既要分泌乳汁、哺育婴儿，还需要逐步补偿妊娠、分娩时的营养素损耗，并促进各器官、系统功能的恢复，因此需要更多的营养。

二、影响乳汁分泌及质量的营养相关因素

1. 乳母营养状况与乳汁分泌量 乳汁分泌是一个复杂的神经内分泌调节过程。除受心理、情绪影响外，乳母的饮食、营养状况也是影响乳汁分泌量的重要因素。当乳母能量摄入很低时，可使泌乳量减少到正常的40%～50%；严重营养不良乳母的泌乳量可降低到每天100～200ml；饥荒时营养不良的乳母甚至可能完全终止泌乳。

2. 乳母营养状况与乳汁的营养成分 健康而营养状况良好的乳母，其膳食状况并不会明显影响乳汁中的营养素。乳汁中的蛋白质含量是比较恒定的，也不受膳食蛋白质偶尔减少的影响。但是，如果乳母在哺乳期的蛋白质与能量均处于不足或边缘缺乏状态，则乳母的营养状况就会影响乳汁中蛋白质的分泌水平。乳汁中维生素（包括脂溶性和水溶性）及部分矿物质（钙、硒等）的含量，均不同程度受乳母膳食中相关营养素摄入量的影响，特别是当母体这些营养素处于缺乏状况时将更为明显。

三、哺乳期的营养需求

为了逐步补偿妊娠和分娩时所损耗的营养素储存，促进器官和各系统功能的恢复；并保证乳汁的正常分泌和维持乳汁质量的恒定，乳母能量和大多数营养素的需要量均应增加。

（一）能量

由于乳母的基础代谢、身体活动水平与怀孕前差别不大，因此乳母额外的能量需要量主要由分泌母乳的能量及体重的变化决定。产后前6个月母乳的平均分泌量为780g/d，约需650kcal能量。产后前6个月乳母平均每月体重下降0.8kg，可提供170kcal能量。因此，产后前6个月乳母的额外能量需要量约为500kcal。产后6个月若乳母仍坚持母乳喂养，因辅食的添加，泌乳量下降，体重不再下降，应适当调减额外的能量值，若乳母断乳则不必考虑能量的额外需要量。

（二）宏量营养素

1. 碳水化合物 碳水化合物对乳汁质量的影响不是很大，但它是乳母的主要能量来源。中国营养学会建议，乳母碳水化合物的平均需要量以成人需要量为基础，再加上乳汁中乳糖的含量，共计160g，占全日能量的50%～65%。

2. 脂肪 脂类（尤其是长链多不饱和脂肪酸）与婴儿中枢神经系统的发育和视觉的正常密切相关。母乳中脂肪含量与乳母膳食脂肪的成分与摄入量有关。中国营养学会建议，脂肪以占全日能量的20%～30%为宜，其中膳食饱和脂肪酸摄入量上限应<10%，ω-6多不饱和脂肪酸占2.5%～9.0%，ω-3多不饱和脂肪酸占0.5%～2.0%。必需脂肪酸：亚油酸和α-亚麻酸应分别占全日能量的4.0%和0.6%；推荐EPA和DHA的AI为0.25g/d，其中0.20g为DHA。

3. 蛋白质 除了满足母体正常需要外，每天需额外的蛋白质以保证泌乳之需。乳母的蛋白质营养状况对乳汁分泌能力影响很大。如果膳食中蛋白质的质和量不理想，可使乳汁的分泌量减少，并影响到乳汁中蛋白质氨基酸的组成，所以需要供给乳母足量优质蛋白质。中国营养学会建议，乳母本身每天生理需要55g蛋白质外，另外还要增加25g供泌乳。

（三）维生素

1. 维生素A 中国营养学会建议，乳母维生素A的RNI需额外增加600μg视黄醇活性当量/d，达1 300μg视黄醇活性当量/d。

2. 维生素E 乳母维生素E需要量应在成年女性需要量的基础上加上乳汁中维生素E的分泌量。中国营养学会建议，乳母每天维生素E的AI为17mg α-生育酚当量。

3. B族维生素 乳母每天通过乳汁分泌一定量的B族维生素（维生素B_1、B_2、B_6、B_{12}等）来满足婴儿生长发育的需要。中国营养学会建议，乳母每天维生素B_1和维生素B_2的RNI均为1.5mg，

维生素 B_6 的 RNI 为 1.7mg，维生素 B_{12} 的 RNI 为 3.2μg，叶酸的 RNI 为 550μg 叶酸当量。

4. 维生素 C　乳母维生素 C 含量随其摄入量而有所波动。为使母乳中含有足够量的维生素 C，母体含量应尽可能维持在接近饱和的较高浓度。中国营养学会建议，乳母维生素 C 的 RNI 为 150mg/d。

（四）矿物质

1. 钙　当膳食钙摄入不足时，为了维持乳汁中钙含量的恒定，就要动用母体骨骼中的钙，则乳母常因缺钙而患骨质软化症。为了保证乳汁中钙含量的稳定及母体钙平衡，应增加乳母钙的摄入量。中国营养学会建议，乳母钙的 RNI 为 1 000mg/d。

2. 铁　由于铁几乎不能通过乳腺输送到乳汁，因此母乳中铁含量很少。但考虑分娩时因失血损失的铁及要补充妊娠时耗用的储存铁，再考虑月经恢复后将有铁丢失这些因素，乳母应注意铁的补充。中国营养学会建议，乳母铁的 RNI 为 24mg/d。

3. 锌　锌不仅与新生儿发育和免疫功能密切相关，还有助于增加乳母对蛋白质的吸收和利用。除母体需要外，锌可通过乳腺输送到乳汁。中国营养学会建议，乳母锌的 RNI 为 12mg/d。

4. 碘　随着乳母的基础代谢率和能量消耗增加，碘的摄入量也随之增加。除母体需要外，碘可通过乳腺输送到乳汁。中国营养学会建议，乳母碘的 RNI 为 240μg/d。

（五）水

乳母每天摄入的水量与乳汁分泌量有密切的关系。当水分不足时，可使乳汁的分泌量减少，所以乳母每天应多喝水，还要多吃流质的食物如肉汤、各种粥等，用以补充乳汁中的水分。中国营养学会建议，孕期饮水量的 AI 为 2.1L/d，总摄入量（包括食物中的水和饮水中的水）的 AI 为 3.8L/d。

四、常见的营养相关问题

1. 肥胖　摄入过多的动物性食物，会使蛋白质和脂肪摄入过量，会因能量过剩导致肥胖。

2. 便秘、痔疮　蔬菜、水果等摄入不足使维生素、矿物质和膳食纤维的摄入量减少，影响乳汁分泌量以及乳汁中维生素和矿物质的含量，并增加乳母便秘、痔疮等的发生率。

3. 骨质软化症　当膳食钙摄入不足时，为了维持乳汁中钙含量的恒定，就要动用母体骨骼中的钙，则乳母会因缺钙而患骨质软化症。

4. 缺铁性贫血　分娩时因失血损失的铁及要补充妊娠时耗用的储存铁，再考虑月经恢复后将有铁丢失这些因素，乳母应注意铁的补充。如果铁缺乏，将引起缺铁性贫血。

五、哺乳期妇女的合理膳食

哺乳期妇女膳食指南在一般人群膳食指南基础上增加以下 5 条内容：

1. 增加富含优质蛋白质及维生素 A 的动物性食物和海产品，选用碘盐　每天比孕前增加 80～100g 的鱼、禽、蛋、瘦肉（每天总量为 220g），必要时可部分用大豆及其制品替代。每天比孕前增饮 200ml 的牛奶，使饮奶总量达到每天 400～500ml。每周吃 1～2 次动物肝脏（总量达 85g 猪肝或 40g 鸡肝）。至少每周摄入 1 次海鱼、海带、紫菜、贝类等海产品。采用加碘盐烹调食物。

2. 产褥期食物多样不过量，重视整个哺乳期营养　产褥期膳食应是由多样化食物构成的平衡膳食，无特殊食物禁忌。产褥期每天应吃畜、禽、鱼、蛋、奶等动物性食品，但不应过量。吃各种各样蔬菜水果，保证每天摄入蔬菜 500g。保证整个哺乳期的营养充足和均衡以持续进行母乳喂养。

3. 愉悦心情，充足睡眠，促进乳汁分泌　家人应充分关心乳母，帮助其调整心态，舒缓压力，树立母乳喂养的自信心。乳母应生活规律，每天保证 8 小时以上睡眠时间。乳母每天需水量应比一般人增加 500～1 000ml，每餐应保证有带汤水的食物。

4. 坚持哺乳，适度运动，逐步恢复适宜体重　产后 2 天开始做产褥期保健操。产后 6 周开始规律有氧运动如散步、慢跑等。有氧运动从每天 15 分钟逐渐增加至每天 45 分钟，每周坚持 4～5 次。

5. 忌烟酒，避免浓茶和咖啡　乳母忌吸烟饮酒，并防止母亲及婴儿吸入二手烟。乳母应避免饮用浓茶和大量咖啡，以免摄入过多咖啡因。中国哺乳期妇女平衡膳食宝塔见图 11-5。

专家点评：乳母的膳食应多样化，除保证哺乳期的营养需要外，还可通过乳汁的口感和气味，潜移默化地影响较大婴儿对辅食的接受和后续多样化膳食结构的建立。如果哺乳期营养不足，将会减少乳汁分泌量，降低乳汁质量，并影响母体健康。此外，产后情绪、心理、睡眠等也会影响乳汁分泌。

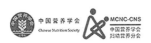

中国哺乳期妇女平衡膳食宝塔

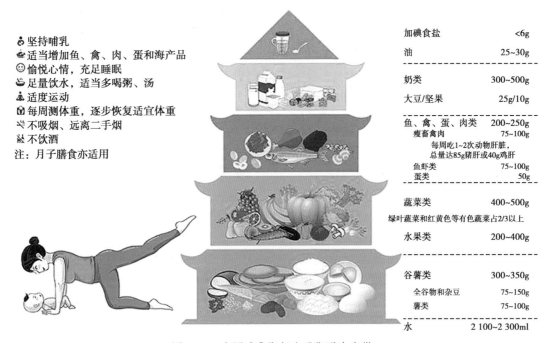

☺ 坚持哺乳
☻ 适当增加鱼、禽、肉、蛋和海产品
☺ 愉悦心情,充足睡眠
☻ 足量饮水,适当多喝粥、汤
▲ 适度运动
📅 每周测体重,逐步恢复适宜体重
✂ 不吸烟、远离二手烟
✂ 不饮酒
注:月子膳食亦适用

加碘食盐	<6g
油	25~30g
奶类	300~500g
大豆/坚果	25g/10g
鱼、禽、蛋、肉类	200~250g
瘦畜禽肉	75~100g
每周吃1~2次动物肝脏,总量达85g猪肝或40g鸡肝	
鱼虾类	75~100g
蛋类	50g
蔬菜类	400~500g
绿叶蔬菜和红黄色等有色蔬菜占2/3以上	
水果类	200~400g
谷薯类	300~350g
全谷物和杂豆	75~150g
薯类	75~100g
水	2 100~2 300ml

图 11-5 中国哺乳期妇女平衡膳食宝塔

(汪之顼 丁 叶)

第七节 更年期营养

导读:更年期是卵巢功能开始衰退(约 40 岁左右)至最后一次月经后一年的这一段时间。处于这个时期的女性,会出现一系列的生理和心理上的变化及不适感。科学指导更年期女性进行合理膳食,使其获得全面的营养支持,将有助于减轻其不适症状,使其顺利度过此期。

一、更年期营养的重要性

更年期是人生的一个重要转折过渡时期,由于一系列生理、心理变化,此期女性经历了从生育能力旺盛和性生活正常到逐渐衰老进入老年期的阶段,且伴随衰老慢性非传染性疾病的发生率将逐渐增加。合理膳食、平衡营养可帮助女性预防和改善更年期症状,延缓其老龄化进程。

二、更年期的营养需求

更年期营养以保证满足生理需要量为原则,在控制总能量摄入的基础上,保证充足的维生素和矿物质的摄入。

(一)能量

进入更年期的女性机体内各项功能开始减弱,基础代谢下降,加上活动量相对减少,所以总能量的需要量降低。中国营养学会推荐 50 岁轻体力劳动女性能量摄取为 1 750kcal/d。通过定期监测体重,可根据体重增减来调整能量的摄取。

(二)宏量营养素

1. 蛋白质 进入更年期后,随着机体分解代谢增加而合成代谢减慢,机体逐渐处于负氮平衡。此期女性要维持体内氮平衡,增强机体免疫力,需保证蛋白质供给量高于更年期之前的阶段。中国营养学会推荐 50 岁轻体力劳动女性蛋白质摄取为 55g/d。

2. 脂肪 更年期女性雌激素水平降低,对血脂调节作用减弱,使血中胆固醇、低密度脂蛋白升高,高密度脂蛋白降低,可增加老年时期肥胖、高脂血症、高血压、冠心病等慢性疾病的患病风险。此时,在饮食中宜多选择植物油等富含不饱和脂肪酸的食物,从而促进脂类代谢,降低血中胆固醇。

3. 碳水化合物 更年期女性机体糖代谢能力降低，过多碳水化合物容易导致血糖、血脂增加。此期应选择含复合型碳水化合物食物为主，中国营养学会推荐摄入量供能应占总能量的50%~65%。

（三）维生素

维生素在体内主要参与各项生理功能调节，女性进入更年期后各种维生素的摄入应保证充足。

1. 维生素A 维生素A具有捕捉自由基、提高机体抗氧化能力的作用，可防止自由基对机体损伤，并可延缓衰老。中国营养学会推荐女性成年人及此后维生素A的RNI为每天700μg视黄醇活性当量。

2. 维生素D 维生素D可促进肠道钙吸收，对减缓骨量丢失，预防绝经型骨质疏松具有重要作用。更年期女性可通过多参加户外活动和合理膳食的方式获得维生素D，中国营养学会推荐更年期女性在50岁后通过膳食摄入维生素D的RNI为10μg/d，高于普通成年人。

3. B族维生素 B族维生素缺乏将影响体内多项代谢功能，更年期女性维生素B_1缺乏可导致神经衰弱综合征。烟酸缺乏可出现记忆力下降、头晕、失眠、抑郁等神经系统症状，可加重更年期综合征。维生素B_6、B_{12}和叶酸缺乏可引起高同型半胱氨酸血症，是导致动脉粥样硬化的危险因素，也直接对脑细胞作用而致神经系统损伤。此外，维生素B_{12}缺乏可引起精神抑郁、记忆力下降和四肢震颤等神经症状。中国营养学会推荐更年期女性维生素B_1的RNI为1.2mg/d，烟酸的RNI为12mg烟酸当量/d，维生素B_6的RNI为1.6mg/d，维生素B_{12}的RNI为2.4μg/d，叶酸的RNI为400μg叶酸当量/d。

4. 维生素C 维生素C是一种抗氧化剂，在抵抗衰老、预防慢性病方面具有重要作用。此外，维生素C还促进胶原合成，维持血管弹性和组织柔韧性，促进铁吸收利用，预防缺铁性贫血。中国营养学会推荐更年期女性维生素C的RNI为100mg/d。

（四）矿物质

虽然更年期女性机体各组织器官重量、功能都在逐渐下降，但对无机盐的需求不能降低，有的甚至要增加。

1. 钙 女性进入绝经期后骨量丢失加速，容易导致绝经后骨质疏松。充足的钙摄入可以减缓丢失的程度，中国营养学会推荐50岁开始钙的RNI值为1 000mg/d。

2. 铁 进入更年期的女性，因为月经紊乱、月经过多等原因导致铁丢失。铁缺乏易导致机体免疫力降低，抵抗力下降，因而此期应该摄入含铁丰富的食品。中国营养学会推荐铁的RNI在50岁以后为12mg/d。

3. 锌 锌缺乏影响多种组织细胞的功能，如食欲减退、抵抗力下降和皮肤完整性受损，从而加速老化过程，因此应保证充足的锌摄入。中国营养学会推荐成年人及此后锌的RNI为7.5mg/d。

4. 硒 硒具有抗氧化、清除自由基的作用，可增强免疫功能，提高机体抵抗力，这些作用均延缓机体老化的过程。因此，更年期女性应多食富硒的食物，中国营养学会推荐成年人及此后硒的RNI为60μg/d。

三、常见的营养相关问题

1. 绝经综合征 绝经综合征是指因内分泌改变引起的自主神经功能紊乱为主的综合征。表现为：①血管舒缩功能失调：突然出现面部发热，皮肤发红，同时伴出汗，每天可发生几次或几十次，并多在夜间发作。有些还伴有头晕、耳鸣，甚至出现胸闷、气短等。②神经精神症状：主要为情绪不稳定，表现为易激动、急躁、焦虑、抑郁、多疑。有些出现注意力不集中、失眠健忘、皮肤发麻发痒、有蚁走感等症状。③泌尿生殖系统出现月经不规律，经量减少，周期延长，经期缩短，以致停经。但有时候也会出现月经量增多，并伴有大量血块等情况出现。④其他：有的出现肩、颈、腰背部的肌肉或关节疼痛，有的表现为血脂增高、超重或肥胖，尤以腹部、臀部增肥为主。维生素B_1、B_6和烟酸具有舒缓血管、神经和镇静、稳定情绪的作用，多吃富含此类维生素的食物，如杂粮、豆类和绿叶蔬菜，能有效减轻绝经综合征的症状。

2. 功能失调性子宫出血 功能失调性子宫出血是因神经内分泌功能紊乱而引起的异常子宫出血。表现为月经紊乱，经期延长，经量增多；有的经期正常或缩短，经量正常或减少；有的停经数周或数月又发生阴道出血。可因为出血多或时间长而继发贫血。应多吃优质蛋白质和富铁食物，如动物肝脏、动物血等，以促进血红蛋白合成。同时应多吃富含维生素C的蔬菜水果，以促进铁的吸收利用。

3. 更年期心血管疾病 雌激素对维持血管壁弹性具有重要作用，更年期由于雌激素水平降低，血管弹性下降，同时内分泌代谢紊乱导致血脂代谢异常，血 LDL 增加，而 HDL 降低，发生动脉粥样硬化的危险性增加。调查研究显示 50 岁以后女性心血管疾病致死占所有死亡原因的 50% 以上，此期通过控制体重、适量运动、合理膳食和纠正不良生活习惯可减少心血管疾病的发生。

4. 绝经期骨质疏松症　长期吸烟、酗酒，大量饮用咖啡、浓茶，缺乏运动等不良生活方式以及饮食缺少某些营养物质如钙、锌、维生素 D 等与骨质疏松密切相关。因此，应当多喝奶、多吃海产品、虾皮等富钙食品。同时，多进行日光照射、清淡饮食、戒烟限酒等生活方式对预防绝经期骨质疏松症也具有重要意义。

四、更年期的合理膳食

合理膳食营养可帮助女性改善围绝经期症状、预防慢性病发生和延缓老龄化进程。更年期女性的膳食原则应遵循中国营养学会制定的一般人群膳食指南，并重视以下几条：

1. 合理安排膳食，保证食物多样化　女性经过围绝经期后机体形态、功能的减退更为明显，更年期女性应该关爱自己，注意有规律地饮食，定时定量进餐。建议一日三餐能量分配为早餐占总能量 25%～30%，中餐占 40%～45%，晚餐占 30%。

每周食谱应保证主食、动物性食物、大豆及其制品、蔬菜和水果等四类食物品种多样，每天都有一定摄取量。

2. 食物选择原则

（1）主食要粗细搭配，谷类为主。

（2）多吃大豆及其制品，其含优质蛋白、丰富的维生素、无机盐，并提供植物雌激素——大豆异黄酮，可以弥补更年期雌激素水平降低所带来的影响，包括改善更年期综合征、预防绝经型骨质疏松，同时，多选含钙丰富的食品，延缓骨质疏松的发生，如奶类及其制品、虾皮、芝麻酱和海带等。

（3）新鲜蔬菜水果富含膳食纤维、无机盐和维生素，有利于降血脂、降血压，促进铁的吸收利用，要摄取充足。

（4）动物性食品多选择含不饱和脂肪酸比例高的鱼、禽类，减少饱和脂肪酸、胆固醇的摄入，预防肥胖。注意尽量避免摄取反式脂肪酸高的食物，如蛋糕。

（5）食不过量，少盐少油。不宜过饱，避免脂肪积累，加重心脏负担，引发动脉硬化症等问题。

拒绝刺激性食物，饮食清淡。

3. 坚持体力活动，维持适宜体重　超重或肥胖对中老年人的健康不利，可增加慢性疾病的发生风险，且保持健康体重是延缓老年人肌肉衰减的重要方法。坚持每周 3 次以上有氧运动，每次 30 分钟以上。适量运动消耗一定能量，增加心肌收缩力，促进血液循环，增加肺活量，对控制体重有较好的效果，对预防老年人骨质疏松也起到积极作用。

4. 禁烟限酒，保持心情愉悦　吸烟是老年人认知功能减退的重要危险因素，过量饮酒也被认为是骨质疏松的危险因素，因此，更年期妇女应严格戒烟限酒。绝经综合征与精神因素有关，患者的精神心理状态又可以影响进食。因此，应通过各种方式进行心理疏导，如培养爱好、参加社会活动、旅游等，充实自己的生活，并保持乐观心态。

专家点评：保证更年期营养的供给充足是提高妇女生活质量的重要内容和有效手段，重视妇女更年期的膳食营养，可为老年期妇女健康打下基础。

（汪之顼　丁　叶）

参　考　文　献

1. 杨月欣，葛可佑. 中国营养科学全书. 2 版. 北京：人民卫生出版社，2019.
2. 孙长颢. 营养与食品卫生学. 8 版. 北京：人民卫生出版社，2017.
3. 中国营养学会. 中国居民膳食营养素参考摄入量（2013版）. 北京：科学出版社，2013.
4. 中国营养学会. 中国居民膳食指南（2016）. 北京：人民卫生出版社，2016.
5. 杨月欣，张环美.《中国居民膳食指南（2016）》简介. 营养学报，2016，38（3）：209-217.
6. 中国营养学会妇幼营养分会. 千日营养，起航健康——母婴膳食搭配手册. 北京：人民卫生出版社，2017：19-33.
7. 中国营养学会妇幼营养分会. 中国妇幼人群膳食指南（2016）. 北京：人民卫生出版社，2016.
8. DING Y, YANG Y, LI F, et al. Development and validation of a photographic atlas of food portions for accurate quantification of dietary intakes in China. J Hum Nutr Diet, 2021, 34（3）：604-615.
9. 许凯婕，王嘉铭，徐丁婷，等. 膳食调查新方法的发展及应用现状. 中国食物与营养，2018，24（01）：72-75.

10. 顾叶青, 夏阳, 张顺明, 等. 营养流行病学队列研究中的膳食营养调查方法及应用. 中华流行病学杂志, 2020, 41 (07): 1145-1150.

11. DING Y, LU XL, XIE ZC, et al. Evaluation of a novel WeChat applet for image-based dietary assessment among pregnant women in China. Nutrients, 2021, 13 (9): 3158.

12. O'CONNOR DL, BLAKE J, BELL R, et al. Canadian consensus on female nutrition: adolescence, reproduction, menopause, and beyond. J Obstet Gynaecol Can, 2016, 38 (6): 508-554.e18.

13. 郭盛, 李嫔. 营养与青春期性发育. 中国中西医结合儿科学, 2016, 8 (03): 249-252+244.

14. 中国营养学会膳食指南修订专家委员会妇幼人群膳食指南修订专家工作组. 备孕妇女膳食指南. 临床儿科杂志, 2016, 34 (10): 798-800.

15. 中华医学会妇产科学分会产科学组. 孕前和孕期保健指南 (2018). 中华围产医学杂志, 2018, 21 (3): 145-152.

16. 隽娟, 杨慧霞. 孕前及孕期营养促进母婴远期健康的推荐. 中国医刊, 2019, 54 (11): 1173-1176.

17. 中国营养学会膳食指南修订专家委员会妇幼人群膳食指南修订专家工作组. 孕期妇女膳食指南. 中国围产医学杂志, 2016, 19 (9): 641-648.

18. HAMBIDGE KM, KREBS NF. Strategies for optimizing maternal nutrition to promote infant development. Reprod Health, 2018, 15 (Suppl 1): 87.

19. 曾果. 中国营养学会"孕期妇女膳食指南 (2016) 解读". 实用妇产科杂志, 2018, 34 (4): 265-267.

20. 汪之顼. 妊娠期营养评估与干预. 实用妇产科杂志, 2018, 34 (4): 243-246.

21. 张成璐, 李玉红, 沐婷玉. 孕期营养管理的干预进展. 中国妇幼保健, 2019, 34 (03): 711-713.

22. 中国营养学会膳食指南修订专家委员会妇幼人群膳食指南修订专家工作组. 哺乳期妇女膳食指南. 中国围产医学杂志, 2016, 19 (10): 721-726.

23. 孙建琴, 张坚, 黄承钰, 等. 《中国老年人膳食指南 (2016)》解读与实践应用. 老年医学与保健, 2017, 23 (2): 69-72.

24. 张娅林, 王宏星. 围绝经期女性常见膳食模式对血脂情况的影响. 国际妇产科学杂志, 2016, 43 (03): 272-273+286.

25. 任秀聪, 王洪英. 更年期女性的骨质疏松与营养干预. 实用妇科内分泌电子杂志, 2019, 6 (09): 69-70.

第十二章
运动与妇女健康

第一节 概　　述

导读：运动促进健康，增强体质，对于女性更有特别的意义。从女性在生命各阶段的生理特点出发，基于运动科学的大量研究与实践，有针对性地对儿童期、青春期、育龄期、孕产期、更老年期的女性提出运动健身的意义和运动的原则与方案。

运动有益健康已经是人们的共识，规律的体育运动（sports）会为女性带来更多的益处，包括降低冠心病发病率、减缓骨质流失速度、改善孕期心情等，因此女性更应该积极参与体育运动。

一、运动促进健康

（一）运动增强心肺系统功能

心血管疾病是威胁我国女性身体健康的头号杀手，预计 2010—2030 年的 20 年间，我国女性心血管疾病事件将增加约 973.7 万。由于运动时需要消耗更多的氧气，需要更强有力的呼吸循环系统来维持肌肉做功，因此，运动可以使心脏跳动更加有力，增加动脉血管管壁的弹性，促进血液循环，进而降低血压，降低冠心病发生率。运动还可以明显改善呼吸系统功能，增大肺活量，膈肌在内的呼吸肌力量增加，提高通气效益。

（二）运动增加关节灵活性和肌肉力量

良好的运动表现依赖于灵活的关节和有力的肌肉联动完成，针对性的柔韧性练习和力量练习可以提高神经肌肉协调功能，提高运动能力。

（三）运动促进骨质沉积，骨小梁排列更紧密

受激素的影响，女性 30 岁之后骨质流失慢慢加大，并且在围绝经期达到近乎断崖式的丢失。运动对女性骨骼健康的影响有特别重要的意义，

体育运动可以使女性终身受益，孩童时期充分的运动可以有效促进儿童青少年骨骼的健康成长，特别是青春期打下良好的骨密度可以延续到成年后，为老年的骨健康奠定基础；另一方面，成年期运动能够使女性保持甚至促进骨量增长。运动可以升高血雌二醇、睾酮水平，刺激成骨细胞增殖，还可以促进钙的吸收和骨骼内沉积，有效延缓骨量丢失。骨的重塑受到应力方向的引导，所以提供纵向负荷的负重运动效果更为明显。

（四）改善内分泌系统功能

运动可以促进雌激素分泌，增加激素的利用率，使肾上腺、性腺更健康。运动还可以改善围绝经期妇女体温调节异常的情况，帮助顺利过渡。运动调节激素分泌，可以降低乳腺癌、结肠癌和子宫内膜癌等妇女常见癌症发病风险；并且对于患有癌症的女性，运动可以帮助患者显著改善生活质量，大大降低死亡率。

（五）运动帮助减脂塑形

肥胖是慢性病的重要危险因素，是引发心血管疾病的第一诱因，更年期后雌激素下降影响脂质代谢，导致女性出现脂肪的中心型囤积；受激素影响女性相对于男性更容易储存脂肪，有氧运动可以动员脂类参与供能达到减脂目的，增加力量练习不仅可以提高热能消耗，还可以帮助女性塑造健康姣美的身形。

（六）运动缓解焦虑和抑郁

女性情绪往往受到激素波动的影响，易出现焦虑或抑郁症状，如更年期女性的雌激素异常导致大脑皮层内啡肽下降，引发一系列情绪异常波动，包括睡眠障碍、焦虑、抑郁、烦躁、易怒等。研究发现有氧运动可以帮助围绝经期女性更好地调节和控制情绪的异常波动，力量练习可以帮助女性排解焦虑和抑郁情绪，有益身心健康。

（七）运动使皮肤充满活力

运动可以改善皮肤血液循环，增加皮下组织营养供应；运动可以促进排汗，帮助改善皮脂分泌；运动可以增强结缔组织弹性，可以减少皱纹形成，推迟皮肤衰老。

综上所述，女性积极参与体育运动是一项高产值高收益的投资。然而目前的现状是，日常生活和工作中女性日常身体活动的能量消耗非常有限；而在体育运动方面，女性参与运动的积极性偏低、运动形式单调，并且只注重运动量的积累，对运动强度的重要性认识不足，这些都会对运动的效果造成影响。同时女性群体相对于男性年龄特征更为鲜明，不同年龄段的女性的生理和心理状态不同，运动需求也不同，在运动的选择上要给予充分的考虑。所以，女性进行体育运动需要制订相对个性化的、科学合理的、安全有效的运动方案。

二、运动方案的制订原则

要取得运动的健康益处，保持一定的运动频率、坚持一定的运动时间、达到一定的运动强度都是必需的。目前认为坚持每周至少 150 分钟中等强度的体育运动是非常必要的，但是能够达到每周建议运动量的女性所占比例却并不高，其中一个非常重要的原因就在于运动方案（exercise scheme）制订不够合理，只有让运动变得更科学有效，依从性才会更好。

制订运动方案前要进行运动前健康筛查和体质评定。运动前健康筛查是制订运动方案的前提，包括健身者的身体检查、病史和用药史、身体活动和运动习惯、危险因素等，如通过填写 PAR-Q 问卷快速掌握其个体基本情况。体质评定包括运动功能评定，对于没有运动习惯的人更为重要，通过体质评定，判断总体的体质状况，找到运动锻炼的重点以及需要特别注意的情况，运动能力判断则为选择运动方式方法提供基础，而心肺功能的水平则决定运动的强度，可以采用台阶试验、功率自行车递增负荷试验等方式进行，获得健身者的最大摄氧量等功能指标，为制订个性化运动方案提供依据。

运动方案内容主要包括运动目的、运动方式、运动频率、运动强度、运动持续时间和运动注意事项几个部分。其中，运动目的是制订运动方案的核心，运动方案必须围绕健身者的健身诉求进行设置。在运动方式的选择上必须充分结合其爱好和习惯，充分调动其运动积极性，才能保证运动效果和运动持久性。同时运动方式越多样，运动效果越好，尤其力量练习对于妇女预防骨质疏松、减脂塑形效果更佳。总运动量由运动频率、每次运动持续时间以及运动强度共同决定，至少满足中等运动强度。运动强度根据不同的运动形式而有所区别，有氧运动的运动强度依据走跑的速度、坡度等决定，可以借助监测靶心率进行控制；力量练习的运动强度取决于负荷量，可以通过 1RM 来控制。运动频率一般建议每周至少 3~4 次运动，每天运动效益加倍。需要强调的是没有运动习惯者一定要循序渐进，逐渐增加运动总量，避免运动损伤。运动方案的最后一部分是运动注意事项，结合运动筛查和功能评定结果将运动的安全性大大提高。

三、不同年龄段女性体育运动的需求

女性自出生开始直至生命终结，根据不同时期的生理特点，可以将女性的全生命周期分为新生儿期、幼儿期、儿童期、青春期、育龄期、孕产期、更年期和老年期，不同年龄段女性的生理和心理需求不同，运动需求也不相同，因此制订的运动方案应具有年龄段特点，抓住各个年龄段女性的生理和心理特征，是制订更为科学有效的运动方案的关键。

专家点评：运动与妇女健康密切相关，运动不仅可以增强体质，而且还可以改善心情，提高免疫力和预防疾病。应根据妇女不同时期进行运动方案的制订、实时指导和效果评价，以更好地开展有针对性的运动。

（杨一卓　王　梅）

第二节　女童期体育运动

导读：女童期体育运动的主要作用是促进其生长发育和灵敏性、协调能力及平衡能力等身体素质的发展。

一、女童期体育运动的作用

（一）运动促进生长发育

儿童期的运动能够促进人体各个器官系统的

生长发育和功能完善，包括强健骨骼肌肉、提升心肺功能、完善神经系统的功能以及提高免疫力等，简而言之，运动能够促进儿童长得更高，抗病能力更强，更灵活，更阳光。

（二）运动促进基本动作技能的形成与发展

学龄前儿童是快速学习和掌握基本动作技能的关键时期，这些基本动作技能不仅能满足日常生活和参与体育运动的需要，也是以后学习更多、更复杂动作技能的基础，更是养成终身体育锻炼习惯的重要保障。

（三）运动提高身体素质

身体素质（physical quality）是运动的基础，身体素质也可以理解为运动能力，运动可促进儿童各项身体素质的形成和提高。不同的运动素质有发育的敏感期，是学习和掌握某种运动技能的最佳时期，许多身体素质的敏感期是在儿童时期，特别是灵敏性、协调能力及平衡能力，这一时期锻炼灵敏、协调和平衡会使人一生受益；反之，如果错过了这一阶段的发展，则身体的灵活性、协调性、平衡能力可能会一直都较差。这些身体素质获得一定的发展，能促进学龄前儿童神经系统和脑功能的完善，使儿童不仅运动能力好，也更聪明，心理素质更好。

二、女童期体质与健康测评

女童期体质（physique）与健康测评应重点关注两个方面：一是该时期生长发育的速度和水平；二是该时期快速发展的身体素质。

（一）身体形态

1. 身高　是反映人体骨骼生长发育和人体纵向高度的主要形态指标。定期监测身高，可辅助我们判断女童的生长发育水平以及生长发育速度是否正常，发现生命早期生长发育过程中可能出现的问题。

2. 体重　是反映人体横向生长及围、宽、厚度及重量的整体指标。它不仅能反映出人体骨骼、肌肉、皮下脂肪及内脏器官的发育状况和身体充实度，还可间接反映人体的营养状况。女童期应定期关注体重的变化，以及时调整营养、运动的安排，保持健康体重。

3. 胸围　是反映胸廓、胸背肌肉、皮下脂肪及肺的发育状况的整体指标。女童期监测胸围可及时发现鸡胸、漏斗胸等胸廓发育异常，并监测身体形态的发育，以及间接反映内脏器官的发育情况。

（二）身体素质和运动能力

女童期应重点关注其灵敏性、协调性及平衡能力的发展。

1. 灵敏性（sensitivity）　是能够在各种情况下快速有效地改变身体的位置的能力，可采用折线跑、十字象限跳等方式测试其灵敏性。女童期是灵敏性发育的高峰期，且与其神经系统的发育密切相关，应在此阶段重点关注。

2. 协调性（coordination）　是能够平稳、顺畅且有效地完成更多更复杂运动的能力，可采用横跨跳、双脚连续跳等方法进行测试。女童期应关注协调性的全面发展，包括肢体的协调、手眼协调等不同方面。

3. 平衡能力（balance ability）　是维持身体静态和动态稳定的能力，可采用平衡木、单脚站等方式进行平衡能力的测量与评价。女童期对平衡能力的训练可以保障其日常生活和运动中的安全，也为日后参与更复杂的运动提供基础。

三、女童期体育运动指南

1. 保证充足的活动时间，每天不应少于180分钟；还需有一定的活动强度，中等及以上强度的运动应不少于60分钟，注意保证充足的户外活动的时间。

2. 学龄前儿童的运动应符合其身心发育特点，应以情景式和非竞争性的游戏为主要形式，保护孩子运动的兴趣，避免为获取超越本年龄段的竞技性运动成绩而进行的长时间、大强度的专业化训练。

3. 以发展基本动作技能为核心目标，兼顾大肌肉群动作和精细动作的发展。

4. 在参与体育运动时，应以培养兴趣、树立品德、学习动作、丰富运动体验为目标，运动目标合理、循序渐进，避免过早要求孩子完成超出其能力的运动。

5. 丰富儿童在多种环境下（室内、户外，地面、水中、冰雪等）的运动体验，以促进其运动技能的全面发展。

6. 运动时需要成人看护，避免过度运动和意外伤害。

【发育性协调障碍】　发育性协调障碍（developmental coordination disorder，DCD）是以动作协调能力障碍为主要特征，多发生在儿童期，表现为运动时间安排、运动控制、计划和持久能力的缺陷，还可伴有学习、言语及注意力方面的问题。

主要治疗方法：以运动程序和缺陷为导向的治疗方法，包括感觉统合治疗、感觉运动导向治疗和程序导向治疗，其作用是纠正运动过程中存在的缺陷，提高运动功能；特殊任务治疗，包括特殊任务干预、神经运动任务训练和以认知为导向的日常作业训练以及反馈疗法等。

可对孩子进行运动协调训练、前庭平衡能力训练、触觉训练、本体感觉训练、注意力训练等。在日常生活中，家长可带孩子通过以下游戏进行训练，如玩滑梯、羊角球、光脚走平衡木、闭眼踏步练习、找规律、找不同等。

专家点评：女童体育运动不仅能够促进其生长发育、基本动作技能的形成与发展，而且可以提高其身体素质。

（周嘉琳　王　梅）

第三节　青春期体育运动

导读：青春期正值机体迅速生长发育及女性性器官成熟的重要阶段，促进青春期女性体育运动可以促进其生长发育、纠正不良身体姿态以及形成良好的运动能力。青春期女性可根据青少年身体发育和素质发展模式开展合理的运动，以促进自身的身体机能和身体素质的提高。

一、青春期女性运动的作用

女性在9~12岁进入青春期，此时生殖器官发育趋于成熟带来激素水平的上升，使得机体迅速生长发育，是人体生长发育的第二高峰期。此时，女孩积极参加体育运动可以促进其生长发育、纠正不良身体姿态以及形成良好的运动能力。

（一）运动促进生长发育

青春期的运动能够促进机体各个器官系统的成熟，特别是在激素的作用下，运动可以促进骨的发育，有利于身高的增长。

（二）运动维持良好的身体姿态

青春期人体的高度快速增长，而力量的增长相对滞后，如不注意可能出现身体姿态的问题，如脊柱侧弯、驼背、O型腿等身体姿态的异常，规律的体育锻炼可以有效预防上述问题的发生。

（三）运动促进运动能力的发展

青春期是各项运动能力发展的高峰期，包括力量、耐力、速度和心肺功能等，这些机能和素质在青春期快速发展，此时积极的运动有利于运动能力的全面提高，为成年后体育运动奠定良好的基础。

（四）运动有助于更好的学业表现

运动可以调节紧张的学习生活节奏，有助于消除疲劳，积极的运动可改善大脑的血氧供应，有助于注意力和记忆力的改善，提高学习效率，取得更好的学业成绩。

二、青春期女性体质与健康测评

青春期是女性生长发育的高峰期，体质与健康测评应密切关注其身体形态的发育，以及其身体功能（body function）和身体素质的发展。

（一）身体功能

1. 安静心率　是反映心脏功能的基础指标，如有心动过速或过缓的情况，在运动方案的设计上需要给予特别的关注。

2. 肺活量　可反映呼吸机能的潜能，在青春期是该指标快速增长的时期。

3. 血压　是指血液在血管内流动时作用于单位面积血管壁的侧压力。青春期在激素的作用下，神经系统兴奋性提高，自主神经调节功能不平衡，可能会出现青春期高血压现象。该现象通常为暂时性的，可通过心理调节、规律作息和合理的膳食进行调节，通常青春期后心血管系统发育完善该现象会自动消失。

（二）身体素质

1. 力量素质　是指人的机体或机体的某一部分肌肉工作时克服内外阻力的能力，锻炼身体不同部位的力量可选用不同的运动，如握力、仰卧起坐、深蹲等。青春期女性在激素作用下力量快速增长，但相对核心力量和上肢力量较为薄弱，可重点关注。

2. 心肺耐力　反映心肺持续工作的能力，可采用800m跑、台阶试验等方法进行测试。良好的心肺功能是身体健康的重要标志，也为女性参与体育运动提供有力保障。

3. 速度　反映人体快速运动的能力，包括反应速度、动作速度和位移速度等，可用100m跑、4×20m折返跑进行测评。

三、青春期女性体育运动指南

青春期女性各项能力的敏感期可参考图 12-1 青少年身体发育和素质发展模式（youth physical development model，YPDM）做合理的规划安排，该模式是一个促进儿童青少年体能发展的训练模式，身体素质的各项指标在生长发育的不同阶段都具有可塑性，同时需注意以下几点：

1. 应保证每天达 60 分钟以上中至大强度的运动时间。

2. 参加各种不同类型的运动，包括有氧运动、力量练习和柔韧性练习。

3. 青春期女性应加强力量的练习，特别是上肢、腹背部和盆底部等薄弱部位的肌肉力量练习。

4. 青春期女性应根据其生长发育的规律和身心特点，选择适宜的运动方式，如长跑、游泳、体操等。

四、青春期女性体育运动的注意事项

1. 注意月经期的运动卫生，在月经期可适当减少运动量，不宜从事剧烈的对抗性运动，不宜做增加腹压的运动，避免过冷的刺激，不宜做水中运动。

2. 运动时应注意合理制订运动计划、循序渐进。

3. 15 岁之前不宜过早地进行大负荷的负重力量练习，以免影响骨的生长发育。

> 专家点评：青春期合理的体育运动对于青春期女性的身体机能和素质提高有着重要的作用，本节不仅为青春期女性合理运动提供了相关指南，同时也提出了青春期女性体育运动时的注意事项，对青春期女性的规范运动具有很好的指导意义。

（周嘉琳　王　梅）

第四节　育龄期体育运动

导读：育龄期是女性一生中承上启下的重要阶段，育龄期女性的健康涉及多方面内容，参加体育运动，对其自身的身心健康和孕育后代都有着非常重要的意义。

一、育龄期女性体育运动的作用

（一）运动增强自身体质

经常参加体育运动可以提高人体的心肺功能、肌肉力量、柔韧、平衡和反应能力，改善身体成分，从而有效增强体质、提高健康水平；提高人体各器官功能水平，增强机体免疫力，预防和治疗疾病，特别是预防和治疗慢性非传染性疾病，提高生活质量；提高认知能力，提高工作效率。

实际年龄/岁	2	3	4	5	6	7	8	9	10	11	12	13	14	15	16	17	18	19	20	21+
年龄段	儿童早期			儿童中期					青春期										成人期	
生长速率					快速增长		稳定增长 →		青春期突增		→ 生长速率下降									
发育状况						生长发育高峰期前		←	生长发育高峰		→	生长发育高峰期后								
训练适应						神经主导（与年龄有关）		→	神经和激素共同主导（与发育有关）											
体能情况	基本动作技能			基本动作技能		基本动作技能			基本动作技能											
	专项动作技能			专项动作技能		专项动作技能			专项动作技能											
	灵活性			灵活性					灵活性											
	灵敏			灵敏					灵敏						灵敏					
	速度			速度					速度						速度					
	爆发力			爆发力					爆发力						爆发力					
	力量			力量					力量						力量					
	肌肉肥大								肌肉肥大		肌肉肥大								肌肉肥大	
	耐力和代谢能力			耐力和代谢能力					耐力和代谢能力								耐力和代谢能力			
训练结构	非结构化			低结构化					适度机构化					高结构化				极高结构化		

注：字体大小代表重要性，浅灰色代表青春前期适应阶段，深灰色代表青春期适应阶段。

图 12-1　女性青少年身体发育和素质发展模式

（二）运动影响后代的健康水平

与男性相比，女性体质对后代生长发育的影响有其独特效应。研究表明，母亲的身高、身体成分以及最大摄氧能力对后代的影响力均超过父亲。改善育龄期女性体质与健康水平，有助于整个国民素质的持续发展。

二、育龄期女性体质与健康测评

（一）身体成分

身体成分（body composition）是指身体内脂肪与瘦体重（包括肌肉、骨头、水分部分）的比例。身体内的脂肪含量超标，可诱发多种慢性疾病。一般可用体重指数、腰围、皮褶厚度等指标反映，也可以通过双能X射线或生物电阻抗分析技术测试。

（二）心肺耐力

心肺耐力（cardiopulmonary endurance）是指呼吸和循环系统在身体进行长时间体育活动时提供足够氧气和营养物质的能力。最大摄氧量是评价心肺耐力的重要指标，常用的测试方式包括场地测试、跑台测试、功率车测试和台阶试验等。

（三）肌肉力量和耐力

1. 肌肉力量（muscle strength）　是肌肉在紧张或收缩时所表现出来的克服或抵抗阻力的能力。测试指标有握力、背力、卧推、蹬腿测试、纵跳测试等。

2. 肌肉耐力（muscle endurance）　是某肌肉群在一定时间内完成重复收缩至肌肉充分疲劳的能力。测试指标有俯卧撑、一分钟仰卧起坐、屈膝抬肩、平板支撑等。

（四）柔韧、平衡与反应能力

1. 柔韧性（flexibility）　是指身体活动时各个关节的活动幅度以及跨过关节的韧带、肌腱、肌肉、皮肤等组织的弹性、伸展能力。良好的柔韧性可以增加运动幅度，减少运动损伤。可用坐位体前屈测评。

2. 平衡能力（balance ability）　指维持身体姿势的能力，或控制身体重心的能力。平衡能力是静态与动态活动的基础。良好的平衡能力可以有效地预防因跌倒引起的各种损伤。可用闭眼单脚站立测评。

3. 反应能力（reaction ability）　主要是指人体中枢神经系统接受一定指令或刺激后，有意识地控制骨骼肌肉系统的快速运动能力，体现了神经与肌肉系统的协调性。可用选择反应时测评。

三、育龄期女性体育运动指南

育龄期女性应根据体质与健康评估报告，结合运动目的，遵循安全性、全面发展、循序渐进、个性化原则，制订体育运动方案，主要包括运动方式（exercise mode）、运动强度（exercise intensity）、运动频率（exercise frequency）、运动时间（exercise time）等因素。

1. 运动推荐量

（1）推荐每周运动不少于3次，进行累计至少150分钟中等强度的有氧运动或每周累计至少75分钟较大强度的有氧运动或同等量的中等和较大强度有氧运动相结合的运动。每次有氧运动时间应不少于10分钟。

（2）每周至少有2天进行所有主要肌群参与的抗阻力量练习。

（3）一次完整的运动应包括准备活动、正式运动、整理活动。

（4）一周运动健身应包括有氧运动、力量练习、柔韧性练习。

（5）推荐运动方式包括健步走、跑步、游泳、健身操、健身气功、瑜伽、仰卧起坐等。

注：中等强度指运动中呼吸比较急促，运动心率相当于120～140次/min。

大强度指运动中呼吸急促，运动心率一般超过140次/min。

2. 经期运动　女性在月经期可以运动，运动负荷应适量，尽量选择低运动强度、短运动时间的有氧健身运动，如有氧健身操、太极类运动，避免跳跃、速度、较大负重的力量练习和腹压增大（如仰卧起坐等）的运动。对于初潮不久的少女和没有经期运动史的少女而言，更要循序渐进。对于经期有明显腰酸背痛，有痛经、月经紊乱等现象，经期应暂停体育运动。经期不建议进行游泳，对于必须从事游泳训练的运动员，应做好防护措施，注意水温和池水的清洁度。

3. 保持健康体重　不少女性为了保持苗条的体形，过度减肥，对身体造成不良影响。事实上，脂肪对人体的作用非常大，包括供给能量、保温、缓冲压力、固定内脏、促进脂溶性维生素吸收等。脂肪量不足可造成女性抵抗力下降、月经周期不调、内脏下垂、影响生育等。所以，健康女性应保持健康体重。

专家点评：改善育龄期女性体质与健康水平，有助于整个国民素质的持续发展。育龄期女性可根据自身体质与健康水平，结合自己的运动目的，遵循安全性、全面发展、循序渐进、个性化原则，制订适合自己的体育运动方案。

（吕 燕 王 梅）

第五节 孕产期体育运动

导读：孕产期规律的体育运动不仅有利于增强孕产妇各器官、系统的适应能力，减少妊娠并发症的发生，同时还有助于胎儿的生长发育，对母亲和胎儿均能带来健康益处，因此，应鼓励健康的孕妇在整个妊娠过程中参加运动。

一、孕产期女性体育运动的作用

孕产期规律的体育运动可为母亲和胎儿带来健康益处。增强机体各器官、系统的适应能力；减缓体重的增长速度，有助于减轻下肢水肿，减轻机体由于负担加重所产生的疲劳；保持良好的肌肉力量，既有助于胎儿生长发育，亦有利于分娩过程；减少妊娠并发症发生的风险，如妊娠高血压和妊娠糖尿病；帮助产后机体恢复。所以，应鼓励健康、没有运动禁忌证的孕妇在整个孕产期参加体育运动。

二、孕产期体质与健康评估

建议对孕妇进行问卷调查，重点关注孕妇妊娠状态、既往运动习惯以及运动禁忌证等信息。不建议对孕妇进行大强度运动负荷测试，也不建议进行任何屏气的测试。

三、孕产期体育运动指南

（一）孕期

1. 鼓励健康的孕妇在整个妊娠过程中参加运动，根据孕妇的身体状况和运动能力合理开展体育运动（表12-1）。

表 12-1 孕期体育运动方案

运动时间	开始可以每天运动≥15分钟、每周3～4天，逐渐增加至每天最多30分钟、每周累计运动时间共150分钟，运动包括热身和整理运动
运动强度	妊娠前体重标准的孕妇进行中等强度运动，妊娠前体重超重或肥胖的孕妇进行低强度运动
运动方式	大肌肉群动力性、有节奏的体育运动，如步行、游泳、孕妇体操等

2. 注意事项

（1）孕前没有运动习惯者，建议从简单的家务劳动开始，进而过渡到户外行走，每次持续时间一般为20～40分钟，以个人主观感受为依据，身体不适应立即停止。

（2）根据不同妊娠阶段的身体状况来调整运动负荷，避免接触性、对抗性的运动，避免等长练习和屏气的练习。

（3）妊娠期间，每天的能量代谢需求会增加约300kcal。孕妇应额外增加能量摄入，以满足妊娠和运动的需求。

（4）锻炼前后喝水，避免在酷热和潮湿环境中锻炼。

（5）一旦发生下列迹象或症状，应立即终止运动并进行医学随访。如阴道出血、运动前呼吸困难、眩晕、头痛、胸痛、乏力、小腿疼痛或水肿、早产、胎动减少（一旦感觉到）和羊水漏出。如果发生小腿疼痛或水肿，应排除血栓性静脉炎。

（二）产后

产后需根据循序渐进的原则，一般在产后4～6周（医学体检合格）后，逐步恢复体育运动，尤其是适当的骨盆带肌训练、腹肌、下肢肌训练。运动量根据个人身体状况而定，以不痛不累为原则。推荐产妇体操、瑜伽等。

专家点评：孕产妇的体育运动要根据自身的妊娠状态、既往运动习惯以及运动能力合理开展，本节在运动时间、运动强度、运动方式以及注意事项等方面为孕妇孕期合理开展体育运动提供了科学的指导，可帮助医务人员在临床实践中提供指导。

（吕 燕 王 梅）

第六节　更年期、老年期体育运动

导读：更年期妇女在内分泌系统的剧烈波动下生理和心理会发生一系列改变，到老年期各系统功能逐渐老化，易发生女性围绝经期综合征、骨质疏松、冠心病等疾病。运动帮助妇女顺利渡过更年期，提高老年期健康状态和生活质量。

一、更年期、老年期女性体育运动的作用

（一）运动改善妇女激素分泌

女性更年期体内激素分泌异常，雌激素迅速下降，极易造成自主神经功能紊乱，体重增加，体脂呈现中心型分布特点。研究证实体育运动可以调节生理功能、有效改善情绪、减轻更年期综合征，同时还可以减缓骨质丢失速度，避免更年期、老年期的一系列不良症状的发生。

（二）运动预防妇女跌倒

老年妇女跌倒高发，一旦跌倒后果严重，运动可以提高老年妇女躯干和下肢肌肉力量、提高柔韧性、改善动作协调性，降低跌倒风险。

二、更年期、老年妇女体质与健康测评

（一）骨密度

受雌激素下降影响，更老年妇女骨质丢失严重，绝经后1～2年内丢失骨量达到6%。骨密度检测目前常用手段包括双能X射线吸收法、定量CT测定、定量超声波测定、单光子吸收测定法、生化检查等。

（二）体重和体脂

受激素影响，更年期、老年期妇女体重增加，呈中心性肥胖，即使体重没有明显增加的妇女，同样出现体脂随年龄线性增长的趋势，所以不仅要监测体重，还要监测体脂变化。

（三）肌肉质量和肌力

肌肉减少是类似于骨质减少的增龄性变化，严重影响老年女性日常生活活动能力，患有肌少症的老年女性致残率是健康人的4.1倍。肌肉质量下降速度远低于肌力下降速度，所以还要监测躯干和下肢大肌群肌力下降情况，等长力量测试是基础，如背力测试、蹬腿测试等，等速力量测试可以获得更有参考价值的结果，但是成本较高。

（四）平衡能力

老年人的平衡能力对于预防跌倒尤为重要，目前针对老年人的平衡测试包括闭眼单脚站立、闭目原地踏步、平衡木上行走、起立-走的测试、强化Romberg检查的测试、改良Wolfson测试等。目前越来越多的平衡测试设备应用于体质测评，可以获得更为精准的结果。

（五）柔韧性

随着年龄的增长，身体柔韧性会变差，限制关节运动，影响功能能力。柔韧性的评价方法除了常用的坐位体前屈等测试外，关节活动度测试也可以间接评价柔韧性。

三、更年期、老年期妇女体育运动指南

更年期、老年期妇女的运动目标以调节激素稳定、减缓骨质流失、控制体重、预防跌倒为主，重点在于保持和提高身体的功能。运动方式尽可能包含较多的运动形式，其中以安全性较高的有氧运动为主，穿插力量练习和柔韧性练习，平衡练习可以作为日常活动随时进行。

（一）有氧运动

更老年妇女建议每周3～5次、每次30～60分钟的中等强度的有氧运动或每周2～3次、每次20～30分钟的大强度有氧运动；有减肥需求的妇女建议增加到每周150～250分钟。运动方式尽可能选择大肌肉群参与的全身运动，包括健步走、慢跑、游泳、自行车骑行、太极拳、健美操等。健步走、慢跑等运动属于垂直轴向运动形式，可以起到减缓骨质丢失的作用。太极拳、健美操等运动不仅可以提高心肺功能、增加下肢肌肉力量、改善活动度，还可以改善神经肌肉的协调性，提高平衡能力，从而预防跌倒。对于有腰背痛或下肢关节炎等问题的妇女建议减重环境下进行有氧运动，如水中健身操。

（二）力量练习

大肌肉群参与的力量练习每周2～3次，选择3～6个动作，每个动作2～4组，每组次数可以从每组12～15次开始，逐渐增加负荷到每组8～12次。力量练习建议选用健身器械，不仅可以灵活控制负荷重量，还能够有效固定运动幅度，保证运动效果的同时大大提高老年妇女力量练习的安全性。对于更为年长或有久坐习惯的妇女，建议选择单关节自由重量如哑铃或借助杠杆运动如杠铃等易掌握又安全的设备进行力量练习。

（三）平衡训练

平衡训练不受时间空间的限制可每天随时练习，训练难度从稳定平面到单项不稳平面到多维不稳平面，睁眼到闭眼，双腿到单腿。注意平衡训练时周围环境的安全性，避免跌倒、磕碰意外。

（四）柔韧练习

随着年龄的增长，关节容易出现"僵硬"感，柔韧性降低也会限制动作的幅度，使日常活动受限。每周2～3次的柔韧练习可以改善这种不适，建议选择静态牵伸动作或者瑜伽、舞蹈等。

四、更年期、老年期妇女体育运动注意事项

运动方案制订前必须充分考虑更年期、老年期妇女的病史和手术史、药物使用情况以及体质健康测评的结果，如激素补充疗法情况。更年期、老年期妇女面临退休或已经退休，结伴运动或参加运动健身社团等方式可以满足其社交需求的同时，提高运动的趣味性，保证体育运动更规律、更持久以及安全性。

【骨质疏松症】

骨质疏松症是一种增龄性退化的骨骼疾病，以骨量减少、骨质结构退化为特征，进而造成骨的硬度下降、脆性增加，导致骨折风险增加。骨密度（bone mineral density，BMD）低于年轻成人 BMD 峰值均数的 2.5SD，或伴有脆性骨折被认为是骨质疏松。40 岁开始妇女的骨质流失达到高峰，绝经后 1～2 年内骨质丢失达到 6% 以上，目前的治疗手段以药物治疗为主，研究表明运动干预可以有效促进药物吸收，减缓骨量丢失。运动干预主要是利用骨质沉积力学特性维持骨密度，同时规律运动对于促进性激素分泌、调节钙吸收等起到很好的效果。

1. 力量练习 更年期、老年期妇女进行力量练习要循序渐进，以大肌肉群参与的单关节运动开始，使用健身器械可以起到很好的保护作用。对于已经患有骨质疏松的妇女，力量练习的负荷要严格控制，自重负荷更为安全，不建议进行深蹲、纵跳等具有较高危险性的练习。

2. 防跌倒训练 针对更老年妇女的防跌倒训练主要包括平衡练习、下肢力量练习、核心力量练习。太极拳是一项全身参与的运动，既符合老年人性格特点，又可以有效涵盖防跌倒训练的各个方面，是首选的运动方式。

专家点评：体育运动不仅可以帮助更年期、老年期妇女调节生理功能、有效改善情绪、减轻更年期综合征，同时还可以减缓骨质丢失速度，降低跌倒风险。

（杨一卓 王 梅）

参 考 文 献

1. LAMONTE MJ, MANSON JAE, CHOMISTEK AK, et al. Physical activity and incidence of heart failure in postmenopausal women. JACC: Heart Failure, 2018, 6（12）: 983-995.

2. BÉLAIR M-A, KOHEN DE, KINGSBURY M, et al. Relationship between leisure time physical activity, sedentary behaviour and symptoms of depression and anxiety: evidence from a population-based sample of Canadian adolescents. BMJ Open, 2018, 8: e021119.

3. CHAN CWH, AU YEUNG E, LAW BMH. Effectiveness of physical activity interventions on pregnancy-related outcomes among pregnant women: a systematic review. International journal of environmental research and public health, 2019, 16（10）: 1840.

4. SIPILÄ S, TÖRMÄKANGAS T, SILLANPÄÄ E, et al. Muscle and bone mass in middle-aged women: role of menopausal status and physical activity. Journal of cachexia, sarcopenia and muscle, 2020, 11（3）: 698-709.

5. MURRAY K, GODBOLE S, NATARAJAN L, et al. The relations between sleep, time of physical activity, and time outdoors among adult women. PloS one, 2017, 12（9）: e0182013.

6. SEGEV D, HELLERSTEIN D, DUNSKY A. Physical activity-does it really increase bone density in postmenopausal women? A Review of articles published between 2001-2016. Current aging science, 2018, 11（1）: 4-9.

7. 美国运动医学学会. ACSM 运动测试与运动处方指南（第十版）. 王正珍, 等译. 北京: 北京体育大学出版社, 2019.

第十三章
妇女心理健康与保健

第一节 概 述

> 导读：现代医学模式强调健康包括身体健康与心理健康两方面。心理健康的标准要从个体的认知、情绪、意志、个性、行为、社会适应、人际关系等方面的表现和特点来确定。要能识别出心身疾病和心理障碍。

一、促进心理健康的重要意义

世界卫生组织早在 20 世纪 40 年代就将良好的心理状态纳入健康的基本定义中，指出"健康不仅为疾病或羸弱之消除，而系体格、精神与社会之完全健康状态"。21 世纪心理健康已经越来越引起社会关注。国务院 2016 年印发的《"健康中国 2030"规划纲要》中提出要促进心理健康。加强心理健康服务体系建设和规范化管理。加大全民心理健康科普宣传力度，提升心理健康素养。到 2030 年，常见精神障碍防治和心理行为问题识别干预水平显著提高。国家卫生健康委员会于 2019 年制定的《健康中国行动（2019—2030 年）》提出了 15 个重大行动，心理健康促进行动是其中之一。加强心理健康促进，不仅有助于促进社会稳定和人际关系和谐，还可以提升公众的幸福感和满足感。

现代医学模式强调健康包括身体健康与心理健康两方面。心理健康与身体健康具有同等重要的地位。也就是说，人们不仅要注意饮食卫生、环境卫生及生理卫生以保证身体健康，也必须注重心理卫生以确保心理健康。这样，才能使人们有效地从事工作、学习和健康地生活。

在生物 - 心理 - 社会模式下，健康与疾病其实就是个体的生理、心理与环境相互作用过程中的平衡或失衡的状态，对于疾病和健康，生理、心理和社会具有同等重要作用。心理与社会的相互作用更多地反映了健康与疾病过程中的宏观变化过程，如人格特征、应对方式、生活事件、负性情绪等，而生物因素则更多反映了健康与疾病过程中的微观变化过程，如基因突变、组织细胞损伤、生理生化系统紊乱等。可以说心理健康是生理健康的基础，生理健康是心理健康的有力保障，社会因素是联系心理健康和生理健康的重要桥梁，三者的和谐统一构成了人类健康的基础。

现代健康的概念认为健康与疾病不是截然分开的，而是同一序列的两极。在健康序列分布中，人群总体健康程度呈常态分布，中等健康水平者居多。某一个体的健康状况，是会根据他所在年代的自然与社会环境的变化及其自身内环境的适应状况不断变化、发展的。真正完满的健康（康宁）状态是一种理想。只有少数人或在个别情况下才能达到。大多数人在通常情况下都能比较"健康"地生活。

目前国内外的大量研究发现女性的焦虑症、抑郁症和强迫症等精神疾病的患病率明显高于男性，而且与妊娠、分娩、流产、死胎死产、出生缺陷、不孕症、绝经、子宫或乳腺切除和性暴力有关。目前已明确精神疾病的分类与人类生殖有关，并已将心理保健作为生殖健康的一部分加以关注。2017 年，世界卫生组织在《孕产期并发症管理指南》中，用一整章介绍了"产科和新生儿紧急事件中情感和心理支持"。2018 年，中华医学会妇产科学分会发布的《孕前和孕期保健指南》中提出要在孕前和孕期关注心理健康。2021 年，中华预防医学会妇女保健分会发布的《产后保健服务指南》中也提出了产后心理保健的内容。因此，在关注妇女健康问题时一定要注重妇女的心理保健。

二、心理健康的标准

关于心理健康的标准，目前没有统一。国内

外学者多根据各自的论点和经验提出不同条目的标准，主要是从个体的认知、情绪、意志、个性、行为、社会适应、人际关系等方面的表现和特点来确定的。需要综合考虑，可包括以下三方面：

1. 体验标准　以个人的主观体验和内心世界作为衡量心理健康的标准。其中包括两部分：

（1）良好的心境：首先是心情愉快。如果一个人感到不愉快，就可以毫不犹豫地说出来。良好的心理满足感和愉悦感，它对身心健康也有着不可低估的促进作用。这一点已为大家所共识。许多调查也表明，长寿的人多是愉快的。而心情长期不快的人往往易患各种疾病。心情愉快需要进行自我调控。良好的心情还包括适当的紧张和一定的压力。总是放松也将一事无成，没有成功也难有喜悦。

（2）恰当的自我评价：恰当的自我评价是衡量心理健康的重要标准。自我评价过低，就会缺乏信心和勇气，做事畏首畏尾，聪明才智不能充分发挥，经常体验自卑的痛苦。自我评价过高，对自己的要求和目标也容易定得过高，这就潜伏着易受挫折和自我苛求的危险，因为这种人特别爱面子，虚荣心强。一旦遇到挫折和失败，缺点无法掩盖，则潜意识中隐藏在自大后面的自卑便会在意识中浮现。无论自卑还是自大都是缺乏恰当自我评价的表现。人贵有自知之明，就是对自己有恰如其分的评价。对自己的优点和缺点都能看得清楚，并能尽量发挥长处。如果对自己的评价与现实偏差不大，就是相对的心理健康。

2. 操作标准　是用可操作的方法了解人的心理活动的效率如何，所以也可以叫效率标准，它包括对一个人的认知过程、情绪过程和个性等影响心理活动效率的内容加以测量和评定。应该明确的是：体验标准与效率标准是互相影响的。比如某人有不安全感（一种体验），做事犹豫不决，总怕出错，做什么事都反复检查核对，自然效率也就低。通过心理咨询或治疗，减轻了不安全感，增强了自信，操作效率也就提高了。

3. 发展标准　发展标准与体验标准和操作标准不同。后两者都着眼于横向评价人的心理状态，而发展标准是在时间轴上对人的心理状况做纵向的回顾或展望。既要了解一个人经历了怎样的发展路程，又要估计他未来发展的可能性和趋势。

人们心理上的差异，一个显著的不同是心理的"年龄"差异。对成人来说，成熟是衡量心理健康的一把有效尺子（尽管这把尺子不是很精确）。例如，情绪不稳定、好不切实际的幻想、极力吸引他人的注意、自控能力差、没有长远计划和过分害羞等都是不成熟的表现。相反，一个人如果有明确的目标，有向较高水平发展的可能性，并能很好地自我调控，把理想变为切实可行的行动，则是心理健康的标志。

三、心身疾病概念

心身疾病是一组与心理 - 社会因素密切相关，但以躯体症状表现为主的疾病，主要特点包括：①心理 - 社会因素在疾病的发生与发展过程中起重要作用。②表现为躯体症状，有器质性病理改变或已知的病理生理过程。③不属于躯体形式障碍。心身疾病的流行病学目前尚缺乏大样本的流调资料。国内资料显示，在综合性医院的初诊患者中，有近 1/3 的患者所患的是与心理因素密切相关的躯体疾病。非精神科医师很少关注这些患者的心理因素，也很少把这些他们认为是内科的疾病而看成与精神科相关，因此患者往往接受的是躯体治疗，心理社会因素方面很少得到关注。

常见的心身疾病包括：冠心病、原发性高血压、心律失常，胃 / 十二指肠溃疡，溃疡性结肠炎、胃痉挛、精神性（心因性）厌食、支气管哮喘、慢性胰腺炎、糖尿病、甲状腺功能亢进症、肥胖症、紧张性头痛、偏头痛、遗尿、阳痿、类风湿关节炎、荨麻疹、湿疹、过敏性皮炎等。妇科常见的功能性子宫出血、经前期紧张症、不孕症、更年期综合征等也多与心理因素密切相关，也可属于心身疾病。

四、常见的心理障碍

妇女常见的心理障碍有抑郁症、焦虑症、恐惧症、强迫症和人格障碍。

（一）抑郁症

抑郁症（depression）是以情感低落、思维迟缓以及言语动作减少、迟缓为典型症状。抑郁症严重困扰患者的生活和工作，给家庭和社会带来沉重的负担，约 15% 的抑郁症患者死于自杀。世界卫生组织、世界银行和哈佛大学的一项联合研究表明，抑郁症已经成为中国疾病负担的第二大疾病。抑郁症是人类的一个主要心理障碍问题。每个人都会出现情绪低落。情绪低落是对短暂应激事件、失望或丧失等产生的一种不幸福的感觉，在识别病因后，可调动自身的应对技巧，悲观的情绪便可在短时间内消失。但是，抑郁症是这种悲伤和忧郁的情绪状态持续存在至少 2 周，并对所有或大多数日常活动丧失兴趣，同时还会伴有以下情况：①食欲增多或减少。②体重增加或减轻。③容易激动、焦虑不安或疲倦乏力。④恐慌发作和严重焦虑。⑤难以入睡、睡眠过多或不足。⑥感觉无助、没有价值或不恰当的内疚和羞愧。⑦思维困难、注意力集中困难或作决定困难。⑧反复出现死亡或自杀想法。

（二）焦虑症

焦虑症（anxiety）是以强烈的恐惧和对激起恐惧刺激的逃避为典型症状，并伴有头晕、胸闷、心悸、呼吸困难、口干、尿频、尿急、出汗、震颤等，以及运动性不安，如坐立不安、拊膺顿足、肢体发抖、肌肉紧张性疼痛等。焦虑并非实际威胁所引起，其紧张程度与现实情况很不相称。焦虑症包括广泛性焦虑（慢性焦虑）、惊恐发作（急性焦虑）、强迫症和创伤后应激症。焦虑症一般会在经前期出现恶化或加重，而且增加妊娠期、产后、围绝经期发生抑郁症的危险。焦虑症的发病与家庭遗传、机体的素质、所处的环境均有密切的关系。情绪不稳定和性格内向的人焦虑症的发生率高于情绪稳定和性格外向的人。长期面临威胁或处于不利环境之中时，焦虑症更易发生。虽然焦虑症伴有许多躯体症状，但没有相应的器质性病变的基础，并具有相对完好的社会功能（指生存、学习、工作和人际交往能力）和充分的自制力。

（三）恐怖症

恐怖症（phobic neurosis）是以恐怖症状为主要临床表现的一种神经症，患者对某些特定的对象产生强烈和不必要的恐惧，伴有回避行为。恐惧的对象可能是单一的或多种的，如动物、广场、闭室、登高或社交活动等。患者明知其反应不合理，却难以控制而反复出现，青年期与老年期发病者居多，女性更多见。国外报道一般人口中的患病率为 77‰，我国各地调查患病率的平均值为 20‰ 左右。

（四）强迫症

强迫症（obsessive-compulsive disorder）是以反复出现强迫观念（obsession）为基本特征的一类神经症性障碍，强迫观念是以刻板形式反复进入患者意识领域的思想、表象或意向。这些思想、表象或意向对患者来说，是没有现实意义的、不必要的或多余的。患者意识到这些都是他自己的思想，很想摆脱，但又无能为力，因而感到十分苦恼，强迫动作是反复出现的刻板行为或仪式动作，是患者屈从于强迫观念力求减轻内心焦虑的结果。

（五）人格障碍

人格障碍（personality disorder）是与正常的社会规范准则难以融洽的一种心理障碍。有人格障碍的人，其行为模式异于常人，如人格障碍患者常有怪异的思维、交流和行为方式、残酷无情、以他人的痛苦为乐、对人毫无诚意、极不负责、做错事绝无悔恨及羞耻之心、极端自私、情绪不稳、对环境适应不良、缺乏朋友、社会退缩等。人格障碍常始于童年，特别是青春期并持续到成年以后甚至终身。

专家点评：可应用体验标准、操作标准和发展标准来判断心理健康状况。心身疾病是一组与心理社会因素密切相关，但以躯体症状表现为主的疾病。妇女常见的心身疾病包括经前期紧张综合征、更年期综合征等。常见的心理障碍包括抑郁症、焦虑症、强迫症、恐怖症和人格障碍等。

（赵更力）

第二节　妇女不同生命周期的心理特征和常见问题

导读：女性在生命周期中的青春期、孕产期和更年期、老年期会因为生理、社会和家庭的角色变化，表现出不同的心理特征和问题。

一、青春期心理特征和常见心理问题

（一）人格形成的关键时期

人格（personality）是指人的性格、气质、能力等特征的总称。性格是人格的一部分，是对现实的态度和行为方式中比较稳定的、独特的心理特征的总和。由于某些心理障碍的发生与人格有关，而青春期又是人格形成的关键时期，所以培养健全的人格十分重要。人格是在遗传因素与社会环境因素交互作用下逐渐发展形成的。遗传因素通常在智力、气质这些与生物因素相关较大的特征上作用较大，而在价值观、信念、性格等与社会因素关系密切的特征上，社会环境因素更为重要。每个人都处于特定的社会文化之中，社会文化对人格的影响力因文化而异，这要看社会对顺应的要求是否严格。越严格，其影响力就越大。影响力的强弱也视其行为的社会意义的大小，对于不太具有社会意义的行为，社会容许较大的变异，但对在社会功能上十分重要的行为，就不容许太大的变异，社会文化的制约作用就越大。若个人极端偏离其社会文化所要求的人格基本特征，不能融入社会文化环境之中，就会被视为行为偏差（人格障碍）或心理疾病。

社会文化具有对人格的塑造功能，这反映在不同文化的民族有其固有的民族性格，如中国人的人格或多或少地带有儒家思想的烙印，表现为对人谦虚、重人情关系、尊重权威、循道怀古、力求克己、主张中庸等，而受西方文化影响的、已经几代移居美国的中国人则表现为竞争奋斗、表现自我、追求新异、自我中心的个性特征。说明人的个性形成与社会、文化背景有很大关系。

家庭的影响对人格的形成有着不可忽视的作用。有些受传统文化影响较深的知识分子家庭中的孩子，常表现为拘谨有礼、循规蹈矩、重文轻做等特征；而那些生活在非正常完整家庭（单亲家庭）中的孩子，常常形成多疑、敏感、忧郁或粗暴敌视等人格特点。

（二）青春期常见的心理问题

1. 对性发育困惑不解　青春期到来后，女孩乳房开始增大并出现阴毛、腋毛和月经等第二性征，如果此时没有及时给予相关知识的指导，有的女孩对乳房长大感到害羞；对月经来潮有憎恨和恐惧的心理；对经前和经期因内分泌变化引起的乳胀、轻度水肿、腹痛、头痛、烦躁等症状不理解而以为患了重病，表现出焦虑情绪，特别是那些患有青春期功能失调性子宫出血的患者。

2. 青春幻想　青春期的孩子常爱幻想，这是正常现象，不同于精神病的幻觉。不少孩子幻想成为大科学家，解决世界上的难题；也有的孩子想周游全国或全世界。这正是青春期孩子充满活力的表现，时间久了在现实环境与个人条件的影响下，大多数孩子会实事求是地抛弃幻想，树立起理想。另外，青春期男孩、女孩还会产生关于爱情的幻想，心目中有自己爱慕的偶像，这个偶像可能是学校的教师、同学或明星等，有时幻想的对象会常常更换，有时自己也知道是不可能的事，但仍喜欢在幻想中享受温情以得到心理上的满足。

3. 难以适应紧张的学习压力　进入中学后，由于学习科目的增多和方法的改变，有些学生感到学习压力加大，如果此时学习成绩下降，又加上家长对分数要求过高，会使学生产生悲观失望心理，同时也加重与父母间的紧张关系，个别学生还会出现逃学、旷课或离家出走的现象。

4. 独立性逐渐增强，但情绪不稳定　青春期正是生理和心理向成人转化的过程，随着交际范围和生活圈子的逐渐增加，渴望独立的意向也在很快发展。他们希望能够自由，有些事情愿意自己做主，不希望父母及老师干涉，但由于经济不能独立，家长又喜欢加以限制，这样就造成了心中想独立但事实上又不得不依附于家庭、屈从于父母的矛盾心理。久而久之，从心理上疏远父母，或沉默不语，或时常争吵，情绪不稳定，易冲动，造成与父母关系紧张并产生逆反心理。

5. 同龄伙伴间的影响较大　青春期孩子间因为有许多共同的想法，可以互相倾诉，往往与同学或同龄伙伴关系亲密无间，还喜欢相互模仿如穿衣、业余爱好等，彼此间影响很大，认为从同伴处可以得到更多的理解和温暖。但如果不慎结交了不努力学习、讲吃讲穿、道德品质不好的伙伴，则会走入歧途。

二、孕产期的心理特征和常见的心理问题

（一）心理特征

妊娠及分娩是女性生命过程中的一个特殊阶段，是一种自然的生理现象，但是从生理学角度分析，这个过程发生了很大的内分泌改变，从心理学角度分析，这个过程是一个较大的精神心理应激事件，由于生理和心理的巨大变化，并且生理变化和心理变化相互作用、相互影响，使得女性在孕产期易于产生心理问题和情绪问题，而焦虑和抑郁是心理应激最常见的反应。适当的焦虑可提高个体适应环境的能力，可伴随交感神经系统适度激活，对适应环境有益；而过度的焦虑不利于适应环境，会增加早孕反应。可导致体内去甲肾上腺素分泌减少，使宫缩减弱，助产率和产后出血率增加。对妊娠和分娩的恐惧、宫缩时疼痛的刺激以及对胎儿是否安全的担忧等将形成不良的应激反应，对妊娠分娩也会产生不良的影响，其结果是孕产期的不顺利、母婴并发症增多，甚至造成孕产妇精神疾病，还有可能影响子代的心身健康。常见的心理变化特点如下：

1. 幸福喜悦的心情　大多数孕妇得知自己怀孕的消息时，都会表现出喜悦幸福的心情，尤其是

有计划有准备的夫妇和辅助生育的夫妇。这样的孕妇多会以积极的态度，遵从医嘱，定期产前检查，合理膳食并做好体重管理，并且夫妻双方一同参加产检或孕妇学校，努力做好准爸爸、准妈妈。

2. 矛盾的心理　有些孕妇随着分娩期的临近会出现一种矛盾的心理状态，一方面对即将出生的小生命抱着期待、喜悦的心情，另一方面又因各种原因（如对即将来临的分娩的恐惧、担心分娩不顺利、担心胎儿安危以及对婴儿未来的抚养等）而感到忧虑和紧张。也有些人会想到由于生活将发生重大变化，而出现迷惑、彷徨、焦虑、失眠、敏感、多疑等心理异常表现。

3. 紧张和焦虑　产前筛查目前已成为产前检查的必查项目，但有些孕妇会因为孕早期感冒、发热、用药而担心影响胎儿生长发育，常常出现紧张焦虑的情绪。分娩作为重大的生活事件成为产妇心理生理的应激。分娩是否顺利与其对分娩过程的认知水平高低密切相关。多数初产妇由于没有分娩经验，对即将到来的分娩感到紧张和恐惧不安，害怕疼痛、担心产程不顺利而改做剖宫产、怕产时大出血、担心胎儿缺氧或发育异常、害怕产钳助产致胎儿损伤、害怕暴露身体及失态的表现、少数产妇及亲属重男轻女从而害怕生女孩等。因此，在产程中表现紧张不安、拒绝饮食和休息，哭闹不停，情绪不稳定。另有些人缺乏自信，一开始思想上就不接受阴道分娩，因疼痛和担心而坚决要求剖宫产。

4. 陌生和孤独　产房陌生的分娩环境、周围待产妇因疼痛而痛苦的呻吟或哭喊都会形成一种恶性刺激；分娩对医务人员来说是司空见惯的事，因此，对产妇痛苦的喊叫早已习以为常，医务人员这种麻木和冷漠，使产妇得不到关心和照顾，再加上连续数小时的宫缩痛，产妇一直处于强烈不安的紧张状态，使产妇感到孤独、恐惧和焦虑，形成恶性循环。

5. 悲伤情绪　有些产妇因自身疾病、胎儿畸形或死胎必须终止妊娠时会感到悲伤痛苦。此时他们最需要的是一个有同情心的倾听者，发泄他们的愤怒、无助和悲伤的情绪，从而缓解他们超负荷的心理压力。

（二）常见的心理问题

1. 妊娠剧吐　是发生于妊娠早期至妊娠 16 周之间、以恶心呕吐频繁为主要症状的一组综合征。发病率为 0.3%～1%。病因尚未明确，一般多认为妊娠的剧烈呕吐与血液中的人绒毛膜促性腺激素（human chorionic gonadotropin，hCG）水平增高关系密切，但是事实上症状的轻重与血中 hCG 水平并不一定呈正相关；精神因素在其中起着重要作用，临床观察表明症状较重的孕妇情绪不稳定、精神过度紧张、有较大心理压力、有妊娠矛盾心理等，精神因素引起中枢神经系统紊乱，使下丘脑及自主神经功能紊乱，从而诱发了剧烈的妊娠反应。

2. 睡眠障碍　是由多种因素引起的，常见的有环境因素不良，嘈杂、拥挤；倒班频繁变动引起生物节奏紊乱；食物（酒精、咖啡、茶叶）、药物刺激影响睡眠；各种影响睡眠的躯体疾病；还有一条重要因素就是心理因素，生活和工作中的各种不愉快事件（包括妊娠应激）造成的焦虑、抑郁、紧张时都会出现睡眠问题，以失眠多见，症状表现为入睡困难、睡眠浅表、多梦及早醒，白天感觉疲乏无力、头脑不清；如果对失眠产生越来越多的恐惧、对失眠所致的后果过分担心、对每晚是否失眠密切关注，则使失眠者陷入恶性循环中，焦虑而失眠，失眠更焦虑，久治不愈，十分痛苦。

失眠诊断标准：首先排除躯体疾病和精神疾病导致的继发性失眠；失眠每周 3 次，持续 1 个月以上，对社会功能有损害或因失眠引起显著的苦恼或精神活动效率低下可以诊断；偶尔失眠是一种普遍现象，诊断不可扩大化。

3. 产后忧郁（postpartum emotional distress）或产后郁闷（postpartum blue）　十分常见，发生率为 50%～80%，主要表现有抑郁症状（如悲伤、哭泣、易怒和焦虑）、失眠、注意力不集中，但较轻微。这些症状会在产后 2～3 天出现，几天后达高峰，2 周内消失。有少数产后忧郁的妇女会发展为产后轻度或重度抑郁症。

4. 产后抑郁症　产后抑郁是指产妇在分娩以后出现抑郁症状，达到精神病学的抑郁发作诊断标准时，称为产后抑郁症；由于通常在分娩后 2 周发病，产后 4～6 周症状明显，故又称为产褥期抑郁症；并且应与产后忧郁和产褥期精神病相鉴别。

产后抑郁症的国内外发病率在 10%～20%。另有研究报道，在分娩后的第一周，50%～75% 的女性出现轻度抑郁症状，10%～15% 的产妇罹患产后抑郁障碍。产后 1 个月的抑郁障碍发病率是非分娩女性的 3 倍。值得注意的是，有部分产后抑郁症的患者实际上是产前抑郁的延续，另外既往有抑郁症病史的产妇，分娩后抑郁症的复发率可高达 50%。产后抑郁症的表现有：

（1）情绪低落：心情压抑、沮丧、哭泣，对婴儿淡漠，无愉快感，不愿与人交流或诉说自己"心情沉重""提不起精神"等；情绪低落是抑郁障碍的核心症状。

（2）自我评价降低：在情绪低落的背景上，患者的自我评价往往降低，感到自己能力低下，不如别人，什么事也干不好或不会干，也带不好孩子。产生无用、失望或绝望感，感到个人的一切都很糟糕，前途暗淡，一切毫无希望。

（3）部分患者有深深的内疚甚至罪恶感，无助感，对生活、家庭失去信心，感到生活没有意义，觉得人生没有意义。容易产生自杀或杀婴观念、自杀企图或自杀身亡。

（4）绝大多数患者会出现兴趣减退及愉快感缺乏，常常无法从日常生活中获得乐趣，即使面对自己的小宝贝也难以提起兴趣，甚至不闻不问，放弃原来喜欢的一些活动（如体育活动、业余收藏、社会交往等），体会不到快乐，行为退缩。

（5）多数抑郁症患者会有不同程度的疲乏感，且通过休息或睡眠并不能有效地恢复精力。有时，疲劳感也可能与睡眠障碍有关。

（6）有些产妇会出现思维活动减慢、言语活动减少。思考过程困难，一些简单的问题也需要较长时间才能完成。变得优柔寡断、犹豫不决，甚至对一些日常小事也难以作出决定。

（7）有些抑郁症患者有焦虑、紧张等症状，莫名地担心自己和婴儿，患者经常有忧心忡忡、坐立不安，不断地走动、来回踱步、搓手、无目的动作等。

（8）负性情绪加重产后不适症状，比如精神衰弱、疲乏无力、伤口疼痛、宫缩疼痛、产后出血等；另外种种因素使得产妇乳汁分泌减少，甚至停止分泌，对养育婴儿非常不利。

（9）躯体常见症状有：头痛、颈痛、腰背痛、肌肉痉挛、心慌憋气、恶心、呕吐、咽喉肿胀、口干、便秘、胃部烧灼感、消化不良、肠胃胀气、视力模糊、皮肤感觉异常以及排尿疼痛等。

三、更年期、老年期的心理特征和常见心理问题

目前研究已经证实中枢神经系统广泛存在着雌激素受体，雌激素与这些受体结合直接或间接参与神经递质的产生以及调节神经递质的活性和效能。如神经递质儿茶酚胺的代谢与单胺氧化酶（MOA）的水平和活性关系密切，雌激素可降低 MOA 的水平，使 5-TH、去甲肾上腺素（NE）等儿茶酚胺的含量上升。更年期妇女随着雌激素水平的下降，这种作用减弱，从而导致 5- 羟色胺的水平降低，5- 羟色胺与抑郁心境的产生有很大关系。雌激素的变化还会影响多巴胺、乙酰胆碱等神经介质的改变。另外，卵巢功能的减退，会使下丘脑和垂体的功能亢进，其结果可能与自主神经功能紊乱有关。具有神经质、情绪不稳定及内向性格的人其心理症状较常见。更年期妇女随着年龄的增长、容颜衰老、精力不足、退休或下岗、子女成人或成家立业、亲人病故等均可影响生活质量，生活的满意度明显降低，从而导致各种心理异常症状的出现。

更年期妇女常出现的心理症状主要包括：能力和精力的减退、注意力不集中、易激动、情绪波动较大、紧张、抑郁、焦虑、自我封闭、固执、有内心受挫感及自责自罪感等，同时常伴有失眠、头痛、头晕、乏力等躯体不适。这些症状是多变的，没有特异性，可见于任何年龄和性别的人。也可见于精神异常者，特别是焦虑型或抑郁型患者。但更年期出现的心理症状往往比精神病患者轻，有波动性，不是持续存在，多由躯体不适、慢性疾病或负性生活事件（如离婚、丧偶、亲人病故、被解雇、退休等）引发，而精神病患者起病缓慢，病程较长，症状较重，并意识不到自己有病。

专家点评： 青春期是人格形成的关键时期，某些心理障碍的发生与人格有关，因此培养健全的人格十分重要。孕产期发生的不良妊娠结局可作为突发事件引起紧张、焦虑和抑郁等不良情绪。产后抑郁症是常见的心理问题。大多数更年期妇女会出现能力或精力减退、注意力不集中、易激动、紧张、抑郁、焦虑等症状。

（赵更力）

第三节　妇女心理问题的原因和影响因素

导读：妇女心理问题与生物学因素和社会文化因素有关。

女性在生命不同时期出现的心理问题与生物学因素和社会文化因素有关。

（一）生物学因素

神经系统是人心理活动的器官和基础，心理现象是大脑活动的表现，是大脑对客观事物的反映。人心理的发生、发展与脑的发育紧密相连。刚出生的婴儿其脑的重量大约为 400g，12 岁时接近成人，约 1 400g。而与之相伴随的儿童心理发展也日益复杂化。刚出生的婴儿仅能看到光、听到声音，却意识不到图形，理解不了语言，但在成长过程中，逐渐学会了语言、识字、独立分析解决问题和情绪的表达与控制等。虽然女性大脑的重量低于男性，但若比较男女大脑重量与体重之比时，这种差异不明显。

女性性腺内分泌和某些生理过程如月经、妊娠、分娩和泌乳常常影响到情绪变化，表现出情绪不稳、易冲动、焦虑、抑郁等。其原因可能与体内雌激素、孕激素、催乳素等含量变化有关。近年来的研究发现 5- 羟色胺直接或间接地参与人的情绪调节，当 5- 羟色胺浓度降低、或活性下降时，可表现出抑郁、失眠、焦虑、性功能障碍、活动减少、不能对付应激等症状，而雌激素可维持多巴胺、5- 羟色胺、乙酰胆碱等神经递质的活性，有助于促进积极的情绪、思维、记忆、性欲和增加情绪的稳定性。由于孕激素可以降低雌激素受体的数量，从而可能诱发抑郁情绪。女性发生月经过少、泌乳等情况时可反馈促使催乳素升高。当催乳素水平升高时，常常会出现焦虑、抑郁、精力减退和对应激的耐受性降低。下丘脑 - 结节漏斗部的多巴胺神经元可抑制催乳素释放，生长激素也抑制催乳素释放，而 5- 羟色胺能促进催乳素释放。更年期妇女卵巢功能的衰退，必将影响神经递质的活性，从而出现神经心理改变。

（二）心理因素的影响

1. 心理冲突 在生活中经常会面临着很多机会与选择，当需要在众多选择中作出某一选择时，往往有得有失，作出选择是很困难的，在这种情况下，心理冲突就发生了。如一个人对某人不满，但又不想得罪对方，不能表达自己的情绪；想换工作，又怕失去目前的稳定，心理冲突就产生了。心理冲突就是 2 个或 2 个以上相反或者是相互排斥的动机所产生的一种矛盾的心理状态，心理冲突时，很快就解决了选择，心理冲突就消除了。但要选择对自己影响很大，而且自己又缺乏主见时，要作出选择就比较困难，就会因此产生不良的躯体和心理反应，从而对心理健康产生有害的影响。

会出现不思饮食、夜不能寐、心烦意乱等表现。

2. 挫折与困难 生活和工作中有时会遇到各式各样的困难和挫折，因此还会产生不愉快的情绪反应。一般说来，挫折的压力如果没有超过个体的承受力，在某种程度上具有积极作用，能提高创造性和解决问题的能力，但若挫折过于强烈，超过了个体的耐受能力，而个体在承受不了的情况下又不能正确对待，就可能引起情绪紊乱，心理失去平衡，出现心理障碍或是心身疾病。

3. 负性生活事件 是当事人对之感到痛苦和苦恼的事情，同时会产生焦虑抑郁等消极情绪体验。如亲人死亡、离婚、失业、失恋、退休等都可以引起心理障碍。

4. 个性特征 每个人的个性不同。个性没有好、坏之分，不同的个性都有自己的优势和不足。但性格也是影响心理健康的一个重要因素，一般外向型的人与内向型相比更容易处理人际关系，也能更好地给自己营造一个相对平和的氛围。

（三）家庭、社会文化因素

家庭生长环境是影响一个人心理发育的关键因素。人出生后，第一个要适应的就是家庭环境，父母的言行及家庭中其他成员的言语行为会很大程度上影响一个人的心理发育。在单亲家庭或者关系不和睦的家庭中，人的心理一般有扭曲，看待人际关系的角度和常人不一样，并且情感上偏敏感，很容易把一些小的事情人为地扩大化，造成情绪不稳或者引起言语冲突等。

生长在经常发生家庭暴力的儿童容易形成自卑、孤独、内向或暴力倾向的性格。

我国历史悠久，封建道德观念不仅在旧社会束缚着妇女心理活动的发展，现在依然有所影响。一些女性在家庭、社会中的自主、独立性缺乏，表现出被动顺从和依附性的心理特征，缺乏自强性，常以嫉妒为代偿，并表现出心胸狭窄。社会地位低下时，会出现自卑的心理，而虚荣心则是自卑心理的代偿。

专家点评：月经、妊娠、分娩和绝经与体内激素水平有直接关系，这是引发心理问题的生物学因素，但并不是所有的妇女在月经前、产后和绝经后都出现心理问题，这说明与个性特征、负性生活事件、家庭生活环境等因素有关。

（赵更力）

第四节　精神症状的量表评估

导读：精神症状的自评量表是目前临床常用来判断是否存在心理障碍性疾病的主要工具。

精神科评定量表（psychiatric rating scale）是用规范化的方法来量化患者情况的一类测量工具，它借鉴了心理测验的基本理论和方法。自 20 世纪 50 年代以来，已广泛应用于精神科临床和研究。我国自 80 年代初起开始引进，发展相当迅速。

精神科评定量表的种类繁多，大致可归纳成 3 类：一是症状量表，用以评定某类疾病的症状的严重程度。这是精神科量表中种类最多、用得最普遍的一类，也是本节将介绍的重点内容。二是诊断量表，有用于特定疾病的诊断和鉴别诊断的，也有与特定的分类诊断系统配套的。三是用于特定目的的特殊量表，如副作用量表，用以评定精神药物副作用的严重程度；社会功能缺损量表，用以评定患者的社会适应功能缺陷程度。

本节主要介绍症状量表。有一点必须强调，即症状量表只是评定某类疾病或某组精神症状严重程度的工具，它并不是评定全部精神症状，也不能用来诊断疾病。尽管症状量表应用最多，影响最广，但它只是精神科评定量表中的一类。

一、症状量表的基本知识

临床医师在日常工作中，经常把具体的患者和同类患者比较而对该患者的病情严重程度作出判断。只是这类比较或判断是经验式的，因而同一个医师在不同的时间，或不同的医师对同一个患者，会作出不尽相同的判断。症状量表，便是将临床医师的判断经验，加以标准化或规格化，作出具体明确的规定，评定者便可以按照规定，评定精神症状的严重程度。

症状量表，还可进一步分为若干种类。如按评定内容，可分为对病情作出总的估价的大体评定量表，以及评定某组症状的症状（分项）量表；若以评定方式来分，则可以分为由受检者自行评定的自评量表，以及由检查者评定的检查量表和观察量表；根据所评定的病种或症状分，则有躁狂量表、抑郁量表和焦虑量表等；还根据评定对象，分为成人用量表、儿童用量表或老人用量表等。

除大体评定量表外，症状量表一般包括：名称、项目、项目定义、分级和分级的划分标准。症状量表的质量，主要是以信度和效度作为判断指标。

1. 信度（reliability）　又称可靠性，是指量表本身的稳定性和可重复性。一般是以联合检查法（检查者 - 观察者法）来检验的，即由 2 名或多名评定员，同时检查患者，然后分别独立评分。最后比较评分结果，统计和分析各评定员间评分的一致性和相关性。得到的 Kappa 值或相关系数，称为联合检查的信度系数。另一检验方法，为检查 - 再检查法（重测法），即在相隔不长的时间内，对同一组患者，作再次评定，比较两次评定结果。检查 - 再检查法，常受患者症状变化的影响，因而其应用有一定限制。

此外，还有些检验量表信度的手段，如单项分和总分的相关，反映各单项间相关性的内部一致性，改变单项顺序的替换格式信度，以及将各单项按奇偶数分成两半的劈半相关等。

2. 效度（validity）　又称真实性，是指症状量表评定结果能否真实地、良好的反映病情的严重程度。常取经验效度和平行效度法检验。经验效度法，是和临床的经验判断比较；而平行效度法，则为和公认的标准量表或大体评定量表的评定结果相比较。其结果常以相关系数来表示，称为效度系数。

除了信度和效度以外，还要考虑量表的可接受性和可行性。特别是引进国外量表时，由于文化背景的不同，必须权衡量表的内容是否符合我国的文化和习惯，是否适合我国的国情，是否能为评定者和被评定者接受采纳，是否会影响评定者和被评定者间的关系等。如有必要，应做修改、删削和补充。

量表检查的结果指标主要有单项分、因子分和总分。此外还有一些指标如 SCL-90 的阳性项目数及阳性项目均分，用以反映受检者症状的多寡以及症状严重度概况。

从测验中直接获得的分数称为原始分或粗分（raw score）。很多情况下，原始分本身并不具有多大的意义，我们必须有可供比较的分数标准。这种供比较的标准量数便是常模（norm），由标准化样本测试结果计算而来。

二、量表的选择

量表种类很多，应用时有一个如何选择的问题。选择时，有 3 个基本原则：

1．根据病种及实际目的选择，例如，评定的对象是一般的精神分裂症，宜选择简明精神病评定量表（brief psychiatric rating scale，BPRS）之类。如果是慢性的精神分裂症，则宜选择阴性量表、阴性症状评定量表（Scale for Assessment of Negative Symptoms，SANS）之类更能反映病情。

2．如果有多种量表可供挑选，应选信度和效度较高的量表，为了便于类比，一般宜选较常用者。如抑郁症状的评定，一般可选汉密尔顿抑郁量表（Hamilton Depression Scale，HAMD），因为这一量表经过相当长时间的考验，国际上通用，具有较好的信度和效度。但属于他评量表，必须有经过专项培训的精神科医师测评。

3．要注意量表的配伍，如自评量表和检查量表的搭配，或者是选用一种症状（分项）量表和一种大体评定量表，或者是评估基本症状与评估特定症状的量表结合，这样可以取得更全面的资料。

三、常用的自评量表

1．患者健康问卷（primary health questionnaire，PHQ-9）　PHQ-9 主要用于评估是否存在抑郁症状及其严重程度。顾名思义，有 9 个条目，了解患者在过去 2 星期，有多少时间受到包括兴趣缺乏、心情低落等 9 个问题所困扰。这 9 个问题完全根据 DSM-Ⅳ 关于抑郁障碍的诊断标准制定。患者的回答选项"完全不会""几天""一半以上的日子"和"几乎每天"分别相对应 0、1、2、3 分值。

PHQ-9 总分值范围为 0～27 分（表 13-1）。

如表 13-2 所列，分值 5、10、15、20 分分别相对应代表"轻度""中度""中重度""重度抑郁"分界值。中文版在中医和综合医院门诊患者、社区卫生服务中心对象和农村社区老年人中获得很好的内部一致性和重测信度，筛查抑郁的敏感度和特异度非常好。也有在高危儿父母中的应用报告。

2．广泛性焦虑量表（general anxiety disorder，GAD-7）　GAD-7 主要用于筛查焦虑症状，并可判断焦虑的严重程度。它有 7 个条目，了解患者在过去 2 星期，有多少时候受到包括感觉紧张、担忧等 7 个问题的困扰。患者的回答选项"完全不会""几天""一半以上的日子"和"几乎每天"分别相对应 0、1、2、3 分值。见表 13-3。

GAD-7 总分值范围为 0～21 分。分值 5、10、15 分分别相对应代表"轻度""中度""重度"焦虑程度分界值（表 13-3）。同 PHQ-9 一样，中文版在中

表 13-2　根据患者健康问卷和广泛性焦虑量表判断焦虑抑郁的严重程度

患者健康问卷计分	抑郁严重度	广泛性焦虑量表计分	焦虑严重度
0～4 分	无或轻微	0～4 分	无或轻微
5～9 分	轻度	5～9 分	轻度
10～14 分	中度	10～14 分	中度
15～19 分	中重度	15～21 分	重度
20～27 分	重度		

表 13-1　患者健康问卷

最近 2 个星期里，您有多少时间受到以下任何问题的困扰？

序号	问题	选项 / 分			
		完全不会	几天	一半以上的日子	几乎每天
1.	做事时提不起劲或只有少许乐趣	0	1	2	3
2.	感到心情低落、沮丧或绝望	0	1	2	3
3.	入睡困难、很难熟睡或睡太多	0	1	2	3
4.	感觉疲劳或无精打采	0	1	2	3
5.	胃口不好或吃太多	0	1	2	3
6.	觉得自己很糟，或觉得自己很失败，或让自己或家人失望	0	1	2	3
7.	很难集中精神做事，例如看报纸或看电视	0	1	2	3
8.	动作或说话速度缓慢到别人可察觉到的程度？或正好相反——您烦躁或坐立不安、动来动去的情况远比平常多	0	1	2	3
9.	有不如死掉或用某种方式伤害自己的念头	0	1	2	3
如果存在以上任何一个问题，这些问题在您工作、照顾家庭事务，或与他人相处上造成了多大的困难？		毫无困难	有点困难	非常困难	极度困难
		0	1	2	3

表 13-3　广泛性焦虑量表

最近 2 个星期里,您有多少时间受到以下任何问题的困扰?

序号	问题	选项/分			
		完全不会	几天	一半以上的日子	几乎每天
1.	感觉紧张、焦虑或急切	0	1	2	3
2.	不能够停止或控制担忧	0	1	2	3
3.	对各种各样的事情担忧过多	0	1	2	3
4.	很难放松下来	0	1	2	3
5.	由于不安而无法静坐	0	1	2	3
6.	变得容易烦恼或急躁	0	1	2	3
7.	感到害怕,似乎将有可怕的事情发生	0	1	2	3
如果存在以上任何一个问题,这些问题在您工作、照顾家庭事务,或与他人相处上造成了多大的困难?		毫无困难 0	有点困难 1	非常困难 2	极度困难 3

医和综合医院门诊患者中表现出良好的心理学测量性能,也有应用于高危儿父母评估的报告。

3. 爱丁堡产后抑郁量表(Edinburgh postnatal depression scale,EPDS) 由 Cox 等于 1987 年编制(表 13-4)。属于疾病专属量表。为自评量表,专门用于评估产后妇女的抑郁情绪。评定时间框架为最近 1 周。包含内疚感、睡眠紊乱、精力下降、快感缺失和自杀观念等 10 个条目。按 1~4 级评分。建议将总分 9 分作为产后抑郁筛查的临界值。总分≥13 分者可诊断为产后抑郁症。目前在国内妇产科临床上已广泛使用。国外报告虽为产后抑郁量表,也可用于评估产前抑郁及预测产后抑郁。

表 13-4　爱丁堡产后抑郁量表

请圈出近 7 天来您最接近的感觉,而不只是您今天的感觉。

E1 我能够笑得起来和看到事情有趣的一面	0 像过去一样多
	1 不那么多
	2 肯定没那么多
	3 根本没有了
E2 我看待事物的乐趣与过去一样多	0 像过去一样多
	1 不那么多
	2 肯定没那么多
	3 几乎没有了
E3 当事情做错时,我过分责备自己	3 多数时间是这样
	2 有时是这样
	1 很少是这样
	0 从来不这样
E4 我无缘无故地焦虑和担心	0 从来没有
	1 几乎没有
	2 有时是这样
	3 经常是这样

续表

E5 我感到无原因的害怕和恐惧	3 经常是这样
	2 有时是这样
	1 很少是这样
	0 从来没有
E6 事情压在我头上	3 绝大多数时候我不能应付
	2 有时不能像平时那样处理好
	1 多数时候能处理好
	0 和平时一样处理得很好
E7 我很不愉快而睡眠困难	3 多数时间是这样
	2 有时是这样
	1 很少是这样
	0 从来没有
E8 我感到伤心悲惨	3 绝大多数时候
	2 经常
	1 有时
	0 从来没有
E9 我不愉快而哭泣	3 绝大多数时候
	2 经常
	1 偶然有
	0 从来没有
E10 我有伤害自己的想法	3 是的,非常普遍
	2 有时候
	1 几乎没有
	0 从来没有

合计＿＿＿＿＿(可交给工作人员合计)

4. 抑郁自评量表(self-rating depression scale,SDS) 抑郁自评量表由 Zung 编制于 1965 年,为美国教育卫生福利部推荐的用于精神药理学研究的量表之一,因使用简便,能有效地反映抑郁状态的有关症状及其严重程度的变化,有良好的效度,应用颇广。

（1）适用对象和使用者：SDS 的使用对象是有抑郁症状的成年人，特别适合于药理学研究中评定治疗前后的变化以及在综合性医院中发现抑郁症患者。该量表为自评量表，由受试者自己填写。

（2）项目内容：SDS 含有 20 个项目，见表 13-5。

（3）评定方法：该量表由受试者自行填写完成。与所有自评量表一样，填表前一定要请受试者阅读说明，把整个量表的填写方法及每条问题和分级的含义都弄明白，然后根据指导语和自己的体验或实际情况，做出独立的、不受他人影响的回答，并圈录在记录纸上。必须强调时间范围为最近 1 周。

若受试者因文化程度或视力原因，无法自行完成，可由测试者逐条念给他听，以中性的、不带任何暗示和偏向的方式把问题的本意告诉他，让其独立评定。

一次评定约需时 10 分钟。评定结束时，应仔细检查一下有无漏评或重复评定。要让调查对象理解反向评分的各题，SAS 有 10 项反向项目，如不能理解会直接影响统计结果，为避免这类理解与填写错误，可将这些问题逐项改正为正向评分，具体改动例如"2）觉得一天中早晨最差、5）吃得比平常少"等。

（4）结果分析和常模：SDS 的主要统计指标是总分，但要经过一次转换，并非单纯相加。换算方式为：把 20 个项目的各项分数相加即得到总粗分 X，然后乘以 1.25 后取其积的整数部分即得标准总分 Y。$Y = in + (1.25X)$，也可通过查表转换，见表 13-5。

其次是抑郁严重度指数：各条目累计分 ÷ 80（最高总分）。指数范围 0.25~1.0，指数越高，抑郁程度越重。

量表协作组曾对我国正常人 1 340 例进行 SDS 评定，其中男 705 例，女 635 例。评定结果，总粗分 33.46±8.55，标准分为 41.88±10.57。性别

表 13-5 抑郁自评量表

说明：本表有 20 条文字，请仔细阅读每一条，把意思弄明白。然后根据您最近一周的实际情况，在适当的方格里画"√"，每一条文字后有四个格，表示：没有或很少时间；小部分时间；相当多时间；绝大部分或全部时间。若为正向评分题，依次评为粗分 1、2、3、4；反向评分题，则评为 4、3、2、1。

序号	问题	没有或很少时间	小部分时间	相当多时间	绝大部分或全部时间	工作人员评定
1.	觉得闷闷不乐，情绪低沉	☐	☐	☐	☐	☐
2.	觉得一天中早晨最好	☐	☐	☐	☐	☐
3.	一阵阵哭出来或觉得想哭	☐	☐	☐	☐	☐
4.	晚上睡眠不好	☐	☐	☐	☐	☐
5.	吃得和平常一样多	☐	☐	☐	☐	☐
6.	与异性密切接触时和以往一样感到愉快	☐	☐	☐	☐	☐
7.	发觉自己的体重在下降	☐	☐	☐	☐	☐
8.	有便秘的苦恼	☐	☐	☐	☐	☐
9.	心跳比平常快	☐	☐	☐	☐	☐
10.	无缘无故地感到疲乏	☐	☐	☐	☐	☐
11.	我的头脑和平常一样清楚	☐	☐	☐	☐	☐
12.	感到经常做的事情并没有困难	☐	☐	☐	☐	☐
13.	觉得不安而平静不下来	☐	☐	☐	☐	☐
14.	对将来抱有希望	☐	☐	☐	☐	☐
15.	比平常容易生气激动	☐	☐	☐	☐	☐
16.	觉得作出决定是容易的	☐	☐	☐	☐	☐
17.	觉得自己是个有用的人，有人需要	☐	☐	☐	☐	☐
18.	感到生活过得很有意思	☐	☐	☐	☐	☐
19.	认为如果自己死了，别人会生活得好些	☐	☐	☐	☐	☐
20.	平常感兴趣的事仍然照样感兴趣	☐	☐	☐	☐	☐

总粗分：　　　　　　　标准分：

和年龄对 SDS 影响不大。按上述中国常模结果，SDS 总粗分的分界值为 41 分，标准分为 53 分。和国外作者一般意见的 40 分和 50 分甚为接近。

5. 焦虑自评量表（self-rating anxiety scale，SAS） 系 William W.K. Zung 编制的用于测量焦虑状态轻重程度及其在治疗过程中变化情况的心理量表，经过几十年来的反复使用和验证，该量表已成为心理咨询师、心理医师、精神科医师最常用的心理测量工具之一。主要用于疗效评估，不能用于诊断。

（1）项目、定义和评分标准：SAS 采用 4 级评分，主要评定项目所定义的症状出现的频度，其标准为："1"没有或很少时间；"2"小部分时间；"3"相当多的时间；"4"绝大部分或全部时间（其中"1""2""3""4"均指计分分数）。自评焦虑量表见表 13-6。

（2）适用对象：SAS 适用于具有焦虑症状的成年人。同时，它与抑郁自评量表一样，具有较广泛的适用性。

（3）SAS 的主要统计指标为总分。在由自评者评定结束后，将 20 个项目的各个得分相加即得总粗分，再乘以 1.25 后取得整数部分，就得到标准分。也可以查"粗分标准分换算表"作相同的转换。标准分越高，症状越严重。一般来说，焦虑总分低于 50 分者为正常；50～60 分者为轻度，61～70 分者是中度，70 分以上者是重度焦虑。阴性项目数表示被试在多少个项目上没有反应，阳性项目数表示被试在多少个项目上有反应。

6. 90 项症状自评量表 90 项症状清单（symptom checklist 90，SCL-90），又名症状自评量表（self-reporting inventory），是由 Derogatis 根据他编制的 Hopkin 症状清单（HSCL，1973）改编的。最初是 58 项版本，这是在 SCL-90 问世前应用和研究得最广泛的版本，至今仍有人应用。以后发现 HSCL-58 中反映恐怖性焦虑、愤怒、敌对等更严重的精神病理症状的项目不足，因此诞生了 SCL-90。近年，Derogatis 又编制了一个 51 项的文本，称为

表 13-6　自评焦虑量表

请注意：请根据您一周来的实际感觉在适当的数字上画"√"表示，请不要漏评任何一个项目，也不要在相同的一个项目上重复地评定。

序号	题目	1分	2分	3分	4分	评分
1	我觉得比平常容易紧张和着急（焦虑）					
2	我无缘无故地感到害怕（害怕）					
3	我容易心里烦乱或觉得惊恐（惊恐）					
4	我觉得我可能将要发疯（发疯感）					
5*	我觉得一切都很好，也不会发生什么不幸（不幸预感）					
6	我手脚发抖打颤（手足颤抖）					
7	我因为头痛、颈痛和背痛而苦恼（躯体疼痛）					
8	我感觉容易衰弱和疲乏（乏力）					
9*	我觉得心平气和，并且容易安静坐着（静坐不能）					
10	我觉得心跳很快（心慌）					
11	我因为一阵阵头晕而苦恼（头昏）					
12	我有晕倒发作或觉得要晕倒似的（晕厥感）					
13*	我呼气吸气都感到很容易（呼吸困难）					
14	我手脚麻木和刺痛（手足刺痛）					
15	我因为胃痛和消化不良而苦恼（胃痛或消化不良）					
16	我常常要小便（尿意频数）					
17*	我的手常常是干燥温暖的（多汗）					
18	我脸红发热（面部潮红）					
19*	我容易入睡并且一夜睡得很好（睡眠障碍）					
20	我做噩梦					

总分统计

"简易症状问卷"(brief symptom inventory, BSI)。

SCL-90内容量大,反应症状丰富,较能准确评估患者自觉症状特点,且有较好的效度,是应用最广的自评量表之一。该量表于20世纪80年代引入我国。以下中译本参考王征宇(1984)译稿。

(1)适用对象和使用者:SCL-90的适用范围颇广,主要为成年的神经症,适应障碍及其他轻性精神障碍患者,不适合于躁狂症和精神分裂症。可应用于:①精神科和心理咨询门诊,作为了解就诊者或咨询者心理卫生问题的一种评定工具。②综合性医院中,了解躯体疾病患者的精神症状。③神经症患者,作为分类工具。④对不同职业群体的心理卫生问题调查,从不同侧面反映各种职业对个体心理健康的影响。

SCL-90是一种自评量表,由评定对象自行填写。

(2)项目和评定标准:本量表共90个项目,包含有较广泛的精神症状学内容,从感觉、情感、思维、意识、行为,直至生活习惯、人际关系、饮食睡眠等,均有涉及,内容繁多。它的每一个项目均采取5级评分制:1——无:自觉并无该项症状(问题);2——轻度:自觉有该项症状,但对受检者并无实际影响,或影响轻微;3——中度:自觉有该项症状,对受检者有一定影响;4——相当重:自觉常有该项症状,对受检者有相当程度的影响;5——严重:自觉该症状的频度和强度都十分严重,对受检者的影响严重。

这里所指的"影响",包括症状所致的痛苦和烦恼,也包括症状造成的心理社会功能损害。"轻""中""重"的具体定义则应该由自评者自己去体会,不必做硬性规定。

SCL-90没有反向评分项目。

(3)评定方法:该问卷由受试者完成。与所有自评量表一样,填表前一定要把填表方法、项目和不同分级的含义向受试者介绍清楚,然后,由受试者根据指导语和自己的体验或实际情况做出独立的、不受他人影响的回答,并圈录在记录纸上。

受试者一般需具有初中文化水平。若受试者无法自行完成,可由测试者逐条念给他听,并以中性的、不带任何暗示和偏向方式把问题的本意告诉他,并根据评分标准记录他的回答。

评定的时间范围是"现在"或"最近一个星期"。

填写结束后应检查填写是否完整,若有遗漏或重复,应请受试者再考虑评定,以免影响分析的准确性。评定没有时间限制,一次评定约需20分钟。

(4)结果分析和常模:SCL-90的统计指标主要有以下各项:

1)单项分:90个项目的各自评分值。

2)总分:90个单项分之和。总分能反映病情严重程度,总分变化能反映其病情演变。

3)总均分:总分÷90。

4)阳性项目数:单项分≥2的项目数,表示患者在多少项目中呈现"有症状"。

5)阴性项目数:单项分为1的项目数,即90-阳性项目数。表示患者"无症状"的项目有多少。

6)阳性症状均分:阳性项目总分÷阳性项目数;另一计算方法为(总分-阴性项目数)÷阳性项目数。表示患者在所谓阳性项目,即"有症状"项目中的平均得分,反映该患者自我感觉不佳的项目其严重程度究竟介于哪个范围。

7)因子分:组成某一因子的各单项分之和÷组成某一因子的项目数。每一个因子反映患者某一方面症状的情况,可以了解症状分布特点;因子分的变化还可以反映靶症状群的治疗效果。以各因子为横轴,因子分为纵轴,可作出因子轮廓图,直观反映症状群特点和变化。

SCL-90共包括9个因子:

A. 躯体化:由第1、4、12、27、40、42、48、49、52、53、56和58,共12项组成。该因子主要反映主观的身体不适感。

B. 强迫症状:由第3、9、10、28、38、45、46、51、55和65,共10项组成。反映临床上的强迫症状群。

C. 人际关系敏感:由第6、21、34、36、37、41、61、69和73,共9项组成。主要指某些个人不自在感和自卑感,尤其是在与他人相比较时更突出。

D. 抑郁:包括第5、14、15、20、22、26、29、30、31、32、54、71和79,共13项。反映与临床上抑郁症状群相联系的广泛的概念。

E. 焦虑:包括第2、17、23、33、39、57、72、78、80和86,共10个项目。指在临床上明显与焦虑症状相联系的精神症状及体验。

F. 敌对:包括第11、24、63、67、74和81,共6项。主要从思维、情感及行为三个方面来反映患者的敌对表现。

G. 恐怖:包括第13、25、47、50、70、75和82,共7项。它与传统恐怖状态或广场恐怖所反映的内容基本一致。

H. 偏执:包括第8、18、43、68、76和83,共6项。主要是指猜疑和关系妄想等。

I. 精神病性：包括第 7、16、35、62、77、84、85、87、88 和 90，共 10 项。其中有幻听、思维播散、被洞悉感等反映精神分裂样症状项目。

J. 其他：19、44、59、60、64、66 及 89 共 7 个项目，未能归入上述因子。它们主要反映睡眠及饮食情况，我们在有些资料分析中将之归为因子"其他"。

这些统计指标中最常用的是总分与因子分。

量表协作组曾对全国 13 个地区 1 388 名正常成人的 SCL-90 进行了分析，主要结果见表 13-7。

1 388 名中国正常成人的 SCL-90 统计指标结果中，男（724 例）女（664 例）总体而言并无显著差异。仅发现强迫和精神病性两因子，男略高于女，恐怖因子女略高于男，但差别甚微，在实际工作中可忽略性别因素。年龄因素的影响较性别大些，主要是青年组（18～29 岁）各项因子分除躯体化项外，均较其他年龄组高。

量表作者并未提出分界值。按上述常模结果，总分超过 160 分，或阳性项目数超过 43 项，或任一因子分超过 2 分，可考虑筛查阳性，需进一步检查。见表 13-8。

表 13-7　1 388 名我国正常成人的 SCL-90 统计指标结果

统计指标	均数±标准差	因子分	均数±标准差
总分	129.96±38.76	躯体化	1.37±0.48
总均分	1.44±0.43	强迫	1.62±0.58
阳性项目数	24.92±18.41	人际关系	1.65±0.51
阳性症状均分	2.60±0.59	焦虑	1.39±0.43
阴性项目数	65.08±18.33	抑郁	1.50±0.59
		敌对	1.48±0.56
		恐怖	1.23±0.41
		偏执	1.43±0.57
		精神病性	1.29±0.42

四、常用的他评量表

他评量表，必须有经过专项培训的精神科医师测评，以辅助诊断。选择使用时同样注意要选经过较长时间的考验，国际上通用，具有较好的信度和效度。如汉密尔顿抑郁量表、汉密尔顿焦虑量表、临床总体印象指数、MINI（诊断）等。

表 13-8　90 项症状清单

注意：本表列出了有些人可能会有的问题，请仔细阅读每一条，然后根据最近一周内下述情况影响您的实际感觉，在 5 个方格中选择一格，画"√"。

序号	问题	没有 1	很轻 2	中等 3	偏重 4	严重 5
1	头痛	☐	☐	☐	☐	☐
2	神经过敏，心中不踏实	☐	☐	☐	☐	☐
3	头脑中有不必要的想法或字句盘旋	☐	☐	☐	☐	☐
4	头昏或昏倒	☐	☐	☐	☐	☐
5	对异性的兴趣减退	☐	☐	☐	☐	☐
6	对旁人责备求全	☐	☐	☐	☐	☐
7	感到别人能控制您的思想	☐	☐	☐	☐	☐
8	责怪别人制造麻烦	☐	☐	☐	☐	☐
9	忘记性大	☐	☐	☐	☐	☐
10	担心自己衣饰的整齐及仪态的端正	☐	☐	☐	☐	☐
11	容易烦恼和激动	☐	☐	☐	☐	☐
12	胸痛	☐	☐	☐	☐	☐
13	害怕空旷的场所或街道	☐	☐	☐	☐	☐
14	感到自己的精力下降，活动减慢	☐	☐	☐	☐	☐
15	想结束自己的生命	☐	☐	☐	☐	☐
16	听到旁人听不到的声音	☐	☐	☐	☐	☐

续表

序号	问题	没有	很轻	中等	偏重	严重
		1	2	3	4	5
17	发抖	☐	☐	☐	☐	☐
18	感到大多数人都不可信任	☐	☐	☐	☐	☐
19	胃口不好	☐	☐	☐	☐	☐
20	容易哭泣	☐	☐	☐	☐	☐
21	同异性相处时感害羞不自在	☐	☐	☐	☐	☐
22	感到受骗，中了圈套或有人想抓住您	☐	☐	☐	☐	☐
23	无缘无故地突然感到害怕	☐	☐	☐	☐	☐
24	自己不能控制地大发脾气	☐	☐	☐	☐	☐
25	怕单独出门	☐	☐	☐	☐	☐
26	经常责怪自己	☐	☐	☐	☐	☐
27	腰痛	☐	☐	☐	☐	☐
28	感到难以完成任务	☐	☐	☐	☐	☐
29	感到孤独	☐	☐	☐	☐	☐
30	感到苦闷	☐	☐	☐	☐	☐
31	过分担忧	☐	☐	☐	☐	☐
32	对事物不感兴趣	☐	☐	☐	☐	☐
33	感到害怕	☐	☐	☐	☐	☐
34	我的感情容易受到伤害	☐	☐	☐	☐	☐
35	旁人能知道您的私下想法	☐	☐	☐	☐	☐
36	感到别人不理解您，不同情您	☐	☐	☐	☐	☐
37	感到人们对您不友好，不喜欢您	☐	☐	☐	☐	☐
38	做事必须做得很慢以保证做得正确	☐	☐	☐	☐	☐
39	心跳得很厉害	☐	☐	☐	☐	☐
40	恶心或胃部不舒服	☐	☐	☐	☐	☐
41	感到比不上他人	☐	☐	☐	☐	☐
42	肌肉酸痛	☐	☐	☐	☐	☐
43	感到有人监视你，谈论你	☐	☐	☐	☐	☐
44	难以入睡	☐	☐	☐	☐	☐
45	做事必须反复检查	☐	☐	☐	☐	☐
46	难以作出决定	☐	☐	☐	☐	☐
47	怕乘电车、公共汽车、地铁或火车	☐	☐	☐	☐	☐
48	呼吸有困难	☐	☐	☐	☐	☐
49	一阵阵发冷或发热	☐	☐	☐	☐	☐
50	因为感到害怕而避开某些东西、场合或活动	☐	☐	☐	☐	☐
51	脑子变空了	☐	☐	☐	☐	☐
52	身体发麻或刺痛	☐	☐	☐	☐	☐
53	喉咙有哽噎感	☐	☐	☐	☐	☐
54	感到没有前途、没有希望	☐	☐	☐	☐	☐

续表

序号	问题	没有	很轻	中等	偏重	严重
		1	2	3	4	5
55	不能集中注意	☐	☐	☐	☐	☐
56	感到身体某一部分软弱无力	☐	☐	☐	☐	☐
57	感到紧张或容易紧张	☐	☐	☐	☐	☐
58	感到手或脚发重	☐	☐	☐	☐	☐
59	想到死亡的事	☐	☐	☐	☐	☐
60	吃得太多	☐	☐	☐	☐	☐
61	当别人看着你或谈论你时感到不自在	☐	☐	☐	☐	☐
62	有些不属于你自己的想法	☐	☐	☐	☐	☐
63	有想打人或伤害他人的冲动	☐	☐	☐	☐	☐
64	醒得太早	☐	☐	☐	☐	☐
65	必须反复洗手、点数目或触摸某些东西	☐	☐	☐	☐	☐
66	睡得不稳不深	☐	☐	☐	☐	☐
67	有想摔坏或破坏东西的冲动	☐	☐	☐	☐	☐
68	有一些别人没有的想法或念头	☐	☐	☐	☐	☐
69	感到对别人神经过敏	☐	☐	☐	☐	☐
70	在商店或电影院等人多的地方感到不自在	☐	☐	☐	☐	☐
71	感到任何事情都很困难	☐	☐	☐	☐	☐
72	一阵阵恐惧或惊恐	☐	☐	☐	☐	☐
73	感到在公共场合吃东西很不舒服	☐	☐	☐	☐	☐
74	经常与人争论	☐	☐	☐	☐	☐
75	单独一人时神经很紧张	☐	☐	☐	☐	☐
76	别人对你的成绩没有做出恰当的评价	☐	☐	☐	☐	☐
77	即使和别人在一起也感到孤独	☐	☐	☐	☐	☐
78	感到坐立不安、心神不定	☐	☐	☐	☐	☐
79	感到自己没有什么价值	☐	☐	☐	☐	☐
80	感到熟悉的东西变得陌生或不像是真的	☐	☐	☐	☐	☐
81	大叫或摔东西	☐	☐	☐	☐	☐
82	害怕会在公共场合昏倒	☐	☐	☐	☐	☐
83	感到别人想占你的便宜	☐	☐	☐	☐	☐
84	为一些有关"性"的想法而很苦恼	☐	☐	☐	☐	☐
85	你认为应该为自己过错而受到惩罚	☐	☐	☐	☐	☐
86	感到要赶快把事情做完	☐	☐	☐	☐	☐
87	感到自己的身体有严重问题	☐	☐	☐	☐	☐
88	从未感到和其他人很亲近	☐	☐	☐	☐	☐
89	感到自己有罪	☐	☐	☐	☐	☐
90	感到自己的脑子有毛病	☐	☐	☐	☐	☐

总分：　　　　　阳性项目数：　　　　　阴性项目数：

总均分：　　　　阳性症状均分：

因子分：

（1）躯体化：　　（2）强迫：　　（3）人际关系：　　（4）抑郁：　　（5）焦虑：

（6）敌对：　　　（7）恐怖：　　（8）偏执：　　　（9）精神病性：　　（10）其他

专家点评：PHQ-9、GAD-7、SDS、SAS、EPDS 和 SCL-90 自评量表已广泛应用在临床的焦虑症、抑郁症等成年神经症、产后抑郁以及轻度精神障碍患者的筛查，最终诊断还需经过专项培训的精神科医师使用他评量表来确诊。

（何燕玲）

第五节　妇女常见心理问题的心理咨询与方法

导读：心理咨询是咨询者给来访者以心理上的指导和帮助的过程。心理咨询要遵守原则。针对不同的人要应用恰当的方法和内容。心理咨询作为一个解决问题的过程。

由于妇女在特殊生理时期如月经、妊娠哺乳以及青春期和更年期受体内激素的影响都会出现程度不同的紧张、焦虑、抑郁等心理症状和躯体不适，如果这些症状持续时间 1 周以上，一定要对她们进行心理咨询和指导。另外，当妇女出现非意愿妊娠准备人工流产前，发生妊娠期并发症或不良妊娠如流产、早产、胎死宫内、出生缺陷后，以及得知患有严重疾病如宫颈癌、子宫内膜癌、乳腺癌时，无论是在手术前，还是术后治疗中均要对患者进行及时和耐心的心理支持和保健。咨询是妇女保健人员最适合和最常用的技术之一。妇产科医师和护士因已具备了女性健康的专业知识，特别是生殖健康保健，因此也最适合成为妇女心理保健的咨询师。

一、心理咨询概念

（一）心理咨询的定义

心理咨询（psychological counseling）是给来访者以心理上的指导和帮助的过程。通过心理咨询，咨询者能够帮助来访者解决心理上的疑难问题和困惑，解脱精神上的苦恼，改善人际关系，提高应对各种事物和疾病的能力，从而促进主动调节与适应突发事件和环境的能力，促进身心健康。

（二）心理咨询的功能

1. 缓解紧张、焦虑、抑郁等负面情绪　无论是女性生理变化或发生妇产科严重疾病，还是当今人们生活节奏日益加快，心身和社会活动方面的负荷日趋繁重，从而导致紧张、焦虑，抑郁、压力等心理问题十分常见，心理咨询可以提供一个空间，让来访者能够缓解自己的紧张、压力和不良情绪。

2. 提高人际交往能力　很多人出现心理的困扰是在于人际关系的问题，心理咨询可以帮助来访者了解自己的人际交往风格给自己带来的正面和负面的影响，促进人际能力的提升。

3. 促进自我成长　心理咨询可以帮助来访者有能力面对个人发展中的问题，促进其人格完善。

4. 心理问题的评估与鉴别　心理咨询师在进行心理评估之后，可以对来访者的心理问题进行基本的鉴别，若存在心理障碍和精神疾病的可能性，会及时转介，帮助来访者得到及时的治疗。

（三）心理咨询的原则

1. 保密原则　只要没有伤害他人及自己生命安全的危险，咨询师会为来访者保密，让来访者感到安全和信任。

2. 无条件积极关注原则　对于来访者的生活经历、态度和价值观，咨询师都给予接纳和积极的关注，以使来访者感受到自己被关注、被重视，以及发现自己的优势和能力。

3. 助人自助的原则　咨询师的咨询过程是帮助来访者了解自己的问题症结，并自己找出解决问题的方法。

（四）心理咨询的方式

1. 门诊心理咨询　当前在很多妇幼保健院（所）、综合医院、精神卫生中心和卫生保健部门都设有心理咨询门诊，在高校也会设有心理咨询中心，一般是一对一地进行面谈，通常是每次 50 分钟，这种咨询常持续几周甚至数月，由于咨询较深入，效果通常较好。

2. 电话心理咨询　电话咨询多为那些处于急性情绪危象、濒于精神崩溃或企图自杀的人而设置的。一般电话心理咨询都是由专业心理工作人员承担，设为电话热线，24 小时均有人值班，接到电话呼救后，立即派出人员处理急性情绪危象，制止自杀。对一些不愿面谈的来访者，通过电话咨询也比较方便。目前，在国内许多城市都已设立了一些热线电话用于电话心理咨询。

3. 网络心理咨询　通过互联网进行心理咨询可以突破地域的限制，还可以利用网络的软件程序进行心理评估与测量，并且记录方便，有利于深入分析求助者的问题。网络心理咨询目前越来越成为一些跨区域咨询的主要方式。

4. 团体咨询　通过团体内人际交互作用，促使个体在团体交往中通过观察、学习、体验，认识自我、探讨自我、接纳自我，调整改善与他人的关系，学习新的态度与行为方式，以发展良好适应的助人过程。由于组员之间彼此有相似的经历（如更年期、乳腺癌或宫颈癌术后），更能感到亲近和希望。在参加团体咨询以前，许多患者往往把自己的问题看得过于严重和独特，以为只有自己才这么痛苦，因此会觉得孤独无望，而在团体咨询时，通过组员之间的彼此分享，尤其是听到别人的问题与自己相同或相似时，便不会觉得孤单无助，因为可以和组员一起面对共同的困难和问题。

（五）心理咨询的手段

1. 宣泄　指来访者将其蓄积已久的负性情绪、人际烦恼与问题行为倾诉给咨询师的过程。这是一种发泄痛苦的形式，可给人以心情的放松和精神的解脱。因此，宣泄是咨询师帮助来访者缓解情绪和压力的重要途径之一。

2. 领悟　指来访者在咨询师的帮助下，全面深刻地认识其心理不适与行为偏差的过程。它常伴有深刻的认识飞跃，使来访者改变某些偏见与消极的行为方式，防止和减弱不良情绪对心身的危害，得以积极地协调自我与环境的关系。因此，领悟是来访者克服心理不适与障碍的关键。

3. 增强自我管理　增强自我管理可使来访者摆脱某种不良情绪状态与行为方式对自我的束缚，获得自我胜任感，消除自我意识中的混乱与偏差，进而有效地控制心理失常及变态行为的发展，从而获得内心的和谐。

4. 增强自信心　自信心能使来访者战胜恶劣心境，摆脱情绪不良的影响，并积极面对生活矛盾，以乐观的态度对待人生。自信心的获得还能使来访者重建合理的自我认知，保持良好的情绪状态，以更有效地应付生活中的忧愁和烦恼。此外，自信心也是一个人不断地走向心理成熟的表现。因此，增强自信心也是心理咨询中的重要目标。

（六）不同对象的临床心理咨询

1. 儿童青少年咨询　在青少年群体中最常见的咨询原因中，最多的是行为问题，其次依次为成绩下降、身体不适、幻觉与妄想、性格改变、交际困难等。其原因分析主要为学习压力过大、教育不当、环境改变以及家庭矛盾等。

2. 青年咨询　在就诊的原因中，青年来访者中，神经症占的比例最高，其次为精神病、心身疾病、性问题、躯体疾病等。在就诊的青年中，以19～21岁为高峰期，这与此阶段的高中生、高考、初入大学等社会事件有关。

3. 中年人咨询　中年来访者中通常女性多于男性，以焦虑症等神经症者为多数，其次为精神疾病、心身疾病、各种躯体疾病所致心理问题，性心理障碍的来访者也占有一定的比例。

4. 更老年人咨询　咨询原因可以有心理方面的，也有躯体方面的。心理方面的诉说主要见于情绪变化、睡眠障碍、幻觉、妄想、行为变异、智能缺损、性格改变等。

二、心理咨询的基本过程

若把心理咨询作为一个解决问题的过程来看待，则心理咨询符合一般的问题解决模式，即包含了发现问题、分析问题、提出假设、检验假设等过程要素。

1. 问题探索阶段　这一阶段是初始阶段，主要工作是：

（1）建立良好的咨询关系：良好的信任的咨询关系是心理咨询成功的关键因素。咨询师的倾听、回应和共情技巧是十分必要的。

（2）收集资料：进一步了解与核实来访者的问题，尤其是来访者的生理、心理、社会背景以及健康状况，查清问题的来龙去脉，评定症状的严重程度，如发现有严重心理问题或精神障碍要及时转诊至专科医师。

（3）巩固求助动机：树立对心理咨询的信心、渴望心理咨询的帮助，是心理咨询成功的关键。咨询师应对心理咨询的目的、意义、方法与效果进行适当的解释，以鼓舞来访者的信心。

2. 分析认识阶段　任何心理咨询都需要确定目标，并制订相应计划和策略。要做到这一点，必须详尽地掌握可靠的材料，经过分析比较，找出关键问题。为了帮助来访者分析和认识问题，常用的方法有询问、提出问题要求来访者自我解释、对来访者的述说进行准确澄清、解释等。咨询的目标要协商确定，借此可以调动来访者的自主性。

3. 行动阶段　这一阶段是心理咨询中起效阶段。在这一阶段，咨询师根据诊断和方案，以一种或数种咨询理论为指导，通过分析、解释、指导、训练等方式来影响来访者。来访者积极参与这一活动，产生出理解、领悟、模仿、学习新的认识方式和行为方式，向目标方向取得积极的改变。

4. 结束巩固阶段　经过行动阶段之后取得的疗效需继续巩固，要确定继续训练的目标，布置合适的练习任务或家庭作业，鼓励来访者将已学得的经验或应对技巧不断付诸实践。如果来访者的症状减轻，认知、情绪和行为有了一定的改善，来访者和咨询师都认为咨询可以先告一段落，那么就可以终止咨询，对咨询的效果进行适当的评估，并对来访者今后的生活进行适当的指导。

专家点评：咨询时一定要遵守保密原则、无条件积极关注原则和助人自助的原则。常用的咨询手段包括：宣泄、领悟、增强自我管理、增强自信心等。咨询的基本过程为发现问题、分析问题、提出假设、检验假设等。

（赵更力　何燕玲）

参 考 文 献

1. Managing complications in pregnancy and childbirth: a guide for midwives and doctors 2nd ed. WHO, UNICEF, UNFPA, 2017.
2. 赵更力，何燕玲. 儿童早期发展系列教材——孕产期心理保健. 北京：人民卫生出版社，2014
3. 丁辉，陈林，邸晓兰. 产后抑郁障碍防治指南专家共识（基于产科和社区医生）. 中国妇产科临床杂志，2014，6：5.
4. 中国妇幼保健协会妇女心理保健技术学组. 孕产妇心理健康管理专家共识. 中国妇幼健康研究杂志，2019，30（7）：781-786.
5. 中华医学会妇产科分会产科学组. 围产期抑郁症筛查与诊治专家共识. 中华妇产科杂志，2021，56（8）：521-527.

第十四章
环境与妇女健康

第一节 概　述

导读：通过介绍环境因素、生殖损伤、出生人口素质等概念，以及影响出生缺陷发生的环境因素，概述了环境物理因素、化学因素及生物因素的种类及其致畸形发生的条件。

一、环境因素的概念

环境是人类赖以生存的物质基础。所谓环境，是指作用于人类所有外界因素的总和，包括自然环境因素和社会环境因素两大类。其中自然环境因素主要指空气、水、土壤、食品和生物等物理、化学以及生物因素，社会环境因素主要指政治制度、经济状况、文化教育、风俗习惯及医疗保健等因素。无论是自然环境还是社会环境，均受到人类生产和生活活动的影响，在引起环境发生变化的同时，直接或间接对人体健康产生有利或不良的影响。本章中主要论述自然环境因素。

自然环境中，某些地方由于地质原因造成某些化学元素含量缺乏或过高，影响该地生活人群对元素的摄入量，造成体内微量元素缺乏或过多而引起的生物地球化学性疾病（biogeochemical disease），也称为地方病（endemic disease）。另一方面，有些恶劣气象条件，比如极寒天气或高温可对人体产生不良影响或伤害；或由于人类的生产和生活活动对环境造成了不利的影响，如工业生产造成的大气污染、水污染；职业场所劳动条件不良导致的职业环境问题；农药不当使用造成的食品污染；生活环境中冬季采暖、房屋装修、吸烟等造成的居室内空气污染等。良好的自然环境为人类和其他生物提供了生存和发展的条件，对人类和生物体的健康产生有利影响。而在污染环境中，当接触污染物剂量过高时对人体健康可产生许多不利的影响，甚至发生疾病。对人体健康（包括生殖健康）可造成不利影响的环境因素，称为环境有害因素。

1. 影响人体健康的自然环境因素　按其属性可分为：

（1）物理因素：主要包括气温、气湿、气流等气象条件因素；X 射线、γ 射线、高频电磁场、微波、红外线、可见光、紫外线等电磁辐射；噪声、超声波、振动、高气压、低气压等其他物理因素。

（2）化学因素：化学因素成分复杂、种类繁多，既包括对人类生存和健康必需的有机物质和无机物质（比如空气的化学组成、水体的成分、土壤的化学组成及其中含有的微量元素等），又包括在人类生活、生产活动中排出的大量有毒化学物质（各种工业毒物及生产中排出的废气、污染水质的有机和无机化合物、药物、农药、食品的营养成分、食品添加剂、烟、酒、化妆品、洗涤用品等）。

（3）生物学因素：包括环境中细菌、真菌、病毒和寄生虫等各种病原微生物，如风疹病毒、肝炎病毒、布氏杆菌、炭疽杆菌以及梅毒螺旋体、弓形虫等。

2. 环境因素影响人体健康的方式　可通过以下接触途径：

（1）生活接触：可来自许多方面，如：①居室空气污染：吸烟、生活炉灶的燃烧产物和烹调油烟导致的室内空气污染早为人们所熟知，室内装修和现代家具造成的居室空气环境污染则尚未引起足够的重视。②食品：食品供给人体必需的营养，某些营养素缺乏或过剩则可对健康带来不利的影响；食品受到微生物或农药的污染还可引起食物中毒的发生。③生活用品：如用于美容美发的化妆品、厨房清洁用品中往往含有对人体有害的化学物质；使用电热毯、微波炉、移动电话时可接触电磁辐射等。

（2）外环境接触：如工厂排出的废气、废水和固体废物污染周围的大气环境、水源和土壤；城市运输带来的汽车尾气排放对城市空气造成污染等；以及有些地区地质条件某种元素过多或缺乏，如缺碘或高氟造成碘缺乏病和先天性氟中毒的发生等。

（3）职业接触：从事工农业生产、科学技术工作或服务行业如化工及农药的生产、医疗机构、美容业、洗衣业等，工作环境由于劳动保护措施不够或者生产设备布局不合理等接触到多种化学的、物理的以及生物的环境有害因素，可能导致职业病的发生以及对生殖健康产生不良影响。

二、环境因素与生殖损伤

（一）生殖功能

生理学定义的生殖是以保证种族延续为目的，自配子形成直到胎儿娩出的整个生理过程的总称。生殖过程按生殖细胞的发生、受精和发育顺序可分为如下过程：首先是配子形成和下丘脑-垂体-卵巢轴的内分泌调节；配子释放后是性周期和性行为的维持；精卵结合受精成为合子；合子在生殖道内转运；着床；胚胎发生；器官分化、形成；胎儿发育；分娩等。新生儿娩出后经过新生儿期、婴儿期、幼儿期和学龄期的儿童生长发育直至青春期性成熟，又可进行下一代的繁殖。可见，女性的生殖过程具有全生命周期的特点，循环不已，保证了种族繁衍（图14-1）。

（二）生殖损伤

在生殖的全部生理过程中，任何一个环节受到影响所导致的生殖功能障碍或不良生殖结局等异常称为生殖损伤。生殖损伤在男性和女性的各种表现如下：①性功能障碍如性欲减退、男性勃起功能障碍等。②生殖内分泌功能异常。③不育、不孕或生育力下降性腺功能异常或生殖器官异常等引起。④妊娠及分娩时的疾病，如妊娠高血压综合征、宫缩无力、胎儿窘迫等的发生。⑤早期胎儿死亡指妊娠28周前的胚胎或胎儿死亡。⑥晚期胎儿死亡指妊娠28周后的死胎。⑦分娩时胎儿死亡即死产。⑧分娩时胎儿胎龄的改变如早产或过期产。⑨新生儿性别比的改变指新生儿中男、女婴比例的改变。⑩胎儿发育异常出现胎儿形态结构异常的先天缺陷及功能障碍。⑪胎儿生长受限如低体重儿或小于胎龄儿的出生。⑫早期新生儿死亡指出生后1周内的新生儿死亡。⑬新生儿死亡指出生后28天内的新生儿死亡；⑭婴儿期死亡

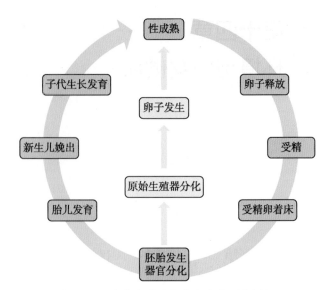

图14-1　女性生殖过程的全生命周期图解

指出生后12个月内的婴儿死亡。⑮儿童期恶性肿瘤的发生。

环境有害因素可影响生殖过程的任一环节，比如环境有害因素可对女性生殖功能或生殖内分泌产生不良影响，导致生殖器官损伤。当环境或职业有害因素具有性腺或配子毒性，胚胎或胎儿毒性，以及影响母体神经内分泌功能或具有其他母体毒性时，均可影响生殖器官功能，造成生殖器官损伤。但环境有害因素并不是构成生殖器官损伤对生殖健康产生影响的绝对条件。只有当环境有害因素具有生殖或发育毒性时，才有导致生殖器官损伤的风险。因此，为有效保护生殖健康，不仅需要了解环境有害因素的特性及其生殖和发育毒性，且有必要加强女性的环境生殖保健宣教。

三、环境因素与出生人口素质

（一）出生人口素质

人口素质是指人口总体的身体素质、文化科学素质及思想道德等综合素质，是人口总体质量的全面反映。人口素质关系到国家及民族的繁荣昌盛。出生人口素质即儿童出生时的身体素质，是人口总体身体健康素质的基础，因此，提高出生人口素质是提高人口素质的根本和基础。

胎儿质量决定了出生人口素质的高低，而胎儿质量主要受以下几个方面因素的影响：

1. 遗传因素　即父母的遗传素质和胎儿的基因型。胎儿的基因型决定了其对外界环境因素的感受性，即是否受到不良影响及影响的程度。比如孕妇在孕早期服用沙利度胺（反应停）可导致

"海豹畸形儿"的发生，德国报道其畸形率为20%，日本东京某医院在100余名孕早期服用沙利度胺的妇女中，仅3名子代出现畸形。

2. 母体营养及疾病状况 妊娠期间，母体良好的营养状况和健康状况是胎儿正常生长发育的基础。在胚胎发育的器官形成期，如果母体缺乏必需营养素，可能影响胚胎的正常发育，甚至导致胚胎畸形，比如孕早期叶酸的缺乏可导致神经管缺陷的发生。而孕期母体患糖尿病或妊娠高血压疾病等，则可显著增加子代先天缺陷发生的比例。

3. 环境因素 生活和工作环境接触的有害环境物理、化学和生物因素，可通过妊娠母体或在受精前损伤男性或女性的生殖细胞而对胚胎和胎儿发育产生影响。比如母体孕期生活或工作环境接触高浓度重金属铅可影响胎儿脑发育；母体在早孕期感染风疹病毒，胎儿发生先天性风疹综合征的风险增加等。

4. 保健服务质量 妇女在孕前期、孕期和分娩期能够得到的医疗保健服务水平，对胎儿质量有一定影响。比如孕前期患有某种疾病暂时不宜受孕，但由于未及时得到医学指导而妊娠，影响了胎儿发育质量；孕期没有及时产检致使先兆子痫未得到及时发现或者分娩期胎儿出现宫内窘迫未及时处理，由于重度窒息导致脑瘫的发生等。当医疗服务做得规范、质量较高时，这些情况导致的胎儿损伤是完全可以避免的。

因此，重视影响胎儿质量的因素是提高出生人口素质的保证。在上述因素中，可通过减少有害环境因素的接触、改善母体营养和健康状况及提高医疗保健服务水平，达到促进胎儿质量的目的。

（二）出生人口素质评估

出生人口素质评估是在个体评估的基础上进行的，新生儿出生时的生长发育及健康状况是评估出生人口素质的重要指标。

出生人口素质评估的常用指标：

1. 出生缺陷发生率（prevalence of birth defects） 是指某时期某地区围产儿中患有先天缺陷的围产儿数。出生缺陷严重影响出生人口素质，也是儿童死亡的主要原因之一。我国2012年出生缺陷监测数据显示，在2000—2011年间，我国围产儿前五位高发畸形为先天性心脏病、多指/趾、唇裂伴或不伴腭裂、神经管缺陷、先天性脑积水等。出生缺陷也是造成儿童残疾的重要原因，2006年第2次全国残疾人抽样调查数据显示，出生缺陷致残率为0.68%，占残疾总人口的10.66%。预测到2050年出生缺陷致残人口可达2006年的5倍。这些出生缺陷儿存活后的治疗及康复将给家庭带来较沉重的经济和精神负担。

2. 体格发育评估 根据新生儿身长、体重、头围等形态指标的测量进行判断。在进行个体评价时，主要参考国际上或国家级标准，观察这些指标是否达到正常值范围。出生体重和身长是新生儿身体素质的重要指标，通常可反映胎儿在母体内身体内部器官的发育状况。低体重儿（low birth weight infant）是指出生体重低于2 500g的新生儿。低体重儿的发生大多由于母亲孕期营养不良、疾病因素或接触影响体格发育的环境有害因素引起的，低体重儿皮下脂肪少、呼吸和代谢功能也比较弱，因此较易感染疾病，会导致婴儿期死亡率的增加，并可能影响儿童的智力发育。

3. 神经发育评估 在胎儿各器官系统的形成、发生及功能成熟的阶段，神经系统的器官发生最早而功能成熟最晚，大约到出生后2岁时才能发育成熟。在出生时，大脑皮层中枢的发育基本成熟，新生儿的活动主要受皮质下系统调节，随着婴儿脑细胞体积的增大、突触连接的完善，婴儿的活动逐渐转为大脑皮质中枢调节。因此，新生儿期、婴儿期、幼儿期等儿童不同发育阶段的神经发育评估可反映各阶段儿童的神经行为发育状况。

新生儿20项行为神经测定（neonatal behavioral neurological assessment，NBNA）是我国学者根据国外新生儿行为神经测定方法研制的，主要测定新生儿的听觉、视觉、触觉、习惯形成及与成人相互作用等方面能力。研究表明，NBNA对足月窒息儿神经发育的预后预测价值较高，可用于早期发现新生儿脑功能异常。此外，NBNA还可用于环境因素中具有神经毒性污染物孕期暴露对胎婴儿神经行为发育的影响研究。

婴幼儿时期神经发育评价的重要方面，包括对儿童动作、语言、对周围事物的反应等神经行为发育的能区进行系统观察和评估。主要通过筛查性量表和诊断性量表完成。目前，较通用的筛查性智力测试包括丹佛发育筛查测试（Denver development screening test，DDST）适用于0~6岁儿童；0~6岁智能发育筛查测试量表（development screening test，DST），以及儿童筛查性运动测试量表和语言测试量表等。常用的心理诊断性测验方法包括盖塞尔婴儿发育量表（Gesell development diagnosis scale, GDDS)、贝利婴幼儿发育量表(Bayley scale of infant development, BSID)、韦氏智力量表(Wechsler intelligence scales)等。

4. 新生儿死亡率和婴儿死亡率　新生儿死亡率是指每 1 000 个活产儿中,未满 28 天的新生儿死亡数。婴儿死亡率是指每 1 000 个活产儿中,未满 12 个月的婴儿死亡数。婴儿死亡率较普遍用于出生人口素质评估。而新生儿死亡率与新生儿出生时发育及健康状况关系密切,先天缺陷、低体重和新生儿窒息是引起新生儿死亡的主要原因。

(三)影响出生缺陷发生的环境因素

1. 出生缺陷的原因　出生缺陷的发生主要受到遗传因素、环境因素及两者交互作用影响。Wilson 曾对人类出生缺陷的综合病因分析认为,遗传因素导致的出生缺陷约占 25%,环境因素导致的占 10%,两者交互作用或原因不明的占 65%。胚胎的基因型决定和影响了其对环境致畸因子的敏感性,环境致畸因子则通过引起染色体畸变或基因突变而导致出生缺陷,遗传和环境因素在出生缺陷发生上的作用大小,随着研究深入在不断更新。

环境致畸因素按其性质主要分为物理致畸因素、化学致畸因素和生物致畸因素等。

(1)物理致畸因素:主要来源包括核爆炸散落物、医源性核素污染、原子能工业的放射性废弃物等。此外,高温、噪声、微波等也可能对胚胎发育产生影响。比如放射性核素导致的小头畸形;高温导致动物神经管畸形的研究很多,产妇高热也与人类出生缺陷有关,但是有关环境温度升高与出生缺陷关系的研究尚有限。

(2)化学致畸因素:环境化学因素种类繁多,也是环境因素中种类最多的致畸因素,包括环境化学物质和药物。目前已经确认的环境化学致畸物主要有:某些农药和重金属、多环芳烃类化合物、某些亚硝基化合物、某些烷基和苯类化合物等。比如水体甲基汞污染导致的先天性水俣病,某些抗肿瘤药物导致多种畸形,链霉素引起先天性耳聋等。

(3)生物致畸因素:主要指环境中能导致胚胎发育异常或胎儿畸形发生的病原微生物。有些病原微生物可通过胎盘屏障直接作用于胎体,有些则通过引起母体的病理反应间接对胚胎发育产生影响。已证实的可致人类出生缺陷的生物因素包括风疹病毒、巨细胞病毒、弓形虫、梅毒螺旋体、人类免疫缺陷病毒等。

(4)其他致畸因素:除上述三大类环境致畸因

素外,母体严重孕期营养不良或维生素缺乏或过多等的营养状况异常、不良生活习惯(包括吸毒、酗酒、孕期吸烟、被动吸烟等)均有导致胎儿出生缺陷发生的可能。比如孕早期叶酸缺乏可导致神经管缺陷的发生,孕妇缺锌可导致胎儿器官系统的多发畸形,孕期维生素 A 过量可引起神经系统畸形,孕妇酗酒可增加胎儿酒精综合征的发生风险等。

2. 环境因素致畸形发生的条件　接触环境致畸因素能否导致畸形的发生,还与以下条件有关:

(1)环境有害因素的理化特性:对胚胎的毒性作用首先取决于其自身的物理和化学性质,由于不同环境有害因素的理化性质不同,对胚胎的组织器官发育表现一定的选择性毒性作用,导致不同类型出生缺陷发生。

(2)致畸敏感期接触:胚胎的发育是一个连续的过程,但又具有阶段性。在整个胚胎发育过程中都有可能因为遗传因素的调控和环境致畸因素的影响而导致发育异常,但胚胎发育的不同阶段对环境致畸因素的敏感性存在差异。通常胚胎受精后 3～8 周为大多数器官系统的原基形成阶段,胚胎细胞增生分化活跃,这一阶段对环境致畸因素最敏感,最易受到致畸因素作用而发生形态结构异常的畸形,故称为致畸敏感期(critical period)。致畸敏感期也是预防出生缺陷发生、提高胎儿质量的重要时期。

(3)环境致畸因素的强度或剂量:环境因素对胚胎是否产生毒性效应还与其作用的剂量或强度有关,绝大多数环境致畸因子具有引起畸形的阈剂量,低于阈剂量的接触,导致胚胎发育异常的风险极低;高于阈剂量,则有导致胚胎畸形、功能障碍甚至死亡的风险。

(4)多种环境致畸因素的联合作用:由于妊娠母体在自然环境中生存,往往不是单一环境致畸因子对母体及胚胎的作用,必须考虑多种环境有害因素的联合作用及影响。

(5)母体的营养和健康状况:环境致畸因子能否引起胚胎发育异常或导致畸形的发生还与母亲的年龄、营养状况或疾病状态有关。

专家点评:外环境的物理、化学和生物因素、职业因素及其与生殖损伤和出生缺陷发生的关系是需要关注的环境因素范畴。

(张敬旭　符绍莲)

第二节 环境对女性生殖健康的影响与危害

导读：围绕环境有害因素的生殖和发育毒性，分别论述环境因素对女性性腺、对胚胎和胎婴儿发育、对妊娠母体及通过乳汁对婴儿发育的影响。

一、环境有害因素的生殖和发育毒性

（一）生殖毒性和发育毒性的基本概念

生殖发育的任何过程都可能受到环境有害因素的影响。职业有害因素及环境有害因素对亲代的生殖过程和子代的发育过程造成不利影响的作用，称为生殖发育毒性（reproductive and developmental toxicity），也有称为生殖毒性（reproductive toxicity）或发育毒性（developmental toxicity）。

关于生殖、发育毒性的定义，不同国家的研究者有不同的阐释。从毒理学角度而言，发育毒性作为生殖毒性研究的内容，直到 20 世纪 80 年代末才从生殖毒理学中分化出来。因此，广义地说，生殖毒理学可以包括发育毒理学。生殖毒性是指环境有害因素对亲代生殖功能或能力的损害和对后代的影响，既可发生于妊娠期，也可发生于妊娠前期及哺乳期。表现为生殖器官及内分泌系统的变化，即配子的形成和发育过程的变化，以及性周期、性行为的改变；或导致生育力异常及影响妊娠结局等母体生殖系统和生殖功能方面的异常。而发育毒性是指自受精卵、胚胎期、胎儿期乃至出生后直至性成熟为止的整个发育过程中，机体由于暴露于环境有害因素而产生的毒性效应。狭义的发育毒性概念则主要指孕期暴露对胚胎和胎儿发育的毒性作用。

值得注意的是，环境有害因素导致的胚胎畸形发生，因其严重影响出生人口素质而备受关注和重视。致畸（teratogenesis）是指在胚胎受精后 3～8 周的器官形成期，环境有害因素通过母体作用于胎体，干扰胚胎的正常发育过程，使胚胎出现永久性的结构异常而导致先天畸形发生的过程。"致畸性"仅仅是发育毒性的一种表现，用它来概括属于发育毒性的所有表现也是不恰当的。

（二）发育毒性的表现

发育毒性在人体的发育过程中可表现为自然流产、死胎、子代先天畸形、低体重和功能发育障碍等生殖损伤。环境有害因素对胚胎和胎儿的发育毒性主要表现在以下几个方面：

1. 发育机体的死亡（death of developing organism） 是指受精卵在有害因素的影响下，无法继续发育而死亡，或着床后生长发育到一定阶段死亡，然后被吸收或自子宫排出，即出现早早孕丢失（early fetal loss，EFL）或自然流产（spontaneous abortion）。在发育毒性试验中，胚胎畸形多与胚胎死亡同时发生。

2. 结构异常（structural abnormality） 主要是指发育过程中，胎儿形态结构上出现的异常改变，即表现为畸形的发生。胚胎的结构异常是有害因素干扰其正常发育的后果之一。

3. 生长改变（altered growth） 即生长发育迟缓（growth retardation）或宫内发育延迟。指发育生物体的子代器官或身体整体的重量和大小出现异常变化，表现为胎儿的生长发育指标低于正常标准。例如低体重儿、小于胎龄儿（small for gestational age，SGA）、脑小畸形（microcephalia）等。一般以胎儿的生长发育指标比正常标准的平均值低 2 个标准差判断生长发育迟缓。

4. 功能缺陷（functional deficiency） 即发育生物体器官系统、生化、免疫等功能发育不全。功能缺陷不像形态上的畸形那样容易识别。而且有些功能需要在出生后经过一定阶段发育才能趋于完善和成熟。听力或视力异常以及精神发育迟缓等均需在出生后经过相当长的时间始能诊断。Klaiman 等报道，在追踪观察一年时间所发现的畸形儿中，出生后即诊断者仅占全部的 40%。也有一部分功能不全可能是由于未被发现的形态结构上的缺陷所造成。

从以上发育毒性的表现可见，结构异常畸形的发生只是发育毒性的一种，即环境和职业性有害因素或其他有害因素的致畸性。发育毒性较致畸性从有害因素作用的发育阶段及其所诱发的发育异常两方面都有所扩展，更全面地反映了有害环境因素对胚胎和胎儿、婴儿发育的影响。

发育毒性物质主要通过母体进入胎体而起作用。具有发育毒性的环境有害因素称为发育毒性物质（developmental toxicant）。生殖毒性于人体则主要表现为性功能及性周期的异常；不孕以及子代发育异常。具有生殖毒性作用的环境有害因素称为生殖毒性物质（reproductive toxicant）。

二、环境有害因素影响女性性腺的结构和功能

（一）环境有害因素对性腺的损伤

睾丸和卵巢是男性和女性的主要生殖器官，它们除可产生生殖细胞外，还兼具内分泌的功能，所以也称为性腺。环境有害因素对睾丸可造成各种损伤，进而影响精子的发生和成熟；其对女性性腺最常见的影响是通过中枢神经系统及下丘脑-垂体-卵巢轴的神经内分泌调节而影响卵巢功能。某些化学物质还可与靶器官中的激素受体结合，竞争这些受体。如有机氯农药的滴滴涕、多氯联苯可与靶细胞中的雌激素受体结合，影响激素的平衡。

环境有害因素对女性性腺可产生如下影响：

1. 损伤　女性的卵巢在中枢神经系统-下丘脑-垂体的调节下，完成卵泡的发育、成熟、排卵及黄体形成等重要生殖过程。环境有害因素对不同发育阶段的卵泡均可造成损伤。比如对卵泡的发育和成熟产生影响，导致卵的形成和排卵障碍，而使受孕力下降。由于卵细胞在出生时数目即已固定，若在青春期前卵巢中的原始卵泡大部分遭受损伤，可出现青春期后原发闭经。成年后受损，可表现为月经稀少，甚至可导致卵巢功能早衰，表现为绝经年龄提前。电离辐射、有机磷农药、烷化剂等可损伤卵巢导致卵巢功能早衰。研究表明，吸烟可使绝经年龄提前，吸烟数量与绝经年龄之间呈相反的剂量-反应关系。

2. 导致可遗传损伤　某些环境或职业性有害因素还可引起生殖细胞突变，造成遗传损伤。如大剂量电离辐射可引起生殖细胞染色体畸变，小剂量时引起生殖细胞基因突变；动物实验提示，镉及二硫化碳可引起小鼠卵母细胞染色体畸变。

3. 影响性腺的内分泌功能　许多环境有害因素亦可对下丘脑-垂体-卵巢轴的内分泌功能产生影响，导致女性雌激素分泌不足，干扰卵的发育成熟；或使卵巢周期和子宫内膜周期不规则；亦可使受精卵进入子宫的时间与子宫内膜的变化不同步从而对着床造成影响；或干扰孕激素的分泌，影响胚胎发育，也可使胚胎停育而出现早早孕丢失。常见环境有害物理因素比如噪声、高频电磁场等，以及化学因素如铅、苯、汞、二硫化碳、汽油等的接触都可以损伤卵巢的内分泌功能。

（二）卵巢受损的表现

性腺具有产生生殖细胞和调节内分泌的功能，当性腺遭受损伤时可出现以下表现或不良结局：

1. 月经异常和早发绝经　环境有害因素可使卵巢发生器质性或功能性损伤，亦可通过影响下丘脑-垂体-性腺轴的任何一环节使卵巢内分泌功能受到损伤。卵巢内分泌功能受损可影响卵母细胞的发育、成熟或排卵（表14-1）。月经异常是卵巢功能受损最常见的表现。卵巢器质性损伤可使卵泡发生退行性变，卵泡的闭锁过程加强，结果发生月经异常，如月经周期缩短、延长或不规则，月经过多或过少，或闭经。

2. 早早孕丢失或流产　对性成熟女性，其卵细胞发育成熟可以排卵，但当接触到环境有害因素时，可能引起受精卵发育不良，或影响生殖内分泌导致着床障碍或异常，形成临床上难于识别的未被觉察的流产，即早早孕丢失。如果环境或职

表14-1　环境化学物质对性腺的影响

化学物质	临床表现	作用部位	机制
性激素			
雄激素	月经异常	下丘脑、垂体、卵巢	干扰 FSH、LH、E_2
口服避孕药	月经异常	下丘脑、垂体	干扰 FSH、LH
炔雌醇	非经期出血		
农药、除草剂			
有机磷	月经异常	下丘脑、垂体	影响神经内分泌功能
	绝经期提前	卵巢	损坏卵母细胞
	月经异常	下丘脑、垂体	干扰 FSH、LH
有机氯（滴滴涕）	月经异常	下丘脑	干扰 FSH
甲氧滴滴涕	月经异常	卵巢	卵巢萎缩、黄体缺失
	受孕力下降	卵巢	抑制卵泡生长、闭锁

续表

化学物质	临床表现	作用部位	机制
金属			
铅	月经异常	下丘脑、卵巢	干扰 FSH、LH、E_2
汞	月经异常	下丘脑、垂体、卵巢	干扰激素分泌
镉	月经异常、受孕	垂体、卵巢	卵母细胞受损
有机化合物			
乙醇	月经异常、影响受孕	下丘脑、垂体、卵巢	？
・氯乙烯	月经不规则	？	干扰 FSH、LH
・氯丁二烯	月经异常	卵巢	？
・苯乙烯	月经不规则	下丘脑、垂体	功能紊乱
己内酰胺	月经异常	？	？
丙烯腈	月经异常	？	？
二硫化碳	月经异常	下丘脑、垂体、卵巢	？
甲醛	月经异常	？	？
邻苯二甲酸酯	子宫内膜、受孕	卵巢	干扰 E_2、FSH

业有害因素造成生殖细胞的染色体畸变，即导致可遗传的突变，一旦受孕后，也可出现受精卵发育不良或早期胚胎死亡而流产。

3. 不孕或受孕力下降 在性成熟前的女童如果接触的环境有害因素造成其原始卵泡受损，则可造成原发闭经，导致不孕；在女性性成熟后性腺受损伤的直接结果则为卵泡形成受阻，卵泡不能发育成熟，不排卵，导致不孕或受孕力下降。

研究环境或职业性有害因素对生育力的影响是比较困难的，因不孕的原因复杂，涉及男女双方，而且女性的生殖细胞发育、成熟过程及生殖内分泌过程也极其复杂。

4. 导致出生缺陷儿发生的风险 当环境有害因素对性腺的影响导致卵母细胞染色体畸变，这样的卵子如受精，除可出现受精卵不发育而导致妊娠失败；胚胎发育不良而流产外，还有使胎儿发生先天缺陷的危险。

三、环境有害因素影响胚胎和胎儿、婴儿发育

妊娠母体接触到具有发育毒性的环境有害因素，当接触剂量达到一定作用浓度或水平时，可对胚胎发生及胎儿发育造成不良影响，如引起胚胎死亡而流产；出现胎儿畸形或生长受限以及出生后的功能发育障碍等发育毒性的表现。此外，有些有毒化学物质亦可随母乳进入哺乳婴儿体内，故乳母接触某些环境化学物质也可能对婴儿的发育和健康造成不良影响。

环境有害因素对胚胎发生及胎儿、婴儿发育是否产生不良影响，需要考虑如下条件或特点：

（一）作用因子的特异性

环境有害因素包括物理、化学、生物等因素，由于上述三类环境有害因素的发育毒性特点不同，故对发育中的胚胎和胎儿所造成的损伤表现也不同。就致畸性而言，只有接触具有致畸性的发育毒物，才有可能引起胚胎畸形的发生，且不同环境有害因素导致的畸形表现具有一定的特异性。如 X 射线可引起脑小畸形及小眼球，药物沙利度胺引起短肢畸形，甲基汞对胎儿的大脑及小脑的发育产生影响，婴儿表现为脑性麻痹及精神迟钝等。此外，具有致畸作用的环境化学物质均有能通过胎盘屏障转运到胎儿体内的特性，其影响的组织和器官特异性与其在胎儿体内的吸收、分解和代谢有关。

（二）发育阶段的特异性

发育的生物体自受精后，其发育阶段包括前胚胎期、胚胎期、胎儿期、围产期和婴儿期，直至性成熟。由于胚胎期和胎儿、婴儿期的生物体处于不同发育阶段，其对发育毒性物质的反应有很大差别（表 14-2）。

1. 前胚胎期 是指受精至受精后 2 周的时期，受精卵经过卵裂等发育过程形成胚泡，并逐渐完成着床的阶段。在这段时间，有害因素可对胚胎发生产生影响。超过一定阈值以上的物理、化

表 14-2　发育毒物在胚胎及胎婴儿期的毒性表现

发育阶段	胚胎周数或月龄	发育毒性表现
前胚胎期	1～2 周	流产
胚胎期	3～8 周	严重的形态结构异常
胎儿期	9～40 周	轻度形态结构异常、功能缺陷
新生儿期及婴儿期	0～12 月龄	生长发育、功能缺陷

学因素可以引起胚芽死亡，导致早早孕丢失，以往的观点认为此阶段对致畸因素不敏感，受到环境有害因素的影响为全或无的效应。然而近年来的研究发现，前胚胎期也有导致畸形发生的可能。

2. 胚胎期　主要指从受精后第 3 周至受精后 8 周末这段时间，此时期是胚胎主要器官系统的形成期，因此该期也称器官形成期。三个胚层在基因的调控下分别分化、发育生成若干特定的组织和器官。通常，受精后第 9 周，即妊娠第 3 个月初，除生殖器官外，其他器官系统已基本分化完毕，外观形态上已形成完整的个体。胚胎期各器官的分化、形成有严密的时间顺序。器官形成期对环境致畸物作用的感受性最强，为致畸的敏感期，在这一时期接触致畸因素易导致胚胎畸形的发生（图 14-2）。

人体胚胎各器官系统原基的形成、分化有着严格的时间顺序，各器官系统的致畸敏感期不同且有交叉重叠。如：受精后第 3～8 周是心脏的敏感期，受精后 4～8 周是眼发育的敏感期；而从第 3 周初直至胎儿出生都是神经系统的敏感期，因此各种先天畸形的发生根据胚胎接触致畸因素的时间表现出规律性。在胚胎发育的不同时期受致畸因素作用，由于受影响时器官系统分化时间不同可出现不同器官系统的畸形。此外，由于各器官系统的敏感期有交叉，故受环境有害因素影响往往可同时出现多种器官系统的畸形（见图 14-2）。

3. 胎儿期　自妊娠第 9 周至妊娠终止为胎儿期阶段，胎儿期绝大部分器官分化已基本完成。随着妊娠月数的增加，对致畸的敏感性逐渐下降，因此，一般不发生严重畸形；但此期生殖器官的分化尚未完成，中枢神经系统还在继续分化。受环境有害因素作用引起的发育障碍多为组织水平的发育异常、发育迟缓以及出生后的功能异常。此外，还可出现经胎盘致癌作用，为环境有害因素在胎儿期影响的远期效应。

（1）某些系统的畸形：胎儿期生殖器官的分化仍在进行，此期受到环境有害因素作用，仍有出现生殖系统形态结构异常的可能。中枢神经系统的

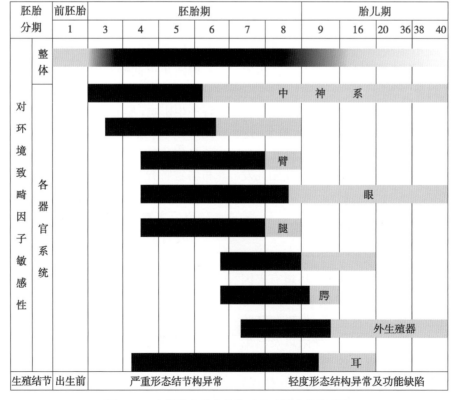

图 14-2　人胚胎各器官系统对致畸因素的敏感性

分化开始于胚胎期，胚胎 3 周时外胚层在脊索中胚层诱导下分化为神经外胚层，经过神经胚形成、前脑发育、神经元增殖和移行，之后完成突触形成等组织过程，直到胎儿娩出。此期受环境有害因素作用可引起小头畸形或导致大脑皮层发育异常等，表现为出生后婴幼儿期或学龄期的运动、语言或智力发育异常。

（2）胎儿生长受限或死亡：有毒化学物质直接作用于胎盘或引起胎盘出现组织病理学改变，影响胎盘功能，进而影响胎儿发育，如影响胎盘血流量及对营养物质和代谢产物的转运功能，导致胎儿缺氧或营养供应障碍，使胎儿生长受限或造成胎儿死亡。

（3）对胎儿发育的远期效应：许多环境化学物质可通过胎盘屏障进入胎儿体内。目前的观点，儿童期出现的恶性肿瘤，与胎儿期接触致癌化学物有关，此即经胎盘致癌作用（transplacental carcinogenesis）。具有保胎作用的雌激素类药物己烯雌酚，曾经在孕期大量使用，目前已证实为人体经胎盘致癌物。另外，还有约 40 余种有毒化学物质，如亚硝基化合物、芳香烃、氯乙烯等已证明对实验动物为经胎盘致癌物。

4. 婴儿期　婴儿出生后发育过程仍在继续，如体格的生长，中枢神经系统结构和生理功能上的完善，以及内分泌腺结构和生理功能的成熟等，因此，应重视环境有害物质在婴儿期的发育毒性作用。婴儿主要通过母亲乳汁中排出有毒化学物质接触环境有害因素，进而威胁其健康。现有资料表明，乳母体内含有的有害化学物质，比如铅、汞、钴、苯、三硝基甲苯、二硫化碳、多氯联苯、烟碱、有机氯、氟、溴、碘等可自乳汁排出，为婴儿接触毒物的重要来源。此外，由于婴儿的中枢神经系统和泌尿生殖系统功能尚在发育和成熟中，因此，对环境有害因素接触较成人更敏感，不仅使婴儿抵抗力下降而易罹患一般疾病，而且具有神经毒性或生殖内分泌毒性的有害化学物质将对上述系统的发育和功能成熟产生严重影响。

在生殖毒理学中，根据有害因素作用时发育生物体的发育阶段不同，可对生殖细胞、胚胎发生、胎儿发育产生不同影响（表 14-3）。

（三）作用因子的强度或剂量

具有生殖和发育毒性的环境有害因素是否产生毒性作用与接触时的剂量或强度密切相关。在同一发育阶段，发育毒性物质的毒性效应随作用因子的剂量（或强度）的增大而增高，并且呈剂量-反应关系。各类致畸物质均有其引起畸形发生的阈作用剂量，大于此剂量时始能诱发畸形。剂量越大，畸胎率越高。剂量再增大时则出现胚胎死亡，剂量进一步增大时，母体毒性可出现，甚至造成母体死亡。

（四）机体的遗传易感性

由于机体的基因型不同，对环境致畸因子的感受性表现为种属和个体差异。例如对沙利度胺的致畸敏感性，人及灵长类动物在胚胎发育早期对其高度敏感，兔则需较大剂量才能诱发轻微畸形，大鼠及小鼠对致畸不敏感。在人类，即使均在妊娠早期服用沙利度胺，其致畸效应也有不同。如德国报道孕期服用沙利度胺时的致畸率为 20%，而日本某医院却发现，在 100 余名曾患过妊娠恶阻（妊娠早期出现恶心呕吐、头晕倦怠，甚至食入即吐者）并服用了沙利度胺的妇女中，仅 3 名子代出现畸形。可见，遗传易感性的种族或个体差异对

表 14-3　环境有害因素对生殖细胞及胚胎发育的影响

	妊娠前期	妊娠期			婴儿期
		前 3 个月	中 3 个月	后 3 个月	
发育阶段	生殖细胞	胚胎	胎儿		新生儿及婴儿
易受损伤器官系统	精子发生 卵子发育 受精卵	器官发生、分化	中枢神经系统		乳汁
对发育的主要影响后果及表现	致突变 基因突变、染色体畸变、不孕/不育	致畸 着床障碍 自然流产	经胎盘致癌 早产、死胎		死产 形态、行为/功能的异常、发育迟缓
暴露来源	母亲或父亲	母亲	母亲		母亲（授乳） 父或母（家庭污染）

环境有害因素是否引起畸形有一定作用，也提示大多数畸形的原因是遗传因素与环境因素交互作用的结果。

（五）母体的生理和病理状态

妊娠时母亲的年龄因素、营养状况、内分泌状态、子宫内膜状况等，对胚胎和胎儿发育均有一定影响。例如：高龄孕妇分娩唐氏综合征婴儿的频率增高；早孕期妊娠恶阻或极度贫困导致的蛋白质和热量缺乏将影响胎儿生长发育；孕早期叶酸缺乏与神经管畸形的发生有关等。孕期母体疾病状态对胎儿发育有不利影响，如妊娠高血压综合征易导致早产及低体重儿的发生；怀孕后由于孕妇机体糖代谢异常可发生妊娠糖尿病，其分娩巨大胎儿、早产儿及胎儿窘迫的比例均增加。因此，在产前保健中应积极预防上述合并症的发生，一旦发生上述疾病时，应积极采取综合措施进行干预，保护母婴健康。

四、环境有害因素影响妊娠母体健康

母体妊娠期间的健康状况对胎儿的正常发育至关重要，此外，外界环境中的各种有害因素可以通过胎盘屏障直接作用于胚胎或胎儿，也可以通过对母体的不良效应，损害母体健康而间接的对胚胎和胎儿发育产生不利影响。

（一）妊娠期母体对有害因素具有较高的敏感性

母体怀孕后，为适应胎儿生长发育的需要，其生理功能相应发生一系列的变化，而这些生理变化也将改变机体对环境有毒化学物质的吸收、代谢和排泄功能。妊娠时母体循环血量亦增加，心率加快，每搏输出量从妊娠 10 周开始增加，至妊娠 28 周左右达最高峰，比未妊娠时增加 30%～40%。由于循环血量的增加，妊娠时母体多出现生理性贫血，动脉血氧含量也会相应减少，动静脉氧差较平时减小，故对缺氧也比平时更为敏感。同时，由于母体循环血量的增加使妊娠母体吸收更多的外源性化学物质，特别是那些灌流较好的器官和组织，如胎盘和子宫。此外，皮肤和黏膜的血流量增加也可使经皮肤、黏膜接触的毒物吸收加快。同时，由于子宫增大，体重增加，对能量的消耗加大，对氧的需要量也加大，当肺通气量增加时，较未妊娠时更易吸入空气中更多的有毒物质。

肝脏是外源性化学物质在体内进行生物转化、解毒的主要器官，妊娠时新陈代谢加快，肝脏负担加大，但妊娠期间肝对外源性化学物质的生物转化能力却降低。

妊娠时胎儿的代谢废物均经由母体排泄，母体肾脏的血流量及肾小球的滤过率随妊娠月份的增加而增加，自妊娠中期开始直至分娩，比孕前可增加 30%～50%。由于肝、肾的负担加大，当妊娠时接触环境有毒物质时，肝、肾均易受到损伤，并且对具有肝脏毒性和肾脏毒性的物质更为敏感。

妊娠时母体的自主神经系统的紧张度发生改变，故对能影响自主神经功能毒物的敏感性也增强。

由于上述一系列的改变，孕妇较非孕妇女对某些有害因素特别是某些毒物敏感性增高。而妊娠时母体内有毒物质含量的增加或缺氧等，对胎儿的正常发育都会产生不良影响。

（二）环境有害因素对妊娠及分娩并发症发生的作用

怀孕后，母体妊娠及分娩并发症的发生将对胎儿正常发育和孕妇健康产生不利影响。流行病学资料表明，从事某些工业生产的女工妊娠及分娩并发症较多见。如接触二硫化碳的造丝工厂女工，接触苯、甲苯、二甲苯、氯乙烯、己内酰胺、强烈噪声的女工，妊娠高血压综合征的发病率均高于对照人群。孕期接触苯系混合物及抗癌药，与孕期贫血的发病率增高有关；孕期接触抗癌药及强烈噪声，妊娠恶阻的发病率可增高；孕期接触己内酰胺、甲醛、烟碱、有机氯的女工，胎儿出现宫内窘迫的比例较高。美国的回顾性队列数据，妊娠期间吸烟与妊娠高血压综合征患病间的关联，因母亲种族和年龄的不同而有差异。被动吸烟是中国妇女孕期接触的主要不良行为因素，在我国兰州的队列研究提示，被动吸烟与早产的增加有关。

五、环境化学物质通过母乳影响乳儿健康

自 1990 年以来，世界卫生组织在全球大力推广母乳喂养特别是母乳初乳含有大量免疫活性物质，而且其营养构成适合婴幼儿的消化。从环境有害因素的角度来看，许多化学污染物可通过乳汁排出，比如重金属铅、汞，无机物氟、溴，有机物苯、甲苯、多氯联苯等，可见，乳汁中的有毒化学物质是乳儿接触环境有毒污染物的重要来源。

根据环境化学物质的毒性，乳儿接触后会产生相应的健康损害。比如接触重金属铅和汞，将对乳儿神经系统产生毒性；苯是确定的人类致癌物，女职工哺乳期间必须调离苯接触的作业环境，以免对乳儿造成不良影响。

专家点评：环境有害因素可影响亲代的性器官、妊娠母体，并通过妊娠母体影响胚胎发生和胎婴儿发育，引起生殖和发育毒性。

（张敬旭 保毓书）

第三节 重要环境化学因素的生殖健康危害

导读：列举了十几种具有生殖和发育毒性的环境化学因素，从污染物来源、侵入人体途径及代谢、毒性概述、对生殖和健康的影响、预防保健要点等方面分别论述。

妇女生活的自然环境、居室环境及职业环境可广泛接触各种有害化学物质，生活环境和生产环境重金属铅和汞的接触，化学工业中的石油加工、橡胶、合成纤维、制药、油漆、染料等生产，纺织工业中的印染及化学纤维生产等；染料、医疗器械、食品包装等材料的酚类和酯类。医院手术室、口腔科诊室、实验室等的工作人员，护士、染发烫发女性服务人员等工作中也接触各种化学物质。因此，了解化学物质对妇女生殖健康的影响，对于保护妇女及其子代健康具有重要意义。本章主要论述几种重要环境化学因素对生殖健康的危害。

一、铅及其化合物

（一）来源及接触机会

铅在自然界广泛存在。空气、水、土壤中都含有微量铅。由于人们生产活动对铅的大量开采及使用，造成工业生产以及生活环境中的铅污染。职业接触主要是蓄电池、铅冶炼、熔制铅锭、油漆、染料生产，塑料印花生产，化工工业，造船工业中也接触铅，陶瓷、搪瓷、景泰蓝生产中用作釉料，砷酸铅用作杀虫剂等。生活中接触含铅学习用品和玩具、含铅油漆、含铅染料、含铅化妆品、陶瓷中的釉彩、食品罐头中的焊料等。此外，贝类水产品也是食物铅污染的重要来源。

（二）侵入人体途径及代谢

职业妇女主要通过呼吸道吸入作业场所中的铅尘，通常仅有 $25\% \sim 30\%$ 吸收进入人体。生活接触的铅则主要经消化道进入人体。我国居民从食品中摄入的铅约为 $82.5\mu g/d$，低于世界卫生组织提出的 $86\mu g/d$ 的标准，但远高于发达国家水平。进入体内的铅绝大部分经尿和粪排泄。妊娠时、缺铁、缺钙时，可增加胃肠道对铅的吸收。铅具有蓄积作用，在体内主要以不溶性的磷酸铅形式沉着在骨骼内，由于过劳、感染、饮酒以及服用酸性或碱性药物而改变体内酸碱平衡时，均可使沉着在骨内的磷酸铅转化为溶解度增大 100 倍的磷酸氢铅而进入血液，从而诱发铅中毒的症状出现。

（三）毒性概述

大多数职业暴露和生活环境接触铅的多为慢性毒性效应。主要表现为神经衰弱综合征、消化系统症状、卟啉代谢障碍、贫血、周围神经炎、牙龈边缘出现"铅线"等。重症可出现铅绞痛。尿铅及血铅含量是诊断铅中毒的重要依据。尿铅 $\geq 0.39\mu mol/L$（$0.08mg/L$）；血铅 $\geq 2.40\mu mol/L$（$50\mu g/dl$）时即可诊断为铅吸收。尿铅或血铅高于上值，有症状出现，并同时伴有卟啉代谢障碍的阳性指征时，即可诊断为铅中毒。

（四）对生殖健康的影响

目前，随着环境保护的加强，铅作业工人劳动条件的改善，以及无铅汽油的广泛使用，使职业性铅暴露和环境铅污染状况明显改善，目前铅毒性的研究多关注低水平铅暴露的健康危害，低水平铅暴露对母亲的直接毒性和胎儿、婴儿健康的危害日益受到重视。

1. 影响女性的生殖功能 职业性铅接触可影响女工生殖功能已得到公认。铅作业女工月经异常患病率增高。铅对月经的影响主要由于铅通过干扰女性的下丘脑-垂体-卵巢轴的神经内分泌功能，导致性激素的分泌和调节紊乱所致，主要表现为月经周期延长或紊乱，月经量减少以及痛经。此外，国内曾有多项调查表明，铅作业女工妊娠并发症发病率增高，主要为先兆流产及妊娠高血压综合征。

2. 影响胚胎和胎儿的发育 动物实验已证实，铅可经胎盘转运和经乳汁传递给子代。此外，流行病学调查也对母亲孕期血铅、脐血铅及乳汁铅含量进行了研究。结果显示，无论职业性铅暴露还是环境铅暴露的孕妇，其新生儿血铅水平与母体血铅水平均呈正相关关系。铅还可以经乳汁排出，母乳中的铅含量与母血铅含量密切相关。接触铅女工乳汁铅含量显著高于一般人群。

多数研究结果表明，出生前宫内铅暴露水平较高时，可导致婴儿出生时的体重下降。随着脐血铅水平的增高,低体重、小于胎龄儿、胎儿生长受限的发生率均增高。有报告认为,脐血铅含量每增加 $0.483\mu mol/L$,新生儿出生体重将下降 300g。铅对人胚致畸作用的人群流行病学调查较少,有报告认为,母亲孕期血铅含量高的人群,子代先天异常发生率增高,但未见有特异的畸形出现。

3. 影响胎儿脑发育及出生后神经行为的发育 发育中的胎儿及婴幼儿,血脑屏障尚未发育成熟,铅可通过血脑屏障进入脑组织内,干扰脑细胞的分化、发育、突触的形成等,从而影响脑功能。动物实验结果表明,铅可导致子代中枢神经系统发育迟缓,学习能力下降。大量人群流行病学研究结果表明,胎儿期铅暴露可影响婴幼儿的神经行为发育和智力发育。血铅每上升 $100\mu g/L$,儿童智商下降 $6\sim 8$ 分,儿童阅读、拼写能力及智商测定结果与血铅水平存在负相关关系。应用贝利儿童发展量表检测发现,婴儿精神发育指数和心理运动发育指数与脐血铅水平呈负相关。

4. 儿童铅中毒 儿童铅的吸收主要经消化道,其吸收率远高于成人,可达 $42\%\sim 53\%$,同时,儿童血液、软组织和骨骼中铅交换量大,铅的生物活性相对高,此外,儿童铅的排泄率相对较低,因此,在体内存留的铅较多,易造成对铅毒性敏感的组织损伤。目前,儿童慢性铅中毒问题已引起高度重视。儿童铅中毒诊断并不表示儿童具有铅中毒的症状,而是指儿童体内的铅负荷已处于有损儿童健康的危险水平,主要诊断依据为儿童血铅浓度。美国疾病控制与预防中心于 1991 年制定的儿童铅中毒的标准为血铅 $100\mu g/L$($0.483\mu mol/L$),已得到世界各国的认可。根据血铅水平进行儿童体内铅负荷的分级,并给予健康指导或驱铅治疗。

(五)预防保健要点

1. 控制铅排放,减少对环境的污染 严格执行工业企业大气、水体中铅排放标准,使大气和地面水中铅含量达到国家规定的卫生标准。目前我国居住区大气中铅及其无机化合物的卫生标准规定,居住区大气中铅及其无机化合物(换算成铅)的日平均最高容许浓度为 $0.001\ 5mg/m^3$;地面水中铅含量的最高容许浓度为 $0.1mg/L$。

2. 加强工艺改革,降低职业性铅暴露 通过改进工艺和做好环保措施,降低职业场所铅的暴露量,我国工作场所有害因素职业接触限值规定,铅及无机化合物的职业接触限值铅尘为 $0.05mg/m^3$;铅烟为 $0.03mg/m^3$。通过做好劳动防护、坚持对铅

作业工人的就业前体检及定期体检制度,减少职业性铅暴露的危害。女工一旦怀孕,禁止从事作业环境铅浓度超过国家安全卫生标准的作业。

3. 严格执行食品卫生中铅限量卫生标准,减少经口摄入铅 避免摄入含铅量高的食物,并注意培养良好的卫生习惯,减少经口摄入过量铅。

4. 加强优生保健 非职业性铅接触女性在孕期进行常规的血铅监测,确保胎儿健康发育。对于有职业性铅接触的女工在孕前应进行血铅检查;必要时做驱铅治疗后,再决定可否怀孕。从事铅作业的女职工,一旦妊娠,孕期即应按高危妊娠进行管理,系统地进行医学观察和孕期保健指导;注意膳食均衡和营养搭配,保证孕期膳食中充足的钙和锌的摄入。

二、汞及其化合物

自然界中,汞以金属汞、无机汞化合物和有机汞化合物三种形式广泛存在。

(一)来源及接触机会

汞及其化合物在现代工业中的应用极为广泛。汞矿开采、冶炼,实验室汞仪器分析、仪表制造、仪器的制造,化学工业用汞作阴极,生产烧碱和氯气,无机汞用作雷管和炸药,制造防火、防腐涂料;硝酸汞用于纺织、皮革制造和有机合成,升汞用于印染、鞣革,氧化汞用于医药、冶金、木材保管、印染等。在上述工业中可能职业性接触含汞粉尘或气溶胶。医院口腔科用汞银合金补牙过程中,可不同程度地接触汞蒸气。

含汞煤的燃烧是汞污染大气的主要来源;汞矿开采、冶炼以及含汞废水、废气和废渣的排放均可污染环境;进入环境中的无机汞可在水体微生物的作用下,转化为甲基汞,经食物链传递,进入人体;有机汞农药的使用,可污染大气、土壤、水体和粮食引起危害。

(二)侵入人体途径及代谢

在工业生产环境中,金属汞蒸气主要通过呼吸道进入,人体经消化道吸收甚微。由于汞蒸气具有脂溶性,因此易通过肺泡膜,并溶于血液类脂质中迅速弥散至全身组织,但其在体内的分布是不均匀的,主要蓄积部位为肾脏。无机汞化合物主要经消化道吸收,吸收率则取决于其溶解度。无机汞盐吸收入血后与血浆蛋白和血红蛋白结合,先在肝内分布,数天后渐次浓集于肾,以肾皮质近曲小管中含量最高。有机汞化合物也主要由消化道进入

人体。它能溶于有机溶剂和类脂质中，可通过各种途径被吸收（小肠、呼吸道、皮肤、黏膜等）。有机汞在体内的分布有两种情况：芳香基及烷氧基汞在体内可迅速降解为无机汞，其分布与无机汞相同；烷基汞在体内则降解较慢，但分布较无机汞均匀，脑内含量虽只占全身总量的 15%，但脑组织对有机汞特别敏感，故极易造成神经系统损伤。此外，有机汞通过胎盘屏障的能力比无机汞强，加之有机汞也易于通过血脑屏障，使胎儿脑中汞含量高于母体，对胎儿神经系统发育产生毒性作用。

汞及其化合物主要从尿、粪排出。少量可自唾液、汗腺、毛发及乳汁排出。尿汞的排出量与接触汞的浓度有密切关系。

（三）毒性概述

1. 金属汞及无机汞化合物均可引起急性中毒及慢性中毒 目前随着生产条件的改善，典型的急性中毒很少见，误服汞盐时可引起急性汞中毒，出现明显的神经衰弱综合征症状如头痛、头晕、失眠、多梦、乏力、低热、恶心等。可有明显的口腔炎及胃肠症状。部分患者于发病数小时后出现斑疹、丘疹。吸入高浓度汞蒸气可引起汞毒性肺炎，严重者因呼吸困难而死亡。

职业性汞中毒多为慢性中毒表现。最早出现神经衰弱综合征，同时伴有自主神经功能紊乱，手足多汗，眼睑、手指、舌出现震颤，并可发展到上、下肢震颤。汞中毒时易兴奋，少数病例可有肝肾损害。

2. 甲基汞中毒（水俣病） 生活环境最典型的汞中毒事件。脑组织对甲基汞特别敏感，故神经系统损伤突出。慢性水俣病症状较轻，常表现为视野缩小、感觉障碍、言语障碍和共济失调，而锥体系症状（如肢体震颤）、肌萎缩及精神障碍较为明显。症状可持续几年至十几年。常遗留中枢神经受损的残疾。

（四）对生殖健康的影响

1. 影响女性月经 职业性接触汞使女工月经异常患病率增高，主要表现为痛经，月经周期紊乱经期改变，经量增多或减少。有研究发现，即使在作业环境汞浓度未超过最高容许浓度（0.01mg/m³）的条件下，女工月经紊乱发生率仍显著增加。目前认为，汞导致的月经异常与其影响下丘脑及垂体，干扰下丘脑 - 垂体 - 卵巢轴导致的激素异常有关。此外，职业性接触汞女工的性欲减退发生率增高，绝经期提前比例也增加。

2. 影响妊娠结局 人群流行病学研究及发育毒理学研究结果，均证明有机汞化合物是人类致畸物。对职业性接触金属汞的女工调查发现，汞蒸气暴露对女工受孕时间和自然流产率均有明显影响。经常制备汞齐合金的牙科医务人员流产、死产和先天缺陷发生率均明显高于未接触者。

3. 生殖毒性和致畸作用 主要由有机汞化合物引起。甲基汞作用于雌性生殖系统，可破坏卵巢线粒体，影响卵巢功能。甲基汞还可抑制精细胞形成，导致精子畸形率增加、精子数量减少，影响男性生育能力。甲基汞易通过胎盘屏障及血脑屏障，侵入胎儿脑组织，引起发育的胎儿弥漫性的脑损伤，影响胎儿的听觉、视觉功能及神经行为发育，即先天性水俣病（congenital Minamata disease）。先天性水俣病是世界上第一个由于工业污染诱发的先天性疾病，其主要表现为伴有中枢神经系统症状的先天性智能衰退。先天性水俣病是由于母亲在妊娠时通过食物摄入了甲基汞引起的胚胎致畸表现。

4. 通过乳汁致乳儿暴露 汞可经乳汁分泌排出，且乳儿对汞的吸收率高于成人。伊拉克发生甲基汞中毒事件时曾发现，乳汁中汞含量与乳母血汞含量密切相关。乳汁中汞含量平均为血中汞含量的 5%，其中 40% 为无机汞，60% 为甲基汞。先天性水俣病患儿出生后继续母乳喂养，可加重患儿甲基汞中毒的危害。

甲基汞对母儿的生殖或发育毒性与摄入量有关。急性中毒妇女可不孕；亚急性或慢性中毒孕妇可发生流产、死产；轻型或不典型中毒孕妇可分娩先天性水俣病患儿；摄入更少量甲基汞孕妇可分娩精神迟钝儿。在日本甲基汞污染地区，除先天性水俣病患儿外，还有大量精神迟钝儿。这类患儿症状轻，人数多，严重影响人口素质。

（五）预防保健要点

1. 控制汞对环境的污染。汞生产企业应严格限制含汞废水、废气和废渣的排放，并加强对汞污染的环境监测，特别是做好汞污染的水体、底泥和水生生物汞含量的监测。一旦发现水体汞污染，则应采取必要措施，最大限度减少对居民的健康危害。

2. 改善生产设备及工艺流程，预防职业危害。加强卫生监督和劳动保护，保证作业场所空气中汞及其化合物浓度达到国家规定的卫生标准，从而保证汞作业工人的生殖健康。

3．严格执行食品中汞限量卫生标准，控制食品中汞含量。

4．保护高危人群。在汞污染区应注意孕妇血汞值、发汞值、乳汞值及新生儿脐血汞、发汞值的检测，以期早发现异常，早防治。注意汞作业女职工的劳动保护，怀孕女职工禁忌从事作业场所空气中汞及其化合物浓度超过国家卫生标准的作业。

三、苯、甲苯、二甲苯

（一）来源及接触机会

苯及其同系物甲苯、二甲苯为由煤焦油分馏及石油裂解产物。在工业生产中接触机会很多。主要用作有机化学合成中常用的原料，作为溶剂、萃取剂和稀释剂，用于制药、橡胶、人造革、油漆等的生产。在生产环境中，苯、甲苯、二甲苯往往三者或是其中两者同时存在，故称之为接触苯系混合物（或混苯、苯系物），意即同时接触此三种物质或其中的两种物质。苯系混合物是目前我国女职工职业性接触最多的毒物。

建筑材料、装饰材料、家具板材使用的黏合剂中，多含有苯、甲苯、二甲苯，容易挥发而使居室空气受到污染。

（二）侵入人体途径及代谢

苯、甲苯、二甲苯主要以蒸气形态自呼吸道侵入人体，经皮肤亦可小量吸收。苯被吸收进入血液后，主要蓄积在富含脂类的组织或器官中。进入机体的苯，约50%以原形从呼吸道排出体外，约10%以原形贮存于体内组织，40%则经肝脏代谢。甲苯和二甲苯进入人体后也主要分布在脂类丰富的组织，在体内被氧化后随尿液排出。

（三）毒性概述

苯的急性毒作用以麻醉作用为主，轻度时出现眼及呼吸道黏膜刺激症状，继之出现兴奋及酒醉状态，重症可出现昏迷，最后因呼吸、循环衰竭而死亡。慢性时则主要抑制造血系统。造血系统功能障碍是慢性苯中毒的主要特征。血象异常以白细胞减少最常见，继之血小板降低，皮下及黏膜有出血倾向，妇女可出现月经过多的现象；最后全血细胞减少，发展为再生障碍性贫血。苯还可引起慢性苯中毒性白血病。

甲苯和二甲苯均属低毒物质。吸入高浓度时对中枢神经系统产生麻醉作用，对皮肤及黏膜有较强刺激作用。纯甲苯及二甲苯对血液系统毒作用不明显。

（四）对生殖健康的影响

1. 影响女性月经 接触苯、甲苯、二甲苯的女工，月经异常较多见，主要表现为月经过多、经期延长、月经周期缩短或紊乱及痛经等，而以月经过多及经期延长较为多见，且月经异常患病率与接触苯浓度有关联。

近年来，中小企业的制鞋厂、箱包厂，使用苯胶（用纯苯溶胶）进行作业，工作中吸入高浓度苯的女工，患再生障碍性贫血者增多。这类患者，在中毒早期时，往往已出现月经过多。故在临床上，对月经过多或功能性子宫出血的患者，应注意了解其职业史，排除苯系化合物职业损害导致的类似症状，以免耽误患者。

2. 影响妊娠结局及子代健康 孕期接触苯、甲苯、二甲苯的女工，妊娠高血压综合征发病率较高。同时接触三者时，妊娠剧吐及妊娠合并贫血的发生率也增高。对职业妇女的调查表明，流产与接触甲苯及二甲苯有显著关联。国内对接触苯系混合物对妊娠结局的影响进行了大量流行病学研究。周树森等对接触苯系混合物的737名女工的888次妊娠与对照组1 251名女工的1 452次妊娠进行调查研究，在控制了可能的混杂因素后，接触苯系混合物组自然流产率、新生儿低体重发生率均显著高于对照组。

保毓书等对我国11个城市263个工厂的现场调查发现，在16种影响孕妇及胎儿发育的职业因素中，排在前三位的是苯、甲苯和二甲苯。Olsen对丹麦的先天缺陷与职业因素关系研究发现，父母为油漆工的婴儿中枢神经系统缺陷的发生率是其他职业人群的4.9倍。Holmberg等采用病例对照研究新生儿中枢神经系统缺陷与母亲孕期接触有机溶剂的关系，提示孕期有机溶剂的接触与中枢神经系统缺陷的发生有关联。

有报道，职业性接触苯及苯系物女工，其工作场所苯、甲苯、二甲苯浓度超过最高容许浓度条件，影响其子女的语言、认知能力。提示职业性接触苯及苯系物对其子代智力发育存在影响。

（五）预防保健要点

1．改进工艺过程，使生产过程密闭化；并安装抽风排毒设备，降低工作环境空气中苯、甲苯、二甲苯的浓度，使之达到国家规定的接触限值。

2．加强女职工从事苯及苯系物接触的劳动保护，促进女工生殖健康。

3．室内装修材料应该选择符合国家标准的建材、正确选择装修施工工艺。新装修后的居室，应进行通风换气一定时间，待苯及其他有机溶剂充分释放并排出后再入住。

四、二硫化碳

（一）来源及接触机会

二硫化碳（carbon disulfide，CS_2）主要用于黏胶纤维（人造丝）和赛璐玢（玻璃纸）的生产，以及制造四氯化碳。也用作橡胶、树脂的溶剂。我国在人造丝生产中有大量女工。

（二）毒性概述

二硫化碳主要通过呼吸道进入人体，皮肤及胃肠道亦可少量吸收。二硫化碳在体内代谢生成二硫代氨基甲酸酯及噻唑烷酮。其中的巯基与铜、锌等离子结合，抑制多种辅基中含有此类金属的酶的活性，干扰细胞的正常代谢。并可干扰维生素 B_6 及脂类和氨基酸的代谢。急性中毒轻时酷似酒精中毒，重时谵妄、昏迷，伴有强直性阵挛性抽搐。慢性中毒时神经衰弱综合征最为常见，同时伴有自主神经功能紊乱症状，并可出现周围神经炎。长期接触出现类似动脉粥样硬化的表现，促进冠心病的发病，以及视网膜微动脉瘤发生率增高。重症可出现精神障碍。

（三）对生殖健康的影响

1. 影响女性月经 二硫化碳作业女工较多见月经功能障碍。临床上主要表现为月经周期异常，周期延长、缩短或周期紊乱不规则；痛经；经期延长及血量过多，也可导致月经量稀少。由于不同学者对接触 CS_2 女工月经异常的研究方法不同以及对象年龄分布、接触 CS_2 的浓度及对月经异常判定指标的差异，导致研究结果月经异常患病率和临床表现不同。研究发现，CS_2 对年轻女工的影响更大，18 岁前接触 CS_2 女工的月经异常率显著高于成年后接触 CS_2 者。

CS_2 作业引起的女工月经功能失调，可能与 CS_2 影响下丘脑-垂体-卵巢轴，进而打破内分泌系统的平衡，致使卵巢功能发生紊乱的结果；另一可能的机制是由于 CS_2 代谢产物二硫代氨基甲酸酯直接作用于卵巢，导致的月经异常。

2. 影响胚胎和胎儿的发育 1975 年，我国学者自临产前一直接触 CS_2 的人造丝厂纺丝女工的新生儿脐血中检出了 CS_2（$5\mu g/100ml$ 脐血）。证明 CS_2 可经过人胎盘转运至胎儿体内。接触 CS_2 职业人群流行病学调查显示，女工自然流产率显著高于对照组；男工妻子的自然流产率及先天缺陷发生率均显著高于对照组，提示 CS_2 对人类胚胎的影响。国内学者对我国不同地区 4 个化纤厂接触 CS_2 工龄 >1 年的 911 名男工，其妻子的妊娠结局分析结果显示，子代先天缺陷发生率和妻子自然流产发生率分别为 20.82% 和 5.97%，均显著高于对照组。CS_2 作业男工的子代先天缺陷发生率前三位为腹腔缺陷（腹股沟疝和脐疝）、中枢神经系统缺陷（无脑儿、脊柱裂和大脑发育不全）及先天性心脏病，三者占全部子代出生缺陷的 61.28%。

3. 经乳汁排出 研究表明，CS_2 可经母亲乳汁排出，当工作场所空气中 CS_2 浓度平均为 $43mg/m^3$ 时，被测定女工乳汁中 CS_2 含量为 $12.3\mu g/100ml$ 乳汁。女工乳汁中 CS_2 含量与空气中 CS_2 浓度以及一个工作日内接触 CS_2 时间长短均有关。通过母亲乳汁接触到 CS_2 的乳儿，是否对其生长和发育及健康产生影响，尚待进一步观察研究。

（四）预防保健要点

1. 保证工作场所空气中 CS_2 浓度控制在国家规定的职业环境接触限值之下。

2. 孕妇、乳母严禁参加空气中 CS_2 浓度超过国家规定的职业接触限值的工作。

3. 减少居住环境大气和水中 CS_2 的污染情况。我国居住环境大气中有害物质最高容许浓度规定，大气中 CS_2 的最高容许浓度为 $0.40mg/m^3$；地面水中 CS_2 的最高容许浓度为 $2.0mg/L$。生产企业在 CS_2 工业生产中严格按照环保要求，控制大气和水体 CS_2 的排放量。

4. 哺乳期妇女若从事 CS_2 作业，应换下工作服并认真洗手后，再行哺乳。

五、氟

（一）来源及接触机会

1. 地质原因 氟在自然界中广泛存在，人们居住环境的高氟区常常是由于地质环境的原因造成的。高氟是指饮水中含氟量超过 $1.0mg/L$。在高氟地区，长期食用含氟量高的水和含氟量高的农作物可导致人体发生地方性氟中毒，也称地方性氟病。我国各省、市、自治区的广大地区均有不同程度的地方性氟病流行，分布于 1 187 个县（市、区、县）内，病区人口约有 3.3 亿，氟斑牙患者现有 4 000 余万，氟骨症患者现有 260 余万。

2. 环境污染 生活燃煤污染及大量使用含氟高的劣质煤或冶炼含氟高的铁矿石的工厂，可排出大量含氟废气,如果不予以处理,可造成环境中氟的蓄积,造成周围居民氟中毒危害。

3. 职业接触　磷肥厂、铝合金厂、炼钢厂等在冶炼和加工过程中,职工有可能接触高氟。

(二)侵入人体途径及代谢

氟是人体必需的微量元素之一,但需要量极微。人体内的氟,约 65% 来自饮水,30% 来自食物。饮水和食物中含有的氟,主要经消化道吸收,空气中的氟则由呼吸道吸收。氟化物进入机体后,经过血液循环,进入器官组织,约 98% 存在于骨骼、牙齿中。氟主要从肾脏由尿排出。世界卫生组织提出,每人每天从饮水、食物、空气等环境摄入的总氟量,如果不超过 2mg,将不会危害人体健康。水中氟适量浓度为 0.5～1.0mg/L。

(三)毒性概述

流行病学观察发现,居住在饮水氟 <0.04mg/L 的低氟区的居民,其骨密度降低及骨质疏松发生率增高,提示氟在预防人体骨质疏松方面的重要作用。此外,水氟含量在 0.5mg/L 以上时具有防龋作用。但过量氟可破坏钙磷代谢平衡,影响牙齿和骨骼的发育。高氟地区的居民,长期摄入含氟量高的水、食物或吸入高氟空气可以引起地方性氟病。地方性氟病是一种全身性、慢性中毒疾病,其临床表现复杂多样,主要为牙齿和骨骼的受损表现,即氟斑牙和氟骨症。氟斑牙以门齿损害最为明显。表现为牙齿表面粗糙,失去光泽。轻者呈白垩状,严重者牙齿呈黄褐色或棕褐色甚至呈黑色,并伴有牙齿的缺损。氟骨症则主要表现为脊柱、四肢关节的持续性疼痛,疼痛无游走性,与天气变化无关;根据地方性氟中毒的环境介质不同,将地方性氟中毒分为饮水型、生活燃煤污染型、饮食型和工业污染型等类型。

(四)对生殖健康的影响

1. 影响月经和生育率　流行病学资料显示,氟中毒地区妇女月经异常、不排卵、不孕、流产和死产的发生率均高于非氟中毒地区。

2. 影响妊娠结局　高氟地区或氟污染严重的工厂附近,孕妇流产、早产、死胎、先天缺陷发生率和围产期婴儿死亡率增高。提示高氟可能对妊娠结局产生不良影响。

3. 影响胎儿、婴儿的生长发育　早在 1960 年就有研究证实,氟能通过胎盘进入胎儿体内。在高氟地区随孕妇血、尿氟含量的升高,羊水含氟量也增加,胎儿表现为骨生成活跃、股骨出现明显的

病理改变。在地方性氟中毒流行区出现乳牙氟斑牙,说明氟在胎儿和 / 或新生儿体内蓄积,并可达到对牙齿有害的剂量。提示孕期高氟暴露对胎儿发育的不良影响。地方性氟中毒病区中胎儿大脑、海马及小脑皮质神经细胞发育较差,细胞体积小,分布密集,对地方性氟中毒地区的调查显示:病区的儿童生长发育和智力均受到影响。

(五)预防保健要点

1. 针对氟的来源降低环境中氟的浓度　针对环境中高氟来源采取各种方法降低环境中氟的浓度,比如水型氟中毒地区需要改换水源,没有低氟水源可用时,可采用饮水除氟法降低水中氟的含量;煤烟型高氟地区采用改良炉灶、安装烟囱将含氟煤烟排出室外的方法,减少居室空气氟浓度。

2. 减少氟的摄入量　针对高氟来源采取措施,降低机体氟的摄入。如饮用低氟水,饮用水氟不超过 1.0mg/L。适量浓度为 0.5～1.0mg/L。此外,在高氟区居住的育龄妇女和孕妇应注意少饮浓茶,以免增加氟的摄入量。

3. 合理营养、减少氟危害　氟的吸收和利用与机体营养状况关系密切。据调查,贫穷地区氟中毒患病率高,营养状况好的地区患病率低。蛋白质、钙、硒、维生素 C、维生素 B_1 和 B_2 及维生素 D 均有抗氟保护机体的作用。在高氟地区可增加钙与维生素 D 和 C 的摄入,以调节钙磷代谢,减少机体对氟的吸收。维生素 C 有促进氟排出及抗感染作用。

六、砷

(一)来源及接触机会

1. 地质原因　砷在自然界多以重金属砷化合物和硫砷化物形式混存于金属矿石中。由于当地壳变迁时,这些砷化物可溶于地下水中,导致地下水含砷量过高。如中国台湾省西南海岸的井水,含砷量高达 0.01～2.5mg/L,当地有黑脚病的流行。新疆奎屯地区井水含砷量高达 0.82mg/L,出现大量砷中毒患者。

2. 环境污染　①通过燃煤引起的慢性砷中毒,称为"煤炭型地方性砷中毒"。②含砷矿石冶炼,制造铅、锌、铜合金时,砷以蒸气状态逸散在空气中对周围大气造成污染。③含砷农药的喷洒,排放含砷废水等,造成土壤污染。土壤中的砷可通过对水和食物的污染进入人体。

3. 职业接触　主要是吸入含砷的颗粒物质,三氧化二砷在工业中用于玻璃工业的脱色剂,皮

毛工业中用于消毒防腐，农业中则用于杀虫、灭鼠和除莠；雄黄（As_2S_2）、雌黄（As_2S_3）、巴黎绿（醋酸亚砷酸铜）则用于制备工业颜料；三氯化砷主要用于无线电工业等。从事这些职业的人群可有职业性砷暴露。

（二）进入人体途径及代谢

砷主要以化合物形式，可经消化道、呼吸道和皮肤吸收进入人体，职业性接触主要经呼吸道吸入，进入体内的砷多分布在肺、肾和脾中，头发、指甲、皮肤次之。砷在机体内能很快代谢，半衰期为10小时至几天。其中经肾脏从尿液可排泄90%的砷，其余的随汗水、乳汁和粪便排出。

（三）毒性概述

由于砷化物具有原浆毒，易于亲和体内酶蛋白的巯基，使含巯基的酶失去活性，干扰细胞的正常代谢，导致细胞死亡，进而引起神经系统及其他系统的功能与器质性病变。急性中毒主要为经口误服中毒，主要表现为急性胃肠炎症状。如果长期饮水中含砷量 >2mg/L，可引起机体亚急性中毒。临床表现以神经系统症状较突出，有四肢疼痛、头晕、头痛，严重者甚至行走困难；还可出现皮肤有"蚁走感"等感觉障碍的症状。长期饮用含砷量为 0.5mg/L 的水或通过呼吸道吸入砷化物的粉尘，多引起慢性中毒。我国是地方性砷病大国，除中国台湾省外，新疆、贵州、内蒙古和山西等地均出现世界罕见的地砷病病区。大量流行病学资料已证实，无机砷化物是人类皮肤癌和肺癌的致癌物。我国已将砷所致皮肤癌、肺癌列为职业肿瘤。

（四）对生殖健康的影响

1. 影响月经和生育力 职业性炼砷接触砷化物的妇女，出现月经周期延长、经期缩短、经量减少、痛经、绝经期提前等生殖功能不良影响的表现。武汉市对农业中灭白蚁的女工的调查发现，其在灭蚁时接触砒霜（As_2O_3）配成 70%～80% 的药水和药粉，这些妇女的月经异常患病率显著高于对照组，主要表现为痛经及月经过多，自然流产率也达 31.25%，新生儿出生体重则明显低于对照组的子代。砷及其化合物影响妇女生育力的人群研究仅见于墨西哥某地由于因饮用高砷水而降低生育力的报道。

2. 经胎盘转运和乳汁排出 动物实验已证明砷可经胎盘转运和乳汁传递给子代。在 20 世纪 90 年代，在我国内蒙古砷中毒流行地区（当地井水含砷量为 1.2mg/L），有先天性砷中毒的报道，患儿出生后表现为全身皮肤颜色异常、手脚皮肤纹理不清，有小白点。另有报道母亲砷中毒后，婴儿吃母乳也可引发砷中毒。哺育期妇女服用含砷的药物后，其乳汁中可发现砷。提示砷可通过乳汁排出，对乳儿造成潜在的健康危害。

3. 影响妊娠结局 动物实验已证实，三氧化二砷、砷酸钠、亚砷酸盐等毒性较强的砷化物具有致畸作用，可引起实验动物多个器官系统的畸形，包括脑、眼及泌尿生殖畸形和肋骨畸形等。瑞典曾有学者对一金属冶炼厂进行调查发现，妊娠期间曾在该工厂工作的女工，由于接触砷化物，其所分娩的新生儿具有较高比例的先天畸形，显著高于妊娠期间未在此工厂工作的女工所生的新生儿。同时作者还观察到，孕妇住家距离熔炼厂越近，妇女的自然流产率越高。有孕妇在妊娠期间选择服用砷化物自杀，孕周为妊娠 30 周，服用了约 30ml浓度为 1.32% 的三氧化二砷溶液。3 天后分娩一活婴，但新生儿在出生后 11 小时死亡，尸检时在新生儿肝、肾、脑组织中检出大量砷，各器官有广泛病变。

（五）预防保健要点

1. 控制和降低砷对环境的污染。我国大气卫生标准规定，每立方米空气中含砷不得超过 0.003mg。如超标应追查来源，及时控制污染，如为燃煤导致的大气砷超标，则改用低砷煤。饮用水卫生标准中规定，每升水中砷含量不得超过 0.05mg，如饮水含砷量超标，则需要及时采取更换水源等措施。

2. 改善职业性砷接触的劳动条件，避免和减少其对健康的危害。

3. 做好职业性接触孕妇及乳母的劳动保护。我国卫生标准规定作业场所空气中砷及其无机化合物（以 As 计）的时间加权平均容许浓度为 $0.01mg/m^3$；短时间接触容许浓度为 $0.02mg/m^3$。职业场所严格执行上述标准，同时加强通风和做好职业接触孕妇和乳母的个人防护工作。

4. 加强高砷地区的生物样本检测，以判断人体内是否摄砷过量。目前尚缺乏统一的砷生物样本的正常值标准。血砷反应的是近期而非长期的砷暴露，且血液基质复杂，增加了分析砷形态的难度；尿砷浓度反映砷代谢的速度。一般尿砷的范围为 10～50μg/L；发砷可以稳定地指示既往砷暴露的程度，是最常用的砷负荷指标，但是人体出现砷中毒的发砷含量阈值一直未明确。

七、甲醛

甲醛（又称福尔马林）也是重要的环境化学污染物，其在常温下为气态，主要以 35%～40% 水溶液形式出现。

（一）来源及接触机会

甲醛是一种重要的化工原料。被广泛用于建筑材料及装饰材料生产工程中，比如合成酚醛树脂、脲醛树脂、聚甲醛树脂，制造人造板、家具、塑料地板、塑料壁纸、化纤地毯等。居室内装修材料含有一定量的甲醛，当室温达 19℃ 以上时，甲醛即可从装修或装饰材料中源源不断地释放出来，造成室内空气污染。新装修的居室内，空气中甲醛浓度可达 $0.3mg/m^3$ 以上。此外，液化石油气或天然气等燃料燃烧后都会产生大量甲醛，厨房内甲醛浓度有时可高达 $0.4mg/m^3$ 以上。吸烟时烟气中也会有甲醛，点燃一支香烟约能产生 0.6mg 甲醛。日用品中，清洁剂、消毒剂、防腐剂中也含有一定量的甲醛。

（二）侵入人体途径及代谢

甲醛蒸气通过呼吸道和消化道吸收进入人体，并可以更低的浓度经皮肤吸收。在体内甲醛可被氧化为甲酸随尿排出，或氧化成二氧化碳随呼吸排出。

（三）毒性概述

甲醛对皮肤黏膜具有刺激作用，比如甲醛蒸气可刺激眼及呼吸道黏膜，长时间接触易出现结膜炎、鼻炎、咽炎、皮肤干燥等。接触甲醛浓度 $>10mg/m^3$ 时，可引起眼、鼻、咽喉烧灼感，流泪，结膜充血，咽痛，咳嗽等，甚至可能出现喉部痉挛、水肿及气管炎和化学性肺炎。

甲醛还可引起急性接触性皮炎，出现皮疹，瘙痒明显。除甲醛的刺激作用外，可能与机体对甲醛过敏有关。在 6 项队列研究中，有 2 项提示甲醛可以导致鼻咽癌的发生。4 项病例对照研究中的 3 项提示甲醛与鼻咽癌发生有关。国际癌症研究所（International Agency for Research on Cancer, IARC）目前认为甲醛是导致人类鼻咽癌发生的危险因素，并将其归入 1 类人类致癌物。

（四）生殖健康的影响

甲醛对生殖健康影响的研究资料较少。现有的人群研究数据提示，孕期职业性接触甲醛可导致月经异常，严重者甚至表现为不孕；此外还可能影响胚胎和胎儿发育及异常妊娠结局。

丹麦对甲醛平均浓度为 0.43（0.24～0.55）mg/m^3 工作场所空气中的育龄妇女进行调查发现，有接近 1/2 的妇女有月经不规则症状。我国 20 世纪 70 年代也曾有报道，446 名使用尿醛树脂生产防皱布的女工接触空气中甲醛浓度为 $1.5～4.5mg/m^3$ 时，月经异常发生率显著高于售货员人群，主要表现为痛经和月经过少。且接触甲醛组女工继发不孕发生率也高于对照组，接触甲醛女工妊娠贫血、妊娠高血压综合征等合并症和并发症发生率也增高。

鉴于甲醛使用范围较广，其对女性性腺及妊娠结局的不良影响，有深入研究的必要。

动物实验已证实甲醛可通过胎盘屏障进入胎儿体内，但未发现甲醛具有致畸作用。但应用大鼠全胚胎培养的研究发现，甲醛可导致胚胎细胞姐妹染色单体交换率、断裂率显著增加，有致胚胎畸形的风险。

甲醛是否可自乳汁排出，尚缺乏资料。

（五）预防保健要点

1. 控制和降低工作场所空气中甲醛浓度，即需要控制在国家规定的职业接触限值之下。

2. 对于孕妇和乳母，严禁从事作业场所空气中甲醛浓度超过职业接触限值的工作。

3. 新装修的居室，甲醛浓度通常处于较高水平，准备怀孕的妇女最好在新房装修 1 年后怀孕为宜。据调查，初夏装修的房间，需 2 周～2 个月，室内空气中甲醛浓度可降至安全水平，冬秋季装修时则需 6 个月甚至 1 年。

八、一氧化碳

一氧化碳（carbon monoxide, CO）是日常生活和生产中最常遇到的有毒化学污染物。

（一）来源及接触机会

工业生产中炼铁、炼钢；采矿时的爆破；机械工业生产中的铸造、热处理等工艺；或以 CO 为原料制造甲醇、氨的合成等生产都可接触 CO；日常生活中，冬季用燃煤取暖、煤气炉，汽车尾气、吸烟等均可接触 CO。

（二）侵入人体途径及代谢

CO 主要经呼吸道吸收，进入人体血液循环后，90% 以上的 CO 与血红蛋白结合形成碳氧血红蛋白（carboxyhemoglobin, HbCO），由于血液携氧量的下降使人出现低氧血症，引起组织缺氧。

（三）毒性概述

根据 CO 中毒的程度，机体出现不同的临床症状。CO 的轻度急性中毒可表现为耳鸣、头痛、眩晕、恶心、呕吐，中度中毒时则出现意识障碍，甚至昏迷。重度中毒时患者可迅速昏迷，并发脑水肿、肺水肿及心肌损害。长期接触时，慢性影响的结果可出现神经衰弱综合征、心肌损害、心电图异常等。

（四）对生殖健康的影响

孕妇对一氧化碳比未孕妇女敏感。孕妇一氧化碳中毒还可对胎儿发育产生不良影响，有导致胎儿畸形的可能。有研究分析了 60 名孕期曾发生过 CO 中毒孕妇的病例，发现在妊娠 13 周以前接触 CO 的 12 例中，有 6 例所生婴儿出现畸形，而在妊娠后期接触 CO 的 48 例中，仅 1 例出现畸形。畸形的种类包括面部、肢体、耳、口腔的发育异常。另有报道，5 名严重 CO 中毒孕妇中，2 名分娩死胎，1 名在婴儿期诊断脑瘫，其余 2 人经高压氧治疗，分娩出正常婴儿。孕妇接触高浓度 CO 所引起的胎儿出生后发生神经系统后遗症，可能由于 CO 导致的胎儿缺氧所致。

职业环境接触一氧化碳对生殖功能是否产生影响，尚未见研究报道。

动物实验曾用不同方式对妊娠大、小鼠及兔等进行孕期染毒，结果可见所有动物胎鼠出生体重均降低；新生胎崽死亡率增高、生后体重增长缓慢并有行为发育落后；其中小鼠胎鼠畸形率增高，并以外观及骨骼畸形为主。

（五）预防保健要点

1. 加大环保执行力度，减少 CO 对大气的污染。我国居住区大气中一氧化碳最高容许浓度为 $3.0mg/m^3$。

2. 控制和降低工作场所空气中 CO 浓度，使其控制在国家规定的职业接触限值之下。该职业接触限值与海拔有关，即在非高原地区，时间加权平均容许浓度为 $20mg/m^3$；短时间接触容许浓度为 $30mg/m^3$，在高原地区，海拔 2 000m 时为 $20mg/m^3$；海拔 >3 000m 时为 $15mg/m^3$。

3. 孕妇严禁参加工作场所空气中 CO 浓度超过国家规定的职业接触限值的工作，以及有 CO 急性中毒危险的工作。

4. 冬季使用煤炉取暖的居室，应加强室内的通风换气；使用煤气热水器的家庭，应将热水器安装在通风良好的场所，并应与浴室分开，防止对孕妇及胎儿的可能损害。

九、环境内分泌干扰物

环境内分泌干扰物（environmental endocrine disruptors，EEDs）是指环境中存在的在体内能够模拟、阻断或激活内分泌效应，干扰体内激素的合成、转运及代谢等过程，引起机体内分泌功能改变，对机体或其子代引起有害效应的外源性物质。目前研究较多的是具有雌激素样作用的环境内分泌干扰物，因此，也有人称这类物质为环境雌激素（environmental estrogen）。

（一）来源及接触机会

根据环境内分泌干扰物来源，可将其分为天然的和人工合成的两类化学物。天然的 EEDs 包括植物激素和真菌激素等，人工合成的 EEDs 主要包括工业生产、垃圾焚烧、农药使用等生产过程的化学原料或副产品，以及激素类药物。

1. 环境污染　环境内分泌干扰物是现代工业污染环境的产物。目前已被确定或怀疑为 EEDs 的环境化学物接近百种，主要包括邻苯二甲基酸酯类（pathalates，PAEs）、多氯联苯化合物（polychlorinated biphenyls，PCBs）、有机氯杀虫剂（organochlorine insecticide）和除草剂（herbicide）、烷基酚类、双酚类化合物、某些金属等。这些化合物在日常生活中，以日用品等形式进入环境，通过发挥内分泌的干扰作用对人体产生危害。如 PCBs 在环境中很稳定，能通过食物链富集；PAEs 的大量使用，造成大气、土壤、水体的污染，现已成为全球性的有机污染物；二噁英不仅仅来源于杀虫剂，而更广泛来源于其他含氯的工业品及含氯塑料垃圾不完全焚烧时，产生有强毒和致癌性的四氯二苯二噁英污染空气、水体、土壤、动植物等，进而污染环境。

2. 职业接触　在上述环境内分泌干扰物的生产和加工过程中，可能接触到其产品、粉尘和气溶胶等产生职业性暴露。如用于电器产品和其他塑料制品中的多氯联苯类，塑料增塑剂中的邻苯二甲酸酐类，以及氯丹、壬基酚、酞酸酯、水银等化学物质，有机氯农药等的生产和加工过程。此外，生产避孕药和雌激素等的制药厂也可造成职业性 EEDs 暴露。

3. 生活接触　主要来自不适当地使用人工合成的雌激素，如口服避孕药、含激素化妆品；或食用被环境激素污染的鱼、肉、蛋及奶制品等。

由于环境内分泌干扰物种类繁多，本部分以

下毒性内容主要介绍几种典型的 EEDs,农药和某些重金属的生殖毒性见相应化合物部分。

(二)侵入人体途径及代谢

环境内分泌干扰物,可通过食物链的生物富集或直接接触等途径进入人体;EEDs 还可通过胎盘屏障到达胎儿体内,婴儿通过母乳可受到污染。EEDs 主要分布在人体脂肪组织内。例如,二噁英进入环境后,通过食物链作用,在鱼或动物体内富集,随受污染的食物进入人体。邻苯二甲酸酯类可通过消化道、呼吸道和皮肤吸收。普通人群的脐带血和羊水中均可检测到邻苯二甲酸酯类物质。

(三)毒性概述

环境内分泌干扰物多为大分子的脂溶性化合物,在环境中很难降解,并能通过食物链富集,正是由于其脂溶性的特点,可在生物体内长期蓄积,脂肪组织为其主要蓄积部位,其排泄较慢,属于体内半永久性毒物。由于人体广泛接触多种环境内分泌干扰物,其在体内的协同作用较强,故长期、低剂量接触对人体生殖系统可以产生危害作用。胚胎和胎儿期以及青春期是环境内分泌干扰物作用的敏感期。在环境内分泌干扰物中,二噁英是最毒的物质之一,它的毒性相当于氰化钾的 1 000 倍,是目前世界上已知毒性最强的人类致癌物。

EEDs 可直接作用于遗传物质,导致基因突变、DNA 加合物和染色体断裂,以及原癌基因或抑癌基因产物的表达异常等效应;或通过影响受内分泌激素调节的生长因子及其受体的平衡,使靶细胞发生异常增殖和分化。环境雌激素在体内代谢过程中产生的氧自由基可间接引起 DNA 氧化损伤,并启动肿瘤基因的表达。一些 EEDs 还具有促进肿瘤发生的作用。

(四)对生殖健康的影响

1. 影响月经、子宫内膜增生和生育力 由于环境激素的摄取,引起女性的性早熟,还可引起女性月经失调、子宫内膜增生等生殖系统功能障碍,导致妇女受孕力下降。美国 48.3% 的黑人女孩和 14.7% 的白人女孩 8 岁以前就开始月经初潮。动物毒理实验显示,出生前暴露于二噁英、双酚 A 等环境内分泌干扰物对雄性和雌性仔代的生殖细胞和生殖器官正常发育均产生影响。长期职业接触邻苯二甲酸酯类的女工受孕率下降、流产率升高。我国学者对职业性接触邻苯二甲酸 -(2- 乙基)酯女工的妇科检查发现,1/3 女工患有子宫内膜异位症,与未接触女工相比,妊娠比例降低。意大利学者 Cobellis 等采用高效液相色谱测定子宫内膜异位症患者体内的邻苯二甲酸 -(2- 乙基)酯水平,发现子宫内膜异位症患者血浆中邻苯二甲酸 -(2- 乙基)酯含量显著高于对照人群,研究证实了血浆中邻苯二甲酸 -(2- 乙基)酯浓度过高与子宫内膜异位症的相关性。另有研究测定了 44 名患有子宫内膜异位症的比利时妇女血液中 2,3,7,8- 四氯二苯二噁英的浓度,发现子宫内膜异位症组 8 名(18%)妇女二噁英阳性,而在年龄相匹配的 35 例有输卵管问题的对照妇女中,只有 1 例(3%)二噁英阳性。另外,对子宫内膜异位症患者血液中的二噁英浓度测定结果也显示子宫内膜异位症患者的血中二噁英浓度偏高。研究人员认为,这些观察支持二噁英可能与人的子宫内膜异位症有关联。

2. 影响生殖结局及具有致畸作用 美国在越南战争中大量使用除草剂(落叶剂)2,4,5-T,造成当地大面积耕地和森林的污染。落叶剂散布地区发生 2,4,5-T 急性中毒和慢性中毒者百余人,该地区的妇女中有 4 名孕妇,3 名分娩了畸形儿,畸形儿有小头症、唐氏综合征等。此外,落叶剂污染地区,先天性腭裂和脊柱裂发生率急剧增加,死产率在落叶剂散布区为 69‰,显著高于全国平均发生率 31.2‰。流行病学资料表明,受除草剂污染地区的先天性腭裂和脊柱裂、流产、死产、葡萄胎、新生儿死亡均明显增加,胎儿畸形发生率明显高于其他地区。此外,该地区胎儿的染色体结构异常、姐妹染色体交换的发生率也较高。母亲孕期接触邻苯二甲酸酯类物质,其所生的男孩可表现为肛门生殖器距离缩短、双侧睾丸下降异常等变化。在日本西部地区发生的米糠油中毒事件,是由于使用 PCBs 作热载体,PCBs 漏出,混入米糠油内,食用此油引起的中毒。该事件有 1 000 多人中毒,其中 13 名孕妇也出现食用了污染的米糠油中毒症状。分娩的 13 例新生儿中,有 2 例死产,2 例早产儿。新生儿出现体重低、皮肤色素沉着、严重氯痤疮、眼分泌物增多、牙龈着色等症状,称为"油症儿"。死产儿尸检可见表皮角化症、毛囊扩张、表皮萎缩、脏器充血、肺不张表现等。提示 PCBs 通过胎盘对胎儿发育的不良影响。

3. 致癌作用 雌激素类药物己烯雌酚(diethylstilbestrol,DES)是已经证实的人类致癌物。孕妇服用己烯雌酚保胎,其女性子代在青春发育期易患阴道透明细胞腺癌,表明摄入合成雌激素可致癌。大量流行病学研究表明,EEDs 与人类内分泌系统肿瘤的发生有关。美国的一项研究分析了1973—1991年间的肿瘤发生率，发现女性激素依赖性器官肿瘤发生率增加，其中乳腺癌增加24%；卵巢癌增加4%。研究表明，体内脂肪和血清中滴滴涕代谢产物滴滴伊和PCBs含量高的妇女，其乳腺癌发生率高于对照组。动物实验也证实滴滴涕和滴滴伊具有弱的雌激素样作用，提示其具有促癌剂的作用。

4. 具有经胎盘转运和乳汁排出作用 二噁英为代表的环境内分泌干扰物几乎均可通过胎盘，因此可影响胎儿发育，并可能致畸。PCBs的有毒降解产物亦能通过胎盘对胎儿产生毒性作用。此外，由于EEDs的亲脂性及主要在脂肪组织蓄积，乳汁分泌是其排出体外的最重要途径，而其对体内激素的干扰作用可能对发育中的婴幼儿产生不良影响。

（五）预防保健要点

1. 研制卫生标准，控制其排放。目前尚缺乏环境内分泌干扰物的卫生标准，因此研制环境内分泌干扰物的卫生标准是防治工作中的关键，控制环境激素的排放，并从源头遏制已禁止使用EEDs的生产。如禁止使用滴滴涕、PCBs，减少使用会产生二噁英的产品；降低其环境排放，进而减少其通过食物链的富集。发泡餐盒的制作原料是聚苯乙烯，里面含有二噁英，应禁用。1999年比利时发生的二噁英事件，主要是由于生产家畜、家禽的饲料被二噁英污染所致。

2. 加强环境内分泌干扰物的监测水平。以二噁英为代表的有机化学污染物问题已引起国际社会的广泛关注和重视。1997年，世界卫生组织确定了各国必须立即控制和治理以二噁英为代表的12种具有高残留、高生物富集性、高生物毒性的物质，即残留性有机污染物（persistent organic pollutants，POPs），包括二噁英、多氯联苯、呋喃、狄氏剂、艾氏剂、滴滴涕、异狄氏剂、六六六、氯丹、灭蚁灵、毒杀芬、七氯。2001年5月，在斯德哥尔摩，各国全权代表会议上经投票有91个国家（包括我国）赞成通过了《POPs公约》，更名为《斯德哥尔摩公约》。因此，掌握我国POPs污染情况，建立监测网络；加强环境检测，建立有效的检测方法；并借鉴先进国家的经验，作好规划，制定切实可行的措施，才能治理环境激素的污染。

3. 加强对人工合成的激素类药物使用的严格管理，防止破坏体内激素的平衡，从而造成生殖器官损害。

4. 正确使用某些日常用品。比如制作食品容器最好不用聚氯乙烯、苯乙烯、聚碳酸酯等材料。婴儿奶瓶最好用玻璃的。不用发泡沫塑料容器泡方便面。避免塑料制品在微波炉加热带来的环境内分泌干扰物溶出等。

5. 育龄妇女和孕产妇要注意营养均衡、食物多样化，少食深海鱼，防止通过食物链浓缩而蓄积在海鱼体内的环境内分泌干扰物进入人体。

十、农药

农药是指用以杀灭和防止农作物病、虫、鼠、草害的化合物，种类繁多，按其用途可分为杀虫剂、杀菌剂、杀鼠剂、除草剂、植物生长调节剂等，其中以杀虫剂品类最多、用量最大。常用杀虫剂有：有机磷农药（如敌敌畏、对硫磷、马拉硫磷等）；有机氯农药（如滴滴涕、六六六等）；有机氟农药（如氟乙酰胺）等。杀虫剂有氨基甲酸酯类农药（如灭草灵、燕麦灵），除草剂如含氯苯氧基农药（如2,4-D；2,4,5-T等）。我国使用农药以杀虫剂为主，其中有机磷农药的使用最多，发达国家则使用除草剂较多。

（一）来源及接触机会

农药合成、加工、包装等生产过程，农作物种植、花卉栽培、果树及其他树种的管理等过程中使用均可接触农药。同时农药的施用又可使农产品以及畜产品、水产品等受到农药污染，通过食物进入人体。有些农药，比如滴滴涕性质稳定、残效期长，污染环境后较难消除，增加了人体接触的机会。

（二）侵入人体途径及代谢

农药在喷洒使用过程中主要经呼吸道进入人体，但皮肤也是重要的侵入途径。例如有机磷农药可经皮肤吸收，如果在喷洒农药时虽然注意了呼吸道的防护，比如戴防护口罩，但却由于农药污染了衣服，如未及时脱掉，农药有经皮肤吸收进入人体的可能，也可引起中毒。经消化道进入则往往是由于食用了被农药污染的食品，误服或自杀服毒。

（三）对生殖健康的影响

由于农药种类繁多，而且施用中多将2种或2种以上的农药混合配制成混配农药使用，因此，人群中很难单独观察某一种农药的健康影响。此外，使用农药的种类和用药量不同，其危害程度也不同。

Nurminen对1979—1995年间发表的有关农药对生殖功能影响的研究资料25篇进行荟萃分析，有些资料认为母亲孕期接触农药与自然流产、死产及胎儿肢体、心脏、泌尿生殖系畸形的发生有关联，有些则未见上述关联。有学者对美国明尼苏达州农药使用者的 4 935 次分娩进行分析，结果显示使用农药者所生子代先天缺陷儿显著增加，而且农业地区先天缺陷率亦高于非农业地区，频繁使用含氯苯氧基（chlorophenoxy）的除草剂、杀真菌剂的地区，在喷药季节（夏季）受孕的婴儿，与其他季节受孕的婴儿比较，先天缺陷发生比例明显增加。在中国的马鞍山队列中，研究者分析了夫妻双方孕前 6 个月的环境暴露情况与妊娠结局的关系，发现孕妇在怀孕前 6 个月农药暴露组比非暴露组具有较高的出生缺陷发生率。有关农药对胚胎发育和妊娠结局的影响，由于使用农药的种类、使用的方法及用药量不同，目前尚无明确结论。现将常用农药对妇女生殖健康的影响简述如下：

1. 有机磷农药　是目前使用量最大的农药，其进入人体的途径包括呼吸道、消化道及完整的皮肤和黏膜，主要的毒作用机制为抑制胆碱酯酶活性，导致乙酰胆碱蓄积，引起神经功能紊乱。动物研究证实有机磷暴露可导致胚胎着床前或着床后丢失，严重暴露可导致不孕。人群资料提示使用有机磷农药的妇女月经异常患病率增高。国内多项对职业性接触有机磷农药的女工调查发现，接触组女工月经异常率较高，表现为经期延长，血量增加或月经量减少，且接触组女工自然流产率亦增加。对有过轻度、中等度有机磷农药中毒妇女的分析发现，继发不孕的发生率增高。有机磷农药的胚胎毒性机制尚不清楚，目前的研究认为可能与以下机制有关，包括有机磷农药通过胎盘屏障直接作用于胚胎组织，或通过抑制胎盘中某些酶的活性，导致胎儿营养素的利用障碍，或通过脂质过氧化机制引起胎儿毒性作用。

2. 有机氯农药　是一种广谱、高效、高残毒的杀虫剂。由于其性质稳定，不易分解，且具有生物富集作用，其长期大量的使用已造成对环境的污染和人畜健康危害。正是由于其高残留的特点，我国虽已禁止使用，但在人体组织和血液中仍可检出有机氯农药。

六六六、滴滴涕等的慢性毒作用主要表现在对神经系统、内分泌系统等的影响及具有肝肾损害作用。研究表明，有机氯农药可抑制体内多种三磷酸苷酶活性，进入孕妇体内的有机氯农药可通过胎盘进入胎儿体内，对妊娠结局及胎儿发育产生不良影响，引起流产、畸胎、死胎等。通过检测流产儿和早产儿母血及胎盘中有机氯农药的含量，发现其母血及胎盘中有机氯农药总含量高于足月产儿母血及胎盘中的含量。另有报道，在 189 例乳汁中检出了滴滴涕的妇女，其婴儿中 8 例有发育缺陷，有足内翻、先天性髋关节脱臼、多指畸形等；而乳汁中未检出滴滴涕的对照组妇女则未见分娩畸形儿。在美国和墨西哥人群的多项队列研究发现，孕期滴滴涕接触，可导致婴幼儿期语言、记忆或认知损害；在美国马萨诸塞州滴滴涕污染区，孕期滴滴涕代谢产物滴滴伊含量与儿童 7～11 岁时注意缺陷障碍的发生有关。

3. 除草剂　2,4,5- 三氯苯氧乙酸（2,4,5-T）是一种激素类除草剂（或称落叶剂）。小剂量可刺激农作物生长，防止花蕾和果实早期脱落；大剂量时用作除草剂。有学者在 1970 年对越南的调查发现，自越南战争使用落叶剂以来，越南先天性腭裂、脊柱裂患儿急剧增加，死产率也有增加。Hanify 等报道，新西兰北岛地区，1972—1977 年使用 2,4,5-T 期间出生婴儿中先天缺陷发生率为 1960—1966 年未使用 2,4,5-T 期间出生婴儿的 1.73 倍，其中，心脏畸形及尿道上下裂的发生率则相当于使用前的 3.9 倍和 5.6 倍。由于担心除草剂的致畸性，许多国家已禁止使用 2,4,5-T。其他除草剂，比如草甘膦，Jessica 综述的 10 篇有关草甘膦对出生缺陷、流产、早产及胎儿生长受限的影响，未见显著性相关，作者也指出这些研究受限于直接暴露或间接暴露的有效评价指标，因此，是否有影响尚待进一步研究确认。

（四）预防保健要点

1. 加强农药的生产管理，加强农药安全生产、运输及保管管理，防止生产过程农药污染环境。禁止将农药与粮食、饲料等混放，以避免农药中毒的发生。

2. 加强职业性接触农药的个人防护，使用超低容量喷雾器喷洒农药可减少对环境的污染。喷药时，不可逆风喷洒；喷洒农药时，注意个人防护用品如防护口罩、帽子、防护服和防护手套的使用，喷药后，要沐浴更衣，防止吸入和药液污染皮肤。

3. 安全合理使用农药，农业部门在农药施用过程中应严格遵守《农药安全使用标准》，掌握好农药施用范围、用药量和稀释倍数、施药期、施用次数等，以保证食品中农药残留量不超过国家规定的卫生标准。

4. 孕妇、乳母严禁参加接触农药的工作。

十一、抗癌药

常用抗癌药按其作用可分为抗代谢药(如甲氨蝶呤、氟尿嘧啶等)、烷化剂(如环磷酰胺)、抗生素类(如阿霉素、丝裂霉素 C 等)、激素类以及其他(如长春新碱、喜树碱等)。

(一)来源及接触机会

职业接触抗癌药的人员有生产抗癌药的工人和技术人员,医院中接触抗癌药的医务人员如医师、护士、药剂师及清洗工等;接受化疗的患者则为治疗所需。

(二)侵入人体途径

医务人员在职业接触时,抗癌药主要可经呼吸道及皮肤进入人体。在抗癌药的配制室,空气中可检出抗癌药成分,护士在配制抗癌药或进行治疗操作时,含有抗癌药的气雾可经呼吸道进入人体;在为患者输液给药的过程中,皮肤可受到污染,抗癌药可经皮肤侵入人体。

(三)毒性概述

接受抗癌药治疗的患者,可有不同程度的骨髓抑制、胃肠道反应、肾毒性及脱发等多种不良反应的表现。职业接触的毒性损伤则小得多。接触者可出现头晕、头痛、恶心、鼻黏膜肿胀疼痛、全身出现荨麻疹、腹痛及肝脏损害等。对于职业接触抗癌药的人群需要特别注意抗癌药的致突变作用。如果工作中防护不好,接触抗癌药的护士外周血淋巴细胞染色体畸变率及姊妹染色单体交换率可有明显升高。

(四)对生殖健康的影响

对于使用抗癌药患者和职业接触者,由于其接触途径和剂量差异较大,因此其对生殖结局的影响不同,得知患癌症后,患者不会考虑怀孕,仅个别癌症患者在妊娠期间诊断罹患癌症。国外有学者总结了 58 例孕期患急性白血病的患者,观察化疗对胎儿的影响,发现孕早期应用甲氨蝶呤或环磷酰胺等的孕妇,胎儿发生先天畸形的比例为10%。孕中期及晚期用药者未发现有致畸作用。提示:孕期由于罹患恶性肿瘤而使用抗癌药的患者,不能排除孕期接触抗癌药可引起胎儿发育异常的可能。

而职业接触抗癌药的医务人员则是生殖健康危害的重点目标人群。自 20 世纪 80 年代以来,职业接触抗癌药对生殖功能的影响引起学者的关注,通过对职业接触抗癌药的医护人员的生殖健康状况研究发现,孕期职业接触抗癌药与自然流产率及子代先天缺陷发生率增高的发生有关联。个别研究者还观察到孕期职业接触抗癌药可使早产发生增加及导致子代患白血病的危险。

(五)预防保健要点

1. 加强抗癌药配制装置的正确使用,在配制抗癌药时,应在装设有垂直气幕的通风橱中进行以避免抗癌药的气雾外逸。

2. 加强医护人员个人防护,比如配制抗癌药时戴口罩、手套,穿紧袖口的工作服,以防止药液沾染皮肤;工作后及时洗手更衣。

3. 对于正准备怀孕的妇女、孕妇及乳母,应暂时脱离接触抗癌药的工作。

4. 正确处理抗癌药器具,包括沾染过抗癌药的注射器、针头及其他用具,废弃物,患者呕吐物等,均应及时清除处理。

十二、己烯雌酚

(一)来源及接触机会

己烯雌酚(diethylstilbestrol, DES)是人工合成的非甾体雌激素,具有酚羟基结构。于 1938 年合成后发现其有较强的雌激素特性,口服作用为雌二醇的 2~3 倍,被广泛用于妇女先兆流产的治疗。

DES 是脂溶性物质,很难降解,易在体内残留,排出体外后也易在水源和土壤中富集。尽管人们广泛认同其致癌作用,但目前尚无药物可替代其在某些方面的治疗作用。

(二)进入人体途径及代谢

口服易吸收,在肝内缓慢代谢,主要经尿和粪便排出体外。由于 DES 的脂溶性和不易降解的特点,易在人体和动物的脂肪组织残留,长期服用可导致肝损伤。

(三)毒性概述

口服 DES 可出现厌食、恶心、呕吐、头晕等表现,长期服用的女性可有性欲亢进、乳房胀痛、子宫出血等。长期大量服用可引起脂肪代谢异常、肝功能不全者会出现胆汁淤积性黄疸。

(四)对生殖健康的影响

己烯雌酚是目前已证明的第一个人类经胎盘致癌原(transplacental carcinogen)。在 20 世纪 60 年代末期己烯雌酚引起学者的关注,研究发现,患有阴道透明细胞腺癌(clear cell adenocarcinoma)的青年妇女,其母多有在孕期服用过 DES 的历史。其后美国麻省综合医院开始建立起这种病例的登记。Welch 对登记的 150 例病例调查分析显示，每一例患者的母亲均有在妊娠后的前 18 周中服用过 DES 的历史。诊断时患者的年龄为 7～28 岁，多数症状在青春发育期出现。此外，有研究者发现，患有阴道透明细胞腺癌的女孩月经初潮提前可能也与 DES 有关。

职业接触 DES 见于制药工业。女工可出现雌激素过多症（hyperestrogenism）。表现为月经间期出血，乳房增大、压痛。并有女性后代青春期发生阴道透明细胞腺癌的报道。

放射性核素标记 DES 的动物实验证明其可通过胎盘，并能于胎仔生殖道内蓄积，仔鼠可出现生殖道病变。DES 的致癌性主要是其与雌激素受体的结合有关。用大鼠、小鼠进行致畸试验的结果与人体观察结果基本一致（表 14-4）。

表 14-4　人和实验动物出生前暴露于己烯雌酚的异常表现

人		大鼠/小鼠
女（雌）性		
解剖学异常		
阴道	腺病	腺病
	腺癌	腺癌
	鳞状细胞发育异常	鳞状细胞癌
		角化过度
		阴道炎
宫颈	狭窄	
	闭锁不全	
子宫	T 形子宫	子宫内膜增生
		输卵管炎
外生殖器		出生时阴道不闭合
		会阴表皮剥脱
女（雌）性功能异常		
月经不规则		无动情周期
自然流产		不孕
宫外孕		
早产		
男（雄）性解剖学异常		
生殖道狭窄		
尿道下裂		
附睾囊肿		
睾丸功能减退		睾丸功能减退
隐睾症		隐睾症
小阴茎畸形		小阴茎畸形
男（雄）性功能异常		
精子异常		精子缺乏
精子缺乏		
精子穿透力降低		

（五）预防保健要点

目前尚缺乏职业接触 DES 的限值。鉴于 DES 经呼吸道、皮肤均可吸收，故在制药企业工作中的人应加强防护。孕期及哺乳期严禁接触。

十三、麻醉性气体

（一）来源、接触机会及侵入人体途径

麻醉性气体主要是指用于全身麻醉的气态麻醉剂或液态麻醉剂挥发产生的蒸气。氧化亚氮（nitrous oxide，N_2O，也称笑气）为气态麻醉剂，乙醚、氟烷、甲氧氟烷、安氟烷等为挥发性麻醉剂。职业性接触麻醉性气体主要为手术室工作人员，包括麻醉科医师及护士、手术室护士，以及外科、口腔科、妇产科医护人员等。生物监测研究显示，接触麻醉性气体 16 小时后，自呼出气中检出 0.8ppm 的氟烷；接触 20 小时后，血清中氟烷为 0.5～15.2mg/ml。而机体效应器官的剂量则取决于接触次数、浓度以及接触时间等。

（二）对生殖健康的影响

1. 影响受孕力　自 20 世纪 60 年代末，手术室工作人员职业性接触麻醉剂的生殖毒性损伤已受到关注。国外学者对不明原因超过 2 年不孕症的调查发现，女麻醉师职业接触者的发生率显著高于没有接触麻醉气体的人群，提示麻醉性气体与不孕症发生的关系。随后的人群研究发现，职业性接触高水平 N_2O 可能降低妇女的受孕力和生育力。

2. 影响妊娠结局　有关麻醉性气体对妊娠结局的影响开展了大量流行病学研究。其中美国麻醉医师协会（American Society of Anesthesiologists，ASA）的大规模调查结果，女麻醉护士及手术室女护士自然流产率为对照组的 1.3～2 倍，子代先天畸形发生率为对照组的 16 倍。英、美等国家对手术室医师职业危害的回顾性调查结果，女麻醉师 1 333 次妊娠中，自然流产率为 16.7%，对照女医师 2 505 次妊娠中自然流产率为 13.3%，差异具有统计学意义；女麻醉师的自然流产率及子代先天缺陷发生率均显著高于对照组。但上述研究均未对接触浓度及接触时间的信息进行分析，也缺乏对混杂因素的控制。20 世纪 80 年代的几项研究则未发现女麻醉师、手术室女护士的自然流产及子代先天缺陷发生率增高，可能与工作环境条件改善有关，另一方面在研究方法上也控制了年龄、胎次、吸烟等混杂因素的作用。随后的研究在对胎次、母亲年龄、吸烟、饮酒情况及既往职业史、有无流产史等可能的混杂因素进行调整后,研究结果提示自然流产及子代先天缺陷的发生与接触麻醉剂有关联。

从以往大量人群研究资料来看,职业接触麻醉性气体可使自然流产的危险性增高比较肯定,是否会导致先天畸形的发生率增高结果尚不一致,有待进一步研究。

麻醉性气体是否可通过乳汁分泌尚缺乏研究资料。

（三）预防保健要点

1. 控制和减少手术室等工作场所麻醉剂气体浓度,要正确使用麻醉剂,减少医护人员吸入过多麻醉性气体,比如使用麻醉剂之前要仔细检查有关部件,保证不漏气;保证面罩严密罩住患者面部,然后再打开麻醉机气体阀门;尽量使用气体的最低流速;同时尽量避免将储气袋中废气排入手术室中。此外,手术室及恢复室均应设有排风系统,减少室内麻醉性气体的污染。

2. 做好手术室等工作场所麻醉剂气体的监测,定期检测手术室中麻醉性气体的浓度,并参照相应卫生标准,保护工作场所医护人员的健康。

3. 准备怀孕或已怀孕的女医护人员应尽可能避免接触麻醉剂气体。

十四、其他

由于环境化学污染物种类繁多、数量众多,许多环境化学物质对女性生殖健康的危害尚不十分清楚,有待进一步研究确认。表 14-5 简要列举了其他可能对女性生殖健康产生影响的某些工业毒物。

表 14-5　其他环境化学毒物对女性生殖健康的潜在危害

环境化学毒物名称	接触机会	女性生殖健康损害
镉	金属冶炼、含镉肥料镉镍电池生产、电镀	月经异常、（低体重）
镍	镍矿的开采、冶炼、电镀、生产合金	自然流产、出生缺陷
锰	用含锰焊条电焊、锰合金生产、燃料	月经异常、（出生缺陷）
汽油	炼油、橡胶工业、制革、油漆生产	月经异常、（自然流产、早产）
三氯乙烯	清洗剂、溶剂、萃取剂	月经异常、自然流产、出生缺陷
氯丁二烯	氯丁橡胶生产	月经异常、自然流产、低体重

续表

环境化学毒物名称	接触机会	女性生殖健康损害
苯乙烯	塑料生产、合成树脂	月经异常、低体重
氯乙烯	合成聚氯乙烯及各种树脂	妊娠高血压综合征发生增高（胚胎毒性）
三硝基甲苯	制造炸药、燃料、药品等的原料或中间体	月经异常、（胚胎毒性及致畸性）
环氧乙烷	消毒、杀虫	自然流产
丙烯腈	合成树脂、橡胶、塑料	月经异常、妊娠并发症及妊娠结局
2-乙氧基乙醇	制造涂膜、清洗机、航空燃料、感光液	自然流产、出生缺陷
己内酰胺	锦纶生产	月经异常、妊娠高血压综合征增高
苯胺	染料制造、印染	孕妇急性中毒危险增加

注:有（）者为研究资料结果不一致。

专家点评:详细阐述重要的环境化学污染物的来源、侵入人体的途径,以及对生殖健康的不良影响,同时对女性职业和环境中污染物的预防保健提出应对策略。

（保毓书　张敬旭）

第四节　妇女健康的环境保健措施

导读:从控制和改善环境质量、识别具有生殖和发育毒性的环境有害因素、出生缺陷监测、妇女生殖健康的环境保健指导等层面论述生殖健康的环境保健措施。

一、控制和改善环境质量

1. 重视卫生立法、完善各种污染物的卫生标准　由于人类的生产和生活活动,将大量环境化学物质排放到环境中,其中有些是对人体有害的环境因素。为了降低这些外源性化学物质的危害,最主要的措施就是控制环境有害物质进入机体的量。因此,制定和完善各种污染物的卫生标准和卫生立法是首要的保护妇女生殖健康的环境对策。目前我国已有的卫生标准如《环境空气质量标准》《地面水水质卫生标准和废水排放标准》《生活饮用水卫生标准》《城市区域环境噪声标准》等。各种环境介质的卫生标准都规定了各类化学物质和物理有害因素的标准限量值，这些标准对厂矿企业有毒有害废水和废气的排放起到了一定的限制作用，保护了居民饮用水和居住环境的安全。但从卫生立法到卫生标准，还需要配合卫生管理和卫生宣教等内容，才能保证标准的有效实现。比如通过废水净化处理、改革原材料、改变生产方法等，降低废水中有害污染物的浓度；在合理安排工业布局和城镇功能分区配置的基础上，通过改革工艺和设备，减少空气污染物的产生和超标排放；安全合理施用农药、使用中严格限制农药种类、施药范围、改进施药方法等，最大限度降低农药对土壤的污染，从而达到促进人体健康、减少出生缺陷的目的。

卫生标准制定的关键是确定有害环境因素的接触限量值，通常是通过调查研究、实验研究和参照国际间的同类标准等完成的，并且需要较长的过程和时间。为了保护胎儿、婴儿的健康，在制定这些标准时，不仅考虑这个限量值对成年人的健康影响，而且需要关注这个限量值对生殖功能和胚胎发育的安全性。因此，首先通过动物实验，研究有害环境因素的生殖、发育毒性，得到引起生殖、发育毒性的阈剂量或阈浓度；同时还需要进行人群流行病学研究，观察环境有害物质在最高容许浓度以下，其对人类的生殖功能、胚胎和胎儿发育是否具有不良影响，如发现对生殖或发育有不良影响，则说明该浓度是不安全的，需要修订；此外，在国内有害环境因素不同环境介质卫生标准制定时还可参照国际间同类污染物的标准。一个值得注意的问题是，有些新污染物尚缺乏环境卫生标准，因此需要考虑新合成的、对人群健康危害凸显的新污染物进行环境介质卫生标准的制定。比如目前有些合成的化学物质具有干扰动物或机体内分泌系统，影响生殖功能的作用，被称为环境内分泌干扰物。其中已认定或可以认定有内分泌干扰作用的化学物已近百种，二噁英类为环境内分泌干扰物质的典型代表，而我国目前尚未制订大气二噁英类物质的质量标准。

2. 加强环境质量及健康监测　环境质量监测是指由专业机构对环境各种介质的本底或污染情况进行的定期或非定期、连续性或间断性的卫生调查，检测环境介质中污染物的各种数据，保证人类生存的环境质量和出生人口素质。

环境质量监测方法根据环境介质而有不同监测方法，通常包括大气卫生监测、水质卫生监测、土壤卫生监测和生物样本监测等。

大气卫生监测内容包括查明大气污染源、污染状况和大气污染物对居民健康的影响调查。通常大气卫生监测的指标有颗粒物（$PM_{2.5}$、PM_{10} 等）、一氧化碳、氮氧化物、二氧化硫、多环芳烃等主要大气污染物，此外，还可根据所处地区污染物的排放种类和特点，选择该区域特殊污染物进行污染监测。人群健康调查资料可提供环境因素对人群健康影响的最直接数据，既包括人群暴露监测，还需要评价环境污染物暴露的健康效应，在环境与妇女生殖健康领域，健康效应涵盖了大气污染物对生殖、妊娠结局及胚胎发育等诸多方面的影响。

水质卫生监测内容包括调查水体污染物来源、水质污染对居民健康的影响、水源水质状况、水性疾病的监测等。水质监测指标除一般卫生学指标外，还包括汞、砷、六价铬、酚和氰五种有害物质的监测，如需观察对胚胎和胎儿的损害，可增加一些比较明确的对胎儿发育有影响且在环境中持续存在的污染物作为指标，比如铅、甲基汞、多氯联苯、邻苯二甲酸酯等。

土壤卫生监测主要考虑其污染物来源特点，由于土壤的污染物主要来自农药的施用、污水灌溉、生活垃圾、工业废渣、大气污染物的沉降等途径，而农药对土壤的污染最直接、最普遍，因此，土壤卫生监测的重点为农药的残留及重金属污染物的含量。

生物样本监测是指对人体或实验动物的体液、分泌物、排泄物，组织和脏器的系统采集，测定其中污染物或其代谢产物的含量，以评价人体或实验动物对该污染物的暴露水平。生物材料的监测可以反映人体实际接受污染物的水平，同时能预测环境污染物水平对人群的健康危害，并可为制定生物接触限值提供参考依据。比如乳汁检测可反映母体接触污染物的水平，也可反映婴儿的直接暴露水平，新生儿脐带血或头发检测可反映胎儿期接触污染物的水平。因此，生物材料监测，结合其他环境介质的卫生监测，可较全面评估环境中某种污染物的状况。

二、识别具有生殖和发育毒性的环境有害因素

随着现代工业的迅猛发展，各种新的化学物质合成、使用及排放，污染物大量进入环境。目

前，已经肯定的环境致畸物虽尚属少数，比如甲基汞、电离辐射、弓形虫感染等，但绝大多数环境因素，特别是环境化学物质的生殖毒性和发育毒性仍未可知。据估计，人类畸形的 20%～25% 由已知的遗传性疾病所致，10% 由环境因素所致，65%～70% 可能由环境因素和遗传因素交互作用引起。因此，只有识别和及时发现影响生殖和发育的环境有害因素，才能有效加以预防和控制。

生殖和发育毒性的评定对于新合成的化学物质，采用动物实验进行相关生殖和发育毒性评价，是获得其对男性和女性生殖损伤及对胚胎和胎儿发育影响的重要途径，同时结合人群病例报告，可提供某种有害物质对人类可能具有生殖、发育毒性的数据和信息；此外，动物毒理学实验是进行有害物质毒性机制、毒物代谢动力学等研究的主要方法。

北欧 4 国（瑞典、挪威、芬兰和丹麦）于 1992 年公布了生殖毒性物质的分级准则（详见表 14-6），该分级准则属于定性评定。

1. 危险度评价（risk assessment） 是对人群暴露于某种环境有害物质影响概率的科学估计。其实质是一种从小样本到总体，从实验动物到人的外推方法。这种外推是建立在一定的科学假设基础上的。

（1）基本假设：生殖毒性和发育毒性危险度评价的基本假设有 5 条：①对实验动物具有生殖毒性的化学物质在适当的剂量下可对人产生同样的毒性作用。②除妊娠结局外，不同种属的生殖毒性效应基本相同。而妊娠结局受暴露剂量、接触时间、致畸敏感期、毒物的代谢和胎盘特点等因素的影响。③应全面考虑发育毒性的 4 种毒性表现，即死亡、形态结构异常、生长改变和功能缺陷。④选择最适合的实验动物物种进行动物实验以预测对人类的危险度，否则应选择最敏感的实验动物。⑤大致估计生殖毒性效应的阈值。

（2）危险度评价的内容：生殖和发育毒性危险度评价与化学物其他危险度的评价内容相似。包括该化学物危害性（hazard）鉴定、剂量 - 反应关系评定、暴露特征评定和危险度特征分析四个部分。其中第一部分为定性评定，后三部分为定量评定，关键是确定化学污染物的剂量 - 反应关系，并在此基础上估计参考剂量（reference dose, RfD）。传统 RfD 计算方法是用最大无毒性反应剂量（no-ob-served-adverse-effect level, NOAEL）除以不确定系数（uncertainty factors, UFs）得到的。但 NOAEL、UFs 的估算具有如下缺点：①受所观察指标的影响较大，比如对于脏器重量的计量指标可能难以确定异常界限。②由于是以实验中调查到的一个剂量为依据，未考虑实验动物个体差异的影响，当实验样本量较小时，会得到较大 NOAEL 值。而当实验未获得 NOAEL 时，需要更低剂量的重复实验，使成本增加。③选择 UFs 的方法相对主观。因此，有学者提出用基准剂量（benchmark dose, BMD）代替 NOAEL，BMD 是指能使有害效应发生率略有升高的剂量的可信限的下限值，是依据关键效应的剂量 - 反应关系曲线的全部数据推导出的，更精确和可靠。

表 14-6 北欧生殖毒性分级依据

分类及说明		必需的证据	证据数
Ⅰ组 A：	对人类具有生殖毒性	流行病学研究，合理排除了偶然性和偏倚	2 项或更多项的研究
Ⅰ组 B：	对人类可能具有生殖毒性	流行病学研究，但排除偶然性和偏倚不确定，有实验研究证据，或其他人类生殖毒性证据	1 种动物
		实验研究，并有支持证据，比如毒性作用机制、毒代动力学、毒物动力学或足够有说服力的体外实验	1 种动物
		实验研究	2 种或更多种属动物
		实验研究	2 种或更多品系动物
		实验研究及支持证据	1 种动物中的 1 个品系动物进行 2 项或更多项研究
Ⅱ组	对人类可能具有生殖毒性	实验研究	2 个或更多品系动物
Ⅱ组	对人类可能具有生殖毒性	1 个品系的实验研究，且效应无品系特异性或仅有流行病学数据，但未合理排除偶然性和偏倚	1 个品系动物，但需做 2 项或多项研究
Ⅲ组	对人类的生殖毒性不能确定	根据现有资料无法分级或数据不充分	

2. 流行病学调查　是通过判断某种环境有害因素与生殖损伤间有无因果关系,进而评定该环境有害因素是否具有生殖发育毒性的最重要方法。流行病学方法不同,其评定因果关系的强弱不同。通过横断面调查(或称现况调查),了解某种环境有害因素的生殖发育毒性关联,为进一步探讨因果关系提供线索。病例对照研究通过比较某种可疑生殖毒性因素在病例组和对照组中出现的频率和强度,探讨其在生殖发育毒性病因上的初步联系。群组研究(也称队列研究),以接触某种具有可疑生殖发育毒性的环境因素人群为暴露组,并以未接触该因素的人群作为对照组,随访观察两组人群中某种或某些生殖发育损伤的发生频率,验证病因假设。

通过上述流行病学调查和研究,进行病因学(即因果联系)的判断。同时应注意综合考虑以下内容:①关联强度。关联强度大,则属于因果关系的可能性大。通常以病例对照研究得到的(比值比 odds ratio, *OR*)及群组研究的相对危险度(relative risk, *RR*)进行判断。②剂量-反应关系有无。暴露剂量和生殖发育毒性的损伤间具有剂量-反应关系,则提示因果关系存在的可能。③关联具有可重复性。当在不同人群、时间和地点,用不同流行病学方法均可观察到类似的结果,则因果关系可能性较大。④关联具有时间顺序的合理性。先有环境有害因素接触,后观察到生殖发育毒性损伤。⑤暴露与疾病分布是否一致。即只在暴露有害因素地区,才可观察到生殖发育毒性效应。⑥具有终止效应。即随着环境有害因素的消除,生殖发育毒性损伤频率降低。⑦关联具有合理性。关联关系可得到现代医学和生物学知识的合理解释。⑧关联具有特异性。即某环境有害因素可导致特殊畸形或畸形综合征的发生,这种关联的特异性将有助于因果关系的推断。

三、出生缺陷监测

1. 出生缺陷监测(birth defects monitoring or surveillance)及其意义　出生缺陷监测是指通过系统而有计划的收集和掌握一个地区(或国家)出生缺陷的发生及变动数据和相关背景情况,获得该地区(或国家)出生缺陷的种类、发生率及顺位,通过发生率顺位的变化及出生缺陷发生率的动态变化,为政府相关防治措施的制定提供科学依据,为探索病因提供线索,降低出生缺陷的发生。

2. 出生缺陷监测的方法　我国从 1986 年开展出生缺陷监测工作。1987 年,由卫生部组织了全国 29 个省、市的出生缺陷监测,采用以医院为基础的监测方法,监测对象为医院分娩的围产儿,初步摸清了全国出生缺陷的发生状况及变化趋势,但由于各地住院分娩率差异较大,所获得的结果具有一定的局限性。从 2003 年开始,在天津、辽宁、福建、河南和湖北的试点地区开展人群为基础的出生缺陷监测。从 2006 年开始,卫生部妇幼保健与社区卫生司决定,在全国 30 个省、自治区、直辖市选取 64 个区县开始人群出生缺陷监测。目前我国出生缺陷监测种类有医院监测和人群监测两种。

出生缺陷医院监测的对象及监测期限为监测医院内出生的妊娠满 28 周至出生后 7 天内的围产儿(包括活产儿、死胎死产儿),以及在监测医院出生或引产出生的缺陷儿(无论孕周大小)。

出生缺陷人群监测的对象为居住在监测地区的产妇(包括本地户籍以及非本地户籍在监测地区居住一年以上的产妇)所分娩的胎婴儿。监测期限为妊娠满 28 周(如孕周不清楚,可参考出生体重达 1 000g 及其以上)至生后 42 天,在此期间首次确诊的主要出生缺陷均需报告。

我国妇幼卫生三网监测的区县包括 334 个(其中城市 124 个区,农村 210 个县),出生缺陷医院监测在上述 334 个监测点的区县级或以上的医院进行,并在其中 64 个区县开展出生缺陷人群监测。

出生缺陷监测种类繁多,各国根据监测人员的素质、诊断技术、设备及是否能做尸检等,规定各自监测的种类。在医院监测时,畸形的诊断涉及产科、计划生育科、儿科、病理科、检验科以及物理诊断科(如 B 型超声检查室)等科室的业务人员。对每一例畸形儿都由相关科室的有关专家进行确认,以保证监测质量;我国人群监测的出生缺陷以体表先天畸形和先天性心脏病为主,分类标准参考国际疾病分类(ICD-10)。

监测资料收集和报告方式根据监测种类具有差异。医院监测是监测医院分娩的新生儿,通常适用于当地的住院分娩率非常高的地区,具有诊断可靠、工作方便开展等优势,但由于入院或转诊的孕妇多以高危孕产妇为主,存在入院选择偏性,可能高估出生缺陷率。人群监测是以社区人群为基础的监测,只要生活在监测地区,在医院出生和在家分娩的所有新生儿均纳入监测范围,由于资料为全体新生儿资料，没有选择偏性。但受限于诊断技术、人员素质等，且工作难度较大。英国和北欧等国家主要为社区监测，而我国以医院监测为主。国际出生缺陷监测信息交换所一直未对监测模式进行强行的规定。目前，国际出生缺陷监测信息交换所42个成员中有31个成员开展人群监测。从发展的角度来看，人群监测模式越来越被更多的国家或地区所采用。

四、妇女生殖健康的环境保健指导

为了提高出生人口素质，减少环境有害因素的生殖健康危害，应从婚前开始开展健康促进工作。环境有害因素生殖健康指导的核心内容，就是控制环境有害因素对生殖健康，特别是胎儿、婴儿发育的不良影响，同时充分利用环境因素的有利作用，保护胎儿、婴儿发育正常并提高胎儿、婴儿的健康素质。应从婚前、孕前、孕期和分娩等阶段开展环境保健指导。通过促进健康的性生活，以保证健康配子的结合，孕育健康的后代，保护母婴健康。

1. 婚前生殖健康的环境保健指导

（1）加强环境有害因素对生殖、胚胎发生和胎儿发育有害影响的健康宣教。使育龄妇女了解对女性生殖健康有影响的环境有害因素种类及可能的影响，包括生活环境中有毒重金属、环境内分泌干扰物等的接触可能对配子发生和内分泌功能产生不利影响，此外，住所周围有否大气污染或噪声污染、居室空气污染、居室烹调油烟情况；以及本人或家人是否吸烟、被动吸烟等不良嗜好等均可对女性生殖健康产生危害。

（2）掌握女性在职业环境中可能的物理因素和化学有害因素接触，并做好必要的防护和职业保健。

（3）在婚前健康检查中增加环境生殖健康评价内容。婚前医学检查（简称婚检）是对准备结婚的男女双方进行特定的医学检查，以发现影响婚育的疾病，如严重遗传性疾病、生殖系统疾病、性传播疾病等。我国自2009年开始积极推行免费婚检政策，婚检率较快回升至2013年的52%。以往的婚检主要关注遗传性疾病对出生人口素质的影响，而忽略了环境有害因素的影响，在目前的婚检中可增加环境生殖健康评价的内容，可以更全面保障生殖健康和提高出生人口素质。

2. 孕前生殖健康的环境保健指导 已婚待孕的妇女，应注意孕前保健问题，以保证配子的健康，为胎儿、婴儿正常发育打下基础。

（1）孕前合理营养准备：计划妊娠时，夫妻双方应注重营养合理、均衡，如有贫血应及时纠正后再怀孕；研究发现孕早期叶酸缺乏与神经管畸形的发生有关，因此，从计划怀孕开始女性应开始服用叶酸。

（2）孕前适当的心理准备：新婚后男女双方应暂时避孕，待共同生活一段时间，情绪稳定、精力充沛，特别是在心理上准备好接受新生命的到来时，再计划怀孕，有利于对母婴健康的促进。

（3）孕前避免有毒、有害环境和职业因素接触：注意避免环境有害因素的接触，如吸烟和酗酒会影响精子质量和胚胎发育，应在戒除后一段时间再受孕；对于职业性接触有害因素的男女双方，在孕前应进行健康体检后再怀孕。

（4）孕前避免有害生物因素的风险：对于具有致畸风险的生物因素，如风疹、巨细胞病毒感染和弓形虫病等对胎儿发育具有不良影响，最好在孕前保健时进行上述生物因素感染的检测，并根据抗体滴度判断原发感染还是继发感染，以及感染的严重程度，采取措施积极治疗后再怀孕，对保护母亲和胎儿的健康都有好处。对于风疹病毒已研制出疫苗，因此妇女在孕前即可检测血清中有无风疹抗体，血清风疹sIgG抗体阴性者，应接种风疹减毒活疫苗，3个月后再怀孕。

3. 孕期生殖健康环境保健指导 对于保证出生人口素质，降低出生缺陷，减少新生儿和婴儿死亡率具有重要作用。

（1）孕期营养：孕期合理的营养、均衡膳食是母婴健康的基础，将直接影响妊娠过程、胎儿和婴儿的正常体格发育和智力发育。孕期营养不良或营养失调是造成胎儿生长受限和出生缺陷的最常见原因。比如孕期能量和蛋白质摄入不足，可使低体重儿（出生体重<2 500g）的发生率增加；母亲孕期维生素A缺乏或摄入过多均可导致后代出生缺陷的发生。因此，孕妇在孕期要注意营养均衡、合理。

（2）预防孕期疾病，保证母体健康环境：母体孕期患感染性或严重的妊娠合并症等均可能对胚胎和胎儿发育产生不利影响，比如妊娠合并糖尿病产生的酮血症可使胎儿死亡率增加50%，还可导致心脏缺陷、神经管缺陷等先天畸形。因此，在孕期应尽量避免，①感染性疾病：有些病原微生物引起的感染可引起胚胎或胎儿发育异常（比如风疹病毒、巨细胞病毒、弓形虫、梅毒等），或通过胎盘、分娩时产道感染婴儿或新生儿使其成为病毒携带者（如乙肝病毒、人类免疫缺陷病毒、单纯疱疹病毒等）。②发热性疾病：这类疾病对胚胎的不利影响主要在孕早期，此时处于器官分化、形成期，对高热的致畸敏感性较高。如孕妇患流感、伤寒等发热性疾病，当体温超过38℃以上，即有可能导致胎儿出现神经管缺陷的风险。③妊娠合并症：母亲孕期合并症可对胎儿发育产生影响。比如妊娠合并糖尿病，由于孕妇高血糖可致胎儿胰岛素分泌过量，增加巨大胎儿及高血压发生的危险，成为诱发早产的主要原因。此外，妊娠合并高血压疾病可造成胎儿宫内慢性缺氧，易导致早产和低体重儿发生率增加。

（3）孕期用药指导及原则：孕妇常因疾病而需要使用药物治疗。用药对胎儿的影响与药物种类、用药时的孕周、剂量及用药时间的长短有关。因许多药物可以通过胎盘屏障，其中有些药物可能会引起胎儿的发育异常，包括流产、死胎、死产、胎儿畸形及生长发育障碍，某些药物还有经胎盘致癌的作用。应根据孕妇的疾病情况，合理选择对孕妇疾病有效、对胚胎发育影响小的药物。

美国食品药品管理局在1979年按照药物对胎儿的不同危害将药物分为五级：A级药在孕早期使用未见对胎儿不良影响。B级药为动物实验未发现对胎仔有不良影响，但无人群对照研究，或动物实验发现对胎仔有不良影响，但对人类胚胎的不良影响未得到证实。C级药为动物实验对胎仔有不良影响，但缺乏对人类影响的研究，或在动物实验和人群数据均无足够证据对胎儿没有不良影响。D级药为可引起人类胎儿畸形。X级药为对实验动物和对人类均有致畸的可能。因此，孕期需要治疗疾病而必须用药时，遵循如下原则：①孕期用药需在医师指导下，根据病情选择疗效明确且对胎儿较安全的药物。②掌握孕期药物在体内的代谢特点，充分考虑胚胎发育时间，选择合理用药时间，病情控制及时停药。③孕期用药严格掌握用药剂量及用药周期。④对已经明确有致畸作用的药物禁止使用，比如X级药物；D级药物只在孕期有生命危险或患重病时而有无其他替代药物时考虑使用，C级药物孕期慎用。禁用实验性药物。⑤孕期最好单独用药，避免联合用药。

（4）孕期应避免有毒有害物质的接触：根据有害环境物理、化学和生物因素在环境介质的分布特点及生殖和发育毒性，在孕期采取积极措施，尽量避免接触。如居住地区大气、水受到污染，或有噪声污染时，应了解污染的情况，根据污染情况采取预防保健措施；孕期应避免进行家庭装修；避免食用含铅量高的食物如松花蛋（无铅者除外）及被农药污染过的食品；慎用含铅、汞或激素类的化妆品。孕妇应限制饮酒；禁止吸烟；同时还应避免被动吸烟等不良生活习惯。关于主要环境化学污染物的预防保健问题，请参阅本章第三、四节。

（5）保持良好的心理状态：妊娠期间孕妇应保持平静的心情、安定的情绪，并以积极的心理状态来迎接新生命的诞生，不仅对胎儿的心理健康十分重要，而且可能影响胎儿的发育。

统计资料表明，如果孕妇情绪长期过度紧张，如发怒、恐惧、痛苦、惊吓、忧虑或严重刺激等，将对胎儿生长发育产生抑制作用，分娩的婴儿出现低体重儿，此类婴儿好动、情绪不稳定、易哭闹、消化功能紊乱发病率增高。或对胎儿下丘脑发育造成不良影响，致使日后患精神病的概率增大。有研究表明，妊娠期间如孕妇抑郁，所生的孩子出现个性怪僻、躁动不安、睡觉少、智力低下及社会适应能力差的比例增加。因此，孕妇在妊娠期应保持积极、乐观、健康的心理状态，促进胎儿、婴儿的健康。

（6）高危孕妇及时产前诊断：除了常规的高危孕妇，比如年龄过小或年龄过大的孕妇、分娩过出生缺陷儿的孕妇等，在孕期接触过致畸物或能导致发育毒性的环境有害物质的孕妇，应及时进行产前诊断，以防严重缺陷儿的出生或发育迟缓儿。

（7）机体铅负荷的监测：由于铅对胎儿脑发育及出生后的神经行为和智力发育有影响，通过测定孕妇及分娩时脐带血铅等指标的水平，可以反映机体暴露于环境铅污染的状况，对采取措施控制污染，减少生殖健康损害有重要意义。为了及时发现孕妇和胎儿、婴儿是否已受到铅污染的危害，在孕产期保健中，应积极做好孕妇、乳母机体铅负荷的监测工作。我国目前尚未规定孕妇的血铅限值。根据1991年美国疾病控制与预防中心的意见，认为血铅$<0.483\mu mol/L$（$<10\mu g/dl$）对儿童是相对安全的水平，故有人认为孕妇的血铅水平也应达到上述限值（即$10\mu g/dl$）。由于铅主要在骨骼蓄积，当妇女怀孕时，蓄积在体内的铅会从骨组织动员入血，使母体血铅处于较高水平，因此，对

于有铅职业接触史的妇女，必要时可进行驱铅试验，有助于判断其机体铅负荷的水平，再采取有效措施降低铅带来的生殖健康危害。

（8）预防生殖道感染的保健指导：导致生殖道感染发生的原因很多，其中除改善卫生设备条件外，还需要注意女性的个人用品卫生和良好习惯的培养，比如女性最好备有个人专用的洗涤盆，供清洁外阴部时使用；浴巾、毛巾等要专用；提倡便前洗手以及清洁外阴前洗手并养成习惯。

> 专家点评：促进妇女健康的环境保健措施需要来自国家层面的卫生立法及卫生标准的制定和完善，也需要科研工作者及时识别具有生殖和发育毒性的环境有害因素，并开展出生缺陷监测，同时更需要从个体角度提出环境保健指导建议。

（保毓书 张敬旭）

第五节 妇女生殖健康的职业保健措施

> 导读：对于职业有害因素接触妇女的生殖保健，首先要改善职业环境的劳动条件，其次需要加强职业妇女的劳动保健。

职业环境是妇女在职业工作中接触的特殊环境因素。对于育龄期妇女，职业环境不仅影响育龄女性的生殖内分泌功能，当女性处于待孕期及孕产期时，有效预防或减少职业有害因素对母亲健康、胚胎发生及胎儿发育的不良影响亦尤为重要。接触职业有害因素是否对妇女生殖健康和胎儿、婴儿发育造成不良影响取决于有害职业因素的性质、接触剂量及妇女所处的发育阶段。

职业有害因素对生殖健康影响的预防对策也应遵循三级预防的原则，即一级预防就是从控制职业有害因素的接触入手，使职业有害因素的强度或浓度降低到对妇女无害的水平；二级预防的重点则是要加强职业妇女生殖健康监护，对接触职业有害因素的女性出现的异常生殖健康问题要做到早期发现、早期诊断、早期治疗，以便获得较好的预防效果；三级预防就是对妇女已经出现的异常生殖健康损害进行积极的治疗和康复等处理，尽量使对个人、对家庭的损害，对国家的负担减少

到最低限度。同时加强职业场所作业环境的环境污染物监测，做好就业前体检和定期健康检查，还要切实搞好职业健康促进，提高接触人员的自我保护意识。根据职业特点加强职业妇女的围孕期保健和职业男性的生殖健康保护。随着科学技术的发展、环境暴露检测技术的提高、生殖发育毒理学的不断进步，应大量开展相关污染物暴露-健康效应的研究工作，尽量发现具有生殖毒性或对胚胎和胎儿发育具有不良影响的职业有害因素，以便为早期、及时的预防提高参考依据。具体的职业有害因素对生殖健康损害的预防措施可从以下几方面着手：

一、改善职业环境的劳动条件

应采取综合措施改善劳动条件，包括改进工艺和卫生技术措施、加强个人防护及生产环境有害物质监测等方面。其中使职业环境中有害因素的浓度（或强度）降低到国家规定的卫生标准以下，是改善职业环境、保护职业人群生殖健康损害的根本对策，属一级预防。所以，在制订或修订有害因素的卫生标准时，必须对其生殖发育毒性进行评价，卫生标准须能保证人类的生殖健康及胎婴儿的正常发育成长。此外，在职业场所应有相应的职业防护管理制度，保证生产环境应进行经常性监测，使有害污染物浓度或剂量合乎卫生标准，最大限度保护职业妇女的生殖健康。

从妇女个体角度的劳动条件改善上应对工作场所女职工采取必要的个人防护措施；以及定期的健康检查，做到职业有害因素对妇女的可能健康损害早发现并采取措施在早期避免对妇女生殖健康的损害。

二、加强职业妇女的劳动保健

对于职业妇女的生殖健康保健，可参照世界卫生组织的要求，在常规的婚前保健、孕产期及产后保健基础上，着重加强孕前保健。在妇女孕前、孕期及哺乳期，均应以工作环境的劳动保护措施为主，妇女个体的保健指导和建议为辅。

1. 孕前保健指导

（1）根据我国《女职工禁忌劳动范围的规定》的规定，已婚待孕女职工应暂时停止参加作业场所铅、汞、镉、锰、苯等化学浓度超标的作业，还规定了重金属铅的生物检测指标和职业接触指标限值，即在接触3周后的任何时间检测，血铅值不应超过

2.0μmol/L（400μg/L）。目前多以血铅＜0.483μmol/L（10μg/dl）为相对安全的血铅水平。

做好接触职业有毒化学物质的待孕妇女的妊娠指导。比如对从事铅作业的女职工，或以往曾从事过铅作业但目前已经脱离者，即使目前没有铅中毒的表现，也应进行血铅浓度的检测；必要时做驱铅试验后，再决定是否可以怀孕。

（2）曾有过两次自然流产史且准备再次怀孕的女职工，应暂时脱离有可能直接或间接导致流产的职业环境。

（3）患有射线病、慢性职业中毒、近期内有过急性中毒史的妇女，暂时不宜妊娠，经临床医师检查、各项污染物接触指标、生化指标等已恢复正常后方可怀孕。

（4）女职工个人应注意孕前营养均衡、注意叶酸的服用，并保持心情舒畅。

2. 孕期保健指导

（1）严格遵守《女职工劳动保护规定》第七条，即不得安排孕妇从事孕期禁忌参加的劳动。这些孕期应禁忌的劳动包括：①《体力劳动强度分级》标准中第Ⅲ级体力劳动强度的作业，即重体力劳动，如森林业中的伐木工、炼铁厂的配料工、煤厂的推煤工等。②作业环境放射性物质超过《放射防护规定》中规定剂量的作业，即从事放射工作的孕妇、乳母不应在甲种工作条件[即1年照射约有效剂量当量有可能超过15mSv（1.5rem）]下工作。③作业环境空气中铅、汞、镉、砷、苯、氰化物、氮氧化物、一氧化碳、二硫化碳、己内酰胺、氯丁二烯、氯乙烯、环氧乙烷、苯胺、甲醛等有毒物质浓度超过国家卫生标准的作业。④制药行业中从事抗癌药物及己烯雌酚生产的作业。⑤工作中需要频繁弯腰、下蹲、攀高的作业，如电焊工的作业。⑥作业环境有强噪声干扰的作业。⑦伴有全身强烈振动的作业，如使用风动工具如风钻、风铲、捣固机以及锻压等作业和拖拉机司机等。⑧《高处作业分级》标准所规定的高空作业，即有可能坠落的工作面在2m以上的高处作业。

（2）严格遵守《女职工劳动保护规定》第七条既规定了不得安排孕妇从事孕期禁忌参加的劳动，且不得在正常劳动日外延长劳动时间，对不能胜任原劳动的孕妇，可根据医务部门的证明，予以减轻劳动量或者安排其他工作。怀孕7个月以上（含7个月）的女职工不安排夜班，劳动时间内应有一定的工间休息。

（3）严格遵守女职工孕期及哺乳期禁忌：从事作业场所空气中苯浓度超过国家卫生标准的作业。我国虽未规定女职工孕期禁忌接触甲苯，但鉴于高浓度甲苯具有发育毒性，女职工孕期应尽可能脱离甲苯浓度较高的作业。

（4）加强个人防护，工作时应戴口罩、手套，穿紧袖口工作服，防止化学性液体污染皮肤，操作完毕及时洗手。比如医务人员应在有垂直气流的通风柜中操作，以避免抗癌药物的气雾外逸；及时清洁工作台面；配制抗癌药物及治疗过程中使用过的针头、注射器、药瓶及一切废弃物应及时清除。在给患者输液时，为防止抗癌药物溢出血管，可先输入小包装的生理盐水或5%的葡萄糖液，而后再换成抗癌药；必要时应暂时脱离接触抗癌药物的作业。

（5）职业妇女在孕期更应注意营养的均衡，避免营养素缺乏，同时注意膳食中钙和锌的补充。

3. 乳母的生殖保健指导 职业因素对哺乳期女性的生殖健康危害，不仅包括其对妇女的生殖功能、生殖内分泌系统的损害，更应关注其对乳儿的不良影响。

乳母应暂时从事禁忌参加的超过国家卫生标准规定浓度的铅、苯等17种有毒化学物质的接触作业，以及职业场所中空气环境锰、氟、溴、甲醇、有机磷化合物浓度超过国家卫生标准的作业。有些职业性粉尘可通过父母的工作服、鞋等携带到儿童家中，通过生活接触影响婴幼儿健康，因此，哺乳期妇女应注意避免工作服等携带有害物质对乳儿的暴露危险。

专家点评： 从三级预防的角度提出妇女生殖健康的职业保健措施，包括改善职业环境劳动条件的一级预防，加强职业妇女劳动保健、生殖健康监护及个体防护的二级预防，以及对曾有过自然流产及职业危害妇女指导的三级预防。

（保毓书 张敬旭）

参 考 文 献

1. 保毓书.环境因素与生殖健康.北京：化学工业出版社，2002：9.
2. 黄醒华，王临虹.实用妇女保健学.北京：中国协和医科大学出版社，2006.

3. 杨克敌. 环境优生学. 北京：人民卫生出版社，2007：30-31.

4. 安笑兰，符绍莲. 环境优生学. 北京：北京医科大学中国协和医科大学联合出版社，1995.

5. 曹泽毅. 中华妇产科学. 3 版. 北京：人民卫生出版社，2016.

6. 李芝兰，张敬旭. 生殖和发育毒理学. 北京：北京大学医学出版社，2012.

7. 常元勋. 靶器官与环境有害因素. 北京：化学工业出版社，2008.

第十五章
性与妇女保健

第一节 概　述

> 导读：性涉及生理、心理和社会三方面。女性性保健是女性健康的重要组成部分，性生理健康和性心理健康对女性个体幸福乃至家庭幸福和社会和谐具有重要意义。

一、性

（一）性的含义

在吴阶平等编译的《性医学》一书中提出："性行为和性功能本质上并不仅是生物学性的，而且是没有任何别的方面不比性领域更能充分体现出精神和肉体之间的相互作用，性是诸因素，包括自我力量、社会知识、个性和社会准则等与生理功能密切结合的一个高度复杂体系"。

性功能，是人类生育、繁衍后代的基础。但不同于动物的本能活动，人类性行为（sexual behavior）不以繁殖为唯一目的，除了生物学功能外，还包括心理学层面一系列以性乐趣、关爱和情感交流为目的的行为和关系，以及社会层面遍布于人生涉及文化、历史、法律等的各方面。

性行为有狭义和广义之分。狭义的性行为指性交，方式根据性对象的不同有不同的性行为方式，通常所指的是最基本的人类生命繁衍方式——阴茎-阴道方式；广义性行为是指任何和性有关的、受性需求动机驱使的围绕性欲、性吸引表现出的行为，包括亲吻、拥抱、抚摸，甚至言语。

（二）性素质

性素质是指人的一切和性有关的因素，既包括人作为动物的生物本能，也包括人社会属性的行为规范、价值观念和社会需求，内容涵盖了性生物学方面的性器官、性生理、生殖生理、性功能、性

功能障碍等，性心理方面的性欲、性兴趣、性心理发育、性认同、性取向、性感受、性自尊等，性社会学方面的性历史、性文化、性风俗、性角色、性法学、性关系等，性伦理学方面的性美学、性道德、性行为、性责任、自我控制等。

二、性健康

（一）性健康的定义

性健康（sexual health）是指人类个体在身体上、精神心理感情上、知识上、信念上、行为上和社会交往上各方面、多层次健康的综合，表现为人格积极健全，人际交往丰富和成熟，配偶关系坦诚与稳定。随着人类社会物质和文化生活水平的提高，性问题对个人健康的影响将远比以往更为深入和重要，对性的无知或错误观念将极大地影响生活质量。

（二）性健康的内容

性健康包括3个方面的内容，即生殖健康、性心理健康、性生理健康，表现在：

1. 在符合社会道德和个人道德前提下，享受性行为，并具有控制性行为和生育的能力。

2. 性观念健康，对性的认识不存在抑制性反应和损害性关系的诸如恐惧、羞耻、罪恶感等不良心理因素。

3. 无各种生殖系统疾病及妨碍性行为与生殖功能的躯体缺陷或器质性障碍。

（三）性权利

性作为一项基本人权，包括：

1. 性自由的权利　任何人免除一生中任何时期任何形式的性强制、性压迫和性虐待。

2. 性自主、性完整和性器官安全的权利　在个人和社会道德的框架内自主选择性生活的权利，以及自我控制和享受身体并免遭折磨、毁损和其他种暴力。

3. 性隐私权　在不侵犯他人性权利的前提

下，个人可以选择和进行亲密的行为。

4. 性平等权　免遭各种歧视，诸如对性、性别、性取向、年龄、种族、社会阶层、宗教信仰、身体或感情残疾。

5. 获得性乐趣的权利　性乐趣，包括自发性欲，是一个人身体、心理、智力和精神健康幸福之源。

6. 性表达的权利　性表达不仅指感官快感和性行为。指任何个体有权通过交流、接触、情感和爱来表达他们的性主张。

7. 性伙伴自由选择权　指自由选择结婚与否、离婚以及建立其他类型的负责的性关系。

8. 自由、负责的生育选择权　个体有权选择是否生育、孩子的数量和空间以及生育调节的方式。

9. 科学地获取性信息的权利　性信息应该符合自然、科学、道德要求，并能正常传播。

10. 广泛地接受性教育的权利　时间上从人出生开始，经历生命循环，涉及终生；教育范围上应该涉及所有的社会机构。

11. 性卫生保健的权利　性卫生保健应该能被用于预防和治疗与性相关的问题和障碍。

三、性保健

（一）性保健的定义

性保健（sexual health care）就是为保护男女性器官和性功能的健康所采取的卫生保健措施。性保健是为实现性健康，它不仅和生育与生育控制有关，也和预防艾滋病等性传播疾病侵袭的医疗保健有关，还是性生活质量不断提高的保证。性保健贯穿于人的一生，在不同年龄阶段具有不同的重点和内容。

（二）女性性保健的内容

1. 在不同时期的性保健，包括不同年龄阶段、月经期、新婚期、妊娠期、哺乳期、围绝经期、老年期。

2. 特殊人群如残疾人、各种身心疾病患者的性保健。

3. 性器官各种疾病的防治。

4. 各种性功能障碍的防治。

5. 性偏离的应对和预防。

（三）实施性保健的途径

1. 开展性教育，解惑性问题　性教育是实施和开展性保健的基础，也是最有效的重要途径。性教育要涵盖各个年龄段，从娃娃开始，并随着生长发育的不同年龄段针对不同时期的特点，有

针对性地进行，同时对存在的性问题答疑解惑，引导其性保健。其中，应把针对青年人作为第一目标人群开展性教育，这一点已得到了社会的广泛认同和重视，很多大学都开展了相应的课程，内容涵盖生理卫生知识、性生理、性心理、避孕知识等内容。但随着我国性思想的开放，从大学阶段开始主动性教育已显现出弊端，应在中学阶段即开展适宜的性教育，并注意对家长、老师和周围的社会成年人的培训，共同提高中学生的性德育、性智育、性美育和性体育。

2. 加强性修养　性修养是指通过长期的学习和实践的磨炼一个人的性素质所能达到的境界。内容包括通过性智育修养，不断提高性科学知识，树立正确的性观念，能够抵御淫秽物品和思潮的侵扰；通过性道德修养，学习和掌握人与人之间的性关系道德准则，树立正确的性伦理观和价值观，对性行为负责，抵制卖淫嫖娼等行为；通过性美育修养，提高审美能力，梳理符合社会观念的审美观，使心灵美和性气质美、性仪表美完美统一；通过性体育修养，不断增强身体素质，尤其可以通过性保健体操或瑜伽训练，改善和提高性生活质量。综合提高性修养，是性保健的重要手段。

3. 讲究性卫生，预防和性有关的各种疾病　性卫生涉及夫妻双方的健康，也关系到孕育后代的健康。性卫生既包括性器官的清洁，也包括性生活的调适及禁忌。性器官的清洁卫生对保持健康非常重要，男女双方在平时以及性交前注意外生殖器官的卫生，否则可能造成生殖系统或泌尿系统感染。性生活的调适是指适当频率的性生活，性交频率无多少正常值可言，每对伴侣因人而异，差异很大，总之既能保持身心愉悦、精力充沛，次日不感觉身体疲惫即为理想状态。性交次数过频或者长时间没有性生活，均不利于性健康。而在一些特殊时期，比如产褥期、外生殖器急性感染期为避免交叉感染或炎症加重，或者严重心肺功能不全、中央型前置胎盘或先兆流产/早产等情况为避免造成病情加重或生命危险，均不宜有性交行为。

4. 进行性咨询和性治疗　对每个个体和家庭，都有可能遇到暂时性的性问题或者冲突，造成苦恼、焦虑甚至抑郁，进而影响到性健康和生活和谐。及时进行性咨询解决矛盾或困惑，掌握性知识，提高性调节能力，避免延误后发展为性功能障碍。如果已经诊断性功能障碍，应制定目标，积极进行性治疗，改善性关系，恢复性健康。

5. 顺应科技发展利用新媒体开展性保健　随着科技的发展，网络给信息传递带来了无限的便利。获得知识的途径便捷，不再依赖书籍、报刊。医学工作者应该顺应时代的发展，通过互联网开展性教育，帮助国民提高性修养，宣传性卫生、预防和性有关的各种疾病的知识，利用网络平台进行一对一的性咨询，必要时引导咨询者到医院进行性治疗。只有正规军积极占领科普阵地，才能减少网络上虚假知识的流传，避免家庭、患者被误导。

专家点评：保健工作者只有自己掌握性知识，有效地利用新媒体，才能占领性保健的科普阵地。

（张　渺）

第二节　女性不同生命周期性活动和性保健

导读：女性个体生命不同周期中，性活动特点不同，相应的性保健内容需要根据特点开展。

一、女童期

（一）女童期的性活动

儿童期（0～10岁），是人类性发育的初始阶段，女童已经开始有性感受和性活动。出生不久的女婴可出现阴道湿润现象，属于先天原始的性生理现象；出生3～4个月的女婴，刺激外生殖器时，会表现出微笑等愉快的表情；出生10～11个月的女婴，可能出现玩弄生殖器，但表现不像男婴一样明显；2岁的女童对周围和其他人好奇并试图探索，相互拥抱亲吻；3～4岁的女童开始知晓自己性别，向父母提出一些性问题；4～5岁女童对"性"更加好奇，出现类似自慰的摩擦行为，可能和其他儿童一起出现群体内的"性关系"；6～7岁女童同性游戏较多；8～9岁性腺可能开始变化，开始青春期的序幕。

（二）女童期的性保健

1. 父母需要牢记发现女童玩弄生殖器或类似自慰行为时，不要将这些行为赋予成年人的意义，不要强行制止或责骂，因为成人对儿童性行为的反应产生的影响要远远大于性行为本身。不要让孩子为自己对性的好奇心而感到愧疚，要顺其自然并引导分散女童的注意力，将关注点引导到其他兴趣事物中去，也可适时对孩子进行性教育。

2. 教育女童注意外阴清洁，避免因好奇将异物塞入阴道。

3. 对儿童的性别一视同仁，让其自然性别发展和两性交往，年轻的父母应避免为娱乐或吸引外界注意力注意将儿童异性打扮，误导儿童的性别自我认同。

4. 避免对儿童传递性别歧视的言语，造成儿童性别自卑。

5. 父母多与儿童接触，使其吸取父爱和母爱的营养精华，学习父母两性气质中良好内涵，在自然生活中获得自我性别认同。

6. 尽量避免儿童看到父母性交。

7. 进入幼儿园及学校后，开展儿童性教育，正确引导儿童发展。

8. 教育女童自我保护，一旦被人性侵及时告诉家长，家长也需要细心观察，及时发现女童言语、身体和精神表现的异常，避免女童被侵害后而延误病情。

二、青春期

（一）青春期的性活动

女性青春期（10～18岁）是指个体发育过程中，从出现第二性征到性器官发育成熟的一段时期。青春期性功能逐渐趋向成熟，个体建立性观念，开始喜欢异性，通过性幻想、性梦和手淫获得性快感，对性知识害羞但渴望了解，当出现性欲和性冲动如未能有效引导控制时，可能早恋、发生性行为甚至意外妊娠。

（二）青春期的性保健

1. 有效疏解青春期出现异性相吸，丰富生活内容，引导少女正确认识青春期萌动。

2. 开展性教育，传递正确知识

（1）讲解生理卫生知识，包括月经的意义以及如何保持卫生避免感染。

（2）教育少女认识到性欲和性冲动是性成熟的表现，手淫可有效缓解性压力，起到排解性欲的作用，对人体无害，并非病态或道德败坏的表现。但如果沉溺于手淫带来的肉体快感，会影响正常的生活学习，应努力克服，必要时寻求医疗帮助。

（3）开展人生观、价值观教育，帮助青春期少女少男建立正确的婚恋观，在青春期时正确处理两性交往。

（4）给予必要的避孕知识，避免意外妊娠。

三、新婚期

（一）新婚期的性活动

新婚期性交次数较为频繁，初次性交时大多处女会发生少量出血和疼痛，但出血较少，疼痛一般轻微，但也有 20% 以上的处女初次性交时无见红。初次性交尤其男女双方均没有性经验时，可能因为紧张发生性交失败，但大多都能在今后的性生活中恢复正常。

（二）新婚期的性保健

尽管取消强制婚前检查，但国家为鼓励新婚夫妇进行婚前检查已实行免费政策。婚前检查内容除体格检查和化验检查外，还包括婚前教育。教育内容包括男女生理构造、性交卫生及其注意事项、避孕知识。在新婚时期，尤其需要注意避免过度劳累、酗酒情况下未避孕受孕，影响优生优育。当出现以下情况时，需要及时就医：

1. 初次性生活时出血颜色鲜红且量多，可能出现阴道损伤。

2. 女方一直疼痛或无法克服恐惧，双方无法完成阴茎阴道插入，或者即便插入，但多次性生活后疼痛不能缓解。

3. 男方出现勃起功能异常等情况。

4. 出现生殖器官不适症状，如灼热瘙痒、分泌物增多、尿频、尿急、尿痛等。

5. 双方配合良好，男方勃起功能正常，但尝试 3 次以上仍未性交成功。

四、育龄期

（一）育龄期的性活动

女性的育龄期自 18 岁开始，可持续 30 年左右，其中 25～35 岁是生殖功能最旺盛的时期。因此，生育和性的平衡是育龄期性活动的主要问题，能否顺利如愿妊娠，会影响性生活的感受，尤其是在不孕症的家庭，大多会出现焦虑、抑郁。每个家庭婚姻进入平淡期，性生活没有新婚期的激情，容易出现婚外性行为甚至婚外情，影响家庭的稳定。

（二）育龄期的性保健

育龄期性保健重点在生育。准备生育的但两地分居的家庭有针对性在排卵期前后性交，无生育计划的家庭应做好避孕，避免意外妊娠后终止对女性身心造成影响。避孕方式在选择时应征求男女双方的意见，否则可能会因为知识的误解影

响性感受。月经期性交会导致女性盆腔感染并没有直接的循证医学证据，更多的原因是因为经血影响性美感，还有担心经血会增加体液性传播疾病风险。

五、围产期

（一）围产期的性活动

妊娠早期，由于早孕反应或其他身体不适，可能会出现性欲下降，孕中期后进入平稳阶段，甚至部分孕妇会出现性欲增强。在一些保健手册和科普读物中要求妊娠期的前 3 个月和后 3 个月禁止性生活，原因是为避免早期发生流产、晚期发生感染和早产。关于早孕期性生活，由于担心性高潮的子宫收缩可能出现流产，故目前尚无相关研究报道。但晚孕期性生活经过研究观察，尽管目前尚无一致性结论，但多数研究认为未对孕妇和胎儿造成不良影响，甚至有研究认为孕期保持一定频率的性生活有利于正常分娩。因此，目前尚无晚孕期禁止性生活的循证医学根据。

（二）围产期的性保健

在妊娠期，如果没有如中央性前置胎盘、先兆早产等医学原因，可以有阴道性交，但需要注意动作轻柔，避免直接撞击腹部，晚孕期体位避免孕妇平躺，未足月时避免频繁刺激乳头。除了阴道性交外，妊娠期夫妻双方可以采用非阴茎阴道性交方式疏解性压力，更需要广义性行为例如亲吻、拥抱、抚摸增进感情。在产后 42 天内，由于子宫等生殖器官尚未复旧，宫颈口尚未闭合，因此为避免感染应禁止性交。待产后复查恢复后，可开始性交，但需要注意，由于处在哺乳期，阴道黏膜薄，组织耐受性低，性交抽动和摩擦会产生性交疼痛，加之产后照顾婴儿，生活发生变化导致身体劳累，女性此时性欲较低，都需要配偶理解体贴，动作轻柔，否则易导致女性情绪低落产生抵触情绪，为今后性生活埋下隐患。更要注意避孕，避免月经恢复前初次排卵在不知情的情况下受孕。分娩时如果发生裂伤，应提高缝合技术，恢复会阴解剖。对产后阴道较为松弛者可进行 Kagel 盆底肌肉的锻炼收缩，或类似压力性尿失禁进行生物反馈电刺激治疗，有利于提高夫妻双方的性感受。

六、围绝经期

（一）围绝经期的性活动

围绝经期自妇女 40 岁开始，历时达 10 余年。

这一时期女性需要适应体内女性激素开始下降，出现更年期症状，情绪容易波动，性欲下降，性反应不足，容易出现性交疼痛，因而容易拒绝配偶的性要求，导致家庭矛盾。

（二）围绝经期的性保健

围绝经期性保健首先需要更正性观念，性生活不仅仅是为了生育，而更重要的是两性间感情的交流方式，绝经不意味着性生活终结。要坦然面对激素水平变化带来的生理、心理影响，积极处理，必要时可寻求治疗。夫妻双方需要加强沟通，就出现的性问题坦诚交流，共同安慰和支持。进入围绝经期后，女性罹患肿瘤的发病率增加，性问题易被忽视，甚至认为肿瘤患者不应该考虑性生活，无论医务人员还是患者本人或配偶都应纠正这种错误观念。事实上各年龄各阶段肿瘤患者保持正常性生活，有利于患者心理健康进而利于生理健康和回归社会。

七、老年期

（一）老年期的性活动

妇女60岁以上开始步入老年期，性欲下降，阴道萎缩，组织弹性下降，性交易产生疼痛；肌肉张力下降，达到高潮的时间增加、高潮强度减弱、消退期加快；同时罹患各种老年疾病，而有些老人居住在养老院等机构中，都影响和限制了老年期性生活。

（二）老年期的性保健

进入老年期后，老年女性需要坚持锻炼保持健康，合理营养和休息，关注个人形象。参加社区活动，保持智力兴趣，可以帮助老年夫妻享有性生活，共度美好晚年，而活跃的性生活能够大大减少衰老的影响，保持老年性健康。除了阴道性交，老年夫妇的情话等性交以外的性形式同样可以丰富感情交流。对性交时阴道萎缩产生的疼痛，可以寻求雌激素治疗有效缓解症状。对合并其他疾病，可注意性交的强度，避免血压过度波动造成意外。如果老年人觉得精力有限，可选择白天身体状态较佳时进行，而非一味只是夜晚睡前才能享有性生活。

专家点评：性贯穿于各年龄阶段，需要根据不同年龄段特点和需求进行性健康指导。做好儿童期和青春期的性教育，是成年后性健康的基础。

（张　渺）

第三节　性反应周期

导读：女性性反应周期分为性兴奋/性唤起期、平台期、性高潮期和性消退期，是划分女性性功能障碍的生理基础。

一、性反应周期

1966年，Masters和Johnson发表了其具有历史意义的著作《Human sexual response》，根据对包括382名女性的694名志愿者、上万次性高潮观察总结出了人类的性反应生理过程。根据性活动中生殖器官的解剖和生理变化，将男女两性的性反应人为地以线性方式划分为性兴奋/性唤起期、平台期、性高潮期和性消退期，其中女性性反应过程分成A、B、C三种类型，而男性的性反应周期仅有一种类型（图15-1～图15-3）。

1977年，Kaplan和Lief在女性性反应模式中加入性欲期，认为性欲是性反应过程中的独立、重要的第一阶段，并删除了平台期，成为3期的线性模式，即性欲期、性唤起和性高潮期。1997年，

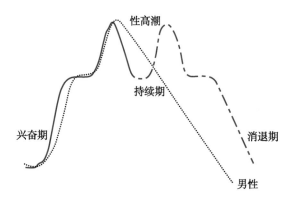

图15-1　女性性反应周期A型和男性性反应周期

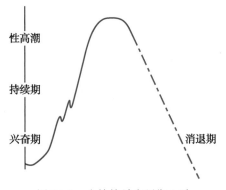

图15-2　女性性反应周期C型

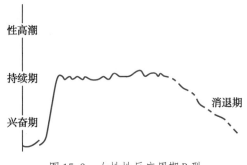

图 15-3　女性性反应周期 B 型

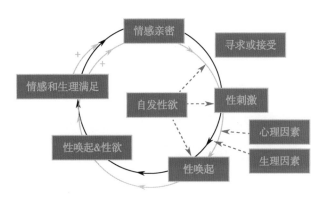

图 15-5　非线性模式的性反应周期

Whipple 和 Brash-Greer 提出了性反应的循环模式，分为 4 个阶段：seduction（性吸引，包含性欲）、sensations（性感知，对应兴奋期和平台期）、surrender（性沉醉，对应性高潮）、reflection（性回味，对应消退期），各阶段分别与以往的时期相对应（图 15-4），此模式中加入了性活动产生的心理因素影响，即每一次性活动的愉悦体验对女性进入下一次性吸引期起到强化作用；反之，如在性回味期未得到满意的性体验，则对下一次性吸引期起到抑制作用。直至 2001 年，Basson 建立了新的非线性模式的性反应周期（图 15-5），将感情亲密程度以及性刺激作为重要因素设置在模式周期中，从而解释了女性较男性更易受到如感情不和、自我形象和既往负面性体验等心理因素的影响，不同于其他的模式，Basson 认为女性除了传统模式的自身性欲外，更多情况下是由于其他原因进行性活动，而且女性性目的并非一定要达到性高潮，而是除了个人生理满足外（性高潮），心理的满足即增进情感更为重要。

目前认为，Basson 的性反应周期较好地从生理 - 心理 - 社会医学模式解释了女性性反应周期。而作为个体的单次生理性反应，仍是 Masters 和 Johnson 提出的性反应周期，需要注意的是人和人之间以及个人的每次性反应过程之间，都可以不同。

二、性反应周期生理变化

1. 兴奋期　此期的主要特征是出现阴道润滑和乳头的竖起。性刺激后的 10～30 秒内由于阴道壁的血管充血导致体液渗出，充血使阴蒂增大但还未达到真正的勃起，大阴唇隆起分开，阴道内 2/3 扩张，子宫颈和子宫体提升，阴道的长度和顶端的宽度增加，顶端膨胀呈帐篷样变化。乳房表面的静脉充盈，两侧乳房出现不对称平行的乳头勃起。此期的另一特点为可能因其他原因使集结的性兴奋减弱，如精神分散、体质衰弱、性刺激的节奏方式的改变等。兴奋期可以时间短暂而很快进入持续期；也可以开始缓慢以渐进的方式时间较长。外阴和阴道的润滑是来自于阴道壁的体液渗出，前庭大腺的作用不起主要作用。

2. 持续期　此时阴道的外 1/3 充血明显，称为高潮平台（orgasmic platform），造成阴道口缩窄，阴蒂头和阴蒂体向耻骨联合退缩，使阴蒂部分被遮盖，但并不降低阴蒂的敏感性。乳晕肿胀，乳房增大，在无哺乳史的妇女乳房可增大 20%～25%。自兴奋晚期或持续期早期，可出现类似麻疹的"性红晕"，一般开始出现于上腹部，然后迅速波及至乳房和前胸壁或全身其他部位。还可出现肌强直、呼吸心率加快等生殖器官以外的反应（表 15-1）。由于阴蒂和高潮平台作为主要性感受器官，因此配偶阴茎长短并不直接影响女性性生理感受，而是以心理因素影响为主。

3. 高潮期　此期特征为子宫、高潮平台（充

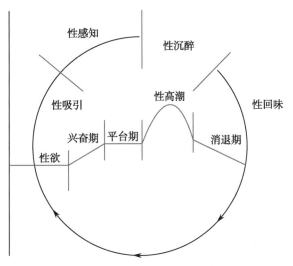

图 15-4　性反应的循环模式

表 15-1　女性全身性生理反应

症状	兴奋期	持续期	性高潮	消退期
乳房	乳头勃起,皮下静脉充盈,乳房增大、肿胀	乳头饱满,乳房继续增大,乳晕显著充血	无明显发展	乳晕充血和乳头勃起迅速消退,乳房增大和皮下静脉充盈缓慢恢复正常
性红晕	本期末先是在上腹部出现斑丘疹状红晕,随后迅速波及乳房	红晕继续发展,本期末可遍布全身	红晕的程度与性高潮的强度平行	红晕以与出现时相反的顺序迅速消退
肌强直	随意肌紧张,阴道壁扩张,腹壁和肋间肌张力增加	随意肌和非随意肌紧张度继续增加,面部、腹部和肋间肌发生轻度痉挛性收缩	随意肌的控制丧失,肌肉发生不随意收缩和痉挛	5分钟内肌强直消失,但许多血管充血作用的标志尚未迅速消失
直肠	无明显改变	由于受到刺激肛门括约肌发生随意性收缩	发生不随意收缩2～5次	无明显改变
过度换气	无明显改变	本期末出现	呼吸频率可达40次/min,强度和深度表示性张力的程度	本期初即恢复正常
心动过速	心率增加直接与性紧张度平行,与刺激方式无关	平均心率110～175次/min	心率在110～180次/min以上	恢复至正常
血压	血压上升直接与性紧张度平行,与刺激方式无关	收缩压升高20～60mmHg,舒张压升高10～20mmHg	收缩压升高30～80mmHg,舒张压升高20～40mmHg	恢复至正常
出汗反应	无明显改变	无明显改变	无明显改变	明显全身出汗反应,与体力活动的程度无关

血的阴道外 1/3）和肛门括约肌的同时节律性 3～15 次收缩,开始间隔时间 0.8 秒,4～8 次后收缩强度、持续时间和节律性方面均有。生殖器官以外的反应较持续期进一步增强,脑电图显示大脑的优势半球出现波形变化。女性具有多次性高潮的潜在能力。女性性高潮可以由生殖器或非生殖器刺激所诱发,甚至精神想象或幻想或催眠状态都可以诱发性高潮的产生,在身体健康的妇女睡眠时性梦亦可出现性高潮。除了最敏感的阴蒂和阴道之外,外阴、阴阜、乳房或一些其他部位皮肤区域都可以成为女性的性敏感区。

4. 消退期　此期所发生的解剖和生理变化是与持续期和兴奋期相反的过程,高潮平台消退,子宫回到原有位置,阴道缩短变窄,阴蒂回到正常位置。各种生理变化完全恢复需 10～15 分钟时间。

专家点评:性反应周期是人为划分的,每一时相间并不能明确的区分,每个人自身在每次的性活动间以及不同人的性活动间可以存在相当大的差别。

（张　渺）

第四节　性生理疾病及其防治

导读:尽管目前普遍认同新的性反应周期,女性性生理疾病仍基于传统的周期概念进行分类和定义。

一、概述

女性性功能障碍（female sexual dysfunction,FSD）是指女性在性反应周期的某一阶段或某几个阶段出现异常或出现与性交有关的疼痛,不能参与或不能达到其所预期的性关系,造成心理上痛苦的一类疾病。目前对女性性功能障碍有不同的分类标准,包括世界卫生组织的国际疾病和相关健康问题统计学分类（International Classification of Disease-10,ICD-10）、美国泌尿系统疾病基金会性健康委员会（The Sexual Function Health Council of the American Foundation for Urologic Disease,AFUD）制定的女性性功能障碍分类共识（The Consensus-based Classification of Female Sexual Dysfunction,CCFSD）和《美国精神疾病诊断与统计学手册》(第 5 版)(The Diagnostic and Statistical Manual of Mental Disorders Fifth Edition,DSM-5) 三种 FSD 诊断标准。精神心理学专业多采用美国精神疾病诊断与统计学手册标准。最新的 DSM-5 于 2013 年 5 月公布,对女性性功能障碍的分类和诊断从精神心理角度做出了较大的变化,但推出后关于女性学一些分类标准引发争议。而 DSM-4 与其他标准接近。由于 CCFSD 是以 DSM-4 和 ICD-10 为基础,且较为全面,为国内广泛接受和采用。

FSD 包括性欲障碍(性欲减退、性厌恶障碍)、性唤起障碍、性高潮障碍和性疼痛障碍(性交疼痛、阴道痉挛、其他性疼痛障碍)。所有类型的 FSD 根据出现时间分为原发性和继发性,根据发生的情景分为完全性和境遇性,根据是否存在病变分为器质性和功能性。

FSD 不同于其他妇科疾病,诊断主要依据患者所述症状,而无客观诊断方法指标或金标准可言,即便是目前国内外经常采用的女性性功能量表(The Female Sexual Function Index,FSFI),其调查内容的前提是过去一个月时间内的性生活情况,即便有评估各类指标正常与否的分值,也只是适用于流行病学调查、药物临床试验研究,并不能作为诊断依据。

由于涉及隐私,女性性功能障碍的流行病学研究资料较少。问卷调查存在性问题并不代表能够达到诊断标准,国外通常认为约 40% 的女性存在性问题,其中最常见的是性欲减退,而国内流行病学调查数据显示约 29.7% 女性存在性问题,其中 21.6% 有性欲减退、21.5% 有主观性唤起障碍,18.9% 有生理性性唤起障碍,27.9% 有性高潮障碍,14.1% 存在性交疼痛。

二、性欲障碍

性欲(sexual desire)是指机体向往满足自身性需求、完成与性伴侣身心结合的一种本能冲动,是性的激发和准备状态,可自发产生或受到外界刺激后反应性产生。女性性欲包括自发性欲和受到配偶性刺激后的反应性性欲。

女性性欲障碍包括性欲减退(hypoactive sexual desire disorder,HSDD)、性厌恶(sexual aversion disorder),其中性欲减退最为常见。性厌恶是持续地和反复地极度厌恶和回避所有(或几乎所有)与性伴侣的生殖器性接触,引起了显著的个人痛苦

和人际交往困难,应该除外其他的严重精神疾患(除了另外的性功能障碍),现归于恐怖症或焦虑症,表现为对性活动或性思想的持续性憎恶反应,个体厌恶并主动回避与伴侣的生殖器接触,并将之视为令人焦虑、恐惧和作呕,可能集中于生殖器分泌物、气味和插入,也可弥散到对所有性刺激的普遍反感。另外,性欲障碍还包括性欲亢进(eroticism),但性欲亢进罕见,往往见于有肾上腺肿瘤、甲亢等器质性疾病或躁狂性精神分裂症患者。本节仅介绍性欲减退内容。

1. 概述 性欲减退是指个体对性的欲望和兴趣缺乏或下降,缺乏性期望或性幻想以及缺乏反应性性欲,这种性欲的缺乏已经超出了年龄增长和长期性关系持续带来的正常降低,并导致本人的精神痛苦。

女性性欲减退病因大多是由社会心理因素引起,如忧虑、精神抑郁、生活事件、配偶感情不和、儿童或青春期接受的抑制性性教育或创伤性性经历、人际关系冲突(患者或性伴侣身体吸引力的下降、厌恶性行为成为例行公事、环境干扰、婚姻危机)均可导致性欲减退;慢性疾病如抑郁症、高血压、糖尿病、性腺功能不足减退、甲状腺功能减退、高泌乳素血症、手术绝经导致的性激素水平突然下降,长期服用某些慢性病药物如选择性 5- 羟色胺再摄取抑制药、降压药、雌激素治疗。

2. 临床表现 患者表现出对性活动缺乏主观愿望,与配偶的性欲出现冲突产生精神痛苦。病程持续 6 个月以上。

3. 诊治流程 问诊时需从不同侧面询问了解患者的性欲情况,包括自觉性欲下降的持续时间和关注时间、是否有性期望 / 幻想或白日梦、是否能通过什么方法或因素改善、夫妻情感如何等。对配偶性要求应答的反应性性欲缺乏对诊断至关重要。发生性欲减退的高危生活因素包括:已婚、有其他心理症状、长期吸烟和围绝经期。通过询问性经历史可以分析发病原因。需要注意鉴别的是有些同性恋女性迫于社会压力结婚后表现为性欲减退。

4. 防治要点

(1)预防:儿童期及青春期接受性教育,建立正确性观念和积极的性态度;夫妻在结婚几年稳定期时通过生活情趣保持性吸引力,维持良好的伴侣关系。有报道每天饮少量红酒(50ml)可改善性欲。

（2）一般治疗包括：评价和改善人际关系、心理状态和环境因素；积极治疗慢性疾病；如果是药物因素导致，可改变原有慢性疾病药物治疗方案。

（3）药物治疗：对绝经期妇女，可采用激素治疗，以替勃龙为首选。对非绝经期女性，国内尚无上市药物，国外已有上市药物氟班色林（5-HT1A受体激动剂和5-HT2A受体拮抗剂）口服、小剂量雄激素皮贴/凝胶外用。

（4）如有内分泌异常，应根据检查所发现的异常进行针对性治疗。

（5）如与长期用药或酗酒有关，则应戒酒或尽量减少酒精摄入量、在专科医师指导下调整用药；如除外器质性疾病，考虑为精神因素所致，则可转至心理门诊，由心理专业医师协助找出潜在的原因，通过心理治疗逐渐消除患者的顾虑和隐忧。

（6）性治疗：夫妻双方共同咨询，鼓励互相沟通，坦诚交流对性的认识和愿望，国内目前已有专门的性治疗中心。如病程时间较长可辅助以性感集中训练治疗。

性感集中训练（sensate focus）为治疗女性性功能障碍的一种训练过程，以提高女性在性生活过程中的主观感受。分为3个阶段：第一阶段为指导女性集中精力体验男性爱抚身体（除生殖器官以外）的感受；第二阶段为手刺激生殖器官但避免性交；第三阶段为在刺激生殖器官产生良好躯体反应后进行性交，但不追求性高潮，以体验身心愉悦为重点。

三、性唤起障碍

1. 概述　性唤起（sexual arousal）是女性在性兴奋中的生殖器官生理变化和性兴奋的主观体验。性唤起障碍（sexual arousal disorder）指持续和反复地不能达到或维持充分的性兴奋，引起个人痛苦，可能表现为缺乏主观的性兴奋，或缺乏生殖器或其他躯体反应。

性唤起障碍常由过度劳累、精神紧张、焦虑等心理社会因素引起；年龄、绝经或手术导致的雌激素水平下降也是常见病因；长期服用如抗组胺药、抗乙酰胆碱药、降压药和心理精神疾病药物也可导致性唤起障碍。

2. 临床表现　根据临床表现分为主观型性唤起障碍（subjective sexual arousal disorder）、生殖器型性唤起障碍（genital arousal disorder）、混合型性唤起障碍（combined subjective sexual arousal disor-

der）和持续型性唤起障碍（persistent sexual arousal disorder）。

（1）主观型性唤起障碍：通过各种性刺激方式后，尽管阴道润滑等生殖器充血反应正常，但主观缺乏性兴奋和性快感，或性兴奋和性快感明显降低。

（2）生殖器型性唤起障碍：生殖器性唤起（外阴肿胀、润滑）的缺乏或降低。尽管能发生主观性兴奋，但刺激生殖器时的性感受能力降低，通过各种性刺激方式后自我感觉仅有轻度的外阴肿胀或阴道润滑。生殖器性唤起障碍可能存在自主神经损伤和雌激素缺乏情况，尽管临床不能证实存在病理改变，但在性活动中未出现血管充血反应。虽然主观性唤起存在，但是包括高潮在内的所有生殖器反应强度都明显减弱。

（3）混合型性唤起障碍：通过各种性刺激方式后，主观缺乏性兴奋和性快感，或性兴奋和性快感明显降低，同时伴有生殖器性唤起（外阴肿胀、润滑）的缺乏或降低。混合型性唤起障碍最为常见，临床上患者常以性欲减退为主诉。

（4）持续型性唤起障碍：在缺乏性兴趣和性欲的情况下出现自发的、不能预料的、意外的生殖器唤起（诸如肿胀、抽动等），伴典型的主观性唤起，有时可有性快感，性唤起的感受一次或多次的性高潮后仍不能缓解，甚至持续数小时至数天。临床少见。需要头颅MRI扫描除外神经系统异常，但多无异常发现。

3. 诊断　主要依据患者的主诉来诊断。

4. 防治要点

（1）预防：日常生活避免过度劳累时性交，性生活出现调试困难时及时向专业人士咨询，避免由于未能及时调节纠正产生心理影响。掌握女性性唤起特点，增加性前戏时间和内容，避免例行公事式性生活。

（2）一般治疗：性唤起障碍治疗时不能单纯只针对患者，需要夫妻双方共同参与。治疗成功必须要改善社会心理问题以及有良好的亲密关系作为基础。应告知男女双方随着年龄的增长，需要集中精力、直接和足够有效的刺激才能充分性唤起，每次重复单调和短、平、快的性活动必然导致对性生活缺乏兴趣和性唤起障碍。创造和谐、新鲜的性生活方式、方法、地点、氛围等，使男女双方均有对性生活的积极要求。

（3）可采用性感集中训练。

（4）对生殖器性唤起障碍可采用的治疗方法：①应用阴道润滑剂改善分泌不足、减轻摩擦引起阴道刺痛，坚持阴道插入本身能够增加阴道润滑。各年龄段需要使用时均可使用润滑剂，如 KY 水性润滑剂、透明质酸凝胶、液状石蜡等。②绝经期妇女其性唤起障碍与雌激素水平低下有关，因此阴道局部或全身应用雌激素可有明显效果，且雌激素可以减轻阴道上皮萎缩、增加阴道局部的敏感性，首选阴道局部用雌激素软膏。③病因与其他疾病所用药物有关的，如不能调整用药或停药，可使用润滑剂。

（5）有国外公司生产的多种植物提取物及维生素 C、维生素 E 混合液，证实可提高阴蒂、阴唇血流，提高性唤起和性高潮的感受能力。

（6）持续型性唤起障碍尚无有效治疗方法。

四、性高潮障碍

1. 概述　性高潮障碍（sexual orgasmic disorder）是指女性性欲正常，在充分的性刺激和唤起后，持续或反复地难以达到、推迟甚至不能获得性高潮，并引起个人痛苦。患者自我感受的性唤起 / 兴奋水平很高，但仅能获得低水平的性快感，很少或很难达到性满足。

女性性高潮障碍的常见病因有器质性原因、心理因素：

（1）器质性原因：泌尿生殖系统疾病如炎症、外伤、肿瘤、解剖位置的异常等，引起性交疼痛或不适，抑制性高潮的产生；脊髓的某些疾病可以破坏神经反射通路；全身性疾病如慢性肝肾疾病、内分泌失调、精神疾病、长期饮酒或服用抗抑郁药物（尤其是选择性 5- 羟色胺再摄取抑制药）等，均可能抑制性高潮。

（2）心理因素：社会文化影响所致的性压抑认识、人际关系和婚姻冲突、负性生活事件、环境因素引发对性交的紧张情绪均可影响性高潮的出现；其他性功能障碍与性高潮障碍可互为因果。

2. 临床表现　女性性高潮障碍分为原发性、继发性和境遇性三类。原发性性高潮障碍是指从开始有性生活起，在性活动中从未出现过性高潮；继发性性高潮障碍是指既往曾有过性高潮；境遇性性高潮障碍是指在特定的性伴侣或环境时性活动无性高潮，而性伴侣或环境发生变化时出现性高潮。

3. 诊断　根据患者的主诉和妇科检查作出综合判断。需要注意的是性高潮障碍与其他性功能障碍可能互为因果，需要区分。

4. 防治要点

（1）预防：两性交流时需要互相鼓励，欣赏包容对方在性交过程中各种表现，避免谈及性生活中尤其性交过程中使用的不信任或引发双方矛盾的言语。

（2）女性性高潮障碍如为器质性原因引起，应针对器质性疾病进行治疗，如为药物所致，可在专科医师指导下调整药物。

（3）一般治疗：鼓励和教育夫妇通过互相交流学习使女方性唤起的技巧和过程，目前多认为女性性高潮障碍是由于社会、文化、精神因素压制了女性感受性快感，尤其是部分女性单纯通过阴道性交无法达到性高潮障碍而需要额外的阴蒂刺激。

（4）如为心理因素所致，除进行心理治疗外，指导患者自我手淫刺激或振荡器训练达到性高潮，增强自我信心，还可指导进行盆底肌肉锻炼增强阴道对刺激的感受性。

（5）针对相关因素：如果是由选择性 5- 羟色胺再摄取抑制药副作用导致的性高潮障碍可更换药物如安非他酮等。如为性交疼痛导致的性高潮障碍应根据疼痛病因进行治疗。老年女性可采用阴道润滑剂、雌激素治疗。

（6）性感集中训练有助于增进性伴侣的关系，但在治疗性高潮障碍作用有限，盆底肌肉功能锻炼有助于提高性高潮的感受能力。医师指导下的行为治疗（手淫指导训练、振荡器训练）可改善性高潮障碍。

（7）对性高潮障碍最重要的一点就是在治疗前，应与患者充分沟通，制定切实可行的目标，向患者强调说明，即治疗目标遵循 Basson 的非线性模式性反应周期，性活动的目的是通过性生活增进夫妻感情亲密程度，而非性高潮时的各种强烈的躯体反应。

五、性交疼痛

性交疼痛障碍是指在试图或完成阴道进入和 / 或阴茎阴道性交时持续或反复出现疼痛，分为阴道痉挛（vaginismus）、性交疼痛（dyspareunia）和非性交性疼痛。非性交性疼痛障碍是指在非插入性刺激下引起持续或反复的生殖器疼痛，非性交性疼痛往往与解剖异常、外阴阴道炎等生殖系统感染、生殖器畸形或外伤、子宫脱垂或尿失禁盆底手术、子宫内膜异位症等病理状态有关由器质性疾病所致。以下仅介绍阴道痉挛和性交疼痛。

【阴道痉挛】

1. 概述　阴道痉挛也称为性交恐惧综合征，是指在除外解剖结构或其他身体异常后，女性尽管有性交的欲望，但持续或反复出现盆腔肌肉不随意收缩，导致阴茎、手指和/或任何物体进入阴道困难，常伴有对性行为恐惧性回避和对疼痛的预期、畏惧的体验。

阴道痉挛主要是由心理因素造成的，往往有对性交的负面认识，如幼年时不正确的性教育、创伤性性经历、各种对外阴操作恐惧性记忆或对初次性交疼痛的恐惧；性交时性唤起不足、男性动作粗暴、组织结构异常等，可能因造成性交疼痛而产生保护性反射引起阴道痉挛。

2. 临床表现　患者性交困难或失败，强行插入可能完成阴道性交但性交疼痛。如果初次性交便发生阴道痉挛者，为原发性阴道痉挛；既往有成功性交而发生阴道痉挛者，为继发性阴道痉挛。如果在任何情况下均发生阴道痉挛者，为完全性阴道痉挛；如改变环境、性伴侣等条件发生阴道痉挛者，为境遇性阴道痉挛。

根据阴道痉挛的严重程度分为四度：

Ⅰ度：发生痉挛仅局限于会阴部肌肉及肛提肌。

Ⅱ度：发生痉挛不限于会阴部肌肉及肛提肌，而发展至整个骨盆肌群。

Ⅲ度：除上述肌肉外，臀部肌肉也发生不随意痉挛，整个臀部不由自主抬起。

Ⅳ度：除上述肌肉痉挛外，还出现双腿内收，并整个身体极力向后撤退，性交时推搡对方，妇科检查时试图从检查床上拔腿抬起以躲避医师检查，甚至大喊大叫。

3. 诊断　典型的阴道痉挛表现为阴茎无法插入，但轻度的阴道痉挛可表现为阴茎可插入但引起女性疼痛和不适。通过问诊作出初步判断，然后进行妇科检查，首次检查时如因盆底肌肉收缩无法指诊或窥器检查时切忌强行操作。进行妇科检查时必须耐心轻柔，在检查过程中应就疼痛部位一直与患者持续交流。可发现单纯阴道痉挛患者无器质性病变，骨盆出口未影响阴道插入，外阴阴道软组织弹性好，无局部发育异常，因盆底肌肉收缩造成阴道外 1/3 狭窄。一般的性交疼痛与阴道痉挛不易鉴别，因为疼痛本身也可影响插入并

引起肌肉收缩，而肌肉收缩并不是作为阴道痉挛的体征，正常女性妇科检查时也有 54% 发现存在肌肉痉挛。

进行妇科检查时应仔细注意处女膜和阴道有无结构异常，注意鉴别是否存在局部组织发育异常造成疼痛或功能代偿导致阴道痉挛。

阴道内能够插入生物刺激反馈仪阴道电极时，可发现阴道静息基线偏高，稳定性差，肌力和耐力可为正常或异常，收缩后放松时间多延长。

4. 防治要点

（1）预防：婚前检查除外结构异常，婚前教育纠正对初次性交恐惧。在女童或青春期少女出现外阴疾病或损伤就诊时，妇科医师应态度温和、动作轻柔，避免态度生硬动作粗暴造成对外阴接触的恐惧。男女双方经三次尝试性交不成功时应及时到医院检查，除外器质性原因，避免延误治疗，而多次性交不成功可能影响男性勃起功能。

（2）阴道痉挛主要是心理因素或性交操作不当所致，因此一方面鼓励夫妇双方共同学习性知识，另一方面行阴道扩张逐次扩大直径的脱敏治疗，证实阴道的容纳能力，增强患者的信心，进行循序渐进的肌肉松弛训练，通过训练逐渐消除对阴茎插入的紧张和焦虑。

（3）合并局部软组织异常应先手术矫正，之后再开始脱敏治疗。

（4）必要时可局部给予麻醉药物（如丁哌卡因）、肉毒素注射，解除肌肉痉挛。

（5）盆底生物反馈电刺激治疗有利于指导患者的盆底肌肉控制能力，当能够插入阴道电极时可有效地通过肌力、耐力、精准性、稳定性、反应速度等多方面训练，有效地提高治疗效果。

【性交疼痛】

1. 概述　性交疼痛是指性交时或在性交后女性出现的外阴、阴道或下腹部轻重不等的疼痛。临床常见，严重者甚至不能性交。

器质性病变如内外生殖器感染、阴道瘢痕狭窄、处女膜环过紧、子宫内膜异位症、过敏状态以及生殖器官的生理性萎缩均可引起性交疼痛，生殖器性唤起障碍由于外阴阴道润滑不足、对性交恐惧等心理因素也可引起。老年女性的性交疼痛往往与雌激素降低引起的阴道萎缩有关；长时间无性生活后女性也可出现性交疼痛障碍。

2. 临床表现　表现为性交试图插入时、性交过程中及性交后的疼痛，疼痛部位涉及外阴、阴道

较表浅的部位,也可以在盆腔深部并可累及下腹和腰骶部。

3. 诊断 根据患者主诉诊断,重要是寻找病因。应详细询问病史,进行阴道、宫颈分泌物全面检查和妇科检查,明确有无器质性疾病。女性因疼痛拒绝性交不改变诊断。性交疼痛继发性性交困难应警惕器质性病变。

4. 防治要点

(1)预防:注意外阴清洁,发生感染及时治疗。保持积极态度对待性生活和一定频率的性生活。发生润滑不足时及时使用润滑剂,避免强行插入引起不适。

(2)针对病因进行治疗。对于有器质性疾病如炎症、子宫内膜异位症等以治疗原发病为主;如处女膜坚韧、处女膜结构异常等局部软组织发育异常需行手术治疗。

(3)对阴道萎缩的老年妇女可以阴道局部或口服应用最低剂量雌激素,也可外用润滑剂,激素治疗必须遵守激素治疗常规,并告知可能存在的风险,由患者选择治疗方式。

(4)如为局部过敏反应所致,除进行抗过敏治疗外,应寻积极找过敏原,避免再次发生。

(5)除外器质性疾病后确定性交疼痛为心理因素所致,需了解夫妻双方对性的认识、性交方式、心理状态、夫妻感情及双方健康状况,可通过行为治疗,即夫妻共同学习性知识,逐渐改变过去已形成的行为方式。

(6)盆底生物反馈电刺激可用于辅助治疗。

专家点评:女性性功能障碍的诊断必备标准是精神痛苦。在发生性交困难/疼痛时建议妇科检查,其他情况建议心理治疗/性治疗。男女双方经三次尝试性交不成功时应及时到医院检查。

(张 渺)

第五节 性偏离及其防治

导读:性行为是由个体所扮演的性角色决定,但这种角色是社会强加界定的。目前一些不符合社会习俗的表现被归为性偏离,但随着医学发展可能今后分类中将发生变化。

性偏离(sexual deviation)是指不符合社会习俗,在寻求性对象和满足性欲的方式上与常人不同,通过非两性生殖器官性交方式直接引起性兴奋,满足性欲需求的习惯性或癖好性性行为。女性性偏离常见的是同性恋(homosexuality)和易性癖(transsexualism)。

一、同性恋

1. 概述 同性恋是性取向之一,是指只对同性产生爱情和性欲。2014年,根据科学研究院的平均统计,我国的同性恋人数可达7 000万,其中女同性恋者的人数在3 500万左右。国际上已有10余个国家和地区同性恋婚姻合法,社会和医学界也逐渐接受同性恋不再属于疾病范畴。

目前认为同性恋者的性取向是由同性恋基因决定的,无法通过后天改变,不是一种选择,也不是自己可以控制的。但也可能与儿童期心理发育时期外界造成儿童性别认同紊乱有关。

2. 临床表现 同性恋可无明显外在表现。但迫于社会压力与异性结婚时,往往男方抱怨女性性欲减退。

3. 诊断 判断性取向时需要根据其性愉悦的对象而非发生性行为的对象。同性恋可能会因为各种外界压力而和异性结婚,被迫和异性发生性行为甚至妊娠分娩,但并不改变同性恋身份。

异性恋者在长期缺乏异性的环境中时将同性幻想成异性发生性行为排解性欲称为同性性行为,但其性愉悦的对象仍是异性,不属于同性恋范畴。

4. 防治要点

(1)预防:儿童性别认同建立时,父母正确引导儿童确立个体性别,培养对异性的感情,不进行反异性教育。避免儿童长时期与同一性别接触。青春期时发现少女有同性恋倾向时,理解和关心,不强加指责。

(2)治疗:往往同性恋女性本人无求治欲望,多为家人试图治疗,但实际难以更改,家人需要采纳接受和包容。如本人与周围关系冲突造成精神痛苦可进行心理疏导。

二、易性癖

1. 概述 指从心理上否定自己的性别,认为自己的性别与外生殖器的性别相反,而要求变换生理的性别特征,又称变换性别癖或性别转换症,是一种性别认同障碍,属于性身份障碍。我国无流行病学资料,国外有报道发病率在 1/40 万～1/10 万。

可能与其幼年时期的生活经历有关。如父母违背客观事实,按照自己的意愿从幼年始按照相反性别去打扮、教育孩子,使孩子的性别认知心理被扭曲而导致易性癖。但也教育正常,拒绝接受父母的性别认知教育,坚决要求内外都表现出异性化喜好的特点。部分患者的易性癖倾向可能与大脑组织结构有关。

2. 临床表现　对自己生理性别不认同、不满意,有改变性别的强烈愿望,希望变成异性。女性易性癖者往往愿意嗓音低沉,喜欢穿着男装,言谈举止模仿男性,希望能够站立小便,厌恶月经,要求医师作乳房和子宫切除,少数的甚至要求做外生殖器矫形手术。

3. 诊断　需要排除染色体异常两性畸形,检查无生殖器解剖生理畸变与内分泌异常,并排除其他精神疾病(如精神分裂症)。转换性别的认同至少已持续 2 年。

在诊断易性癖时,需要与同性恋和异装癖鉴别。同性恋是在与其同性别的性伙伴关系中,自己的生殖器获得刺激得到快感,没有切除外生殖器和改变自身外在性别要求。而易性癖往往不让性伙伴触碰自己尚未改变的外生殖器,与性伙伴关系追求自身心理和生理的满足或心身合一;易性癖虽然也像异装癖一样穿异性服装、做异性打扮,但完全是出于心理上的需要,认为自己就是异性,穿着异性服装理所应当并不引起性兴奋,而异装癖则是通过穿着异性服装,获得性兴奋、得到性满足。

4. 防治要点

(1)预防:对儿童期、青春期的儿童正确进行性教育,避免外界因素导致性别认同异常。

(2)对染色体、激素异常导致的症状,应针对病因治疗后辅以心理治疗。

(3)对易性癖患者以心理治疗为主,引导患者将内心的痛苦倾吐出来,并给予患者理解、关心和支持。通过认知领悟疗法或疏导疗法帮助患者确认自身问题,接受现实,宣泄、调整情绪,争取消除自卑感,改变认知,接纳自我。

(4)变性手术治疗:必须慎之又慎,对心理治疗无效,经充分评估后方可采用,否则可能出现患者后悔的情况。手术需要切除乳房、子宫等女性特征器官,外生殖器进行假体矫形男性化,辅以雄激素口服。

专家点评: 同性恋和易性癖目前被认为属于性偏离,女性在社会生活中存在心理痛苦,需要关怀和心理疏导。对确诊为同性恋时需要给予理解,而非强加纠正。

(张　渺)

参 考 文 献

1. MASTERS WH, JOHNSON VE. Human sexual response. Boston: Little, Brown, 1966.

2. KAPLAN HS. Hypoactive sexual desire. Journal of Sex and Marital Therapy, 1977, 3: 3-9.

3. BASSON R. The female sexual response: A different model. Journal of Sex and Marital Therapy, 2000, 26: 51-65.

4. 黄醒华,王临虹. 实用妇女保健学. 北京:中国协和医科大学出版社,2006:403-417.

5. ZHANG C, TONG J, ZHU L, et al. A Population-Based Epidemiologic Study of Female Sexual Dysfunction Risk in Mainland China: Prevalence and Predictors. J Sex Med, 2017, 14: 1348-1356.

6. 吴阶平. 性医学. 北京:科学技术文献出版社,1998:1.

第十六章
针对妇女暴力医疗干预

第一节 概　　述

导读：针对妇女暴力是国际社会高度优先关注的问题，它不仅是一个社会问题，也是一个公共健康问题。在我国，针对妇女的暴力发生状况和暴力所致的妇女健康影响问题也不容小觑。随着《中华人民共和国反家庭暴力法》出台，亟须引起医疗卫生机构的高度重视和加以医疗干预。医务工作者需要尽快提升认识，加强对此问题发生现状、发生形式、健康影响、预防措施等内容了解。

针对妇女暴力（violence against women）是一个全球性的现象，是最普通的侵犯人权的行为之一。消除对妇女暴力是联合国及其成员国优先高度关注的议题，这一关注也同样体现在为实现联合国《2030可持续发展议程》而设定的可持续发展目标之中。同时，针对妇女的暴力也被认为是一个社会和公共健康问题。1995年，在北京举行的联合国第四次世界妇女大会上，通过了《北京宣言》和《行动纲要》，对促进性别平等和各国妇女发展，产生了重要影响。2008年，中华全国妇女联合会联合中央七部委签发了《关于预防和制止家庭暴力的若干意见》，其中第十一条要求卫生部门应当对医疗卫生机构及其工作人员进行预防和制止家庭暴力方面的指导和培训。2016年3月1日，第一部《中华人民共和国反家庭暴力法》正式实施，家暴行为正式进入了法律监管范畴，为医疗机构参与预防和干预针对妇女暴力，照护好受暴妇女提供了法律依据。

一、针对妇女暴力的流行现状

根据世界卫生组织2013年调查数据显示，全球大约每3名妇女中就有一名（35%）曾遭受过亲密伴侣的身体暴力和/或性暴力，或在人生的某个阶段受到他人的性暴力，其中大部分是亲密伴侣的性暴力。由于对暴力的界定和测量工具应用不同，我国的调查数据揭示的暴力发生率也不同。2010年，中华全国妇女联合会和国家统计局联合组织实施了第三期中国妇女社会地位调查结果显示，在整个婚姻生活中曾遭受过配偶侮辱谩骂、殴打、限制人身自由、经济控制、强迫性生活等不同形式家庭暴力的女性占24.7%，其中，明确表示遭受过配偶殴打的已婚女性为5.5%，农村和城镇分别为7.8%和3.1%。崔轶、常蕾等在全国范围内选取7个省市2 810名处在或曾经处在亲密关系（婚姻、同居）中的个体调查显示，女性遭受躯体暴力发生率为22.8%，遭受精神暴力发生率为41.9%。

国外数据显示，妊娠可能是家庭暴力升级的诱因，即针对妇女的暴力开始于怀孕时期，或者在怀孕期变得更严重。据世界卫生组织调查结果，孕期家庭暴力的发生率为2.0%～13.8%。但国内相关研究表明，妊娠也可能是女性遭受家庭暴力的保护因素。郭素芳等于2001—2002年对我国北方城市妇女调查显示，妊娠期对妇女暴力的发生率比妊娠前、产后都低。对我国内地2004—2008年间相关研究汇总分析，我国妊娠期妇女遭受家庭暴力的发生率为3.6%～16.8%。刘保华等于2011—2012年间在深圳市对7 820名围产期妇女的调查显示，针对妇女的暴力的总体发生率为11.6%，其中以心理暴力发生最为严重，达5.9%，躯体暴力次之（3.6%），性暴力发生较少（2.1%）。

人工流产妇女同样是家庭暴力的危险人群。据国外相关研究，寻求人工流产妇女的女性中，近一年遭受家庭暴力的比例在2.5%～30%。吴久玲等于2001年对北方部分城市的人工流产女性进行的调查显示，家庭暴力的发生率较高，为21.7%，提示多次流产史的妇女应作为医务人员的重点筛查对象。

夫妻流动的生活模式使得女性更容易遭受暴力的侵袭。据涂晓雯等 2010 年的调查结果,上海市流动人口已婚女性中遭受家庭暴力的比例为 40%,其中以精神暴力、控制行为和身体暴力较为常见。而且与一般针对妇女的暴力相比,发生在流动人口这一特殊群体中的家庭暴力情况更为复杂。

二、针对妇女暴力的定义、形式及筛查评估工具

1993 年,联合国《消除对妇女的暴力行为宣言》将针对妇女的暴力定义为:"对妇女造成或可能造成身心和性行为的伤害或痛苦的暴力行为,包括威胁要进行这类行为、强迫或任意剥夺自由等都属于针对妇女的暴力范畴,不论其发生在公共场合还是私人领域内"。

针对妇女暴力多发生在亲密伴侣关系之中,离婚的女性在离婚后也有可能继续遭受丈夫的骚扰、恐吓甚至躯体和性暴力。

1. 暴力形式的分类　世界卫生组织的界定主要包括精神暴力、身体暴力、性暴力和行为控制 4 种形式。

(1)躯体暴力:包括所有对身体的攻击行为,如殴打、推搡、打耳光、脚踢、使用工具进行攻击等。

(2)性暴力:性暴力就是指违背当事人的意愿,采用强迫、恐吓等手段与之发生性关系或使其接受令其感到痛苦、屈辱的性行为,或者对其性器官实施伤害行为。

(3)精神暴力:包括语言暴力和冷暴力。指威胁、诽谤、羞辱及各种控制行为等。

(4)其他形式:有些研究将各种控制行为,如将妇女与家庭隔离、监视行动、限制获得信息或帮助等,从精神暴力行为中分离出来,作为独立的一种暴力形式。

2. 常用筛查及评估工具　多项国内外研究表明,针对妇女暴力的筛查及评估工具有多种,在不同国家和研究中使用也不尽相同。

(1)受暴妇女筛查表(Abuse Assessment Screen,AAS):筛查针对妇女暴力的方法主要包括面对面筛查和自填式问卷筛查两种。自填式问卷是通过给就诊者提供笔由她自己完成调查问卷填写或采用计算机完成调查问卷的一种筛查方法。筛查表共包括 5 个问题,主要评估就诊妇女近一年来及孕期是否遭受身体暴力、性暴力及经济控制状况。

(2)女性虐待筛查工具(The Woman Abuse Screening Tool,WAST):WAST 是 Brown 等人于 1996 年编制的筛查女性情感和 / 或躯体和 / 或性虐待经历和频度的量表,共包含 8 个条目,任何一项回答阳性即为受暴者。

(3)冲突策略量表(Revised Conflict Tactics Scale,CTS2):CTS2 由 Straus 于 1996 年在 CTS 的基础上修订而成,包含 39 个条目(78 个问题),分别从协商、心理攻击、躯体暴力、性强迫和伤害 5 个方面评估过去 12 个月以来,受暴或施暴情况。任何一项阳性即为受暴者或施暴者情况。

(4)危险评估量表修订版:危险评估量表修订版是由麻超等在中国台湾版危险评估(dangerousness assessment,DA)量表的基础上修订而成,共包括 20 个条目,用于致命危险评估及暴力再犯预测。本量表于 2011 年在我国部分地区信效度检验,结果表明信效度较好,可在我国内地应用于评估针对妇女的暴力危险程度。

(5)HITS 量表:HITS 量表是由 Kevin Sherin MD 等人于 1998 年编制而成,共包括 4 个条目,分别代表 4 种家庭暴力:伤害、侮辱、威胁、叫嚣,主要评估精神暴力和身体暴力两方面,该量表的得分范围在 4~20 分之间,>10 分则表明受试对象处于虐待之中。因其计分简单,可用于初级保健医师快速鉴别家庭暴力受害者。

三、暴力引起的健康问题

许多研究已显示遭受暴力影响的个体比未遭受暴力的个体身体更虚弱,其长期的患病率和死亡率均较高。无论是身体、性还是精神上的暴力,对受暴者的健康都有严重的损害。

(一)躯体损伤

1. 外伤　身体任何部位可以发现或观察到的伤痕。

(1)主要部位:①头、面和颈部损伤。②毁容:以鼻子缺失、面部锐器伤、强酸强碱所致的化学性损伤。③身体中心部位的损伤,如胸、腹部的损伤。④手和臂部因自卫遭受损伤。

(2)损伤类型:①挫伤、擦伤、抓伤、咬伤。②锐器伤、挫裂伤、骨折。③多处不同愈合阶段的皮下出血痕迹。④瘢痕。

2. 内脏损伤　以脾破裂、肝破裂多见。

3. 慢性疼痛　如慢性头痛、颈部痛、背痛、盆腔痛、腹痛等。

4. 功能性消化道疾病 如消化道溃疡、消化不良、肠激惹综合征等。

5. 神经系统问题 如记忆力减退、意识模糊、视力减退、长期偏头痛等。

6. 妊娠并发症 如流产、贫血、感染、出血、低体重儿等。

7. 生殖系统疾病 遭受性暴力后可造成，如生殖器损伤、性传播疾病、意外妊娠、阴道和尿道感染等。

（二）心理健康问题

除了上述身体健康的影响，还可出现多种心理健康问题，如睡眠障碍、感觉紧张害怕担忧、容易发怒、经常觉得自己毫无价值以及对生活感到厌倦，产生抑郁、焦虑、愤怒等情绪、创伤性应激障碍（posttraumatic stress disorder，PTSD），部分妇女甚至会自残、自杀、杀人等。

（三）行为改变

妇女在遭受暴力后可能会出现行为改变，滥用一些物质，如吸烟、酗酒/吸食精神活性物质等以排解内心的痛苦和烦恼。

四、受暴妇女的特点

受暴妇女不受阶层、地域、接受教育程度等限制，普遍存在于社会各类人群中。相关研究显示，妇女的社会性别意识、年龄、受教育程度、经济地位、自身生活经历、健康状况均可影响针对妇女的暴力的发生。受暴妇女处理暴力时，可能会因恐惧害怕而掩盖受暴的证明。但是仍然可从细微的征象中识别出她们正在遭受虐待。例如：由于缺乏外部支持或反抗无效，形成听天由命、逆来顺受的依赖性格；因被控制或感到自卑，常陷入孤立之中，封闭自己而较少与外界交往；比较恪守传统家庭价值观念与性别角色的刻板规范；长期感到沮丧、压抑和忧郁，可能会有失眠、食欲下降、对外界缺乏兴趣极度悲观，甚至自杀或有杀人的倾向；因肉体上或精神上的压力可能会有不同程度的身心疾病；由于被贬低或受到精神虐待而表现出缺乏自尊、自信与自价值感等。同时，其男性伴侣即施暴者的性格特征、受教育程度、社会支持系统以及早期成长经历也是暴力发生的重要因素。

五、针对妇女暴力的预防措施

"针对妇女的暴力"不仅是社会问题，也是一个重要的公共卫生问题，其对女性生理及心理均带来极大的危害。世界卫生组织呼吁各国加大投资来预防和回应针对妇女暴力的发生，并强调了一级预防的重要性。同时，来自高收入国家的一些证据也显示，为使受暴者获得更好服务而实施的宣传和咨询干预，可有效减少这种暴力行为。基于现阶段我国针对妇女暴力的发生现状及基本国情，可从以下几方面开展预防和干预行动。

1. 加大专项法律的执法力度 目前，国家层面已形成了以宪法为基础，以刑法、民法通则、婚姻法、妇女权益保障法等基本法为主体的，其他相关法律法规为配套的维护妇女合法权益的法律体系。专门针对家庭暴力的法律——《中华人民共和国反家庭暴力法》，虽然该法所称家庭暴力，是指发生在家庭成员之间的暴力，但此专项法律的制定使家庭暴力的防治步入法制化轨道，也为确立和保护妇女公民的人身权利以及反对制止家庭暴力提供了充分的法律依据。除此之外，各省、市关于预防和制止家庭暴力的专项立法活动也取得了显著的成果，截至2010年年底，我国共有27个省、区、市已经出台关于家暴防治的地方法规和行政规章。为切实保障妇女的人身权及其他权利，相关部门应明确职责，加大执法力度，严厉打击和惩处家庭暴力案件，有效预防家暴的发生；同时借助大众媒体的宣传教育，加强普法力度，培养公众的法制意识，增加全社会对家庭暴力的认识。

2. 建立多部门合作的综合防治体系 针对妇女暴力的干预需要全社会多个部门的共同努力，政府部门应在反家暴行政干预的同时，动员社会力量，投入资金及人力、物力建立多层次多机构的反家庭暴力支持体系，发挥中华全国妇女联合会、公安、检察、法院、司法、民政、卫生、劳动等多部门在家庭暴力的事前预防、事中救助以及事后评估等过程中的作用，并拟定行动计划或工作规划，明确各机构的职责范围，加强问责以监督具体工作的落实情况。同时，借鉴国外反暴力的经验，探索和推广适合我国国情的针对妇女暴力救助机构，如设立妇女庇护救助所、开通针对妇女暴力救助热线、建立无偿法律咨询和援助的志愿者机构以及对受暴者和施暴者均提供心理治疗的心理康复机构等。

3. 发挥医疗机构的干预服务作用 医院往往是受暴妇女首要的求助机构，故其在针对妇女暴力干预中发挥着重要作用。医疗机构应将针对妇女暴力行为视为一个公共卫生问题，同时加强对医务人员的教育及培训，提高其针对妇女暴力的警惕意识，并在临床工作中常规开展针对妇女暴力筛查，及时识别出可能遭受暴力的妇女，并提供适宜的支持和防止暴力事件再次发生；对于已经造成伤害的受暴者，则提供相关医疗帮助、安全评估和心理咨询等服务，帮助其早日康复（针对妇女暴力的医疗干预服务指南详见本章第二节）。

4. 提升妇女的反暴力意识及维权意识　妇女的维权水平和认识是防控家庭暴力的关键。故需重视加强妇女自身的素质教育，提升文化程度，强化自我保护意识；同时加大针对妇女暴力的宣传活动，提高妇女的维权意识，使妇女知法、懂法、守法和用法，在自身权益受到侵害时，能拿起法律武器，与侵权行为做坚决的斗争。

专家点评：在我国不同人群、不同地区、不同类型调查结果均揭示针对妇女暴力的发生率不低，而实际发生率会更高于调查结果。大量证据显示针对妇女的暴力给其身心健康均带来不同程度的危害和影响正常生活及福祉。其危害性还没有被公众广泛认识，甚至有些医务人员和管理者都认为这是属于个人家务事，属于妇联组织和公安部门管理，医疗机构无需参与。然而，针对妇女暴力防范与干预需要全社会多领域共同参与，尤其医务人员参与有极其重要意义和作用。

（吴久玲　王　红）

第二节　医疗干预

导读：如何对受暴妇女及时提供医疗干预，给予切实可行的医疗救治和援助，是医务人员常常面临的挑战。医疗机构和人员急需了解医疗干预及援助的基本要素、暴力筛查、识别和救助基本技能、暴力伤害证据采集、保存与记录、医务人员自身安全防范等内容，以便及时、有效帮助受暴妇女。

由于遭受暴力的妇女（受暴妇女）常常会到医疗机构就诊，医务人员往往是她们的第一个见证者。但由于医务人员对此问题的认识不够，以及缺乏相关的知识和技能等，常无法采取适时、适宜、可行的干预措施来识别和救助受暴妇女。本节将主要从医疗干预（medical response）基本要素、暴力的医学筛查、提供医学支持和干预、证据采集与医疗干预记录、医务人员的安全防范等方面，帮助医疗机构建立针对妇女暴力的医疗干预体系，提高医务人员开展针对妇女暴力的医疗干预能力。

一、医疗干预基本要素

（一）医疗干预的原则

开展医疗干预过程中应遵从以下原则：①具有明确的立场与态度，不能容忍针对妇女的暴力。②在整个医疗处理过程中向受暴妇女传递人文关怀。③尊重受暴妇女的权利和需求，与受暴妇女共同探讨今后计划。④无论受暴妇女具有何种个体特征，如社会地位、职业或教育水平等，医务人员都应理解、尊重和同情受暴妇女。⑤医务人员需向受暴妇女传递有帮助的信息、资源和服务。⑥尊重受暴妇女的隐私，为其信息/资料保密。⑦在征得当事人同意的前提下及时转介，有生命危险时除外。⑧干预、制止针对妇女暴力需与医疗管理工作相结合。

（二）医务人员职责

医务人员在面对受暴妇女，提供医疗服务时应牢记自己的以下职责：①医务人员需明确干预针对妇女的暴力是其义不容辞的责任。②尊重、理解和同情受暴妇女，尊重其对生活选择的权利。③全面准确地采集病史，为受暴妇女保留和提供受伤害的证据。④对受暴妇女提供的个人信息予以保密。⑤关注受暴妇女及其子女的安全。⑥根据受暴妇女需求，积极为其提供转介服务。⑦应为受暴妇女提供长期、可持续性的医疗服务。

二、暴力的医学筛查

各医疗机构应结合本院的医疗规程，在尽可能的情况下，为所有接受本院医疗服务对象提供常规的暴力筛查服务。常规筛查不仅是识别受暴妇女并向她提供服务的方法，也是向一般就诊人群提供反暴力信息的一种方式。

（一）暴力筛查的对象和内容

1. 筛查对象　来到医院急诊科、外科、妇产科、五官科、内科、中医科等科室就诊有可疑迹象的妇女，或者是来院进行孕期保健、产后42天访视以及咨询避孕节育服务或要求人工流产时有可疑迹象的妇女。

2. 筛查内容　由首诊医师负责完成筛查。对现在或既往遭受到的躯体暴力、心理暴力、性暴力、经济控制等问题进行筛查。

（二）暴力筛查的相关要求

1. 筛查前 ①认真做出计划、准备好筛查的相关资料。②营造暴力筛查的良好氛围。③介绍询问暴力问题的目的。④告知就诊者有关暴力筛查的保密性规定和要求。

2. 筛查中 ①只有在就诊者与医务人员单独相处时才能进行筛查。②常规筛查不应该在就诊者配偶、其他家庭成员、朋友或 >3 岁的孩子在场的情况下实施。③如果医务人员与就诊者之间语言不通时，尽量不让家庭成员及朋友进行翻译，可指定一位医务人员为其做翻译。④认真填写筛查记录表，指导就诊者自行填写筛查问卷。⑤如有疑问可咨询医疗干预工作组的成员。

3. 筛查后 ①审阅筛查记录资料，并妥善保存。②发现受暴妇女，立即开始医疗干预服务。

（三）筛查方式与注意事项

1. 面对面筛查 ①询问暴力相关问题：医务人员最终必须询问就诊者生活中暴力是否实际发生。②对就诊者的回应作出反应：在询问中要保持对所涉及内容的敏感性和不评价的态度。③常规询问暴力的方式：分为直接询问暴力的方式和间接询问的方式。清晰明了的直接询问能够使受暴妇女作出明确的回应，医务人员也可及时获得准确的信息。也可采用间接提问的方式，从就诊者家庭生活和亲密关系问题开始，慢慢进入对暴力相关问题的询问。在询问暴力相关问题时应避免使用刺激性词语，询问应自然并符合逻辑。

2. 自填式问卷筛查 自填式问卷是由就诊者自己完成调查问卷填写或采用计算机完成调查问卷的一种筛查方法。就诊妇女答完的筛查问卷应该直接交给医务人员和/或门诊的护士（详见本章附件：受暴妇女筛查表）。

（四）受到暴力的迹象和临床表现

受到暴力的迹象包括情绪与行为、伤情表现及就医行为方面的异常。临床表现有妇产科、外科、五官科、内科、精神科及中医科方面的症状。

1. 受到暴力的迹象

（1）情绪与行为：有抑郁、焦虑表现，有酒精/药物滥用现象，情绪不稳定，心事重重、神情恍惚。表达不清的委屈、流泪、抱怨，当配偶陪同妇女就诊时，配偶代替女方说话和回答问题，有配偶/陪同者在场时，妇女表现出害怕、眼神躲避等神情，

害怕与人直接接触交流，尤其是与医务人员，就诊者说话吞吞吐吐，模糊不清地描述病情及原因，甚至闭口不回答。

（2）伤情表现：很多受到暴力后的妇女不会出现以下症状，但如果出现这些症状就一定要做筛查：不可解释的伤痕或伤痕与受暴妇女说出的病史不符，头部、颈部、胸部、腹部或生殖器处有伤痕，没有明显病因的慢性疼痛，反复的阴道和尿道损伤、感染，与年龄不相符合的伤痕，如青少年的生殖器部位伤痕、烧伤等，身上有双重或多处伤痕，特别是这些伤痕分别在不同的愈合阶段。

（3）就医行为：伤害发生后拖延就诊时间，就诊次数异常频繁，高频次地因性病、怀孕、流产而就诊，不能遵医嘱进行检查、治疗，陪伴者进入诊室，控制了问诊的过程，表现出过分的关心，陪伴者不让就诊对象单独与医务人员在一起，再次就诊时，与上次就诊原因相似，且每次就诊病史描述模糊不清。

2. 受到暴力的临床表现

（1）妇产科：外生殖器、会阴部、肛门周围的外伤、慢性盆腔疼痛、性传播疾病，意外妊娠、多次人工流产、死胎、早产、胎儿生长受限、胎儿骨折、胎盘早剥，或者较晚开始孕产期保健等。

（2）外科：几乎所有类型的外伤都可以表现在受暴妇女的身上，如扭伤、挫伤、撕裂伤、烧伤、骨折等。有时会有损伤后的治疗延误等现象。

（3）五官科：大多数以外伤形式出现，如口唇部损伤、牙齿断裂及脱落、颈部扼伤、鼻部损伤、鼻骨骨折、外伤性耳膜穿孔以及眶骨骨折等。也有一些特殊情况，如精神暴力所致的功能性失声。

（4）内科：头痛失眠、饮食紊乱、消化性溃疡、支气管哮喘、心悸、躯体无固定部位的疼痛、上呼吸道感染以及尿路感染等症状。

（5）精神科：抑郁、焦虑、急性应激反应、创伤后应激障碍、酒精及其他药物滥用。有慢性严重精神障碍如精神分裂症、双向情感障碍等的妇女更容易受到暴力。在个别案例中，严重外伤也可导致精神疾患。

（6）中医科：多表现为情绪低落，胸闷、气短、喜叹息、呃逆、少寐多梦易惊醒、月经不调，或头晕、头痛、口苦咽干、口舌生疮、咽中异物感、烦躁、大便干结。

此外，也有一部分受暴妇女是由于长期生活在暴力和紧张的环境中，使本身原有的疾病加重，

如哮喘、高血压、糖尿病、心脏病、失眠等。

三、提供医学支持和干预

针对暴力筛查和医疗服务中发现的受暴妇女，医务人员应该提供进一步的医学支持和干预，内容包括规范性体检、伤情识别、提供医疗干预服务、健康与安全评估、安全计划制订、离院与随访以及相关转介服务。

（一）规范性体检

1. 检查要求　运用法医临床学的方法与要求对受暴妇女进行规范的检查，可以使医务人员增强临床识别暴力的能力，依照法医学要求作出规范的病案记录，以便为受暴妇女日后寻求法律援助提供有效证据。检查时应关注以下方面：

（1）分布特点：通过对损伤的分布描述，明确损伤部位以及打击特点，帮助分析损伤性质。

（2）形状特点：通过对损伤的形状描述，判断致伤物的种类和特点。

（3）颜色特点：通过对损伤颜色的描述，判断损伤经过时间。

（4）细微特点：通过对损伤细微特征的描述，分析损伤形成的机制和性质。

（5）长度和数量特点：通过创口长度的测量、牙齿或肋骨骨折数量的确定，可以作为评定轻重伤的依据。

2. 检查前准备　由于受暴妇女比一般的患者更需要支持和关怀，在进行每一检查项目前首先需要得到她的明确同意。检查前应告知受暴妇女脱去衣服，以便隐蔽处和其他部位的伤痕能够被发现。

3. 检查内容　主要包括常规体检、专科检查、辅助检查等。必要时进行神经检查、心理状态检查、CT 检查及其他相关检查。尤其重视对遭受头部损伤和性侵犯的受暴妇女的检查内容。

4. 检查注意事项

（1）医务人员应关心、体贴受暴妇女，态度和蔼而耐心。

（2）需与受暴妇女进行互动，保持眼神的接触，表示对她的尊重。

（3）详细地向受暴妇女解释体检和证据采集的过程，告知她将要采取的每个步骤，得到其同意，避免因检查给她带来再一次伤害。

（4）按照适当的顺序进行检查，力求系统、全面，避免反复翻动受暴妇女，检查应覆盖所有疼痛

区域，包括明显的以及不易察觉的伤痕，如头皮淤血和深部伤痕等。

5. 遭受性侵犯的受暴妇女检查

（1）一般体格检查：详细检查体表所受伤害，尤其是红肿、擦伤、撕裂、骨折、咬伤和烧伤等形式的物理伤害。

（2）生殖器检查：检查外生殖器和会阴部的伤痕和异物，同时注意腹部、臀部、大腿内侧等相邻部位。然后检查阴道和宫颈处的伤痕和异物，若可能，使用放大设备以发现细小的损伤。

（3）四个重要部位损伤的检查：处女膜、肛门（一般由肛交造成）、口腔（一般由口交造成）、乳房损伤的检查。

（二）伤情的临床识别

医务人员需要了解暴力引起的各种损伤特点，对判断致伤物、判断伤害发生的时间方式很有帮助。

1. 钝器损伤　针对妇女的暴力中较为常见。通常将拳脚、指甲、铁锤、刀面、石块、路面等无尖、无刃的致伤物造成的损伤为钝器伤。主要包括常见体表钝器伤和钝器所致内部损伤。常见体表钝器伤：表皮剥脱、皮下出血和挫伤、挫裂创、剥皮创、咬伤。钝器所致内部损伤：头部损伤、胸腹部器官破裂、四肢骨折。

2. 性暴力所致损伤　主要包括外阴部损伤（外阴皮肤、阴唇、尿道旁侧、会阴等）、处女膜损伤、阴道损伤及性器官以外的相关损伤（如肛门、口腔、乳房损伤）。

（三）提供相关医疗服务

针对不同类型的暴力对妇女造成的健康问题，医疗保健机构应根据自身能力提供相应的服务。

1. 针对躯体暴力的医疗服务　根据躯体暴力给妇女带来的各种健康问题以及给怀孕妇女造成的流产等产科并发症所产生的严重程度，各级医疗保健机构应根据自身机构的服务设置和服务能力，按照诊疗常规提供相关医疗服务。对于轻度伤害患者，能在本院相关科室得到处理时，应积极治疗，帮助其早日恢复健康；若不能处理，应及时转诊至其他有条件的医疗机构。

2. 针对性暴力的医疗服务　性暴力对妇女会产生一系列的健康影响，不仅有躯体伤害，还有妊娠相关问题，感染性传播疾病包括淋病、梅毒、HIV/AIDS、乙肝等。故在提供医疗服务时特别注意妊娠、性传播疾病及乙肝等的预防和处理。

3. 心理支持服务　医疗机构应该与心理咨询服务机构合作，建立转介机制，为有需要的妇女提供转介服务。同时，医务人员也需要熟悉一些提供心理支持服务的基本原则和方法，为服务对象提供及时、恰当的心理支持。

（四）提供相关支持信息

受暴妇女可能有社会、身体、经济、情感和法律方面的需要。为满足其需求，医务人员有责任为受暴妇女提供完整全面的信息，包括：讲解针对妇女暴力所带来的影响、给予情感支持和鼓励、就诊情况解释和健康教育、相关救助机构与信息以及专门针对遭受性暴力的妇女所提供的信息。

（五）健康、安全评估

健康、安全评估内容包括收集与暴力相关健康问题的信息，评估受暴妇女近期（紧急的）和远期的健康和安全需求，为制订和落实安全计划作准备。

（六）制订安全计划

对受暴妇女进行安全评估后，可依据其处境、价值观、工作等帮助她们制订安全计划。在特定的环境中，医务人员有足够的时间和能力为受暴妇女制订全面的安全计划。在某些时候，医务人员可制订初步计划，然后将她们转介至反暴力的其他专门机构后再进一步详细完成这个计划。针对受暴妇女所处的状况，如离开或不离开施暴者等情况，可制订不同的计划。

（七）受暴妇女离院与随访

受暴妇女在医疗机构接受了医疗救助后，在离开医院前，医务人员与受暴妇女一起进行相关医疗服务的回顾，确保已提供，并交代离院相关注意事项。医务人员可定期或不定期地，通过各种渠道和方式，随访了解受暴妇女的近况，并随时为其提供必要的支持。

（八）提供转介服务

医务人员在完成医疗救助后，应根据受暴妇女的需要及时转介至相关政府机构和非政府组织获得进一步的支持和帮助。

四、证据采集与医疗干预记录

医疗记录是受暴妇女的一个重要证明文件，它不同于一般的临床病历，主要目的是收集相关的信息和证据资料，为日后的法律干预提供依据。故受暴妇女在医疗机构接受救治时，许多证据的采集和保存就显得非常重要。

（一）躯体证据采集和保存

躯体证据采集和保存包括以下内容：①仔细评价和描述受伤部位的情况，仔细记录损伤的性质和程度，同时注意记录其他的一些细节，如破损的指甲、指甲沟内残留组织屑、弄乱或撕下的头发等。②借助照片和人体图记录下伤害的种类、数量、尺寸、位置等，同时记录下可能的原因并给出合理解释（照片、人体图的具体应用详见医疗记录部分）。③如果体检时怀疑发生了暴力，但妇女不承认，需在相关记录中标出伤害是否与她的解释相一致。这样，将来受暴妇女决定寻求法律援助时，可以提供证据记录。

（二）非躯体证据采集和保存

非躯体证据采集和保存包括以下内容：①收集非躯体证据，如撕破、损坏或带血的衣服、弄坏的首饰、被用作凶器的物品等。②每个湿的或是带血的物品应该放在一个单独的袋子中，以保持干燥的状态。受暴妇女的姓名、病案号、证据收集的日期和时间、袋子内容物的清单，应该附到每个袋子上。③向受暴妇女解释现在或将来这些证据对于法律档案记录很有必要，获得其同意后作为证据保存这些东西。④解释在什么条件下，这些东西可以出示。

（三）性暴力证据采集和保存

性暴力证据采集和保存包括以下内容：性暴力的证据类型、临床表现和症状、体表损伤、性器官损伤、毛发、精斑、唾液、血液、尿液、性传播疾病诊断证明、妊娠诊断证明、药物分析报告单、精神疾病诊断或鉴定书、法医学鉴定书、录音、录像资料（包括手机信息、图片等）。

（四）法医学检查证据的保存

医学证据主要指医学病历材料，即医务人员在医疗活动过程中形成的文字、符号、图表、影像、切片等资料的总和，包括（急）门诊病历、医学辅助检查报告，住院志、体温单、医嘱单、医学影像检查资料、特殊检查同意书、手术同意书、手术及麻醉记录单、病理资料、护理记录、会诊记录等。

1. 文字记录具体要求

（1）记录应全面、详细、有条理，尽可能使用受暴妇女自己的语言，如"我丈夫搧我耳光，然后将我推到地上，勒住我的脖子，我很难呼吸，简直快要死了"。

（2）记录应较详细地描述暴力事件发生的过程及其伤害后果，特别是伤情的描述一定要全面、准确、详细、科学，不能主观臆断、编造。注意时间的记录如就诊、检查、结果报告、入院时间等。

（3）记录受暴妇女的受暴史及其方式。注意以下信息采集与记录：暴力发生的具体细节，包括时间、地点、人物、事件等；可能与暴力相关的任何健康问题；过去的受暴情况，并与目前的受暴情况进行比较；在争执中使用的任何物品或凶器（如刀子、铁器等）；受暴妇女经受的任何威胁或其他精神暴力；暴力目击证人的姓名或描述；受暴妇女就诊时的外表和行为（如"哭泣""衣衫不整""悲伤""焦虑"等）。

2. 体检结果记录要求　医务人员需要仔细检查和记录与暴力相关的每个细节。

（1）完整记录全身各处损伤的部位、形状、颜色、特点、面积大小、长度和数量、新旧程度和伤口特征等。

（2）使用身体图和 / 或照片来补充书面描述。如果可能，挫裂创应在医学缝合前后进行拍摄。

（3）对体检记录做好标签，同时标明日期、病案号等信息便于查找。

（4）性暴力受害者的特殊体检内容记录：生殖器中的任何渗出物，包括外阴、处女膜、阴道、肛门中的渗出物、口中残留物、与性器官接触的其他部位残留物以及在非生殖器部位留下的痕迹，如舔、吻、咬等动作留下的痕迹。了解和记录施暴者是否有射精，以及精液的位置（如嘴、阴道、外生殖器、肛门、体表、衣服上、床上等），是否使用避孕措施或润滑油。

（5）实验室和其他辅助检查记录：记录任何实验室检查、X 射线或其他辅助检查结果，以及检查结果与暴力的关系。

（6）评估、干预和转诊结果的记录：包括受暴妇女健康、安全评估的结果，包括对潜在严重伤害、自杀 / 杀人、健康影响的评估，咨询和讨论过程及转诊服务的提供情况、随访安排和离院信息以及受暴妇女寻求警察帮助的情况。

五、医务人员自身的安全防范措施

在筛查、接待和救助受暴妇女的过程中医疗机构和医务人员都要做好自身安全的保护措施。

（一）医疗机构对医务人员的保护

1. 在医疗干预制度中明确规定，成人就医必须单独接受医学检查。

2. 参与医疗干预的医务人员需要进行专门培训，增强安全防范意识。

3. 对医院 / 门诊的保安人员进行有关暴力知识的培训，当医务人员受到威胁，可随时报警，获得警方援助。

4. 医务人员受伤、被恐吓或受到威胁，医疗机构管理者应尽快给他们提供帮助、支持或建议。

5. 制定医务人员离开医疗机构时的安全策略和保护措施。

（二）医务人员自身安全防范措施

1. 应随时关注自身的安全，对可能出现的暴力保持警惕，评估自身所处环境的潜在危险；一旦感觉不安全或受到威胁，应该立即离开。

2. 如果就诊者有人陪伴，且不能单独接受检查，应在其下次单独就诊时再进行暴力筛查。

3. 对就诊者的信息保密，特别注意与受暴经历有关的信息也不要轻易向服务对象及其家属泄露自己的个人信息。

4. 医务人员应该作为一个团队来制订安全计划，以应对潜在的危险。

5. 要注意医务人员的心理健康和情绪管理。

专家点评： 目前急需提高我国医务人员针对妇女暴力医疗干预的认识水平和提供救助服务的技术水平。医务人员不仅仅在临床工作中需要增强对受暴妇女识别的敏感性，能够有意识地开展暴力筛查、及时识别受暴妇女及暴力所致的伤情，并提供规范的医疗救治服务，同时，还需要做好伤情证据的及时、准确、全面采集、保存与记录以便日后作为法庭证据；给予受暴妇女提供人文关怀、心理辅导与咨询、及时转介获得法律援助也是非常重要的。

（吴久玲　王　红）

附件：【受暴妇女筛查表】

接诊记录号码：	日期：

说明：

- 因为针对妇女的暴力很常见，在健康检查中我们询问所有的妇女有关是否遭受暴力的问题
- 我们希望能更好地为遭受暴力的妇女提供帮助
- 如果某些问题不适合您的情况，您不必回答
- 您对医务人员说的所有情况我们都会为您保密，除非我们认为您告诉我们的情况已经威胁到您和您孩子的安全

续表

问题

注意：当服务对象显得不自在或显然想隐瞒一些信息时，需要向她们说明：

- 任何妇女都不应该在婚姻/亲密关系中，感到害怕或受到伤害
- 作为医务人员，当我发现一些妇女受到暴力的威胁，遭到轻视或控制时，我会询问所有的患者关于暴力的问题
- 我们很关心您的健康和安全问题

1. 在最近一年内，您受到过殴打、搧耳光、被脚踢或其他形式的躯体伤害吗？

　　是□　　　　否□

　　如果是的话，此人与您是什么关系？_____

　　这种情况共发生过几次？_____

2. 自从您怀孕，您受到过殴打、搧耳光、被脚踢或其他形式的躯体伤害吗？

　　是□　　　　否□

　　如果是的话，此人与您是什么关系？_____

　　这种情况共发生过几次？_____

3. 在最近一年内，有人强迫与您发生性行为吗？

　　是□　　　　否□

　　如果是的话，此人与您是什么关系？_____

　　这种情况共发生过几次？_____

4. 在最近一年内，是否有人控制过您的收入？

　　是□　　　　否□

5. 您害怕您的丈夫/伴侣或上述您提到的任何人吗？

　　是□　　　　否□

在受访人回答问题时请考虑到受访者的安全。

参 考 文 献

1. United Nations. Transforming our world: the 2030 Agenda for Sustainable Development. Working Papers, 2015: 18.

2. World Health Organization（WHO），London School of Hygiene and Tropical Medicine，South African Medical Research Council. Global and regional estimates of violence against women: prevalence and health effects of intimate partner violence and non-partner sexual violence. Geneva: World Health Organization，2013.

3. 崔轶，洪炜，苏英，等. 七省市家庭暴力现状调查及影响因素报告. 中国临床心理学杂志，2012，20（3）：360-363.

4. BROWNRIDGE DA，TAILLIEU TL，TYLER KA，et al. Pregnancy and intimate partner violence: risk factors，severity，and health effects. Violence Against Women，2011，17（7）：858-881.

5. JA G. Violence and reproductive health: current knowledge and future research directions. Maternal & Child Health Journal，2000，4（2）：79-84.

6. DERIES KM，KISHOR S，JOHNSON H，et a1. Intimate partner violence during pregnancy: analysis of prevalence data from 19 countries. Reprod Health Matters，2010，18（36）：58-70.

7. 郭素芳，吴久玲，渠川琰，等. 中国北方城市妇女妊娠前、妊娠期及产后家庭暴力的调查. 中华流行病学杂志，2004，01：17-19.

8. 陈高凌，刘婷婷，罗凤仪，等. 中国怀孕妇女的亲密伴侣暴力问题—对中国内地和香港有关研究的回顾. 妇女研究论丛，2011，20（2）：87-94，100.

9. 刘保华，曾红燕，萧旗坚，等. 孕期妇女家庭暴力现况调查及影响因素分析. 中国妇幼卫生杂志，2016，01：49-51.

10. HALL M，CHAPPELL LC，PARNELL BL，et al. Associations between intimate partner violence and termination of pregnancy: a systematic review and meta-analysis. PLoS Med，2014，11（1）：e1001581.

11. SAFTLAS AF，WALLIS AB，SHOCHET T，et al. Prevalence of intimate partner violence among an abortion clinic population. Am J Public Health，2010，100：1412-1415.

12. OKENWA L，LAWOKO S，JANSSON B. Contraception，reproductive health and pregnancy outcomes among women exposed to intimate partner violence in Nigeria. Eur J Contracept Reprod Health Care，2011，16：18-25.

13. 吴久玲，郭素芳，熊玮仪，等. 人工流产妇女中家庭暴力现况研究. 中国公共卫生，2003，11：9-11.

14. 上海市流动人口已婚育龄妇女家庭暴力及其对性与生殖健康影响的研究. 中华预防医学会社会医学分会第十届全国学术年会暨社会医学学术研讨会论文集. 上海市计划生育科学研究所，2011：281-281.

15. 周苗. 我国人口流动背景下的婚姻暴力现象探究. 人口与社会，2015，3：43-51.

16. ALIO AP，NANA PN，SALIHU HM. Spousal violence and potentiallypreventable single and recurrent spontaneous fetal loss in an African setting: cross-sectional study. Lancet，2009，373（9660）：318-324.

17. COOK J，BEWLEY S. Acknowledging a persistent truth: domestic violence in pregnancy. J R Soc Med，2008，101（7）：358-363.

18. GOTTLIEB AS. Intimate partner violence: a clinical review of screening and intervention. Womens Health（Lond Engl），2008，4（5）：529-539.

19. 吴久玲. 针对妇女暴力的医疗干预服务指南. 北京：人民卫生出版社，2012.

20. BROWN JB, LENT B, BRETT PJ, et al. Development of the woman abuse screening tool for use in family practice. Fam Med, 1996, 28(6): 422-428.

21. MA STRAUS, SHERRY L HAMBY, SUE BONEY-MCCOY, et al. The revised conflict tactics scales (CTSZ): Development and Preliminary Psychometric Data. Journal of Family Issues, 1996, 17(3): 283-316.

22. 麻超, 李洪涛, 苏英, 等. 危险评估量表修订版的信效度检验. 中国心理卫生杂志, 2012, 7: 547-551.

23. SHERIN KM, SINACORE JM, LI XQ, et al. HITS: A short domestic violence screening tool for use in a family practice setting. Fam Med, 1998, 30(7): p.508-512.

24. GARCIAMORENO C. WHO multi-country study on women's health and domestic violence against women: initial results on prevalence, health outcomes and women's responses. Geneva Switzerland WHO, 2005, 39(154): 195-212.

25. COKER AL. Physical and Mental Health Effects of Intimate Parter Violence for Men and Women, 2002.

26. BONOMI AE. Health outcomes in women with physical and sexual intimate partner violence exposure. Journal of Womens Health, 2007, 16(7): 987.

27. WOODS SJ. Intimate partner violence and post-traumatic stress disorder symptoms in women: what we know and need to know. Journal of interpersonal violence, 2005, 20(4): 394.

28. 曹玉萍. 家庭暴力的社会人口学特征. 中华行为医学与脑科学杂志, 2006, 15(3): 251-253.

29. 王晖. 关于家庭暴力产生原因的社会性别分析. 新疆大学学报(哲学·人文社会科学汉文版), 2008, 36(6): 35-38.

30. 郭素芳. 妊娠期丈夫对妻子的家庭暴力与不良妊娠结局. 中华围产医学杂志, 2004, 7(5): 265-268.

31. SALTZMAN LE. Physical abuse around the time of pregnancy: An examination of prevalence and risk factors in 16 states. Maternal & Child Health Journal, 2003, 7(1): 31-43.

32. 罗晓敏, 赵艳霞, 吴久玲. 门诊就诊妇女遭受暴力状况和影响因素调查. 中国妇幼保健, 2014, 29(9): 1396-1399.

33. 高欣, 段蕾蕾, 王临虹. 我国针对妇女暴力的流行及影响因素研究进展. 伤害医学(电子版), 2014, 3(4): 37-41.

第四篇

孕产期常见并发症及合并症的防治和管理

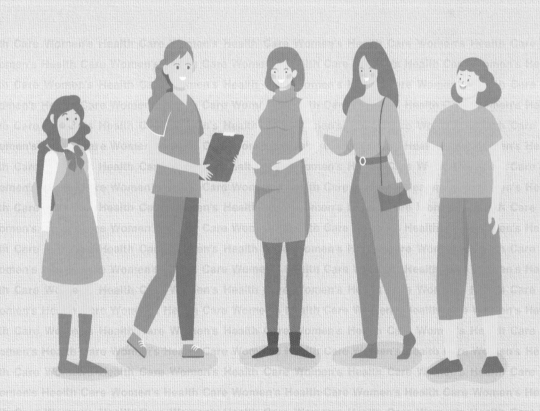

第十七章
妊娠期常见并发症与合并症的防治

第一节 流 产

> 导读：自然流产是妊娠期的常见并发症。早期流产病因复杂，特别是复发性流产给女性身体及精神健康造成损害，是临床诊治的难点，也存在不少的误区。

一、概述

（一）定义及分类

妊娠不足 28 周、胎儿体重不足 1 000g 而终止妊娠者，称为流产（abortion）。发生在妊娠 12 周前者，称为早期流产；据报道，50%～70% 的早期自然受孕会发生丢失，多数发生于末次月经后第 1 个月。而发生在妊娠 12 周及之后者，称为晚期流产。

流产又分为自然流产和人工流产。临床上能识别的自然流产发生率为 15%～25%；第 1 次妊娠时，自然流产发生率为 11%～13%。有 1 次自然流产史者的流产率为 13%～17%。2 次自然流产后，流产的复发风险约为第 1 次的 3 倍，发生率达 38%。本节将讨论自然流产。

（二）病因及影响因素

1. 胚胎因素 胚胎染色体异常是早期流产最常见的原因，占 50%～60%；在晚期流产中仅占 5%。染色体异常包括数目异常和结构异常。除遗传因素外，感染、药物等因素亦可引起胚胎染色体异常。

2. 母体因素

（1）全身性疾病：孕妇患全身性疾病，如严重感染、贫血或心力衰竭、血栓性疾病、慢性消耗性疾病、慢性肝肾疾病或高血压、生殖道感染等，均可导致流产。TORCH 感染虽对孕妇影响不大，但可感染胎儿导致流产。

（2）生殖器官异常：为晚期流产的主要原因。子宫畸形，如子宫发育不良、单角子宫、子宫纵隔等；子宫肌瘤，如黏膜下肌瘤及某些壁间肌瘤；以及子宫腺肌瘤、宫腔粘连等，均可影响胚胎着床、发育，而导致流产。分娩、人工终止妊娠造成的宫颈裂伤，一些宫颈手术可能损伤宫颈括约肌功能，均可导致宫颈功能不全而流产。

（3）内分泌功能异常：女性内分泌功能异常，如黄体功能不足、甲状腺功能减退、高催乳素血症、多囊卵巢综合征、糖尿病血糖控制不良等，均可导致流产。

（4）妊娠期应激与不良习惯：妊娠期无论严重的躯体（手术、创伤、性交过频）或心理（过度紧张、焦虑、恐惧、忧伤等精神创伤）的不良刺激，均可导致流产。孕妇吸烟、酗酒、吸毒等不良习惯，均可导致流产率增加。

（5）免疫功能异常：若夫妇的 HLA 位点相同频率高，相容性过大，可以造成母体封闭性因子不足，胎儿受到免疫排斥而发生流产。母儿血型不合、孕妇抗磷脂抗体产生过多、抗精子抗体的存在，亦是自然流产的高危因素。

3. 环境因素 过多接触放射线和砷、铅、汞、镉、苯、甲醛、环氧乙烷、杀虫剂等化学物质，均可能引起自然流产。

二、临床表现

（一）症状

自然流产的主要临床表现为停经后阴道流血和腹痛。早期流产时，妊娠物排出前胚胎多已死亡，绒毛与蜕膜剥离，血窦开放，出现阴道流血，剥离的胚胎和血液刺激子宫收缩，产生阵发性下腹部疼痛，胚胎及其附属物完全排出后，子宫收缩，血窦闭合，出血停止。晚期流产临床过程与早产相似，胎儿娩出后胎盘娩出。

（二）妇科检查

先兆流产可见阴道内血性分泌物或积血。难免流产可见宫颈口扩张，或有羊膜囊膨出；不全流产可见妊娠物堵塞于宫颈口。子宫不同程度长大。合并感染者子宫、双侧附件有压痛，附件区有增厚或包块。

（三）类型

按自然流产发展的不同阶段，分为以下临床类型：

1. 先兆流产（threatened abortion） 出现少量阴道流血，常为暗红色或血性白带，无妊娠物排出，随后出现阵发性下腹痛或腰背痛。妇科检查宫颈口未开，胎膜未破，子宫大小与停经周数相符。经休息及治疗后大多数症状消失，可继续妊娠。

2. 难免流产（inevitable abortion） 在先兆流产基础上，阴道流血量增多，阵发性下腹痛加剧，或出现胎膜破裂。妇科检查宫颈口已扩张，有时可见胚胎组织或胎囊堵塞于宫颈口内。流产不可避免。

3. 不全流产（incomplete abortion） 难免流产继续发展，部分妊娠物排出宫腔，还有部分残留于宫腔内或嵌顿于宫颈口处，影响子宫收缩，容易导致大量出血，甚至发生休克。

4. 完全流产（complete abortion） 妊娠物已全部排出，阴道流血逐渐停止，腹痛逐渐消失。妇科超声提示子宫腔内无组织残留。

此外，流产还有以下3种特殊类型：

1. 稽留流产（missed abortion） 又称过期流产。指胚胎或胎儿已死亡，但是仍滞留于宫腔内未能及时自然排出者。

2. 复发性流产（recurrent spontaneous abortion，RSA） 与同一性伴侣连续发生3次及以上的自然流产。

3. 流产合并感染（septic abortion） 以上各种类型流产过程中，若阴道流血时间长，有组织残留于宫腔内，有可能引起宫腔感染，常为厌氧菌及需氧菌混合感染，严重感染者可扩展为盆腔炎、腹膜炎、败血症及感染性休克。

三、诊治流程

（一）辅助检查

根据病史及临床表现多能作出流产的初步诊断。尚需进一步辅助检查明确诊断。

1. 超声检查 超声观察妊娠囊大小、有无胎心搏动，宫腔内有无液性暗区等。超声检查同时需观察有无附件占位及盆腹腔积液，以利于与异位妊娠等疾病鉴别。

2. 妊娠试验 连续测定血 β-hCG 的水平，有助于妊娠的诊断和预后判断。正常妊娠 6～8 周时，血 β-hCG 应以每天 66% 的速度递增，若 48 小时增长速度 <66%，则提示妊娠预后不良。

3. 孕激素测定 测定血孕酮水平，能协助判断先兆流产的预后。

（二）流产的诊治流程（图 17-1）

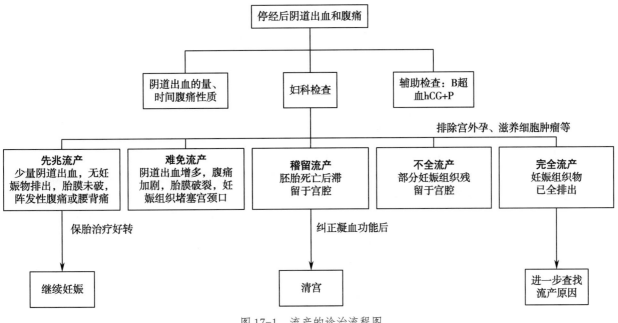

图 17-1　流产的诊治流程图

四、防治要点

（一）预防措施

通过详细询问既往流产病史、妇科查体、遗传学筛查及诊断、内分泌检查、免疫学检查等，对有 RSA 病史妇女进行病因筛查及治疗，是避免发生再次流产的关键。

1. 遗传学检测　对夫妇进行外周血的染色体核型分析及必要的基因检测，检测结果异常者需进行遗传咨询，评估再次妊娠风险。

2. 激素监测　对 RSA 患者妊娠后每周检测 β-hCG 水平 1～2 次。有研究显示，RSA 者常规补充黄体酮可显著降低流产的发生率。已经确诊为甲状腺功能减退症的 RSA 患者均需接受甲状腺激素治疗，建议当甲状腺功能恢复正常 3 个月后再考虑妊娠。妊娠期坚持服用甲状腺激素，使促甲状腺激素（thyroid stimulating hormone，TSH）控制在正常水平，并可适当补充碘剂。已经确诊的糖尿病患者在血糖未得到控制之前应采取避孕措施，于计划妊娠前 3 个月尽可能将血糖控制在正常范围。

3. RSA 患者血栓前状态的筛查及治疗

（1）RSA 患者血栓前状态的筛查常用于检测血栓前状态的指标包括：①血小板聚集试验、D-二聚体、蛋白 C、蛋白 S、FⅫ、抗凝血酶Ⅲ、凝血时间等。②相关自身抗体，如抗心磷脂抗体（anticardiolipin antibody，ACA）、抗 β₂- 糖蛋白 1（anti-β₂-glycoprotein Ⅰ，β₂GP Ⅰ）抗体、狼疮抗凝物（lupus anticoagulant，LA）及同型半胱氨酸（homocysteine Hcy）。

（2）RSA 患者血栓前状态的治疗：治疗血栓前状态的方法包括低分子量肝素单独或联合阿司匹林用药。低分子量肝素一般用法为 5 000U 皮下注射，1～2 次 /d。检测血 β-hCG 确诊妊娠即可开始用药，在终止妊娠前 24 小时停止使用。在治疗过程中需监测胎儿发育、血栓前状态相关的指标及药物不良反应。对于获得性高同型半胱氨酸血症者，通过补充叶酸可对治疗患者血栓前状态取得一定疗效。

4. 宫颈环扎术预防晚期流产　内容详见早产章节。

5. 抗凝治疗　抗磷脂抗体综合征患者，可给予小剂量阿司匹林；有 RSA 病史及有 1 次及以上妊娠 10 周后流产者，在确诊妊娠后可给予肝素抗凝治疗，直至分娩前停药；对于有血栓病史的 RSA 患者，应在妊娠前就开始抗凝治疗。抗凝治疗应持续至产后 6～12 周，既往有血栓病史者，产后可改用华法林。

6. 其他不良影响因素　避免其他不良因素影响，如有害化学物质的过多接触、不良心理因素、过重的体力劳动、吸烟、酗酒、饮用过量咖啡、滥用药物及吸毒等不良嗜好。

（二）治疗原则

根据临床类型采取针对性的治疗方案。

1. 先兆流产　黄体功能不足者，可给予孕激素制剂治疗。可选用口服孕激素或肌内注射黄体酮；阴道流血的患者应谨慎使用黄体酮阴道制剂。若治疗过程中，临床症状加重、血 β-hCG 水平持续不升或者下降，复查超声检查显示无胎心或胎心消失，考虑流产不可避免，应停药并终止妊娠。此外，休息、禁性生活、稳定情绪等，均有利于先兆流产的治疗。合并甲状腺功能减退症者，需及时补充甲状腺素治疗。

2. 难免流产　一旦确诊，应尽早使胚胎及胎盘组织完全排出。对妊娠物应仔细检查，如有可能争取做绒毛染色体核型分析，这有助于明确流产原因。

3. 不全流产　由于部分组织残留宫腔或堵塞于宫颈口，易引起子宫大量出血。应尽快行刮宫术或钳刮术，清除宫腔内残留组织。阴道大量出血伴休克者，应同时输血、输液，并给予抗生素预防感染。

4. 完全流产　流产症状消失，超声检查证实宫腔内无残留物，若无感染征象，不需特殊处理。

5. 稽留流产　应及时终止妊娠。需警惕流产稽留时间过长，发生凝血功能障碍，造成严重出血。处理前应检测血常规、凝血功能，并作好输血准备。伴凝血功能异常者，需纠正凝血功能后再终止妊娠。

6. 流产合并感染　治疗原则为控制感染的同时尽快清除宫内残留物。若阴道流血不多，先选用广谱抗生素，待感染控制后再行刮宫术。若阴道流血量多，静脉滴注抗生素及输血的同时，先用卵圆钳将宫腔内残留大块组织夹出，使出血减少，不可用刮匙全面搔刮宫腔，以免造成感染扩散。术后应继续采用广谱抗生素，待感染控制后再行彻底刮宫。若已合并感染性休克者，应积极进行抗休克治疗，病情稳定后再行清宫术。

专家点评： 胚胎染色体异常及黄体功能不全是早期流产的常见原因；子宫异常是晚期流

产的常见原因。不同临床类型流产的处理原则不同。对有 RSA 病史妇女进行病因筛查及治疗,是预防再次发生流产的关键。

(谭　曦　邢爱耘)

第二节　早　产

> 导读:早产相关并发症是导致新生儿及 5 岁以下儿童死亡的最主要原因。通过产前及出生后干预措施,可以减少婴幼儿死亡及并发症的发生。产科干预措施最大的益处在于当早产不可避免时,可改善早产儿生存机会并获得健康的结局。

一、概述

早产(preterm birth)的定义上限全球统一,即妊娠 37 周前分娩;下限因各国新生儿救治水平不同而有差异。发达国家与地区采用妊娠满 20 周,也有一些采用满 24 周。我国目前仍然采用妊娠满 28 周或新生儿出生体重≥1 000g 的标准。

胎儿成熟度与孕龄之间的关系相比于出生体重更为密切,故近年提出早期足月儿的概念,指妊娠 $37\sim38^{+6}$ 周分娩的新生儿,与妊娠 $39\sim41^{+6}$ 周分娩的足月新生儿相比,新生儿发育不成熟相关并发症的发生率增加。本节讨论的是妊娠 37 周前的早产。

(一)高危因素

1. 晚期流产、早产史　有早产史孕妇的早产风险是普通孕妇的 2 倍,前次早产孕周越小,再次早产风险越高。如果早产后有过足月分娩,再次单胎妊娠者不属于高危人群。对于前次双胎妊娠,且在 30 周前早产者,即使此次为单胎妊娠,亦有较高的早产风险。

2. 子宫颈过短　妊娠 24 周前宫颈长度 <25mm 的孕妇早产发生风险较高,且其早产发生率与子宫颈长度呈负相关关系。

3. 子宫颈手术史或子宫发育异常　宫颈锥切术、宫颈环形电切术(loop electrosurgical excisional procedure,LEEP)治疗导致宫颈括约肌功能完整性受损及子宫发育异常者,其早产风险均会增加。

4. 孕妇年龄过小或过大　孕妇年龄≤17 岁或 >35 岁,其早产风险均会增加。

5. 妊娠间隔时间　两次妊娠之间的间隔时间 <6 个月者,其早产风险将增加 2 倍,可通过延长两次妊娠之间的间隔时间至 18~23 个月的最佳长度,以降低早产的风险。

6. 孕妇过度消瘦　孕妇体重指数 $<19kg/m^2$ 或孕前体重 <50kg,营养状况差者,易发生早产。

7. 多胎妊娠　据报道双胎妊娠者的早产率约 50%,三胎妊娠者的早产率高达 90%。

8. 辅助生殖技术　助孕采用辅助生殖技术妊娠者,其早产发生风险较高。

9. 胎儿及羊水量异常　胎儿结构畸形、染色体异常、羊水过多或过少者,早产风险增加。

10. 妊娠并发症或合并症　如并发重度子痫前期、子痫、产前出血、妊娠肝内胆汁淤积症、妊娠糖尿病、甲状腺疾患、严重心肺疾患、急性传染病等,早产风险增加。

11. 异常嗜好　有烟、酒嗜好或吸毒的孕妇,早产风险增加。孕前 3 个月被动吸烟也可增加早产的风险。

(二)分类

早产按原因可分为以下 3 类:

1. 自发性早产(spontaneous preterm birth,SPL)　子宫收缩伴有宫颈管的消失或扩张,但胎膜完整,约占早产的 45%,为最常见的早产类型。包括宫颈功能不全所致的早产。

2. 未足月胎膜早破(preterm premature rupture of membrane,PPROM)　即妊娠 37 周前胎膜早破后发生的早产。

3. 医源性早产(iatrogenic preterm birth)　因妊娠合并症或并发症,为母儿安全需要提前终止妊娠所致的早产。约占早产的 20%。

二、临床表现

1. 先兆早产　出现规律宫缩(4 次 /20min 或 8 次 /60min),但宫口尚未扩张,经阴道超声测量宫颈长度≤20mm。

2. 早产临产　出现规律宫缩(4 次 /20min 或 8 次 /60min),同时宫颈管进行性缩短(宫颈缩短 ≥80%),伴有宫口扩张。

三、诊治流程

(一)早产的预测

目前有两个早产预测指标被推荐用于确定患者是否需要采取早产的预防措施。

1. 既往晚期自然流产或早产史。

2. 阴道超声测量宫颈长度,适于有 SPL 高危因素的孕妇的定期监测。妊娠 24 周前阴道超声测量宫颈长度<25mm,提示早产风险大。

（二）早产的诊治流程（图 17-2）

四、防治要点

（一）预防措施

1. 一般预防

（1）孕前宣教:避免低龄（≤17 岁）或高龄（>35 岁）妊娠;提倡合理的妊娠间隔时间（>6 个月）;避免多胎妊娠（详见多胎妊娠章节）;提倡均衡营养摄入,避免体重过低妊娠;戒烟、酒;控制原发病,如高血压、糖尿病、甲状腺功能亢进、红斑狼疮等;停止服用可能致畸的药物。对计划妊娠妇女孕前筛查早产的高危因素,并尽可能于孕前给予纠正或进行针对性处理。

（2）加强孕期保健:①早孕期超声检查确定胎龄,3 胎及以上的多胎妊娠可考虑实行减胎术,双胎妊娠应了解绒毛膜性质。②正规进行产前筛查诊断,及时诊断胎儿非整倍体染色体异常及部分重要器官结构异常。③初次产检时,应及时识别早产的高危因素,以便尽可能早地实施针对性预防措施。提倡均衡膳食,合理增加妊娠期体重;避免吸烟、饮酒。

2. 预防性使用孕酮　目前临床常用的预防早产的特殊类型孕酮有 3 种:微粒化孕酮胶囊、阴道孕酮凝胶及 17α- 羟己酸孕酮酯。其适应证为:

①对有自然晚期流产或早产病史的无早产症状者,不论宫颈长短,均可推荐使用 17α- 羟己酸孕酮酯;②有早产史,此次妊娠 24 周前宫颈长度<25mm者,可经阴道给予微粒化孕酮胶囊 200mg/d 或孕酮凝胶 90mg/d,至妊娠 34 周,能减少早产率及围产儿病死率,也可选择宫颈环扎术;③对无早产史,但孕 24 周前阴道超声发现宫颈长度<20mm 者,推荐使用微粒化孕酮胶囊 200mg/d 阴道给药,阴道孕酮凝胶 90mg/d,至妊娠 36 周。

3. 宫颈环扎术

（1）行宫颈环扎术的时机选择:既往有宫颈功能不全病史者,可于此次妊娠 12～16 周行预防性宫颈环扎术。

（2）行宫颈环扎术的条件:对有既往自发性早产或晚期流产史者,妊娠期监测宫颈长度,妊娠 24 周前宫颈长度<25mm,无早产临产症状、感染、子宫发育异常等手术禁忌证者,推荐使用宫颈环扎术。双胎妊娠是否使用宫颈环扎术尚有争议。研究报道无自发性早产或晚期流产病史者,即使妊娠 16～24 周宫颈长度<25mm,行宫颈环扎后,其流产、早产率并未显著下降。鉴于我国国情,符合上述条件的 28 周前宫颈环扎术也被不少产科医师接受。

（3）紧急宫颈环扎术:指对宫颈口已开、胎膜已膨出、无宫缩者于 24 孕周前实施的紧急宫颈环扎术。患者通常伴有下腹坠胀,阴道流液、流血等症状。但对于宫颈口直径≥4cm,胎膜已膨出于宫颈外口者,手术失败率高,与胎膜破裂、感染有关。

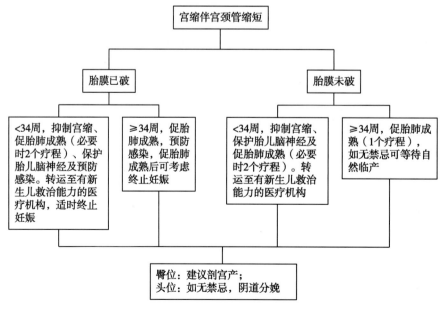

图 17-2　早产的诊治流程图

主要手术方式为改良 McDonalds 术式（图 17-3）和 Shirodkar 术式（图 17-4）。

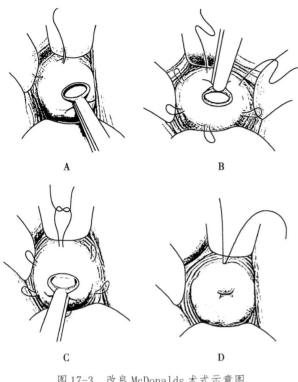

图 17-3　改良 McDonalds 术式示意图

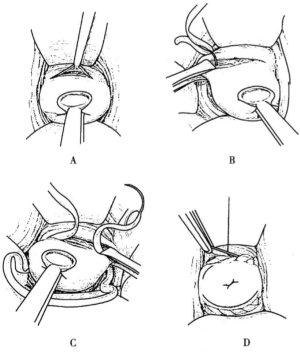

图 17-4　Shirodkar 术式示意图

（4）经腹宫颈环扎术：通过开腹或腹腔镜在子宫颈峡部实施环扎手术。手术可选择妊娠前或妊娠早期（10～14 周）实施。与经阴道环扎术相比，经腹环扎术的母亲并发症增加，如出血，膀胱、直

肠、子宫动脉损伤。即使胎儿不成熟也需剖宫产术终止妊娠，以及麻醉风险等。因此，建议经腹宫颈环扎术仅适用于既往经阴道宫颈环扎术失败或由于解剖局限无法经阴道环扎，如宫颈过短或子宫颈切除者。已有报道，对胎儿出生后无存活希望需终止妊娠者，可腹腔镜下拆除宫颈环扎线再经阴道分娩，但仅属少量的临床实践。

研究表明，3 种术式的效果相当，但改良 McDonalds 术式侵入性最小。有研究报道，对妊娠 18～22 周，宫颈长度≤25mm 者，使用特殊的子宫颈托也能明显减少孕 34 周前早产的风险。

（二）治疗原则

在母儿安全的前提下，应尽量延长孕周，防止即刻早产，为完成促胎肺成熟及硫酸镁脑保护治疗，以及宫内转运孕妇到有早产儿抢救条件的医院分娩赢得时间。

1. 宫缩抑制剂

（1）适应证：宫缩抑制剂仅适用于胎膜完整妊娠 35 周前或胎膜早破妊娠 34 周前，延长孕周对母儿有益者。故死胎、严重胎儿畸形、重度子痫前期、子痫、绒毛膜羊膜炎等情况，不使用宫缩抑制剂。建议有条件的医院对有规律宫缩的孕妇行阴道超声测量宫颈长度，若宫颈长度 <20mm，则建议使用宫缩抑制剂，否则可根据动态监测宫颈长度的变化选择用药。

（2）宫缩抑制剂的选择：①钙通道阻断剂目前用药为硝苯地平。用法：起始剂量为 20mg 口服，此后 10～20mg，每 6～8 小时 1 次，给药剂量根据宫缩情况调整，可持续给药 48 小时。服药过程中，注意观察患者血压，防止血压过低。② β- 肾上腺素能受体激动剂国内主要使用的是利托君。用法：起始剂量 50～100μg/min，静脉滴注，每 10 分钟可增加剂量 50μg/min，至宫缩停止，最大剂量不超过 350μg/min，共 48 小时。使用过程中，应密切观察患者心率和心脏症状等，若心率 >120 次 /min，或患者诉心前区疼痛则立即停药。使用过程中，注意观察不良反应。用药禁忌证包括心脏病、心律不齐、糖尿病控制不满意、甲状腺功能亢进。③前列腺素抑制剂吲哚美辛主要用于妊娠 32 周前的早产，起始剂量为 50～100mg 经阴道或直肠给药，也可口服，此后 25mg/6h，可维持 48 小时。禁忌证为孕妇血小板功能不良、癫痫、出血性疾病、肝功能不良、活动性溃疡病、对阿司匹林等非甾体抗炎药过敏、支气管哮喘病史等。以上 3 种药物为抑制

早产宫缩的一线用药。④阿托西班是一种选择性缩宫素受体拮抗剂。起始剂量为 6.75mg 静脉滴注 1 分钟,继之 18mg/h 维持 3 小时,此后 6mg/h 持续 45 小时。该药不良反应轻微,但价格较昂贵。

2. 硫酸镁的应用 硫酸镁不但能降低早产儿的脑瘫风险,而且能减轻妊娠 32 周前早产儿的脑瘫严重程度,但长期应用硫酸镁可引起胎儿骨骼脱钙,造成新生儿骨折。因此,推荐妊娠 32 周前早产者,应用硫酸镁作为胎儿中枢神经系统保护剂治疗,但建议应用硫酸镁时间≤48 小时。用法:负荷剂量 4g,静脉滴注,30 分钟滴完,然后以 1g/h 的剂量维持至分娩。硫酸镁应用前及使用过程中,应监测呼吸、膝反射及尿量,24 小时镁总量≤30g。

3. 糖皮质激素促胎肺成熟 排除孕妇有明确感染,特别是绒毛膜羊膜炎的临床证据,所有妊娠 34^{+6} 周前的先兆早产患者应当给予 1 个疗程的糖皮质激素。主要药物包括倍他米松和地塞米松,两者效果相当。倍他米松 12mg,肌内注射,24 小时重复 1 次,共给药 2 次;地塞米松 6mg,肌内注射,12 小时重复 1 次,共给药 4 次。若早产临产,来不及完成完整疗程者,也应给药。

4. 抗感染治疗 对于胎膜完整的早产孕妇,使用抗生素不能预防早产;但 <34 周的胎膜早破者,期待治疗期间建议给予氨苄西林联合红霉素静脉滴注,随后口服阿莫西林和红霉素,疗程为 7 天。下生殖道 B 族溶血性链球菌检测结果呈阳性者,临产时推荐应用抗生素,青霉素类为首选药物,若青霉素过敏,则用头孢菌素类或红霉素。

5. 终止保胎的指征 ①宫内感染。②宫缩进行性增强,宫缩抑制剂无法抑制。③继续妊娠对母儿的危害大于早产儿的风险。④孕周满 34 周且无母儿并发症者,停用宫缩抑制剂,顺其自然。

6. 产时处理与分娩方式 分娩时需新生儿医师在场参与早产儿的抢救。早产不是剖宫产指征。产程中加强胎心监护有利于识别胎儿窘迫,尽早处理;不提倡常规会阴侧切,也不支持没有指征的产钳助产;早产儿出生后适当延长 30~120 秒后断脐,可减少新生儿输血的需要及减少新生儿脑室内出血发生率。

(三)转诊

新生儿的预后均与孕周密切相关。早产儿尤其是孕周 <32 孕周的极早早产者,应尽量转到有早产儿救治能力的三级医院分娩。胎儿宫内转运优于出生后新生儿转运,在条件允许的情况下,尽量实施胎儿宫内转运。

> **专家点评:** 有针对性的筛查、干预早产高危因素;诊断早产者使用宫缩抑制剂、促胎肺成熟和硫酸镁神经保护治疗,以及宫内转运极早产孕妇至有早产儿抢救条件的医院分娩,是目前改善早产儿结局的主要措施。

(谭 曦 邢爱耘)

第三节 前置胎盘

> 导读:前置胎盘是妊娠晚期产科出血最常见的原因。患者往往面临着输血、多科联合救治以及新生儿抢救的问题,特别是凶险性前置胎盘。早期识别、及时转诊至有抢救条件的医院能有效地改善孕产妇以及围产儿不良结局。

一、概述

(一)定义及分类

正常妊娠时胎盘附着于子宫体部的前壁、后壁或者侧壁。妊娠 28 周后,若胎盘附着于子宫下段、下缘达到或覆盖宫颈内口,低于胎先露部,称为前置胎盘(placenta previa)。前置胎盘的发病率逐年增加,国外报道平均为 0.3%,国内报道为 0.24%~1.57%。

根据胎盘下缘与宫颈内口的关系,将前置胎盘分为 4 种类型:

1. 完全性前置胎盘(complete placenta previa) 胎盘组织完全覆盖宫颈内口。

2. 部分性前置胎盘(partial placenta previa) 胎盘组织部分覆盖宫颈内口。

3. 边缘性前置胎盘(marginal placenta previa) 胎盘下缘附着于子宫下段,下缘到达宫颈内口,但未超越宫颈内口。

4. 低置胎盘(low lying placenta) 胎盘附着于子宫下段,胎盘边缘距宫颈内口 <2mm。

随着妊娠的进展、子宫下段的形成或宫口扩张,胎盘下缘与宫颈内口的关系可发生改变。前置胎盘类型可因诊断时期不同而各异。通常按临床处理前最后一次检查结果决定分类。

(二)病因和影响因素

1. 年龄 随着孕妇年龄增加,前置胎盘发生率亦随之增加。一项纳入 36 000 例孕妇的研究结果显示，年龄 <35 岁产妇的前置胎盘发生率为 0.5%，而年龄 ≥35 岁孕妇的前置胎盘发生率为 1.1%。

2. 产次　多次分娩可增加前置胎盘的发生风险。显而易见的是，其中孕妇的年龄为混杂因素。产次 ≥5 次孕妇的前置胎盘发生率为 2.2%，明显高于产次较少的孕妇。但是，妊娠间隔时间对前置胎盘的发生率没有影响。

3. 吸烟　吸烟使前置胎盘的危险性增加至少 2 倍。据推测，一氧化碳低氧血症会引起代偿性胎盘肥大和更多的表面积。此外，吸烟也可能与蜕膜血管病变有关。

4. 子宫肌瘤　子宫平滑肌瘤是前置胎盘的危险因素。

5. 剖宫产史　有剖宫产分娩史的妇女发生前置胎盘、胎盘植入等风险均高。随着剖宫产分娩次数的增加，前置胎盘的发生风险亦随之增高。美国母胎医学协作（Maternal-Fetal Medicine Units，MFMU）网络研究结果显示，共计 30 132 例接受剖宫产分娩的孕妇中，仅有 1 次剖宫产分娩史孕妇的前置胎盘发生率为 1.3%，但是对于 ≥6 次剖宫产分娩史孕妇的前置胎盘发生率则为 3.4%。对于孕次 >4 次和既往有 ≥4 次剖宫产分娩史的妇女，其发生前置胎盘的可能性则增加了 8 倍以上。更为重要的是，既往有子宫切口和前置胎盘史者，可能并发胎盘植入，使剖宫产子宫切除的可能性更高。研究结果显示，初次行剖宫产分娩妇女因前置胎盘需行子宫切除术的发生率为 6%，而在多次剖宫产史者中，该发生率则为 25%。

6. 母血甲胎蛋白水平　母亲血清甲胎蛋白水平升高，则会增加前置胎盘和其他异常的发生风险。此外，妊娠 16 周时患有前置胎盘合并母亲血清甲胎蛋白水平 ≥2.0MoM 的孕妇在妊娠晚期发生出血和早产的风险更高。

7. 辅助生殖技术　采用辅助生殖技术受孕可增加前置胎盘的发生风险。其中部分与采用辅助生殖技术受孕患者年龄稍长有关；此外，多胎妊娠亦是前置胎盘的危险因素。然而，排除这些混杂因素后，IVF 本身也可增加前置胎盘的风险。

二、临床表现

（一）症状

无痛性阴道流血是前置胎盘的典型症状。往往为孕晚期的出血，也可以发生在孕早、中期。有报道，22～28 孕周的阴道流血 21% 为前置胎盘所致。前置胎盘出血常反复发生，出血量也越来越多。完全性前置胎盘初次出血时间多在妊娠 28 周左右；边缘性前置胎盘出血多发生在妊娠晚期或临产后，出血量较少；部分性前置胎盘介于两者之间。前置胎盘为显性出血，患者全身情况往往与阴道出血量成正比。大量出血时呈现面色苍白、脉搏增快微弱、血压下降等休克表现。

（二）体征

子宫软，无压痛，大小与妊娠周数相符。由于胎盘影响胎先露部入盆，常常伴发胎先露高浮或胎位异常。反复出血或一次出血量过多可使胎心异常，严重者胎死宫内。前置胎盘附着于子宫前壁时，可在耻骨联合上方闻及胎盘杂音。

（三）对母儿的影响

1. 产后出血　胎儿娩出后，子宫下段肌组织菲薄，收缩力较差，附着于此处的胎盘不易完全剥离，且开放的血窦不易关闭，故常发生产后出血，严重者危害产妇生命。

2. 植入性胎盘（morbidly adherent placentas 或 accrete syndromes）　指胎盘不同程度地侵入子宫内膜、肌层甚至穿透子宫肌壁。植入性胎盘可发生在宫体或子宫下段。前置胎盘附着于子宫下段，此处蜕膜发育不良，发生植入性胎盘的概率明显高于宫体部的胎盘。如果既往有剖宫产史合并前置胎盘者，发生植入性胎盘的概率更高，往往造成严重产后出血及增加剖宫产术时子宫切除概率。

3. 产褥感染　前置胎盘剥离面接近宫颈外口，细菌易经阴道上行侵入胎盘剥离面，加之多数产妇因反复失血而致贫血、体质虚弱，容易发生产褥感染。

4. 围产儿预后不良　产前出血量多可致胎儿窘迫，甚至缺氧死亡。为挽救孕妇或胎儿生命而提前终止妊娠者，早产率增加，新生儿死亡率高。

三、诊治流程

（一）影像学诊断

对多数病例，常规超声检查能提供快速、有效的产前诊断。据报道超声对前置胎盘的诊断率 >95%。当腹部超声不能确定胎盘位置时，推荐使用经阴道超声进行检查，其准确性明显高于经腹超声，并具有安全性。MRI 对前置胎盘的显影更有优势，但国内外均不建议其代替常规的超声诊断；对怀疑合并胎盘植入者，建议行 MRI 检查，有助于疾病严重程度的判断。

（二）前置胎盘的诊治流程（图 17-5）

四、防治要点

（一）预防措施

1. 宣传普及有效的计划生育避孕措施，避免人工流产或引产，减少子宫内膜损伤和子宫内膜炎的发生；严格把握剖宫产指征，降低初次妊娠剖宫产率；计划妊娠妇女应戒烟、戒毒，避免被动吸烟。

2. 加强孕期管理，按时产前检查，早期诊断前置胎盘，及时转诊。

3. 每一个地区、市县都应该有一个区域性产科救治中心，以有效管控前置胎盘等产科急危重症。

（二）治疗原则

前置胎盘出血的治疗原则为在母亲安全的前提下，积极支持治疗，延长孕周，提高胎儿存活率，适时终止妊娠。

1. 期待治疗　适用于妊娠＜36 周，阴道流血不多，胎儿存活者。

（1）一般处理：阴道流血的患者住院治疗。密切监测生命体征及阴道流血情况。常规进行血常规、凝血功能检测。监护胎儿情况，包括胎心率、胎动计数、胎儿电子监护及胎儿生长发育情况。

（2）纠正贫血：目标是维持血红蛋白含量在100g/L 以上，血细胞比容在 30% 以上，增加母体储备，改善胎儿宫内缺氧情况。

（3）止血：前置胎盘出血为不同程度子宫收缩致胎盘与子宫壁剥离所致。期待治疗过程中，对伴有阴道流血或先兆早产的患者可酌情给予宫缩抑制剂防止因宫缩引起的进一步出血，赢得促胎肺成熟的时间。常用药物有 β 受体激动剂、钙通道阻滞剂、非甾体抗炎药、缩宫素受体抑制剂等。32 周前使用硫酸镁，可保护胎儿神经。在使用宫缩抑制剂的过程中，仍有阴道大出血的风险，应做好随时剖宫产手术的准备。

（4）糖皮质激素的使用：若妊娠＜34 周，应促胎肺成熟。

（5）抗生素使用：阴道出血时间久，应筛查有无下生殖道感染，可应用广谱抗生素预防感染。

2. 终止妊娠　任何孕周前置胎盘出血威胁母亲安全者均选择急诊剖宫产终止妊娠。对于无症状的前置胎盘合并胎盘植入者可于妊娠 36 周后终止妊娠。无症状的完全性前置胎盘，妊娠达 37 周，可考虑终止妊娠；边缘性前置胎盘满 38 周可考虑终止妊娠。部分性前置胎盘应根据胎盘遮盖宫颈内口情况 37～38 周终止妊娠。

3. 分娩方式　中央性和大多数部分性前置胎盘以剖宫产终止妊娠。低置胎盘，边缘性前置胎盘，枕先露，具备阴道分娩条件，在有条件的医疗机构，备足血源的同时可在严密监测下行阴道试产。

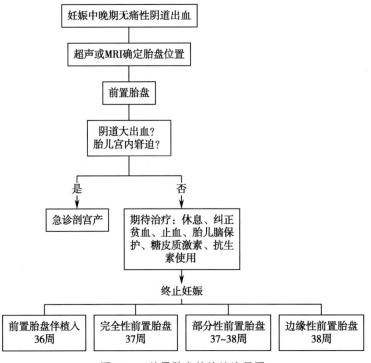

图 17-5　前置胎盘的诊治流程图

（三）转诊

前置胎盘属于急危重症，早期诊断、分级管理是重点。

1. 一旦确诊完全性前置胎盘，应在具备输血及早产儿救治条件的二级及以上医院产前检查及分娩。

2. 前置胎盘合并胎盘植入，特别是凶险性前置胎盘，产后出血及产时子宫切除风险极高，应转诊至具备前置胎盘救治技术和条件（如血源、血管介入技术、自体血回输等）的三级以上医院诊治。

3. 前置胎盘出血，特别是大出血患者，不能盲目转院，原则上应该就近医院抢救。若初诊医院条件有限，在充分评估母胎安全性及上级医疗条件可及性的前提下，给予输液、输血，以及抑制宫缩止血的前提下，迅速转院至区域性产科救治中心；或请上级专家来院会诊参与抢救。严禁不做任何初级处理的直接转诊以及远程转诊。

4. 某些植入性前置胎盘，孕期无出血，产前未作出诊断。开腹术后发现严重胎盘植入，如果无出血、胎儿尚未娩出，本医疗机构无处理前置胎盘植入的技术条件，可关腹后迅速转入上级医院。但存在极大安全隐患，仅在极其特殊情况下实施。

【前置血管】

脐带帆状附着或副胎盘，当胎膜上的脐血管覆盖宫颈内口，称为前置血管（vasa previa）。是一种少见但极其危险的疾病，报道的发生率约为1/5 200。裸露的脐血管介于子宫颈与胎儿先露之间容易受压，尤其危险的是当胎膜破裂时，前置血管被撕裂，导致胎儿急速出血，出血达200~300ml即可导致胎儿死亡。由于出血主要来自胎儿，孕妇一般没有生命危险。

超声检查是诊断前置血管的主要手段。凡是超声检查提示脐带帆状附着且位置低者，均需经阴道超声多普勒检查脐带血管与子宫颈口的关系，有助于诊断。产时识别前置血管的要点是，阴道检查宫口扪及索状、搏动的血管；胎膜破裂时伴阴道流血，同时出现胎心率变化。

产前已明确诊断的前置血管，应在具备母儿抢救条件的医疗机构进行待产，妊娠达34~37周，及时剖宫产终止妊娠。若待产时发生前置血管破裂，胎儿存活，应立刻剖宫产终止妊娠；胎儿若已死亡，则选择阴道分娩。

【凶险性前置胎盘】

凶险性前置胎盘指前次有剖宫产史，此次妊娠为前置胎盘且胎盘覆盖于前次剖宫产瘢痕处。

尽管目前对此命名存有争议，但这种类型前置胎盘伴发胎盘植入的概率高达67%，提示病情凶险，需引起重视。随着我国生育政策的调整实施，以及既往较高的初次妊娠剖宫产率，凶险性前置胎盘已成为近年来严重危害孕产妇生命的急危重症。美国2006—2013年数据显示，植入性胎盘是美国产科出血及产时急诊子宫切除的首要原因，占孕产妇死亡的13%。

1. **诊断**　凶险性前置胎盘临床表现同前置胎盘，部分胎盘植入患者孕期可完全无出血。三维彩色多普勒超声及MRI对诊断胎盘植入具有重要价值。

2. **治疗原则**　凶险性前置胎盘一经诊断就要对其分娩时机及分娩地点进行评估。推荐在三级以上医院计划分娩。

（1）分娩时机：美国妇产科医师学会2017年推荐个性化的择期终止妊娠；美国母胎医学学会2017年推荐34~37周终止妊娠；不少学者选择≥36周终止妊娠。国内产科界也存在同样的争议。但总的宗旨是在胎儿肺成熟的前提下择期手术较非计划的急诊手术更能保障母儿安全。

（2）术前准备：①团队合作，包括有经验的产科医师、麻醉医师、重症医学医师、放射介入科医师、输血团队，以及必要时的妇科肿瘤医师、泌尿外科医师等。②可疑泌尿系统受累者，可术前放置双侧输尿管支架。③腹主动脉或髂内动脉球囊置放术已在许多医院开展，并被认为能有效减少手术中出血。但也有报道认为动脉球囊压迫效果不显著，并存在血管破裂、血栓形成等极大风险。美国妇产科医师学会2017年认为目前尚不能肯定或否定动脉球囊的使用价值。④其他：包括充足的血源、自体血液回输技术等，以及充分的术前沟通。

（3）手术要点：凶险性前置胎盘无论是保留子宫的剖宫产术，还是剖宫产术同时切除子宫均为技术要求高的手术。术前、术中均需不断地对能否保留子宫作出及时、准确的判断。原则上穿透性胎盘植入及广泛的胎盘植入有子宫切除的指征。多数学者推荐在切开子宫前打开膀胱腹膜反折、下推膀胱暴露子宫下段胎盘附着处；取子宫体部或底部切开子宫，尽量避开胎盘组织；胎儿娩出后，先评估胎盘植入情况，如需切除子宫、胎盘未剥离，可不手取胎盘，直接切除子宫，能明显减少出血。国内学者也总结出了各种胎盘剥离面缝合止血技术，以增加保留子宫的机会。

专家点评：前置胎盘症状典型，超声检查有助于产前诊断。MRI检查有助于对凶险性前置胎盘病情的判断和术前准备。加强孕期保健，尽早、准确诊断前置胎盘及其类型，产时有力的技术及物质条件保障是前置胎盘治疗的关键。

（谭　曦　邢爱耘）

第四节　胎盘早期剥离

导读：胎盘早剥是妊娠中晚期常见急症，其疾病发展迅猛，临床表现往往不典型，容易漏诊、误诊，以及处理不及时而导致严重后果，也是产科医疗诉讼常见原因之一。需要产科从业人员加以重视。

一、概述

胎盘早剥（placental abruption）的定义为妊娠20周以后正常位置的胎盘在胎儿娩出前，部分或全部从子宫壁剥离。国外报道的发病率为1%～2%，国内为0.46%～2.1%。孕产妇死亡率可达1%，围产儿死亡率可达4.4%～6.7%。

（一）病因及影响因素

胎盘早剥的确切发病机制不明。其高危因素包括孕妇有血管病变、创伤、子宫静脉压升高、高龄多产以及辅助生育技术助孕等。有文献报道有胎盘早剥史的孕妇再发胎盘早剥的风险为6%～17%。

1. 人口因素　高龄是胎盘早剥的高危因素，但也可能与高龄孕妇多产次有关。不同种族间胎盘早剥的发生率也有差异。据报道，美国重度胎盘早剥合并死胎的发生率白人和黑人约为0.5%，亚洲人约为0.3%，拉丁美洲人约为0.28%。胎盘早剥也有家族聚集倾向，重度胎盘早剥孕妇，其姐妹发生胎盘早剥的风险增加1倍。

2. 高血压　妊娠期高血压疾病的各个类型发生胎盘早剥的风险均增加。有研究显示妊娠合并慢性高血压者发生胎盘早剥的风险更大。据报道，1.5%的慢性高血压发生胎盘早剥，3倍于基础发病率；而慢性高血压并发子痫前期或合并胎儿生长受限者发生胎盘早剥的风险更高。这与长期高血压致使底蜕膜螺旋小动脉硬化或痉挛，破裂后形成血肿有关。

3. 创伤　腹部直接受外伤撞击或挤压，实施臀位外倒转术、羊膜腔穿刺等均可能导致胎盘早剥；微小的创伤也可能引起胎盘早剥。据报道，创伤引起的胎盘早剥容易导致胎母输血，可能与创伤同时损伤胎盘血管有关。

4. 胎膜早破　美国妇产科医师学会指出早产胎膜早破发生胎盘早剥的风险增加。报道的发生率为5%～17%。可能与炎症、早产、胎膜破裂时宫腔压力骤减有关。

5. 既往史　有文献报道有胎盘早剥病史的孕妇再发胎盘早剥的风险为6%～17%；轻度胎盘早剥的复发率为6.5%，而重度胎盘早剥的复发率为11.5%。有两次胎盘早剥病史者复发的风险增加50倍。

6. 其他　吸烟者发生胎盘早剥的风险增加1倍，如果同时合并高血压，风险是5～8倍。吸毒显著增加发生胎盘早剥的风险。胎盘附着部位子宫肌瘤、有血栓形成倾向等都增加了胎盘早剥的风险。

（二）病理及病理生理变化

主要为底蜕膜出血导致子宫壁与胎盘之间血肿形成，使胎盘从子宫壁剥离。分为显性剥离和隐性剥离。

1. 显性剥离　由于底蜕膜出血量增大，形成胎盘后血肿，胎盘剥离面不断扩大，沿胎盘边缘进入胎膜与子宫壁之间自宫颈管流出，出现阴道流血。

2. 隐性剥离　当底蜕膜出血局限在胎盘后间隙与子宫壁之间时，可无阴道流血，仅在产后检查时发现胎盘母体面有凝血块和压迹。隐性剥离容易造成漏诊或误诊，对母儿的危害更大；容易发生凝血功能障碍，以及胎儿宫内缺氧或死胎。

介于两者之间的为混合性剥离。

胎盘早剥隐性剥离内出血急剧增多时，随着胎盘后血液积聚于胎盘与子宫壁之间，压力不断增加，血液浸入子宫肌层，引起肌纤维分离、断裂乃至变性；子宫表面呈现紫蓝色瘀斑，以胎盘附着处明显，为子宫胎盘卒中（uteroplacental apoplexy），又称为库弗莱尔子宫（Couvelaire uterus）。容易导致继发宫缩乏力产后出血。

二、临床表现及分度

（一）症状

依据剥离面的大小及形式不同，胎盘早剥临床表现呈多样性。典型症状为腹痛，阴道出血。

隐匿性胎盘剥离往往无阴道流血,轻型剥离可无腹痛。因此,胎盘早剥出血与疼痛症状可不相符合,阴道流血量也不是判断胎盘早剥病情严重程度的依据。

(二)体征

胎心率变化通常为首发体征,胎心率异常或消失。子宫张力增高,易激惹,呈板状,压痛明显。胎位触及不清。剥离面迅速增加,宫腔内积血者宫底逐渐升高。

(三)临床分度

胎盘早剥的病理类型分为显性剥离、隐性剥离和混合性剥离。或根据胎盘的剥离面积和病情严重程度分为轻型和重型。目前推荐对胎盘早剥根据临床特征进行分级(表17-1),以便于临床上对剥离程度做出迅速判断及治疗指导。

表 17-1　胎盘早剥临床分级

分级	临床特征
0 级	胎盘后有小血凝块,但无临床症状
Ⅰ 级	阴道出血;可有子宫压痛和子宫强直性收缩;产妇无休克发生,胎儿无窘迫发生
Ⅱ 级	可能有阴道出血;产妇无休克;有胎儿窘迫发生
Ⅲ 级	持续性腹痛;子宫强直性收缩,呈板状;失血性休克,胎儿死亡,凝血功能异常

(四)并发症

1. 弥散性血管内凝血(disseminated intravascular coagu- lation,DIC)　妊娠期凝血功能障碍最常见于胎盘早剥。据报道,胎盘早剥伴有死胎者约 1/3 可发生 DIC。大量组织凝血活酶从剥离处的胎盘绒毛和蜕膜中释放进入母体血液循环,激活凝血系统并影响血供,导致多器官功能障碍。随着促凝物质不断入血,激活纤维蛋白溶解系统,产生大量的纤维蛋白原降解产物,引起继发性纤溶亢进,由于大量凝血因子消耗,导致严重的凝血功能障碍。临床表现为阴道出血不凝或凝血块较软,甚至发生血尿、咯血和呕血。

2. 胎儿宫内窒息、死亡　胎盘早剥的基本病变是胎盘从子宫壁剥离导致胎儿血供减少,因此胎盘早剥极易发生胎儿宫内窘迫,剥离面大或完全剥离时,胎儿可因缺血缺氧而死亡。有报道胎盘早剥围产儿死亡率是无胎盘早剥者的 25 倍,约占 11.9%。隐匿性或混合性,可以无阴道流血或少量流血,表现为胎儿宫内窒息、死胎。因此,临床上不明原因的死胎需要首先排除胎盘早剥。

3. 产后出血　发生子宫胎盘卒中时,子宫肌层收缩乏力,致严重的产后出血。并发 DIC 时,引起出血性休克,多脏器功能衰竭,肾上腺皮质及脑垂体前叶坏死,导致希恩综合征。

4. 急性肾衰竭　大量出血使肾脏灌注严重受损,导致肾皮质或肾小管缺血坏死,出现急性肾衰竭。Ⅱ、Ⅲ度胎盘早剥常常并发妊娠高血压综合征、慢性高血压、慢性肾脏疾病等,肾血管痉挛同时影响肾血流量,加重肾脏功能损害。

5. 羊水栓塞　胎盘剥离面子宫血窦开放,羊水可经此进入母血液循环,引起羊水栓塞。

三、诊治流程

(一)诊断要点

典型的胎盘早剥,根据病史、临床表现可作出初步的诊断,还需结合辅助检查明确诊断。

1. 超声检查　可观察胎盘的部位、胎盘早剥的类型,以及判断胎儿大小和存活情况。胎盘早剥的典型超声表现为胎盘局部与宫壁之间底蜕膜回声带消失,可见不规则暗区,或不均质强回声团,胎盘局部突入羊膜腔。但超声表现也具多样性,如胎盘异常增厚、胎盘后异常肿块等。回顾性的研究发现超声对胎盘早剥诊断的敏感性、特异度、阳性及阴性预测值分别为 24%、96%、88%、53%。因此,超声检查阴性结果不能完全排除胎盘早剥,尤其是子宫后壁的胎盘超声诊断价值有限。

2. 胎心监护　在胎盘早剥中,第二位常见的临床表现为胎心异常,故胎儿电子监护对判断胎盘早剥非常重要,有利于判断胎儿宫内状况。ACOG 推荐对外伤的孕妇应进行至少 4 小时的胎心监护以早期发现胎盘早剥的征象。

3. 实验室检查　包括全血细胞计数、血小板计数、凝血功能、肝肾功能、电解质等检查。对不明原因的血红蛋白下降及凝血功能障碍者,需排除胎盘早剥。

(二)胎盘早剥的诊治流程(图17-6)

四、防治要点

(一)预防措施

主要是根据高危因素进行预防。

1. 健全孕产妇三级保健制度,对妊娠期高血压疾病、肾脏疾病孕妇,应加强妊娠期管理并积极治疗。

2. 指导产妇养成良好的生活习惯;预防宫内

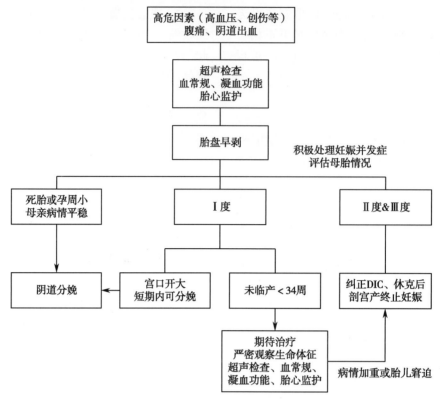

图 17-6　胎盘早剥的诊治流程图

感染；避免腹部外伤；对高危患者不主张行外倒转术；行外倒转术纠正胎位时，动作应轻柔；羊膜腔穿刺应在超声引导下进行，以免误穿胎盘等。

3. 妊娠晚期或分娩期，应鼓励孕妇作适量的活动，避免长时间仰卧；应在宫缩间歇期进行人工破膜，减缓羊水流出的速度。

4. 胎盘早剥有复发的倾向，既往有胎盘早剥病史者可考虑在胎儿成熟时适时终止妊娠。

（二）治疗原则

胎盘早剥的处理应根据胎儿是否存活、孕周、早剥的严重程度、有无并发症决定。

1. 剖宫产

（1）胎儿宫内窘迫，而无阴道分娩征兆时，急诊剖宫产是最常见的选择。早剥病情急剧加重危及生命时，不论胎儿是否存活，均应立即行剖宫产。

（2）决定 - 分娩时间间隔决定了围产儿结局。有研究报道决定 - 分娩时间间隔 >20 分钟时，新生儿死亡及脑瘫发生率明显升高。

（3）手术同时积极抢救休克，治疗并发症。特别是凝血功能障碍者，需在手术前纠正或基本改善凝血功能，以避免严重产后出血的发生。

2. 阴道分娩

（1）患者一般情况良好，病情较轻，以外出血为主，宫口已开大，估计短时间内可结束分娩者可以阴道试产。产程中应密切观察血压、心率、宫高、阴道流血量以及胎儿宫内状况，发现异常征象如产妇病情加重、胎儿宫内窘迫等，应行剖宫产术。死胎或者孕周较小，新生儿无存活能力时，首先选择阴道分娩。

（2）由于产后子宫有效收缩是胎盘剥离面止血的主要机制，胎盘早剥分娩后需积极使用宫缩剂及按摩子宫。

（3）产程中有指征可以使用缩宫素催产，但不能使用前列腺素。

3. 期待治疗

（1）对于 <34 孕周，胎盘早剥范围小且未进展加重的病例，可选择保守治疗延长孕周，应用糖皮质激素促进胎肺成熟。根据医疗机构对早产儿的救治能力，可在 32~34 周之间终止妊娠。注意密切监测胎盘早剥情况，一旦出现明显阴道出血、子宫张力高、凝血功能障碍及胎儿窘迫时立即终止妊娠。

（2）宫缩抑制剂、硫酸镁、糖皮质激素使用的原则同早产。

（3）期待治疗中需加强胎儿监护，并通过监测腹痛、阴道流血、生命体征、血红蛋白、凝血功能、超声改变了解胎盘早剥有无进展加重。

（4）期待治疗中病情随时可能加重并发生不良妊娠结局，需做好应对措施及良好医患沟通。

4. 并发症的处理

（1）产后出血：胎儿娩出后容易发生宫缩乏力，应立即给予子宫收缩药物，如缩宫素、前列腺素制剂、麦角新碱等；胎儿娩出后，促进胎盘剥离。注意预防 DIC 的发生。若有不能控制的子宫出血或血不凝、凝血块较软，应按凝血功能障碍处理。

（2）凝血功能障碍：迅速终止妊娠、阻断促凝物质继续进入孕妇血液循环，同时纠正凝血机制障碍。

（3）肾衰竭：若患者尿量 < 30ml/h 或无尿（<100ml/24h），提示血容量不足，应及时补充血容量；若尿量 <17ml/h，在血容量已补足基础上而可给予呋塞米 20～40mg，静脉推注，必要时重复用药。注意维持电解质及酸碱平衡。出现尿毒症时，应及时行透析治疗。

（三）转诊

对重症胎盘早剥，若所在医院没有输血抢救或新生儿抢救条件，应及时向上级医院、血站及当地产科急救中心求救以及终止妊娠后进行新生儿紧急转运。而不是进行盲目的转运，延误抢救时机，造成严重的母儿不良结局。而对于孕周较小、胎盘早剥程度较轻的患者，在评估胎儿和母体均相对稳定的情况下，为提高新生儿存活率，可进行宫内转诊；在转诊过程中，应做到就近转诊，转诊途中应密切监测胎儿及母体的情况，开放静脉通道，给予宫缩抑制剂，必要时备血或输血治疗。

（四）随访

胎盘早剥患者终止妊娠后的随访根据具体情况决定。良好的患者随访同普通产妇。妊娠高血压综合征患者的随访见本章第十一节。对于肾功能受损、凝血功能异常的产妇需要复查实验室指标，必要时内科随诊。

> **专家点评：**胎盘早剥是妊娠晚期及产时的常见并发症。部分病例症状、体征不典型，且超声诊断的准确率 <25%。临床上出现不明原因的死胎、凝血功能障碍时，需首先排除胎盘早剥。Ⅱ、Ⅲ级胎盘早剥一经诊断，需紧急终止妊娠。阴道分娩及期待治疗需严格的适应证及严密监护。

（李　涛　邢爱耘）

第五节　羊 水 过 多

> 导读：正常妊娠时羊水的产生与吸收处于动态平衡中。若羊水产生和吸收失衡，将导致羊水过多。重度羊水过多可能预示潜在的母胎合并症及并发症。

一、概述

（一）定义

妊娠期间羊水量超过 2 000ml，称为羊水过多（polyhydramnios），发生率为 0.5%～1%。一般是数周内缓慢的羊水增加；羊水量在数天内急剧增多，称为急性羊水过多。

（二）病因和影响因素

1. 约 1/3 的羊水过多原因不明，称为特发性羊水过多，且往往为轻度羊水过多。重度羊水过多可能与胎儿疾病以及妊娠合并症、并发症等因素有关。

2. 胎儿先天异常　包括结构异常和染色体异常，约占羊水过多原因的 15%。胎儿结构异常以神经系统和消化道异常最常见。神经系统异常主要包括无脑儿、脊柱裂等神经管缺陷。神经管缺陷因脑脊膜暴露导致渗出液增加，抗利尿激素缺乏导致尿量增多以及中枢吞咽功能异常导致胎儿无吞咽反射等机制使羊水产生增加和吸收减少。消化道结构异常主要包括消化道狭窄或闭锁，使胎儿不能吞咽羊水，导致羊水过多。其他羊水过多的原因还有腹壁缺陷、膈疝、心脏畸形、先天性胸腹腔囊腺瘤、胎儿脊柱畸胎瘤等异常。染色体18-三体、21-三体、13-三体胎儿出现吞咽羊水障碍，也可引起羊水过多。羊水过多的程度与胎儿畸形有关。据报道新生儿畸形中 8% 有轻度羊水过多，12% 有中度羊水过多，30% 以上为重度羊水过多。

3. 宫内感染　包括巨细胞病毒、弓形虫、梅毒、细小病毒等感染。宫内感染可导致胎儿、胎盘水肿以及羊水过多。

4. 妊娠合并症　妊娠糖尿病伴发羊水过多的发生率为 13%～36%。发生机制可能与糖尿病血糖控制差导致胎儿体内血糖增高，产生高渗性利尿，以及胎盘胎膜渗出增加有关。

5. 多胎妊娠　双胎妊娠羊水过多的发生率约

为 10%，是单胎妊娠的 10 倍，以单绒毛膜双胎居多。当并发双胎输血综合征时，两个胎儿间的血液循环相互交通，受血胎儿的循环血量多、尿量增加，导致羊水过多。

6. 其他　母儿 Rh 血型不合可导致胎儿免疫性水肿及羊水过多；胎盘绒毛血管瘤直径 > 1cm 时，15%～30% 合并羊水过多。

7. 特发性羊水过多　指不明原因的羊水过多。特发性羊水过多很少在孕中期诊断，往往为妊娠晚期超声检查发现。其中 80% 为轻度羊水过多。特发性羊水过多为排他性诊断，因此需定期复查超声以排除孕晚期出现的胎儿疾病，特别是羊水量进一步增加为重度羊水过多者。轻度特发性羊水过多往往无不良妊娠结局。据报道 25% 的特发性羊水过多合并巨大胎儿，可能与大体重胎儿尿排出量增加有关。

二、临床表现

（一）症状

1. 急性羊水过多　较少见。多发生在妊娠 20～24 周。羊水迅速增多，子宫于数天内明显增大，因腹压增加而产生一系列压迫症状。孕妇自觉腹部胀痛，行动不便，表情痛苦，因膈肌抬高，胸部受到挤压，出现呼吸困难，甚至发绀，不能平卧。检查见腹壁皮肤紧绷发亮，严重者皮肤变薄，皮下静脉清晰可见。巨大的子宫压迫下腔静脉，影响静脉回流，出现下肢及外阴部水肿或静脉曲张。子宫明显大于妊娠月份，因腹部张力过高，胎位触不清，胎心遥远或听不清。

2. 慢性羊水过多　较多见，多发生在妊娠晚期。数周内羊水缓慢增多，症状较缓和，孕妇多能适应，仅感腹部增大较快，临床上无明显不适或仅出现轻微压迫症状，如胸闷、气急，但能忍受。产检时宫高及腹围增加过快，测量子宫底高度及腹围大于同期孕周，腹壁皮肤发亮、变薄。触诊时感觉子宫张力大，有液体震颤感，胎位不清，胎心遥远。

（二）体征

四步触诊时，测宫高大于妊娠孕周或者胎儿触诊困难或有胎儿漂浮感，要考虑羊水过多可能性。

（三）母儿并发症

1. 母体并发症　羊水过多时子宫张力增高，影响孕妇休息，膈肌上台可压迫胸腔，引起呼吸受限，严重可引起孕妇心力衰竭。子宫张力过高，容易发生胎膜早破、早产及胎盘早剥。子宫肌纤维

伸展过度可致产后子宫收缩乏力，产后出血发生率明显增多。羊水过多合并巨大胎儿，增加了剖宫产率。

2. 围产儿并发症　羊水过多容易导致胎位异常、早产。破膜时羊水流出过快可导致脐带脱垂、胎儿窘迫。部分羊水过多可能存在胎儿先天异常。羊水过多的程度越重，围产儿的并发症越高。

三、诊治流程

（一）诊断标准

超声检查是诊断羊水过多的主要依据，同时还可了解胎儿情况，如无脑儿、脊柱裂、胎儿水肿及双胎等。超声诊断羊水过多的标准为：①羊水最大暗区垂直深度（amniotic fluid volume，AFV）≥8cm，其中 AFV 8～10cm 为轻度羊水过多，12～15cm 为中度羊水过多，> 15cm 为重度羊水过多。②羊水指数（amniotic fluid index，AFI）≥25cm，其中 AFI 25～35cm 为轻度羊水过多，36～45cm 为中度羊水过多，>45cm 为重度羊水过多。

羊水过多患者需行针对性超声检查了解有无胎儿畸形、水肿，以及检测脐动脉和胎儿大脑中动脉血流。

（二）病因的筛查

妊娠期发现羊水过多需要首先排除妊娠糖尿病，即使孕中期糖耐量试验正常者，孕晚期发现的羊水过多也应再次复查糖耐量试验。羊水过多合并胎儿畸形者需行胎儿染色体检查。Rh 血型不合者检查母体抗体滴定度，结合超声多普勒测量胎儿大脑中动脉收缩期峰值来预测有无合并胎儿贫血。实验室检查了解胎儿是否感染细小病毒、梅毒、弓形虫、单纯疱疹病毒、风疹病毒、巨细胞病毒等。

（三）羊水过多的诊治流程（图 17-7）

羊水过多主要依靠超声明确诊断，对于短时间内宫底迅速增高，或者孕妇体重迅速增加的，均需要警惕羊水过多的风险。羊水过多的诊断并不困难，临床处理的重点是寻找羊水过多的原因，针对病因治疗。

四、防治要点

（一）预防措施

羊水过多的预防主要是针对病因进行。按照孕前和孕期保健指南指导产科门诊治疗，注意孕前治疗相应感染后再妊娠。孕期及时发现血糖异

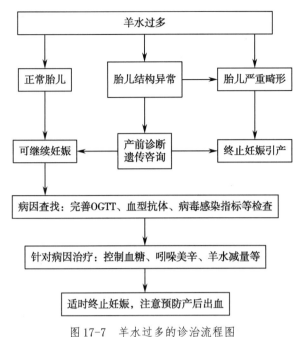

图 17-7　羊水过多的诊治流程图

常患者，注意血糖的控制。即使对于非糖尿病患者，减少高生糖指数食物的摄入，也能起到预防羊水过多的目的。Rh 阴性血型患者，孕期检测抗 D 抗体滴度并预防性使用高效免疫球蛋白，减少胎儿溶血的风险。

（二）治疗原则

1. 不同病因的处理策略

（1）合并胎儿异常：如为严重的胎儿结构异常或胎儿染色体异常，建议及时终止妊娠。对非严重胎儿结构异常，且染色体正常者，应评估胎儿存活情况及预后，并与孕妇及家属充分沟通后决定处理方法。

（2）合并母儿血型不合：通过监测血型抗体滴度和胎儿大脑中动脉血流以及有无胎儿水肿诊断胎儿溶血性贫血。对出现溶血的胎儿，若胎儿不成熟建议转诊至有条件的胎儿中心进行宫内输血治疗；妊娠晚期出现的胎儿溶血，结合医疗机构新生儿救治条件，选择适宜孕周促胎肺成熟后终止妊娠，实施新生儿溶血性贫血的救治。

（3）合并宫内感染：详见本章第十七节。

（4）双胎输血综合征：详见本章第七节。

（5）胎儿结构正常

1）积极治疗妊娠糖尿病：详见本章第十二节。

2）特发性羊水过多：无需特殊处理。但需定期复查超声检查羊水量及胎儿结构。

2. 减少羊水量　适用于重度羊水过多，导致母体明显压迫症状者。

（1）药物：前列腺素合成酶抑制剂（如吲哚美辛）有抗利尿作用。妊娠晚期羊水主要由胎儿尿液形成，抑制胎儿排尿能使羊水量减少。用药期间每周一次超声监测羊水量。由于吲哚美辛可使胎儿动脉导管闭合，不宜长时间应用，妊娠 >34 周者也不宜使用。

（2）羊水减量术：是否行羊水减量术由疾病的严重程度和孕周共同决定。羊水减量的目标是羊水量的正常上限。每次羊水减量时应在 20～30 分钟内缓慢放出 1 000～2 000ml 羊水。放羊水时注意严格消毒预防感染，密切观察孕妇血压、心率、呼吸变化，监测胎心，酌情给予镇静剂和抑制子宫收缩药物，预防早产。必要时 3～4 周后再次放羊水，以降低宫腔内压力。

3. 加强分娩期管理　分娩期应警惕脐带脱垂和胎盘早剥的发生。若破膜后子宫收缩乏力，可静脉滴注缩宫素加强宫缩，密切观察产程。胎儿娩出后及时应用宫缩剂，预防产后出血发生。

（三）转诊

1. 发现羊水过多者需有资质的超声医师行针对彩超筛查胎儿结构，合并有胎儿畸形者需转诊至产前诊断中心行胎儿染色体检查及相关咨询。

2. 胎儿溶血贫血、水肿者需转诊至有胎儿医学中心及早产儿救治能力的上级医院诊治。

专家点评：寻找羊水过多的原因是处理的关键。妊娠期糖尿病是妊娠中晚期羊水过多的常见原因。轻度特发性羊水过多无需特殊处理，但需复查超声。羊水过多病例均要筛查是否合并胎儿疾病，同时需要更专业的诊治技术。

（李　涛　邢爱耘）

第六节　羊　水　过　少

导读：与羊水过多一样，羊水过少也是由于羊水产生和吸收失衡导致。羊水量减少多预示着胎儿预后不良。

一、概述

（一）定义

妊娠晚期羊水量少于 300ml 者，称为羊水过少（oligohydramnios）。羊水过少的发生率约为 1%～

2%。羊水过少的围产儿发病率及死亡率明显升高。据报道,羊水量少于 50ml 的严重羊水过少围产儿病死率高达 88%。

(二)病因和影响因素

1. 早发型羊水过少(early-onset oligohydramnios)　指中孕期即开始出现的羊水量异常减少,往往胎儿预后不良。

(1)胎儿异常:以胎儿泌尿系统结构异常为主,如 Meckel-Gruber 综合征、Prune-Belly 综合征、胎儿肾缺如(Potter 综合征)、肾小管发育不全、输尿管或尿道梗阻、膀胱外翻等引起少尿或无尿,导致羊水过少。染色体异常、脐膨出、膈疝、法洛四联症、水囊状淋巴管瘤(cystic hygroma)、小头畸形等也可引起羊水过少。

(2)严重胎盘异常,引起胎儿灌注严重不足,导致胎儿少尿而出现羊水过少。

2. 妊娠中晚期羊水过少(oligohydramnios after midpregnancy)　中孕期的晚期或者晚孕期出现的羊水过少。

(1)子宫胎盘功能不全:往往合并胎儿生长受限。

(2)母体疾病:如子痫前期等能导致胎盘功能减退,胎盘血液供应减少,羊水的产生减少,导致羊水过少。还有一些免疫性疾病如系统性红斑狼疮、干燥综合征、抗磷脂抗体综合征等,均可导致羊水过少。

(3)药物:如前列腺素合成酶抑制剂、血管紧张素转换酶抑制药等有抗利尿作用,使用时间过长,可发生羊水过少。

二、临床表现

1. 症状　羊水过少的临床症状多不典型。常伴有胎儿生长受限,孕妇自我感觉胎儿腹部较小,有时候孕妇于胎动时感腹部不适,有子宫紧裹胎儿感,胎盘功能减退时常伴有胎动减少。

2. 体征　查体发现宫高、腹围较同期孕周小,合并胎儿生长受限者更明显。子宫敏感,轻微刺激易引发宫缩。临产后阵痛明显,且宫缩多不协调。阴道检查发现前羊膜囊不明显,胎膜紧贴胎儿先露部,人工破膜时羊水流出极少。

3. 并发症

(1)胎儿畸形:除上述胎儿异常外,羊水过少若发生在妊娠 26 周前,胎膜与胎体粘连造成胎儿结构异常,甚至肢体短缺;若发生在妊娠中、晚期,

子宫外压力直接作用于胎儿,引起胎儿肌肉骨骼畸形,如斜颈、曲背、手足畸形等。

(2)死胎:羊水过少时围产儿病死率明显增高。据报道,轻度羊水过少时,围产儿病死率增高 13 倍;重度羊水过少时,围产儿病死率增高 47 倍,死亡原因主要是胎儿缺氧和胎儿畸形。

(3)胎肺发育不全:妊娠中期,尤其是孕 20～22 周前即出现羊水过少的患者,胎肺发育不良是常见的严重临床表现。

三、诊治流程

(一)诊断标准

超声检查是诊断羊水过少的主要依据。妊娠晚期羊水最大暗区垂直深度≤2cm,羊水指数≤5cm 诊断为羊水过少。

羊水过少者还需行针对性超声检查评估胎儿发育状况;筛查有无胎儿畸形;合并胎儿生长受限者检测胎儿脐动脉血流。

(二)病因的筛查

超声提示羊水过少者需首先排除胎膜早破。合并胎儿生长受限或胎儿畸形者需行胎儿染色体检查。

(三)羊水过少的诊治流程(图 17-8)

超声检查是诊断羊水过少的主要依据;同时还可了解胎儿情况,如胎儿的生长发育情况及有无畸形等。羊水过少的诊断并不难,临床处理的重点是寻找羊水过少原因,针对病因治疗。

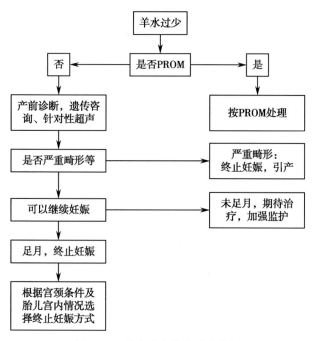

图 17-8　羊水过少的诊治流程图

四、防治要点

（一）预防措施

羊水过少的预防主要是针对病因进行。对于妊娠期高血压高危人群，使用阿司匹林预防子痫前期及羊水过少的发生。对于免疫性疾病如系统性红斑狼疮等，加强孕前及孕期的治疗。按照孕前和孕期保健指南进行孕期保健工作，及时诊断胎儿畸形。但是需要注意的是，即使规范产检，部分羊水过少患者仍无法预防。

（二）治疗原则

根据胎儿有无畸形（包括结构异常或／和染色体异常）和孕周大小选择治疗方案。

1. 羊水过少合并胎儿畸形　如无治疗希望，经评估并与孕妇及家属沟通后，应及时终止妊娠，阴道分娩。

2. 羊水过少合并正常胎儿

（1）期待治疗：孕 37 周前出现的单纯羊水过少，不伴胎儿结构异常及胎儿生长受限者，期待治疗可以改善新生儿结局。期待治疗期间需要自数胎动，行胎心电子监护，胎儿生物物理评分，超声动态监测羊水量及脐动脉（S/D）的比值等。

意图增加羊水量的治疗方法不少，但治疗效果都不确定，如左侧卧位休息、输液、扩容治疗等。有报道对于孤立性羊水减少者，口服或者静脉补液均可以增加羊水量。而对于胎儿生长受限合并羊水过少、抗心磷脂抗体阳性的病例给予阿司匹林或联合肝素治疗可改善妊娠结局。

（2）终止妊娠：对妊娠已足月、胎儿可宫外存活者，应及时终止妊娠。合并胎盘功能不良、胎儿窘迫，或破膜时羊水少且胎粪严重污染者，估计短时间不能结束分娩的，应采用剖宫产术终止妊娠，以降低围产儿病死率。对胎儿宫内状况良好，人工破膜羊水清亮者，可以在严密监护下给予阴道试产。

（三）转诊

1. 发现羊水过少者需有资质的超声医师行针对彩超筛查胎儿结构，合并有胎儿畸形者需转诊至产前诊断中心行胎儿染色体微整列分析及相关咨询。

2. 合并胎儿生长受限者可能需要至有胎儿医学中心及早产儿救治能力的上级医院诊治。

专家点评：胎儿结构异常、染色体异常、胎盘功能不足、胎膜早破等均可能导致羊水过少。

根据羊水过少的病因，选择相应的治疗方案。羊水过少的胎儿发生宫内窘迫的风险增加，在待产及分娩过程中，注意加强胎儿监护。

（李　涛　邢爱耘）

第七节　多胎妊娠

导读：多胎妊娠为高危妊娠，近年来多胎妊娠发生率逐年增加，也是产科临床诊治的热点。由于多个胎儿之间的相互影响，不同类型多胎妊娠的临床表现、诊断和防治措施复杂，需要每个产科从业者对多胎妊娠有一个全新的认识。

一、概述

一次妊娠宫腔内同时有 2 个或 2 个以上胎儿时称为多胎妊娠（multiple pregnancy）。随着辅助生殖技术的发展及高龄孕妇的增多，多胎妊娠的发生率逐年上升。据报道，美国双胎的发生率从 1980 年的 18.9‰ 到 2009 年的 33.2‰，上升了76%；2015 年，多胎妊娠的出生率已达 34.5‰。

多胎妊娠属于高危妊娠，是导致流产、早产、出生缺陷及围产儿病率和死亡率增加的重要原因。在美国，1/4 小于 1 500g 的极低体重儿来自多胎妊娠；2013 年多胎妊娠占出生人口的 3%，但占婴儿死亡的 15%。同时多胎妊娠母亲发生子痫前期、产后出血、孕产妇死亡的风险是单胎妊娠的 2 倍，产时子宫切除的风险增加了 3 倍（双胎）至 24 倍（三胎以上）。

目前，通过对体外受精胚胎移植数目的管理及早期减胎术的应用，临床上绝大多数为双胎妊娠（twin pregnancy），本节主要讨论双胎妊娠。

（一）发病机制及类型

双胎妊娠通常分别来源于两个受精卵，称为双卵双胎（dizygotic twins）；少数来自一个受精卵分裂为两个胚胎称为单卵双胎（monozygotic twins）。

1. 双卵双胎　两个卵子分别受精形成的双胎妊娠为双卵双胎（dizygotic twin），约占双胎妊娠的70%，属于双绒毛膜双羊膜囊双胎。两个胎儿各自的遗传基因不完全相同，故其血型、性别、外貌等表型可不相同。有两个羊膜腔，胎盘多为分离的两个，也可融合成一个，但胎盘内血液循环各自独立,两个羊膜囊中间隔有两层羊膜、两层绒毛膜。

2. 单卵双胎 由一个受精卵分裂形成的双胎妊娠为单卵双胎(monozygotic twin),约占双胎妊娠的30%。由于具有相同的遗传基因,两个胎儿血型、性别及外貌等表型均相同。随受精卵分裂时间的不同可形成不同类型的双胎。受精卵分裂发生在桑葚期,相当于受精后3天内,将形成两个独立的受精卵、两个羊膜囊,为双绒毛膜双羊膜囊双胎;当分裂发生在受精后第4~8天,即囊胚期,将形成单绒毛膜双羊膜囊双胎,两个羊膜囊之间仅隔有两层羊膜;当分裂发生在受精后第8~12天,此时羊膜囊已形成,两个胎儿共存于一个羊膜腔内,将形成单绒毛膜单羊膜囊双胎;当分裂发生在受精后13天以后,此时原始胚盘已形成,不能完全分裂成两个胎儿,将形成不同形式的连体双胎(图17-9)。

理论上,单绒毛膜双胎为单卵双胎,但也有研究发现罕见单绒毛膜双胎为双卵双胎;双绒毛膜双胎也不一定都是双卵双胎。双胎的绒毛膜性对围产儿预后的影响比合子性更大,单绒毛膜双胎由于两个胎儿共用一个胎盘,胎盘之间存在血管吻合,故可能出现一系列的并发症,单绒毛膜双胎妊娠胎死宫内的风险是双绒毛膜双胎的3.6倍,妊娠24周前发生流产的风险是后者的9.18倍,如果其中之一发生胎死宫内,对存活胎儿存在发生脑损伤、死胎的风险。因此,临床上强调以绒毛膜性将双胎分为双绒毛膜双胎及单绒毛膜双胎。

(二)影响因素

影响双胎发生的因素包括种族、遗传、母亲年龄、产次,特别是助孕技术的使用。

1. 种族 不同种族之间多胎妊娠率有显著差别。据报道,美国双胎发生率黑种人为3.5%,白种人为3%,西班牙裔、亚裔、土著人的发生率低于白种人。尼日利亚一个乡村社区双胎妊娠为1/20。这种巨大差异可能与种族间促卵泡激素水平的差异有关。

2. 年龄 母亲高龄是双胎妊娠的高危因素。随着女性年龄的增加,受孕概率降低而双胎妊娠

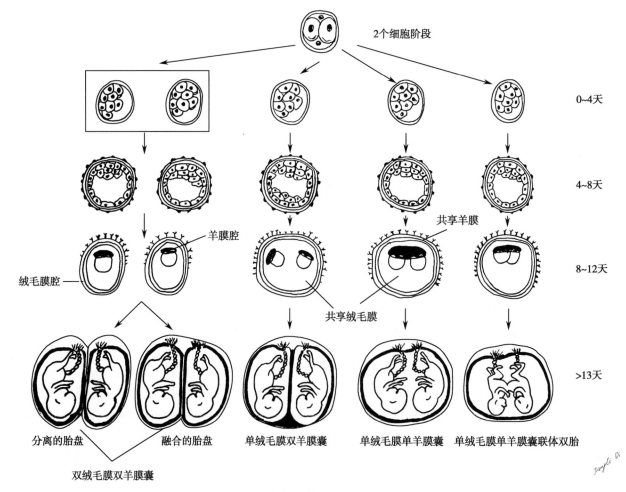

2个细胞阶段

0~4天

4~8天

羊膜腔

共享羊膜

绒毛膜腔

8~12天

共享绒毛膜

>13天

分离的胎盘   融合的胎盘   单绒毛膜双羊膜囊   单绒毛膜单羊膜囊   单绒毛膜单羊膜囊联体双胎

双绒毛膜双羊膜囊

图17-9 单卵双胎妊娠的形成及类型

概率增加。高龄妇女往往需要辅助生殖技术治疗也是双胎妊娠概率增加的原因。父亲高龄也与双胎妊娠有关，但影响效率较低。

3. 产次　多产也是双胎妊娠的高危因素。研究发现，随着产次的增加，双胎妊娠发生概率增加。

4. 遗传　双胎妊娠有家族聚集倾向，母亲的家族遗传史强于父亲。有研究报道，如果母亲本人为双胎，其生育双胎的概率为 1/58，而父亲本人为双胎者，其后代双胎的概率为 1/116。

5. 助孕技术　各种促排卵药物治疗，包括促卵泡激素、人绒毛膜促性腺激素或氯米芬均明显增加双胎妊娠的发生率。辅助生殖技术 2～5 倍地增加了单卵双胎的发生率。在体外受精技术中，移植胚胎数与多胎妊娠的发生相关。据统计，美国新生儿双胎中 8.3% 来自辅助生殖技术。

二、临床表现

（一）病史

双胎妊娠孕妇可能系高龄。有多胎妊娠家族史，既往可能有不孕史，妊娠前可能有应用促排卵药物或体外受精胚胎移植史。

（二）症状

通常早孕反应明显；妊娠中晚期腹部明显增大、孕期体重增加明显；妊娠晚期可能出现下肢水肿、静脉曲张、呼吸困难等症状。

（三）体格检查

宫高、腹围明显大于相应孕周，妊娠中晚期腹部查体可触及多个肢体或两个胎头。腹部可闻及两个相差 10 次 /min 以上的胎心音。

（四）双胎的并发症

1. 妊娠并发症

（1）产科并发症：双胎妊娠妊娠高血压综合征、妊娠肝内胆汁淤积症、妊娠糖尿病等并发症的发生率较单胎妊娠显著增加；可能与胎儿数目及胎盘大小相关。如双胎妊娠子痫前期的发生率为 15%～20%。多胎妊娠子痫前期发生得较早，病情往往较重，1/2 以上于 34 周前发病。

（2）自然流产：多胎妊娠是流产的高危因素。有报道，多胎妊娠 7 倍增加了自然流产的风险；孕早期超声检查提示，有 10%～40% 的双胎之一孕中期前自然"消失"。而辅助生殖技术妊娠的双胎妊娠发生流产的风险高于自然妊娠的双胎妊娠。

（3）先天畸形：多胎妊娠先天畸形的发生率高于单胎妊娠。单绒毛膜双胎胎儿畸形的概率是双绒毛膜双胎的 2 倍。多数报道辅助生殖技术可能增加胎儿畸形的发生。一项大型人群研究发现，双胎妊娠发生先天性心脏病风险比单胎妊娠增加了 73%。

（4）低体重儿：多胎妊娠低体重儿的发生率增加，这与胎儿生长受限或早产有关。双胎胎盘血管吻合可导致胎儿间不均衡营养、氧气的供给，也可导致双胎之一生长受限；双胎之间不均衡生长也可能源于胎儿畸形、遗传综合征、感染，以及脐带的异常如脐带的帆状附着、边缘性附着、前置血管等。需要注意的是双胎胎儿生长曲线与单胎生长曲线不同，因此，对胎儿生长异常的诊断应基于双胎妊娠的标准。

（5）早产：双胎妊娠早产风险增加 6 倍，三胎妊娠早产风险增加 10 倍。其中 1/3 是自然早产，10% 为早产胎膜早破。同孕周双胎妊娠与单胎妊娠早产儿结局相似，但双胎明显不一致生长的早产儿结局差于单胎妊娠。

2. 双胎妊娠特有并发症　包括双绒毛膜双胎并发症，如双胎生长不一致、一胎异常、一胎胎死宫内；单绒毛膜性双胎特殊并发症，如双胎输血综合征（twin to twin transfusion syndrome，TTTS）、选择性胎儿生长受限（selective fetal growth restriction，sFGR）、双胎反向动脉灌注序列（twin reversed arterial perfusion sequence，TRAPS）、双胎贫血 - 多血质序列征（twin anemia polycythemia sequence，TAPS）等。单绒毛膜双胎由于两个胎儿共用一个胎盘，胎盘之间存在血管吻合，故可能出现严重的并发症，增加围产儿发病率及死亡率。

（1）双胎输血综合征：是单绒毛膜性双胎妊娠特有的并发症，占单绒毛膜性双胎并发症的 10%～15%。通过两胎儿胎盘间的动 - 静脉吻合支，血液从动脉向静脉单向分流，使一个胎儿成为供血儿，一个胎儿成为受血儿。供血儿贫血、血容量减少，致使胎儿生长受限、羊水过少，甚至死胎；受血儿血容量增多、动脉压增高，可发生充血性心力衰竭、胎儿水肿、羊水过多，甚至死胎。对于单绒毛膜性双胎孕妇，若短期内出现腹围明显增加或腹胀明显时应警惕 TTTS 的发生。目前国际上对 TTTS 的诊断主要依据为：①单绒毛膜双胎。②双胎出现羊水量改变，一胎儿出现羊水过多（孕 20 周前羊水最大深度 >8cm，孕 20 周后羊水最大深度 >10cm），同时另一胎儿出现羊水过少（羊水最大深度 <2cm）即可诊断。根据双胎之间血流分流程

度的不同，目前临床上普遍采用 Quintero 分期判断 TTTS 的预后（表 17-2）。

表 17-2 TTTS 的 Quintero 分期

Ⅰ期	受血儿羊水过多（孕 20 周前羊水最大深度 >8cm，孕 20 周后羊水最大深度 >10cm），同时供血儿羊水最大深度 <2cm
Ⅱ期	超声检查观察 60 分钟，供血儿的膀胱未显示
Ⅲ期	任何一胎儿出现多普勒血流异常，如脐动脉舒张期血流缺失或倒置，静脉导管血流、大脑中动脉血流异常
Ⅳ期	任何一胎儿出现水肿
Ⅴ期	一胎儿或两胎儿发生宫内死亡

（2）选择性胎儿受限：是单绒毛膜性双胎较常见的并发症，在单绒毛膜性双胎中的发生率为 10%～15%。主要表现为两个胎儿间的体重差异较大，双胎儿胎盘分配不均，小胎儿通常存在脐带边缘附着或帆状插入。诊断 sFGR 需符合双胎中一胎估测体重 <第 3 百分位数，或符合以下 4 项中的至少 2 项：①一胎估测体重 <第 10 百分位数；②一胎儿腹围 <第 10 百分位数；③ 2 个胎儿估测体重差异≥25%；④较小胎儿的脐动脉搏动指数 >第 95 百分位数。sFGR 羊水量可正常，或仅出现小胎儿羊水过少。

sFGR 的分型主要依据彩超对小胎儿脐动脉舒张期血流频谱的评估，共分为 3 型。Ⅰ型：小胎儿脐动脉舒张末期血流频谱正常；Ⅱ型：小胎儿脐动脉舒张末期血流持续性的缺失或倒置；Ⅲ型：小胎儿脐动脉舒张末期血流间歇性的缺失或倒置。

（3）动脉反向灌注序列：亦称一胎无心畸形，为少见畸形，发生率为单绒毛膜妊娠的 1%。双胎之一心脏缺如、残留或无功能，结构正常胎儿被称为泵血儿，无心胎儿的循环需要依赖于正常胎儿，如不治疗，结构正常胎儿可发生心力衰竭而死亡。超声检查未见异常胎儿的心脏显示，但胎体内可见血液流动。本病的病因不明，已被广泛接受的假说是"血管反向灌注理论"。

（4）双胎贫血 - 多血序列征：为单绒毛膜双羊膜囊双胎的一种慢性胎 - 胎输血，两胎儿出现严重的血红素差异但并不存在羊水过多 - 过少序列征。TAPS 可能为原发，占单绒毛膜双胎的 3%～5%，也可能为 TTTS 行胎儿镜激光术后的胎盘上小的动 - 静脉血管残留所致，占 TTTS 胎儿镜激光术后的 2%～13%。TAPS 最新的产前诊断标准为受血儿大脑中动脉 PSV≤0.8MoM，供血儿 PSV≥1.5MoM，或 2 个胎儿 MCA-PSV 差值≥1.0MoM。产后的诊断标准为两胎儿血红蛋白差异≥80g/L，并且供血儿与受血儿的网织红细胞比值≥1.7。

（5）单绒毛膜单羊膜囊双胎：两胎儿之间无胎膜分隔，共用一个羊膜腔，占单绒毛膜性双胎的 1%～2%。两个胎儿可因脐带缠绕或打结而发生宫内缺氧、死亡，为极高危的双胎妊娠。

（6）双绒毛膜性双胎生长不一致：其发生可能与两个胎儿的遗传潜能不同、一胎结构异常、染色体异常或者小胎儿所占胎盘比例异常有关。双绒毛膜双胎生长不一致的诊断标准为双胎中一胎估测体重 <同胎龄第 3 百分位数；或一胎符合以下 3 个条件中的至少 2 个：①一胎估测体重 <第 10 百分位数；② 2 个胎儿估测体重差异≥25%；③较小胎儿的脐动脉搏动指数 >第 95 百分位数。

（7）一胎异常：包括结构异常和染色体异常。单绒毛膜性双胎发生胎儿结构异常的概率是单胎妊娠的 2～3 倍。

（8）一胎胎死：双绒毛膜性双胎由于胎盘之间无吻合血管，其中一胎死亡一般不会对另一胎造成影响。存活胎儿同时死亡的风险为 4%，发生神经系统后遗症的风险为 1%，最主要的风险为早产。单绒毛膜性双胎发生一胎死亡后，由于胎盘之间血管吻合导致存活胎儿的血液倒灌至死胎，可致另一胎儿死亡，也可能引起存活胎儿各脏器的缺血性损伤，尤其是神经系统的损伤。TTTS、TAPS、严重的 sFGR 以及单羊膜囊双胎脐带缠绕等均容易引起单绒毛膜双胎一胎胎死宫内。

三、诊治流程

（一）双胎绒毛膜性的判断

妊娠期超声是判断双胎绒毛膜性的重要检查方法。

1. 妊娠 6～9 周，可通过宫腔内孕囊的数目进行绒毛膜性的判断。若宫腔内有两个孕囊，为双绒毛膜双胎，若仅见一个孕囊，则单绒毛膜双胎的可能性大。

2. 妊娠 10～14 周或胎儿顶臀径在 4.5～8.4cm，可以通过双胎间的羊膜与胎盘交界的形态判断绒毛膜性。单绒毛膜双胎羊膜分隔与胎盘呈"T"征，而双绒毛膜双胎胎膜融合处夹有胎盘组织，所以胎盘融合处表现为"λ"征。

3. 若检查时孕周≥14 周，双胎绒毛膜性判定的难度增加；只能通过分离的胎盘个数或胎儿性别判断绒毛膜性。如为两个胎盘或性别不同，则为双绒毛膜双胎；如两个胎儿共用一个胎盘，性别相同，缺乏妊娠早期超声检查资料，则绒毛膜性判定会很困难。

4. 如绒毛膜性诊断不清，建议按单绒毛膜双胎处理。

（二）双胎妊娠的诊治流程（图 17-10）

四、治疗原则

（一）加强妊娠期保健及监护

1. 双胎的孕期保健应该在高危门诊或双胎专科门诊进行，并适当增加产检次数。

2. 双胎妊娠的妊娠期热量、蛋白质、微量元素和维生素的需求量增加，缺铁性贫血较为常见，应给予膳食营养指导和及时补充铁剂和叶酸。

3. 由于双胎妊娠并发症的风险明显增高，因此需要对妊娠并发症进行筛查，早期发现，及时处理；如妊娠高血压综合征、妊娠肝内胆汁淤积症、妊娠糖尿病、早产、胎膜早破、前置胎盘等。

4. 超声检查是监测双胎胎儿宫内状况的重要手段。双绒毛膜双胎建议至少每月进行 1 次胎儿生长发育的超声评估和脐血流多普勒检测；单绒毛膜双胎建议自妊娠 16 周开始，至少每 2 周进行 1 次超声检查，评估内容包括双胎的生长发育、羊水分布和胎儿脐动脉血流等，并酌情检测胎儿大脑中动脉血流和静脉导管血流。

5. 单绒毛膜双胎若出现 TTTS、sFGR、TRAPS 等并发症，应转入具有胎儿医学中心的医院进一步诊治。

（二）终止妊娠的时机

1. 建议对于无并发症及合并症的双绒毛膜双胎可期待至孕 38 周时再考虑分娩。

2. 无并发症及合并症的单绒毛膜双羊膜囊双

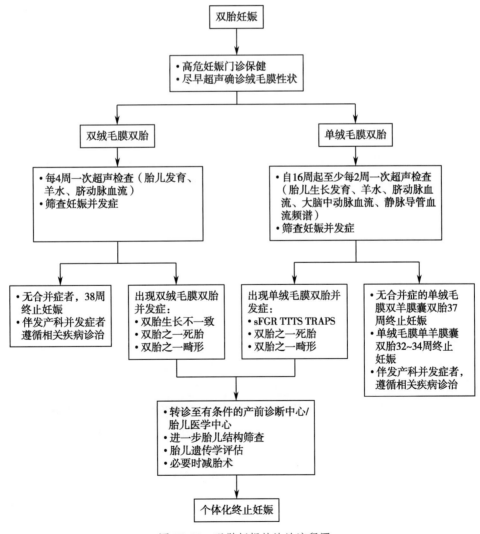

图 17-10　双胎妊娠的诊治流程图

胎可以在严密监测下至妊娠 37 周分娩。

3. 建议单绒毛膜单羊膜囊双胎的分娩孕周为 32～34 周，也可根据母胎情况适当延迟分娩孕周。

4. 复杂性双胎（如 TTTS、sFGR 及双胎贫血 - 多血序列征等）需要结合每个孕妇及胎儿的具体情况制订个体化的分娩方案。

（三）分娩方式的选择

双胎妊娠的分娩方式应根据绒毛膜性、胎方位、孕产史、妊娠期合并症及并发症、子宫颈成熟度及胎儿宫内情况等综合判断，需同时考虑各级医院医疗条件的差异及与患者和家属的充分沟通，制订个体化的指导方案。

1. 阴道分娩　无合并症的单绒毛膜双羊膜囊双胎及双绒毛膜双羊膜囊双胎可以选择阴道试产；但分娩方式的选择还要参考双胎儿的胎方位。第一胎儿为头先露的孕妇，可以考虑阴道分娩。第二胎儿为非头位，第一胎儿阴道分娩后，第二胎儿需要阴道助产或剖宫产的风险较大，需做好充分的知情同意。

2. 双胎剖宫产指征　①第一胎儿非头先露。②连体双胎孕周＞26 周。③单胎妊娠的所有剖宫产指征，如前置胎盘、胎儿宫内窘迫等；④单绒毛膜单羊膜囊双胎。

（四）加强产程中及产后监护

1. 在双胎分娩过程中，20% 发生第二胎儿胎位变化。因此，无论第二个胎儿为何种胎方位，产科医师均需做好产钳术、内倒转术、臀牵引术等阴道助产及第二胎儿急诊剖宫产术的准备。

2. 单绒毛膜双胎存在两胎盘间血管交通吻合支，分娩过程中发生急性双胎输血率为 10%，产程中需要加强胎儿监护，尤其对于体重较小的胎儿。

3. 无论阴道分娩还是剖宫产，均需积极防治产后出血。

五、防治要点

（一）预防要点

1. 加强宣教　有些家庭盲目认为一次妊娠多胎是一劳永逸的好事，民间也有"多子丸"的流传。应加强科普宣传教育，告知多胎妊娠为高危妊娠，母亲妊娠的风险及围产儿不良妊娠结局增加，避免不必要的促排卵药物的使用。

2. 加强对辅助生殖技术的规范化管理　包括适应证的选择及移植胚胎数的管理，鼓励对高胎数妊娠实行早期的减胎术。为了减少妊娠胎数，

美国生殖医学学会于 2017 年更新了 IVF 胚胎移植数指南，最新指南建议对于年龄 ＜35 岁的母亲移植一个胚胎。这项实践使美国三胎以上妊娠自 2009 年起逐年减少。

（二）保健要点

1. 早产的防治　早产特别是极早产是双胎妊娠的主要危害。双胎妊娠产前保健的重点就是对早产的预测和防治。

（1）早产的预测：宫颈长度测量可用于预测双胎妊娠早产的发生。有研究显示，宫颈长度 ＜20mm 能准确预测 34 周前早产的发生，特异性达 97%，阳性似然比达 9.0。国内多数学者认为，妊娠 18～24 周双胎妊娠子宫颈长度 ＜25mm 是预测早产的最理想指标。

（2）早产的预防：没有证据表明卧床休息和住院观察可以改善双胎妊娠的结局；而对子宫颈扩张 ＞2cm 者，住院监测可以降低早产率，增加新生儿出生体重，但新生儿重症监护治疗病房（neonatal intensive care unit，NICU）入住率并无明显下降。对于宫颈长度 ＜1.5cm 或宫颈扩张 ＞1cm 的双胎妊娠，宫颈环扎术可能延长妊娠，并减少早产的发生。无症状且中孕期超声显示宫颈管短的双胎孕妇，阴道使用孕激素可降低 ＜孕 35 周早产的风险，降低新生儿死亡率以及部分新生儿疾病的患病率。没有证据提示阴道使用孕激素对新生儿远期神经发育有显著影响。同时为了预防早产，提倡双胎妊娠孕妇能减少体力活动，提早休假、加强产前保健及超声监护以及有关早产风险的教育。

（3）早产的治疗：对先兆早产的双胎妊娠，可按照单胎妊娠的处理方式进行糖皮质激素促胎肺成熟治疗，目前尚无证据支持双胎妊娠促胎肺成熟需重复给药。与单胎妊娠类似，双胎妊娠中宫缩抑制剂的应用可以在较短时期内延长孕周，以争取促胎肺成熟及宫内转运的时机，但需注意观察各种保胎药物的副作用。对于 ＜32 孕周早产的孕妇应用硫酸镁具有胎儿神经保护作用，可降低新生儿脑性瘫痪的发生率。

2. 双胎妊娠的产前筛查及诊断

（1）产前筛查：妊娠 11～13[+6] 周超声筛查可以通过检测胎儿颈后透明层厚度（nuchal translucency，NT）评估胎儿发生唐氏综合征的风险，并可早期发现部分严重的胎儿畸形；不建议单独使用妊娠中期生化血清学方法对双胎妊娠进行唐氏综合征的筛查；建议在妊娠 18～24 周进行超声双

结构筛查。双胎容易因胎儿体位的关系影响结构筛查质量，有条件的医院可根据孕周分次进行包括胎儿心脏在内的结构筛查。对于单绒毛膜双胎，应按一个胎儿的唐氏综合征发生风险计算（使用冠-臀长最大值和 NT 的平均值）。对于双绒毛膜双胎，因多数为双卵双胎，则应独立计算各个胎儿的唐氏综合征发生风险。

（2）产前诊断：对于有指征进行细胞遗传学检查的孕妇，要及时给予产前诊断咨询。双胎妊娠有创性产前诊断操作带来的胎儿丢失率要高于单胎妊娠。建议转诊至有能力进行宫内干预的产前诊断中心进行。对于双绒毛膜双胎，应对两个胎儿进行取样。对于单绒毛膜双胎，通常只需对其中任何一胎儿取样；但如出现一胎结构异常或双胎大小发育严重不一致，则应对两个胎儿分别取样。

3. 单绒毛膜双胎特有并发症的处理

（1）TTTS：对于 Quintero 分期Ⅱ期及Ⅱ期以上的孕 16～26 周的 TTTS，应首选胎儿镜激光术治疗。对于 TTTS Ⅰ期的患儿是采用期待治疗、羊水减量术治疗还是胎儿镜激光术治疗，目前尚存争议。

（2）双胎生长不一致：双绒毛膜性双胎生长不一致对围产儿的预后无明显不良影响。如发现双绒毛膜性双胎生长不一致，孕晚期应加强监护，综合考虑胎儿大小、孕周、母体合并症等因素，选择适宜的分娩时机。

Ⅰ型 sFGR 多具有较好的妊娠结局，可在严密监护下期待治疗，脐血流没有恶化者可期待妊娠至 34～36 孕周。Ⅱ型 sFGR，应该充分告知孕妇及家属其胎儿的预后，制订个体化的治疗方案，一般不建议超过 32 孕周终止妊娠。治疗的选择包括期待治疗及选择性减胎术。Ⅲ型 sFGR 大多数胎儿的健康情况在孕 32～34 周之前仍然保持稳定，但存在胎儿突然死亡的风险和存活胎儿脑损伤的风险。当家属要求期待治疗时，随访频率与Ⅱ型 sFGR 一致。建议不超过孕 34 周分娩。

（3）TRAPS：TRAPS 的治疗方式与单绒毛膜性双胎中一胎异常的方式相似，多采用血管凝固技术减胎（射频消融术或脐带凝固术）。是否需要对无心胎儿实施减胎术取决于无心胎儿与泵血儿的相对大小及是否出现泵血儿心脏功能受损的表现决定。

（4）TAPS：对 TAPS 的处理包括期待治疗、终止妊娠、胎儿宫内输血、选择性减胎或胎儿镜激光术。目前尚无证据支持何种方法更有效。

（5）一胎胎死宫内：双绒毛膜性双胎由于胎盘之间无吻合血管，其中一胎死亡一般不会对另一胎造成影响。如果存活胎儿不存在高危因素或孕周远离足月，通常选择期待观察，结局良好。

单绒毛膜性双胎之一胎宫内死亡后，是否需要立即分娩另一存活胎儿尚存在争议。有观点认为立即分娩并不能改善已经发生的存活胎儿的神经系统损伤，反而可能增加早产的发病率。对于存活胎儿，可以通过超声检测胎儿大脑中动脉的最大收缩期流速峰值（peak systolic velocity，PSV）判断胎儿是否存在严重贫血。发生胎死宫内后 3～4 周对存活胎儿进行头颅 MRI 扫描，发现一些严重的胎儿颅脑损伤。如果影像学检查发现存活胎儿的神经系统出现病变，需和家属详细讨论胎儿的预后。

（6）一胎异常：双胎中一胎异常包括结构异常和染色体异常，应综合考虑胎儿异常的严重程度、对母体和健康胎儿的影响、减胎手术的风险，结合患者意愿，制订个体化的治疗方案。对于严重的胎儿异常，可行减胎术。双绒毛膜双胎较常可采用超声引导下氯化钾心腔内注射术，单绒毛膜双胎可采用脐带双极电凝或经胎儿腹部脐血管射频消融术以及脐带结扎术。

4. 双胎妊娠的阴道分娩　应在二级或三级医院实施，并且由有丰富经验的产科医师及助产士共同观察产程。分娩时需新生儿科医师在场处理新生儿。产时应有能够同时监测双胎胎心的电子监护仪，严密观察胎心率的变化。另外，产房应具备床旁超声设备，临产后用超声检查对每个胎儿的胎产式和先露做进一步评估。分娩过程中需做好急诊剖宫产及处理严重产后出血的准备工作。

（三）双胎的转诊

单绒毛膜双胎应该由具备胎儿医学知识的专家进行产前保健，有条件者转入上级医院保健及分娩。有并发症的双胎妊娠，特别是单绒毛膜双胎需转诊至有产前诊断中心或胎儿医学中心的上级医院进行进一步的诊治。

专家点评： 双胎的绒毛膜性决定了围产儿的预后，应该在孕早期对双胎进行绒毛性的判断。双胎按高危妊娠管理，特别是单绒毛膜双胎。对复杂性双胎的早期识别，并及时转诊至有胎儿医学中心的上级医院诊治是改善其妊娠结局的关键。

（邢爱耘）

第八节　胎膜早破

> 导读：胎膜早破的主要危害是早产和宫内感染。及时诊断胎膜早破及控制并发症，可明显改善母儿预后。

一、概述

（一）定义

临产前发生胎膜自发性破裂，称为胎膜早破（premature rupture of membrane，PROM）。依据 PROM 发生的孕周，分为足月 PROM 和未足月胎膜早破（preterm premature rupture of membrane，PPROM）。足月单胎 PROM 发生率约为 8%；单胎妊娠 PPROM 发生率为 2%～4%，双胎妊娠 PPROM 发生率为 7%～20%。PROM 发生的孕周越早，围产儿预后越差。可能并发羊膜腔感染、早产、新生儿呼吸窘迫综合征、胎盘早剥、羊水过少和胎儿窘迫等，导致孕产妇感染率、围产儿发病率及死亡率显著升高。

（二）病因及影响因素

导致 PROM 的原因很多，足月 PROM 可能由于胎膜薄弱及妊娠晚期生理性宫缩所致；而 PPROM 则可能是由多种病理机制单独或协同作用导致，最常见的原因是亚临床绒毛膜羊膜炎。

1. 母体因素　包括反复阴道流血，阴道炎，长期应用糖皮质激素，腹部创伤，腹腔内压力突然增加如剧烈咳嗽、便秘，吸烟，滥用药物，营养不良，前次妊娠发生 PPROM 史，妊娠晚期性生活频繁，孕妇体重指数低，社会经济地位低等。

2. 子宫及胎盘因素　子宫畸形，子宫颈功能不全，子宫颈环扎术后，先兆早产，子宫过度膨胀如羊水过多、多胎妊娠，头盆不称，胎位异常如臀位、横位，绒毛膜羊膜炎、亚临床宫内感染等。

二、临床表现

（一）症状

患者突感阴道内有尿样液体流出，有时仅感外阴较平时湿润。可伴有腹痛及少许阴道流血。阴道流液后，不少患者可随后出现规律腹痛、阴道流血等产兆。

（二）体征

孕妇取平卧位，两腿屈膝分开，可见液体自阴道流出，或上推胎先露部，见阴道流液增加，有时可混有胎脂或胎粪。诊断 PROM 的直接证据为阴道窥器检查时，可见液体自宫颈流出或后穹窿较多积液，并见到胎脂样物质。伴羊膜腔感染时，阴道流液有臭味，并有发热、母胎心率增快、子宫压痛等体征。

（三）母儿并发症

1. 感染　胎膜破裂后，阴道内定植的病原微生物易上行感染。感染程度与破膜时间有关，随着 PROM 至产程开始的间隔时间的延长，羊水细菌培养阳性率增高。间隔时间超过 24 小时者，感染率增加 5～10 倍。PROM 亦为产褥感染的常见原因。羊膜腔感染增加了产后出血风险。PROM 并发绒毛膜羊膜炎时，常引起胎儿及新生儿感染，表现为新生儿肺炎、颅内感染、败血症等。

2. 早产　PPROM 最主要的并发症是早产，据报道有约 50% 的 PPROM 在破膜后 1 周内分娩，是早产的主要原因。早产儿各种并发症及新生儿死亡率增加。

3. 胎肺发育不良及胎儿受压综合征　PPROM 导致羊水过少或无羊水，可引起胎儿肺发育不良及胎儿躯体、四肢受压。破膜时孕龄越小，胎肺发育不良的发生率越高。若破膜时间 >4 周，羊水过少程度重，可出现明显胎儿宫内受压，表现为铲形手、弓形腿、扁平鼻等。

4. 胎盘早剥　胎膜突然破裂，宫腔内压力骤然下降，有时可引起胎盘早剥。有报道 2%～5% 的 PROM 者发生胎盘早剥。

5. 脐带脱垂或受压　胎先露未衔接者，破膜后脐带脱垂的危险性增加；因破膜继发性羊水减少使脐带受压，亦可致胎儿宫内窘迫。

三、诊治流程

典型病例根据阴道流液及流液的性状即可作出诊断。但临床上通常需进一步进行辅助检查，以明确诊断及对并发症如绒毛膜羊膜炎进行诊断。

（一）辅助诊断

1. 阴道液 pH 测定　正常阴道液 pH 为 4.5～6.0，羊水 pH 为 7.0～7.5。若阴道后穹窿液池 pH≥6.5，石蕊试纸变蓝提示 PROM。但子宫颈炎、阴道炎、血液、肥皂、尿液、精液或防腐剂等均可能造成 pH 试纸测定的假阳性。pH 测定诊断 PROM 的灵敏度为 90%，假阳性率为 17%。

2. 阴道液涂片检查　取阴道后穹窿积液置于

载玻片上,干燥后镜检可见羊齿植物叶状结晶提示为羊水。精液和宫颈黏液可造成假阳性。阴道液涂片检查诊断 PROM 的灵敏度为 51%～98%,假阳性率为 6%。

3. 生化指标检测　对于上述检查方法仍难确定的可疑病例,可采用生化指标检测,包括检测胰岛素样生长因子结合蛋白 1、胎盘 α- 微球蛋白 1。但是生化指标检测在有规律宫缩且胎膜完整者中有高达 19%～30% 的假阳性率,所以主要应用于难确诊且无规律宫缩的可疑 PROM 病例。

（二）绒毛膜羊膜炎的诊断

绒毛膜羊膜炎是 PROM 的常见并发症,且两者互为因果。其诊断依据包括:孕妇体温升高(体温≥37.8℃)、脉搏增快(≥100 次 /min)、胎心率增快(≥160 次 /min)、宫底有压痛、阴道分泌物异味、外周血白细胞计数升高(≥15×10⁹/L 或细胞核左移)。体温升高的同时伴有上述 2 个及以上症状或体征的孕妇,可以诊断为临床绒毛膜羊膜炎。单纯一项指标异常者,应进行相应的鉴别诊断,并密切观察和监测。

（三）胎膜早破的诊治流程(图 17-11)

四、防治要点

（一）预防措施

1. 尽早治疗下生殖道感染　妊娠期应及时治疗滴虫阴道炎、细菌性阴道病、宫颈沙眼衣原体感染、淋病奈瑟菌感染等。

2. 加强围产期卫生宣教与指导　妊娠晚期禁止性生活,避免突然腹压增加。

3. 注意营养平衡　补充足量的维生素、钙、锌及铜等营养素。

4. 治疗宫颈内口松弛　宫颈内口松弛者,妊娠 12～16 周行宫颈环扎术并注意休息。

5. 避免腹压突然增加　特别对先露高浮、子宫膨胀过度者,应予充分休息,避免腹压突然增加。

（二）治疗原则

1. 足月 PROM 的处理　足月 PROM 通常是即将临产的先兆,50% 的孕妇在胎膜破裂后 12 小时内自行临产,20% 的孕妇在 12～24 小时内临产,25% 的孕妇在 24～72 小时内临产,5% 的孕妇 72 小时内仍不能临产。随着破膜时间延长,宫内感染的风险显著增加。足月 PROM 明确诊断后,应及时终止妊娠。具备阴道分娩条件者,破膜后 2～12 小时内积极引产可显著降低感染的风险,而不增加剖宫产率和阴道助产率。规律宫缩引产至少 12～18 小时,若仍在潜伏期才能诊断为引产失败,行剖宫产分娩。对于拒绝引产者,应充分告知期待治疗可能会增加母儿感染风险。

2. PPROM 的处理　PPROM 治疗包括预防感染,针对早产的相应处理包括促胎肺成熟和抑制宫缩,延长孕龄,降低早产相关的新生儿并发症及适时终止妊娠。孕周大小是决定 PPROM 处理方案的第一要素。

(1) 终止妊娠的时机:①孕周 <24 周,为无生

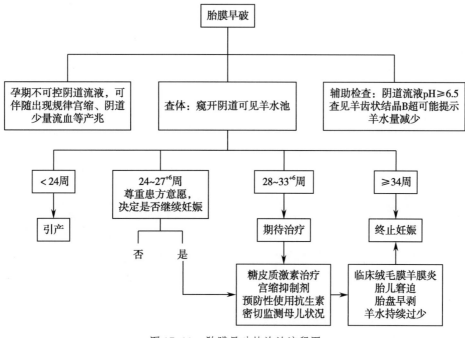

图 17-11　胎膜早破的诊治流程图

机儿阶段。出生后不良结局发生率极高，不建议继续妊娠，以引产为宜。②孕周24～27^{+6}周，出生后有存活可能，但早产儿并发症风险大，保胎过程长，感染风险大。需要充分告知期待治疗的相关风险，依据孕妇本人及家属的意愿，决定是否继续妊娠。③孕28～33^{+6}周，不伴感染、胎儿窘迫及其他并发症的前提，可行期待治疗，需做好沟通及尊重孕妇本人意愿。④孕34～34^{+6}周，由于约>5%的新生儿会发生呼吸窘迫综合征，目前国内外学术界对于是否延长孕周至35周尚无统一的意见，建议依据孕妇本人状况和意愿及当地医疗水平决定是否行期待保胎，但要告之延长孕周有增加绒毛膜羊膜炎等发生的风险。⑤孕35～36^{+6}周，胎儿肺已基本成熟，新生儿发生呼吸窘迫综合征的概率显著下降，不宜继续保胎；积极终止妊娠可以减少绒毛膜羊膜炎、羊水过少、胎儿窘迫等并发症导致的新生儿不良结局。

（2）期待治疗：导致PPROM的主要原因是感染，多数为亚临床感染，30%～50%的PPROM羊膜腔内可以找到感染的证据。①PPROM分娩前：建议预防性应用抗生素，可有效减少绒毛膜羊膜炎发生率及新生儿感染率。抗生素使用的方案为：静脉滴注氨苄西林（2g/6h）和红霉素（250mg/6h）共48小时，随后口服阿莫西林（250mg/8h）和红霉素（333mg/8h），疗程为7天。阿莫西林-克拉维酸复合制剂的使用可增加坏死性小肠结肠炎的发生率，不推荐使用。有条件者建议行阴道下1/3及肛周分泌物的B族溶血性链球菌（group B streptococci，GBS）培养。无论之前是否进行过抗GBS的治疗，未足月PROM胎儿可存活时，产时应预防GBS的垂直传播。②针对孕周<34周的PPROM孕妇：无继续妊娠禁忌，可使用宫缩抑制剂短期（48～72小时）延长孕周，希望保证促肺成熟治疗的完成，期待治疗至34孕周。期待过程中建议给予氨苄西林联合红霉素静脉滴注，随后口服阿莫西林和红霉素，疗程为7天；并且密切监测母胎状况。③针对孕周<32周的PPROM孕妇：建议应用硫酸镁48小时以保护胎儿神经系统，降低早产儿将来发生脑瘫的风险。④除孕妇有明确感染证据外，孕周≤34周的PPROM孕妇：7天内有早产风险者，建议给予单疗程的糖皮质激素促胎肺成熟。

（3）分娩方式：

1）阴道分娩：妊娠35周后的PPROM孕妇：在无明确的剖宫产指征时，应选择阴道试产，破膜后2～12小时未临产者建议积极引产。阴道试产者产程中密切注意胎心变化，有异常情况时放宽剖宫产指征。阴道分娩时不必常规会阴切开，亦不主张预防性产钳助产。对于可疑宫内感染或明确的宫内感染者，行羊膜腔和新生儿耳拭子培养。

2）剖宫产分娩：良好的规律宫缩引产至少12～18小时，若仍在潜伏期阶段才可考虑诊断引产失败，行剖宫产分娩。其他产科剖宫产指征。

3. 转诊 PPROM应根据孕周和是否伴严重的合并症、并发症，以及本医疗机构新生儿救治能力，将孕产妇转诊至具备相应医疗条件的上级医院。建议32～36周的PPROM孕妇转诊至有新生儿科的二甲及以上医院；孕周<32周的PPROM孕妇转诊至有新生儿科的三级医院。

专家点评：足月PROM预防感染同时积极终止妊娠。PPROM的预后、治疗原则与孕周密切相关，预防感染和减少早产并发症是治疗的关键。

（谭 曦 邢爱耘）

第九节 过 期 妊 娠

导读：过期妊娠新生儿并发症及围产儿死亡率升高，是一种高危妊娠。准确核实孕周及对延期妊娠的干预是避免过期妊娠的关键。

一、概述

（一）定义

经核实孕周后妊娠已达或超过42周（294天）者称为过期妊娠（postterm pregnancy）。据中国妇幼监测网的数据，我国过期妊娠的发生率约为1.17%。美国2015年的过期妊娠率为0.4%。对孕周的准确估计及对妊娠时限的干预，使过期妊娠的发生率逐年降低。

（二）病因和影响因素

过期妊娠发生的原因尚不清楚。

1. 高危因素 有报道母亲孕前体重指数≥25kg/m^{2}及初产妇发生过期妊娠的概率增加。

2. 生物学因素 母亲的遗传因素也与过期妊娠的发生相关，如母亲和女儿有过期妊娠的历史，女儿再次发生过期妊娠的概率明显增加。

3. 胎儿-胎盘因素　无脑儿、胎儿肾上腺发育不全及 X 连锁胎盘硫酸酯酶缺乏症与过期妊娠的发生相关。

二、临床表现

1. 胎盘功能减退　过期妊娠的胎盘病理有两种类型：一种是胎盘功能减退，可能导致胎儿过熟综合征；另一种是胎盘功能正常，可能导致胎儿过大。过期妊娠巨大胎儿发生率可达 25%，其中 5.4% 的胎儿出生体重 >4 500g。

2. 羊水过少和胎儿窘迫　妊娠 38 周以后羊水量减少逐渐明显，妊娠 42 周以后常合并羊水过少。羊水过少明显增加产前及产时胎儿窘迫的风险，这主要是脐带受压或胎盘功能减退的原因。另外，胎儿排出胎粪进入已经减少的羊水中易形成黏稠胎粪，可导致胎粪吸入综合征。

3. 胎儿过熟综合征（postmaturity syndrome）　新生儿呈现一种独特的外表，这些外表包括皮肤皱纹、剥脱斑，消耗导致的身体瘦长，指/趾甲典型的过长。因为眼睛睁开、不寻常的警惕、老相和焦虑面容，故容貌似"小老人"。胎儿过熟综合征可能与胎盘功能减退导致的胎盘血流灌注不足、氧及营养物质减少有关。

4. 胎儿生长受限　部分过期妊娠的胎盘老化导致胎儿生长受限。过期妊娠中胎儿生长受限的发生率可高达 1/3，远高于正常妊娠。这些生长受限的胎儿死亡率及发病率均明显增高，而在过期妊娠死胎中约 1/4 是生长受限胎儿。

5. 母儿并发症　过期妊娠巨大胎儿、羊水过少、剖宫产、肩难产、产后出血、产道损伤、死产、新生儿缺氧缺血性脑病、新生儿损伤、新生儿转 NICU 等母儿并发症明显增高。

三、诊治流程

（一）诊断要点

准确核实孕周是诊断过期妊娠的关键。平时月经周期规则，末次月经日期明确，同时有早期诊断的各种检查佐证，则诊断过期妊娠并不困难。若月经周期不正常或末次月经日期有疑点、在哺乳期妊娠、使用口服避孕药时妊娠等，需要借助以下方法核实孕周。

1. 基础体温测定等客观病史　不少妇女因不孕或其他原因监测基础体温，一旦基础体温上升而不再下降，可以作为受孕日期以推算预产期，结

合血或尿 hCG 测定会更准确。另外，辅助生殖技术受孕可根据人工授精或体外受精胚胎移植术的日期推算预产期。早孕反应及胎动出现的时间也可辅助推算预产期。

2. 辅助检查　美国妇产科医师协会（2017 年）推荐孕早期超声检查是推算孕周最准确的方法。一般妊娠 5～12 周以胎芽或冠-臀长（cm）+6.5 推算孕周。

（二）延期妊娠的管理流程（图 17-12）

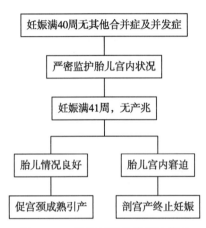

图 17-12　延期妊娠的管理流程图

四、防治要点

（一）预防要点

1. 普及孕期保健知识及加强产前保健的普及率，避免过期妊娠的发生。

2. 基层保健人员意识到准确评估孕周的重要性及评估的方法。

3. 按照我国妊娠晚期促宫颈成熟及引产指南（2014 年），对具有阴道分娩条件的无合并症妊娠应该于 41 周后给予促宫颈成熟或引产，是避免过期妊娠的主要干预措施。

（二）治疗原则

核实孕周后确诊的过期妊娠，应根据胎儿大小、胎位、宫颈成熟度及胎儿宫内状况综合评估，选择合适的分娩方式及时机。

1. 引产或促宫颈成熟　有阴道分娩条件者应先行宫颈 Bishop 评分以评估宫颈成熟度，一般认为 Bishop 评分 ≥7 分者，可直接引产；Bishop 评分 ≤6 分者，应先促宫颈成熟再引产。现常用前列腺素阴道制剂或宫颈扩张球囊促宫颈成熟。

2. 人工破膜　过期妊娠引产时是否常规行人工破膜有争议。人工破膜可诱发内源性前列腺素

的释放，有利于促进子宫收缩，同时可以了解羊水性状。因此，对于过期妊娠合并羊水过少、胎儿生长受限以及可疑胎儿监护结果者，尽早人工破膜是不少临床工作者的选择。

3. 羊膜腔灌注　对于羊水过少或羊水粪染者，行羊膜腔内灌注液体，可能会缓解对脐带的压迫或减少新生儿胎粪吸入综合征。但这种治疗的有效性始终存在争议。美国妇产科医师协会 2016 年推荐，羊膜腔内灌注不能减少胎粪吸入的发生率，但可用于反复出现的变异减速孕妇。

4. 加强胎儿监护　过期妊娠胎盘功能减退，胎儿储备能力下降，产程中应严密观察羊水性状及加强胎心电子监护，及早发现胎儿窘迫。

5. 剖宫产指征　①胎儿宫内窘迫。②巨大胎儿。③羊水Ⅲ度粪染短期内不能分娩者，合并胎儿生长受限、羊水过少者，可放宽剖宫产指征。④其他产科指征。

专家点评：核实孕周是处理过期妊娠的前提。根据胎儿大小、胎位、宫颈成熟度及胎儿宫内状况，选择合适的分娩方式。过期妊娠胎儿储备能力下降，产程中应严密观察羊水性状及加强胎心监护，及早发现胎儿窘迫。

（李　涛　邢爱耘）

第十节　妊娠合并心脏病

导读：妊娠 32～34 周、分娩期和产后 3 天是孕妇心脏负担最重的时期，也是心脏病患者容易出现心力衰竭的时期。应该了解不同类型心脏病合并妊娠的特点。

一、概述

妊娠合并心脏疾病（pregnancy associated with cardiac disease）的发生率国内外报道为 0.9%～1%。近年来，虽然妊娠合并心脏病的孕妇死亡率明显下降，但妊娠合并心脏病仍是孕产妇死亡的主要原因。

（一）妊娠期及分娩期心血管系统的变化

由于母体和胎儿之间是通过胎盘进行血液之间的气体和物质交换，为了保证妊娠母胎两方面的需求，心血管系统的代偿性变化是非常明显的，首先表现在妊娠期间母体血容量增加，从妊娠 6 周起开始增多，妊娠 32～34 周时达高峰，增加量 40%～50%，相当于从平均 4 000ml 增加至 5 800ml，并维持高水平至足月。为了适应血容量的变化，自妊娠 10～12 周起心排血量增加，在 20～24 周达到高峰，至妊娠末期逐渐恢复。妊娠早期，心排血量增加主要是每搏输出量增加，而妊娠晚期主要是心率增加。分娩过程中，心排血量比孕晚期基础状态高 40%，每次宫缩时，有 250～500ml 血液从子宫进入血液循环；第二产程中产妇用力屏气，使外周循环阻力和肺循环阻力增加；胎儿、胎盘娩出后，子宫缩小，子宫血窦内大量血液瞬间进入血液循环，同时腹压骤减，血液流向内脏，回心血量减少，也加重了心脏负担。产后由于回心阻力消失，细胞外液迅速回流至体循环，造成血容量增加，心排血量也增加。

由此可见，由于母体血容量和心功能的变化，容易发生心力衰竭的时期为妊娠 32～34 周、分娩期（尤其是第一产程末期和第二产程）和产后 3 天之内，是心脏病孕产妇的危险时期。此外，随着胎儿的生长发育，其需氧量逐渐增加，一旦孕妇出现呼吸循环功能不全或衰竭，会明显增加胎儿缺氧的风险。多数先天性心脏病为多基因遗传，双亲中一方或同胞中患有先天性心脏病，其后代发生先天性心脏病以及其他结构异常的风险也会明显增加。其中，室间隔缺损、肥厚型心肌病、马方综合征等均有较高的遗传概率。此外，在孕期针对心脏病的治疗也对胎儿具有一定的风险。

（二）心脏病的分类

临床上将妊娠合并心脏病主要分为三大类，分别是结构异常性心脏病、功能异常性心脏病和妊娠期特有心脏病。

1. 结构异常性心脏病　主要包括先天性心脏病、瓣膜性心脏病、心肌炎、心包病和心脏肿瘤等。

（1）先天性心脏病：即在出生时存在的心脏或大血管结构异常，分为左向右分流型、右向左分流型和无分流型。

1）左向右分流型先天性心脏病：常见有房间隔缺损、室间隔缺损、动脉导管未闭等。

2）右向左分流型先天性心脏病：常见有法洛四联症、艾森门格综合征等。此类疾病由于造成孕产妇氧合明显受损；即使是左向右分流型先天性心脏病，如果同时伴有进行性肺动脉高压时，使右心压力超过左心压力，也会演变成右向左分流。此类疾病孕产妇死亡率明显增高。

3）无分流型先天性心脏病：常见有肺动脉瓣狭窄、主动脉缩窄、马方综合征等。此类疾病主要影响左右心的排血功能，严重者也会增加孕产妇死亡。

（2）瓣膜性心脏病：随着风湿性心脏病的有效治疗，目前瓣膜性心脏病发生率明显减少。主要包括二尖瓣狭窄、二尖瓣关闭不全、主动脉狭窄、主动脉关闭不全等。

（3）心肌炎：主要是由于病毒感染[常见柯萨奇病毒、流感病毒、埃可病毒（enterocytopathogenic human orphan virus，ECHO virus）]等引起，也见于细菌、真菌、原虫、药物或重度等原因。

（4）其他。

2. 功能性心脏病　主要包括各种无心血管结构异常的各种心律失常，是以心电和传导异常、起搏点异常为主要病理生理基础的疾病。按照心率的快慢，分为：

（1）快速型心律失常：常见有室上型心律失常和室性心律失常。

（2）慢速型心律失常：常见有窦性心动过缓、房室传导阻滞、病态窦房结综合征等。

3. 妊娠期特有心脏病　是在排查妊娠前心脏结构和功能异常的前提下，妊娠特发的。

（1）妊娠高血压疾病性心脏病：由妊娠高血压综合征所特发的，一般起病较急，以左心功能衰竭为主要表现，病理生理改变是冠状动脉痉挛导致心肌缺血，外周阻力增加，组织间水钠潴留，但循环内血容量相对不足。妊娠期高血压积极治疗或妊娠终止后，病情会明显缓解，一般不留有长期心脏改变。

（2）围产期心肌病：既往无心脏病的病史，发生时期多在妊娠晚期至产后 6 个月内，临床以全心扩大、扩张性心肌病为表现，为全心功能衰竭。病理生理改变主要是全心肌收缩功能障碍和充血性心力衰竭。

（三）心功能的评估

心功能的判断对评估妊娠可能性、保健分级管理、终止妊娠时机以及方式等都是非常重要的。

目前基本按照纽约心脏病协会的心功能分级标准：

- Ⅰ级：一般体力活动不受限制。
- Ⅱ级：一般体力活动轻度受限，活动后心悸、轻度气短、休息时无症状。
- Ⅲ级：一般体力活动明显受限，休息时无

不适，轻微日常工作即感不适、心悸、呼吸困难，或既往有心力衰竭史者。

- Ⅳ级：一般体力活动严重受限制，不能进行体力活动，休息时有心悸、呼吸困难等心力衰竭的表现。

妊娠合并心血管疾患的孕妇，若出现下述症状和体征，应考虑为早期心力衰竭：①轻微活动后即出现胸闷、心悸、气短。②休息时心率每分钟超过 110 次，呼吸每分钟超过 20 次。③夜间常因胸闷而需坐起呼吸，或到窗口呼吸新鲜空气。④肺底部出现少量持续性湿啰音，咳嗽后不消失。

（四）心脏病妇女妊娠风险分级

2016 年，中华医学会妇产科学分会产科学组参考世界卫生组织心脏病妇女妊娠风险评估分类法，结合我国育龄期妇女心脏病谱的特点，制定了心脏病妇女妊娠风险分级，主要用于保健、转诊和分娩处理。

- Ⅰ级：孕妇死亡率未增加，母儿并发症风险未增加或轻度增加。
- Ⅱ级：孕妇死亡率轻度增加或者母儿并发症风险中度增加。Ⅰ级及Ⅱ级风险患者，应在二、三级妇产科专科医院或者二级以上综合医院进行孕期保健。
- Ⅲ级：孕妇死亡率中度增加或者母儿并发症风险重度增加。Ⅲ级风险的孕妇应在三级妇产科专科医院或者三级以上综合医院进行孕期保健。
- Ⅳ级：孕妇死亡率明显增加或者母儿并发症风险重度增加；需要专家咨询，如果继续妊娠，需告知风险；需要产科及心脏科专家在孕期、分娩期和产褥期严密监测母儿情况。
- Ⅴ级：极高的孕妇死亡率和严重的母儿并发症，属于妊娠禁忌证；如果妊娠，须讨论终止问题；如果继续妊娠，需充分告知风险；需要产科及心脏科专家在孕期、分娩期和产褥期严密监测母儿情况。Ⅳ级以上风险的孕妇应在有良好心脏专科的三级甲等综合性医院或者综合实力强的心脏监测中心就诊。

二、临床表现及并发症

（一）临床表现

1. 病史　初次孕期检查时应该详细询问有无心脏病病史，特别需注意妊娠前有无心悸、气短、心力衰竭史和风湿热病史等。

2. 症状与体征　由于妊娠本身的心血管系统

的变化,可以出现类似心脏病的症状和体征,如活动后心悸、气短、下肢水肿、心动过速等,体检时可发现心尖冲动向左上移位,心浊音界轻度扩大。心尖区和肺动脉区可闻及收缩期杂音等。此外,妊娠还可以使原有心血管疾病患者的某些体征发生变化,增加了诊断的难度。因此,要注重患者主诉和体检,孕期出现心功能异常的症状,比如劳力性呼吸困难,经常夜间憋醒、端坐呼吸,胸闷、胸痛、咯血等;查体有发绀、杵状指、持续性颈静脉怒张。心前区听诊发现 2 级以上舒张期杂音或 3 级以上性质粗糙、时限较长的收缩期杂音,尤其与震颤并存者;严重的心律失常,如心房颤动、心房扑动、三度房室传导阻滞、舒张期奔马律等;以及明显的心界扩大及心脏结构异常。

3. 心电图检查 提示心律失常或心肌损害,ST 段及 T 波异常。

4. 超声心动图检查 根据房室腔大小、血流方向、速度、压力、反流量等,可提供解剖结构及血流动力学方面的诊断依据,并对心内其他结构及功能异常作出诊断,可以提示心肌肥厚、瓣膜运动异常、心内结构以及大血管连接异常等。

5. 心导管及心血管造影等有创伤性检查方法,妊娠期一般不用。

(二)并发症

1. 心力衰竭 是妊娠合并心脏病最常见的并发症,也是导致孕产妇死亡的主要原因之一。通常以急性肺水肿、左心衰竭为主;围产期心肌病则以全心衰竭为表现。

2. 缺氧和发绀 妊娠期血流动力学的变化,会加重发绀型先天性心脏病的症状;左向右分流型先天性心脏病也会因孕期肺动脉高压或严重失血,导致右向左的分流。

3. 恶性心律失常 是孕产妇猝死和心源性休克的常见原因。

4. 静脉栓塞和肺栓塞 起病急,也是孕产妇猝死原因之一。

5. 感染性心内膜炎。

三、诊治流程和治疗原则

(一)妊娠风险评估

需要根据心脏病的种类、严重程度、心功能分级、是否需要手术治疗等指标进行妊娠风险评估,以判断心脏对于妊娠的耐受能力。风险评估需要心内科、心外科、产科等相关科室联合完成。

1. 可以妊娠者 根据心脏病妊娠风险评估低级别,心脏病变较轻、心功能 I ~ II 级且既往无心力衰竭病史,无其他严重合并症和并发症者,可以考虑。但由于妊娠和分娩存在动态的血流动力学变化,故应充分告知密切观察以及出现严重心脏并发症的风险,根据情况,为保证母胎安全,须随时终止妊娠的可能。

2. 妊娠禁忌者 心脏病复杂严重、心功能 III ~ IV 级者不宜妊娠。如果先天性心脏病可以通过手术进行矫形,应该建议在妊娠前完成,以利改善血流动力学和心功能,但手术后仍需要对妊娠风险进行重新评估。

(二)妊娠期管理原则

对于不易妊娠者,妊娠早期应建议行治疗性人工流产,最好术中镇痛,必要时给予抗生素预防感染。对于妊娠中期者,则需要根据具体病情、医疗结构条件等综合考虑,进行评估。

1. 加强孕产期保健 对经过心脏病妊娠风险评估可以妊娠者,要按相关指南和共识规定转诊孕妇至相应保健机构加强围产保健。建议实施产科、心内科、心外科等相关科室联合保健模式,动态评估风险。增加产检频次,妊娠风险越高,产检频次越多。即使是风险级别相对较低者,妊娠 32 周后,由于心力衰竭发生概率增加,应每周产检一次。发现早期心力衰竭征兆应该及早入院。无明显产科其他合并症和并发症者,也应在妊娠 36 周后提前住院待产。

2. 产检内容 除了围产保健常规内容外,每一次产检都要对心功能进行评估,并告知产检间期对心功能的自我判断。加强体检、心电图、超声心动图等检查。

3. 胎儿评估和监测

(1)由于先天性心脏病的遗传倾向,如果父母双亲之一或同胞中有先天性心脏病者,应提供遗传咨询。加强胎儿全身结构以及心脏结构的检查,建议进行产前诊断。如果胎儿本身存在结构异常,也应做产前诊断。

(2)心脏病孕妇的胎儿容易出现流产、早产、生长受限、宫内缺氧等,故建议在妊娠 28 周后加强对胎儿的监测。

4. 防治心力衰竭 注意休息,避免过度劳累和情绪激动。合理控制孕期体重的增长,适当限制食盐量。预防呼吸道感染,纠正贫血,治疗心律失常。积极发现及治疗妊娠合并症和并发症。发生心力衰竭主要依托心内科专科的治疗,实施多学科联合救治,适时终止妊娠,减轻心脏负担,挽救孕妇生命。

（三）分娩期管理原则

根据心脏病种类、严重程度以及心功能分级,与心内科、心外科、麻醉科、新生儿科等科室进行联合评估分娩时机和分娩方式,并且应该在妊娠晚期提早决定。

1. 阴道分娩　心功能Ⅰ、Ⅱ级的孕妇,无产科手术指征多数能经阴道分娩,但必须仔细观察产妇、产程进展和心功能情况,适当放宽剖宫产指征。

（1）第一产程

1）做好宣教,给予产妇关怀和鼓励,尽力消除紧张情绪和顾虑。

2）鼓励产妇采取自由体位,避免长时间仰卧。

3）吸氧:减少孕妇及胎儿缺氧。

4）严密监测血压、脉搏、心率、心律和呼吸:心率超过 120 次 /min,无其他原因解释时,应考虑是心力衰竭征象,及时给予处理。

5）对胎儿加强监护。

6）适当给予镇痛或镇静剂:如哌替啶 100mg 肌内注射或地西泮 10mg 肌内注射,以镇静、止痛、抗焦虑,连续硬膜外麻醉有良好的止痛效果。

7）若出现心力衰竭,取半坐卧位,面罩吸氧,给毛花苷 C 0.2～0.4mg 加 25% 葡萄糖液 20ml 缓慢静脉推注。必要时每隔 4～6 小时重复给药 1 次,每次 0.2mg。

8）预防性使用抗生素:临产后即开始给予抗生素预防感染,直到产后 1 周。首选青霉素类,可同时加用甲硝唑预防厌氧菌感染。

9）控制输液速度及输液量,密切监测产妇出入量。

10）有产程停滞应及时处理。产程进展不顺利时及早手术终止妊娠。

（2）第二产程

1）继续监测心率、呼吸,可取半坐卧位,吸氧,减少孕妇和胎儿缺氧。

2）尽量缩短第二产程,避免产妇用力屏气。宫口开全后可行侧切、低位产钳或胎头吸引术助产。

3）胎儿娩出后,立即在产妇腹部放置沙袋,防止腹压骤然下降、血液流向内脏,造成回心血量暂时减少而诱发心力衰竭。

（3）第三产程

1）保持产妇安静,可给予地西泮 10mg 或苯巴

比妥钠 0.3g 肌内注射。

2）及时娩出胎盘、胎膜,注意子宫收缩,减少产后出血。可肌内注射缩宫素 10～20U,禁用麦角新碱,以防血管阻力增加,引起心力衰竭。

3）若有产后出血应及时输血、输液,但要注意输血、输液的速度。

2. 剖宫产　随着手术和麻醉技术的提高,以及先进的监护措施,加之剖宫产能减少产妇长时间宫缩引起的血流动力学改变,减轻心脏负担,近年来对有心血管疾患产妇分娩方式的选择主张放宽剖宫产指征。胎儿偏大、产道条件差及心功能Ⅱ级以上,或心功能Ⅰ～Ⅱ级但有产科合并症或并发症者,以剖宫产分娩为宜。如有心力衰竭,应先控制心力衰竭后再手术。手术前必须进行多学科评估,以保障手术的安全性。以硬膜外持续阻滞麻醉为好。增加手术者技术级别以缩短手术时间,术中最好有监护措施以利抢救。

（四）产后管理原则

1. 产后 3 天内,特别是产后 24 小时内是重点时期,应防止心力衰竭的发生,必要时可行心电监护。

2. 充分卧床休息,继续密切观察心率、呼吸、血压等变化。视病情,如许可应早期活动。产后无心力衰竭表现,1 周后逐渐下地活动,至少观察 2 周,病情稳定后才可出院。

3. 应用抗生素预防感染,至产后 1 周左右,无感染者可停药。

4. 心功能Ⅰ～Ⅱ级者,可以母乳喂养,心功能Ⅲ级或Ⅲ级以上者不宜哺乳。

5. 指导避孕,不宜再妊娠者,可在产后 1 周行绝育术。

四、预防措施

1. 加强心脏病患者妊娠风险评估,在妊娠前应最大限度治疗或控制疾病。

2. 建立孕期分级管理机制,及时转诊和多学科救治。

3. 加强对心脏病患者孕期及产后的随访。

专家点评:应加强心脏病患者孕前的风险咨询,严格掌握妊娠指征,以及心功能的评估,妊娠期加强分级保健管理,在妊娠晚期提前确定分娩方式。

（陈　倩）

第十一节　妊娠高血压综合征

导读：妊娠高血压综合征是一类疾病，其中子痫前期是妊娠期特发的，较为常见的疾病，但同时又是危及母胎安全的疾病。

一、概述

（一）定义

妊娠高血压综合征（pregnancy-induced hypertension syndrome，PIH）是最常见的妊娠期特有的疾病之一，发生率占所有妊娠的 5%～10%。因病变常累及母体重要脏器，是导致孕产妇和围产儿死亡的重要原因。妊娠高血压综合征是一组疾病，包括妊娠高血压、子痫前期、慢性高血压并发子痫前期以及妊娠合并慢性高血压。其中妊娠高血压、子痫前期是妊娠并发症，慢性高血压为妊娠合并症。分类标准如下：

1. 妊娠期高血压　妊娠 20 周后首次出现收缩压≥140mmHg 和 / 或舒张压≥90mmHg，无蛋白尿。血压于产后 12 周恢复正常。需在产后才能最终诊断。

2. 子痫前期 - 子痫（preeclampsia- eclampsia）　子痫前期是指妊娠 20 周后出现收缩压≥140mmHg 和 / 或舒张压≥90mmHg，且伴有下列任一项：尿蛋白≥0.3g/24h，或尿蛋白 / 肌酐比值≥0.3，或随机尿蛋白≥（+）（无法进行尿蛋白定量时的检查方法）；无蛋白尿但伴有以下任何一种器官或系统受累：心、肺、肝、肾等重要器官，或血液系统、消化系统、神经系统的异常改变，胎盘 - 胎儿受到累及等。子痫前期孕妇出现下述任何一表现可诊断为重度子痫前期（severe preeclampsia）：①血压持续升高：收缩压≥160mmHg 和 / 或舒张压≥110mmHg。②持续性头痛、视觉障碍或其他中枢神经系统异常表现。③持续性上腹部疼痛及肝被膜下血肿或肝破裂表现。④肝酶异常：血丙氨酸转氨酶或天门冬氨酸转氨酶水平升高。⑤肾功能受损：尿蛋白 >2.0g/24h；少尿（24 小时尿量 <400ml 或每小时尿量 <17ml）或血肌酐 >106μmol/L。⑥低蛋白血症伴腹水、胸腔积液或心包积液。⑦血液系统异常：血小板计数呈持续性下降并低于 100×10⁹/L；微血管内溶血［表现为贫血、黄疸或血乳酸脱氢酶水平升高］。⑧心功能衰竭。⑨肺水肿。⑩胎儿生长受限或羊水过少、胎死宫内、胎盘早剥等。

此外，依据子痫前期发病时间，分为早发型子痫前期和晚发型子痫前期，目前公认以妊娠 34 周为界。早发型子痫前期往往是重度子痫前期。子痫是指子痫前期基础上发生抽搐或昏迷而不能用其他原因解释。

当子痫前期或子痫伴有溶血、肝酶升高及血小板减少时称为 HELLP 综合征（hemolysis, elevated liver function and low platelet count syndrome），其为一组临床综合征，是危重的病情阶段，对母婴预后有严重影响。发病率占子痫前期的 10%～20%，其导致的母体并发症有产后出血、DIC、胎盘早剥、急性肾衰竭、肺水肿、肝被膜下出血及视网膜剥离等。其导致的围产儿的并发症有胎儿生长受限、呼吸窘迫综合征（respiratory distress syndrome，RDS）、感染、动脉导管未闭、坏死性肠炎等。

3. 慢性高血压并发子痫前期　高血压孕妇妊娠 20 周以前无蛋白尿，首次出现蛋白尿≥0.3g/24h；或孕 20 周以前有血压高和蛋白尿，突然出现蛋白尿增加或血压进一步升高等上述重度子痫前期的任何一项表现。

4. 慢性高血压合并妊娠　妊娠前或妊娠 20 周以前收缩压≥140mmHg 和 / 或舒张压≥90mmHg，妊娠期无明显加重；或妊娠 20 周后首次诊断高血压并持续到产后 12 周以后。

（二）高危人群

包括初产妇；种族差异（如美国非洲裔或西班牙裔多于白种人）；妊娠高血压综合征家族史；有肾及心血管基础疾病、营养不良、贫血、低蛋白血症者；体型矮胖，体重指数≥28kg/m² 者；精神过度紧张或工作强度、压力大者；多胎妊娠、葡萄胎等。

（三）发病机制

子痫前期的病理生理机制为全身小血管的痉挛，从而造成全身微循环障碍和缺血缺氧，血管渗透性增加导致组织水肿，造成体内重要脏器的功能受损。由于每一例子痫前期患者明显受累器官系统存在一定的差异性，从临床上会表现为脑水肿、脑梗死、脑出血甚至脑疝、心肌缺血、肺水肿和心力衰竭、肾功能不全、肝被膜下出血、HELLP 综合征、胎盘早剥、胎盘功能减退、胎儿生长受限、胎儿宫内窘迫甚至胎死宫内等。

子痫前期的发病机制尚不明确，有很多学说，目前认为是母体、胎盘、胎儿等多种因素共同作用的结果，这些因素包括：滋养细胞侵蚀不良；母体、胎盘、胎儿组织之间的免疫适应不良；母体对妊娠心血管、炎症反应变化的异常适应；基因因素，包括遗传易感性以及后天影响等。在发病的过程中目前认为有 2 个过程：第一阶段是在妊娠 10～18 周胎盘形成时期，子痫前期患者由于以上各种因素导致孕早期滋养细胞侵入发生障碍，子宫螺旋动脉重塑不良，造成胎盘浅着床，使胎盘血流灌注减少，胎盘缺血后会导致多种因子释放入母体血液循环。第二阶段为妊娠 20 周之后，胎盘释放的各种因子与炎症、血管舒缩、内皮活性等细胞功能相关，可引起细胞和分子的变化，导致血管内皮损伤、血管通透性增加和血管阻力增加，引起相应的临床症状。此为目前对高危人群进行子痫前期预防的可能依据之一。

二、临床表现

（一）诊断

主要是依据病史、临床表现以及辅助检查进行诊断，特别关注发病孕周、严重程度以及累及器官损害的异质性。

1. 病史　了解出现高血压、蛋白尿、水肿、头痛、视物不清、上腹部胀痛、少尿、抽搐等不适出现的孕周和严重程度，以及症状演变的过程。同时，了解既往有无高血压、肾病、糖尿病、结缔组织疾病等。询问生育史，尤其是既往妊娠过程中有无子痫前期病史。

2. 体格检查

（1）高血压：血压持续升高才能诊断高血压，一般受检者需要静息一段时间，通常选择右手臂（或同一手臂）测量，如果间隔 4～6 小时，收缩压 ≥140mmHg，和 / 或舒张压≥90mmHg，则定义为高血压。根据病情，必要时测量 24 小时血压，以了解血压波动性变化。

（2）蛋白尿：每次产检时建议测定尿蛋白，因为女性会阴的解剖特点，常会在尿液中混入阴道分泌物；或胎膜破裂者容易混入羊水，故留取尿液标本时建议留取中段尿。由于一天当中肾脏排泄尿蛋白的非匀速性，故建议测定 24 小时尿蛋白对病情判断更有帮助。孕期蛋白尿的诊断依据为 24 小时尿蛋白≥0.3g，或尿蛋白定性≥+。

（3）水肿：妊娠晚期多有下肢水肿的表现，绝大多数休息后可消失或好转。水肿不是特异性表现，但当大量蛋白尿致严重低蛋白血症发生时，水肿会加重，甚至出现腹水、胸腔积液、心包积液等。

3. 辅助检查　主要用于判断脏器损害部位及严重程度，必要时动态检测。主要包括：血常规、尿常规、24 小时尿蛋白、凝血功能、肝功能、肾功能、尿酸、心电图、超声（包括母胎）、胎心监护等。病情严重者，应行眼底检查、超声心动图、电解质、免疫学指标、动脉血气分析、胎儿血流监测，必要时行头颅 CT 或 MRI 扫查。

（二）鉴别诊断

主要与慢性高血压、慢性肾病等鉴别。慢性高血压者一般在妊娠前已经存在或妊娠 20 周前出现高血压；慢性肾病的临床表现与子痫前期相近，但一般妊娠前可能有病史，或通过相关生化指标鉴别，比如可溶性酪氨酸激酶 -1、胎盘生长因子、胎盘蛋白 13、可溶性内皮因子等；有一定的鉴别和预测价值。

子痫主要与癫痫、低钙性抽搐、脑血管病变以及癔症性发作等鉴别。

三、诊治流程和治疗原则

（一）妊娠期高血压及子痫前期的处理原则

1. 妊娠期高血压及轻度子痫前期可以在门诊诊治，但应该将患者转至高危妊娠门诊或相应的上级医疗机构。主要原则是重视患者的主诉、增加门诊检查频次、每周测量血压 2 次，检测血常规、尿常规和肝功能，加强胎儿监测（包括计数胎动、超声了解胎儿生长发育、羊水量、血流情况）等。病情平稳者，妊娠 37～38 周可以考虑终止妊娠。

2. 重度子痫前期的处理原则　积极控制病情发展、减少母胎的严重并发症发生，以解痉、降压、镇静、合理扩容利尿，当对症治疗无效时，则应该积极终止妊娠，不足妊娠 35 周终止时，应该进行促胎肺成熟治疗。

（1）解痉：硫酸镁是解痉止抽药物，主要用于防止重度子痫前期与子痫前期发展成子痫、控制子痫抽搐与发作、防止产程中抽搐。

1）其作用机制是 Mg^{2+} 可抑制运动神经末梢对乙酰胆碱的释放，阻断神经肌肉的传导，使骨骼肌松弛而预防和控制抽搐；降低脑细胞耗氧量，改善脑缺氧；使交感神经节冲动传递障碍，舒张子宫内血管周围平滑肌，从而扩张血管，改善子宫血流；增加内皮细胞释放前列环素，抑制血小板的聚集；降低血浆肾素活性，减少血管对加压物质的反应。

2）用法：首先负荷量硫酸镁 4～6g 溶于 25%

葡萄糖液 20ml 静脉推注（15～20 分钟完成）或溶于 5% 葡萄糖液 100ml 快速静脉滴注（15～20 分钟完成），然后 25% MgSO₄ 20ml（5g）加入 5% 葡萄糖液 250ml 以 2g/h 的速度静脉滴注，每天总量为 25g，一般不超过 30g；用药时限一般不超过 5 天。

3）不良反应：可以出现发热、烦躁、出汗、口干、恶心、心悸、乏力等反应。如 Mg^{2+} 浓度高则可以抑制呼吸、降低肺功能、增加肺水肿概率，并抑制子宫收缩、延长产程、增加产后出血量及产后出血率。Mg^{2+} 有效治疗浓度为 2～3.5mmol/L，达 4～5mmol/L 浓度时膝腱反射消失，达 6mmol/L 浓度时呼吸抑制，以后因缺氧而心跳停止，甚至死亡。故每次用药前应做以下检查确认膝腱反射存在、呼吸每分钟不少于 16 次、尿量每小时不少于 25ml。同时应备有 10% 葡萄糖酸钙 10ml，当出现 Mg^{2+} 中毒时应静脉推注 5～10 分钟解毒用。

（2）降压

1）目的：主要是预防子痫、心脑血管意外和胎盘早剥等。

2）用药时机：原则上当收缩压≥160mmHg 和 / 或舒张压≥110mmHg 时必须进行降压治疗。达不到上述标准且有症状者可以考虑降压；但收缩压 140～150mmHg 和 / 或舒张压 90～100mmHg 时则不建议降压治疗，原因是过度降压会减少对组织器官的血液灌注。

3）目标血压：依据是否并发脏器损害而定。未发生者收缩压应控制在 130～155mmHg，舒张压应控制在 80～105mmHg；如果并发脏器损害，收缩压应控制在 130～139mmHg，舒张压应控制在 80～89mmHg。特别需要注意的是不能降压速度过快、波动过大。为保证子宫胎盘血流灌注，不应低于 130/80mmHg。

4）药物降压：药物多选择 α、β 肾上腺素受体拮抗药、钙通道阻滞剂。妊娠期间不建议通过利尿方法降压，禁止使用血管紧张素转换酶抑制药和血管紧张素 Ⅱ 受体阻滞剂（angiotensin Ⅱ receptor blocker，ARB）。常用口服降压药物，包括盐酸拉贝洛尔、硝苯地平、尼莫地平、甲基多巴等；严重高血压时可以选择静脉降压药物，包括酚妥拉明、硝酸甘油、硝普钠等。

A. 口服药物用法

a. 盐酸拉贝洛尔：剂量为 50～150mg 口服，3～4 次 /d。

b. 硝苯地平：10mg 口服，3～4 次 /d，必要时

可以加量，但 24 小时总量不超过 120mg。由于降速度快，不建议舌下含服。因与硫酸镁有协同降压作用，故不建议与硫酸镁联合使用。

c. 尼莫地平：20～60mg 口服，2～3 次 /d。

d. 甲基多巴：250mg 口服，3～4 次 /d。

B. 静脉药物用法

a. 盐酸拉贝洛尔：初始静脉给予 20mg，如果 10 分钟内无效，给 40mg，然后每隔 10 分钟给 80mg，但是单个治疗周期总量不超过 220mg。用法：50～100mg 加入 5% 葡萄糖液 250～500ml，静脉滴注。血压稳定后可以换成口服药物。

b. 酚妥拉明：10～20mg 溶入 5% 葡萄糖液 100～200ml，以 10μg/min 速度静脉滴注。

c. 硝普钠：50mg 溶于 5% 葡萄糖液 500ml 中，以 0.5～0.8μg/（kg·min）速度静脉滴注，逐渐加量至血压满意。因其代谢产物为氰化物，故不建议在妊娠期使用。

d. 硝酸甘油：起始剂量 5～10μg/min 静脉滴注，每 5～10 分钟增加滴速至维持剂量 20～50μg/min。可用于合并心力衰竭和急性冠脉综合征时高血压急症的降压治疗。

（3）镇静：当应用硫酸镁无效或有禁忌证可考虑应用镇静剂预防和控制子痫；此外，为改善睡眠、缓解紧张情绪等，也可以应用。常用药物：

1）地西泮：2.5～5mg，3 次 /d；或 10mg 肌内注射。用药注意对呼吸抑制。

2）冬眠合剂：一般应用 1/3 或 1/2 量肌内注射。

3）苯巴比妥钠：具有较好的镇静、抗抽搐和惊厥的作用，治疗子痫发作时，可给予 0.1g 肌内注射；预防子痫发作时，30mg 口服，3 次 /d。

（4）利尿：由于子痫前期患者相对血容量不足，故不常规使用。注意点如下：当全身水肿、肺水肿、急性心力衰竭、急性肾功能不全时，可酌情使用呋塞米；当出现颅内高压时，可考虑使用甘露醇，但心力衰竭或潜在性心力衰竭者禁用。严重低蛋白血症补充白蛋白后可考虑可以利尿剂。

（5）扩容：不常规扩容。

（6）终止妊娠

1）终止妊娠时机

A. 妊娠高血压、轻度子痫前期患者妊娠 37 周后可考虑终止妊娠。

B. 重度子痫前期患者妊娠 <24 周经治疗病情不稳定者建议终止妊娠；妊娠 24～28 周者根据母胎及当地救治条件决定是否期待治疗；妊娠 28～

34 周者若病情不稳定,积极治疗 24～48 小时,并同时促胎肺成熟后,应终止妊娠;若病情稳定,则在严密监测治疗下可考虑期待治疗,必要时完成宫内转运;妊娠≥34 周者,应考虑终止妊娠。

2)终止妊娠方式:妊娠高血压综合征本身不是剖宫产分娩的指征。但应结合母胎具体情况,适当放宽手术指征。

HELLP 综合征是重度子痫前期的严重阶段,以溶血(血清总胆红素≥20.5μmol/L,血清结合珠蛋白<250mg/L)、肝酶升高(谷丙转氨酶≥40U/L,或谷草转氨酶≥70U/L)及血小板减少(血小板计数<100×10^9/L)为特点,母胎风险明显增加,有 1/3 可以发生在终止妊娠以后。应该与血栓性血小板减少性紫癜、溶血性尿毒症综合征、妊娠期急性脂肪肝等鉴别。

妊娠≥34 周者或已完成促胎肺成熟,应终止妊娠。母胎病情稳定且<34 周者,可在严密治疗监测下完成促胎肺成熟后终止妊娠。尽管 HELLP 综合征不是剖宫产指征,但可酌情放宽手术指征。

由于 HELLP 综合征的病情特点,在积极治疗的同时,如果血小板计数<50×10^9/L,可考虑使用糖皮质激素和输注血小板。手术时麻醉多采用局部麻醉或全身麻醉,手术中注意充分止血。

(二)子痫处理原则

子痫是子痫前期最严重阶段,多在产前、产时发生,有 25% 可发生在产后 48 小时内。

子痫抽搐进展迅速,属于危重急症,是造成母儿死亡的最主要的原因,必须积极处理。在积极治疗子痫前期的基础上,控制抽搐和预防再次抽搐。

1. 子痫发作时需保持气道通畅,防止误吸、舌唇咬伤和坠落性外伤,维持生命体征平稳,纠正缺氧和酸中毒。

2. 硫酸镁是首选控制抽搐的药物,并于产后持续使用 24～48 小时。当患者存在使用硫酸镁禁忌或无效时,可考虑应用地西泮、苯妥英钠或冬眠合剂控制抽搐。

3. 积极降颅压。

4. 一旦抽搐控制后应终止妊娠。

(三)慢性高血压的相关处理原则

慢性高血压合并妊娠,应该有效控制血压,若无其他并发症和合并症时,建议妊娠 38～39 周终止妊娠。

由于其是发生子痫前期的高危人群,故在保健过程中应该注意及早发现并发子痫前期的时机,比如血压突然升高、尿蛋白出现、水肿,以及脏器功能的损伤。一旦并发子痫前期,则后续治疗按照子痫前期处理。

四、预防措施

1. 有高危因素者,准备妊娠以前应该到相应疾病专科以及产科进行咨询,目的是评判现有疾病的严重程度是否适宜妊娠、是否需要治疗、治疗方案是否对胎儿致畸的风险等。

2. 加强产前保健意识,发现妊娠后,建议及早去医院建档保健。有高危因素者,应尽快评估风险,根据具体情况调整治疗方案。既往有慢性高血压、慢性肾病、子痫前期病史者等,建议从妊娠早期的末期(12～16 周)服用小剂量阿司匹林,每天 75～100mg,服用至妊娠晚期,不同指南建议停药孕周不一样,最早妊娠 28 周,最晚 35 周。

3. 产前保健应注重询问病史及不适主诉,监测血压、尿蛋白及体重变化,以利及早发现妊娠高血压综合征。

4. 目前实施高危妊娠分级管理,应根据具体情况,将孕妇转诊至相应的医疗机构,以最大限度保证母胎安全。

5. 对于妊娠高血压综合征的患者,加强产后随访,以帮助确定产后病情的转归,以及疾病诊断的准确性。

专家点评:临床上应重视子痫前期发生的高危人群并进行预防,在保健的过程中及时发现,并按照疾病分类和分级进行积极治疗,防止严重并发症的发生。

(陈 倩)

第十二节 妊娠合并糖尿病

> 导读:由于妊娠期内分泌功能的变化,当代偿不足时,会发生妊娠糖尿病,其占妊娠合并糖尿病的 90%,通过孕期诊断,医学营养治疗,母胎预后良好。

一、概述

妊娠合并糖尿病分为孕前糖尿病(pregestational diabetes mellitus,PGDM)和妊娠糖尿病,其中 90% 是妊娠糖尿病（gestational diabetes mellitus，GDM）。妊娠期间，胎儿是通过胎盘从母体的血液中获取营养（包括葡萄糖），早中期随着胎儿对营养物质的需求量逐渐增加，孕妇血浆中的葡萄糖水平逐渐降低，空腹血糖平均下降 10%。但孕妇体内存在拮抗胰岛素样物质也随着孕周逐渐增加，如肿瘤坏死因子、瘦素、胎盘生乳素、雌激素、孕激素、皮质醇和胎盘胰岛素酶等，这些物质使孕妇对胰岛素的敏感性随孕周下降，以利维持糖代谢，胰岛素需求量相应增加。

（一）定义

1. 孕前糖尿病　指在妊娠前即有糖尿病存在，分为 1 型和 2 型糖尿病。1 型糖尿病者发病年龄较早，有自身胰岛 β 细胞的破坏，需要胰岛素治疗。2 型糖尿病发病率逐渐增加，其临床特征包括发病较晚、相对胰岛素分泌不足、外周胰岛素抵抗、肥胖，经常合并血管、肾脏、眼底的改变。

2. 妊娠糖尿病　指妊娠期发生的糖代谢异常，2014 年我国发布了《妊娠合并糖尿病诊治指南（2014）》，采纳新的诊断标准后，GDM 的发生率达 17.5%～18.9%。

（二）妊娠对糖尿病的影响

妊娠可以使原有糖尿病病情加重，也可以使既往无糖代谢异常者发生 GDM。由于孕期血糖波动大，应严密动态监测糖尿病血糖的变化。妊娠早期由于恶心、呕吐的存在，应用胰岛素治疗的糖尿病孕妇如果未及时调整胰岛素用量，既往应用胰岛素治疗者，容易发生低血糖，甚至导致饥饿性酮症、低血糖性昏迷等。孕期胰岛素用量会逐渐增加，否则高血糖或感染，容易导致酮症酸中毒。产程耗能较大，也容易发生低血糖。产后由于妊娠期间拮抗胰岛素物质去除，故胰岛素用量应注意及时减量。

（三）妊娠合并糖尿病对母胎的风险

如果孕前糖尿病存在肾病、视网膜病变等，有可能相应糖尿病并发症加重。母体风险包括自然流产（15%～30%）、早产、子痫前期（较非糖尿病者高 2～4 倍）、羊水过多（比非糖尿病者多 10 倍）、剖宫产分娩、产道损伤等；GDM 再次妊娠时，复发率高达 33%～69%，远期发生 2 型糖尿病的概率也明显增加，有 17%～63% 将发展为 2 型糖尿病；心血管异常风险亦增加。

血糖控制不满意者，容易出现胎儿畸形（尤其是孕早期血糖控制不满意或持续酮症等）、巨大胎儿、胎儿生长受限、胎儿窘迫、新生儿产伤、新生儿低血糖、呼吸窘迫综合征、红细胞增多症、电解质紊乱、高胆红素血症等。糖尿病孕妇后代的远期影响还包括肥胖、糖耐量受损等代谢异常风险。孕前及孕期血糖控制满意、不合并血管病变时围产儿结局良好。

（四）高危因素

1. 1 型 DM、2 型 DM 和 GDM 的发病率呈全球上升趋势。

2. 种族、遗传因素。

3. GDM 有母亲因素、产科因素和家族史以及本次妊娠因素

（1）母亲因素：高龄、多产次、孕前体重（体重指数≥27kg/m²）、孕期增重过多、身材矮小、孕妇低体重、多囊卵巢综合征、α- 地中海贫血基因携带等。

（2）家族史及既往孕产史因素：糖尿病家族史、胎死宫内史、巨大胎儿史、GDM 史、剖宫产史等。

（3）本次妊娠因素：高血压、妊娠早期血红蛋白高、多胎妊娠等。

二、临床表现

孕前糖尿病可以有三多（多饮、多食、多尿）症状，但大多数 GDM 孕妇没有明显的临床症状。

如果出现食欲减退、恶心、呕吐、乏力、头晕、头痛、"三多"（口渴、多饮、多尿）加重，少数可有腹痛；查体有轻、中度脱水，皮肤黏膜干燥、弹性差，眼球下陷，脉搏细速，血压下降，酸中毒呼吸及呼气有酮臭味（烂苹果味），少数有意识障碍，严重者可昏迷等，应警惕酮症酸中毒。

三、诊治流程和治疗原则

（一）诊断标准

1. 孕前糖尿病

（1）妊娠前已确诊为糖尿病患者。

（2）妊娠前未进行过血糖检查且存在糖尿病高危因素者，如肥胖（尤其重度肥胖）、一级亲属患 2 型糖尿病、GDM 史或大于胎龄儿分娩史、多囊卵巢综合征患者及早孕期空腹尿糖反复阳性，首次产前检查时应明确是否存在孕前糖尿病，达到以下任何一项标准应诊断为糖尿病合并妊娠：①空腹血糖≥7.0mmol/L（126mg/dl）。②糖化血红蛋白（glycosylated hemoglobin，HbA1c）≥6.5%[（采用美国国家糖化血红蛋白标准化计划（National Glyco-hemoglobin Standardization Program，NGSP）/ 糖

尿病干预及并发症流行病学（diabetes control and complications trial，DCCT）标化的方法）]。③口服葡萄糖耐量试验（oral glucose tolerance test，OGTT）2 小时血糖水平≥11.1mmol/L（200mg/dl）。④伴有典型的高血糖或高血糖危象症状，同时任意血糖≥111mmol/L（200mg/dl）。如果没有明确的高血糖症状，上述①～③需要次日复测确诊。

（3）临床分级：常用改良 White 法（表 17-3）。

表 17-3 临床分级常用改良 White 法

临床分级
A 级：妊娠糖尿病
A1 级：单纯膳食治疗即可控制血糖
A2 级：需用胰岛素控制血糖
B 级：20 岁以后发病，病程<10 年
C 级：10～19 岁发病，或病程长达 10～19 年
D 级：10 岁以前发病，或病程≥20 年，或眼底单纯性视网膜病变
F 级：糖尿病性肾病
R 级：眼底有增生性视网膜病变或玻璃体积血
H 级：冠状动脉粥样硬化性心脏病
T 级：有肾移植史

2. 妊娠糖尿病

（1）75g 葡萄糖耐量试验：空腹及服葡萄糖后 1、2 小时的血糖值分别为 5.1mmol/L、10.0mmol/L、8.5mmol/L（92mg/dl、180mg/dl、153mg/dl）。任何一点血糖值达到或超过上述标准即诊断为 GDM。

（2）孕妇具有 DM 高危因素或者医疗资源缺乏地区，建议妊娠 24～28 周首先检查空腹血糖（fasting plasma glucose，FPG）。FPB≥5.1mmol/L，可以直接诊断为 GDM，不必再做 75g 口服葡萄糖耐量试验；FPG<4.4mmol/L，发生 GDM 可能性极小，可以暂时不做 75g 口服葡萄糖耐量试验。当 4.4mmol/L≤FG<5.1mmol/L 者，应尽早做 75g 口服葡萄糖耐量试验。

（3）孕妇具有 GDM 高危因素，首次口服葡萄糖耐量试验结果正常者，必要时可在孕晚期重复口服葡萄糖耐量试验。

3. 酮症酸中毒 实验室检查：血糖升高>13.9mmol/L（250mg/dl）；尿酮体阳性；血酮：血 β-羟丁酸增加，血酮体定量一般在 5mmol/L（50mg/dl）以上有诊断意义；代谢性酸血症：血 pH<7.35，CO_2CP 常<13.38mmol/L（30vol%），阴离子间隙增大；严重者并发电解质紊乱。

（二）治疗原则

1. 孕前糖尿病

（1）孕前咨询：未经治疗的 D、F、R 分级的糖尿病对母胎风险大，建议避孕，不宜妊娠。糖尿病患者在妊娠前均建议进行糖尿病病情严重程度的评估，建议检测糖化血红蛋白、血脂、肌酐清除率、24 小时尿蛋白、眼底检查、心电图，因 1 型糖尿病很可能合并甲状腺疾病，故通常要检测甲状腺功能。病情较轻、血糖控制较好者可以在内科医师联合保健下继续妊娠。如果是口服降糖药，应改为胰岛素，将相关指标尽力控制满意，如空腹和餐前血糖 4.4～6.1mmol/L；餐后 2 小时血糖 5.6～8.6mmol/L；HbA1C<7% 等。孕前和妊娠早期注意补充富含叶酸的多种维生素。

（2）医学营养治疗：通过合理饮食控制、适当运动，结合药物治疗。糖尿病必须定期进行血糖检测，将血糖相关指标控制在目标范围之内：夜间 3.3～5.6mmol/L，空腹或餐前 3.3～5.6mmol/L，餐后 2 小时 5.6～7.1mmol/L，HbA1C<6.0%，尿酮体阴性。糖尿病患者大多使用血糖仪行血糖轮廓试验；怀疑有低血糖和明显的高血糖的时候随时检测随机血糖。注意检测糖化血红蛋白、糖化白蛋白、尿酮体等，同时注意肝肾功能、糖尿病并发症病情的变化以及产科并发症的及早发现和治疗。

（3）胎儿监测：妊娠晚期胎儿监护的目的是避免胎死宫内，识别胎儿窘迫，确认胎儿宫内状况，避免不必要的早产。从妊娠 32 周起，进行每周 1 次胎心监护，妊娠 36 周以后每周 2 次。B 超监测胎儿生长发育，多普勒监测胎儿血流。

2. 妊娠糖尿病 GDM 孕妇中约 85% 通过生活方式（合理饮食、适当运动、良好生活方式等）的调整血糖就可以达到理想范围。每天碳水化合物的含量占总热能的 40%～50%，蛋白质的需求量是 80g/d 或 1.0～1.2g/（kg·d）。膳食中脂肪总量所占的能量百分比可高于 30%。同时注意膳食纤维、维生素等的摄入。为避免血糖波动过大，可以每天食量分 5～6 次分食。膳食计划要根据文化背景、生活方式、经济条件和教育程度进行合理的膳食安排和相应营养教育，尽力实现个体化。

对绝大多数糖尿病合并妊娠的孕妇运动是安全的，对母胎都有益处，每餐后 30 分钟的中等强度的运动对母儿无不良影响。还可以选择一种低等-中等强度的有氧运动，或称耐力运动，主要是由机体中大肌肉群参加的持续性运动，常用的一些简单可用的有氧运动如步行、游泳、固定自行车、瑜伽等。运动的频率一般认为 3~4 次 / 周为适宜。

GDM 药物治疗比例是较少的，但是，如果医学营养治疗 1~2 周后，空腹血糖仍高于 5.3mmol/L，或餐后 2 小时血糖高于 6.7mmol/L，则应给予药物治疗。到目前为止，饮食及运动控制失败的糖尿病患者妊娠期主要采用胰岛素来调节血糖。

3. 酮症酸中毒

（1）立即给予胰岛素降低血糖、纠正代谢紊乱，补液改善循环血容量和组织灌注，纠正电解质紊乱，去除诱因。酮症治疗方案如下：血糖过高者（>16.6mmol/L），先给予胰岛素 0.2~0.4U/kg 一次性静脉注射；静脉滴注：0.9% 氯化钠注射液 + 胰岛素，按 0.1U/l（kg·h）或 4~6U/h 的速度输入；监测血糖，血糖降至 13.9mmol/L 时，将 0.9% 生理盐水改为 5% 葡萄糖液，每 2~4g 葡萄糖加入 1U 胰岛素，直至降至 11.1mmol/L，尿酮体阴性。

（2）吸氧、侧卧位，持续胎心监护直至代谢紊乱纠正。

（3）当酸中毒不能被及时纠正或酮症治疗纠正酸中毒后胎儿窘迫持续存在时应尽早结束妊娠，以防胎死宫内。为防止因提前终止妊娠胎儿肺不成熟而发生新生儿肺透明膜病（又称新生儿呼吸窘迫综合征），主张终止妊娠前行羊膜腔穿刺了解胎儿肺成熟的情况并注射地塞米松 10mg 促进胎儿肺成熟，不建议全身应用地塞米松，以防止糖尿病酮症酸中毒患者病情加重。糖尿病酮症酸中毒纠正后，胎儿已成熟或孕周 >36 周者，宜尽早结束分娩，宫颈成熟不佳者，可考虑剖宫产结束分娩。

4. 分娩时机和分娩方式

（1）分娩时机

1）孕前糖尿病及应用胰岛素治疗的 GDM 者，如果血糖控制良好，且无母儿严重并发症的情况，严密监测下，孕 39 周后终止妊娠；如果血糖控制不满意者或者出现母儿并发症，及时收入院密切母儿并发症，终止妊娠时机采取个体化处置。

2）无需胰岛素治疗且血糖控制满意的孕妇，无严重合并症或并发症，加强监测，到孕产期未临产，可以引产终止妊娠。

3）如果糖尿病伴有微血管病变或既往有不良产史者，应严密监测，个性化决定终止妊娠时机。

（2）评估胎儿成熟：只有需要提前终止妊娠或当血糖控制不佳，或者孕周不确定时有必要进行肺成熟度的检查。糖尿病孕妇血糖控制理想，妊

娠周数准确，孕 38 周以后终止妊娠者，胎儿肺已经发育成熟，不必在终止妊娠前进行羊膜腔穿刺。

为防止新生儿肺透明膜病的发生，血糖控制不满意者，建议在计划终止妊娠前 24~48 小时行羊膜腔穿刺，测定胎儿肺成熟度并同时羊膜腔内注入地塞米松 10mg，促进胎儿肺成熟。国外有些学者认为，在严密监测血糖的条件下，可以肌内注射地塞米松，每次 6mg，12 小时 1 次，共 4 次，以促进胎儿肺成熟。

（3）分娩方式：糖尿病本身不是剖宫产指征。选择阴道分娩者，应制订分娩计划，并在产程中加强母胎监测，适当放宽剖宫产指征。

（4）分娩期处理要点

1）制订产程计划。

2）加强母胎监测。

3）严密观察血糖和尿酮体的变化，及时调整胰岛素用量。剖宫产当日停用胰岛素，根据血糖和尿酮体，实行小剂量胰岛素静脉滴注。

4）大部分 GDM 产后不用胰岛素，PGDM 根据血糖调整。

5. 新生儿管理　新生儿常规查血糖，均应该视为高危儿管理，注意保暖，预防低血糖。

四、预防措施

（一）孕前咨询

糖尿病患者计划妊娠前，应该去内分泌科评估糖尿病病情严重程度以及治疗情况，如果可以妊娠，治疗最好换用胰岛素。同时去产科进行相关咨询。

（二）孕期保健

无论是 PGDM 还是 GDM，都属于高危妊娠，故应该加强孕期保健，进行医学营养治疗，定期检测血糖和酮体，及时诊治妊娠并发症。

（三）母婴随访

PGDM 产后归属于内分泌科继续随访治疗，GDM 者应继续加强生活方式的管理，定期体检。PGDM 和 GDM 的子代，是代谢异常的高危人群，故也应该加强体检和保健。

专家点评：PGDM 和 GDM 都属于高危妊娠，我国目前已经有专业相关指南，故应该尽力执行，做好孕前咨询、孕期管理、医学营养治疗和安全分娩，并加强母婴的远期随访。

（陈　倩）

第十三节　妊娠合并甲状腺功能异常

导读：甲状腺疾病好发于青壮年，故育龄妇女多见。无论甲状腺功能减退或亢进都对母胎存在近远期风险。在妊娠早期进行甲状腺疾病筛查非常必要。

一、妊娠期甲状腺疾病

妊娠期甲状腺疾病（thyroid disease during pregnancy）主要分为甲状腺功能减退（简称"甲减"）以及甲状腺功能亢进（简称"甲亢"）两种。

（一）妊娠期甲状腺激素产生和代谢的变化

妊娠期处于相对的碘缺乏状态，因为肾对碘清除率增加，胎儿生长需要碘，甲状腺代偿性从血液中摄取更多的碘，如果碘供给不足，就会出现甲状腺肿大。妊娠期间甲状腺结合球蛋白是非妊娠期的 $1.5\sim2$ 倍，导致总甲状腺素（total thyroxine，TT_4）和总三碘甲状腺原氨酸（total triiodothyronine，TT_3）增加，TT_4 可达非妊娠期的 $1.5\sim2$ 倍。hCG 与 TSH 有相同的 α 亚单位、相似的 β 亚单位和受体亚单位，所以对甲状腺细胞 TSH 受体有轻度刺激作用，因此，妊娠早期 hCG 与 TSH 呈"镜像关系"，妊娠中、晚期随 hCG 下降，TSH 水平逐渐回升。

胎儿在第 5 周时甲状腺组织开始出现，第 10 周开始有功能，第 12 周甲状腺有独立功能，胎儿血清中可以测到 T_3、T_4 和 TSH，直至妊娠第 26 周，胎儿甲状腺功能完整建立。因此，在早、中孕期胎儿的生长发育主要依赖于母体的甲状腺激素。

（二）病因及发病率

妊娠合并甲减发生率大约为 1%。美国妊娠期临床甲减的患病率是 $0.3\%\sim0.5\%$；国内报道的患病率是 1.0%。分为临床甲减和亚临床甲减。妊娠合并甲亢的发生率约为 1%，其中临床甲亢占 0.4%，亚临床甲亢占 0.6%。甲亢患者中 85% 诊断为毒性弥漫性甲状腺肿（又称 Graves 病）。甲状腺疾病绝大多数为自身免疫性疾病，少数可见于手术或放疗后继发性功能减退。

（三）妊娠期甲状腺疾病的高危因素

高危因素主要包括：育龄妇女、妊娠、既往有甲状腺病史、甲状腺疾病家族史、甲状腺自身抗体阳性、甲状腺肿大者、糖尿病者、患有其他自身免疫疾病者、甲状腺接受过治疗者、不育妇女等。

（四）对母胎的近远期影响

无论是甲状腺功能减退还是亢进，对母胎近远期均有影响。对母胎可造成不孕不育、流产、早产、妊娠并发症（如子痫前期、胎盘早剥、心功能衰竭等）风险增加；对胎儿而言，可增加流产、死胎、畸形、生长发育受限，以及远期智力发育迟缓等风险。如果甲亢未治疗或治疗欠佳的孕妇于分娩或手术应激、感染以及停药不当时，可诱发甲亢危象。

下面分别按照甲状腺功能减退症和甲状腺功能亢进症阐述。

二、甲状腺功能减退症

1. 临床表现　主要为全身疲乏、困倦、记忆力减退、便秘、言语慢、活动迟缓、头发稀疏、皮肤干燥、体温低等，严重者可以出现心脏扩大、心包积液、心动过缓等表现。妊娠期甲状腺功能减退者有时症状轻、不明显。

2. 诊治流程和治疗

（1）诊断：主要根据妊娠特异性促甲状腺激素和游离甲状腺素 4（free thyroxine，FT_4）参考范围诊断临床甲减和亚临床甲减。TSH 高于妊娠期参考值上限、FT_4 低于妊娠参考值下线，结合临床可诊断临床甲减。TSH 高于妊娠期参考值上限、FT_4 正常，结合临床可诊断亚临床甲减。TSH 正常，仅 FT_4 降低者为单纯低 T_4 血症。如果不能得到 TSH 妊娠期特异性参考范围，妊娠早期 TSH 上限的切点值可以通过以下 2 个方法得到：普通人群 TSH 参考范围上限下降 22% 得到的数值或者 4.0mU/L。

对于早孕期妇女建议进行 TSH、FT_4、甲状腺过氧化物酶抗体（thyroid peroxidase antibody，TPO-Ab）的检测，以期及早发现甲状腺疾病。

（2）治疗

1）无论是甲减合并妊娠还是妊娠期甲减，均加以孕妇有产科和内分泌科医师共同保健。主要治疗药物为左甲状腺素（levothyroxine，LT）。

2）妊娠期临床甲减的治疗目标是将 TSH 控制在妊娠期特异性参考范围的下 1/2。如无法获得妊娠期特异性参考范围，则可控制血清 TSH 在 2.5mU/L 以下。一旦确诊妊娠期临床甲减，应立即开始治疗，尽早达到上述治疗目标。临床甲减妇女妊娠前半期每 $2\sim4$ 周检测 1 次甲状腺功能。血清 TSH 稳定后可以每 $4\sim6$ 周检测 1 次。

3）妊娠期亚临床性甲状腺功能减退症（subclinical hypothyroidism，SCH）：根据血清 TSH 水平和

TPO-Ab 是否阳性选择妊娠期 SCH 的不同治疗方案（推荐级别 A）。TSH ＞妊娠期特异性参考范围上限（或 4.0mU/L），无论 TPO-Ab 是否阳性，均推荐 LT₄ 治疗。TSH ＞2.5mU/L 且低于妊娠期特异性参考范围上限（或 4.0mU/L），伴 TPO-Ab 阳性，考虑 LT₄ 治疗。TSH ＞2.5mU/L 且低于妊娠期特异性参考范围上限（或 4.0mU/L）、TPO-Ab 阴性，不考虑 LT₄ 治疗。TSH ＜2.5mU/L 且高于妊娠期特异性参考范围下限（或 0.1mU/L），不推荐 LT₄ 治疗。TPO-Ab 阳性，需要监测 TSH。TPO-Ab 阴性，无需监测。妊娠期 SCH 的治疗药物、治疗目标和监测频度与妊娠期临床甲减相同。LT 的治疗剂量可能低于妊娠期临床甲减，可以根据 TSH 升高程度，给予不同剂量的 LT₄ 治疗。

4）对病情以及化验指标控制满意者，可以按延期妊娠相关指南处理，控制不佳者个性化考虑分娩时机。分娩方式依据产科因素决定。注意及时发现胎儿窘迫，注意预防产后出血及产褥感染。

5）产后药物量可减至孕前量，妊娠期亚临床甲减者可停药。产后 6 周评估甲状腺功能。

6）新生儿出生后应查甲状腺功能。

3. 预防措施（保健要点含追踪、随访、转诊） 强调孕前咨询、孕早期筛查及时诊断，并及时转诊至内分泌科，进行联合保健。产后进行随访。

三、甲状腺功能亢进症

1. 临床表现 妊娠期甲亢症状与非孕期相同，主要表现为高代谢状态，比如易激动、怕热多汗、皮肤潮红、脉搏快、脉压 ＞50mmHg 等。体征常见皮温高、突眼、手震颤，严重者心律失常、心脏扩大。

2. 诊治流程和治疗

（1）依据病史、临床表现，并结合实验室检查进行诊断。主要是血清促甲状腺激素减低（＜0.1mU/L），FT₄ 或总 T₄ 升高。妊娠期甲状腺处于功能活跃状态，导致血清总甲状腺激素和总三碘甲状腺原氨酸增加。妊娠早期受 hCG 的影响，会造成一过性 TSH 下降，尤其是多胎妊娠者，会出现妊娠相关甲状腺毒症的表现，一般妊娠 12 周后消失。

（2）治疗

a. 妊娠相关甲状腺毒症与胎盘分泌高水平的 hCG 有关，治疗以支持疗法为主，纠正脱水和电解质紊乱。不主张给予抗甲状腺药物（antithyroid drug，ATD）治疗。如病情需要，可以考虑应用 β 受体阻滞剂。

b. 已患 Graves 病甲亢的妇女最好在甲状腺功能控制至正常并平稳后妊娠，以减少妊娠不良结局。除外单纯胎儿甲亢这种少见情况，控制妊娠期甲亢，不推荐 ATD 与 LT₄ 联合用药。因为这样会增加 ATD 的治疗剂量，导致胎儿出现甲状腺肿和甲减。

正在服甲巯咪唑（methimazole，MMI）或丙基硫氧嘧啶（propylthiouracil，PTU）的备孕妇女，如果妊娠试验阳性，可暂停 ATD 并立即检测甲状腺功能和甲状腺自身抗体。根据临床表现和 FT₄ 水平决定是否用药。有些患者在确诊妊娠后，可以停用 ATD。停药决定需要考虑到病史、甲状腺肿大小、疗程、孕前 ATD 剂量、最近甲状腺功能结果、TRAb 水平和其他临床因素。停药后，如果 FT₄ 正常或接近正常，可以继续停药。每 1～2 周做临床评估和 TSH、FT₄ 或 TT₄、T₃ 检测。如果 FT₄ 继续维持正常，妊娠中、晚期可每 2～4 周检测 1 次甲状腺功能。根据每次评估结果，决定是否继续停药观察。有些患者停药后，甲亢症状加重，FT₄ 或 TT₄、T₃ 升高明显，建议继续应用 ATD。妊娠早期优先选择 PTU，MMI 为二线选择。既往应用 MMI 的妊娠妇女，若在妊娠早期需要继续治疗，如可以应用 PTU，应该尽快转换成 PTU。MMI 和 PTU 的剂量转换比例为 1∶（10～20）。如果在妊娠早期之后需要继续 ATD 治疗，妊娠中、晚期是否将 PTU 改换为 MMI 没有明确推荐。

妊娠期监测甲亢的控制指标首选血清 FTT₄/TT₄。控制的目标是应用最小有效剂量的 PTU 或者 MMI，使血清 FT₄/TT₄ 接近或者轻度高于参考范围上限。妊娠期应用 ATD 治疗的妇女，建议 FT₄ 或 TT₄、T3 和 TSH 在妊娠早期每 1～2 周检测 1 次，妊娠中、晚期每 2～4 周检测 1 次，达到目标值后每 4～6 周检测 1 次。

（3）分娩期处理：原则上阴道分娩，注意产后出血及甲亢危象等并发症。产程中注意母胎监护。

（4）新生儿建议检查有无甲亢或甲减的症状和体征。

（5）如果产后仍需使用抗甲状腺药物，甲巯咪唑是哺乳期的首选药物。

3. 预防措施 甲亢患者应该在治疗满意，经评估后方可妊娠。在妊娠期间有产科和内分泌科医师联合保健治疗，属于高危妊娠，建议转至综合医院保健和分娩，产后进行远期随访。

（陈　倩）

第十四节　妊娠期合并常见肾脏疾病

导读：妊娠合并肾脏疾病，主要是合并慢
性肾病。目前应该遵从国际分期。孕前和妊
娠早期评估妊娠风险，孕中晚期注意并发症的
发生，并及时终止妊娠。

一、概述

随着对慢性肾脏病（chronic kidney disease，
CKD）理解程度的加深以及围产保健工作的完善，
孕前或孕期发现合并 CKD 的患者逐年增多。2008
年，Williams D 等在 *BMJ* 发表的综述性文章中认
为，1～2 期 CKD 在妊娠人群中的发生率约为 3%，
而 3～5 期患者的比率约为 1∶750。2012 年，肾脏
疾病 - 改善全球预后（Kidney Disease-Improving
Global Outcome，KDIGO）组织对 CKD 的定义进行
了更新，使得 CKD 所涵盖的范围更加广泛，这也
意味着妊娠女性中，存在基础 CKD 的患者比率进
一步增加。孕前合并 CKD 的女性是妊娠的高危人
群，其子痫前期的发生风险明显增高。而在 CKD
的基础上并发子痫前期，将严重影响新生儿预后，
并且可能加速母体基础肾脏疾病的进展。

KDIGO 组织对 CKD 的定义为，对健康有影响
的肾脏结构或者功能异常，持续时间 >3 个月。肾
脏功能损害的指标包括：①尿白蛋白水平异常（24
小时尿白蛋白定量≥30mg；白蛋白 / 肌酐的比值
≥30mg/g）。②尿沉渣异常。③肾小管疾病导致的
电解质和其他异常。④组织学证实的肾脏结构异
常。⑤影像学检查提示肾脏结构异常。⑥肾移植
病史。⑦估计肾小球滤过率（estimated glomerular
filtration rate，eGFR）降低 <60ml/（min·1.73m²）。

目前临床工作中通常使用肾脏疾病膳食改良
公式（modification of diet in renal disease，MDRD）
计算 eGFR 以评估肾脏功能。MDRD 纳入了患者
的年龄、种族、性别、血肌酐水平进行计算，能够
较好地反映 18～70 岁人群的肾功能。目前，基于
eGFR 进行的分期，与疾病的严重程度及并发症的

风险高低最为契合，也是应用最广泛的分期标准
（表 17-4）。

表 17-4　KDIGO 指南推荐的 eGFR 分期

分期	eGFR ml/（min·1.73m²）	定义
1 期	≥90	正常或增高
2 期	60～89	轻度下降
3a 期	45～59	轻 - 中度下降
3b 期	30～44	中 - 重度下降
4 期	15～29	重度下降
5 期	<15	肾衰竭

1. 妊娠期肾脏的生理性代偿　妊娠期间，肾
脏长度增加 1～1.5cm，体积增大 30%。增大的子
宫压迫以及平滑肌松弛可导致肾盂肾盏扩张，通
常右侧比左侧更显著。约 43% 的妊娠女性可发生
肾盂积水，且在晚孕期更为常见。扩张的集合系
统能够储存 200～300ml 尿液，导致尿液流速缓慢。
相比于非妊娠女性，无症状性菌尿的妊娠女性发
生肾盂肾炎的风险增加 40%。妊娠期间母体肾血
流量增加 80%，GFR 增加 50%，血浆肌酐浓度下降
20%。妊娠期间 GFR 增加使肾小球血流动力学和
肾小管功能发生改变，尿蛋白排泄量从 150mg/d 增
加至 260mg/d，妊娠期尿蛋白≥300mg/24h 则认为
异常。虽然临床已常规应用 PCR、ACR 筛查非妊
娠患者蛋白尿情况，但对于妊娠患者，24 小时尿蛋
白定量仍然是评估尿蛋白情况的金标准。

2. 妊娠对慢性肾病的影响　目前研究表明
CKD 1 期和 2 期患者妊娠导致的肾病进展较少见。
长期随访研究表明妊娠对肾功能接近正常 CKD
1 期和 2 期女性的肾脏疾病进展无不良影响。中
度肾功能受损的 CKD 3a 期女性妊娠期间血肌酐
升高的概率为 25%～38%，其中 30% 将持续至产
后 6 个月，10% 可能在此期间发展至终末期肾病
（end-stage renal disease，ESRD）。重度肾功能受损
的 CKD 3b 期及 4、5 期女性中，有 70% 在妊娠期
间发生肾功能下降，约 33% 在妊娠期间或者产后 6
个月内需要透析。除 CKD 分期外，慢性高血压和
蛋白尿的严重程度也是肾脏预后的重要指标。高
血压在妊娠期间发展会使妊娠期间肾功能恶化的
可能性增高 3 倍。蛋白尿通常反映肾功能受损程
度并对肾脏疾病进展有预测价值。

3. 慢性肾病对妊娠的影响　虽然肾功能正常

或轻度受损的慢性肾病女性通常妊娠结局良好，活产率可达 90% 以上，但合并 CKD 的女性仍为妊娠的高危人群。在一项纳入 13 项研究的 meta 分析中发现，孕前合并 CKD 的女性发生妊娠期高血压性疾病及孕产妇死亡的风险更高，其中并发子痫前期的风险较无肾脏合并症的女性增高 10 倍。就新生儿结局而言，合并 CKD 的女性早产、胎儿生长受限以及胎儿、新生儿死亡（5% vs. 2%）的发生风险更高。目前研究显示，对于大部分轻度肾功能受损的患者，如果血压控制良好，通常能够成功妊娠，而中重度肾功能受损则可能对胎儿结局造成严重威胁。合并 CKD 的女性，影响母儿预后最重要的因素是妊娠时的肾功能状态，即肾脏疾病的分期。随着分期的升级，母儿预后越不佳。

二、临床表现

慢性肾病的临床表现主要为高血压、下肢肿胀、尿少、乏力等表现，查体可发现水肿、贫血貌等。化验检查主要表现为蛋白尿、血红蛋白下降、血尿素氮、肌酐升高、肾小球滤过率降低，严重者可出现电解质紊乱等。

三、诊治流程和治疗原则

慢性肾病的诊断依从于肾内科专业医师的判断，必要时需要肾脏穿刺活检判断肾病的类型及严重程度。有关肾病的治疗无论是妊娠前、妊娠期间以及产后都由肾内科专业医师根据相关指标动态评估治疗方案。对于慢性肾病者，对于产科来讲，更主要的是与肾内科专业等医师联合评估和保健。

1. 预防妊娠前咨询 理想情况下，应该在妊娠前由产科医师及肾内科医师共同向所有 CKD 患者提供咨询，旨在评估病情并讨论妊娠过程可能出现的风险和结局。CKD 患者妊娠不良结局和肾功能下降风险有不确定性，应该充分告知。对胎儿发育有害的药物应该停用或者更换为孕期安全的药物。对于尿蛋白定量 <1g/d，肾功能正常，免疫学检查阴性并且血压正常者，通常妊娠及肾脏预后良好。

以下情况需推迟妊娠或不宜妊娠：①复发 / 缓解性疾病（例如狼疮性肾病、系统性血管炎）患者应该在疾病缓解至少 6 个月以上才考虑妊娠。②使用细胞毒性药物（如环磷酰胺）的患者应该避免妊娠。③严重高血压的患者需要了解妊娠期禁忌用药，并在妊娠前停药且控制血压稳定。④明显肾

功能不全（血肌酐浓度 >180μmol/L）的患者在肾移植前不建议妊娠。⑤ GFR <60ml/（min·1.73m^2），尤其是血压控制欠佳的糖尿病肾病女性不建议妊娠。⑥肾移植患者至少在移植 1 年且肾功能稳定后才计划妊娠。

2. 妊娠期监测指标 孕前合并 CKD 女性孕期应在具备完善检查设施的机构，由产科和肾内科专家根据具体病情制订个体化的产检方案，定期监测母儿情况：

（1）每次产检均应进行的检查：①血压。②尿常规。③尿蛋白阳性应行尿 PCR/ACR 或者尿蛋白定量，尿白细胞阳性应行尿培养。

（2）根据基础肾功能水平应该至少每 4~6 周检查：①血肌酐和尿素。②血红蛋白浓度。如果肾功能异常或者恶化，检查频率增加。

（3）确诊贫血后应该进一步检查血清铁、叶酸和维生素 B$_{12}$。

（4）晚期肾功能不全（血肌酐 >180μmol/L）的患者应该检查血清白蛋白、钙以及维生素 D。

（5）必要时行肾脏超声：肾功能突然下降、出现泌尿系统梗阻或结石症状时。

（6）出现血尿、蛋白尿、肾功能下降和 / 或高血压时如考虑原发性肾脏疾病进展，应进一步行免疫学检查。

（7）肾脏穿刺活检有助于明确原发性肾病的病因，妊娠期间进行肾脏穿刺活检应该严格把握指征：① CKD 或急性肾损伤患者出现无法解释的肾功能下降。②新诊断的肾病综合征。③系统性疾病或血管炎的特征表现。稳定的 CKD、非肾病范围内的蛋白尿、子痫前期或是妊娠 32 周后不建议行肾脏穿刺活检。

3. 妊娠合并 CKD 患者分娩时机选择 妊娠合并 1 期及 2 期 CKD 的女性，通常可妊娠至足月后分娩，其分娩时机决定于妊娠期间并发的产科相关疾病情况。对于 3 期以上 CKD 患者，由于不良妊娠结局的风险明显增高，且需考虑产后肾功能恢复情况，需根据患者肾病类型、妊娠期并发症等多种因素制订个体化的分娩方案，以期获得良好的母婴结局。

四、预防措施

慢性肾病的孕妇属于高危妊娠人群，分级高级别的应该转诊治上级医院保健和分娩，多学科进行评估和随访。

专家点评：慢性肾病者应该在专业医师评估后妊娠，并在妊娠期间进行动态评估，多学科专业医师联合保健治疗。

（陈　倩）

第十五节　妊娠期肝病

导读：妊娠期间特有的肝病为妊娠肝内胆汁淤积症和妊娠期急性脂肪肝，两种疾病对母胎都有非常大的风险，甚至会导致母胎死亡。由于发病机制尚不清楚，故及时发现及处治是非常重要的。

妊娠期间特有的肝病常见为妊娠肝内胆汁淤积症和妊娠期急性脂肪肝，前者在中国具有明显的地域性，后者属于妊娠急危重症，两者都会增加母胎风险，甚至危及生命。由于两种疾病的不同特点，在本章节内将分开阐述。

一、妊娠期胆汁淤积症

（一）概述

妊娠期肝内胆汁淤积症（intrahepatic cholestasis of pregnancy，ICP）是发生在妊娠中、晚期的特有的妊娠并发症，在我国具有明显的地域性，主要发生在长江流域，世界上智利和瑞典发病率较高。这种疾病主要的风险是对围产儿造成早产、宫内缺氧，甚至胎死宫内；相对而言对母体风险不大。由于其地域性特点，相关指南建议加强对区域性人群的筛查。

1. 病因　目前为止，妊娠肝内胆汁淤积症的明确病因尚不十分明晰，相关研究显示可能与雌激素、遗传、免疫和环境等因素相关。

（1）雌激素：该疾病从流行病学调查结果显示，其容易发生在高雌激素水平的状态与时期，比如妊娠中晚期、多胎妊娠、口服避孕药史以及卵巢过度刺激综合征病史者。

1）可以使 Na^+-K^+-ATP 酶活性下降，导致胆汁酸代谢异常。

2）造成肝脏细胞膜中的胆固醇和磷脂比例升高，胆汁流出障碍。

3）改变肝脏细胞的蛋白质合成，导致胆汁回流受阻。

（2）遗传和环境：流行病学显示 ICP 具有明显的家族聚集性和复发性；具有明显的地域性；发病与季节相关，冬季比较高发。

2. 对母胎的风险

（1）对孕产妇的风险：相对于对胎儿的风险，对孕产妇的风险低一些。但当伴有严重的脂肪性腹泻时，会造成脂溶性维生素 K 吸收的障碍，导致凝血功能的下降，从而增加产后出血的风险。

（2）对胎儿的风险：由于胆盐在胎盘内的沉积，造成母胎气体和物质交换功能的降低，胎儿缺氧甚至胎死宫内的风险明显增加，尤其是在重度 ICP 的患者。此外，也增加早产、羊水粪染、新生儿窒息、新生儿颅内出血等的概率。

（二）高危因素

1. 有慢性肝胆疾病者，如肝炎、非乙醇性肝硬化、胆道系统疾病（如胆结石和胆囊炎）、有口服避孕药诱导的肝内胆汁淤积症患者等。

2. 有 ICP 家族史。

3. 既往妊娠有 ICP 病史者，其再发率明显增加，为 40%～70%。

4. 双胎妊娠。

5. 生殖辅助技术妊娠。

（三）临床表现

1. 症状

（1）皮肤瘙痒：一般为首发症状，而且不伴有皮肤损伤的瘙痒是 ICP 的特点。70% 在妊娠晚期出现，平均发病孕周为妊娠 30 周，也有少数在妊娠中期出现。初起部位为肢体远端如手掌、脚掌，以后延及脐周、躯干、面部；程度不一，多以夜间为著。分娩后 24～48 小时瘙痒症状多消失。

（2）少数孕妇可以出现轻微的消化道症状，比如恶心、呕吐、食欲缺乏、腹痛、腹泻、脂肪痢等。

2. 体征

（1）皮肤黄染（黄疸）：一般在瘙痒出现 2～4 周内 10%～15% 患者出现轻度黄疸，多不随孕周的增加而加重，大约在分娩后 1～2 周内消退。

（2）皮肤抓痕：ICP 无原发性皮损，但因严重的皮肤瘙痒，可以出现皮肤的条形抓痕。

3. 辅助检查

（1）血清总胆汁酸测定：血清胆汁酸（total bile acid，TBA）水平是 ICP 的重要实验室证据，同时也是疾病严重程度分期以及治疗效果观察的重要指标。空腹血清 TBA≥10μmol/L 伴有皮肤瘙痒是 ICP 的主要诊断依据。同时也认为 TBA 增高，伴有或不伴有肝酶水平升高都支持 ICP 的诊断以及严重程度的判定。

（2）肝功能测定：丙氨酸转氨酶、门冬氨酸转氨酶轻 - 中度升高，前者比后者敏感。部分患者 γ- 谷氨酰转移酶升高，血清胆红素水平轻度升高，主要以直接胆红素水平升高为主。肝功能一般在产后 4～6 周后恢复正常。

（3）病毒学检查：主要用于排除病毒感染，如肝炎病毒、EB 病毒及巨细胞病毒等。

（4）影像学检查：一般肝脏超声无特异性改变，主要用于鉴别其他肝胆系统疾病。

4. ICP 临床分度（国内指南 2015 版）

（1）轻度：血清总胆汁酸≥10～40μmol/L，临床表现以皮肤瘙痒为主，无明显其他症状。

（2）重度：血清总胆汁酸≥40μmol/L，临床症状瘙痒严重；伴有其他情况，比如双胎妊娠、妊娠高血压综合征、复发性 ICP、曾因 ICP 致围产儿死亡者；早发型 ICP 等。

5. 鉴别诊断　ICP 主要是与病毒性肝炎、急性脂肪肝、子痫前期肝脏损害，以及以瘙痒为主要症状的皮肤疾病，比如妊娠痒疹、过敏、尿毒症性瘙痒、其他皮肤病等相鉴别。

（四）诊治流程和治疗原则

治疗原则主要以对症治疗、改善肝脏功能，降低血清胆汁酸，在严密监护下延长妊娠时限，必要时终止妊娠。

1. 加强孕产期保健及母胎监护　ICP 是属于妊娠并发症，尤其是对胎儿风险较大。对于 ICP 孕妇，应加强围产期保健及治疗，必要时收治入院观察治疗。住院治疗的指征包括≥39 周的轻度 ICP、>36 周的重度 ICP、ICP 伴有先兆早产者、伴有产科并发症或有其他情况需立即终止妊娠者。

对胎儿的监测，推荐采用计数胎动、电子胎心监护以及超声检查等方法。要教会并强调孕妇自我计数胎动的重要性，因为胎动是评估胎儿宫内状况的最简便的方法，如果胎动明显减少甚至消失是胎儿缺氧的危险信号，应该立即主动就诊。妊娠 32 周后建议每周进行胎心监护检查，重度 ICP 者建议每周 2 次，了解胎心基线、基线变异、胎动后胎心的变化以及有无减速等。超声检查可以了解胎儿结构、胎儿大小，还应该评估羊水量、脐动脉，必要时大脑中动脉血流变化可以帮助预测围产儿预后等，频次与胎心监护一致。应向患者告知监测手段的局限性，以及无征兆胎死宫内的可能性。

2. 一般对症处理　适当注意休息，低脂、易于消化饮食。加强其他伴随疾病的治疗。夜间瘙痒严重者可以使用镇静药物。每 1～2 周或根据具体情况复查肝脏功能和血清胆汁酸水平。对于长期严重瘙痒者，同时要加强心理支持治疗。

3. 降低血清胆汁酸　治疗目的是减轻孕妇症状、改善肝脏指标和围产儿预后。常用的药物为熊脱氧胆酸和 S- 腺苷蛋氨酸。熊脱氧胆酸为一线药物，常用剂量为每天 1g，或 15mg/（kg•d）分 3～4 次口服，7～10 天为一疗程；疗效不好且无明显副作用者，可加大剂量每天 1.5～2.0g。绝大多数服用后症状可缓解、血清胆汁酸数值下降。如果治疗效果不佳，可以换用二线 S- 腺苷蛋氨酸或联合使用，用药方法为口服或静脉用药，用量为每天 1g，12～14 天为一疗程。联合治疗方案为熊脱氧胆酸 250mg 每天 3 次口服，S- 腺苷蛋氨酸 500mg 每天 2 次静脉滴注，主要用于重度、进展性、难治性 ICP。

4. 其他治疗

（1）保肝治疗。

（2）有早产风险者，应促胎肺成熟。

（3）改善症状，主要是针对皮肤瘙痒严重者，可以使用炉甘石液外用、抗组胺药等。

（4）如果患者伴发严重脂肪痢或凝血酶原时间延长，注意补充维生素 K，每天 5～10mg，口服或肌内注射均可。

5. 产科处理　由于 ICP 增加胎死宫内的风险，所以评估终止妊娠的时机和方式非常重要。

（1）终止妊娠时机：轻度 ICP 者，建议在加强母胎监护的前提下，妊娠 38～39 周终止妊娠。因为血清胆汁酸≥40μmol/L 是围产儿不良预后的指标，故重度 ICP 者建议妊娠 34～37 周之间终止妊娠，但具体要结合患者的治疗效果、胎儿状况以及其他并存疾病等综合评估决定。

（2）分娩方式：ICP 本身不是剖宫产的指征，但产程中应加强胎儿的监测，尤其是产程初期应常规行缩宫素激惹试验（oxytocin challeng test，OCT）或宫缩应激试验（contraction stress test，CST）。并做好新生儿复苏的准备工作。若存在胎儿窘迫征象，应放宽剖宫产指征。①阴道分娩指征：轻度 ICP；无其他产科剖宫产指征者；孕周 <40 周。②剖宫产指征：重度 ICP；既往有 ICP 病史并存在与之相关的死胎、死产、新生儿窒息或死亡史；胎盘功能严重下降后高度怀疑胎儿窘迫；合并双胎或多胎、重度子痫前期等；存在其他阴道分娩禁忌证。

（五）预防措施

由于ICP具有明显的地域性特点，故在高发地区要加强对于ICP的筛查，建议在妊娠28～30周进行总胆汁酸水平和肝酶的测定，正常者也应在3～4周后复查。即使胆汁酸水平正常，但是存在无法解释的肝功能异常也应密切随访。目前人员流动性较大，也要注意排查ICP。无瘙痒症状及非ICP高危孕妇，也建议在32～34周常规检测总胆汁酸水平和肝酶水平。对于ICP患者，要列入高危管理范畴之内，重症ICP应转诊至有新生儿救治条件的助产机构治疗及分娩。

二、妊娠期急性脂肪肝

（一）概述

妊娠期急性脂肪肝是妊娠中晚期的一种急危重症，对母胎风险都比较大，临床上以急性肝功能衰竭为主要表现，发病率不高。但起病急，进展快，病情危重。该疾病发生机制尚不十分清楚，有人认为是特发性的胎盘源性疾病，主要表现在线粒体脂肪酸氧化异常。妊娠期激素水平的变化（比如雌激素、肾上腺皮质激素、生长激素等）可导致脂肪酸代谢障碍、游离脂肪酸蓄积，从而诱发急性脂肪肝；此外，病毒感染、药物、遗传因素等也可以损害胎儿的线粒体脂肪酸氧化。流行病学资料显示，该疾病在初产妇、多胎妊娠及男性胎儿的孕妇中多发。

妊娠期急性脂肪肝好发于妊娠晚期，由于肝脏功能的严重损害甚至衰竭，对孕产妇可导致肝功能异常、凝血功能障碍、肾功能损害，甚至多器官衰竭危及生命。对胎儿及新生儿来讲，可导致早产、宫内缺氧、死胎、新生儿窒息、新生儿死亡等。

（二）临床表现

1. 症状及体征　妊娠期急性脂肪肝临床症状往往不特异，主要表现为妊娠晚期的持续性消化道症状，比如恶心、呕吐、食欲减退、疲倦、喜食凉性食物、上腹疼痛等。严重者精神差，可出现进行性黄疸、意识障碍、肺水肿、肝性脑病。胎儿可出现胎心异常、死胎等。

2. 辅助检查

（1）化验室检查

1）肝功能：转氨酶轻-中度升高，碱性磷酸酶及胆红素明显升高，甚至出现酶胆分离现象。血糖低，严重者血氨升高。

2）凝血功能：凝血时间延长、纤维蛋白原降低、血小板减少、白细胞升高等。

3）肾功能：严重者可出现肾功能损害甚至衰竭。

（2）影像学检查：超声检查提示肝脏实质弥漫性回声增强，俗称"亮肝"。CT检查提示肝脏密度降低、脂肪变性。影像学检查特异性并不强，有一定的假阴性率，且早期病例影像学改变可能不明显。

（3）肝穿刺活检：病理主要表现为弥漫性肝细胞小泡样脂肪变性，炎症和坏死并不明显。

3. 鉴别诊断　主要是与病毒性肝炎、妊娠肝内胆汁淤积症、HELLP综合征等鉴别。病毒性肝炎血清病毒标志物为阳性伴转氨酶明显升高；HELLP综合征是子痫前期的严重阶段，无明显氮质血症；而妊娠肝内胆汁淤积症者表现为皮肤瘙痒伴胆汁酸升高，一般缺乏消化道症状。

（三）诊治流程和治疗原则

由于妊娠期急性脂肪肝临床症状不典型，容易与妊娠期的一些"生理性"症状混淆，所以，当出现类似症状时，应该提高警惕，注意辨别和排除妊娠期急性脂肪肝，因为该疾病起病急、进展快、病情危重，对母胎危害较大，甚至危及生命。所以，有鉴别意识、及早诊断、及时处理是非常重要的。一旦确诊此病，应该在加强支持治疗的同时，及早终止妊娠。

1. 产科处理　尽早终止妊娠是改善母儿预后的关键。如果没有临产或短期不能经阴道分娩者，应该在改善凝血功能后尽快剖宫产。并作好抢救新生儿的准备。

2. 对症支持疗法　该疾病以肝功能损害甚至衰竭为主要表现，故应积极多学科进行支持疗法，补充能量及蛋白质；积极纠正凝血功能，预防产时和产后出血；监测血糖，防止低血糖发生；预防感染；危重患者进行人工肝、静脉血液滤过方法治疗肝功能衰竭、肾衰竭和感染等并发症。

（四）预防措施

在围产保健过程中关注孕妇的主诉，及时诊断和鉴别是非常重要的，也是非常关键的。由于对母胎危害大，需要多学科联合救治，在可能的情况下尽快将患者转诊至有重症监护病房（intensive care unit, ICU）和NICU的综合医院。

专家点评： 妊娠期急性脂肪肝是产科危急重症，由于临床症状不典型，容易被忽略，故应加强诊断和鉴别诊断此疾病的意识。

（陈　倩）

第十六节 妊娠合并贫血

导读:妊娠期间血液系统有相应的动态变化趋势,但随着孕妇血容量的增加,母胎营养物质需求量的增加,如果不重视孕期营养,营养性贫血比例会增加。贫血本身会增加不孕不育的风险,妊娠期也增加流产、早产、低体重儿、心功能不全、产后出血等风险。

妊娠期间血液系统有相应的动态变化,但随着孕妇血容量的增加、母胎营养物质需求量的增加,血浆增加多于红细胞的增加,从而会造成血液稀释,呈现"生理性"贫血状态。但目前妊娠期贫血的标准已经与非孕期相同。贫血是妊娠期及产后常见的疾病,主要包括缺铁性贫血、巨幼细胞贫血、再生障碍性贫血,此外还有地中海贫血等。贫血会增加母胎的风险。一方面其增加不孕不育的概率,增加流产、早产、死胎风险;孕产妇对妊娠、分娩、手术和麻醉的耐受能力降低;严重贫血可以因心肌缺血缺氧导致贫血性心脏病,增加心功能不全的可能;贫血会降低抗失血能力,容易发生失血性休克;严重贫血可致孕产妇抵抗力下降,容易发生感染;严重贫血也是孕产妇死亡的主要原因和诱因。另一方面,中重度贫血可导致胎儿生长受限、胎儿结构异常、宫内缺氧、低体重等,对后代远期发育也有明确的负面影响。下面将按照常见的贫血疾病分别介绍。

(一)缺铁性贫血

缺铁性贫血是妊娠及产后最常见的贫血,约占妊娠期贫血的95%。

1. 常见原因及高危因素 主要是摄入铁不足,当妊娠进展到中晚期,母胎对铁的需求量明显增加。妊娠期血容量增加需要铁650~750mg,胎儿生长发育需要铁250~350mg,故妊娠期间额外需铁量1 000mg。而且妊娠中晚期孕妇对铁的最大吸收率大约为40%,在常规饮食的情况下,仍不能满足需求。如果孕妇对铁摄入不足或存在吸收障碍,则将首先消耗体内的储存铁,导致缺铁性贫血。经济状况不佳、既往有月经过多等慢性失血疾病史、长期偏食、妊娠早期呕吐严重、多胎妊娠、消化系统功能紊乱等是缺铁性贫血的高危因素。

2. 诊治流程和治疗原则

(1)诊断:主要依据病史、临床表现和实验室检查结果。

1)病史。

2)临床表现:轻者无明显症状,可有皮肤、口唇黏膜和眼睑结膜稍苍白;严重者可有乏力、头晕、心悸、气短、食欲缺乏、腹胀、腹泻等症状,体征上,皮肤黏膜苍白、皮肤毛发干燥,严重者可出现口腔炎或舌炎等。

3)实验室检查

a. 血常规:血红蛋白(hemoglobin,Hb)、平均红细胞体积(mean corpuscular volume,MCV)、平均红细胞血红蛋白含量(mean corpuscular hemoglobin,MCH)和平均红细胞血红蛋白浓度(mean corpuscular hemoglobin concentration,MCHC)均降低。常表现为Hb<110g/L,MCV<80fl,MCH<26pg,MCHC<30%,网织红细胞正常或减少,白细胞和血小板数量正常。血涂片表现为小细胞低色素性贫血。

b. 铁代谢指标:血清铁蛋白是一种稳定的糖蛋白,不受近期铁摄入影响,能较精确反映铁储存量,是评估铁缺乏最有效和最容易获得的指标。血清铁蛋白<20μg/L诊断为缺铁性贫血(iron deficiency anemia,IDA);<30μg/L提示铁耗尽的早期。有条件的医疗机构对所有孕妇建议检测血清铁蛋白。但是机体感染时该指标也会升高,需要鉴别。血清铁、总铁结合力(total iron binding capacity,TIBC)和转铁蛋白饱和度均属不可靠铁储存指标。此外,当组织铁储存减少时,血清锌原卟啉水平升高,其不受血液稀释影响,炎症和感染对其影响也较小。

c. 骨髓象:呈小细胞低色素性贫血。红系造血呈轻度或中度活跃,以中幼红细胞和晚幼红细胞增生为主,骨髓铁染色可见细胞内外铁均减少,以细胞外铁减少明显,铁粒幼红细胞<15%。

(2)鉴别诊断:由于缺铁性贫血是妊娠期间最常见的贫血类型,临床上经常是边排查原因边进行补铁治疗。但是,如果铁剂治疗无效的情况下,应进一步排查是否存在吸收障碍、依从性不良、失血、叶酸、维生素B_{12}缺乏等原因。必要时建议孕妇内科、外科等会诊。此外,在我国广东、广西、海南、湖南、湖北、四川及重庆等地区,均是地中海贫血的高发地区,建议首次产检时就要筛查地中海贫血。

(3)治疗原则:补充铁剂和纠正缺铁性贫血的原因。一般性治疗包括增加营养和食用含铁丰富的饮食,对胃肠功能紊乱等人群给予对症性治疗。

由于妊娠期母胎对铁的需求量增加，孕期营养状态的评估与咨询非常重要。

1）补充铁剂：对轻度 - 中度缺铁性贫血者，妊娠期以口服铁剂为主，辅以维生素 C 加强对铁剂的吸收，同时改善饮食，进食含铁丰富的食物。膳食铁中 95% 为非血红素铁。含血红素铁的食物有红色肉类、鱼类及禽类。水果、土豆、绿叶蔬菜、菜花、胡萝卜和白菜等含维生素 C 的食物可以帮助铁吸收。注意有些食物可能抑制铁的吸收，比如牛奶及奶制品、谷物、高精面粉、豆类、坚果、茶、咖啡、可可等。常用的口服铁剂药物有硫酸亚铁、琥珀酸亚铁、多糖铁复合物、枸橼酸铁铵等。如果血红蛋白低于 70g/L，或因严重胃肠道反应不能耐受口服铁剂者，依从性不良或口服铁剂无效者可以选择注射铁剂。注射铁剂可选择蔗糖铁、右旋糖酐铁、山梨醇铁等，需要深部肌内注射或静脉滴注。要注意过敏反应的鉴别和处理。目前注射性铁剂大多应用于产后缺铁性贫血者。注射铁剂的禁忌证包括注射铁过敏史、妊娠早期、急慢性感染和慢性肝病等。

需要注意的是治疗疗程。诊断明确的缺铁性贫血的孕妇每天应该补充元素铁 100~200mg，治疗 2 周后需要复查 Hb 评估疗效。通常 2 周后 Hb 水平回升。为保证体内铁储备的恢复，一般疗程在 4 个月以上。口服铁剂建议进食前 1 小时口服铁剂，与维生素 C 共同服用以增加铁的吸收率。注射铁剂的用量依据以下公式：总注射铁剂的用量（mg）= 体重（kg）×（Hb 目标值 − Hb 实际值）（g/L）× 0.24 + 储存铁量（mg）；储存铁量 = 500mg。

2）输血：一般 Hb 低于 70g/L，可以考虑输血。如果接近孕产期或短期需要剖宫产终止妊娠者，建议少量、多次输注浓缩红细胞。但要注意贫血孕妇心功能问题，避免加重心脏负担诱发急性左心衰竭。

3. 预防措施　由于妊娠期特有的生理性变化以及分娩失血的风险，妊娠期纠正贫血非常重要，应该强调妊娠中晚期开始补铁，及时发现缺铁性贫血并加以纠正，必要时应邀请血液科、营养科、输血科等会诊联合治疗。严重贫血者，应及时转诊上级医院，以降低围产期风险。

（二）巨幼细胞贫血

1. 常见原因及高危因素　巨幼细胞贫血（megaloblastic anemia）的原因是由于叶酸或维生素 B_{12} 缺乏引起的 DNA 合成障碍导致的贫血。国内报道发病率大约为 0.7%。占贫血种类的 7%~8%。当叶酸或维生素 B_{12} 缺乏时，导致细胞 DNA 合成障碍，全身多种细胞和组织均可受累，其中以造血系统最为明显，特别是红细胞系统，使红细胞核发育处于幼稚状态，形成巨幼细胞，但其寿命较正常红细胞明显短，从而导致贫血。以叶酸缺乏更常见，少数为维生素 B_{12} 缺乏所致。巨幼细胞贫血对母胎的影响与其他贫血一致。

常见的原因包括：

（1）来源缺乏或吸收不良：孕期主要见于长期严重偏食、挑食、肠道吸收障碍者。不当的烹饪方式也会使食物中的叶酸丢失。

（2）妊娠期对叶酸的需要量增加，由非孕期每天 180μg 增至 400μg；另外，受体内增多的雌、孕激素影响，胃肠道对叶酸的吸收减少。

（3）叶酸排泄增多：尿中排出量增加，叶酸在肾内廓清加速，肾小管再吸收减少。

2. 诊治流程和治疗原则

（1）诊断：巨幼细胞贫血的特征为外周血呈大细胞正血红蛋白性贫血。

（2）病史。

（3）临床表现：表现为轻者无明显症状，多有乏力、头晕、心悸、气短、皮肤黏膜苍白等贫血表现，严重者有消化道症状和周围神经炎症状，比如手足麻木、针刺、冰冷等感觉异常和行走困难等。

（4）实验室检查

1）外周血象为大细胞性贫血，血细胞比容降低，平均红细胞体积 >100fl，平均红细胞血红蛋白含量 >32pg。还可以表现为大卵圆形红细胞增多，中性粒细胞体积增大，核肿胀，网织红细胞减少，血小板通常减少等。

2）骨髓象呈典型的"巨幼变"，不同成熟期的巨幼细胞系列占骨髓细胞总数的 30%~50% 可肯定诊断。红细胞系统呈巨幼细胞增生，核染色质疏松，可见核分裂。

3）叶酸和维生素 B_{12} 测定：血清叶酸值 <6.8mmol/L，红细胞叶酸值 <227nmol/L 提示叶酸缺乏。若叶酸值正常，应测血清维生素 B_{12} 值，若 <74pmol/L 提示维生素 B_{12} 缺乏。

3. 鉴别诊断　主要根据外周血红细胞形态、骨髓象以及叶酸、维生素 B_{12} 测定值等，与其他贫血加以鉴别。

4. 治疗原则

（1）加强孕期营养指导，主要补充叶酸和维生

素 B_{12}。改变不良的饮食习惯，多食用新鲜的蔬菜、水果、瓜豆类、肉类、动物肝脏等。目前共识指出孕前及妊娠早期补充叶酸来预防开放性神经管畸形，由于人体生理代谢的需求以及孕期需求量的增加，妊娠中晚期以及哺乳期仍需要注意补充叶酸等重要营养素。

（2）补充叶酸：口服叶酸 15mg/d，可分次服用。若胃肠道吸收不良，可肌内注射叶酸 10～30mg/d，直至血象完全恢复正常。

（3）补充维生素 B_{12}：若维生素 B_{12} 缺乏，可肌内注射维生素 B_{12} 100～200μg/d，通常治疗 3～6 天即有显著改善。在补充叶酸和维生素 B_{12} 后贫血症状多可明显改善，若效果不佳时应注意混合性贫血的存在，需同时补充铁剂和维生素 C。

（4）输血：如果血红蛋白低于 70g/L，可以考虑少量、多次输血。

（5）不宜产程过长，防治产后出血，预防感染。

5. 预防措施　加强孕期合理均衡营养。及时发现贫血，并明确贫血原因，对因、对症治疗。严重者应转送至上级医院诊治。

专家点评：妊娠期贫血，特别是营养性贫血可以通过包括孕前、孕期进行干预性补充铁剂、叶酸，加强饮食指导等措施进行干预，从而得到有效预防和控制。

（陈　倩）

第十七节　妊娠合并感染

导读：妊娠合并感染，比较多见的为妊娠合并肝炎、妊娠合并梅毒、妊娠合并 HIV 感染，这些感染性疾病可通过胎盘进行母胎垂直传播，从而增加胎儿及子代远期风险。

一、妊娠合并肝炎

妊娠期间，作为人体重要的消化器官的肝脏也有非常明显的代偿功能，其负担加重，表现可有轻微的肝功能变化；由于血液稀释作用，转氨酶及胆红素水平略下降，但碱性磷酸酶水平增高，至孕晚期高至正常人群的 3 倍；血清白蛋白水平轻度降低，约半数血清总蛋白低于 60g/L；纤维蛋白原较非孕时增高近一倍，凝血因子也增加，但凝血酶原时间正常。肝及胆囊形态通常无明显改变。肝脏如果受到病毒、出血以及药物等影响，会导致其功能明显受损。

病毒性肝炎（hepatitis）是由肝炎病毒引起的以肝脏损害为主的传染性疾病，病毒来源包括甲型肝炎病毒、乙型肝炎病毒、丙型肝炎病毒、丁型肝炎病毒、戊型肝炎病毒，近年来发现了庚型肝炎病毒以及出血传播肝炎病毒等。妊娠合并肝炎的总体发生率为 0.8%～17.8%，在我国主要以乙型肝炎为主，重症肝炎是导致孕产妇死亡的主要原因之一。

除乙型肝炎病毒为 DNA 病毒外，其余均为 RNA 病毒。其传播途径主要以消化道、血液、体液等传播为主。营养不良、体质差、免疫缺陷性疾病状态、卫生条件不良、妊娠期等都是肝炎的易感因素。

（一）肝炎对母胎的影响

1. 对母体的影响　主要表现在加重早孕反应、增加流产、早产、死胎等风险。是子痫前期的高危因素，病情严重者，可导致低蛋白血症、凝血功能障碍，导致产后出血。肝功能衰竭者，危及生命。

2. 对胎儿的影响　肝炎可导致流产、早产及低体重儿。特别需要重视的是肝炎病毒可通过胎盘导致母胎垂直传播，造成子代风险。比如甲型肝炎一般是经消化道传播，不能通过胎盘，但分娩过程中接触母体的血液可以导致新生儿感染。乙型肝炎主要通过胎盘垂直传播、产时及产后三种传播途径。丙型肝炎患者 HCV-RNA 滴度高以及妊娠晚期感染丙型肝炎时增加母胎垂直传播的风险等。丁型肝炎传播方式与乙型肝炎近似。戊型肝炎传播方式则与甲型肝炎近似。

（二）妊娠对病毒性肝炎的影响

妊娠期间营养需求量增加，加上内分泌的改变，使肝脏负担增加，可使病毒性肝炎病情加重，因此，孕期重型肝炎的发生率较非孕期高。

（三）临床表现

妊娠期肝炎与非妊娠期临床表现相近。

1. 甲型肝炎　潜伏期平均 2～7 周，主要传播途径是通过消化道传播。临床表现为急性起病，畏寒、发热、食欲减退、恶心、乏力、肝大，肝功能异常，部分患者出现黄疸。

2. 乙型肝炎　临床表现多样化，可成为乙肝病毒携带者，或发展成慢性肝炎和肝硬化，甚至肝癌。潜伏期 6～20 个月。孕期感染乙肝可通过垂直传播或接触传播给胎儿或新生儿。

3. 丙型肝炎　潜伏期 2～26 周,主要经血液和血制品传播,是输血后肝炎的主要原因,其次为性接触及家庭内密切接触传播,母婴传播率很低。

4. 丁型肝炎　潜伏期 4～20 周,丁型肝炎病毒是一种小的缺陷病毒,须与乙肝病毒共生才能复制。传播途径与乙肝相似,孕期少见。

5. 戊型肝炎　传播途径及临床表现与甲肝相似。潜伏期 2～8 周,无慢性肝炎及慢性戊型携带者。孕期感染戊肝易发生重型肝炎,须引起重视。

（四）诊断

（1）病史:询问是否有与病毒性肝炎接触的病史,6 个月内是否有输血史、注射血液制品史。

（2）临床表现:肝炎患者多有消化道症状,且难以用其他原因解释,多表现为食欲减退、恶心、呕吐、腹胀、肝区不适。也可出现全身症状,比如乏力、畏寒、发热、皮肤黄染、尿色黄。体格检查时可以发现巩膜及全身黄染、肝区叩痛,肝脏增大,但妊娠期由于增大子宫的影响,肝脏大小不易触及。

（3）实验室检查:是诊断肝炎分型及严重程度的重要项目。

1）病毒学检测

a. 甲型肝炎:主要检测血清甲型肝炎 HAV 抗体及血清 HAV-DNA。HAV-IgM 阳性则代表近期感染,HAV-IgG 阳性出现在急性期后期及恢复期。

b. 乙型肝炎:HBsAg 是乙型肝炎病毒感染的特异性标志,见于乙型肝炎患者和无症状乙肝病毒携带者;HBsAb 显示曾经感染乙型肝炎病毒,或者接种过乙肝疫苗,说明体内产生免疫力;HBeAg 显示体内乙肝病毒的复制,其滴度的差异反映传染性的强弱;HBeAb 显示体内乙肝病毒复制趋于停止,传染性明显减低;HBeAb-IgM 阳性出现在乙型肝炎的发病早期,显示体内乙肝病毒的复制;HBeAb-IgG 阳性主要出现于乙型肝炎恢复期或慢性病期。

c. 丙型肝炎:HCV-IgG 阳性只能证明感染史,必要时检查 HCV-RNA。

d. 丁型肝炎:常伴随乙肝病毒的感染,需要检测丁型肝炎病毒抗体。

e. 戊型肝炎:戊型肝炎病毒抗原检查较为困难,需要反复检测。

2）其他指标

a. 肝功能检查包括血清谷丙转氨酶、天门冬氨酸转氨酶、胆红素、血浆蛋白等。出现"胆酶分离"时,则提示重型肝炎的肝细胞坏死,预后不良。

b. 血常规、尿常规、凝血功能等。凝血酶原时间活动度 <40% 也是诊断重型肝炎的重要指标之一。

（4）影像学检查:肝脏超声是必查项目,同时注意邻近器官,比如胆囊、胆道、胰腺等。必要时可行磁共振检查。

（5）妊娠期重型肝炎的诊断要点:妊娠是特殊生理时期,肝脏负担加重,容易发生重症肝炎。特点为消化道症状明显,黄疸迅速加深,肝进行性缩小,有肝臭气味,出现精神神经症状如嗜睡、烦躁不安、神志不清,甚至昏迷。肝功能明显异常,酶胆分离,血清总胆红素值 >171μmol/L（10mg/dl）或者每天上升 17.1μmol/L,凝血功能障碍,全身出血倾向,凝血酶原时间活动度 <40%,以及急性肾衰竭（肝肾综合征）等。

（五）鉴别诊断

1. 妊娠剧吐　虽然孕妇有恶心、呕吐、肝功能异常,但往往肝转氨酶轻度升高,黄疸轻微,尿酮体阳性,经过补液纠正酸碱平衡、水电解质紊乱后,症状迅速好转,肝炎病毒血清学检查无异常。

2. 妊娠肝内胆汁淤积症　妊娠 28 周前后出现全身瘙痒,随后出现黄疸,无明显消化道症状,一般情况良好。胆汁酸明显升高是本病的特点,血清直接胆红素升高,肝转氨酶正常或轻度升高。

3. 子痫前期　可引起肝损害,甚至出现以"溶血、肝功能异常、血小板减少"为表现的 HELLP 综合征。肝区可有不适或胀痛感,肝转氨酶轻度 - 中度升高,胃肠道症状不明显,终止妊娠后肝功能迅速恢复,且肝炎病毒学指标阴性。

4. 妊娠期急性脂肪肝　属于产科危急重症之一,常在妊娠晚期出现,孕妇特有的疾病,起病急、病情重、发展迅速、死亡率高。表现为明显的恶心、呕吐、食欲差、喜凉食等消化道症状,黄疸、出血倾向及肝肾衰竭,尿胆红素多为阴性,血糖偏低。终止妊娠后病情明显好转及肝炎病毒血清学检查有助于鉴别诊断。

5. 妊娠期药物性肝损害　有服用药物的病史,可有黄疸及肝转氨酶升高,少有消化系统症状,无肝炎接触史,有时出现皮疹、瘙痒,嗜酸性粒细胞增高,可与肝炎鉴别,停药后多数恢复正常。

（六）治疗原则

1. 孕前　合并肝炎者计划妊娠前建议在肝病

专科门诊进行病情的评估,进行肝功能、相关肝炎病毒检测以及肝脏超声检查。最好在病情平稳、肝功能正常、肝炎病毒载量低水平、肝脏超声无明显异常时考虑妊娠。如果需要抗病毒治疗,请评估用药时限和胚胎致畸风险。

2. 妊娠期　妊娠期间本身肝脏负担加重,主要以保护肝脏、对症及支持治疗为主。注意休息,避免劳累,加强营养,给予高维生素、高蛋白、足量糖类、低脂肪饮食。常用的保肝药物有葡醛内酯、多烯磷脂酰胆碱、腺苷蛋氨酸、门冬氨酸钾镁等。妊娠期间定期复查肝功能、凝血功能等。

妊娠早期患急性肝炎,积极治疗,病情轻者,好转后可继续妊娠。慢性活动性肝炎者妊娠会增加肝脏负担,建议终止妊娠。妊娠中、晚期者,一般不主张终止妊娠。积极保肝治疗,并治疗并发症,病情好转可继续妊娠;若病情恶化,应考虑终止妊娠。妊娠期并发重型肝炎,积极控制病情24小时后应考虑及时终止妊娠。

3. 分娩期　肝炎本身不是剖宫产指征,但要注意备血、止血药物、纤维蛋白原、凝血物质等的准备。避免产程过长,必要时阴道助产。检查生殖道损伤,加强子宫收缩,减少产后出血。

4. 产褥期　预防产后出血及感染,注意休息,继续保肝治疗。肝炎急性期不建议母乳喂养。对于 HBsAg 阳性母亲的新生儿,经过主动免疫和被动免疫后,无论 HBeAg 是否阳性或隐性,都可以进行母乳喂养,也无需常规检测乳汁中 HBV-DNA。

5. 重症肝炎的处理原则　需要肝病专科以及多学科的合作救治,加强保肝治疗,防治肝性脑病、肝肾综合征、凝血功能障碍及感染。重症肝炎积极控制后,病情稳定,24小时后建议尽快终止妊娠,分娩方式以剖宫产为宜。

6. 新生儿处理

(1)新生儿断脐后建议立即沐浴清洗,必要时进行相关肝炎指标的检测。

(2)计划免疫接种。

(七)肝炎的母婴阻断的相关问题

1. 甲型肝炎　孕妇接触甲型肝炎后,建议在7天内注射丙种球蛋白。新生儿出生时及出生后1周可注射一次丙种球蛋白。

2. 乙型肝炎　妊娠中晚期 HBV-DNA 高载量时,在充分知情同意后,在肝病专科医师的指导下,妊娠24~28周开始抗病毒治疗。母胎阻断方案如下:

(1)孕妇 HBsAg 阴性

1)足月新生儿:0、1、6 个月各注射一次乙肝疫苗。

2)早产儿且出生体重≥2 000g,0、1、6 个月各注射一次乙肝疫苗,最好在 1~2 岁时加强一次疫苗。

3)早产儿且出生体重 < 2 000g,待体重增至≥2 000g 时,出生 24 小时内、1~2 个月、2~3 个月、6~7 个月各注射一次乙肝疫苗。

(2)孕妇 HBsAg 阳性

1)足月新生儿出生 12 小时内(越早越好)注射乙型肝炎免疫球蛋白 100~200U。并 0、1、6 个月各注射一次乙肝疫苗。

2)早产儿(无论出生体重)出生 12 小时内(越早越好)注射乙型肝炎免疫球蛋白 100~200U,3~4 周重复一次,出生 24 小时内、1~2 个月、2~3 个月、6~7 个月各注射一次乙肝疫苗。

(八)预防措施

1. 应该注意个人卫生,避免接触肝炎患者。

2. 肝炎患者是妊娠风险的高危人群,妊娠前充分评估、妊娠后加强保健,对于肝炎急性期或病毒载量高者,应该建议到肝病专科优势的医院进行保健和分娩。

3. 无论妊娠期和产后,均应该对患者进行跟踪随访;新生儿要进行远期随访,必要时加强免疫。

二、妊娠合并梅毒

(一)定义及流行病学

梅毒(syphilis)是由苍白密螺旋体感染引起的慢性全身性传染病。性传播为最主要的传播途径,占95%,少见于经接触污染衣物等间接传播,或经输入梅毒患者的血液而感染。其传染性主要在于感染后未经治疗的一年之内,随着病程的延长,传染性逐渐减弱,据报道病程在 4 年者几无传染性。国内梅毒的发病率有所上升。孕妇可以通过胎盘将梅毒螺旋体垂直传播给胎儿,导致宫内感染,引起先天梅毒(congenital syphilis)。有研究表明,梅毒孕妇即使病程超过 4 年,仍可发生垂直传播。宫内垂直传播者多发生在未经治疗的一期、早期潜伏和晚期潜伏的梅毒患者。新生儿可以经产道被传染,或通过产后哺乳或接触被污染衣物或用具被感染。

(二)对胎儿和新生儿的影响

梅毒螺旋体可以经过胎盘传给胎儿导致垂直

性传播，造成流产、早产、死胎、低体重儿，甚至先天梅毒。不积极治疗存在一定的死亡风险。

（三）临床表现

1. 母体梅毒早期　主要表现为硬下疳、硬化性淋巴结炎、全身皮肤黏膜损害（如梅毒疹、扁平疣、脱发以及口、舌、咽喉或生殖器红斑、水肿、糜烂等）；晚期病例表现为永久性皮肤黏膜损害，还可侵犯心血管、神经系统等，严重者危及生命。

2. 新生儿梅毒早期　表现为皮肤大疱、皮疹、鼻炎、鼻塞、肝脾大、淋巴结肿大等。晚期多出现在 2 岁以后，可表现为楔状齿、鞍鼻、间质性角膜炎、骨膜炎、神经性耳聋等。

（四）诊治流程和治疗原则

针对孕期母胎传播的风险，建议在妊娠期或妊娠早期筛查梅毒，对高危孕妇或梅毒高发区，建议妊娠晚期和临产前再次筛查。孕期未检测者，临产时必须筛查。

1. 梅毒诊断　主要依据病史、临床表现以及实验室检查。

（1）病原体检查：取病损处分泌物涂片，用暗视野显微镜或直接荧光抗体检查梅毒螺旋体确诊。

（2）梅毒血清学检测：方法包括非梅毒螺旋体抗原血清学试验和梅毒螺旋体抗原血清学试验。非梅毒螺旋体抗原血清学试验常用方法包括甲苯胺红不加热血清试验、快速血浆反应素环状卡片试验等；梅毒螺旋体抗原血清学试验常用方法包括梅毒螺旋体颗粒凝集试验、酶联免疫吸附试验、免疫层析法 - 快速检测、化学发光免疫试验等。

（3）脑脊液检查：主要用于诊断神经梅毒，包括脑脊液性病研究实验室试验、白细胞计数及蛋白测定等。

（4）先天性梅毒：主要依据临床表现、病变部位、胎盘、羊水或脐血中找到梅毒螺旋体，体液中抗梅毒螺旋体抗体 IgM（+），脐血或新生儿血液中非梅毒螺旋体试验抗体滴度较母血值增高 4 倍以上。

2. 梅毒分期　梅毒根据其病程分为早期梅毒和晚期梅毒。早期梅毒指病程在 2 年之内，包括一期梅毒（硬下疳）、二期梅毒（全身皮疹）、早期潜伏梅毒（感染一年内）；晚期梅毒指病程在 2 年以上，包括皮肤、黏膜、骨、眼等梅毒；心血管梅毒、神经梅毒、内脏梅毒和晚期潜伏梅毒等。如果根据其传播途径分期则为后天梅毒和先天梅毒。

3. 治疗原则　孕早期发现的感染孕妇，应于孕早期和孕晚期各进行 1 个疗程的治疗，共 2 个疗程。

孕中、晚期发现的感染孕妇，应立刻给予 2 个疗程的治疗，2 个治疗疗程之间需间隔 4 周以上（最少间隔 2 周），第 2 个疗程应当在孕晚期开始，最好在分娩前一个月完成。临产时发现的感染孕产妇，也要立即给予 1 个疗程的治疗。复发或重新感染要追加 1 个疗程，既往感染的孕产妇也要追加 1 个疗程。推荐方案如下：

（1）一旦发现感染，即刻开始治疗，可选择以下任意一种药物：苄星青霉素 240 万 U，分两侧臀部肌内注射，每周 1 次，连续 3 次为 1 个疗程；或普鲁卡因青霉素 G，80 万 U/d，肌内注射，连续 15 天为 1 个疗程。替代方案包括：若没有青霉素，可用头孢曲松，1g/d，肌内注射或静脉给药，连续 10 天为 1 个疗程；如果青霉素过敏者：可用红霉素治疗（禁用四环素、多西环素），红霉素每次 500mg，每天 4 次，口服，连服 15 天为 1 个疗程。

（2）监测同时满足以下条件为规范治疗：①应用足量青霉素治疗。②孕期进行 2 个疗程治疗，2 个疗程之间需间隔 2 周以上。③第 2 个疗程在孕晚期进行并完成。苄星青霉素治疗期间，若中断治疗超过 1 周，或采用其他方案进行治疗时，每个疗程治疗期间遗漏治疗 1 天或超过 1 天，要从再次治疗开始时间起重新计算治疗疗程。治疗期间应当定期随访。每月做 1 次非梅毒螺旋体抗原血清学试验定量检测，观察滴度变化，判断有无复发或再感染。随访过程中，如果非梅毒螺旋体抗原血清学试验滴度上升或结果由阴转阳，则判断为再次感染或复发，应当立即再开始 1 个疗程的梅毒治疗。感染孕产妇分娩前必须进行非梅毒螺旋体抗原血清学试验定量检测，以便与所生新生儿非梅毒螺旋体抗原血清学试验定量检测结果进行比较，作为后续诊治的依据。

（3）产科处理原则：孕期加强对于胎儿结构异常筛查，警惕有无先天梅毒的征象，包括肝脾大、胃肠道梗阻、腹腔积液、胎儿水肿、胎儿生长受限、胎盘增大增厚等。妊娠期加强胎儿监护。妊娠合并梅毒不是剖宫产指征，分娩方式应根据产科情况决定。分娩前已接受规范治疗且效果良好者，排除新生儿感染后，可母乳喂养。

（4）新生儿管理和治疗：根据需要，为所生新生儿实施预防性青霉素治疗。对出生时明确诊断的先天梅毒新生儿及时给予规范治疗，并上报先天梅毒感染信息；对出生时不能明确诊断先天梅毒的新生儿，应定期检测和随访，以及时诊断或排除先天梅毒；对随访过程中诊断的先天梅毒新生儿及时给予规范治疗并上报先天梅毒感染信息。在没有条件或无法进行先天梅毒诊断、治疗的情况下应及时进行转诊。

孕期未接受规范性治疗，包括孕期未接受全程、足量的青霉素治疗，或接受非青霉素方案治疗，或在分娩前 1 个月内才进行抗梅毒治疗的孕产妇所生新生儿；孕期接受过规范性治疗，出生时非梅毒螺旋体抗原血清学试验阳性、滴度不高于母亲分娩前滴度的 4 倍的新生儿。治疗方案：苄星青霉素 G，5 万 U/kg 体重，1 次肌内注射（分两侧臀肌）。

（五）预防措施

加强生殖健康观念和治疗，安全性生活，避免接触高危人群。及时筛查排除，确诊后规范化治疗，性伴同治。对确诊病例，应该及时填写传染病报卡，进行有效跟踪治疗和随访。对病情严重者，应进行转诊治疗。梅毒治愈后方可妊娠。

三、妊娠合并 HIV 感染

（一）概述

获得性免疫缺陷综合征（acquired immunodeficiency syndrome，AIDS），又称艾滋病，是由人类免疫缺陷病毒（human immunodeficiency virus，HIV）感染引起的一种性传播疾病。其机制主要是 HIV 导致人体 T 淋巴细胞损害，导致持续性免疫缺陷，全身多器官出现机会性感染或罕见肿瘤，最终导致死亡。HIV 病毒是 RNA 病毒，分为 HIV-1 和 HIV-2 型。

高危人群主要建议静脉毒瘾者、性伴侣已证实 HIV 感染、多个性伴侣、来自 HIV 高发区、患有多种性传播疾病、使用过不规范血液制品，以及 HIV 抗体阳性患者所生子女等。

HIV 主要存在于感染者的血液、体液（精液、阴道分泌物、泪液、乳汁、脑脊液）中。主要经性接触传播，此外，有血液传播，如静脉毒瘾者、接受 HIV 感染的血液或血制品、接触 HIV 感染者血液和黏液等。

此外，还有一种途径是经胎盘垂直传播至胎儿，或分娩时经产道感染，出生后也可经乳汁传播给新生儿。其传播率与 HIV 病毒载量有关。近年来我国积极开展了艾滋病母婴阻断工作，从而使传播率得到有效的控制，并向消除艾滋病母婴传播方向努力。

HIV 感染对母胎近远期均有严重的影响。对母体而言，由于妊娠期免疫处于耐受阶段，可影响 HIV 感染病程，加速 HIV 感染者从无症状发展为 AIDS，并进而出现严重相关综合征。HIV 感染增加流产、早产、低体重儿和新生儿 HIV 感染的概率。

（二）临床表现

临床表现主要分无症状 HIV 感染和艾滋病，后者又为急性感染期、无症状期、艾滋病期。无症状感染者无任何临床表现。

1. 艾滋病急性感染期 潜伏期数天至数周，平均 3~6 周，症状与一般病毒感染类似，常见症状有发热、盗汗、疲劳、皮疹、头痛、淋巴结肿大、咽痛等。

2. 艾滋病无症状期 急性期症状消退到艾滋病期之间平均 10 年。

3. 艾滋病期 发热、体重明显下降、全身淋巴结肿大、常合并各种感染（如口腔念珠菌感染、肺孢子菌肺炎、巨细胞病毒感染、弓形虫感染、活动性肺结核、隐性菌脑膜炎等），以及肿瘤（如淋巴瘤、卡波西肉瘤等），还可出现神经系统症状。

（三）诊治流程和治疗原则

1. 诊断 主要依据实验室指标。孕产妇艾滋病检测方法包括抗体筛查试验和补充试验。抗体筛查试验包括快速检测、酶联免疫吸附试验、化学发光免疫试验、明胶颗粒凝集试验等。补充试验包括抗体补充试验和核酸补充试验等。建议首选抗体补充试验，如蛋白免疫印迹试验（原确证试验）、条带／线性免疫试验。HIV 感染的确诊应该由国家指定实验室完成。

临床上比较常用指标是无症状 HIV 感染者 HIV 抗体阳性，$CD4^+$ T 淋巴细胞总数正常，CD4/CD8 比值 >1 等。艾滋病患者抗 HIV 抗体阳性、$CD4^+$ 下降，CD4/CD8 比值 <1，血清 p24 抗原阳性；同时外周血白细胞计数和血红蛋白下降；β_2-微球蛋白水平增高等；如果合并机会性感染或肿瘤，可以依据病原体或病例协助诊断。

2. 治疗原则 目前无治愈方法，主要采取抗病毒药物治疗和支持对症处理。

（1）加强管理：各级医疗卫生机构应当对感染孕产妇实行首诊负责，将其纳入高危管理，遵循保密原则，提供高质量的保健服务。除常规孕产期保健外，还要提供安全性行为指导、感染症状和体征监测、营养支持、心理支持、性伴告知与检测等服务。给予感染孕产妇安全助产服务，提倡自然分娩，不应将感染作为剖宫产指征。实施普遍性防护措施，减少分娩过程中疾病的传播。帮助产妇及其家人制订适宜的生育计划，落实避孕措施、促进安全套使用，减少非意愿妊娠和疾病传播。为感染孕产妇所生儿童提供常规保健与随访服务，强化生长发育监测、喂养指导、疾病综合管理、感染症状和体征监测等服务。

（2）如果是 HIV 感染或 AIDS 患者妊娠前应进行评估后方可妊娠，建议对妊娠早期女性进行 HIV 检测，孕期无定期产检者，临产至医院时也应进行快速检测。

（3）药物治疗：一旦发现艾滋病感染孕产妇，无论其 CD4$^+$ T 淋巴细胞计数水平和病毒载量情况，应当及时为其提供免费抗病毒治疗，不具备抗病毒治疗能力的各级医疗卫生机构都应当为其提供转介服务，并做好转介过程的信息交流。在用药前和用药过程中，特别在用药初期以及孕晚期，要进行 CD4$^+$ T 淋巴细胞计数、病毒载量和其他相关检测，以评估感染状况及监测用药。在用药前和用药期间要持续给予用药依从性的咨询指导。孕期或临产发现感染、尚未接受抗病毒治疗的孕产妇，应即刻给予抗病毒治疗。治疗方案推荐选择以下两种方案中的任意一种，也可根据实际情况进行调整。方案一：齐多夫定＋拉米夫定＋洛匹那韦/利托那韦；或方案二：替诺夫韦＋拉米夫定＋依非韦伦。

（4）提供安全助产服务：孕期提供充分的咨询，帮助感染孕妇及其家人尽早确定分娩医院，及时到医院待产。艾滋病感染不作为实施剖宫产的指征。对于孕早、中期已经开始抗病毒治疗、规律服用药物、没有艾滋病临床症状，或孕晚期病毒载量<1 000 拷贝数/ml，或已经临产的孕产妇，不建议施行剖宫产。分娩过程中应严密观察并积极处理产程，尽量避免可能增加母婴传播危险的损伤性操作，包括会阴侧切、人工破膜、使用胎头吸引器或产钳、宫内胎儿头皮监测等。新生儿出生后应及时使用流动的温水进行清洗，用洗耳球清理鼻腔及口腔黏膜，缩短新生儿接触母亲血液、羊水及分泌物的时间。清理过程操作手法应轻柔，避免损伤皮肤和黏膜。

（5）医务人员实施普遍性防护措施，加强个人防护，减少职业暴露。

（6）新生儿管理：新生儿出生后，及时提供免费抗病毒用药；新生儿应在出生后尽早（6～12 小时内）开始服用抗病毒药物，可以选择目前常规两种方案中的任意一种。新生儿若接受母乳喂养，应首选奈韦拉平方案。

（7）给予科学的婴儿喂养指导，提倡人工喂养，避免母乳喂养，杜绝混合喂养；进行感染状况监测，提供艾滋病感染早期诊断检测和抗体检测服务；必要时进行转介。

（四）预防措施

杜绝艾滋病传播途径非常重要，包括安全性行为、安全用血及血液制品等。HIV 感染及艾滋病患者应该纳入管理随访中。妊娠前应该合理评估病情，孕期积极母胎阻断治疗，新生儿预防用药，科学喂养。

四、妊娠合并 TORCH 感染

（一）概述

所谓 TORCH 感染（TORCH infection）是指弓形虫、风疹病毒、巨细胞病毒、单纯疱疹病毒以及其他病原体（如微小病毒 B19）的感染。由于围孕期感染可以导致胎儿宫内感染、发育异常等，故在围产保健和孕前保健中值得关注。有关 TORCH 感染最主要的是确定女性是否感染、原发感染还是复发性感染、感染发生与孕周之间的关系、胎儿是否感染、胎儿是否存在出生缺陷、是否可以继续妊娠等。TORCH 感染分为既往感染、原发感染、复发性感染和再次感染等。

TORCH 感染对母体本身影响不会很大，更多是隐匿性感染或轻微感染。但对胎儿可以导致结构性异常，有时没有结构性异常，但可能存在功能性损害，比如听力障碍、视力障碍、智力障碍或肝功能异常等。但是，功能性异常在胎儿时期无法评判。一般来讲，妊娠早期原发性感染对胎儿风险最大。但也要明确，孕妇感染并不意味着胎儿感染，胎儿感染也并不意味着胎儿一定出现结构性或功能性异常。

TORCH 高危人群包括宠物接触史、风疹患者接触史、夫妻或单方患有生殖器疱疹、妊娠早期发热、呼吸道感染等。

（二）临床表现

1. 风疹病毒感染　风疹感染是一种呼吸道传染性疾病，一旦感染了风疹或进行过疫苗注射，将获得终身性免疫。女性感染风疹与一般病毒感染相近，比如发热、乏力、皮疹、耳后淋巴结增大等。

如果在妊娠 11 周前发生的风疹病毒宫内感染所致胎儿出生缺陷(称为先天性风疹综合征,往往是复合性畸形,比如小头畸形、小眼畸形、心血管系统异常等)概率非常高,为 50%~60%,甚至高达 90%,以后逐渐下降,在孕 20 周后感染风疹一般不会导致先天畸形,但可导致胎儿生长受限。

2. 巨细胞病毒感染　绝大部分成人感染巨细胞病毒无症状或症状轻微,有报道我国成人巨细胞病毒 IgG 抗体阳性率在 90% 以上。孕期巨细胞病毒原发性感染率为 0.7%~4%,而垂直感染率高达 30%~40%。孕期巨细胞病毒复发感染导致垂直感染率为 0.15%~2%。我国孕妇 80%~90% 血清中巨细胞病毒 IgG 抗体均阳性,提示孕前已经存在巨细胞病毒的感染。巨细胞病毒母婴间的传播途径主要包括:孕期经胎盘传播的宫内感染,被称为先天性巨细胞病毒感染;阴道分娩时通过生殖道分泌物传播或者产后经乳汁传播给新生儿被称为围产期感染。当胎儿出现侧脑室增宽、肝脏增大,肝内强回声、肠管回声增强、羊水多等时,需要除外巨细胞病毒感染。胎儿感染一般需要从妊娠 21 周后胎儿尿液中测定巨细胞病毒 DNA。由于脐带血检测巨细胞病毒感染的敏感度低于羊水检测,而且经腹脐静脉血穿刺风险亦较高,不推荐通过检测胎儿脐血 IgM 抗体或病毒 DNA 对于胎儿感染进行诊断。

3. 弓形虫感染　成人感染后一般 10% 左右出现症状,一般也很轻微。主要是接触了被弓形虫感染的猫的粪便而感染。发生宫内感染的胎儿出生时不一定表现出症状,绝大部分在出生后会逐渐出现,包括脉络膜视网膜炎、严重视力损伤、听力丧失或神经系统发育迟缓等后遗症。高滴度的 IgG、IgM 抗体可能在血清中持续数年。因此,IgM 抗体阳性不一定是近期感染,需依靠病史如养猫、接触其污物,或生食肉类等判断。新生儿在出生后 2 周内检测到血清弓形虫 IgM 抗体可确诊为弓形虫先天性感染。

(三)诊治流程和治疗原则

1. 有关 TORCH 的诊断问题,我们要明确母体病原体感染后血清抗体的演变过程。

(1)既往感染:受检者既往曾有过症状明显的特定病原体感染史或有可靠的血清学检测结果,TORCH 抗体检测结果为 IgG 抗体阳性、IgM 抗体阴性,表示受检者曾经感染过相应的病原体,机体产生了相应抗体。大多数说明病原体可以完全被机体清除,但 HSV、MCV 等也可以在机体内长期潜伏存在。

(2)原发感染:是指机体第一次感染,应该有既往相应病原体 IgG 抗体阴性,但出现症状后,IgM 抗体阳性,随后 IgG 抗体阳性。

(3)复发性感染:是机体在免疫功能低下的情况下,潜伏状态的病毒(如单纯疱疹病毒、MCV)重新激活所导致的感染。在出现感染症状前有可靠的血清学筛查结果确定 TORCH 抗体基础状态为 IgG 抗体阳性,而在受到感染间隔 10~20 天后再次检测血清抗体,IgG 抗体滴度上升 4 倍以上,IgM 抗体可以是阳性或阴性,可以判定为 TORCH 复发感染。

(4)再次感染:比较少见。是指机体因暴露于外源性同种新病毒株所引发的感染。对这种情况除血清学检测结果与复发感染有相同表现之外,确诊需通过病毒分离和基因测序鉴定为新病毒株才能确认。临床上还可能出现 IgM 抗体假阳性和 IgM 抗体长期携带的情况。

2. 病毒 IgG 抗体亲和力　当使用 IgM 和 IgG 抗体定量测定仍难以判别原发性感染或复发感染时,可检测 IgG 抗体亲和力。一般 <30% 为低亲和力,30%~50% 为中度亲和力,>50% 则为高度亲和力。高度亲和力提示为有过既往感染,再加上 IgM 阳性则可诊断复发感染;低度亲和力则提示为发生在近期(CMV 为近 3 个月内)的原发性感染。

3. 病原体的确定　用种属特异性引物和探针进行的 PCR 扩增检测病原体的 DNA 或者 RNA,或者以基因测序技术检测病原体种属特异性核酸序列,可以得到病毒血症或者活动性感染的直接证据。以核酸检测为基础的 TORCH 感染诊断,取材多选择胎儿羊水、脐血等。

4. 治疗原则　有关病毒感染无特异性有效治疗方法,急性感染期主要是对症治疗。急性弓形虫感染的孕妇需应用螺旋霉素以减少宫内传播。螺旋霉素是大环内酯类抗生素,在胎盘中浓聚但不易穿过胎盘。对于已确诊或高度怀疑胎儿感染的孕妇,则需要加用乙胺嘧啶、磺胺嘧啶和甲酰四氢叶酸,因为该方案较螺旋霉素单用能够更有效地杀灭胎盘和胎儿体内的弓形虫,从而减轻受感染胎儿的疾病严重程度。对胎儿无针对性治疗。

(四)预防措施

1. TORCH 筛查　一般不建议常规进行 TORCH 筛查,推荐高风险人群进行筛查和诊断。推荐在孕前检查。推荐采用 IgM 和 IgG 定量的检测方法，必要时推荐测定 IgG 抗体亲和力。

2. 对可疑 TORCH 宫内感染者，应建议转诊至产前诊断中心进行进一步评估和多学科会诊咨询，并能对新生儿进行随访。

3. 主动免疫 风疹感染后是终身免疫，故建议准备生育的妇女在孕前 3 个月常规进行风疹病毒 IgM、IgG 抗体定量测定，风疹病毒 IgG 抗体阴性的妇女应到当地疾病预防控制中心注射麻疹-流行性腮腺炎-风疹三联疫苗避孕 1~3 个月后计划妊娠。但也有文献显示，孕前或早孕期注射疫苗后意外妊娠者，孕妇及胎儿是安全的。

五、妊娠合并 HPV 感染

(一)概述

人乳头状瘤病毒(human papilloma virus, HPV)是环状双链小 DNA 病毒，目前发现有 100 多种型别，其中 40 多种 HPV 型别与生殖道感染相关，常见的高危型有：16、18、31、33、35、39、45、51、52、56、58、59 共 12 个型别；疑似高危型有：26、53、66、67、68、70、73、82 共 8 个型别；低危型有：6、11、40、42、43、44、54、61、72、81、89 共 11 个型别。2012 年国际癌症研究机构将其分为高危型、疑似高危型和低危型。前两者与宫颈癌及高级别外阴、阴道、宫颈鳞状上皮内病变(squamousintraepithelial lesion, SIL)相关，后者与生殖器疣及低级别外阴、阴道、宫颈 SIL 相关。其主要侵犯鳞状上皮的基底层细胞以及位于宫颈转化区的化生细胞，直接的皮肤-皮肤接触是最常见的传播途径。HPV-6、11 型多导致尖锐湿疣，HPV16、18 型多与宫颈感染、宫颈癌相关。HPV 感染的发生率仅次于淋病，常与多种性传播疾病(比如细菌性阴道病、沙眼衣原体感染等)并存。依据诊断标准的差异，HPV 阳性率不一，为 6.1%~33.5%，妊娠是否会导致 HPV 感染增加，目前尚无定论。普通人群 HPV 感染后多可通过机体免疫力清除病毒，约 90% 的 HPV 感染在 2 年内自行消退；极少数 HPV 感染引起尖锐湿疣、SIL 和子宫颈癌。其消退时间主要由 HPV 型别决定，低危型 HPV 需要 5~6 个月，高危型 HPV 需要 8~24 个月；只有极少数 HPV 感染者发生临床可见的下生殖道尖锐湿疣、鳞状上皮内病变和癌等。

目前，关于妊娠期 HPV 感染自然变化的研究数据有限，但妊娠妇女与非妊娠妇女一样，亚临床 HPV 感染比 HPV 感染引起的生殖器疣等更常见。同时观察到很多亚临床 HPV 感染和临床症状明显的 HPV 感染将随产后免疫力恢复而自行消退，所引起的病变极少会持续或进展。

HPV 感染的高危因素包括过早性生活、多个性伴侣、免疫力低下、吸烟以及高性激素水平等。传播途径主要为性接触传播，不排除间接传播。孕妇感染 HPV 一般不影响受孕、有可能传染给新生儿，传播途径是经胎盘感染、分娩过程中感染还是生后感染尚无明确定论。一般认为是胎儿通过产道时吞咽了含 HPV 的羊水、血及分泌物而感染。孕妇 HPV 感染的子代 HPV 阳性率不一，有研究显示新生儿有自行清除病毒的能力。对于婴幼儿 HPV 感染，其最严重的后果是婴幼儿反复发作性喉乳头状瘤病，该病主要是由 HPV6 和 11 型感染引起，因阻塞呼吸道、反复发作而严重影响婴幼儿生命质量，但该病的发病率不高。妊娠期间 HPV 感染病灶可能生长迅速，比如外阴阴道宫颈尖锐湿疣数目增多，体积增大，多区域，多形态，质脆易碎，妊娠期及分娩期易出血，巨大病变有可能阻碍产道。

(二)临床表现

外阴部尖锐湿疣临床症状主要为外阴瘙痒、灼痛、性交痛等，宫颈病变少有症状。妇科检查时可见散在或呈簇状增生的灰白色小乳头状疣，细而柔软的指状突起。病灶可融合成鸡冠状、菜花状或桑葚状。病变多发生在性交容易受损的部位，比如阴唇后联合、小阴唇内侧、阴道前庭、尿道口，也可见阴道和宫颈等部位。

(三)诊治流程和治疗原则

HPV 感染的诊断主要依据临床症状、查体征象以及 HPV 相关检测。典型的尖锐湿疣肉眼即可诊断。如果症状不典型、诊断不明确、病情有变化，建议活组织病理检查。

由于高危型 HPV 感染与宫颈癌发病相关，且 HPV 感染多发生在生育年龄妇女，宫颈 HPV 感染症状隐匿，故目前多建议定期宫颈细胞学检查，针对妊娠期女性也同样建议。如果一年内未做过宫颈细胞学检查，在妊娠期常规建议此项检查。妊娠期常规妇科检查及子宫颈细胞学筛查是安全的，检查的有效性与非妊娠期相同。需要注意的是，由于妊娠期的高雌激素状态使子宫颈的柱状上皮细胞外移，转化区伴有大量不成熟化生和外翻的特点，与不成熟化生相关的炎症细胞常见，也可看到舟状细胞和蜕膜细胞，而蜕膜细胞表现为细胞增大、多染空泡、细胞核增大，这些变化易与子宫颈病变细胞相混淆。由此可见，妊娠期子宫颈细胞的生理性改变影响对涂片的评价，所以在填写细胞学申请单时，务必注明其为妊娠期标本，以利于细胞病理医师的诊断。

妊娠期子宫颈病变的诊断与非妊娠期是相同的，要遵循细胞学、阴道镜和组织病理学的三阶梯原则。对细胞学结果可疑者，应建议孕妇行阴道镜检查，必要时行活组织病理诊断。妊娠期子宫颈活检相对安全，阴道流血需进一步处理的风险仅为 1%～3%，由此其他并发症如早产、绒毛膜羊膜炎等罕见。

对宫颈细胞学筛查结果异常者，根据 2013 年美国阴道镜和子宫颈病理学会和 2015 年美国疾病控制与预防中心性传播疾病治疗指南以及 2018 年中国 HPV 感染诊治专家共识，建议如下。对妊娠期子宫颈癌筛查年龄和间隔周期的建议与非妊娠期相同：①对于 HPV 阳性且细胞学阴性孕妇，可选择产后 6 周复查 HPV 及细胞学。②对于未明确诊断意义的不典型鳞状上皮细胞，处理原则与未妊娠时相同，若进行 HPV 检测且结果为阳性，可直接行阴道镜检查，也可将阴道镜检查延迟至产后 6 周进行。若初次阴道镜检查未发现 CINⅡ及以上病变，可产后随访。③对于低级别宫颈鳞状上皮内病变（low-grade SIL，LSIL），首选阴道镜检查，若阴道镜检查未发现 CINⅡ及以上病变，可产后随访，不必要重复细胞学检查及阴道镜检查。④对于细胞学诊断为不除外高度病变的不典型鳞状上皮细胞（ASC-H）或高级别宫颈鳞状上皮内病变（high-grade SIL，HSIL），需行阴道镜检查。妊娠期阴道镜检查是安全的，检查的目的是为了发现和排除子宫颈癌。妊娠 14～20 周进行诊断性子宫颈锥切术相对比较安全，流产及出血的发生率较低，但分娩前 4 周避免行宫颈锥切术；妊娠期禁行子宫颈管搔刮术，因其会增加胎膜早破和早产的风险。此外，妊娠期进行阴道镜检查、活检及宫颈锥切术，要求由经验丰富的阴道镜医师完成，孕妇应充分知情。

对于外阴部尖锐湿疣一般不需要处理，产后部分病变可迅速缩小，甚至自然消退。如需治疗主要是为缓解症状。外阴较小病灶，可用 80%～90% 的三氯醋酸局部涂擦，每周一次；若病灶较大且有蒂，可行物理治疗，比如激光、微波、冷冻或电灼等。巨大病灶可直接手术切除，待伤口愈合后再行局部药物治疗。

由于多数研究结果显示，妊娠不促进子宫颈病变的进展，子宫颈病变也不影响妊娠结局。对于妊娠期子宫颈病变处理的建议如下：①妊娠期 CINⅠ、LSIL 首选随访，不建议治疗。②CINⅡ、Ⅲ以及 HSIL 的处理，若排除了子宫颈癌，均不给予治疗，而是观察。可行阴道镜和细胞学检查，间隔 10～12 周。仅在病变进展或细胞学检查提示子宫颈癌时重复活检，否则可在产后 6 周进行细胞学和阴道镜的再次评估。若怀疑有子宫颈癌时，行诊断性宫颈锥切术。目前常用的宫颈治疗（比如宫颈锥切术、Leep 手术等），有可能增加再次妊娠的不良事件发生的风险，比如宫颈功能不全、早产等，但多与术式、切除宫颈长度等相关，目前仍需积累临床资料加以总结。

有关产科处理方面，对于妊娠合并 HPV 感染及既往有宫颈锥切术史者，其分娩方式取决于产科指征，不应成为剖宫产的绝对指征，但需要按高危妊娠管理。如果病灶广泛存在于外阴、阴道、子宫颈，经阴道分娩极易导致软产道裂伤导致大出血，或巨大病灶阻碍产道者，应行剖宫产分娩。对于母体 HPV 感染者，新生儿处理过程动作要轻柔，避免损伤，尤其是清理口咽鼻分泌物时，避免破损黏膜和皮肤。

（四）预防措施

目前孕前接种四价或九价 HPV 疫苗可以预防 HPV 感染，但孕妇不推荐使用 HPV 疫苗，哺乳期可注射 HPV 疫苗。生育年龄女性应每年进行宫颈细胞学检查，对孕期发现 HPV 感染或宫颈细胞学异常者，务必产后加强随访。

专家点评： 充分了解不同类型的妊娠期感染性疾病的临床特点，特别是要对高危人群进行筛查，及早发现感染性疾病，并积极治疗；同时，了解不同感染性疾病的特点，掌握母胎阻断的常用方案。

（陈　倩）

参 考 文 献

1. American College of Obstetricians and Gynecologists. ACOG Practice Bulletin No.142: Cerclage for the management of cervical insufficiency. Obstet Gynecol, 2014,

123（2 Pt 1）：372-379.

2. 中华医学会妇产科学分会产科学组. 复发性流产诊治的专家共识. 中华妇产科杂志，2016，51（1）：3-9.

3. Practice Committee of the American Society for Reproductive Medicine. Evaluation and treatment of recurrent pregnancy loss: a committee opinion. Fertil Steril, 2012, 98（5）：1103-1111.

4. F GARY CUNNINGHAM，KENNETH J LEVENO，STEVEN L BLOOM, et al. Williams Obstetrics. 25th ed. United States: McGraw-Hill Education, 2018.

5. 黄醒华，王临虹. 实用妇女保健学. 北京：中国协和医科大学出版社，2006.

6. 谢幸，孔北华，段涛. 妇产科学. 9 版. 北京：人民卫生出版社，2018.

7. 陈子江，林其德，王谢桐，等. 孕激素维持早期妊娠及防治流产的中国专家共识. 中华妇产科杂志，2016，51（7）：481-483.

8. 中华医学会妇产科学分会产科学组. 早产临床诊断与治疗指南（2014）. 中华妇产科杂志，2014，49（7）：481-485.

9. World Health Organization. WHO recommendations on interventions to improve preterm birth outcomes. Geneva: World Health Organization Press, 2015.

10. American College of Obstetricians and Gynecologists. ACOG Practice Bulletin No.142: Cerclage for the management of cervical insufficiency. Obstet Gynecol, 2014, 123（2 Pt 1）：372-379.

11. 中华医学会妇产科学分会产科学组. 前置胎盘的临床诊断与处理指南. 中华妇产科杂志，2013，48（2）：148-150.

12. JAUNIAUX E，ALFIREVIC Z，BHIDE AG，et al. Placenta Praevia and Placenta Accreta: Diagnosis and Management. Green-top Guideline No.27a. BJOG An International Journal of Obstetrics & Gynaecology, 2018, 126（2）：235.

13. JAUNIAUX E，ALFIREVIC Z，BHIDE AG，et al. Vasa Praevia Diagnosis and Management. Green-top Guideline No.27b. BJOG An International Journal of Obstetrics & Gynaecology, 2018, 126（1）：173.

14. 中华医学会妇产科学分会. 胎盘早剥的临床诊断与处理规范. 中华妇产科杂志，2012，47（12）：957-958.

15. 中华医学会围产医学分会胎儿医学学组，中华医学会妇产科学分会产科学组. 双胎妊娠临床处理指南（第一部分）：双胎妊娠的孕期监护及处理. 中华妇产科杂志，2015，50（08）：561-567.

16. 中华医学会围产医学分会胎儿医学学组，中华医学会妇产科学分会产科学组. 双胎妊娠临床处理指南（第二部分）：双胎妊娠并发症的诊治. 中华妇产科杂志，2015，50（09）：641-647.

17. 中华医学会围产医学分会胎儿医学学组，中华医学会妇产科学分会产科学组. 双胎妊娠临床处理指南（2020年更新）. 中华妇产科杂志，2020，23（08）：509-512.

18. 中华医学会妇产科学分会产科学组. 胎膜早破的诊断与处理指南（2015）. 中华妇产科杂志，2015，50（1）：3-8.

19. Committee on Practice Bulletins-Obstetrics. ACOG Practice Bulletin No. 188: Prelabor Rupture of Membranes. Obstet Gynecol, 2018, 131（1）：e1-e14.

20. 中华医学会妇产科学分会产科学组. 妊娠晚期促子宫颈成熟与引产指南. 中华妇产科杂志，2014，49（12）：881-885.

21. 中华医学会心血管病学分会女性心脏健康学组，中华医学会心血管病学分会高血压学组. 妊娠高血压综合征血压管理专家共识（2019）. 中华心血管病杂志，2020，48（03）：195-204.

22. 杨慧霞. 妊娠合并糖尿病——临床实践指南. 2 版. 北京：人民卫生出版社，2013.

23. 中华医学会内分泌学分会，中华医学会围产医学分会. 妊娠期和产后甲状腺疾病诊治指南. 中华围产医学杂志，2019，22（8）：505-536.

24. 中华医学会妇产科学分会产科学组. 孕前和孕期保健指南（2018）. 中华围产医学杂志，2018，21（3）：145-152.

25. 中华医学会血液学分会红细胞疾病（贫血）学组. 铁缺乏症和缺铁性贫血诊治和预防多学科专家共识. 中华医学杂志，2018，98（28）：2233-2237.

第十八章
分娩期并发症的防治

每一次分娩都面临难产和产后出血的风险。防治分娩并发症，对减少围产期窒息和围产儿死亡、孕产妇死亡具有重要意义。

第一节 产力异常

导读：产力异常是导致异常分娩的主要因素之一，受胎儿、产道和产妇精神心理因素的制约。主要包括子宫收缩乏力和子宫收缩过强。

一、概述

分娩取决于胎儿、产道、产力和精神心理四大要素及其相互动态适应性，同时受母亲、胎儿对继续妊娠或分娩耐受性的制约。胎儿、产道、产力和精神心理因素任何一个或多个发生异常，或者四个因素间不相协调适应，使分娩过程受阻，称异常分娩，又称难产（dystocia）。

分娩过程是胎头下降通过骨盆入口平面、中骨盆平面和骨盆出口平面，期间为适应内骨盆各个平面的不同形态和径线变化，被动地进行一系列适应性转动，以最小径线通过产道的全过程。核心是胎头下降，本质是头盆适应性，动力是与其相适应的协调产力。分娩进程观察指标包括胎头下降和宫口扩张，临床应用产程图来直观描述。胎头下降是产程进展观察的核心指标，宫口扩张主要是子宫缩复及胎头下降的结果，产程进入活跃期后，应该更多关注胎头下降曲线而非宫口扩张曲线。产程图是监控产程识别难产简单而价廉的工具。难产常表现为产力异常、产程异常、头盆不称和胎位异常及胎儿不能耐受继续分娩。

1. 产力异常 产力是胎头下降通过骨盆各平面的动力。产力受胎儿、产道和产妇精神心理因素的制约。产力以子宫收缩力为主，子宫收缩力

贯穿于分娩全过程，具有节律性、对称性及极性，以及缩复作用的循序渐进的子宫收缩，推动胎先露下降，促进子宫颈口扩张。分娩过程中，子宫收缩的节律性、对称性及极性，以及缩复作用不正常（不协调性宫缩）；或强度、频率有改变，与胎头下降程度（胎头通过骨盆各平面）和分娩阻力不相适应、与头盆关系不相适应、与母胎分娩负荷耐受不相适应，称子宫收缩力异常，简称产力异常（abnormal uterine action）。张弛有度、循序渐进的宫缩，是母胎对分娩负荷应激逐步适应的基本条件。与胎头通过骨盆入口平面相适应的宫缩为 $30\sim40\sim50s/5\sim4\sim3min$（潜伏期～进入活跃期），宫缩压力达 $25\sim30mmHg$，宫缩时绒毛间腔血液回流受阻。与胎头通过中骨盆平面相适应的宫缩为 $50\sim60s/3\sim2min$（活跃期～第二产程前期或被动期），宫缩压力达 $40\sim60mmHg$，宫缩时绒毛间腔血液回流受阻 - 螺旋动脉血流逐渐阻断。与胎头通过骨盆出口平面相适应的宫缩为 $60^+s/1\sim2min$（第二产程后期或活动期），宫缩压力达 $60\sim100mmHg$，宫缩时螺旋动脉血流阻断（母胎生理隔绝 <1 分钟，恢复期 >1 分钟）。

产力异常包括子宫收缩力异常、腹肌及膈肌收缩力异常和肛提肌收缩力异常，其中子宫收缩力异常最主要。子宫收缩力异常又分为子宫收缩乏力（协调性子宫收缩乏力、不协调性子宫收缩乏力）及子宫收缩过强（协调性子宫收缩过强、不协调性子宫收缩过强）。子宫收缩乏力可导致产程延长或停滞；子宫收缩过强可引起急产等严重并发症。

子宫发育不良、子宫畸形、子宫肌瘤等，均能引起宫缩异常。子宫壁过度膨胀，大剂量使用镇静剂、镇痛剂及麻醉药，可以使宫缩受到抑制。产妇精神心理因素可以直接影响产力，对分娩有顾虑的产妇，往往在分娩早期即出现产力异常为原发性宫缩乏力；头盆不称和胎位异常的产妇常出

现继发性宫缩乏力。不协调性宫缩，以及与胎头下降程度不相适应的过强、过频宫缩，影响子宫 - 胎盘 - 胎儿单位血液供应，使胎儿乏氧甚至缺氧，导致胎儿窘迫或新生儿窒息。

2. 产程异常 1954 年 Friedman 首先介绍宫颈扩张曲线，1955 年及 1965 年先后发表宫颈扩张曲线和胎头下降曲线及其关系研究结果，1981 年正式被称为 Friedman 分娩曲线（图 18-1）。以 Friedman 分娩曲线为基础，1994 年世界卫生组织发布第 1 版合成产程图，以宫口扩张为重点、第一产程包含潜伏期和活跃期，是产程管理的基础。

2010 年，Zhang J 提出了自然分娩现代产程模式（表 18-1），活跃期起点为宫口扩张至 6cm。潜伏期初产妇不超过 20 小时，经产妇不超过 14 小时；活跃期需 1.5～2 小时，胎头下降速度平均 0.86cm/h；第二产程时限尚未确定。在宫口扩张至 6cm 以前，允许给予足够的时间充分试产。自然分娩现代产程模式先后获得美国妇产科医师学会、美国母胎医学会和中华医学会妇产科学分会产科学组的认同。

产程异常常用产程延缓（protracted labor）和产程停滞（arrested labor）来描述。低于正常进度称为产程延缓，进展完全停止称为产程停滞。常见产程异常如下：

（1）潜伏期延长（prolonged latent phase）：初产妇 > 20 小时，经产妇 > 14 小时。

（2）活跃期停滞（arrested active phase）：破膜后，宫口扩张 ≥ 6cm，宫缩良好但宫口停止扩张 ≥ 4 小时；如宫缩乏力，宫口停止扩张 ≥ 6 小时。

（3）胎头下降延缓（protracted descent）：第二产程胎头下降初产妇 < 1.0cm/h，经产妇 < 2.0cm/h。

表 18-1 自然分娩现代产程模式

类别	初产妇		经产妇	
	平均时间	第95百分位时间	平均时间	第95百分位时间
第一产程宫口扩张程度				
4～5cm	1.3	6.4	1.4	7.3
5～6cm	0.8	3.2	0.8	3.4
6～7cm	0.6	2.2	0.5	1.9
7～8cm	0.5	1.6	0.4	1.3
8～9cm	0.5	1.4	0.3	1.0
9～10cm	0.5	1.8	0.3	0.9
第二产程				
分娩镇痛（应用硬脊膜外阻滞）	1.1	3.6	0.4	2.0
未行分娩镇痛	0.6	2.8	0.2	1.3

（4）胎头下降停滞（arrested descent）：第二产程胎头下降停止 > 1 小时。

（5）第二产程延缓（protracted second stage）：初产妇 ≥ 3 小时（硬膜外阻滞 ≥ 4 小时），经产妇 ≥ 2 小时（硬膜外阻滞 ≥ 3 小时）；产程进展缓慢（胎头下降、旋转）。

（6）滞产（prolonged labor）：总产程 ≥ 24 小时。

出现产程异常，在加强胎儿监护的基础上，积极阴道检查评价头盆关系，寻找原因并作出恰当处理，尤其是第二产程。

3. 头盆不称 头盆关系取决于胎儿大小、骨盆腔及其相互关系。胎儿大小可依据产科检查、B 超

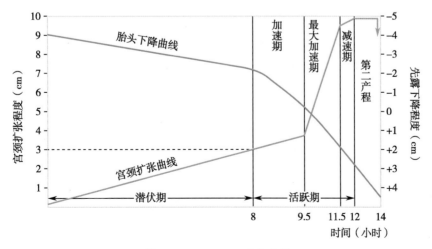

图 18-1 Friedman 分娩曲线

检查综合评估；同时根据骨盆各平面径线大小，尾骨、骶骨及骶岬、韧带、坐骨棘等情况评价骨盆腔。阴道检查是产程中判断头盆关系的基本手段和技能，检查的基本内容包括：与各骨盆平面相适应的胎方位、胎头受压、产瘤、颅缝重叠、胎头拉长变形、头盆间隙、宫缩时先露下降程度等。结合产程进展、产力协调性，判断头盆适应性属于头盆相称、相对头盆不称或难以克服的头盆不称，根据胎儿、母亲对进一步分娩耐受性，确定产程处理措施。

由于胎儿过大（excessive fetal size）、骨盆腔容积不相适应（inadequate pelvic capacity）、胎先露或胎位异常（malpresentation or position of the fetus）等因素，可能导致头盆不称（cephalopelvic disproportion，CPD）。难以克服的头盆不称临床表现为持续的产程进展异常、阴道检查异常、产力不协调等，在不同的骨盆平面表现形式不同。

（1）骨盆入口平面的头盆不称：常可能表现为悬垂腹、胎头浮动、胎膜早破、胎头跨耻征阳性、胎头位置异常、潜伏期延长，最终表现为胎头衔接受阻。

临产后胎头仍未入盆，则应充分估计骨盆入口平面头盆关系，具体方法：孕妇排空膀胱，取两腿屈曲半卧位，检查者一手置于子宫底、一手置于耻骨联合上方下压胎头，将浮动的胎头向骨盆腔方向推压。若胎头低于耻骨联合前表面，表示胎头可以入盆，头盆相称，称胎头跨耻征阴性；若胎头与耻骨联合前表面在同一平面，表示可疑头盆不称，称胎头跨耻征可疑阳性；若胎头高于耻骨联合前表面，表示头盆明显不称，称胎头跨耻征阳性。

由于胎头俯屈不良入盆，可表现为胎头不同程度仰伸的面先露、高直位。骨盆入口平面胎头仰伸度及面先露主要通过超声检查进行判断，阴道检查也有所发现。

胎头以枕横位入盆（胎头矢状缝坐落于骨盆入口平面横径），若胎头发生侧屈（尤其是悬垂腹易发生），前顶骨先入盆、矢状缝靠近骶岬，骨盆后方骶前空虚，称前不均倾。可通过潜伏期阴道检查有所发现。

（2）中骨盆平面头盆不称：常表现为活跃期停滞、胎头下降延缓甚至停滞、第二产程延缓；阴道检查可能发现尾骨、骶骨及骶岬、韧带、坐骨棘等骨盆腔情况异常，与中骨盆平面不相适应的胎方位（枕横位及枕后位等非枕前位）、胎头受压、产瘤、颅缝重叠、胎头拉长变形、头盆间隙紧、宫缩时

先露下降程度等头盆不称及胎头下降梗阻表现，甚至发生胎儿颅内出血。

二、子宫收缩乏力

（一）原因

子宫收缩功能取决于子宫肌源性、精神源性及激素调节体系中的同步化程度，三者之中任何一方功能异常均可直接导致产力异常。

1. 头盆不称或胎位异常　胎儿先露部不能紧贴子宫下段及宫颈内口，影响内源性缩宫素的释放及反射性子宫收缩，其为继发性宫缩乏力最常见的原因。

2. 精神源性因素　产妇对分娩有恐惧心理，精神过度紧张，或对妊娠及分娩生理认识不足等，均可导致原发性宫缩乏力。

3. 子宫肌源性因素　子宫畸形、子宫肌纤维过度伸展（如巨大胎儿、双胎妊娠、羊水过多等）、变性及结缔组织增生或子宫肌瘤、高龄产妇、经产妇等，均可影响子宫收缩的对称性及极性，引起子宫收缩乏力。

4. 内分泌失调　临产后产妇体内缩宫素、前列腺素合成及释放不足，或雌激素不足使缩宫素受体量少，均可直接导致子宫收缩乏力。胎儿肾上腺系统发育不成熟，胎儿 - 胎盘单位合成与分泌硫酸脱氢表雄酮量少，致宫颈成熟欠佳，也可引起原发性宫缩乏力。

5. 其他　在产程早期使用大剂量解痉、镇静、镇痛剂可直接抑制子宫收缩。行硬膜外麻醉无痛分娩或产妇衰竭时，亦影响子宫收缩力使产程延长。

（二）临床表现及诊断

1. 协调性宫缩乏力　即低张性宫缩乏力（hypotonic uterine inertia）子宫收缩具有正常的节律性、对称性及极性以及缩复作用，但收缩力弱，对胎儿影响不大，常导致产程延缓甚至停滞。可为原发性或继发性协调性宫缩乏力。

2. 不协调性宫缩乏力　即高张性宫缩乏力（hypertonic uterine inertia）子宫收缩失去正常的节律性、对称性及极性以及缩复作用，不能使胎先露下降和宫口扩张，属无效宫缩，并且宫缩间歇期子宫壁也不完全松弛。多为骨盆入口平面头盆不称导致的原发性不协调性宫缩乏力。导致产妇持续性腹痛、烦躁不安、过度消耗、精神疲乏；影响子宫 - 胎盘 - 胎儿单位血液供应，使胎儿乏氧甚至缺氧，导致胎儿窘迫或新生儿窒息。

产程中子宫收缩乏力增加产后出血风险。

（三）处理

1. 原发性宫缩乏力 在胎头通过骨盆入口平面过程中，进入产程或潜伏期发生原发性宫缩乏力，通过加强胎儿监护、四步触诊判断胎头入盆情况及胎头跨耻征、阴道检查判断头盆关系，在排除胎儿窘迫及明显头盆不称基础上，必要时给予如下处理：

（1）镇静治疗、休息：哌替啶100mg肌内注射。3～4小时以后，可用地西泮10mg缓慢静脉注射（2～3分钟），软化宫颈、缓解宫颈水肿，促进宫口扩张。

（2）人工破膜、缩宫素催产：宫口扩张≥3cm，可于宫缩间隙期人工破膜，观察羊水性状，检查排除脐带脱垂，听胎心，平卧或侧卧待产；排除胎儿窘迫及明显头盆不称后，给予缩宫素催产。12～18小时产程无进展，试产失败。胎膜早破、胎头高浮者，经4～6小时规律宫缩产程无进展宜以剖宫产结束分娩。

2. 继发性宫缩乏力 临产后出现继发性宫缩乏力，在加强胎儿监护，排除胎儿窘迫的同时，积极给予阴道检查排除头盆不称及胎头下降梗阻。

（1）在胎头通过骨盆入口平面及宫口开全双顶径通过坐骨棘平面过程中，无头盆不称及胎头下降梗阻表现，若出现继发性宫缩乏力，可静脉滴注缩宫素加强产力，尤其需要阴道助产时。

（2）胎头在通过中骨盆平面过程中出现继发性宫缩乏力，在加强胎儿监护，排除胎儿窘迫的同时，积极给予阴道检查排除头盆不称及胎头下降梗阻。观察产程进展，出现活跃期停滞积极以剖宫产结束分娩；胎头下降延缓甚至停滞、第二产程延缓，双顶径阻于坐骨棘以上（胎先露S＜+3cm）不下降或下降不明显，出现头盆不称、胎头下降梗阻表现，积极以剖宫产结束分娩。

三、子宫收缩过强

（一）临床表现及诊断

1. 协调性子宫收缩过强 子宫收缩具有正常的节律性、对称性及极性以及缩复作用，但收缩力过强。若无头盆不称，可导致产程缩短，甚至出现急产（总产程＜3小时），可能造成宫颈、阴道以及会阴撕裂伤，来不及接产可致感染、新生儿坠落伤；若伴头盆不称、胎位异常或瘢痕子宫，可发生病理缩复环、血尿甚至发生子宫破裂。

2. 不协调性子宫收缩过强

（1）子宫痉挛性狭窄环（constriction ring of uterus）：常因产妇紧张疲劳，不恰当阴道操作，以及胎膜早破并胎头高浮、头盆不称等不适当使用宫缩剂，导致子宫壁局部肌肉呈痉挛性不协调性收缩形成环状狭窄，持续不放松，称为子宫痉挛性狭窄环。狭窄环可发生在宫体任何部分、宫颈，常见于子宫体与下段交界处、胎体狭窄部如胎颈部。产妇出现持续性腹痛、烦躁不安，宫颈扩张缓慢、胎先露下降停滞，胎盘嵌顿，阴道检查可能触及较硬而无弹性的狭窄环。子宫痉挛性狭窄环与病理缩复环不同，特点是不随宫缩上升。

（2）强直性子宫收缩（tetanic contraction of uterus）：由于不适当应用缩宫素，导致子宫持续性强直性收缩，宫缩间歇期短或无间歇。可出现病理缩复环、血尿等先兆子宫破裂征象。产妇烦躁不安，持续性腹痛、高张拒按，胎位触不清，甚至胎心听不清。

（3）宫缩过强、过频影响子宫-胎盘-胎儿单位血液循环，易发生胎儿窘迫甚至胎死宫内、新生儿窒息甚至死亡、新生儿颅内出血。

（二）处理

1. 有急产史的孕妇，分娩前产前检查应注意胎头入盆情况，提前住院待产；临产后提前作好接产及新生儿复苏准备。若属未消毒的接产，应给予抗生素预防感染；若急产来不及消毒及新生儿坠地，应及时请新生儿专业医师给予相应处理，预防颅内出血，必要时尽早预防破伤风。

2. 临产后慎用宫缩药物及其他促进宫缩的产科处理，避免不必要的阴道操作，产后仔细检查宫颈、阴道、外阴，若有撕裂应及时缝合。

3. 一旦发生持续性子宫收缩过强：停止阴道操作及停用缩宫素等；吸氧；给予宫缩抑制剂，如25%硫酸镁20ml加入25%葡萄糖液20ml内缓慢静脉注射（不少于5分钟）；若无胎儿窘迫征象，给予镇静剂如哌替啶100mg肌内注射（4小时内胎儿不娩出者）。若持续性子宫收缩过强不缓解，宫口未开全、胎先露高，或梗阻性分娩，或伴有胎儿窘迫征象，均应立即行剖宫产术；若异常宫缩缓解，正常宫缩恢复，在加强胎儿监护基础上，可等待自然分娩或适时行阴道助产。若胎死宫内，可用乙醚吸入麻醉，待宫口已开全，行阴道分娩，必要时毁胎；若仍不能缓解强直性宫缩，为避免子宫破裂，可行剖宫产术。

专家点评：与胎头下降通过骨盆各平面相适应的协调产力是分娩动力，不相适应的不协调产力是异常分娩表现。临产后慎用宫缩药物及其他促进宫缩的产科处理，避免不必要的阴道操作和产程干预。及时识别不相适应的不协调产力，积极查找原因，排除头盆不称及胎头下降梗阻，在加强胎儿监护的基础上，做出正确处理。

（王晓东　周　凡　黄桂琼）

第二节　胎位异常

导读：胎位异常是造成难产常见的原因，其中胎头位置异常最常见，其次为臀先露，而肩先露则极为少见。

胎位异常（abnormal fetal position）包括胎头位置异常、臀先露及肩先露等，是造成难产常见的原因。分娩时枕前位约占90%，而胎位异常约占10%，其中胎头位置异常6%～7%，胎产式异常的臀先露3%～4%，肩先露已极少见。因胎头俯屈、侧屈、旋转等异常导致的胎头位置异常，在骨盆各个平面有不同的表现，包括因胎头俯屈不良呈不同程度仰伸的胎头高直位和面先露，胎头侧屈导致的胎头不均倾位，胎头在骨盆腔内旋转受阻导致的持续性枕横位、持续性枕后位。可通过四部触诊、阴道检查、超声检查等发现。胎头位置异常造成的难产称头位难产。

一、胎头高直位

胎头呈不屈不仰姿势，以枕额径下降进入骨盆入口平面，其矢状缝与骨盆入口前后径相一致，称为胎头高直位（sincipital presentation）。约占分娩总数的1.08%。胎头枕骨向前靠近耻骨联合者称为胎头高直前位，又称枕耻位（occipitopubic position）；胎头枕骨向后靠近骶岬者称为胎头高直后位，又称枕骶位（occipitosacral position）。

（一）临床表现及诊断

1. 临床表现　胎头不俯屈，以枕额径坐落于骨盆入口平面前后径、下降进入骨盆入口平面。临产后胎头下降延缓或胎头浮动不能入盆，宫口扩张延缓，潜伏期延长甚至活跃期停滞，最终表现为胎头衔接困难，常感耻骨联合部位疼痛。

2. 腹部检查　高直前位胎背靠近腹前壁，不易触及胎儿肢体，胎心位于腹中线位置稍高。高直后位时胎儿肢体靠近腹前壁，胎心遥远，有时可能在耻骨联合上方触及胎儿下颏。

3. 阴道检查　肛门检查胎头位置高，骨盆腔空虚。阴道检查发现胎头矢状缝与骨盆入口前后径一致，后囟在耻骨联合后，前囟在骶骨前，为胎头高直前位，反之为胎头高直后位。因胎头嵌顿于骨盆入口，宫口常停滞于3～5cm，很难开全。

4. 超声检查　胎头双顶径与骨盆入口横径一致，胎头矢状缝与骨盆入口前后径一致；胎儿脊柱位于母亲腹腔中间。高直后位可在耻骨联合上方探及胎儿眼眶。

（二）分娩处理

临产后胎头浮动不能入盆、胎头衔接困难，应积极排除骨盆入口平面胎头位置异常及头盆不称。

胎头高直前位，若骨盆正常、胎儿不大，应给予骨盆入口平面充分试产机会。加强宫缩促使胎头俯屈，胎头可转为枕前位下降入盆衔接；或胎头极度俯屈，胎头枕骨下部以耻骨联合后方为支点，加强产力使前囟和额部先后滑过骶岬下降入盆衔接，胎头在中骨盆平面不需内旋转，以枕前位经阴道分娩。若试产失败积极行剖宫产结束分娩。

高直后位临产后胎头浮动不能入盆，表现为潜伏期产程延长甚至活跃期停滞，即使宫口能开全，由于胎头高浮也易发生滞产、先兆子宫破裂或子宫破裂。高直后位很难经阴道分娩，一经确诊应行剖宫产术。

二、面先露

胎头呈极度仰伸、枕骨与背部接触，以面部为先露时称为面先露（face presentation），以颏骨为指示点。发生率为0.08%～0.27%，多见于经产妇。面先露于临产后发生，通常是胎头以额先露下降入盆受阻进一步仰伸而形成面先露。凡可能阻碍胎头俯屈的因素，均可能导致面先露。

（一）临床表现及诊断

1. 临床表现及腹部检查　临产后胎头浮动不能入盆。胎儿颜面部先露不能紧贴子宫下段及宫颈内口，常引起宫缩乏力，加之颜面部径线增大、骨质不能变形，致使潜伏期延长、头盆不称、活跃期停滞，导致梗阻性难产、软产道裂伤甚至子宫破裂。

胎头受压过久，可引起胎儿窘迫、颅内出血、新生儿窒息。胎儿面部受压变形，颜面皮肤淤血青紫、肿胀，尤以口唇为著，影响吸吮，严重时可发生喉头水肿影响吞咽及呼吸。新生儿于生后保持仰伸姿势达数天之久。

2. 阴道检查 胎先露不似圆而硬的胎头顶枕骨；宫口开大后可触及高低不平、软硬不均的胎儿颜面部特征，如口、鼻、颧骨及眼眶。依据胎儿口腔及额部所在部位确定胎方位。

3. 超声检查 能探及过度仰伸的胎头，明确胎头枕部及眼眶位置，鉴别臀先露，确诊面先露并确定胎方位。

（二）分娩处理

额前位若无头盆不称，产力良好，有可能经阴道自然分娩。额后位不能经阴道自然娩出。为避免面先露阴道分娩对母胎的危害，一经确诊应行剖宫产术。若胎儿畸形已放弃，无论额前位或额后位，均应在宫口开全后行穿颅术结束分娩。

面先露于临产后发生，临产后出现胎头浮动不能入盆，潜伏期延长，头盆不称、活跃期停滞等表现，应及时做阴道检查和超声检查，争取尽早作出诊断。忽略性面先露（neglected face presentation），额前位若无头盆不称，产力良好，有可能经阴道自然分娩，但产程明显延长，胎儿颜面部受压变形损害较重。在骨盆入口平面很少发生面先露，通常是胎头以额先露下降入盆受阻进一步仰伸而形成面先露。其可能分娩机制包括：仰伸、下降、内旋转、俯屈、复位及外旋转。

额前位时，胎头以仰伸姿势衔接、下降，胎儿面部达骨盆底时，胎头极度仰伸，颏部为最低点，向前方转45°，胎头继续下降并极度仰伸，颏部位于最低转向前方，当颏部自耻骨弓下娩出后，极度仰伸的胎颈前面处于产道小弯（耻骨联合），胎头俯屈时，胎头后部适应产道大弯（骶骨凹），使口、鼻、眼、额、前囟及枕部自会阴前缘相继娩出，胎头娩出后进行复位及外旋转，胎肩及胎体相继娩出。

面先露前囟颏径明显大于枕下前囟径，且颜面部骨质变形能力不如颅骨，因此，面先露内旋转阻力大，颏后位内旋转135°成颏前位的可能性小，多以持续性颏后位下降。颏后位胎儿面部达骨盆底后，极度伸展的胎颈不能适应产道大弯，极度仰伸的胎头大部分嵌顿于耻骨联合不能通过产道小弯，成为梗阻性难产，故足月活胎不能经阴道自然娩出。

三、前不均倾

胎头矢状缝坐落于骨盆入口横径，以枕横位进入骨盆入口，胎头侧屈使其两顶骨先后依次入盆，呈不均倾势嵌入骨盆入口，称为胎头不均倾。若前顶骨先嵌入，矢状缝偏后靠近骶骨，称前不均倾（anterior asynelitism）；若后顶骨先嵌入，矢状缝偏前，称后不均倾。当胎头不均倾双颅骨均能下降通过骨盆入口平面时，即能较顺利地经阴道分娩。以前不均倾导致头位难产居多，其发生率为0.55%～0.81%。

（一）临床表现及诊断

1. 临床表现前不均倾 常发生于头盆不称、扁平骨盆、骨盆倾斜度过大、腹壁松弛等，因胎体向前倾斜，常表现为悬垂腹。产程中由于前顶骨紧嵌于耻骨联合、后顶骨被阻于骶岬之上，胎头下降衔接困难，常发生胎膜早破、潜伏期延长或活跃期停滞，多在宫口扩张至3～5cm时即扩张延缓甚至停滞不前。因前顶骨紧嵌于耻骨联合压迫尿道及宫颈前唇，导致尿潴留、血尿、宫颈前唇水肿，导尿时插入尿管困难。胎头受压过久，可出现胎头前顶水肿及胎儿窘迫。由于胎头下降受阻常导致继发性宫缩乏力。

2. 腹部检查前不均倾 因胎体向前倾斜，常表现为悬垂腹，临产后胎头入盆困难，耻骨联合上方可触及胎头顶部；胎头取枕横位并侧屈入盆，于耻骨联合上方可触及一侧胎肩。

3. 阴道检查 胎头矢状缝与骨盆入口横径一致，向后移靠近骶岬；前顶骨紧嵌于耻骨联合后方，产瘤大部分位于前顶骨，宫颈前唇水肿，尿道受压不易插入导尿管；因后顶骨的大部分尚在骶岬之上而不能触及，致使盆腔后半部空虚。

4. 超声检查 临产前B超提示枕横位，若合并扁平骨盆、骨盆倾斜度过大、腹壁松弛，表现为悬垂腹，应高度警惕前不均倾。

（二）分娩处理

后不均倾时，若胎儿大小及产力正常，后顶骨逐渐进入骶凹处，再使前顶骨入盆，则矢状缝位于骨盆入口横径成头盆均倾势下降衔接。但前不均倾由于耻骨联合后平面直而无凹陷，前顶骨紧紧嵌顿于耻骨联合后，使后顶骨被架于骶岬之上无法下降入盆。因此，一旦确诊为前不均倾，除极个别胎儿小、宫缩强、骨盆宽大可给予短时间试产外，均应尽快以剖宫产结束分娩。

四、持续性枕后位、枕横位

为适应骨盆各平面形态变化，胎头入盆通过骨盆入口平面衔接后，继续下降通过中骨盆平面过程中，需要通过内旋转为枕（直）前位。若经充分试产胎头枕部仍位于母体骨盆后方或侧方，称持续性枕后位（persistent occiput posterior position）或持续性枕横位（persistent occiput transverse position）。约占分娩总数的 5%。

（一）原因

1. 骨盆异常 男型骨盆和类人猿型骨盆的入口平面前半部窄、后半部宽，常致胎头以枕后位或枕横位衔接。因多伴中骨盆狭窄，阻碍胎头内旋转，易发生持续性枕后位或枕横位。扁平骨盆及均小骨盆容易使胎头以枕横位衔接，伴胎头俯屈不良也可影响内旋转，使胎头枕横位嵌顿在中骨盆形成持续性枕横位。

2. 其他 子宫收缩乏力、前置胎盘、胎儿过大或过小以及胎儿发育异常等可影响胎头俯屈及内旋转，造成持续性枕后位或枕横位。此外，胎盘附着于子宫前壁也可使胎头以枕后位衔接。

（二）临床表现及诊断

1. 临床表现 凡阻碍胎头在产道内内旋转的因素，如男型骨盆或类人猿型骨盆、扁平骨盆及均小骨盆等骨盆形态及大小异常，子宫收缩乏力，胎头俯屈不良，头盆不称等，均可能导致持续性枕后位或持续性枕横位。

临产后若胎头以枕后位入盆，影响胎头俯屈及衔接，胎先露不易紧贴子宫下段及宫颈内口，常导致宫缩乏力及宫口扩张缓慢。在活跃期晚期及第二产程前期，若为枕后位，因枕骨持续位于骨盆后方压迫直肠，产妇自觉肛门坠胀及排便感，致使宫口尚未开全时过早使用腹压，容易导致宫颈前唇水肿和产妇疲劳，影响产程进展及产力。持续性枕后位，枕横位常致活跃期晚期产程停滞及第二产程胎头下降延缓或停滞、继发性宫缩乏力。

2. 腹部检查 胎背偏向母体后方或侧方，前腹壁能触及胎儿肢体，胎心在胎儿肢体侧也容易听到。

3. 阴道检查 在活跃期晚期及第二产程前期出现产程进展异常、继发宫缩乏力，应行阴道检查。常有宫颈前唇水肿。枕后位盆腔后部空虚，胎头矢状缝常位于骨盆斜径上。枕横位胎头矢状缝位于骨盆横径上，前后囟分别位于骨盆两侧偏后方，因胎头俯屈不良，前囟常低于后囟。若出现

胎头水肿、颅骨重叠、囟门及颅缝触不清时，提示存在头盆不称，需借助胎儿耳郭和耳屏位置及方向判定胎方位，同时判断宫缩时胎头下降情况。

（三）分娩处理

若骨盆无异常、胎儿不大，无头盆不称表现，可以继续中骨盆平面慎重试产。试产过程中若出现以下情况，宜积极以剖宫产结束分娩：活跃期停滞，第二产程胎头下降停滞、胎头双顶径被阻于坐骨棘平面以上 S<+3cm，头盆不称，胎儿窘迫等。

若无头盆不称，多数枕后位、枕横位胎头枕部能向前旋转 90°～135° 成为枕前位分娩。若不能转成枕前位时，其分娩机制如下：

1. 枕后位 胎头枕部到达中骨盆向后行 45° 内旋转，使矢状缝与骨盆前后径一致。胎儿枕部朝向骶骨呈枕直后位（occiput directly posterior）。其分娩方式有：

（1）胎头俯屈较好：胎头继续下降，前囟先露抵达耻骨联合下时，以前囟为支点，胎头继续俯屈使顶部及枕部自会阴前缘娩出。继之胎头仰伸，相继由耻骨联合下娩出额、鼻、口、颏。此种分娩方式为枕后位经阴道分娩或产钳助产最常见的方式。

（2）胎头俯屈不良：胎头额部拨露，当鼻根出现在耻骨联合下时，以鼻根为支点，胎头先俯屈，从会阴前缘娩出前囟、顶部及枕部，然后胎头仰伸，使鼻、口、颏部相继由耻骨联合下娩出。因胎头以较大的枕额周径旋转，胎儿娩出更加困难，若胎头下降双顶径已达坐骨棘平面或更低 S≥+3cm、无头盆不称，可加强产力行产钳助产，否则应积极以剖宫产结束分娩。

2. 枕横位 部分枕横位于下降过程中无内旋转动作，或枕后位胎头枕部仅向前旋转 45° 成为持续性枕横位。若胎头下降双顶径已达坐骨棘平面或更低 S≥+3cm、无头盆不称，可加强产力，徒手或用胎头吸引器将胎头转成枕前位娩出，否则应积极以剖宫产结束分娩。

五、臀先露

臀先露（breech presentation）是最常见的异常胎位，占妊娠足月分娩总数的 3%～4%。因较胎头周径小且软的胎臀先娩出，产道未得到充分扩张，加之后出胎头无明显变形、俯屈有限，往往使胎头娩出困难；另外，因胎臀不规则，脐带脱垂较多见。臀先露以骶骨为指示点，有骶左前、骶左横、骶左后、骶右前、骶右横、骶右后 6 种胎位。

（一）原因

1. 胎儿发育因素 胎龄越小，臀先露发生率越高，妊娠 30 周以前，臀先露较多见，至妊娠 32 周多能自然转成头先露。无论是早产还是足月产，臀先露胎儿先天畸形如无脑儿、脑积水等以及低体重儿发生率是头先露的 2.5 倍。

2. 胎儿活动空间过大 羊水过多、经产妇腹壁松弛以及早产儿羊水相对偏多，胎儿易在宫腔内自由活动形成臀先露。

3. 胎儿活动空间受限 子宫畸形（如单角子宫、双角子宫、纵隔子宫等），胎儿畸形（如无脑儿、脑积水等），双胎妊娠及羊水过少等，容易发生臀先露。

4. 脐带过短 尤其是合并胎盘附着在宫底及宫角，臀先露的发生率为 73%，而头先露为 5%。

5. 胎头衔接受阻 骨盆狭窄、盆腔肿瘤阻塞产道、前置胎盘等，也易发生臀先露。

（二）临床分类

臀先露根据胎儿双下肢所取的姿势分为以下 3 类：

1. 完全臀先露（complete breech presentation） 胎儿双髋关节及双膝关节均屈曲，犹如盘膝打坐，以臀部和双足为先露。又称混合臀先露。较多见。

2. 单臀先露（frank breech presentation） 胎儿双髋关节屈曲，双膝关节直伸，以臀部为先露。又称腿直臀先露。最多见。

3. 不完全臀先露（incomplete breech presentation） 胎儿以一足或双足、一膝或双膝，或一足一膝为先露。膝先露（knee presentation）是暂时的，产程开始后常转为足先露（footling presentation）。

较少见。臀先露分类见图 18-2。

（三）临床表现及诊断

1. 临床表现 孕妇常感肋下有圆而硬的胎头。由于胎臀形状不规则，不能紧贴子宫下段及宫颈内口，对前羊膜囊压力不均匀，容易发生胎膜早破，常导致宫缩乏力，宫口扩张缓慢，致使产程延长。脐带脱垂的发生率是头先露的 10 倍。

2. 腹部检查 宫底部可触及圆而硬、触压时有浮球感的胎头；若未衔接，在耻骨联合上方触到不规则、软而宽的胎臀，胎心在脐部上方胎背侧听得最清楚。

3. 阴道检查 了解宫口扩张程度及有无脐带脱垂。可触及软而不规则的胎臀或触到胎足、胎膝。若胎膜已破能直接触到胎臀、外生殖器及肛门，准确触诊骶骨以判断胎方位。应注意与面先露相鉴别。若为胎臀，可触及肛门与两坐骨结节连在一条直线上，手指放入肛门内有环状括约肌收缩感，取出手指可见有胎粪。若为颜面，口与两颧骨突出点呈三角形，手指放入口内可触及齿龈和弓状的下颌骨。若触及胎足时，通过脚趾方位可帮助判断是左足还是右足；应与胎手相鉴别，胎足趾短而平齐，且有足跟，胎手指长，指端不平齐。

4. 超声检查 能确诊臀先露类型以及胎头姿势、是否合并胎儿畸形等。

（四）分娩机制

在胎体各部中，胎头最大，胎肩小于胎头，胎臀最小。头先露时，胎头一经娩出，身体其他部位随即娩出。而臀先露时则不同，较小且软的臀部先娩出，最大的胎头却最后娩出，且胎头俯屈有限，为适应产道条件，胎臀、胎肩、胎头需按一定机制适应产道条件方能娩出，故需要掌握胎臀、胎肩

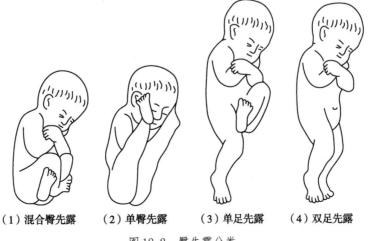

（1）混合臀先露　（2）单臀先露　（3）单足先露　（4）双足先露

图 18-2 臀先露分类

及胎头三部分的臀位助产分娩机制。以骶右前位为例加以阐述。

1. 胎臀娩出　临产后，胎臀以粗隆间径坐落于骨盆入口右斜径入盆下降衔接，骶骨位于右前方。胎臀逐渐下降，前髋下降稍快故位置较低，抵达骨盆底遇到阻力后，前髋向母体右前方行45°内旋转，使前髋位于耻骨联合后方，此时粗隆间径与母体骨盆出口前后径一致。胎臀继续下降，胎体稍侧屈以适应产道弯曲度，后髋先从会阴前缘娩出，随即胎体稍伸直，使前髋从耻骨弓下娩出。继之双腿双足娩出。当胎臀及双下肢娩出后，胎体行外旋转，使胎背转向前方或右前方。

2. 胎肩娩出　当胎体行外旋转的同时，胎儿双肩径衔接于骨盆入口右斜径或横径，并沿此径线逐渐下降，当双肩达骨盆底时，前肩向右旋转45°转至耻骨弓下，使双肩径与骨盆出口前后径一致，同时胎体顺产道侧屈，使后肩及后上肢从会阴前缘娩出，继之侧伸使前肩及前上肢从耻骨弓下娩出。

3. 胎头娩出　当胎肩及双上肢娩出时，胎头矢状缝于骨盆入口左斜径或横径下降衔接。当胎头枕骨达骨盆底时，胎头向母体左前方内旋转45°，使枕骨朝向耻骨联合。胎头继续下降，当枕骨下凹到达耻骨弓下时，以此处为支点，保持胎头继续俯屈，使颏、面及额部相继自会阴前缘娩出，随后枕部自耻骨弓下娩出。

（五）对母儿影响

1. 对产妇的影响　胎臀形状不规则，不能紧贴子宫下段及宫颈内口，容易发生胎膜早破、继发性宫缩乏力及产程延长，使产后出血与产褥感染的机会增多，产伤和手术产率升高，胎臀娩出时宫口未必开全，强行牵拉娩出胎头，容易造成宫颈撕裂。

2. 对胎儿及新生儿的影响　臀位常致胎膜早破，脐带脱垂的发生率是头先露的10倍，脐带脱垂受压可致胎儿窘迫甚至死亡；胎膜早破，使早产儿及低体重儿增多；后出胎头使脐带受压于胎头与宫颈及盆壁之间，导致胎儿低氧血症，时间延长延续为新生儿窒息。胎臀娩出时宫口未必开全，后出胎头牵出困难，常发生脊柱损伤、脑幕撕裂、臂丛神经损伤、胸锁乳突肌损伤导致的斜颈、颅内出血，颅内出血的发病率是头先露的10倍。

（六）处理

1. 妊娠期　胎龄越小，臀先露发生率越高，妊娠30周以前，臀先露较多见，至妊娠32周多能自然转成头先露。若妊娠32周后仍为臀先露，有经阴道分娩条件者应给予矫正。常用的矫正方法有：

（1）胸膝卧位：孕妇空腹，排空膀胱，松解裤带，胸膝卧位，每天2次，每次15分钟，连做1周后复查。胸膝卧位姿势（图18-3）可使胎臀退出盆腔，借助胎儿重心改变，自然完成头先露转位。

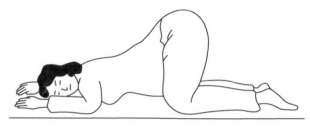

图18-3　胸膝卧位

（2）激光照射或艾灸至阴穴：用激光照射两侧至阴穴（足小趾外侧，距趾甲角0.1寸），也可用艾灸，每天1次，每次15～30分钟，5～7次为1个疗程。

（3）外转胎位术（external version）：应用上述矫正方法无效者，腹壁松弛的孕妇，于妊娠32～34周后可行外转胎位术，因有发生胎膜早破、胎盘早剥、脐带缠绕及早产等并发症的可能，要慎重应用，必须在有实施紧急剖宫产的条件下进行。术前30分钟口服利托君10mg或硝苯地平20mg，术前、术后行B超及电子胎心监测。孕妇平卧，两下肢屈曲稍外展，露出腹壁。查清胎位，听胎心。操作步骤包括松动胎先露部及转胎，①松动胎先露部：两手插入胎先露部下方向上提拉，使之松动。②转胎：两手把握胎儿两端，一手将胎头沿胎儿腹侧，保持胎头俯屈，轻轻向骨盆入口推移，另一手将胎臀上推，与推胎头动作配合，直至转为头先露；动作应轻柔，间断进行。转成头先露后包扎腹部以固定胎头。

注意事项：若胎位矫正过程中或矫正后发现胎动频繁而剧烈或胎心率异常，应停止操作，让胎儿退回原胎位，左侧卧位观察30分钟。外转胎位术必须在有实施紧急剖宫产的条件下进行，术前、术后行B超及电子胎心监测。

2014年，美国妇产科医师学会与美国母胎医学会联合发布的产科医疗共识"安全避免初次剖宫产"建议自孕36$^{+0/7}$周起评估并记录胎先露，以便必要时行外倒转术（ⅠC）（图18-4）。

2. 分娩期　应根据产妇年龄、胎产次、骨盆类

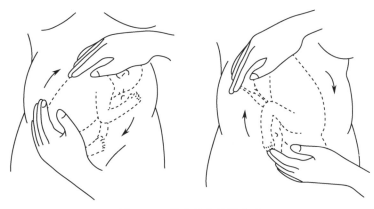

图 18-4 臀先露外转胎位术

型、胎儿大小、胎儿是否存活及发育是否正常、臀先露类型以及有无合并症并发症等，对分娩方式作出正确判断和选择。

（1）择期剖宫产：狭窄骨盆、软产道异常，胎儿体重 >3 500g 或胎头双顶径 >9.5cm，胎头仰伸，不完全臀先露，胎膜早破，高龄初产、难产史等，应行择期剖宫产终止妊娠。臀位合并脐带绕颈可考虑剖宫产。

（2）臀位试产：骨盆正常、除臀位外胎儿无异常，单臀先露，孕周≥36 周，应给予臀位试产机会。臀位早期早产、臀位合并糖尿病应慎重试产。

1）第一产程：不灌肠，不用缩宫素引产，尽量避免胎膜破裂。一旦破膜，立即听胎心，阴道检查，胎心电子监护，了解有无脐带脱垂。若发现脐带脱垂，胎心尚好，宫口未开全，需立即行紧急剖宫产结束分娩，剖宫产术前阴道检查者手不离开阴道，解除脐带受压、保持脐带搏动；若为不完全臀先露，宜行急诊剖宫产结束分娩。若为单臀先露、无脐带脱垂，严密观察胎心及产程进展。当胎臀下降进入阴道拨露，为了使宫颈和阴道充分扩张，应加强宫缩，消毒外阴，用"堵"臀方法：用无菌巾遮盖阴道口以手掌于宫缩时堵住胎臀，待宫缩时胎臀冲击力加大、宫口开全及阴道充分扩张

让胎臀自然娩出，有利于后出胎头顺利娩出。在"堵"臀助宫颈阴道扩张过程中（图 18-5），应每隔 10～15 分钟听胎心一次，并注意宫口是否开全，作好接生准备。宫口已开全再堵易引起胎儿窘迫或子宫破裂。

2）第二产程：接产前，应导尿排空膀胱。初产妇应作会阴后 - 侧切开术，行臀位助产：当胎臀自然娩出至脐部后，接产者协助娩出胎肩及后出胎头。脐部娩出后，一般应在 2～3 分钟娩出胎头，最长不能超过 8 分钟，避免因脐带受压胎儿低氧血症时间过长、延续为新生儿窒息。①臀位上肢助产：有滑脱法及旋转胎体法两种。滑脱法：术者右手握住胎儿双足，向前上方提，使胎体向前上侧屈后肩显露于会阴前缘，左手示、中指伸入阴道，顺胎儿后肩、上臂滑行至肘关节屈面，按顺时针方向沿胎儿胸前滑动，协助上举胎手以洗脸动作顺次娩出上臂、肘关节及前臂胎手，后肩即娩出；然后将胎体放低向下侧屈，前肩自然由耻骨弓下娩出，右手示、中指同法娩出前上肢。旋转胎体法：术者双手拇指于背侧、另 4 指于腹侧握持胎臀，逆时针方向旋转胎体，同时稍向下牵拉，右肩及右臂自然从耻骨弓下娩出，再顺时针方向旋转胎体，娩出左肩及左臂；可同时用洗面法助娩肘关节。②臀位

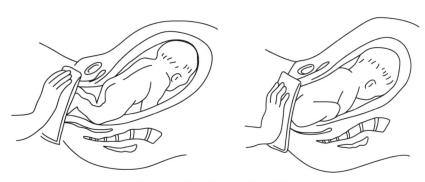

图 18-5 "堵"臀助宫颈阴道扩张

胎头助产：胎肩及上肢娩出后，将胎背转至前方，使胎头矢状缝与骨盆出口前后径一致，将胎体骑跨于术者左前臂上，同时术者左手中指伸入胎儿口中，示指及无名指扶于两侧上颌骨；术者右手中指推压胎头枕部使其俯屈，示指及无名指置于胎儿两侧锁骨上（避开锁骨上窝），先向下牵拉，同时助手在产妇耻骨联合上方向后下适当加压，当枕骨下凹到达耻骨弓下时，将胎体上举，以枕骨下为支点，保持胎头继续俯屈，使颏、面及额部相继自会阴前缘娩出，随后枕部自耻骨弓下娩出。臀位胎头助产困难时，可用臀位后出胎头产钳助产（图18-6、图18-7）。

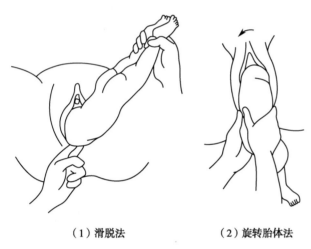

（1）滑脱法　　　（2）旋转胎体法

图18-6　臀位助产娩出胎肩及上肢

臀位助产注意事项：①脐部娩出后，一般应在2～3分钟娩出胎头，最长不能超过8分钟，避免因脐带受压致胎儿低氧血症时间过长，延续为新生儿窒息。②臀位胎头助产避免猛力牵拉，防止因胎儿颈部过度牵拉造成臂丛神经麻痹、颅骨剧烈

变形引起大脑镰及小脑幕等硬脑膜撕裂致颅内出血。③臀位胎儿全部由接产者牵拉娩出的臀牵引术，对胎儿损伤大，一般情况下应禁止使用。

3）第三产程：积极抢救新生儿窒息，积极处理第三产程，防止产后出血。常规检查宫颈及软产道，缝合撕裂伤。给予抗生素预防感染。

六、肩先露

胎体纵轴与母体纵轴相垂直为横产式（transverse lie）。胎体横卧于骨盆入口之上，先露部为肩，称为肩先露（shoulder presentation）。以肩胛骨为指示点，根据胎头在母体左或右侧和胎儿肩胛朝向母体前或后方，有肩左前、肩左后、肩右前、肩右后4种胎位。肩先露占妊娠足月分娩总数的0.25%，是对母儿最不利的胎位。除死胎及早产儿胎体可折叠娩出外，足月活胎不可能经阴道娩出。若不及时处理，容易造成子宫破裂，威胁母儿生命。

（一）病因

肩先露的常见原因：①多产妇所致腹壁过度松弛，如悬垂腹子宫前倾使胎体纵轴偏离骨产道，斜向一侧或呈横产式。据统计产次≥4次，肩先露发生率升高10倍。②未足月胎儿妊娠32周前尚未自然转成头先露。③骨盆狭窄、盆腔肿瘤阻塞产道、前置胎盘等阻碍胎体纵轴衔接。④羊水过多胎儿自由活动空间过大。

（二）临床表现及诊断

1. 临床表现　胎体横卧于骨盆入口之上，肩先露不能紧贴子宫下段及宫颈内口，难以有效扩张子宫下段及宫颈内口，不能刺激有效宫缩，导致宫缩乏力，同时对前羊膜囊压力不均匀容易发生胎膜早破。破膜后羊水迅速外流，容易形成胎儿上肢或

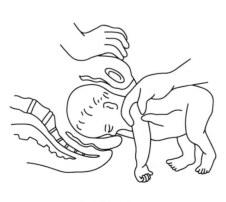

（1）侧面观

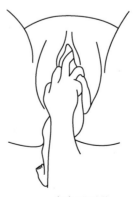

（2）正面观

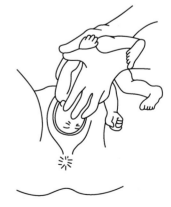

（3）胎头即将娩出

图18-7　臀位助产娩出胎头

脐带先露甚至脱出，导致胎儿窘迫甚至死亡；随着羊水迅速流出，宫腔容积缩小，胎体可能被子宫壁包裹、折叠。随着宫缩不断加强，胎肩被挤入骨盆入口，胎儿颈部进一步侧屈向胎体腹侧折叠弯曲，胎颈被拉长，胎头和胎臀被阻于骨盆入口上方，胎头嵌顿于一侧髂窝，胎臀则嵌顿于对侧髂窝或折叠于宫腔上部，而胎肩先露侧上肢则脱垂入阴道，形成忽略性（嵌顿性）肩先露。产程停滞，病理缩复环（pathologic retraction ring）形成，进一步宫缩即发生子宫破裂（图 18-8）。

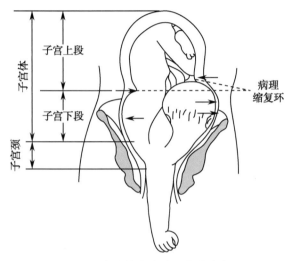

图 18-8　忽略性肩先露及病理缩复环

2. 腹部检查　子宫呈横椭圆形，胎体纵轴与母体纵轴垂直。子宫底高度低于妊娠周数。宫底部及耻骨联合上方较空虚，子宫横径宽，在母体腹部一侧触到胎头，另一侧触到胎臀。在脐周两侧胎心最清楚。

3. 阴道检查　胎膜未破者，因胎先露部浮动于骨盆入口上方，不易触及胎先露部。若胎膜已破、宫口已扩张，阴道检查可触及胎儿肩胛骨、肋骨及腋窝。腋窝尖端指向胎肩及胎头位置，据此可判断胎头在母体左或右侧；根据肩胛骨朝向母体前或后方，可判断肩前位或肩后位。若胎手已脱入阴道，可用握手法鉴别是胎儿左手或右手，检查者只能与胎儿同侧的手相握。

4. 超声检查　根据胎头、脊柱、胎臀、胎心等探测，能准确诊断肩先露，并能确定具体胎方位。

（三）处理

1. 妊娠期　妊娠晚期发现横产式应及时矫正。纠正方法同臀先露。若纠正胎位术失败，应提前住院待产决定分娩方式。

2. 分娩期　横产式是对母儿最不利的胎位。除死胎及早产儿胎体可折叠娩出外，足月活胎不可能经阴道娩出。原则上应行择期剖宫产终止妊娠。

（1）双胎妊娠胎先露一头一横若经阴道分娩，第一头位胎儿娩出后，即行内转胎位术（图 18-9），将第二横位胎儿转成臀先露娩出。

（2）胎儿已死、无先兆子宫破裂征象：若宫口近开全，在全麻下行内倒转胎位术以臀先露娩出，或行断头术或除脏碎胎术。术后常规检查宫颈及阴道等有无裂伤。若有裂伤应及时修补。

（3）出现先兆子宫破裂或子宫破裂征象，无论胎儿是否存活，均应立即行紧急剖宫产术。子宫破裂不能修补或宫腔严重感染，应行子宫切除术。

（4）积极防治产后出血及产褥感染。

专家点评：胎位异常可致宫缩乏力、产程异常、子宫破裂、胎先露部下降停滞、胎儿窘迫、死产、新生儿产伤、新生儿窒息等母儿严重

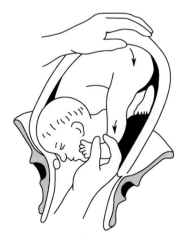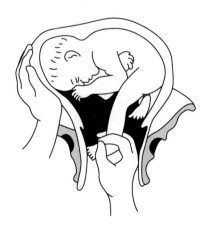

图 18-9　内倒转胎位术

并发症,胎位异常应及时识别(尤其是产时)并采取措施及时纠正,无效时需行剖宫产。不具备处理难产和胎儿窒息条件的助产机构应早期转诊。

（王晓东　周　凡　邓春艳）

第三节　胎儿宫内窘迫

导读:胎儿窘迫是胎儿在宫内发生急性或慢性的缺氧状态;可由母体因素、母胎屏障异常、胎儿因素等多种原因所致;其防治需要针对病因,结合母胎状况来综合判断处理。

一、概述

胎儿窘迫(fetal distress)是指胎儿在子宫内有缺氧征象危及胎儿健康和生命的综合症状。其发病率为2.7%~38.5%。分为急性胎儿窘迫和慢性胎儿窘迫。前者多发生在分娩期;后者多发生在妊娠晚期,但在临产后常表现为急性。

从环境到胎儿氧气转运环节出问题,引起胎儿氧供中断,若不能恢复,则可导致胎儿缺氧窒息。母胎间血氧运输及交换障碍(前置胎盘、胎盘早剥、强直性子宫收缩、镇静药物使用不当)或脐带血液循环障碍(脐带绕颈、真结、扭转、脱垂等)可引起胎儿急性缺氧;胎儿慢性缺氧的原因有:①母体血氧含量不足,如先天性心脏病、肺功能不全、肺部疾病、重度贫血等。②子宫胎盘血管病变,如妊娠高血压综合征、慢性肾炎、糖尿病、过期妊娠等。③胎儿严重的心血管疾病、呼吸系统疾病、胎儿畸形、母儿血型不合等。

脐动脉血气分析是检测胎儿和新生儿缺氧程度的客观指标,它可直接反映体内的氧合和酸碱状况,对于预测新生儿器官损伤有意义。新生儿出生后5分钟Apgar≤7分称新生儿窒息;脐动脉血pH<7.20为新生儿酸中毒。新生儿出生后5分钟和10分钟Apgar<5分,脐动脉血pH<7.0和/或碱缺失(base deficit,BD)≥12mmol/L,新生儿脑瘫(脑病)风险明显增加。

低氧血症导致胎儿产生一系列可检测到的生物物理变化,以生理性适应-应激代偿开始,可能以失代偿结束。可通过胎儿监护(fetal surveillance)识别将受益于早期干预(如宫内复苏或分娩)的胎

儿,防止胎儿死亡或神经损伤,包括:胎动计数、胎心率监护、生物物理检查(biophysical profile,BPP)评分、胎儿血流动力学监测、胎儿血气分析等措施。其中胎心率监护是最实用的监护手段(表18-2)。出现明显的胎心率减速(迟发减速、变异减速、延长减速)预示胎儿氧供中断,但胎儿氧供应中断不会导致神经损伤,除非出现严重的代谢性酸血症(脐动脉pH<7.0,BD≥12mmol/L)。若胎心率基线变异性正常或加速良好,预示此时胎儿没有代谢性酸中毒。

二、临床表现

1. 急性胎儿窘迫　主要发生在分娩期;出现产时胎心率异常、羊水胎粪污染;胎动过频继而减弱及减少,甚至消失。

2. 慢性胎儿窘迫　主要发生在妊娠晚期,常延续至临产并加重。胎动减少为其重要表现,常见为胎动消失24小时后胎心消失。

三、诊断

1. 急性胎儿窘迫

(1)病史:前置胎盘、胎盘早剥;脐带异常(如脐带脱垂、真结、绕颈等);产妇休克;宫缩过强且持续时间长;母体药物使用不当等。

(2)临床表现:产时胎心率异常,羊水粪染,胎动异常等。

(3)辅助检查

1)胎心监测:胎心率>160次/min,尤其>180次/min,是胎儿缺氧早期表现;胎心率<110次/min,尤其<80次/min,提示缺氧进一步加重;继续发展可出现胎心率频发晚期减速或重度变异减速,甚至基线变异消失。

2)胎儿头皮刺激无反应。

2. 慢性胎儿窘迫

(1)病史:能引起孕妇血氧含量低下、胎盘功能不全的孕妇全身疾病史或妊娠期并发症,胎儿自身运输及利用氧能力下降的疾病。

(2)临床表现:胎动减少或消失。听诊胎心正常或偶有异常。

(3)辅助检查:胎盘功能检查;胎心监测无应激试验,无反应型后催产素激惹试验阳性;B超胎儿生物物理评分≤6分;脐动脉多普勒超声血流异常。

表 18-2　产时电子胎心监护三级评价系统及其意义

分类	描述	意义
Ⅰ类	同时包括以下各项： 　基线：110～160 次 /min 　正常变异 　晚期减速或变异减速：无 　早期减速：有或无 　加速：有或无	正常的胎心监护图形，提示在监护期内胎儿酸碱平衡状态良好。后续的观察可按照产科情况常规处理，不需要特殊干预
Ⅱ类	除Ⅰ或Ⅲ类以外的图形，包括以下任一项： 　1. 基线率：胎儿心动过缓但不伴基线变异缺失 　　胎儿心动过速 　2. 基线变异：变异缺失：不伴反复性减速 　　微小变异 　　显著变异 　3. 加速：刺激胎儿后没有加速 　4. 周期性或偶发性减速： 　　反复性变异减速伴基线微小变异或正常变异 　　延长减速 　　反复性晚期减速伴正常变异 　　变异减速有其他特征，如恢复基线缓慢、"尖峰"（overshoot）或"双肩峰"（shoulder）	可疑的胎心监护图形。既不能提示胎儿宫内有异常的酸碱平衡状况，也没有充分证据证明是Ⅰ类或Ⅲ类胎心监护图形。Ⅱ类胎心监护图形需要持续监护和再评估。评估时需充分考虑产程、孕周，必要时实施宫内复苏措施。如无胎心加速伴微小变异或变异缺失，应行宫内复苏；如宫内复苏后胎心监护图形仍无改善或发展为Ⅲ类监护图形，应立即分娩
Ⅲ类	包括以下任何一项： 　1. 基线变异缺失伴以下任一项 　　反复性晚期减速 　　反复性变异减速 　　胎儿心动过缓 　2. 正弦波形	异常的胎心监护图形，提示在监护期内胎儿出现异常的酸碱平衡状态，必须立即宫内复苏，同时终止妊娠

四、防治要点

1. 治疗原则及方案

（1）急性胎儿窘迫：改善胎儿缺氧状态，尽快终止妊娠。

1）左侧卧位，吸氧，停用缩宫素，维持母体内环境稳定。

2）尽快终止妊娠：宫口尚未开全，短时间内无法阴道分娩，立即行剖宫产结束分娩；宫口开全，胎先露已达坐骨棘平面以下，尽快阴道助产。

3）做好新生儿复苏准备。

（2）慢性胎儿窘迫：针对病因，结合孕周及胎儿宫内状况综合处理。

1）左侧卧位，间断吸氧，治疗妊娠合并症及并发症。

2）延长胎龄，促胎肺成熟。

3）适时终止妊娠。

2. 预防措施

（1）做好孕前检查，积极治疗内外科合并症，如高血压、肾炎、糖尿病、先天性心脏病及呼吸系统疾病等，坚持随访监测控制病情，宣教允许妊娠指征，科学备孕。

（2）妊娠后详细询问既往病史，认真仔细地进行内科查体，定期规律产前检查及内外科随访，加强母胎监测，尽早发现母胎相关并发症，严密观察，尽早干预治疗。

（3）孕期或分娩期出现胎儿宫内窘迫，结合母胎状况，正确、及时、果断处理。

专家点评： 胎儿宫内窘迫危及胎儿健康和生命，做好孕产妇三级预防及围产期保健，不仅有利于维持母体的健康水平，更有利于提高或改善胎儿结局、新生儿预后以及儿童健康水平。

（王晓东　周　凡　邓春艳）

第四节　脐　带　脱　垂

> 导读：脐带脱垂是产科急症之一，其发生的主要原因包括胎位不正、胎儿出生体重低、早产、胎膜早破、羊水过多、产科干预等因素。脐带脱垂易导致严重的胎儿窘迫，如不及时处理，可致新生儿窒息甚至新生儿死亡。早期发现脐带脱垂并及时处理对降低围产儿死亡率、改善新生儿预后非常关键。

一、概述

脐带脱垂（prolapse of umbilical cord）是指在胎膜破裂后脐带脱于宫颈口外，降至阴道内或露于外阴部。其中脐带位于胎先露一侧者称为隐性脱垂，脐带越过胎先露者称为显性脱垂。脐带脱垂的总体发生率为 0.1%～0.6%，在臀位妊娠中脐带脱垂发生率达到 1%。近年来，随着产前保健意识增加、新生儿抢救及护理水平的提高及适当放宽剖宫产指征，我国脐带脱垂所致新生儿病死率从 32%～47% 下降至 10% 左右。在美国，脐带脱垂的围产儿死亡率为 3%～15%。在非洲国家，脐带脱垂的围产儿死亡率仍然高达 36%。

凡胎儿先露部与骨盆入口平面不能严密衔接，在两者之间留有空隙者，均可发生脐带脱垂。主要原因可以分为一般因素以及产科干预因素两方面。

1. 一般因素　多次分娩、胎儿出生体重低（< 2 500g）、早产（< 37 周）、胎先露异常（如臀先露、肩先露、枕后位等）、骨盆狭窄、头盆不称、胎头浮动，胎产式不正（包括横产式、斜产式及胎儿位置不稳定）、双胎妊娠、羊水过多、脐带过长等。

2. 产科干预因素　胎先露位置较高时进行人工破膜、胎膜破裂后进行阴道操作、分娩过程中的外倒转术或内倒转术、药物性引产、子宫内压力传感器的放置、使用大型号球囊导管的引产术等。

二、临床表现

胎膜已破裂，孕妇活动或体位改变过程中脐带随羊水流出，或者在胎膜破裂时阴道内有一条索状物脱落。阴道检查时发现脐带脱出子宫颈外位于阴道内，若胎儿存活，则可扪及脐带内血管搏动，若胎儿死亡，脐带血管搏动消失。

三、诊断

有脐带脱垂高危因素时，应警惕发生脐带脱垂。

1. 胎心率异常　胎膜未破，胎动或宫缩后胎心率突然变慢，改变体位、上推胎先露部及抬高臀部后迅速恢复者；胎膜已破，听诊或胎儿电子监护提示胎儿心率异常，主要表现为胎心率过缓或发生胎心率变异减速，提示脐带受压，应及时考虑是否存在脐带脱垂，特别是胎心率异常发生在胎膜破裂时或破膜不久后，应高度警惕脐带脱垂的存在。

2. 阴道检查　是诊断脐带脱垂的重要手段，怀疑脐带脱垂时应立即行阴道检查，了解有无脐带脱垂及有无脐带血管搏动。在胎先露一侧或前方及阴道内扪及脐带者，或脐带脱出于外阴者可确诊。

四、治疗

在临床工作中尽早发现隐性脐带脱垂，尽早干预，减少进展为显性脐带脱垂是提高围产儿预后的关键。

1. 解除脐带压迫　解除脐带压迫的方法主要是抬高胎先露，包括人工操作法及充盈膀胱法抬高先露部位，以减少对脐带压迫，防止血管闭塞，进而改善新生儿预后。应尽量减少对阴道外脱垂脐带的操作，不建议行脱垂脐带还纳术。

2. 分娩方式　发现脐带脱垂、胎心正常、胎儿存活者，应尽快娩出胎儿。

（1）宫口未开全：经评估短期内无法进行阴道分娩，产妇立即取头低臀高位，上推胎先露部，应用抑制子宫收缩剂，持续胎心监护，并立即与产妇及其家属沟通病情，尽快行剖宫产术。

（2）宫口开全：预计可以快速、安全经阴道分娩者可经阴道试产，持续胎心监测，应在数分钟内迅速娩出胎儿。若胎先露已较低，先露为头位者应立即行产钳或吸引器助产，先露为臀位者则行臀牵引助产。若短期内经阴道分娩困难，应立即行剖宫产术。

（3）胎心及脐带搏动消失、胎儿死亡：经阴道分娩。

3. 新生儿处理　脐带脱垂患者无论选择哪种分娩方式，在整个分娩过程中均需要丰富经验的新生儿科医师参与。如果胎儿出生后无明显异常，应考虑延迟脐带结扎（delayed cord clamping, DCC）。

如果胎儿出生后情况不理想,应在 DCC 前立即实施新生儿复苏。

五、预防措施

孕期规律产检,及时发现问题,在医师指导下纠正胎位。妊娠晚期及临产后,超声检查应注意有无脐带先露。加强产程观察,指导孕妇正确休息。阴道检查手法要轻柔,对羊水过多、临产后胎先露部迟迟不入盆者,尽量减少阴道检查次数。严格掌握人工破膜引产适应证,人工破膜应在有准备时,行高位破膜,避免脐带随羊水流出而脱出。

> 专家点评:脐带脱垂是一种发生率低但严重威胁围产儿生命的产科急症,从脐带脱垂发生的高危因素出发,积极践行预防措施及应急处理方法,从而减少脐带脱垂的发生。一旦发生脐带脱垂,应迅速反应,规范处理,减轻脐带压迫,选择适当方法尽快娩出胎儿,以确保孕妇和胎儿的健康。

(王晓东　周　凡　周芷伊)

第五节　子宫破裂

> 导读:子宫破裂是产科严重并发症,诊治不及时会引起产妇及胎儿死亡。瘢痕子宫和梗阻性难产是妊娠子宫破裂的主要原因。不同的子宫破裂其临床表现也不尽相同。典型的症状及体征、胎儿监护胎心率、超声等是确诊子宫破裂的重要辅助手段。而治疗时需根据孕产妇及胎儿的不同情况选择个性化的治疗方案。

一、概述

子宫破裂(rupture of uterus)是指子宫体部或子宫下段发生裂开,可发生于妊娠各个阶段,多发于妊娠晚期或分娩期,是直接危及产妇及胎儿生命的严重并发症。近年来,随着剖宫产率的增加,子宫破裂的发生率逐渐上升。

子宫破裂发生率反映着当地的医疗水平,常作为判断一个地区产科质量的评价标准之一。据报道子宫破裂的发生率为 1/16 000~1/1 000。发达国家子宫破裂发生率较低,美国报道称其子宫破裂发病率为 0.04%~0.1%;我国子宫破裂发生率为 0.1%~0.55%;在不发达国家和地区这一比率更高,这与其相对落后的围产期监护水平有关。在发展中国家发生子宫破裂的孕产妇死亡率高达 40%~60%,我国发生子宫破裂的孕产妇死亡率为 5%~12%,围产儿死亡率为 50%~90%。

子宫破裂根据不同分类标准可分为不同类型:根据子宫破裂的部位不同,分为子宫体部破裂和子宫下段破裂;根据发生的阶段不同,分为先兆子宫破裂和子宫破裂;根据破裂的程度不同,分为不完全破裂和完全破裂;根据子宫破裂的原因可以分为无瘢痕子宫破裂和有瘢痕子宫破裂。

1. 无瘢痕子宫破裂　可分为自然破裂及损伤性破裂。子宫破裂最常发生于剖宫产术后瘢痕子宫破裂,其次为梗阻性难产及宫缩剂使用不当。

(1)自然破裂:梗阻性难产最常见和最主要的原因,好发于子宫肌壁有病理改变者,如畸形子宫肌层发育不良,过去多次分娩史及宫腔操作史、子宫穿孔史。孕妇骨盆狭窄、头盆不称、胎位异常、软产道阻塞、宫颈瘢痕、胎儿畸形如脑积水等原因均可造成胎先露下降受阻,造成梗阻性难产。子宫体部肌层为克服阻力强烈收缩,收复后子宫体部肌层变厚、变短,而子宫下段过分延伸,下段肌层变薄、伸长,受阻的胎儿先露部易将子宫下段薄弱处撑破,发生子宫破裂,因此破裂口多发生在子宫下段。

(2)损伤性子宫破裂

1)子宫收缩剂使用不当:胎儿娩出前缩宫素使用指征或剂量及用法不当,其他子宫收缩剂如前列腺素类抑制剂及麦角制剂使用不当,均可增加子宫肌张力,引起子宫强烈收缩导致子宫破裂。

2)分娩时手术创伤:宫颈口未开全时行产钳助产、臀牵引、无麻醉下行肩先露内倒转术、忽略性横位行内倒转术及困难产钳、断头术、毁胎术等手术操作,困难的人工剥离胎盘术、暴力压腹助产等均可造成子宫破裂。

2. 瘢痕子宫破裂　瘢痕子宫指子宫有过手术切口,包括前次剖宫产术、子宫切开、妊娠子宫破裂、子宫穿孔后子宫修补术、子宫肌瘤切除术、子宫腺肌病及腺肌瘤切除术创面深达内膜层者等。妊娠晚期子宫膨大,原有手术切口愈合不良,加之子宫内压力增加,容易发生子宫破裂。

瘢痕子宫体部瘢痕破裂率远高于子宫下段破裂,且子宫体部破裂多为完全性破裂,子宫下段破裂多为不完全性破裂。瘢痕子宫中绝大部分为剖宫产术后的瘢痕子宫,此类子宫发生破裂的高危因素有:前次剖宫产切口位置及愈合情况、采用的缝合方式,既往剖宫产次数,与前次妊娠间隔时间长短等。

二、临床表现

绝大部分子宫破裂发生于分娩期,其临床症状与体征很大程度上取决于子宫破裂口的部位、类型、大小、有无累及周围血管、与胎盘的关系等。根据子宫破裂的程度可分为完全性子宫破裂及不完全性子宫破裂,完全性子宫破裂指子宫肌层及浆膜层全层裂开,宫腔直接与腹腔相通;不完全性子宫破裂指子宫肌层全部或部分裂开,但浆膜层尚完整,宫腔与腹腔不相通。子宫破裂大多为渐进性发展的过程,由先兆子宫破裂逐步进展为子宫破裂。

1. 先兆子宫破裂　常见于产程长、梗阻性难产的孕妇。常见表现有:

子宫强直性或痉挛性收缩,孕妇有烦躁不安、下腹剧痛、脉搏呼吸加快等表现,子宫下段的过度牵拉致肌层损伤可出现少量阴道流血,膀胱受胎先露部紧压充血可出现排尿困难、尿潴留甚至血尿。

胎先露下降受阻,子宫体部肌层强直性收缩增厚变短而子宫下段肌层被拉长变薄,两者之间形成病理性缩复环,该环会随着宫缩逐渐上升,有明显压痛,阴道检查时可发现胎先露于骨盆入口处固定。

由于宫缩过强过频,胎儿宫内供血不足,出现胎动频繁,胎心监护异常,特别是出现胎儿心动过缓或过速,胎儿电子监护提示变异减速或晚期减速等。

2. 子宫破裂　胎心监护异常是子宫破裂最常见的临床表现,发生率为66%～75%,超过1/2的孕妇会出现2个以上的症状,最多见的症状为胎心监护异常和腹痛。

(1)不完全性子宫破裂:多发于前次剖宫产瘢痕子宫破裂,先兆子宫破裂症状常不明显,腹部检查时仅在不全破裂处有压痛,体征可不明显。若破裂发生在子宫侧壁阔韧带两叶之间,可形成阔韧带内血肿,此时在宫体一侧可触及逐渐增大且有压痛的包块,多伴胎心率异常。

(2)完全性子宫破裂:出现先兆子宫破裂症状后,在子宫完全破裂的一瞬间孕妇常感突发性撕裂样下腹痛,子宫收缩随之消失,疼痛暂时缓解,待羊水及血液进入腹腔后,又出现全腹持续性疼

痛。孕妇因子宫破裂及胎盘剥离,腹腔内大量出血,出现心动过速、脉搏细速、呼吸急促、低血压或失血性休克等表现。腹部查体时全腹部压痛、反跳痛明显,腹部轮廓改变,腹壁下可清楚扪及胎体,子宫收缩后位于胎儿侧方,胎心消失。阴道检查可见鲜血流出,量可多可少,胎儿已下降的先露部分再次升高。梗阻性难产中出现子宫破裂时,阴道检查发现宫颈口较前缩小,先露上升,或可扪及宫壁裂口。

三、诊断

基于病史、产程特点、典型临床症状和体征不难诊断子宫破裂。但通常在紧急剖宫产或产后剖腹探查时才能明确诊断子宫破裂。

1. 临床表现及体征　孕妇在孕晚期或临产后突发撕裂样腹部疼痛,伴恶心、呕吐、阴道流血,甚至休克征象,腹部检查有明显腹部压痛、反跳痛,腹部轮廓改变,腹壁下扪及胎体,胎心、胎动消失。

2. 电子胎心监护　可疑病例应持续胎心监护,胎心监护的异常可能是子宫破裂的早期或唯一的临床表现,若发现胎心率加快或减慢,出现晚期减速且持续较长时间不恢复者,应高度警惕子宫破裂的可能。

3. 阴道检查　可发现扩张的宫颈口回缩,已下降的胎儿先露上升,宫颈探查时可触及子宫破裂部位,若完全性子宫破裂,宫腔、腹腔相通,还可触及腹腔内器官,如肠管。但阴道检查易引起损伤加重,若非怀疑有产后子宫破裂需探查宫腔外,一般不宜进行阴道检查。

4. B超检查　对于临床表现不典型的子宫破裂,超声检查有一定的确诊价值。B超检查不但能协助确定胎儿与子宫的关系,还可以在发生子宫破裂时发现子宫下段瘢痕出现缺陷或下段厚薄不均,下段局部失去肌纤维结构或羊膜囊自菲薄的子宫下段向母体腹部前壁膀胱方向膨出、腹腔积液等。

四、治疗

子宫破裂治疗原则:先兆子宫破裂者应用镇静剂抑制宫缩后尽快行剖宫产术,子宫破裂者在纠正休克、防治感染的同时行剖腹探查,力求简单迅速止血。

1. 一般治疗　密切监测孕产妇生命体征,建立静脉通道补液,必要时输血,抗生素预防感染。对已经发生休克者积极抗休克治疗,尽可能就地

抢救，避免转运过程中病情加重，或者在大量输液、输血、包扎腹部等治疗后再行转运。

2. 手术治疗

（1）先兆子宫破裂：立即给予抑制子宫收缩药物，尽快行剖宫产术，可避免部分先兆子宫破裂发展为子宫破裂。手术时采用的硬膜外麻醉本身也可以有效抑制宫缩。

（2）子宫破裂：子宫破裂时间在 12 小时以内，裂口边缘整齐，子宫动脉未受损伤，无明显感染，需保留生育功能者，可修补缝合破口。子宫破裂口较大或撕裂不整齐，或破口有明显感染者，可考虑行子宫次全切除术。子宫裂口不仅在子宫下段，且自下段延伸及宫颈口则行子宫全切术。子宫破裂伴严重宫腔及盆腔感染者，考虑行子宫全切术。前次剖宫产瘢痕裂开，行裂口缝合术。手术前后均应给予大量广谱抗生素预防感染。

五、预防措施

孕产期子宫破裂的预后与是否能得到及时发现、正确处理密切相关，因此减少子宫破裂发生的重点在预防，关键是要提高医务人员技术水平和孕产妇认知水平。随着我国产科质量提高，城乡妇幼卫生保健网的建立健全，子宫破裂的孕妇死亡率及围产儿死亡率均有下降。若能做好孕前检查，正确处理产程，可避免绝大多数子宫破裂。主要预防措施如下：

1. 健全妇幼保健制度，加强围产期保健检查，系列产前检查应从早孕期开始，提前制定终止妊娠方式，有高危因素的患者提前入院。

2. 密切观察产程，及时识别异常，出现先兆子宫破裂征象时尽快行剖宫产术。

3. 严格掌握缩宫素等宫缩剂的使用适应证及禁忌证，考虑有头盆不称、胎儿过大、胎儿异常或瘢痕子宫者禁用。

4. 严格掌握各种阴道手术指征，规范手术操作，困难阴道手术后应常规检查宫颈及宫腔，及时发现有无子宫破裂，并迅速给予修补。

5. 严格掌握剖宫产指征，控制剖宫产率，减少瘢痕子宫破裂发生。

专家点评：随着剖宫产率逐年上升，剖宫产后瘢痕子宫妊娠破裂已成为子宫破裂的主要病因。妊娠期不完全性子宫破裂多无典型表现，完全性子宫破裂多以持续性下腹痛为首发

症状且预后差。在临床工作中，应尽可能预防子宫破裂发生，降低相关病史的后续不良影响。一旦发生子宫破裂，应尽早发现破裂征象并及时处理，以改善母儿结局。

（王晓东　周　凡　周芷伊）

第六节　羊 水 栓 塞

> 导读：羊水栓塞是由于羊水突然进入母体血液循环，引起急性肺栓塞、过敏性休克、弥散性血管内凝血和多器官功能衰竭等一系列病理生理变化的过程。病情急骤，病情凶险，病死率高。治疗的关键为早期诊断，及早治疗。

一、概述

羊水栓塞（amniotic fluid embolism，AFE）是分娩期特有的极其严重的罕见并发症。由于病例散发、少发，且目前全球范围内对其缺乏统一的诊断标准，因此羊水栓塞发病率和死亡率有很大的差异。羊水栓塞发生率美国和澳大利亚为（5.5～6.1）/10 万，欧洲为（1.9～2.5）/10 万，而我国为（2.2～5.0）/10 万。近年来，由于各学科的发展、识别和支持治疗能力的提高，羊水栓塞的死亡率有所下降，但仍高达 19%～86%。

有研究发现，在母体血液循环中发现羊水有形成分与羊水栓塞并没有直接的致病关系，母血中找到胎儿或羊水成分不是诊断的必要条件。羊水栓塞的发病机制目前尚不十分明确，有待于进一步研究。很多学者认为羊水成分进入母体血液循环后，一方面引起血管机械性阻塞，另一方面是母体对胎儿抗原和羊水成分的过敏样反应。当胎儿抗原和羊水成分激活敏感的母体致炎介质时，产生类似全身炎症反应综合征的一系列反应，导致肺动脉高压、低氧血症、肺水肿、循环衰竭、弥散性血管内凝血，甚至孕产妇死亡等一系列病理生理变化。有研究发现，补体系统的活化可能发挥着一定的作用。

羊膜腔压力增高、子宫收缩过强和血窦开放是发生羊水栓塞的主要原因，因此危险因素主要有以下情况：如剖宫产、中期妊娠钳刮术、前置胎盘、胎盘早剥或胎盘植入时，母胎界面有羊水成分的交换情况时，发病的可能性更大；子宫张力的异常与羊水栓塞的关系还尚有争议，有学者认为通常可能是由于羊水栓塞产妇休克及缺氧伴大量儿茶酚胺释放导致子宫灌注不足的结果，而不是原因；其他可能的危险因素有羊水过多、多胎妊娠、高龄产妇、经产妇、子宫破裂、宫颈裂伤、死胎、胎膜早破、人工破膜以及不正当使用缩宫素等。但由于羊水栓塞的罕见且不可预测性，没有任何一个危险因素能单独用来充分判断羊水栓塞。

二、临床表现

羊水栓塞的发病特点是起病急骤、来势迅猛且难以预料。90% 发生在分娩过程中，剖宫产术中或阴道分娩均可发病。大多数发生在分娩前 2 小时以及产后 30 分钟以内，少数发生在临产前或产后 24 小时以后。有极少部分发生在中孕引产、羊膜腔穿刺术中或外伤时。羊水栓塞一旦发生，在极短时间内可因心肺功能衰竭、休克而导致死亡，其典型临床表现是产时、产后突然出现低氧血症和低血压，随之凝血功能异常，但不一定同时出现。

1. 前驱症状　呈非特异性，但临床医师需要重视这些前驱症状，主要表现为呼吸急促、胸痛、憋气、寒战、呛咳、头晕、心慌、恶心、呕吐、乏力、麻木、针刺样感觉、焦虑、烦躁、精神状态的改变以及濒死感。

2. 羊水栓塞　如在分娩前发生，胎心电子监护将提示胎心减速，胎心基线消失，胎心过缓。严重的胎心过缓可为非典型羊水栓塞的首发症状。

3. 心肺功能衰竭和休克　因肺动脉高压引起心力衰竭和急性呼吸循环衰竭，而变态反应可引起过敏性休克。可出现突发呼吸困难、发绀、心动过速、血压下降。由于中枢神经系统严重缺氧，患者可出现意识丧失或昏迷、抽搐。突发手指末梢血氧饱和度下降、插管患者潮气末二氧化碳分压测不出、肺底部可闻及湿啰音、心电图 ST 段改变及右心劳损等。严重病例者，产妇仅惊叫一声或打一次哈欠后，血压迅速下降，心搏骤停或无脉性室性心动过速，于数分钟内死亡。

4. 弥散性血管内凝血引起的出血　大部分羊水栓塞的患者都会进入凝血功能障碍阶段，发生率高达 83% 以上。表现为以子宫出血为主的全身出血倾向，血液不凝固，切口及针眼大量渗血、全身皮肤黏膜出血、血尿甚至消化道出血等。

5. 急性肾衰竭等器官功能受损　全身器官均可受损，除心肺功能衰竭和凝血功能障碍外，肾脏

和中枢神经系统是最常受累脏器。由于全身循环衰竭导致的肾脏血流量减少及弥散性血管内凝血前期形成的肾脏微血管栓塞，引起肾脏缺血缺氧，可导致肾脏器质性损害。

羊水栓塞具体的临床表现取决于主要受累的脏器和系统，因此临床表现具有多样性。

三、诊断

由于羊水栓塞的诊断缺乏有效、实用的实验室检查，其主要依靠的还是临床诊断。目前尚无国际统一的诊断标准，结合国内外诊断标准，有学者提出如下标准，通常采用美国的羊水栓塞诊断标准。典型的羊水栓塞需要且全部符合以下 5 条：

1. 急性发生的低血压或心搏骤停。
2. 急性的低血氧。呼吸困难、发绀或呼吸停止。
3. 凝血障碍。有血管内凝血因子消耗或纤溶增加的实验室证据，或临床上表现为严重的出血，无其他原因可解释。
4. 上述症状发生在阴道分娩、剖宫产、刮宫术或产后短时间内。
5. 对于出现的症状和体征不能用其他疾病来解释。

有些患者临床表现并没有如此典型，对于非典型病例，首先应排除其他原因，即可诊断为羊水栓塞并立即进行抢救。英国产科监视系统（UK Obstetric Surveillance System，UKOSS）规范了其诊断标准，即当孕产妇发生其他原因不能解释的急性衰竭伴以下一种或几种情况者，可以诊断为羊水栓塞，包括低血压、心律失常、抽搐、呼吸短促、心搏骤停、凝血功能障碍、急性胎儿窘迫、孕产妇出现前驱症状、孕产妇出血（不包括产后出血但没有早期凝血功能障碍证据者和 / 或心肺功能衰竭者）。

血常规、凝血功能、血气分析、心肌酶谱、X 射线胸片、心电图、超声心动图、母血中 Sialyl Tn 抗原检测等有助于羊水栓塞的诊断、监测及优化治疗。

羊水栓塞的诊断需要细致全面地排除其他原因引起的相应临床症状，如肺栓塞、心肌梗死、围产期心肌病、脑血管意外、药物引起的过敏性反应、胎盘早剥、子痫等。还需特别注意与其他原因引起的凝血功能障碍相鉴别，如严重产后出血。若凝血功能检查提示低纤维蛋白原血症应高度怀疑羊水栓塞。

当围产期出现心肺功能异常等临床表现，结合患者病史、起病特征、实验室检查及影像学检

查,作出羊水栓塞的正确诊断并不困难,重要的是在保证患者基本的呼吸循环支持治疗的同时,能考虑到羊水栓塞的可能性。

四、治疗原则

一旦怀疑羊水栓塞,立即按羊水栓塞抢救,争分夺秒。主要原则为:纠正呼吸衰竭、抗过敏、抗休克、防治弥散性血管内凝血及肾衰竭和预防感染。病情稳定后立即终止妊娠。疑似羊水栓塞的患者立即开始有效的心肺复苏和高级心脏生命支持,迅速稳定血流动力学,并呼救帮助,立即通知抢救团队。多学科协作十分重要,包括产科、新生儿科、麻醉科、重症医学科,必要时心内科和呼吸科。羊水栓塞的具体处理流程如图18-10所示。

五、预防措施

由于羊水栓塞具有不可预测性,严格来说羊水栓塞不能完全预防。针对可能发生羊水栓塞的某些因素加以防范,提高警惕,早期识别羊水栓塞的前驱症状,早期诊断,及时治疗。根据羊水栓塞的诱发因素,可做好以下防范措施:

1. 避免产程中无指征的人为干预,如人工破膜、静脉滴注缩宫素等。

2. 掌握人工破膜的正确时机,避免于宫缩期破膜,以免羊水进入母体血液循环。

3. 务必正确使用宫缩剂,且有专人观察及记录,避免宫缩过强。

4. 严格掌握剖宫产指征,正确掌握剖宫产的手术技巧。手术操作时应轻柔,胎儿娩出前应尽量吸净羊水,以免羊水进入子宫切口开放的血窦内。

5. 中期妊娠流产钳刮术时,扩张宫颈避免粗暴操作,应逐号扩张。行钳刮术时先破膜,待羊水缓慢流尽时再行钳刮术。

6. 羊膜腔穿刺时,应选用细针头(22号针头),最好能在超声监测下穿刺,避免刺破胎盘形成开放性血窦。

专家点评:羊水栓塞的诊断缺乏特异性的检查方法,所以目前羊水栓塞的诊断依靠的是临床诊断,仍然是一个以临床表现为基础的排他性诊断。羊水栓塞抢救成功的关键在于早期识别,一旦临床高度怀疑羊水栓塞,应当机立断,尽早治疗。

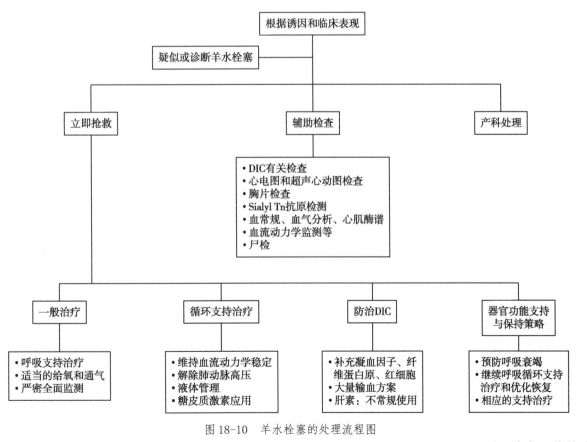

图18-10 羊水栓塞的处理流程图

(王晓东 黄桂琼)

第七节 产后出血

导读：尽管当前产后出血的治疗措施得到明显的改善，但早期产后出血仍是母体发病率和死亡率的重要原因，也是目前临床医师面临的最有挑战性的产科并发症。因此，早期识别、及时有效处理产后出血，对于改善临床结局至关重要。

一、概述

产后出血（postpartum hemorrhage，PPH）是指胎儿娩出后 24 小时内阴道分娩出血量≥500ml 或剖宫产出血量≥1 000ml。一般多发于产后 2 小时内。严重产后出血是指胎儿娩出后 24 小时内出血量≥1 000ml，无论是阴道分娩后或剖宫产手术后；难治性产后出血则指经宫缩剂、持续性子宫按摩或按压等保守性措施无法止血，需要外科手术、介入治疗，甚至子宫切除的严重产后出血。由于产后出血量往往被低估，因此很多文献报道的产后出血发生率不能真正反映实际情况。产后出血实际发生率高达 11%～17%，严重产后出血实际发生率达 3%～5%。

根据阴道流血发生的时间、数量与胎儿、胎盘娩出关系可初步判断引起产后出血的主要原因，产后出血的四大病因包括子宫收缩乏力、胎盘因素、软产道裂伤及凝血功能障碍，其中，子宫收缩乏力是产后出血最常见的原因，所有影响子宫肌正常收缩和缩复功能的因素均可引起子宫收缩乏力性产后出血。其次，根据胎盘剥离情况所分的胎盘滞留、胎盘胎膜残留、胎盘植入等胎盘因素，会阴、阴道、宫颈，甚至子宫下段的裂伤等软产道的裂伤以及凝血功能障碍等病因，不同病因对应的危险因素互为因果，相互影响。

二、诊断

（一）临床表现

主要表现为产后阴道流血或伴有失血过多引起的贫血、休克等相应临床症状及体征。不同原因的产后出血临床表现不同。

1. 子宫收缩乏力 胎盘娩出后出现阴道流血，量多，色暗红，检查宫底升高，子宫质软呈水袋状，甚至子宫轮廓不清。按摩子宫或用缩宫剂后子宫变硬，阴道流血量减少。

2. 胎盘胎膜残留 胎盘娩出后出现流血。

3. 胎盘因素 胎儿娩出几分钟后开始流血，色较暗。

4. 软产道裂伤 胎儿娩出后立刻出现阴道流血，色鲜红。

5. 隐匿性软产道损伤 阴道流血虽不多，但失血表现明显，伴会阴部疼痛。

6. 凝血功能障碍 持续性阴道流血，且血液不凝。

（二）评估失血量

临床上估计失血量的方法如下：

1. 称重法 分娩后敷料重（湿重）- 分娩前敷料重（干重）= 相当于失血量（血液比重为 1.05g/ml）。

2. 容积法 用专用产后接血容器收集产后出血，再用量杯测量失血量。

3. 面积法 血湿面积按 10cm×10cm=10ml，即每 1cm^2 为 1ml 计算失血量。

4. 休克指数（shock index，SI） 休克指数 = 脉率 / 收缩压（mmHg），SI=0.5，血容量正常；SI=1.0，失血量 10%～30%（500～1 500ml）；SI=1.5，失血量 30%～50%（1 500～2 500ml）；SI=2.0，失血量 50%～70%（2 500～3 500ml）。另外，应注意高血压孕妇在产后出血时血压可能正常，此时休克指数不能真实反映失血程度。

5. 血红蛋白测定法 每下降 10g/L，失血量为 400～500ml。但要注意在急性 PPH 早期时，由于血液浓缩，血红蛋白和血细胞比容的改变不能反映真实状态，估计失血量已经达到甚至超过全身血容量的 25%（约 1 500ml 及以上）才会表现出低血容量相关的临床症状，因此我国推荐在出血量≥400ml 时即开始处理。

三、治疗原则及方案

处理原则：开放静脉通道，监测生命体征、保持气道通畅、备血；针对出血原因，迅速止血；补充血容量，纠正失血性休克；防治感染及其他并发症。

（一）子宫收缩乏力

加强宫缩是最迅速且有效的止血方法。尽快改善全身状态，若膀胱充盈应导尿。

1. 子宫按摩及按压 为最常用的有效方法。可采用经腹或经腹部 - 阴道双手按摩子宫法，按摩必须均匀而有节律，按压时间以子宫恢复正常收缩为止，按摩时注意无菌操作。应用宫缩剂，明确没有药物禁忌,可以选择不同的治疗药物。

2. 缩宫素　预防和治疗产后出血的一线药物。用法:10U 肌内注射、子宫肌层或宫颈注射,此后将 10～20U 缩宫素加入 500ml 晶体液中静脉滴注,给药速率根据患者的反应调整,常规速率为 250ml/h,约为 80mU/min,24 小时总剂量控制在 60～80U。卡贝缩宫素,长效缩宫素,100μg 缓慢静脉推注或肌内注射,与持续静脉滴注缩宫素 16 小时效果相当。

3. 麦角新碱　0.2～0.4mg 肌内注射,静脉推注有较大的副作用,紧急情况下可以使用。

4. 卡前列素氨丁三醇　是强效缩宫剂,用法:250μg 深部肌内注射或宫体注射,疗效好,止血迅速安全,不良反应轻微,偶有暂时性的恶心、呕吐等。哮喘、青光眼、急性盆腔炎或有活动性心、肺、肾、肝疾病者忌用。

5. 米索前列醇　可引起全子宫有力收缩,在没有缩宫素的情况下也可作为治疗子宫收缩乏力性产后出血的一线药物。用法:200～600μg 单次顿服或舌下给药,直肠给药效果更好。米索前列醇的副作用明显,恶心、呕吐、腹泻、寒战及体温升高较常见,高血压、活动性心、肝、肾脏病及肾上腺皮质功能不全者慎用,青光眼、哮喘及过敏体质者禁用。

6. 卡前列甲酯栓　1mg 置入阴道内,贴附于阴道前壁下 1/3 处,约 2 分钟。

7. 氨甲环酸　具有抗纤维蛋白溶解的作用。用法:1g/ 次静脉滴注或静脉注射,0.75～2g/d。若宫缩剂止血失败,或出血可能与创伤相关,可考虑使用。

8. 葡萄糖酸钙　10% 葡萄糖酸钙 10ml 静脉推注。

9. 益母草　用法:2ml 肌内注射或子宫局部注射。有前置胎盘、瘢痕子宫等高危因素者,可联合静脉滴注缩宫素效果更好。

10. 宫腔填塞　若子宫按摩或联合按压强效宫缩剂都无法有效止血,可首先采用宫腔填塞的方法来止血。①填塞纱布,24～48 小时内取出纱条。②填塞球囊,球囊内注入无菌生理盐水,24 小时后取出。宫腔填塞纱布应严密观察生命体征和液体出入量,取出填塞纱布前静脉滴注缩宫素加强子宫收缩,并给予广谱抗生素预防感染。

11. 手术止血　背带式子宫缝合法(B-Lynch suture):双手压迫子宫止血后由缝线固定其体积和位置。

12. 盆腔血管结扎　包括子宫动脉结扎和髂内动脉结扎。

经导管动脉栓塞(transcatheter arterial embolization,TAE):适用于经保守治疗无效的各种难治性产后出血且生命体征稳定,在有条件的医院可采用。禁忌证:产妇生命体征不稳定、不宜搬动,合并有弥散性血管内凝血,严重的心、肝、肾和凝血功能障碍,对造影剂过敏者。

13. 子宫切除　经积极治疗仍无效,出血可能危及产妇生命时,应行子宫次全切除术或子宫全切术,注意避免损伤输尿管,以挽救产妇生命。

(二)胎盘因素

1. 胎盘滞留　膀胱过度膨胀应导尿排空膀胱,迅速消毒后行人工胎盘剥离术,并加用强效宫缩剂,手法要正确轻柔,勿强行撕拉,防止子宫损伤或子宫内翻。

2. 胎盘胎膜残留　应用手或器械清理,动作轻柔,避免子宫穿孔。

3. 胎盘剥离困难　疑胎盘植入可行介入治疗,切忌强行剥离;如果是剖宫产术中发现胎盘植入,可结扎子宫动脉上行支血管或髂内动脉,楔形切除植入部位的胎盘及子宫组织后行子宫整形术;若胎盘大面积穿透性植入应考虑行子宫切除术。

(三)软产道损伤

查明损伤部位,彻底止血,并按解剖层次缝合,若裂伤累及子宫下段,缝合时应避免损伤膀胱及输尿管,必要时经腹修补。若软产道血肿应切开并清除血肿,彻底止血缝合,必要时放置引流条。

(四)凝血功能障碍

明确诊断寻找凝血功能障碍的原因,对症治疗。积极输新鲜全血、血小板、纤维蛋白原或凝血酶复合物、凝血因子等。在治疗过程中应该重视:早期诊断和动态监测;积极治疗原发病;补充凝血因子;改善微循环和抗凝治疗;重要脏器功能的维持和保护。

(五)失血性休克

目前仍推广采用传统早期液体复苏疗法。多见于产后短时间内大量失血的患者,产妇因血容量急剧下降而发生失血性休克。休克的程度与失血量、出血速度和产妇身体状况相关。在治疗抢救中应注意:①正确估计失血量,判断休克程度。②止血与抗休克治疗同时进行。③建立有效的静脉通路,监测中心静脉压,充分输血、补液。④给氧,纠正酸中毒,血压低时可以应用升压药物及肾上腺皮质激素，同时警惕缺血再灌注损伤。⑤应用有效抗生素防治感染。⑥预防并治疗弥散性血管内凝血。

（六）产科合理输血

建议早期大量输注红细胞的同时补充血浆、血小板及凝血因子纠正凝血功能障碍，注意红细胞、新鲜冰冻血浆和血小板应该按照一个固定的比例输注，适当补充纤维蛋白，冷沉淀。对于有条件的前置胎盘和胎盘植入可考虑采用自体血回输技术。

四、预防保健

1. 重视产前保健，所有产妇都有发生产后出血的可能，但具有一种或多种高危因素的孕产妇更易发生产后出血。

2. 加强孕前及孕期保健，有凝血功能障碍相关疾病者应积极治疗后再孕，必要时应在早孕时终止妊娠。做好计划生育宣传工作，减少人工流产。

3. 重视对高危孕妇的早期识别，具有产后出血危险因素的孕妇，如多胎妊娠、巨大胎儿、羊水过多、子宫手术史、子宫畸形、妊娠高血压综合征、妊娠合并血液系统疾病及肝病等，要加强产前检查，及早转诊到有抢救条件的医院。

4. 正确处理产程

（1）第一产程：注意产妇休息、饮食，防止疲劳和产程延长，合理使用子宫收缩剂及镇静剂。

（2）第二产程：正确掌握会阴后、侧切的指征和时机；规范使用阴道助产技术；正确指导产妇使用腹压，避免胎儿过快娩出，造成软产道损伤。

（3）第三产程：积极处理第三产程是预防 PPH 的关键，包括使用缩宫素、子宫按摩和牵拉脐带，推荐常规预防性使用缩宫素，不过早牵拉脐带，胎儿娩出后可等待 15 分钟；若有流血应立即查明原因，及时处理；胎盘娩出后仔细检查胎盘胎膜有无缺损，检查软产道有无损伤及血肿。

5. 加强产后观察　产后 2 小时是产后出血的高发阶段，产妇应在产房留观 2 小时，观察产妇生命体征、子宫收缩及阴道流血情况，发现异常及时处理；鼓励产妇尽早排空膀胱；新生儿早接触、早吸吮，促进子宫收缩。

专家点评：每个医疗机构都应当有一个处理产后出血的标准程序，建立指定的产后出血多学科反应团队、产后出血阶段式的处理和合适的输血方案，确保能够及时识别及处理产后出血，提升医护人员信心，最终保障患者安全。

（王晓东　周　凡　刘　娜）

参 考 文 献

1. 吕杰强，罗晓红．妇产科学．北京：中国医药科技出版社，2016.

2. 曹泽毅．中华妇产科学．3 版．北京：人民卫生出版社，2014：414-415.

3. 谢幸，孔北华，段涛．妇产科学．9 版．北京：人民卫生出版社，2018：139-140.

4. 黄醒华，王临虹．实用妇女保健学．北京：协和医科大学出版社，2006：274.

5. FRANSEN AF, VAN DE VEN J, BANGA FR, et al. Multi-professional simulation-based team training in obstetric emergencies for improving patient outcomes and trainees' performance. Cochrane Database Syst Rev, 2020, 12（12）: CD011545.

6. Royal College of Obstetricians and Gynaecologists. Umbilical cordprolapse. Green-TopGuidelineNo.50.London: RCOG, 2014: 324.

7. 袁雨，漆洪波．英国皇家妇产科医师学会《脐带脱垂指南》2014 版要点解读．中国实用妇科与产科杂志，2015, 31（4）: 276-280.

8. SAYED AHMED WA, HABASH YH, HAMDY MA, et al. Rupture of the pregnant uterus - a 20-year review. J Matern Fetal Neonatal Med, 2017, 30（12）: 1488-1493.

9. GAMBACORTIPASSERINI Z. Trial of labor after myomectomy and uterine rupture: a systematic review. Acta ObstetriciaEtGynecologicaScandinavica, 2016, 95（7）: 724.

10. ZHOU Y, MU Y, CHEN P, et al. The incidence, risk factors and maternal and foetal outcomes of uterine rupture during different birth policy periods: an observational study in China. BMC Pregnancy Childbirth, 2021, 21（1）: 360.

11. 单可记，王名芳，许汪斌，等．妊娠期完全性子宫破裂 105 例临床分析．实用妇产科杂志，2019, 35（10）: 769-774.

12. 中华医学会妇产科学分会产科学组．剖宫产术后再次妊娠阴道分娩管理的专家共识（2016）．中华妇产科杂志，2016, 51（8）: 561-564.

13. FITZPATRICK KE, VAN DEN AKKER T, BLOEMENKAMP KWM, et al. Risk factors, management, and outcomes of amniotic fluid embolism: A multicountry, population-based cohort and nested case-control study. PLoS Med, 2019, 16（11）: e1002962.

14. KOBAYASHI H. Amniotic Fluid Embolism: Anaphylactic

Reactions With Idiosyncratic Adverse Response. Obstet Gynecol Surv, 2015, 70(8): 511.

15. TAMURA N, FARHANA M, ODA T, et al. Amniotic fluid embolism: Pathophysiology from the perspective of pathology. J Obstet Gynaecol Res, 2017, 43(4): 627-632.

16. FITZPATRICK KE, DTUFFNELL, JJKURINCZUK, et al. Incidence, risk factors, management and outcomes of amniotic-fluid embolism: a population-based cohort and nested case-control study. BJOG, 2016, 123(1): 100.

17. 刘兴会, 贺晶, 漆洪波. 助产. 北京: 人民卫生出版社, 2018: 363-367.

18. PACHECO LD, CLARK SL, KLASSEN M, et al. Amniotic fluid embolism: principles of early clinical management. Am J Obstet Gynecol, 2020, 222(1): 48-52.

19. American College of Obstetricians and Gynecologists Committee on Patient Safety and Quality Improvement. Committee opinion no. 590: preparing for clinical emergencies in obstetrics and gynecology. Obstet Gynecol, 2014, 123(3): 722.

20. 徐丛剑, 华克勤. 实用妇产科学. 4版. 北京: 人民卫生出版社, 2018: 377-382.

21. 中华医学会妇产科学分会产科学组. 产后出血预防与处理指南(2014). 中华妇产科杂志, 2014, 49(9): 641.

22. American College of Obstetricians and Gynecologists. ACOG Practice Bulletin Clinical Management Guidelines for Obstetrician-Gynecologists. Number 183, October 2017: Postpartum hemorrhage.

23. World Health Organization(WHO). WHO recommendation on tranexamic acid for the treatment of postpartum haemorrhage. World Health Organization(WHO), 2017.

24. 林其德, 贺晶, 刘兴会. 益母草注射液防治产后出血的应用共识(2017). 中国实用妇科与产科杂志, 2017, 33(10): 1053-1056.

25. LEDUC D, SENIKAS V, LALONDE AB. No. 235-Active Management of the Third Stage of Labour: Prevention and Treatment of Postpartum Hemorrhage. J Obstet Gynaecol Can, 2018, 40(12): e841-e855.

26. BEGLEY CM, GYTE GM, DEVANE D, et al. Active versus expectant management for women in the third stage of labour. Cochrane Database Syst Rev, 2019, 2(2): CD007412.

第十九章
产褥期并发症的防治

第一节 产褥感染

导读：产褥感染虽然不是全世界孕产妇死亡的第一原因，但在发达国家如欧美国家它所引起的脓毒症是孕产妇死亡的首要死因，是花费最高的疾病；也是经济落后区域孕产妇死亡的第二或者第三位原因，应引起重视。

一、概述

（一）定义

产褥感染（puerperal infection）是指分娩时及产褥期生殖道受病原体感染，引起局部和全身的炎性应化。发病率为 1%～10%，是产妇死亡的原因之一。产褥病率是指分娩 24 小时以后的 10 天内用口表温度计每天测量 4 次，体温有 2 次达到或超过 38℃。可见产褥感染与产褥病率的含义不同。造成产褥病率的原因是产褥感染，但也包括生殖道以外的感染与发热，如泌尿系统感染、乳腺炎、上呼吸道感染等。急性产褥感染治疗不及时，或产妇抵抗力差，则会发生败血症、脓毒血症、感染中毒性休克，危及产妇生命。如治疗不彻底，急性感染可转变为慢性，盆腔内可能遗留慢性炎症，如器官粘连或输卵管堵塞等。

（二）病因

【自身感染】 正常孕妇生殖道或其他部位寄生的病原体，当出现感染诱因时使机体抵抗力低下而致病。有些病原体造成的感染，在孕期没有症状，或只表现出阴道炎、宫颈炎等局部症状，常常不被患者所重视，而在产后机体抵抗力低下时发病。

【外来感染】 由被污染的衣物、用具、各种手术器械、敷料等物品接触后引起感染。常常与无菌操作不严格有关。产后住院期间探视者、陪伴者的不洁护理和接触，也可引起感染，是极容易疏忽的感染因素。

感染病原体：机体对入侵的病原体的反应，取决于病原体的种类、数量、毒力以及机体自身的免疫力。引起产褥感染的病原体种类较多，较常见者有链球菌、大肠埃希氏菌、厌氧菌等。

（1）需氧性链球菌：是外源性感染的主要致病菌，以 β 溶血性链球菌致病最强。其特点为发热早，体温多超过 38℃，伴有寒战、心率加快、腹胀、食欲缺乏、恶心、子宫复旧不良，宫旁或附件区疼痛，发展快者易并发菌血症、败血症。

（2）需氧性杆菌属：包括大肠埃希菌、克雷伯菌属、变形杆菌等。在阴道、尿道、会阴周围均有寄生，平常不致病，产褥期机体抵抗力低下时可发病。

（3）葡萄球菌属：主要为金黄色葡萄球菌和表皮葡萄球菌。金黄色葡萄球菌多为外源性感染，容易引起严重的伤口化脓性感染；表皮葡萄球菌存在于阴道菌丛内，所致的感染较轻。葡萄球菌可产生青霉素酶而对青霉素耐药。

（4）厌氧性革兰氏阳性链球菌：存在于正常阴道中，当产道损伤、机体抵抗力下降，可大量繁殖，表现为分泌物异常恶臭。

（5）厌氧类杆菌属：包括脆弱类杆菌、产色素类杆菌等。此类细菌可加快血液凝固，易导致血栓性静脉炎。

（6）芽孢梭菌：主要是产气荚膜梭菌，产生外毒素，能产气和溶血。轻者表现为子宫内膜炎、腹膜炎、败血症，重者引起溶血、黄疸、血红蛋白尿、急性肾衰竭、循环衰竭、气性坏疽而死亡。

（7）非结核性分枝杆菌：较为少见，但致病力极强、传染性强，可导致会阴切口、剖宫产术腹部切口经久不愈，并通过接触传染新生儿。

（8）支原体和衣原体：解脲支原体和人型支原体均可寄生在女性生殖道内，引起的症状较轻。

【高危因素】 女性生殖器官具有一定的防御能力，任何削弱生殖道和全身防御功能的因素都可能导致病原体的入侵与繁殖而感染。如贫血、营养不良，各种慢性疾病如肝功能异常、妊娠合并心脏病、糖尿病等、临近预产期前性交、羊膜腔感染等。研究发现在高收入的地区产褥感染与分娩期卫生条件差，低社会经济状态，初产妇，胎膜破裂时间长，产程延长，≥5次的阴道检查有关，而且发现剖宫产是独立危险因素。低收入的地区更倾向于健康和环境的原因。

1. 胎膜早破。完整的胎膜对病原体的入侵起有效的屏障作用，胎膜破裂导致阴道内病原体上行性感染，是病原体进入宫腔并进一步入侵输卵管、盆腔、腹腔的主要原因。如合并胎儿宫内窘迫者，胎儿排出粪便使羊水粪染，也是病原体的良好培养基之一。

2. 产程延长、滞产、多次反复的肛门检查和阴道检查增加了病原体入侵的机会。

3. 剖宫产操作中无菌措施不严格，子宫切口缝合不当，导致子宫内膜炎的发生率比阴道分娩高，并且可能伴随严重的腹壁切口感染。

4. 各种阴道操作（产钳助产、胎头吸引术、臀牵引等）、产道损伤、产前产后出血、宫腔填塞、球囊引产、产道异物、胎盘残留等，均为产褥感染的诱因。

二、临床表现

发热、腹痛和异常恶露是最主要的临床表现。由于机体抵抗力不同、炎症反应的程度、范围和部位的不同，临床表现有所不同。根据感染发生的部位将产褥感染分为以下几种类型：

（一）急性外阴、阴道、宫颈炎

局部灼热、坠痛、肿胀，炎性分泌物刺激尿道可出现尿痛、尿频、尿急。会阴切口或裂伤处针孔流脓。阴道与宫颈感染者其黏膜充血水肿、溃疡、化脓，日久可致阴道粘连甚至闭锁。如阴道前壁黏膜受压严重过久伴有感染，可使组织大片坏死脱落，形成膀胱阴道瘘或尿道阴道瘘。病变局限者，一般体温不超过38℃，病情发展可向上或宫旁组织，导致盆腔结缔组织炎。

（二）剖宫产腹部切口、子宫切口感染

剖宫产术后腹部切口的感染多发生于术后3～5天，局部红肿、触痛、组织侵入有明显硬结，并有液体渗出，伴有脂肪液化者其渗出液可呈黄色油状，严重患者组织坏死、切口部分或全层裂开，或伴有体温明显升高，超过38℃。

（三）急性子宫内膜炎、子宫肌炎

急性子宫内膜炎、子宫肌炎是产褥感染最常见的类型，由病原体经胎盘剥离面侵犯至蜕膜所致者为子宫内膜炎，侵及子宫肌层者为子宫肌炎，两者常互相伴随。临床表现为产后3～4天开始出现低热、下腹疼痛及压痛、恶露增多且有异味，严重者出现寒战、高热、头痛、心率加快、白细胞及中性粒细胞增高，有时因下腹部压痛不明显及恶露不一定多而容易误诊。当炎症波及子宫肌壁时，恶露反而减少，异味亦明显减轻，容易误认为病情好转。感染逐渐发展可于肌壁间形成多发性小脓肿，B超显示子宫增大复旧不良、肌层回声不均并可见小液性暗区，边界不清。如继续发展，可导致败血症甚至死亡。

（四）急性盆腔结缔组织炎、急性输卵管炎

多继发于子宫内膜炎或宫颈深度裂伤，病原体通过淋巴管或血行侵及宫旁组织，并延及输卵管及其系膜。临床表现主要为一侧或双侧下腹持续性剧痛，妇科检查或肛门检查可触及宫旁组织增厚或有边界不清的实质性包块，压痛明显，常伴有寒战和高热。炎症可在直肠子宫陷凹积聚形成盆腔脓肿，如脓肿破溃则向上播散至腹腔。如侵及整个盆腔，使整个盆腔增厚呈巨大包块状，不能辨别其内各器官，整个盆腔似乎被冻结，称为"冰冻骨盆"。

（五）急性盆腔腹膜炎、弥漫性腹膜炎

炎症扩散至子宫浆膜层，形成盆腔腹膜炎，继续发展为弥漫性腹膜炎，出现全身中毒症状：高热、寒战、恶心、呕吐、腹胀、下腹剧痛，体检时下腹明显压痛、反跳痛。产妇因产后腹壁松弛，腹肌紧张多不明显。腹膜炎性渗出及纤维素沉积可引起肠粘连，常在直肠子宫陷凹形成局限性脓肿，刺激肠管和膀胱导致腹泻、里急后重及排尿异常。如病情不能彻底控制可发展为慢性盆腔炎。

（六）血栓性静脉炎

特殊细菌（厌氧菌和类杆菌）分泌肝素酶分解肝素导致高凝状态，加之炎症造成的血流淤滞静脉壁损伤而导致血栓性静脉炎。常见的发生部位有盆腔、下肢和颅内等。

【盆腔血栓性静脉炎】 常累及卵巢静脉、子宫

静脉、髂内静脉、髂总静脉及下腔静脉，多为单侧，多发生在产后 1～2 周，与产妇血液呈高凝状态和产后卧床过久有关。临床表现为继子宫内膜炎之后出现寒战、高热，且反复发作，可持续数周，诊断有一定的困难。

【下肢血栓性静脉炎】 病变多位于一侧股静脉和腘静脉及大隐静脉，表现为弛张热，下肢持续性疼痛，局部静脉压痛或触及硬索状包块，血液循环受阻，下肢水肿，皮肤发白，称为股白肿。可通过彩色多普勒超声血流显像检查。

【颅内血栓性静脉炎】 发生概率低，高危因素有：剖宫产，水电解质、酸碱平衡紊乱，妊娠高血压综合征。MRI 和经颅彩色多普勒有助于诊断。

（七）脓毒血症及败血症

病情加剧细菌进入血液循环引起脓毒血症、败血症，尤其是当感染血栓脱落时可致肺、脑、肾脓肿或栓塞死亡。

三、诊治原则

（一）诊断

凡是产后出现持续性发热、局部红肿、压痛、恶露异常者，应考虑产褥感染的存在。并详细询问病史，认真进行全身及局部体检注意有无引起感染的诱因，排除可致产褥病率的其他因素或切口感染等。通过仔细全面体检，双合诊及三合诊，可触及增粗的输卵管或盆腔脓肿包块。必要时可给予 B 超、CT、MRI 等对盆腹腔包块进行定性定位检测。查血尿常规、C 反应蛋白则有助于早期诊断。急性期取宫颈或宫腔分泌物图片、快速检测或培养及药敏试验，对鉴定病原体种类、确诊和治疗有重要作用。还可经阴道后穹窿穿刺取直肠子宫陷凹分泌物或脓液。

（二）鉴别诊断

应与上呼吸道感染、急性肾盂肾炎、急性乳腺炎等感染相鉴别。

（三）处理原则

应积极处理，否则病情加剧随时可致患者感染性休克、多脏器功能衰竭而死亡。治疗原则是抗感染、局部病灶处理、手术或中药等治疗，辅以整体护理（图 19-1）。

【一般治疗】 半卧位有利于脓液流于直肠子宫陷凹，使之局限化。进食高蛋白、易消化的食物，多饮水，补充维生素、纠正贫血、水电解质紊乱。发热者以退热处理。

【药物治疗】

1. 抗感染治疗 首选广谱高效抗生素，如青霉素、氨苄西林、头孢类抗生素等，然后根据药敏试验报告调整抗生素。

2. 血栓性静脉炎的治疗 对既往有血栓栓塞史，产后在抗感染同时，加用肝素，维持 4～7 天。亦可加用活血化瘀中药以及溶栓类药物。如化脓性血栓不断扩散，请相关科室会诊，必要时可结扎

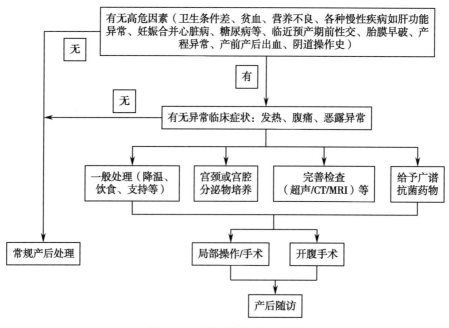

图 19-1　产褥感染诊治流程图

卵巢静脉、髂内静脉，或切开病灶静脉取出栓子，严密观察血栓的发展变化，防止肺栓塞的发生。

【手术治疗】

1. 局部病灶的处理 积极抗感染后有宫腔残留者应予以清宫，对外阴或腹壁切口感染者可采用物理治疗，有脓肿者应切开引流，盆脓肿者行阴道后穹窿穿刺或切开引流。

2. 子宫感染 经积极的抗感染治疗无效，病情继续扩展恶化者，尤其是出现败血症、脓毒血症者，应果断及时行子宫全切术或子宫次全切除术，以清除感染源，拯救患者的生命。

四、预防

（一）孕期宣教

加强围产期卫生宣教，保持全身及外阴清洁，妊娠晚期避免性交。

（二）加强孕期保健

根据《中国居民膳食指南 2016》中孕期及哺乳期营养指导，保证孕妇营养供给。孕期适当活动，增强体质。有外阴阴道炎和宫颈炎者应及早治疗。

（三）分娩期

临产前注意避免胎膜早破。产程异常者要及早处理，避免滞产、产道损伤、产后出血等引起感染的诱因。接产中严格无菌操作，正确掌握手术指征。剖宫产应执行国家抗菌药物的预防用药指导原则。产后严密观察，对可能发生产褥感染者，应预防应用抗生素。产后控制探视者的数量和时间，对陪护者进行必要的医学指导。

（四）产房和手术室

应严格遵循《医疗消毒供应中心管理规范》和《医疗消毒供应中心基本标准》中的相关规定，对分娩和手术的器械浸泡消毒液每天应核实其浓度、器械浸泡时间等。病房内的管理严格执行医院感染管理标准，对患者床单及病号服及时更换，用湿式清扫地面，地面每天用消毒液拖地 2 次。定期对物品表面、医务人员的手及病室空气做细菌培养。

专家点评：产褥感染的及时识别和处理是防止严重并发症的重要措施。其早孕期和分娩期的预防是关键。

（周 淑 熊 庆）

第二节 晚期产后出血

导读：晚期产后出血相对产后出血来说，大多数出血量不是很多，但时间长；大部分伴有感染，会给产妇带来严重的不良结局，应引起关注。

一、概述

（一）定义

晚期产后出血指分娩 24 小时后，在产褥期内发生的大量阴道出血。产后 1~2 周至产后 6 周都是发病时间。尽管并不如早期产后出血那么常见，但也是威胁产妇健康和生命的重要疾病。

（二）病因

1. 剖宫产术后 / 子宫愈合不良 多发生在产后 2~4 周，与剖宫产术中切口选择过高或者过低，子宫切口的感染，手术技巧以及患者的合并症或并发症如重度贫血、营养不良、瘢痕子宫等因素相关。有时因为胎盘部分附着部分复旧不全，导致子宫收缩不良而引起出血。

2. 部分蜕膜、胎膜或胎盘残留 由于胎盘粘连或胎盘植入，分娩时不能有效脱落，部分胎盘小叶残留，影响子宫复旧，残留的胎盘组织发生变性、坏死、机化，形成胎盘息肉。由于分娩后检查胎盘不仔细，使有副胎盘的胎盘组织或较多的胎膜残留宫腔。正常分娩后有蜕膜脱落，多于产后 1 周内脱落，并随恶露排出。当子宫异常时，如果脱落不完全，经过一段时间，残留的组织坏死脱落，附着子宫处的部分血管暴露引起出血。

3. 产后子宫局部感染 分娩后由于子宫内膜炎、蜕膜炎、子宫内膜息肉、剖宫产子宫切口感染等，使子宫局部血管复旧变化不完善，血栓溶解脱落，血窦重新开放而导致出血。肛门检查、阴道检查、阴道及宫腔操作、剖宫产手术等都是感染的高危因素。产妇抵抗力下降也会加重产道的感染，如贫血、糖尿病、心脏病等。

4. 子宫内膜适应性增生过长 产后内膜逐渐恢复，内膜腺体呈囊性扩张，病理检查提示内膜组织呈增生期改变，腺体大小不一，间质细胞密集而呈梭形排列，偶见囊腺型增生过长。如发生阴道流血，量较大，且时间长短不一。

5. 其他 其他胎盘部位滋养细胞肿瘤、子宫黏膜下肌瘤、子宫内膜息肉、宫腔内异物、宫颈糜烂、宫颈恶性肿瘤等均可能引起晚期产后出血。

二、临床表现

表现为反复出血,一次出血量不一,有时少,持续时间长,有时短而多,有时伴有腹痛和感染。

(一)胎盘、胎膜或蜕膜残留

表现常为红色恶露时间延长,反复出血,甚至突然大出血,失血性休克,多发生于产后10天左右。妇科检查发现子宫复旧不全,宫口松弛,有时可见残留组织堵塞宫口,患者可伴有发热。

(二)子宫复旧不全或子宫内膜修复不全

胎盘附着部位子宫复旧不全或子宫内膜修复不全,子宫胎盘附着部位血管在胎盘排出后即有血栓形成,血栓脱落导致出血。

(三)剖宫产术后子宫切口裂开

多见于子宫下段剖宫产横切口的两侧端。切口裂开患者常表现为术后3周左右突然发生的无痛性大量阴道流血,并反复发作,短时间内患者陷于休克状态。

(四)其他因素

其他胎盘部位滋养细胞肿瘤、子宫黏膜下肌瘤、子宫内膜息肉、宫腔内异物、宫颈糜烂、宫颈恶性肿瘤等需要进行鉴别。

三、诊治原则

(一)诊断

1. 根据病史、临床表现、体征和辅助检查作出诊断。

2. 诊断标准

(1)症状和体征:分娩24小时后产褥期内发生子宫出血表现为产后恶露不净,血色由暗转红,伴感染时有臭味出血,血量少或中等,一次大量出血时可伴凝血块,出血多时患者休克。有下腹痛、低热或产后低热史。

(2)查体:子宫稍大而软,伴感染时子宫或切口处有压痛,切口处血肿形成可及包块,或宫口松弛,有时可触及残留的胎盘组织。

(3)辅助检查:血常规、尿常规了解有无贫血及感染。超声了解宫腔内有无残留组织,或剖宫产术后子宫下段切口血肿,愈合不良或子宫发现肿瘤病灶。伴有感染者应送宫腔分泌物培养。

(二)处理原则

支持治疗,必要时给予抗菌药或者输血,并针对不同原因引起的产后出血而采取相应的措施。

1. 子宫复旧不良　超声显示宫内无明显组织残留,可先用宫缩剂(缩宫素及前列腺素)及抗生素保守治疗。必要时可用雌激素促进子宫内膜修复。若子宫腔内有组织残留,可先用抗生素,48~72小时后必要时备血下清宫,术后继续用抗生素及宫缩剂治疗。

2. 子宫切口愈合不良

(1)保守治疗:补液,抗炎,止血,纠正贫血,改善全身状况。少量出血或部分裂开的切口有可能愈合,但应密切观察病情。

(2)手术:出血多需开腹探查。若裂开的切口周围组织血供较好,可行扩创清除坏死组织,形成新鲜创面,重新缝合。若剖腹探查时发现子宫切口糜烂,组织脆,提拉宫底时下段横切口自行裂开,上下段分离,则应行子宫全切术,同时抗炎,必要时输血、纠正休克。

四、预防

1. 做好妊娠期保健,对有产后出血史、多次人工流产史、胎盘滞留、双胎、羊水过多、产程延长者应提高警惕,做好产前保健及产时、产后监护。

2. 分娩时正确处理第二、三产程,保护好会阴,避免软产道撕裂,如发生撕裂及时缝合和应用预防性抗菌药物。

3. 产后严格检查胎盘胎膜的完整性,及时发现残留,必要时产时清宫。

4. 严格剖宫产指征,加强对正常生理分娩方式的宣传,以及分娩镇痛的应用,减少社会因素剖宫产。实施剖宫产术时,子宫切口选在子宫下段,出胎头应动作轻柔,选择可吸收缝线,针距不可太密,止血彻底,术后应用抗生素,预防感染。

专家点评:虽然晚期产后出血不如产后出血严重结局多,但可造成患者生活质量低下以及患者满意度降低,其原因在产前,应重视分娩期的各种医疗处理及患者产后康复的教育与随访。

(周　淑　熊　庆)

第三节 产后抑郁障碍

导读：虽然都希望女性在产后幸福快乐，但她们常出现抑郁症状。表现为抑郁的情绪，严重的可以出现抑郁障碍，甚至精神疾病，而且与产前抑郁有联系。

一、概述

（一）定义

产后抑郁障碍（postpartum depression/puerperal depression，PPD；或 postnatal depression，PND）的概念最早由 Roland M.（1950）提出。随着研究的深入，对 PPD 认识的不断加深，现在认为 PPD 并不是一个独立的疾病，而是特发于女性产后这一特殊时段的抑郁症，有时也包括延续到产后或在产后复发的抑郁症。对于 PDD 起病时间的界定，从产后 1 天至产后 12 个月都有提及，甚至认为可以发生在产前。美国精神疾病诊断与统计手册（第 4 版）（DSM-4）将 PPD 的起病时间定为产后 4 周内；但在 2013 年 5 月新颁布的 DSM-5 中已取消 PPD 的概念，取而代之的是围产期抑郁特指从妊娠开始至产后 4 周内发生的抑郁症。

（二）流行病学

由于诊断标准、研究时间、抽样方法等不同，PPD 患病率的报道差异较大。流行病学资料显示，西方国家 PPD 的患病率为 7%～40%。亚洲国家 PPD 患病率 3.5%～63.3%。我国报道的 PPD 患病率为 1.1%～52.1%，平均为 14.7%，与目前国际上比较公认的 PPD 10%～15% 的患病率基本一致。PPD 首次发作后约半数以上会在未来的 5 年内出现再次发作，有 1/3 的患者甚至在第 1 年内再次发作。而且，随着复发次数的增多，复发风险也在加大。

（三）病因

现在的研究认为下丘脑 - 垂体 - 肾上腺轴的失调对某些产妇发生 PPD 起到一个重要的作用。产后雌二醇及孕酮的迅速撤离是某些易感产妇发生 PPD 和产后心绪不良的原因。

（四）高危因素

包括生物、心理、社会等多方面因素。强相关因素为既往精神疾病史、家族史、生活事件、社会支持；中等相关因素为个体心理因素、婚姻关系；弱相关因素有产科情况、社会经济状况；无关联因素有产妇年龄、文化、妊娠的次数、与配偶关系的时间长短。

二、临床表现

PPD 临床表现复杂多样，主要分为核心症状群、心理症状群和躯体症状群。

（一）核心症状群

包括 3 个症状：情感低落、兴趣和愉快感丧失、导致劳累感增加和活动减少的精力降低。这是 PPD 的关键症状，诊断 PPD 至少应包括上述 3 个症状中的 2 个。

1. 情感低落 患者感觉心情压抑，高兴不起来，常无缘无故地长时间哭泣。典型病例有晨重夜轻的节律性改变，即情感低落在早晨较为严重，下午或晚间可有所减轻。

2. 兴趣和愉快感丧失 患者对以前非常感兴趣的活动难以提起兴趣，也无法从日常生活及活动中获得乐趣，体验不到照看婴儿的快乐。

3. 导致劳累感增加和活动减少的精力降低 患者会有不同程度的疲乏感，觉得活动困难，精力下降，且通过休息或睡眠并不能有效地恢复精力或体力。

（二）心理症状群

1. 焦虑 PPD 患者的焦虑症状比发生在其他时间段的 MDD 患者更常见，还经常会出现严重的焦虑，甚至是惊恐发作。

2. 集中注意和注意的能力降低 患者往往难以集中注意力，谈话时注意力下降，对问题的回答缓慢，有时需数问一答。

3. 自我评价和自信降低 患者自我评价下降，自感一切都不如别人，什么都不会，缺乏自信，事情不顺利时总是责备自己，并加重对自己的负性评价。

4. 自罪观念和无价值感 患者认为自己对不起孩子，是家庭的包袱、社会的累赘，觉得自己一无是处、毫无价值可言，甚至认为自己有罪。

5. 认为前途暗淡悲观 患者认为前途是灰暗的，看不到光明，对自己的将来感到悲观绝望。

6. 自杀或伤婴的观念或行为 部分患者会产生自伤、自杀观念或行为。有时会出现"扩大性自杀"，即在杀死别人后再自杀。所杀的对象往往是自己的婴儿，导致极严重的后果。此外，伤婴的想法及惩罚婴儿行为更常见。

7. 强迫观念　常会出现有伤害婴儿内容的强迫观念，产妇因担心自己会控制不住伤害孩子而避免与孩子接触。

8. 精神病性症状　是指幻觉、妄想等。有时还会出现感知综合障碍，认为孩子的形状、大小、色泽发生了改变，甚至像个小怪物，因而产生伤害婴儿的行为。

（三）躯体症状群

PPD 患者合并躯体症状的概率很高，有时躯体症状可能成为患者的首发症状或就诊主诉。常见的躯体症状有：

1. 睡眠障碍　以入睡困难、易醒最为多见，而以早醒最具有特征性。

2. 食欲及体重下降　多数患者表现为食欲下降，进食少。并常伴有体重下降。

3. 性欲下降　可以是性欲的减退乃至完全丧失。有些患者勉强被动维持有性行为，但无法从中体验到乐趣。

4. 非特异性的躯体症状　包括头痛、腰背痛、恶心、口干、便秘、胃部烧灼感、肠胃胀气等。

（四）需要甄别的症状

产妇在经历分娩后，往往会出现一些生理性的躯体及精神方面的改变，此时容易与 PPD 的相关临床表现混淆，注意甄别。

1. 睡眠障碍　产妇大多数都会存在睡眠问题，这主要是由于照顾、喂养婴儿所致。如果有人帮助其照顾婴儿，避免婴儿的吵闹，正常产妇则可以安然入睡。然而 PPD 患者即使有安静的睡眠环境，不受婴儿干扰，依然不能正常睡眠。

2. 精力下降、疲乏感　产妇经历分娩，还要照顾婴儿，往往会出现生理性的精力下降、疲乏感，但这种状况会随着时间的延长、充分的休息而好转。但是 PPD 患者即使不用照顾婴儿，仍然会感到疲乏、精力不足，而且随着时间的延长甚至可能会加重。

3. 注意力障碍、记忆力下降　很多产妇都会出现注意力不集中、记忆力下降的表现，但程度一般较轻，持续时间较短暂。但是 PPD 患者往往程度较重，且持续时间较长。

4. 食欲改变　产妇分娩后，尤其是剖宫产术后，常会出现躯体不适症状，但 PPD 患者多表现为食欲下降，即使主观上知道要为孩子哺乳，希望自己能多吃一点，但仍然食不甘味，难以下咽。

5. 躯体症状　产妇分娩后，常会出现躯体不适症状，若为剖宫产、出现产后并发症则会更常见，但这种躯体不适症状往往部位明确，随着产后恢复也会逐渐好转。但是 PPD 患者的躯体不适，往往部位不明确，甚至性质也不明确，用当前的 PPD 躯体状况并不能很好解释，而且随着产妇躯体状况的好转其躯体不适症状可能并无明显变化。

三、诊治流程和治疗原则

（一）诊断

【诊断】　PPD 主要通过询问病史、精神检查、体格检查、心理评估和其他辅助检查，并依据诊断标准作出诊断。PPD 的诊断主要建立在对症状学（横断面）与病程（纵向）的分析之上，缺乏客观性的躯体、实验室或影像学检查作为依据。

常用心理评估筛查量表有：最常用的是爱丁堡孕产期抑郁量表（Edinburgh Postnatal Depressions Scale, EPDS）。其次有产后抑郁筛查量表、医院焦虑抑郁量表。EPDS 得分范围 0～30 分，5 分钟即可完成。卫生保健人员常规使用时可采用 9 分作为界值。当得分≥13 分时，则该产妇需要进一步确诊；如果产妇在第 10 个问题回答不是 0，有自杀及其他奇怪的想法或无序行为，则需要立刻转诊到精神专科医院。筛查的最佳时间也为产后 2～6 周。

临床上推荐对 PPD 的诊断采用两步法，第一步为量表筛查，可由经过相关培训的社区及产科医护人员完成；第二步采用临床定式检查或精神科会诊，作出符合相应诊断标准的临床诊断，应由精神科医师完成。

【鉴别诊断】

1. 产后情绪不良　是一种短暂性的适应不良状态，常在产后 7～10 天内发生，持续时间多为几天，一般不超过 10 天。常见症状为情绪不稳定、易哭泣、易激动、悲哀、焦虑、注意力不集中、失眠和食欲缺乏。产后心绪不良有自限性，对产妇的社会功能影响不大，通常并不需要特殊干预，但心理治疗是有益的。

2. 继发性抑郁障碍　脑器质性疾病、躯体疾病、某些药物和精神活性物质等均可引起抑郁情绪，被称为继发性抑郁障碍。与 PPD 的鉴别要点：①前者有明确的器质性疾病、某些药物或精神活性物质应用史，体格检查有阳性体征，实验室及物理检查有相应指标改变。②前者可出现意识障碍、记忆障碍及智能障碍，后者一般则无。③前者的症状随原发疾病病情的相应好转而好转。④前者既往无抑郁障碍的发作史,而后者可有类似的发作史。

3. 双相情感障碍　患者常表现为兴奋,话多,言语夸大,活动多,难以安静,精力旺盛,兴高采烈,易激惹,行为鲁莽,睡眠需求减少等,其表现与PPD患者相反。

4. 创伤后应激障碍　创伤后应激障碍常伴有抑郁情绪。与抑郁障碍的鉴别要点是:①前者发病必须存在严重的、灾难性的创伤性事件,如新生儿夭折、严重畸形或其他天灾人祸;而后者可以没有任何诱因,或只有一般性的生活事件。②前者对创伤性事件常有反复的闯入性回忆,警觉性增高,而后者通常没有此类表现。

5. 神经衰弱　轻度抑郁常有头晕、头痛、无力和失眠等主诉,易误诊为神经衰弱。神经衰弱的核心症状为易兴奋和易疲劳,情感以焦虑为主,而不是情感低落,自制力良好,症状波动性大,求治心切,病前往往有明显引起大脑活动过度紧张等精神因素。

（二）治疗

强烈推荐对PPD患者治疗。

【治疗原则】

1. 综合治疗原则　当前治疗PPD的三种主要方法是心理治疗、药物治疗和物理治疗。综合治疗的效果优于单一的任何一种治疗。

2. 全病程治疗原则　目前倡导全病程治疗。分为:急性期(推荐6~8周)、巩固期(至少4~6个月)和维持期(首次发作6~8个月,2次发作至少2~3年,发作3次及以上则需要长期维持治疗)三期。

3. 分级治疗原则　轻度抑郁发作可以首选单一心理治疗,但产妇必须被监测和反复评估,如果症状无改善,就必须要考虑药物治疗;中度以上的抑郁发作应该进行药物治疗或药物联合心理治疗,并建议请精神科会诊;若为重度抑郁发作并伴有精神病性症状、生活不能自理或出现自杀及伤害婴儿的想法及行为时,务必转诊至精神专科医院。

4. 坚持以产妇安全为前提原则　对PPD患者,首先应该考虑的是产妇的安全。如果症状严重或非药物治疗无效,应立即进行药物治疗。

5. 保证婴儿安全原则　迄今为止,美国食品药品管理局和我国国家药品监督管理局未正式批准任何一种精神药物可以用于哺乳期。所有的精神科药物对婴儿发育的远期影响尚不清楚。因此原则上尽量避免在哺乳期用药,若必须在哺乳期用药,应采取最小有效剂量,而且加量的速度要慢。鼓励母乳喂养,以便提高新生儿的免疫能力。

【心理治疗】　对于某些PPD患者,心理治疗可作为首选治疗,而且推荐心理治疗在任何可能的时候都要成为PPD患者治疗方案的一部分。疗效最肯定的心理治疗方法为人际心理治疗及认知行为治疗。

【药物治疗】　抗抑郁剂对于哺乳期妇女,多属于慎用。但孩子暴露于药物的危险绝对低于子宫的药物暴露。目前尚无证据表明哪种抗抑郁药对PPD更有效。选药的主要依据为既往用药史及耐受性。主要包括氟西汀、帕罗西汀、舍曲林、氟伏沙明、西酞普兰和艾司西酞普兰6种。

【物理和其他治疗】　改良电痉挛治疗的有效率可高达70%~90%。如具有强烈自杀及伤害婴儿倾向的患者可作为首选治疗。

（三）诊治流程

产后抑郁症的筛查见图19-2。产后抑郁症的诊治流程见图19-3。

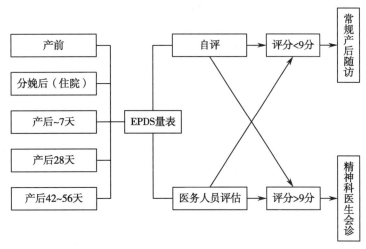

图19-2　产后抑郁症的筛查

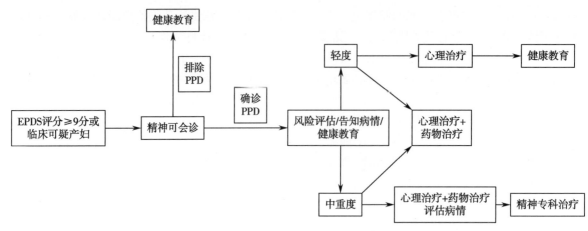

图 19-3 产后抑郁症的诊治流程

四、预防措施

对 PPD 的防治工作还仍然处于探索阶段,尚无成熟的系统管理模式参照。根据指南的意见,建议开展分级管理,包括自我管理、家庭管理、社区管理、医院管理。具体可参见图 19-4。

专家点评:产后抑郁在管理上应该前移至产前甚至孕前,并且发挥个人、家庭、社区和医疗机构的作用,让每位产妇顺利度过围产期。

(周 淑 熊 庆)

参 考 文 献

1. 谢幸,孔北华,段涛. 妇产科学. 9 版. 北京:人民卫生出版社,2018.
2. 黄醒华,王临虹. 实用妇女保健学. 北京:中国协和医科大学出版社,2006:160-161.
3. CUNNINGHAM GF, LEVENO KJ, BLOOM SL, et al. Williams Obstetrics.24th ed. New York: McGraw-Hill Education, 2014: 682-691.
4. 产后抑郁防治指南撰写专家组. 产后抑郁障碍防治指南的专家共识(基于产科和社区医师). 中国妇产科临床杂志,2014,6(15):572-576.
5. 黄醒华,王临虹. 实用妇女保健学. 北京:中国协和医科大学出版社,2006:160-161.

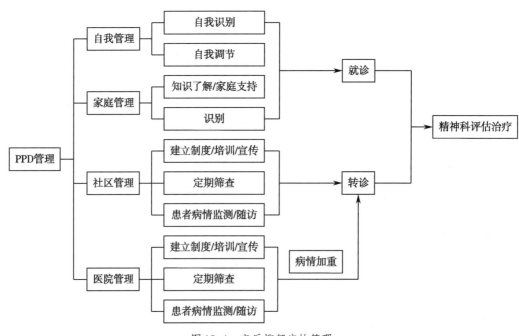

图 19-4 产后抑郁症的管理

第五篇

妇女常见病防治与管理

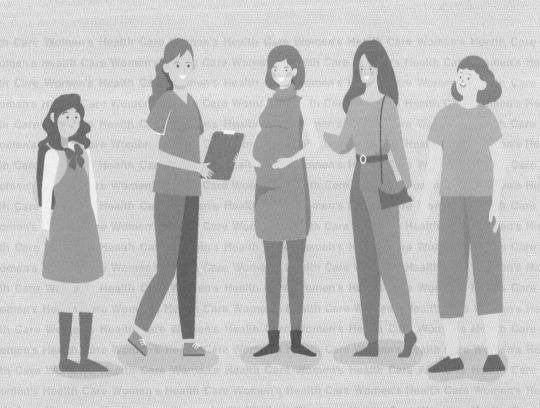

第二十章
妇女常见病筛查与管理

妇女常见病（common gynecologic diseases）是指发生在女性生殖器官或乳腺的常见疾病，主要包括子宫颈疾病、乳腺疾病、生殖道感染及其他生殖系统疾病。妇女常见病筛查是妇女常见病防治的重要内容，是以筛查子宫颈癌、乳腺癌为重点的保障妇女健康的重要公共卫生服务。通过妇女常见病的综合防治，达到提高广大妇女自我保健意识，促进建立健康行为，自觉接受妇女常见病筛查，确保广大妇女能够享有可负担、可接受、均等的妇女常见病防治技术服务，提高早期发现、早期诊断、早期治疗癌前病变及子宫颈癌和乳腺癌的水平，降低发病率和死亡率，提高妇女生活质量和健康水平的目的。

第一节　筛查组织与管理

导读：妇女常见病是影响妇女生殖健康的重点疾病，通过建立有效的妇女常见病防控管理体系，开展妇女常见病的预防和常规疾病的筛查和管理，以达到早期发现、早期诊断和早期治疗目的。

一、筛查对象与筛查时间

1. 筛查对象　妇女常见病筛查对象为25～64岁妇女，重点为35～64岁妇女，乳腺疾病筛查的年龄应延长。

2. 筛查的疾病　主要包括子宫颈癌前病变与子宫颈癌；乳腺癌、乳腺良性疾病；外阴阴道炎症、子宫颈炎症、盆腔炎症性疾病等生殖道感染疾病；盆腔包块（子宫肌瘤、卵巢包块）、子宫脱垂/阴道前后壁膨出等其他妇科常见疾病。

3. 筛查的时间与方法　建议适龄妇女每3年至5年进行1次筛查。

（1）子宫颈癌筛查：25岁以上有性行为的妇女应根据筛查方法每3～5年接受一次子宫颈癌筛查。筛查重点人群为35～64岁妇女；对于25～29岁妇女应每3年进行一次单独细胞学检查；30～64岁妇女可每3年一次细胞学检查或每5年一次高危型HPV检查，条件允许可每5年进行一次细胞学和HPV联合筛查；≥65岁，如过去10年筛查结果阴性可不再进行筛查。

（2）乳腺癌筛查：35周岁开始，乳腺癌筛查的方法主要为乳腺临床体检、超声检查和乳腺X射线检查。40岁以上妇女应每年进行乳腺X射线检查，对有乳腺癌高危因素人群可将筛查年龄提前。

（3）鉴于目前子宫颈疾病和乳腺疾病的各项筛查方法的灵敏性和特异性差异，还存在着技术能力不足和漏诊的可能性，因此，需要根据不同年龄、不同病种、不同筛查方法和规范进行不同间隔的定期检查。

二、筛查形式

妇女常见病筛查（screening of common gynecologic diseases）的形式主要为组织的群体性筛查和为有需求者提供机会性筛查（个体性筛查）。可进行妇女疾病专项检查，也可与其他健康体检相结合开展。不论何种筛查形式，都应保证妇女常见病筛查内容的完整和筛查技术的规范。

（一）群体性筛查

筛查的医疗保健机构与单位或社区进行沟通，有计划地组织适龄妇女进行群体性筛查（mass screening）。筛查地点可设置在医疗保健机构门诊，也可在社区基层医疗机构等符合筛查条件的场所。为保证筛查工作顺利有序地进行，应提前告知服务对象筛查地点、时间、筛查项目、筛查前的注意事项等。

（二）机会性筛查

机会性筛查（opportunity screening）是一种被

动筛查形式,也称个体性筛查。医疗保健机构结合门诊常规工作提供妇女常见病筛查。医务人员可建议因各种原因就诊的适龄妇女接受筛查,或为提出筛查需求的妇女提供服务。机会性筛查和群体性筛查的服务内容与管理模式相同。要做到告知检查项目、注意事项,并提供咨询等,按筛查信息管理要求进行登记和随访。

三、筛查基本内容

筛查基本内容指医疗保健机构为保证妇女常见病筛查的质量,对每一位筛查对象需提供的检查项目。

(一)妇科检查

包括外阴检查、阴道和子宫颈检查、阴道分泌物取材、子宫颈细胞学检查取材、盆腔检查。

(二)阴道分泌物常规化验

包括阴道分泌物湿片显微镜检查(阴道清洁度及滴虫、假菌丝或芽生孢子、线索细胞等)、pH 测定、胺试验等。必要时进行子宫颈和 / 或阴道分泌物常规化验:包括阴道分泌物涂片革兰氏染色显微镜检查、子宫颈分泌物病原学检查、淋病奈瑟球菌培养、沙眼衣原体检测等。

(三)子宫颈癌筛查

通过定期开展子宫颈癌筛查(cervical cancer screening)可早期发现、早期诊断和早期治疗子宫颈癌前病变和子宫颈浸润癌。

1. 子宫颈细胞学检查　采集子宫颈外口鳞 - 柱状交接部(移行带)和子宫颈管内细胞,涂片或放置采集器内、固定或处理、染色后,对子宫颈细胞进行检查和评价。子宫颈细胞学检查(cervical cytology test)主要包括传统的巴氏细胞学检查(papanicolaou cytology test)或巴氏涂片(Pap smear)和液基薄层细胞学检查(thin prep cytologic test,TCT)。子宫颈细胞学筛查的报告形式采用 TBS 细胞学诊断系统(the Bethesda system,TBS),传统的巴氏细胞分级(Ⅴ级)方法已不建议使用。液基细胞学是采用液基薄层细胞检测系统检测子宫颈细胞并进行细胞学分类诊断,是目前较为常用的一种子宫颈癌细胞学检查技术,与传统的宫颈巴氏涂片检查相比明显提高了标本的满意度及子宫颈异常细胞检出率。目前还开发有自动化人工智能细胞学检查方法,特别对于筛查数量较大、基层人员数量和技术不足的地区更为适用。

2. 人乳头瘤状病毒检测　进行高危型人乳头状瘤病毒 DNA 检测(HPV DNA),可进行病毒分型或定性检测。对于 HPV 高危型阳性者进一步进行细胞学检测分流,若 HPV16 和 18 型阳性,直接转诊阴道镜检查。

3. 醋酸染色检查及裸眼复方碘染色肉眼检查法　对于不具备子宫颈细胞学或人乳头状瘤病毒 DNA 检测设备及阅片人员的地区,可采用醋酸染色肉眼检查法(visual inspection with acetic acid,VIA)及复方碘染色肉眼检查法(visual inspection with Lugol's iodine,VILI)。

(四)乳腺癌筛查

乳腺癌筛查包括专业医师视诊和触诊、乳腺超声检查、乳腺 X 线检查等检查方法。

1. 视诊和触诊检查　主要为临床医师进行乳腺视诊和触诊。观察双侧乳房外观有无异常,循序对乳房外上(包括乳腺尾叶)、外下、内下、内上各象限及中央区做全面触诊检查,检查乳房是否有肿块,乳房有否皮肤改变,是否有乳头溢液,腋窝、锁骨上下淋巴结有无肿大。发现异常者需结合其他辅助检查进行诊断。

2. 乳腺超声　超声检查具有经济、简便、无痛苦、无损伤、患者容易接受等优点。能够对肿块的性质做出判断。乳腺彩超检查结果采用乳腺影像分级评估报告系统(BI-RADS 分级评估报告系统)。

3. 乳腺 X 射线影像(钼靶)　其优势在于可见钙化灶,尤其是一些细小钙化灶(可能是极早期乳腺癌的表现),能有助发现临床上触摸不到肿块的病变。乳腺 X 射线为 40 岁以上妇女乳腺癌筛查的主要方法,也是乳腺超声异常者进一步检查和高危人群主要的检查方法。鉴于 X 射线对人体的损害,建议 40 岁以下不进行 X 射线常规检查。同样检查结果采用乳腺影像分级评估报告系统(BI-RADS 分级评估报告系统)。

(五)盆腔超声检查

进行经腹或经阴道的盆腔超声检查(已婚妇女首选经阴道超声检查),了解子宫及双附件情况。

四、筛查人员及设施条件

1. 具有妇女常见病筛查科目资质的医疗保健机构和筛查专业人员。

2. 应设置独立的妇科诊室、乳腺外科诊室、检验室、B 超室以及候诊区域。

3. 妇科检查室面积不应少于 $15m^2$,具备通风、消毒、洗手、照明、取暖等条件,应有屏风等遮挡设施,保护被检查者的隐私。

4. 候诊区应有健康教育的宣教设备和资料,备有足够用的候诊椅。

五、检查物品

(一)妇科检查物品

妇科检查床、照明设备、一次性或消毒的妇科检查器械(阴道窥器、手套、臀垫)、器械台、消毒剂、生理盐水、载玻片、无菌敷料(棉球、长棉签、纱布)和无菌镊子等。

(二)子宫颈细胞学检查取材物品

子宫颈细胞取样器(推荐使用子宫颈刷)、子宫颈细胞学涂片检查物品(载玻片、载玻片架、载玻片盒、95% 酒精)和 / 或子宫颈液基细胞学检查物品(液基细胞学检测样本收集瓶及保存液)。

(三)消毒剂和医用药品

苯扎溴铵、碘伏、氯己定、高锰酸钾粉末、碘酊、酒精等消毒剂;液状石蜡、止血药品、消炎药品等。

(四)检验物品

光学显微镜、生理盐水、10% KOH、精密 pH 试纸、10% 甲醛、革兰氏染色所需物品、巴氏染色所需物品(蒸馏水、苏木素、伊红、冰醋酸等)等。开展阴道镜检查、裸眼醋酸染色检查及裸眼复方碘染色检查,还应准备 5% 醋酸溶液和复方碘溶液。

(五)设备

开展子宫颈液基细胞学检查、人乳头状瘤病毒检测、阴道镜检查、盆腔超声、乳腺超声、乳腺 X 射线、病理学检查、细菌培养的医疗机构应配备相应的设备、计算机及信息化辅助系统。

(六)其他物品

医用废弃物处理用具、消毒容器等;检查表格、个案登记表、报表、HPV 检测送检单、细胞学检验申请单、病理单,以及各种必需的化验单和检查单。

六、筛查工作制度

(一)基本工作制度

1. 制订工作计划,进行充分的筛查前准备。

2. 专人负责管理筛查工作,并指定一位主治医师及以上职称的人员负责筛查工作的质量。

3. 筛查人员应遵守岗位职责,按要求提供规范的技术服务。

4. 筛查结束后及时完成登记、统计、信息汇总等工作,并按要求上报各类统计表。

5. 妥善保管筛查资料,注意保护服务对象隐私。

6. 为筛查结果可疑或异常者提供进一步诊治的医学建议、追踪随访或转诊。

(二)消毒制度

1. 由经过培训的专业人员负责消毒隔离工作。

2. 每检查完一个患者,应用流动水洗手,避免交叉感染。

3. 检查室每天进行通风,每次不少于 30 分钟。

4. 检查室每天进行紫外线消毒,每室每次消毒时间不少于 60 分钟。

5. 每天的通风与紫外线消毒情况应有专门的登记记录。

6. 常规备用的检查物品,如生理盐水瓶、5% 醋酸液瓶等应定期更换。

7. 妇科检查用品,如手套、阴道窥器、臀垫等应为符合国家标准的合格产品,每人专用。妇科检查用臀垫:要求为双层,防水,其宽度应不小于妇科检查床的宽度,长度应不小于妇科检查床长度的 1/3。

8. 医用废弃物应按原卫生部《医用废弃物处理方法》的规定和要求进行处理。

(三)信息管理制度

1. 按要求建立健全各项登记。

2. 登记信息要求规范、完整。

3. 妇女常见病筛查个案表应填写完整,尽量减少错项、漏项发生。

4. 填写、报送各种统计数据要及时、准确,报表应有填表人及单位主管人员签名,机构盖章。

5. 评价筛查工作的信息指标

(1)筛查服务指标:筛查率、治疗率、随访率、转诊率、健康教育覆盖率。

(2)筛查质量指标:各项检查符合率、健康教育知晓率。

(3)筛查效果指标:疾病检出率、疾病患病率。

(4)信息管理指标:登记完整率、上报及时率、信息上报的准确率、漏错报率、诊断符合率。

专家点评:妇女常见病的筛查和管理是一个系统工程,做好对筛查人群的组织和动员、筛查机构的制度建设、人员和物资准备、技术与方法的建立,对提高工作质量和更好的筛查效果非常重要。

(王临虹)

第二节　妇女常见病筛查

导读：妇女常见病筛查是发现妇女常见疾病，特别是子宫颈癌和乳腺癌的重要手段，妇女常见病筛查内容包括筛查前准备、医学检查和筛查后随访和管理，需严格按照筛查规范和流程进行实施，以提高筛查质量和筛查效果。

妇女常见病筛查内容包括筛查前准备、医学检查和筛查后随访和管理。妇女常见病筛查的工作流程见图 20-1。

一、筛查前准备

（一）筛查前健康教育

筛查前，医疗保健机构应为所有接受筛查的妇女，提供妇女常见病防治的健康教育，并告知她们妇女常见病筛查的意义、目的、内容及注意事项。

健康教育形式可采取医疗保健机构指派专业人员深入单位或社区为妇女提供健康教育讲座；医疗保健机构要设有放置健康教育资料的展台，供参加筛查的妇女翻阅和索取；有条件的医疗保健机构可通过影像设备，为妇女在候检时播放健康教育录像；在社区，可以通过大众教育、同伴教育方式，传递健康教育知识。

健康教育的核心信息主要内容包括妇女常见疾病对妇女生殖健康的影响及危害；妇女常见病防治的重要性，特别是针对子宫颈和乳腺筛查的意义；可能导致患病的危险因素；妇女常见疾病的主要症状；妇女常见病筛查的内容、筛查流程、注意事项。

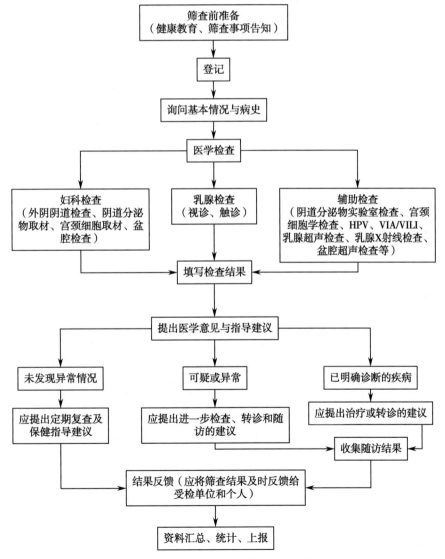

图 20-1　妇女常见病筛查工作流程

（二）筛查前告知事项

通过健康讲座、发放健康教育手册、播放健康教育录像等健康教育形式，告知妇女筛查前的准备工作及注意事项，取得她们的积极配合。筛查前告知事项包括：

1. 妇女常见筛查的项目、条件、方式、可能出现的假阳性或假阴性结果。

2. 筛查前需填写妇女常见病筛查个案表的部分信息，包括个人一般情况、月经及婚育史、既往病史等。

3. 医学检查前的注意事项

（1）月经期不宜做阴道检查。但不规则阴道流血或绝经后阴道流血者，应进一步诊治。

（2）接受妇科检查前 48 小时内禁止性生活、阴道冲洗及上药。

（3）妇科检查前受检者应排空膀胱。

4. 妇女常见病筛查遵循自愿和知情选择的原则，需取得筛查对象签字同意。

（三）群体性筛查的组织

1. 建立体检中心或组建筛查团队

（1）体检中心或筛查团队应由妇科或妇女保健科、外科、医学检验科、病理科、医学影像科等相关医务专业人员组成。

（2）筛查人员须具有从事相关专业的理论知识和临床经验，接受过专业知识培训。

（3）筛查人员均应熟悉妇女常见病筛查规范、技术指南及基本工作流程。

（4）筛查管理工作应专人负责，协调联系单位与社区、医疗保健机构相关检查科室，进行信息的收集、统计与上报等。

2. 确定工作量和筛查项目 医疗保健机构在妇女常见病筛查工作前，应与组织筛查的单位或社区进行沟通，确定筛查对象和筛查项目，安排相应的人力和物力。

（1）确定筛查人数。对因工作、探亲或其他原因外出者，或患有严重疾病而暂时不能接受检查者，应记录在案，及时给予补查。

（2）筛查工作开始前，按照筛查对象的数量制订计划，合理安排筛查时间，使筛查对象有序地分期分批接受筛查。

（3）与相关社区或单位协商，确定筛查项目，在保证基本筛查项目的基础上增减筛查项目。

（4）按筛查对象数量以及检查规定配足医务人员和筛查设施，医务人员应严格按照妇女常见病防治技术操作规范要求，计划好每一项检查的工作限量。

3. 准备检查物品 根据筛查人数和筛查项目配置必要的检查物品（见第二十章第一节）。

4. 建立登记与信息系统 妇女常见病筛查前要准备相关登记和表格等，以便收集信息。

（1）妇女常见病筛查登记：建立妇女常见病筛查登记制度，记录所有筛查对象的基本信息，便于统计。

（2）妇女常见病筛查个案登记表：筛查前为每位服务对象发放有编号的妇女常见病筛查个案登记表，指导筛查对象填写基本信息（姓名、年龄、工作单位、联系方式等）。由医师填写采集病史、医学检查（妇科检查、乳腺检查、辅助检查等）、检查结果（未见异常、可疑或异常）、对可疑或异常结果的处理及建议等内容。由专人负责收集、审核个案登记表。

（3）随访登记：建立随访登记，记录检查结果可疑或异常妇女的筛查编号、姓名、单位、联系方式、进一步检查的落实情况及结果等。

（4）转诊登记：记录所有需要转诊者的情况，包括转诊原因、转诊去向、转诊结果。

（5）妇女常见病筛查统计报表：统计表的主要内容有应查人数、实查人数、筛查率、医学检查（妇科检查、乳腺检查、辅助检查等）人数、具体疾病的患病人数等。

二、临床检查

（一）采集病史

逐一询问并认真填写与妇女常见病相关的病史。主要包括：月经史（月经是否规律、末次月经时间）、性生活史、避孕史（采用的避孕方法、是否使用过安全套等）、孕产史（足月分娩史、流产史、早产史等）、既往病史（妇科及乳腺病史）、家族史（家族肿瘤史）等。

在检查中发现异常情况，要及时追问和补充病史，辅助正确诊断疾病。

（二）妇科检查

1. 妇科检查注意事项

（1）接受检查前 48 小时，禁止性生活、阴道冲洗及上药。

（2）检查前排空膀胱。

（3）每人专用一次性臀垫、手套、窥器。

（4）老年妇女宜采用小号窥器。

（5）盆腔检查应在阴道分泌物取材、子宫颈细胞学检查取材完成后进行。

（6）手套或窥器插入阴道前，宜蘸生理盐水润滑后再行操作，以减轻受检者的不适。

（7）月经期不宜做盆腔检查。但不规则阴道流血或绝经后阴道流血者，应进一步诊治。

（8）阴道不规则流血者，在行盆腔检查前，需消毒外阴，使用无菌手套及器械进行检查，以防感染。

2. 妇科检查

（1）外阴部检查：外阴部检查以视、触诊为主。观察外阴形状、阴毛分布、皮肤颜色等；判断有无炎症、色素减退、溃疡、赘生物及结构异常；嘱受检者用力向下屏气，观察有无子宫脱垂及阴道壁膨出。

（2）阴道窥器检查：观察阴道壁及子宫颈的形状结构、黏膜颜色、有无充血、出血点、红肿、溃疡、赘生物。观察子宫颈大小、颜色、外观有无撕裂、息肉、腺体囊肿、子宫颈柱状上皮异位、触血等。

观察阴道分泌物性状，子宫颈管外口有无脓性分泌物排出。采集阴道和/或子宫颈分泌物，送实验室进行阴道分泌物检查、子宫颈细胞学和/或HPV-DNA 检测样本采集。

（3）双合诊检查：左手（或右手）戴一次性或消毒手套，示指和中指插入阴道内，另一手扪压下腹部，双手配合检查。按顺序分别触及和感知下列部位：阴道是否通畅、阴道壁软硬度、表面是否光滑、有无不平、结节及赘生物；子宫颈软硬度、有无举痛、接触性出血；子宫位置、大小、形状、软硬度及活动度，有无突出结节，有无压痛或触痛；双侧附件区有无压痛、增厚及包块。

对于体检中发现的盆腔包块应注意包块的大小、位置、质地、边界是否清楚、与盆腔脏器的关系、活动度、有无压痛等，以便初步判断包块的来源和性质，并可结合腹部或阴道 B 超来协助诊断。

（4）三合诊检查：当盆腔肿物触诊不清或疑有子宫颈癌宫旁浸润时，需行三合诊检查。左手（或右手）示指插入阴道内，中指插入直肠，另一手扪压下腹部，三个方向配合检查。按顺序分别触及和感知阴道、子宫颈、宫体、宫旁、双侧附件区及盆壁等部位。

（三）乳腺检查

检查前了解既往乳腺病史及乳腺癌家族史。如果受检者有不适主诉，应详细询问现病史。在良好的光线下，受检者脱去上衣，采取仰卧姿和坐姿，接受乳房的视诊和触诊检查。

1. 视诊 观察两侧乳房的形状、大小是否对称，有无局限性隆起或凹陷（酒窝征），乳房皮肤有无发红、水肿及"橘皮样"改变，乳房浅表静脉是否扩张，两侧乳头是否在同一水平（如果乳头上方有癌肿，可将乳头牵向上方，使两侧乳头高低不同），是否有乳头内陷（乳头内陷可为发育不良所致，若是一侧乳头近期出现内陷，则有临床意义）。注意乳头、乳晕有无糜烂。

2. 触诊 检查者端坐，两臂自然下垂，乳房肥大下垂明显者，可取平卧位，肩下垫小枕，使胸部隆起。检查者采用手指掌面（不能用指尖）作扪诊，不要用手指捏乳房组织，否则会将捏到的腺组织误认为肿块。应循序对乳房外上（包括乳腺尾叶）、外下、内下、内上各象限及中央区做全面检查。

发现乳房肿块后，应明确肿块的部位、数量、大小、硬度、活动度、表面是否光滑、边界是否清楚、有无压痛。轻推或捻起肿块表面皮肤明确肿块是否与皮肤粘连。如有粘连而无炎症表现，应警惕乳腺癌的可能。一般情况下，良性肿瘤的边界清楚，活动度大；恶性肿瘤的边界不清，质地硬，表面不光滑，活动度小。肿块较大者，还应检查肿块与深部组织的关系。可让患者两手叉腰，使胸肌保持紧张状态，若肿块活动度受限，表示肿瘤浸及深部组织。最后轻挤乳头，若有溢液，依次挤压乳晕四周，并记录溢液乳管的位置。应常规进行腋窝检查，排除有无淋巴结的异常肿大。

三、辅助检查

（一）阴道及子宫颈分泌物检查

1. 阴道分泌物湿片显微镜检查

（1）标本采集：用灭菌拭子从阴道侧壁上 1/3 处采集分泌物。

（2）观察方法：在载玻片上加 1 滴或 2 滴生理盐水，将阴道分泌物与生理盐水混合成悬液后在显微镜下观察（表 20-1）。

（3）临床意义

1）阴道分泌物清洁度：阴道分泌物清洁度分级的临床意义见表 20-1。

2）滴虫性阴道炎：湿片检查见到活动滴虫，可诊断滴虫性阴道炎，但其敏感性仅为 38%～82%，尤其是对无症状的滴虫感染者诊断率较低。

3）假丝酵母菌性阴道病：湿片中观察到假菌丝或芽生孢子支持假丝酵母菌性阴道病的诊断，10% KOH 湿片检查的敏感性为 85%。

表 20-1　阴道分泌物清洁度分级

清洁度	杆菌	球菌	上皮细胞	白细胞	临床意义
I	++++	−	++++	0~5 个 /HPF	正常
II	++	−	++	5~15 个 /HPF	大致正常或细菌性阴道病
III	−	++	−	15~30 个 /HPF	提示有炎症
IV	−	++++	−	>30 个 /HPF	多见于严重的阴道炎和 / 或子宫颈炎、盆腔炎

4）细菌性阴道病：一般认为当线索细胞占全部上皮细胞的 20% 以上时为线索细胞阳性。根据线索细胞能准确诊断 85%~95% 的细菌性阴道病。

5）其他：卵巢功能早衰、雌激素减低、阴道上皮增生较差时可见到阴道杆菌减少，易感染。当清洁度为 III~IV 度时常可同时发现病原微生物，提示存在感染引起的阴道炎和 / 或子宫颈炎、盆腔炎。

2. pH 测定

（1）标本采集：用灭菌拭子从阴道侧壁上 1/3 处或窥器下叶凹窝处采集分泌物。

（2）观察方法：使用 pH 范围在 3.8~5.4 的精密 pH 试纸直接与阴道分泌物接触后读取 pH。

（3）临床意义：正常成人阴道分泌物呈酸性，pH 为 4.0 左右。细菌性阴道病时，正常菌群乳酸杆菌减少或消失，而阴道加德纳菌、厌氧菌及人型支原体等微生物过度生长，使阴道分泌物 pH 增高，通常 pH>4.5。pH 测定的敏感性较高（92%~97%），但特异性低。阴道分泌物污染了月经血、子宫颈黏液及患者有滴虫感染时，其 pH 亦可增高。

3. 胺试验

（1）标本采集：用灭菌拭子从阴道侧壁上 1/3 处或窥器下叶凹窝处采集分泌物。

（2）观察方法：取少量阴道分泌物置于载玻片上，加一滴 10% KOH 液。

（3）临床意义：细菌性阴道病时，在分泌物中滴加 10% KOH 可导致游离氨释放，产生典型的鱼腥样气味。闻到氨味或鱼腥样气味即为胺试验阳性。

4. 阴道分泌物涂片革兰氏染色显微镜检查

（1）标本采集：用灭菌拭子从阴道侧壁上 1/3 处采集分泌物。

（2）检查方法：将分泌物均匀涂布于载玻片上，经固定与革兰氏染色后，置于显微镜下观察。在油镜（×100）下观察细菌的染色性、形态和排列，观察有无假丝酵母菌（假菌丝或芽生孢子）、线索细胞、加德纳菌、厌氧菌、乳酸杆菌。

（3）临床意义

1）正常阴道菌群以乳酸杆菌占优势，可能有少量的球菌和棒状杆菌。

2）细菌性阴道病时可检出线索细胞，乳酸杆菌减少或消失，而其他细菌增多，呈混合菌群。

3）革兰氏染色镜检观察阴道分泌物中线索细胞的敏感性和特异性高于湿片法，分别为 89% 和 93%。

5. 子宫颈分泌物涂片革兰氏染色显微镜检查

（1）标本采集：用无菌棉拭子清除子宫颈外口表面过多的分泌物，将取材拭子插入子宫颈管内 1~2cm，稍用力转动，保留 30 秒后取出。

（2）检查方法：将标本均匀涂布于载玻片上，经固定与革兰氏染色后，在显微镜下观察细胞类型和数量（如上皮细胞、中性粒细胞），病原体的染色特性（革兰氏阳性或阴性）、形状（球状或杆状）、排列及位置（细胞内或细胞外）等。

（3）临床意义

1）子宫颈管脓性分泌物涂片作革兰氏染色，多形核白细胞 >30 个 / 高倍视野，或油镜下可见每视野多形核白细胞 >10 个提示有子宫颈感染，为诊断子宫颈炎症的指标之一。

2）在中性粒细胞内见到形态典型的革兰氏阴性双球菌提示淋病奈瑟球菌性子宫颈炎的诊断。革兰氏染色诊断子宫颈淋病奈瑟球菌感染与培养的符合率为 50%~70%，确诊需做淋病奈瑟球菌培养。

6. 淋病奈瑟球菌培养

（1）标本采集：方法同子宫颈分泌物涂片革兰氏染色显微镜检查。用无菌棉拭子清除子宫颈外口表面过多的分泌物，将取材拭子插入子宫颈管内 1~2cm，稍用力转动，保留 30 秒后取出。

（2）检查方法：标本培养 24~48 小时后观察结果，48 小时仍无菌生长时，可作出淋病奈瑟球菌培养阴性的报告。对选择性培养基上分离的可疑菌落应作初步鉴定和确证性鉴定。菌落特征、革兰氏染色和氧化酶试验是初步鉴定淋病奈瑟球菌的 3 个主要指标。确证性鉴定是在初步鉴定的基础上利用生化反应将细菌鉴定到种。

（3）临床意义：淋病奈瑟球菌培养是诊断淋病的"金标准"，对女性淋病的确诊应做淋病奈瑟球菌培养，培养的敏感性为 81%～100%。

7. 沙眼衣原体快速抗原检测

（1）标本采集：方法同子宫颈分泌物涂片革兰氏染色显微镜检查。用无菌棉拭子清除子宫颈外口表面过多的分泌物，将取材拭子插入子宫颈管内 1～2cm，稍用力转动，保留 30 秒后取出。

（2）检查方法：标本提取沙眼衣原体抗原，通过观察有无发生抗原抗体反应来判断结果。

（3）临床意义：该方法简易、快速。检测女性沙眼衣原体感染的敏感性为 87%，特异性为 98.8%。但该方法不能区分活性与非活性的衣原体，如果标本中衣原体含量少也可出现假阴性结果。

（二）子宫颈细胞学检查

1. 子宫颈细胞学检查取材　采集子宫颈外口鳞 - 柱状交接部（移行带）（图 20-2）和子宫颈管内细胞，送子宫颈细胞学检查。充分暴露子宫颈，用子宫颈细胞取样器，以子宫颈外口为圆心旋转 1～2 周，不要过分用力，以免损伤子宫颈引起出血，而影响检查结果。如子宫颈口分泌物过多，可先用无菌干棉球轻轻擦去，再进行取材。

（1）子宫颈细胞学涂片检查：立即将刮取的标本顺序涂抹在载玻片上（图 20-3），面积不应超过载玻片 2/3，应顺同一方向轻轻均匀推平，不宜太厚，切忌反复涂抹。将涂片用 95% 的酒精固定 15～30 分钟，固定时间不宜过短或过长，切忌晾干后固定。固定好的涂片取出、装盒后统一送检，进行染色和阅片检查。

（2）宫颈液基细胞学检查：取材后，采用膜式液基制片机者将取材器上收集的标本洗入装有细胞保存液的容器中，采用沉淀式液基制片机者将取材器放入细胞保存液的容器中，送细胞学实验室行制片、染色和阅片检查。

2. 子宫颈细胞学检查　从子宫颈刷取（或刮取）细胞学标本，经制片、固定和染色后由受过专门训练的细胞病理学医师阅片。报告采用 TBS 细胞学诊断系统（表 20-2），不再推荐应用巴氏 5 级分类方法。

（三）HPV 检测

随着子宫颈癌致癌病因的明确，与人乳头状瘤病毒高危亚型的持续感染关系，人乳头状瘤病毒检测已逐渐成为子宫颈癌筛查的手段之一，在检测方法上可进行高危型人乳头状瘤病毒 DNA 检测，目前 HPV 检测方法众多，主要涉及高危型定性检测；HPV 高危亚型的分型检测，包括 HPV16、18、31、33、35、39、45、51、52、56、58、59、68 等更多高危型亚型；包括 16、18 亚型的分型以及 14 种、15 种、18 种，甚至更多种中高危亚型的定性检测。目前不仅有 HPV-DNA 的检测，还有 HPV 高危亚型的 mRNA 检测，在不降低检出高级别子宫颈上皮内瘤变的敏感性同时增加了病变检出的特异性。

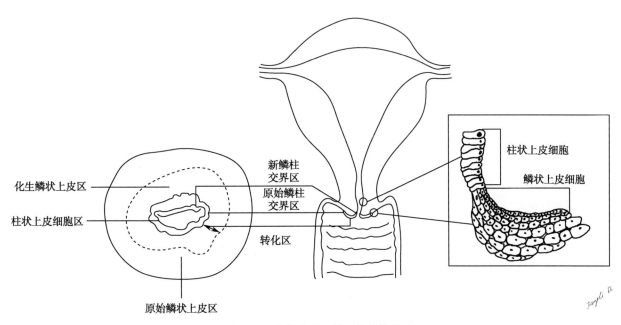

图 20-2　子宫颈外口鳞 - 柱交接部

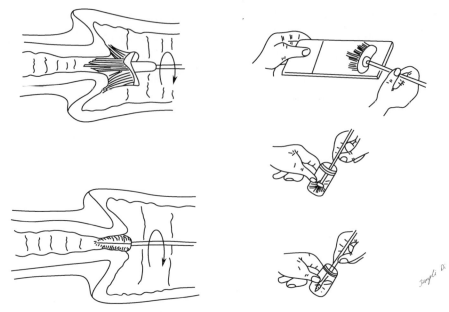

图 20-3 子宫颈细胞取材

表 20-2 TBS 细胞学诊断系统（2014）（总体分为三类）

1. 未见上皮内病变细胞或恶性细胞（negative for intraepithelial lesion or malignancy，NILM）

   正常

   病原体

   其他非瘤变发现
   - 非瘤细胞变化
   - 反应性改变

   子宫切除后的腺细胞

2. 其他（宫内膜细胞出现在 45 岁以后妇女涂片中）

3. 上皮细胞异常

   鳞状上皮细胞异常（ASC）

   非典型鳞状细胞
   - 非典型鳞状细胞，意义不明确的（ASC-US）
   - 非典型鳞状细胞，不除外高度的（ASC-H）

   鳞状上皮内病变
   - 低级别鳞状上皮内病变（LSIL）
   - 高级别鳞状上皮内病变（HSIL）
   - 鳞状细胞癌（SCC）

   腺上皮细胞异常

   非典型子宫颈 / 宫内膜 / 不明来源腺细胞 - 无特殊指定（AGC-NOS）

   非典型颈管 / 不明来源腺细胞 - 倾向瘤（AGC-FN）

   颈管原位腺癌（AIS）

   腺癌（颈管、宫内膜、子宫以外、不明来源）（ADC）

（四）子宫颈醋酸和复方碘液染色肉眼观察法

对于不具备子宫颈细胞学检查设备及阅片人员的地区，可采用醋酸染色肉眼观察及复方碘液染色肉眼观察。

1. 醋酸染色肉眼观察法 指用 5% 醋酸溶液涂抹子宫颈后（1 分钟）使其染色，不经放大，用白炽灯光照明，肉眼直接观察（2～3 分钟）子宫颈上皮的染色反应，以判断子宫颈有无病变。对于异常细胞或子宫颈癌细胞由于细胞核浆比例的失调，使用醋酸后它可使细胞核蛋白和角蛋白凝固、沉淀。异常区域呈现白色改变，阻止光线透过上皮层，上皮呈白色。

2. 碘染色肉眼观察法 指用 5% 的碘液涂抹在子宫颈表面，观察（1～2 分钟）子宫颈上皮的染色反应，以判断子宫颈有无病变。子宫颈的原始鳞状上皮和成熟化生上皮含有糖原，由于糖原与碘有亲和力，故用碘液后含糖原的上皮可吸碘而着色，呈棕褐色或黑色。而异常细胞和子宫颈癌细胞几乎不含或没有糖原、柱状上皮不含糖原，未成熟的化生鳞状上皮或炎症通常没有或偶有糖原，因此，涂碘后有不同程度的不着色（或不染色），或呈淡黄色、橘黄色、芥末黄或暗黄色等。

3. 醋酸染色肉眼观察法 / 碘染色肉眼观察法的可行性和局限性 醋酸染色肉眼观察法 / 碘染色肉眼观察法的优势为检测成本低，操作简单，技术要求低，医师、护士、助产士以及初级妇幼保健人员在经过培训考核合格后可进行检查，可立即获得检查结果，对于位于子宫颈阴道部的病变可立即作出诊断。但由于其敏感性及特异度均偏低，假阳性率高，难于质量控制，增加了阴道镜的转诊率。因此采用此法进行子宫颈癌筛查，需每 1～2

年一次。此筛查结果不能作为诊治依据，异常者需进一步检查确诊。另外，因子宫颈管内病变不易被发现，所以不建议应用于绝经后子宫颈转化区退缩至子宫颈管内的妇女。

（五）盆腔超声

对于体检中盆腔检查有异常发现的可行盆腔超声检查，经腹或经阴道（首选经阴道超声检查），以协助诊断。

1. 注意事项　腹部超声检查前需充盈膀胱。可在检查前 2～3 小时停止排尿，并饮水 500～1 000ml，直至有明显排尿感。膀胱充盈必须适度，过度或充盈不足均可影响检查效果。选择经阴道超声检查者，检查前应排空膀胱。

2. 检查内容　子宫及卵巢位置、大小、形态；盆腔是否有肿物，肿物定位及囊实性鉴别；宫内节育器的存在及位置等。

（六）乳腺超声

1. 乳腺超声的优点

（1）无放射性，对年轻女性，尤其是妊娠、哺乳期女性检查更为适宜，进行筛查和随访也很方便。

（2）对囊性或实性肿块的鉴别。

（3）超声对乳腺组织的层次显示清楚，定位较准。

（4）乳腺 X 射线对致密型乳腺检查不满意，超声检查更有优越性。

（5）对腋窝和锁骨上下淋巴结显示清楚。

2. 乳腺超声的不足之处

（1）<0.5cm 的肿瘤常显示不清。

（2）乳腺 X 射线能显示微小钙化和毛刺样改变的特征性表现，超声检查常显示不佳。

（3）超声检查者需要一定的经验和操作技巧。

但只要使用得当，对乳腺疾病的检查可与乳腺 X 射线互为补充，已逐渐成为乳腺癌早期诊断的主要辅助手段。

3. 乳腺超声影像观察内容

（1）双侧乳腺腺体最大厚度（选取乳腺外上象限测量），导管是否扩张。

（2）乳腺腺体内是否有占位性病变：①单发还是多发。②位置。③大小。④内部、边缘及后方回声。⑤肿瘤内部是否有钙化灶。

（3）每一占位性病变的血流情况。对于较大占位性病变应观察有无胸肌的浸润。

（4）腋窝、锁骨上下等部位是否有肿大淋巴结及淋巴结结构有无异常。

（七）乳腺 X 射线检查

乳腺 X 射线（钼靶）检查除能诊断乳腺的良、恶性疾患外，还能有助于发现临床上触摸不到肿块的病变。乳腺 X 射线是乳腺癌筛查有效的手段。早期乳腺癌的 X 射线表现主要包括结节影、微小钙化和局部乳腺结构紊乱。结节多呈分叶状、边缘模糊或毛刺状；恶性钙化多为直径<0.5mm 的沙粒样，呈簇状分布（> 10 个 /cm²）或沿乳腺导管呈线状分布，或为长的小杆状钙化；乳腺结构紊乱主要指不对称的密度增高影。乳腺 X 射线筛查结果采用乳腺影像分级评估报告系统（BI-RADS 分级评估报告系统）进行分类，指导进一步处理、追踪和管理。

四、筛查后的随访与管理

筛查后的随访（follow-up）与管理工作很重要，随访工作是定期与患者通过各种方式取得联系。对于可疑恶性肿瘤及癌前病变诊断、治疗及治疗后的随访，可以观察确诊和治疗效果，并可早期发现复发，争取及早得到治疗。通过研究各种疾病及恶性肿瘤筛查效果、疾病的发展过程和疗效，积累资料，不断提高妇科常见病防治水平。

（一）随访的方式

随访工作是一项长期的工作，需要高度的责任感和科学性。必须有专门人员负责，保证质量。首先要做好登记和信息管理工作，详细记录身份信息、通信地址和联系方式。通过门诊随访或电话、电子信息系统、新媒体等方式对筛查异常者或治疗患者进行随访，了解情况，按要求回答问题或填写表格，及进一步对病情进行处理。

（二）随访内容

1. 子宫颈癌筛查　根据子宫颈细胞学检查或 / 和 HPV-DNA 筛查结果进行综合评价，对发现的异常者按照子宫颈癌筛查三阶梯原则开展进一步分流检查（图 20-4～图 20-6），必要时进行阴道镜和病理学检查，以明确确诊，提出进一步治疗和随访建议；对子宫颈癌筛查未发现异常者，进行子宫颈癌预防知识宣教和定期筛查指导，并告知下次筛查时间。

子宫颈癌筛查发现子宫颈细胞学检查 TBS 报告结果为未明确意义的不典型鳞状上皮细胞及以上者、巴氏分级报告结果为ⅡB 及以上者，HPV16 和 18 阳性者，肉眼观察异常者，醋酸染色肉眼观察法 / 碘染色肉眼观察法检查异常者，应转诊进行

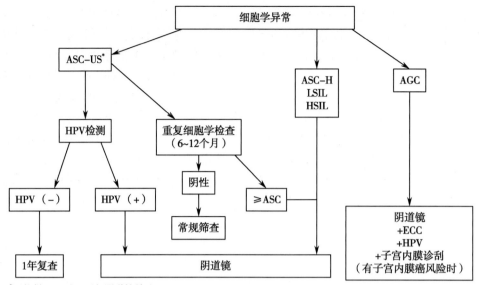

*不能做HPV时，可行阴道镜检查。

图 20-4　细胞学筛查异常的处理流程图

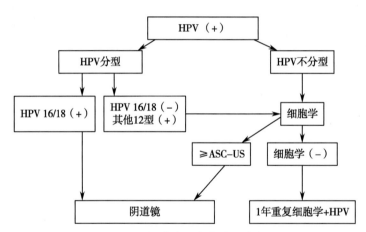

图 20-5　HPV 筛查异常的处理流程图

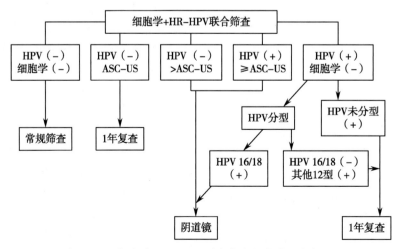

图 20-6　细胞学＋HPV-DNA 联合筛查异常处理流程图

阴道镜检查。阴道镜检查异常者以及病理学检查结果为子宫颈高级别病变(CIN2 和 CIN3)及原位癌和浸润癌者应及时治疗和随访。

近些年来，国际上根据新的数据依据，制定了新的子宫颈癌筛查异常风险管理的共识和指南，提出了"同等风险、同等管理"的原则。此概念基于多项大样本的临床研究结果，根据当前筛查和既往筛查结果以及既往子宫颈病变治疗等情况，对 CIN3$^+$ 发生或发展的风险进行综合评估，包括常规筛查、1 年随访、3 年随访、阴道镜检查结果或治疗等不同层面的风险阈值，分别代表了不同 CIN3 风险的阈值层面。根据综合评估 5 年内发生 CIN3$^+$ 病变的风险来管理和提出进一步阴道镜检查、治疗或随访监测建议，使得管理更加精细化。每个风险层的最低阈值，称为临床操作阈值(clinical action threshold)。筛查后，综合当前筛查以及既往筛查结果较为复杂测算评估，如即刻 CIN3$^+$ 风险≥4%，应立即进行阴道镜检查或治疗；如果即刻 CIN3 风险 <4%，则评估其 5 年内发生 CIN3$^+$ 风险，以确定妇女是否应在 1 年、3 年或 5 年后进行追踪随访。

2. 其他生殖器恶性肿瘤　根据临床和 B 超检查结果进行评价，对发现其他可疑生殖器官恶性肿瘤者，应告知其去相应级别医疗机构进行进一步检查和确诊。对癌症患者治疗后，需进行定期随访，一般情况下治疗后第一年内应分别于 3 个月、6 个月及 1 年时复查，以后每年检查一次。若随访中发现复发应及时治疗。

3. 其他生殖道炎症及良性病变　发现生殖道炎症包括各类阴道炎、子宫颈炎及盆腔炎，子宫肌瘤，盆底功能障碍，子宫脱垂Ⅱ、Ⅲ度及尿瘘等妇科疾病，应通知患者去相应级别医疗机构进行进一步确诊和治疗。治疗后应定期随访和管理，对有可能复发的疾病应严密观察。

4. 乳腺癌筛查　乳腺癌临床筛查发现乳房肿块，应与生理性肿块相鉴别，需要进一步进行 B 超检查和定期随访，乳腺影像分级评估报告系统进行报告。应在 3 个月内于月经后 1 周随访，仍不能明确诊断时，应每 2～3 个月随访一次，观察肿块变化。必要时辅以乳腺 X 射线检查，进行乳腺影像分级评估报告系统分级(BI-RADS)(表 20-3)。乳腺彩超检查乳腺影像分级评估报告系统分级、乳腺 X 射线检查乳腺影像分级评估报告系统分级为 1 和 2 级者为正常和良性病变，可定期筛查；乳腺影像分级评估报告系统分级 3 级者考虑良性病变的可能性大，需要短期随访，也有学者认为，由于筛查基层技术能力有限，如 B 超检查乳腺影像分级评估报告系统分级为 3 级也应行针刺组织活检或转诊给予进一步检查；乳腺影像分级评估报告系统分级 4、5 级者，考虑可疑异常和高度可疑异常，应转诊进行针刺活组织检查，以明确诊断；0 级为不完整需要进一步影像学评估。

表 20-3　乳腺影像分级评估报告系统评价分级(BI-RADS)

级别		完整的最终评估分类
1 级	阴性	没有值得记述的内容。双侧乳房对称，且无肿块、结构紊乱或可疑钙化
2 级	良性病变	钼靶片也表现为阴性，但是阅片人要记述一个钼靶所见。复杂的含钙化的纤维腺瘤、多个分泌型钙化、含脂肪的病灶如油状囊肿、脂肪瘤、乳腺囊肿和混合密度错构瘤等，都有特有的影像学表现，可作为诊断指标。阅片人还要记述乳房内淋巴结、植入的假体等，总之，结论是钼靶无恶性病变表现
3 级	可能良性病变,建议短期随访	可归于此类的钼靶所见是良性病变的可能性很大。不希望它在随访间歇期内变化，但是影像学专家更喜欢确定它们的稳定性。资料变得可靠说明短期随访的方法有效。目前，多数方法都是直观的。随着所获资料的增长，将来这些方法都将经过矫正以达到有效性，间歇期和钼靶所见类型也需要矫正
4 级	可疑异常,应考虑活检	没有乳腺癌的特异性形态学表现，但是肯定有恶性病变的可能。影像学专家有充分的理由支持进行活检。如果可能，要应用这些相应的可能性以使患者和医师决定最后的处理方法
5 级	高度怀疑恶性病变,采取适当措施	这类病变是乳腺癌的可能性很大
0 级	不完整,需要进一步影像学评估	需要做进一步的影像学检查。这种情况多在普查中出现，很少在完整的影像学检查之后用到

　　专家点评：本节对妇女常见病筛查管理和技术内容进行了详细阐述，特别是对筛查妇女人群的健康教育和筛查的组织准备，以及针对不同妇女常见妇科感染、妇科肿瘤及重点对子宫颈癌和乳腺癌的筛查方法、筛查流程、筛查后评估和管理策略等，对于现场开展群体性筛查管理和规范操作有重要的指导意义。

（王临虹）

参 考 文 献

1. 黄醒华，王临虹. 实用妇女保健学. 北京：中国协和医科大学出版社，2006.
2. 王临虹，魏丽惠. 妇女常见病筛查技术指南. 北京：人民卫生出版社，2013.
3. 曹泽毅. 子宫颈癌. 北京：人民卫生出版社，2014.
4. 熊庆，王临虹. 妇女保健学. 北京：人民卫生出版社，2014.
5. 中华预防医学会妇女保健分会. 子宫颈癌综合防控指南. 北京：人民卫生出版社，2017.
6. 世界卫生组织. 子宫颈癌综合防治基本实践指南. 2014.
7. WHO. guidelines for screening and treatment of precancerous lesions for cervical cancer prevention. Supplemental material: GRADE evidence-to-recommendation tables and profiles for each recommendation，2013.
8. 中国优生科学协会阴道镜和宫颈病理学分会专家委员会. 中国宫颈癌筛查及异常管理相关问题专家共识. 中国妇产科临床杂志，2017，18（2）：190-192.
9. PERKINS RB，GUIDO RS，CASTLE PE, et al. 2019 ASCCP Risk-Based Management Consensus Guidelines for Abnormal Cervical Cancer Screening Tests and Cancer Precursors. J Low Genital Tract Disease，2020，24：102-131.

第二十一章
妇女常见病防治

第一节 妇女生殖器官发育异常

导读：女性生殖器官发育异常病因尚不清楚，种类多样，涉及外阴、阴道、子宫、输卵管、卵巢以及性分化异常，有些患者可因表观异常就诊，有些可能因青春期发育异常、原发闭经等就诊，如果不能通过病史、体检及辅助检查发现异常部位进行针对性诊断和治疗，可能会对女性的生殖健康产生长远影响，因此在本章节的学习中，需要特别注意诊断思路，给予针对性治疗。

生殖器官发育异常病因尚不清楚，有人认为是多因素和多基因遗传引起；此外，较常见的外界因素是妊娠期暴露在性激素下，如女性胎儿遇雄激素或合成孕激素，有外生殖器男性化的作用，在早孕期服用己烯雌酚，也有女性胎儿生殖器发育异常的报道。因此也是孕期保健中值得注意的问题。

一、常见女性外生殖器发育异常

（一）处女膜闭锁

处女膜闭锁（imperforate hymen）常在青春期发现。多因周期性腹痛、下腹压迫症状就诊。检查时发现处女膜闭锁并向外膨出，呈紫色，肛门检查阴道及子宫膨大成包块，较软，局部穿刺吸出陈旧血液而诊断，常见是阴道膨大，子宫膨大较少见。

治疗：手术切开处女膜以引流淤积血液。此类患者越早诊断，越早治疗，预后越好。否则，淤血逆流进入子宫输卵管可以造成子宫及输卵管损伤等影响生殖健康。

（二）尿道、直肠隔发育障碍

尿道隔及直肠隔均发育不全而造成尿道、阴道、直肠均开口于同一个腔；也可以是其中之一的隔发育不全，即可以形成单纯尿道开口于阴道或直肠开口于阴道，肛门处成一凹陷。此障碍容易造成上行感染影响生殖健康，所以一旦发现应及时进行手术矫正。

（三）孕期应用雄激素造成的外阴异常

孕期应用雄激素或有雄激素作用的人工合成孕激素，可以造成女性外阴发育不全，如阴蒂肥大、阴唇有融合倾向，状似阴囊，但内无睾丸，有服药史可协助诊断。但应与真两性鉴别，因为真两性患者染色体多为 46,XX；少数为 46,XY。应观察有无其他性别异常出现，如果有异常情况需进一步检查性腺。

治疗：如经染色体及其他体格检查确认为女性，可按女性外阴行手术矫正。

二、常见女性内生殖器发育异常

（一）阴道发育异常

1. 阴道闭锁（atresia of vagina） 为泌尿生殖窦及米勒管末端未发育形成贯通的阴道所致。患者表现为外阴发育正常，阴道下段或全长闭锁，伴或不伴子宫颈发育异常，通常子宫体发育正常、子宫内膜有功能、输卵管及性腺发育正常。其分为2型：Ⅰ型阴道闭锁（即阴道下段闭锁）：患者有发育正常的阴道上段、子宫颈及子宫体，子宫内膜有功能；Ⅱ型阴道闭锁（即阴道完全闭锁）：多合并子宫颈发育异常，子宫体发育正常或虽有畸形，但子宫内膜存在功能（图21-1）。

临床上主要表现为原发闭经，有周期性腹痛及盆腔包块。妇科检查时Ⅰ型阴道闭锁者可见外阴外观正常，但前庭无阴道开口。闭锁处黏膜表面色泽正常，无膨隆；盆腔包块位于直肠前方，可凸向直肠，包块下极位置较低但未达处女膜水平。Ⅱ型阴道闭锁时外阴亦无异常，但常因子宫腔积血而致子宫增大，由于这一类型的患者经血逆流严

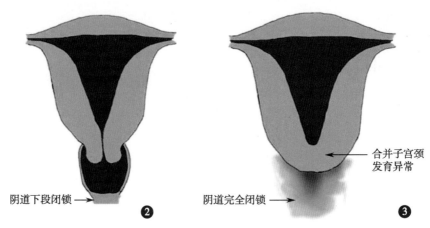

阴道下段闭锁 →　❷

阴道完全闭锁 →　❸

合并子宫颈
发育异常

图 21-1　阴道闭锁分型

重,可能同时卵巢子宫内膜异位囊肿以及重度盆腔粘连甚至可同时伴有子宫腺肌病。

盆腔超声和 MRI 检查有利于诊断和治疗评估,泌尿系统超声检查可发现有无泌尿系统发育异常,应列为手术前常规检查。

治疗原则为一经诊断,应尽早手术以解除梗阻、重建阴道以及预防再次粘连。

2. MRKH 综合征(Mayer-Rokitansky-Küster-Hauser syndrome) 是由于双侧副中肾管未发育或其尾端发育停滞而未向下延伸所致的以始基子宫、无阴道为主要临床表现的综合征。其发病机制尚不明确,特征为单侧或双侧实性始基子宫结节,少部分患者虽有功能性子宫内膜但子宫发育不良;阴道完全缺失,或阴道上 2/3 缺失;其染色体核型、性腺及第二性征、阴道前庭发育均为正常女性特征。既往称为“先天性无子宫、无阴道”,目前按国际统一命名“MRKH 综合征”,其发病率为 1/5 000～1/4 000 例女活婴。MRKH 综合征有两型,①Ⅰ型:即单纯型,单纯子宫、阴道发育异常,而泌尿系统、骨骼系统发育正常,此型常见。②Ⅱ型:即复杂型,除子宫、阴道发育异常外,伴有泌尿系统或骨骼系统发育畸形。也将合并泌尿系统及颈胸段体节发育畸形者称为 MURCS 综合征(Müllerian aplasia, renal aplasia, and cervicothoracic somite dysplasia)。

MRKH 综合征的临床表现:①原发闭经。②性交困难。③周期性下腹痛。④合并其他器官畸形或异常,其中以泌尿系统畸形最为常见,占 34%～58%,包括单侧肾缺如、盆腔肾、马蹄肾等;其次为骨骼系统的畸形;其他系统畸形或异常包括心脏畸形、听力障碍等。一般检查时应注意女性第二性征的发育情况,如身材、体态、毛发分布及乳房的发育是否正常,以排除性腺发育异常。妇科检查时外阴发育正常,阴道前庭仅有尿道开口而无阴道开口,有时呈一浅凹或深 2～3cm 的凹陷。肛门检查子宫缺如,或仅可扪及一实性小结节或小子宫(即有功能性子宫内膜但子宫发育不良)。辅助检查包括染色体检查及女性激素水平测定,影像学检查以盆腔超声最为简便易行,价格低廉且无创,可作为首要的诊断方法,必要时需行泌尿系统超声或盆腔 MRI。

对于可疑合并盆腔(或卵巢)子宫内膜异位症或少数存在功能性子宫内膜的患者,可行腹腔镜检查,并可对检查发现的异常行手术治疗。

MRKH 综合征需与处女膜闭锁、阴道完全闭锁、完全性雄激素不敏感综合征等进行鉴别诊断。

MRKH 综合征的治疗主要是行阴道成形术以解决性生活问题。手术时机非常重要,应根据患者有无性生活的意愿决定。对于少数存在功能性子宫内膜的患者,因较早期即可出现周期性下腹痛等症状,应在明确诊断后尽早治疗,及时切除子宫。

(二)阴道隔

1. 阴道横隔或纵隔 有完全型和部分型之分。如为完全横隔可发生经血潴留,于青春期出现症状而发现;如为部分横隔,平时多无症状,只于产前检查或分娩时胎儿在阴道中下降受阻而发现。阴道纵隔如不伴有子宫或宫颈的异常,也常于产前检查或分娩时发现。婚前肛门检查有时也能发现。

治疗:不论何时发现均应手术治疗,伴经血潴留或产程受阻者应及时切开,必要及可能时切除多余组织。

2. 阴道斜隔综合征(obliquevaginal septum syndrome, OVSS) 是一种女性生殖道畸形疾病。其主要临床特征为:双子宫、双宫颈畸形、双阴道、一侧阴道完全或不完全闭锁,绝大多数患者同时伴有闭锁阴道侧的肾脏、输尿管等泌尿系统畸形。OVSS 发生率为 0.1%～3.8%,占同期因生殖道畸形入院手术病例的 3.7%,占先天性生殖道梗阻病例的 7.4%。OVSS 确切发病机制尚未明确,可能与副中肾管(米勒管)异常有关。胚胎早期,中肾管的后肾发育畸形引起输尿管芽的发育不全,从而导致泌尿生殖系统异常,而一侧中肾管发育异常可引起同侧副中肾管畸形发育,造成一系列的肾脏、输尿管及子宫、阴道的畸形。

(1)OVSS 分型:分为 3 型,Ⅰ型为无孔斜隔型(图 21-2,1A),一侧阴道完全闭锁,阴道斜隔后的子宫与外界及对侧子宫完全隔离,两子宫间和两阴道间无通道,子宫腔积血聚积于斜隔后腔;Ⅱ型为有孔斜隔型(图 21-2,1B),一侧阴道不完全闭锁,阴道斜隔上有 1 个直径数毫米的小孔,斜隔后的子宫与对侧子宫隔绝,经血可通过斜隔上的小孔滴出,但引流不畅;Ⅲ型为无孔斜隔合并子宫颈瘘管型(图 21-2,1C),一侧阴道完全闭锁,在两侧子宫颈之间或斜隔后腔与对侧子宫颈之间有一小瘘管,斜隔侧的经血可通过另一侧子宫颈排出,但引流不畅,见图 21-2。

(2)临床表现

1)进行性加重的痛经:以Ⅰ型为主,发病年龄较小,而且初潮至发病时间较Ⅱ、Ⅲ型患者短。由于月经初潮后 3 年内月经周期通常不规则,大多数有阴道斜隔患者都没有在月经后立刻表现出来。

2)经期长或阴道流液或流脓:以Ⅱ、Ⅲ型为主,月经常淋漓不尽,久之并发感染,经期或经期后持续性流液、流脓。

3)阴道壁肿物:各型均可出现,Ⅰ型明显,肿块较大,Ⅱ、Ⅲ型肿块较小,还可见到阴道顶端脓液流出。

4)盆腔包块:Ⅰ型可表现为宫腔积血和/或输卵管积血,甚至出现腹腔内积血或盆腔内子宫内膜异位症。Ⅱ、Ⅲ型虽然存在开口,但经血引流不畅,可致阴道积血感染,而形成盆腔积脓,并可表现出急性发作的腹痛、发热和呕吐。此外,合并泌尿系统畸形还可表现为排尿困难、尿失禁等。

(3)辅助检查

1)超声检查:①探及双子宫图像,伴或不伴宫腔积液。②一侧宫腔及宫颈下方可见无回声区或内见密集均匀的光点,可合并附件区包块。③阴道斜隔侧肾脏缺如,对侧肾脏正常或代偿性增大等。

2)子宫输卵管碘油造影:Ⅰ型常表现为单角子宫;Ⅱ型经斜隔小孔注入碘油后隔后腔显影;Ⅲ型同侧子宫显影,碘油经宫颈瘘管使对侧子宫和隔后腔显影。

3)磁共振成像:目前盆腔磁共振检查被推荐作为影像学诊断金标准。

4)宫腹腔镜联合检查:可对 OVSS 的生殖器官情况做出全面直观的评估,同时可以进行相应的手术治疗。

(4)诊断与鉴别诊断:根据临床表现以及特征及辅助检查可明确诊断,但还应与阴道壁囊肿、盆腔或卵巢囊肿、脓肿相鉴别。

(5)治疗:手术是目前治疗 OVSS 的唯一有效方法,可以缓解症状以及保留生育功能。一部分患儿是在青春期前诊断的,但是,由于青春期前雌激素水平低下,切除的阴道斜隔有 10%～15% 再

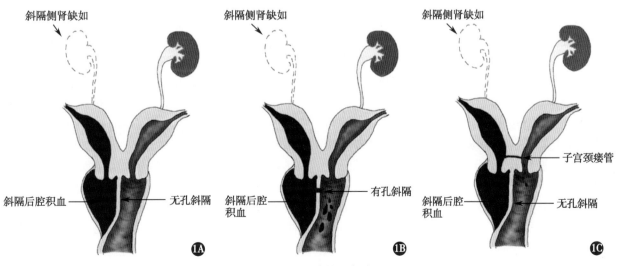

图 21-2 阴道斜隔分型

复发可能，所以并不推荐在青春期前女孩进行常规手术治疗，但如果出现发热、腹痛、阴道大量脓性分泌物等并发症时应尽早进行手术治疗。对于青春期的 OVSS 一经诊断，应立即行阴道斜隔切除术。月经期或月经刚结束时为最佳手术时机，因此时阴道壁肿物张力大，较易定位；宫腔镜下阴道斜隔切除术是目前理想的手术方式，通常宫腹腔镜联合下进行手术治疗，腹腔镜下还可以了解腹腔内子宫畸形状态，经血反流情况，输卵管积血程度，卵巢巧克力囊肿情况及盆腔子宫内膜异位情况。在阴道内包块最突出处切开；自上而下切除斜隔；切除的阴道隔膜应足够长（上至穹窿，下至囊肿最低点），以便经血充分流出。

（三）子宫发育异常

根据欧洲人类生殖及胚胎协会对女性生殖道发育异常新的分类方法将其分为 7 类：

1. U0 类 正常子宫（normal uterus）。任何一个子宫，无论双侧输卵管口连线是直线的还是弯曲的，只要宫底中线部向宫腔内突出的厚度不超过子宫壁厚度的 50%，就称为正常子宫。

2. U1 类 异形子宫（dysmorphic uterus）。该分类包含所有子宫外部轮廓形态正常但宫腔形态异常的子宫，纵隔子宫除外。U1 类可进一步分为以下 3 个亚类：

（1）U1a 类：T 型子宫（T-shaped uterus），其宫腔形态狭窄，两侧子宫壁增厚，宫体和宫颈长度之比为 2∶1。

（2）U1b 类：幼稚型子宫（uterus infantilis），其宫腔形态狭窄，但两侧子宫壁无增厚，宫体和宫颈长度之比为 1∶2。

（3）U1c 类：其他类型异形子宫（others），一些微小的宫腔形态异常可归为此类，包括宫底中线水平突出厚度小于子宫壁厚度的 50% 的患者。

3. U2 类 纵隔子宫（septate uterus），包括子宫中隔融合正常但吸收过程出现异常的所有病例。若子宫外部轮廓正常，但子宫底中线部向宫腔突出的厚度超过子宫壁厚度的 50%，则该突出称为纵隔，该类型子宫称为纵隔子宫。纵隔可部分或完全将子宫腔隔开，部分病例甚至可将宫颈和 / 或阴道分开。纵隔子宫可细分为 2 个亚类：

（1）U2a 类：部分性纵隔子宫（partial septate uterus），是指纵隔将子宫腔部分分开，纵隔未达宫颈内口水平。

（2）U2b 类：完全性纵隔子宫（complete septate

uterus），是指纵隔将子宫腔完全分开，纵隔达到甚至超过宫颈内口水平，其可以同时伴有或不伴有宫颈（如双宫颈纵隔子宫）和 / 或阴道发育异常。

4. U3 类 双体子宫（bicorporeal uterus），包含所有存在融合缺陷的子宫。双体子宫是指宫底的外形发育异常，其宫底中线部凹陷的厚度超过子宫壁厚度的 50%。该凹陷可部分或完全将子宫体分开，部分病例甚至可将宫颈和 / 或阴道分开。其也可以同时合并宫底中线部向宫腔的突出，与纵隔子宫类似。U3 类可细分为以下 3 个亚类：

（1）U3a 类：部分性双体子宫（partial bicorporeal uterus），是指宫底中线部的凹陷在宫颈水平以上，将两个子宫体部分分开。

（2）U3b 类：完全性双体子宫（complete bicorporeal uterus），是指宫底中线部的凹陷在宫颈水平以下，将两个子宫体完全分开，可以同时合并宫颈发育异常（如双宫颈）和 / 或阴道发育异常（如梗阻性或非梗阻性阴道纵隔）。

（3）U3c 类：双体纵隔子宫（bicorporeal septate uterus），其产生原因主要是在融合缺陷的基础上发生吸收缺陷。双体纵隔子宫的宫底中线部向宫腔内的凹陷超过子宫壁厚度的 150%，可以通过宫腔镜对纵隔部分行横切术治疗。

5. U4 类 半子宫（hemi-uterus），包含所有单侧发育成形的子宫，但对侧子宫可以不完全发育成形或完全缺如。U4 类可细分为以下 2 个亚类：

（1）U4a 类：有功能性残腔的半子宫（hemi-uterus with a rudimentary functional cavity），可伴有相通或不相通的对侧有功能宫角。

（2）U4b 类：无功能性残腔的半子宫（hemi-uterus without a rudimentary functional cavity），可同时伴有相通的无功能对侧宫角或发育不全的宫角。若对侧宫角有功能，则有发生宫腔积血或异位妊娠可能，建议行腹腔镜下对侧宫腔切除术。

6. U5 类 发育不全子宫（aplastic uterus），特征是子宫腔发育不充分，或者单侧子宫宫腔缺如，部分病例也可表现为双侧 / 单侧有宫腔的残角，也可表现为无宫腔的实性子宫。该类患者往往同时有其他方面的发育缺陷（例如阴道发育不全或子宫、阴道未发育综合征即 Mayer-Rokitansky-Kuster-Hauser 综合征）。根据残留的宫角是否有功能性的子宫腔，可将 U5 细分为以下 2 个亚类：

（1）U5a 类：有功能性残腔的发育不全子宫（aplastic uterus with rudimentary functional cavity），

其特征是单侧或双侧残腔有功能。

（2）U5b类：无功能性残腔的发育不全子宫（aplastic uterus without rudimentary functional cavity），其特征是无宫腔的实性子宫或子宫无发育。子宫角是否有宫腔作为亚分类的分类依据以及其在临床上显得重要是因为宫腔的存在与否和临床表现（如周期性腹痛和/或宫腔积血等）相关，并且往往需要进行治疗。

7. U6类 未能归为上述分类的其他女性生殖道发育异常（unclassified malformations）。一些罕见的发育异常、微小的畸形或不同畸形并存，都不能明确地被归到上述6个分类中的。子宫发育不全分型如图21-3所示。

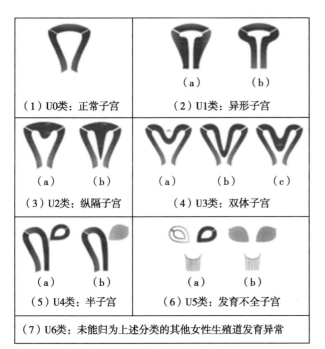

（1）U0类：正常子宫
（a）（b）
（2）U1类：异形子宫
（a）（b）
（3）U2类：纵隔子宫
（a）（b）（c）
（4）U3类：双体子宫
（a）（b）
（5）U4类：半子宫
（a）（b）
（6）U5类：发育不全子宫
（7）U6类：未能归为上述分类的其他女性生殖道发育异常

图 21-3 子宫发育不全分型

（四）输卵管发育异常

较常见的为输卵管发育不全，细长弯曲，不通或不通畅，可导致不育或异位妊娠。

（五）卵巢发育不良

卵巢呈细索条状，见于特纳综合征（45,XO）等症。

三、性分化异常（两性畸形）

严重的性别畸形可致胎死宫内、流产或夭折，故在社会上少见。可存活者应尽早发现、明确诊断及早治疗，尽量减少对其身心的伤害。

（一）性染色体异常所致的两性畸形

1. 先天性睾丸发育不全综合征（简称克氏综合征） 出生率约为男婴的 1/1 000。一般表现出生时及儿童期无症状，青春期出现症状，外观男性，体形高大但常可见女性乳房，约 1/4 患者智力发育迟缓，男性生殖器发育不全，睾丸小而硬，阴茎可有一定程度的发育，但也较正常人小，性功能差，多数患者阴茎能勃起，也可射精，但精液中无精子或精子量极少，故称无精症，97% 以上患者无生育力。染色体核型为 47,XXY，或有更多 X、双XY 等，多为嵌合型。40% 的患者有女性乳腺发育，社会性别多认为是男性。早期识别、早期诊断治疗至关重要，可以使患者有较多男性征象。

治疗：早期雄激素补充治疗。

2. 先天性卵巢发育不全综合征（简称特纳综合征） 是一种性染色体全部或部分缺失引起的先天性疾病，染色体核型多为 45,XO，也有 45,XO/46,XX 等，发病率约 1/2 500，是导致女性高促性腺功能减退症的常见病因。本病具有特殊的体征如身材矮小、面部多痣、眼距宽、内眦赘皮、颈蹼、发际低、腭弓高，第 4、5 掌（跖）骨短，通贯掌等，部分患者伴先天性淋巴管水肿、心脏及肾脏畸形、视力及听力下降。

治疗原则：早期发现，早期治疗。此类患者需家庭以及社会的肯定与支持，量体裁衣，发挥其特长。大量研究表明注射生长激素可显著改善特纳综合征患者的终身高，应尽早治疗，可使患者终身高接近或达到正常。雌孕激素治疗可促使第二性征出现及维持，并模仿正常月经来潮。由于卵巢功能发育不全，仅有 2%～5% 的特纳综合征患者可能自然妊娠，对于有妊娠需求者应尽早咨询辅助生殖专家尽早助孕。20%～30% 患者伴有自身免疫性甲状腺疾病，应定期监测甲状腺功能。

3. 其他 较少见，但由于目前婴儿存活率高，仍时有发现，如"超雌综合征"等。

（二）性腺发育异常所致的两性畸形

1. 真两性畸形 患者体内具有男女两性的性腺（卵巢和睾丸），外生殖器常为男女两性但都发育不全，仅凭外阴部无法判定性别，染色体约 70% 为 46,XX，少数为 46,XY。如为 46,XX 与 46,XY 的嵌合性染色体，也可认为是因性染色体异常造成的真两性畸形。不论采用手术或其他方法，可以找到两种性腺时则可诊断。

治疗：综合各方条件及患者意愿切除一种性腺，手术矫正生殖器官。例如染色体为 46,XX，可切除睾丸组织，并行外阴矫正术等。

2. 假两性畸形

（1）男性两性畸形：性腺为睾丸但发育不良，性染色体为 XY，外生殖器为女性化但发育不全。出生时易误为女性，青春期乳房不发育、多因原发闭经就诊。内生殖器可以存在输卵管、子宫及阴道，但发育不全，成年后雌激素水平低，睾酮水平高于正常女性。

（2）女性两性畸形：性腺为女性性腺但发育不良，性染色体为 XX，内外生殖器呈女性但均发育不全，出生时多诊为女性。青春期后乳房不发育、原发闭经、雌激素水平低、促性腺激素水平高，常见家族性发病，提示可能为一种常染色体隐性遗传病。

治疗：综合各方条件及患者意愿矫正，有女性内生殖器者应行雌孕激素治疗维持正常功能及模仿正常月经来潮。

（三）性激素异常所致的两性畸形

1. 雄激素过多 常见于一些常染色体隐性遗传病如 21- 羟化酶缺乏或 11β- 羟化酶缺乏，导致雄激素产生过多。女性胎儿，性染色体为 46,XX，性腺为卵巢，有女性内生殖器，但外生殖器男性化，生后会有体内电解质失衡的表现，危及生命。

当酶缺乏时，皮质醇合成减少，促肾上腺皮质激素分泌增多而导致肾上腺皮质增生，产生过多雄激素。通过病史、家族史及遗传咨询、激素测定等可以诊断。

治疗：患儿需用醋酸可的松或泼尼松等治疗，女性患者需终身服药。疗效好的女性可以有正常月经及生育，妊娠期应继续治疗。外生殖器畸形可通过手术矫治，有水、电解质紊乱者应及时输液治疗。

2. 雄激素缺乏 多种酶缺乏都与雄激素合成不足有关，如 17α- 羟化酶缺乏，是一种常染色体隐性遗传病。男性患者睾丸发育不全，外阴女性化幼稚型。女性患者卵巢发育不全，雌激素合成受阻，内外生殖器女性，发育呈幼稚型。青春期第二性征发育不良，原发闭经，因缺少雌激素抑制骨骺愈合晚，身材偏高，可伴有高血压、低血钾等。

治疗：可采用糖皮质激素如地塞米松、泼尼松等补充治疗。女性青春期后可补充雌激素促进第二性征发育。

3. 雄激素不敏感综合征 是一种 X 性连锁隐性遗传病，可能是由于雄激素受体不敏感所致的生殖器发育异常。

以上治疗均可通过遗传咨询、产前诊断等途径争取早期发现早期处理。

（四）性早熟和性发育迟缓

1. 女性性早熟（precocious puberty） 女孩 8 岁以前出现任何一种第二性征（乳房增大、阴唇阴蒂发育、阴毛腋毛生长）或 10 岁前月经来潮（周期性阴道出血）者被称为性早熟。根据下丘脑 - 垂体 - 性腺轴功能是否提前启动通常将女性性早熟分为中枢性性早熟、外周性性早熟和不完全性性早熟。

（1）中枢性性早熟（真性性早熟）：由于下丘脑 GnRH 提前释放，使下丘脑 - 垂体 - 性腺轴整体激活，患儿的内分泌改变和性器官、性征发育程序与正常青春期发育相似。临床上表现为：①第二性征发育：8 岁前出现第二性征发育，顺序与正常青春期发育顺序相似。可有乳房发育，出现结节或有疼痛，乳头、乳晕变大着色，阴毛、腋毛出现。②生殖系统发育：外生殖器的大阴唇丰满、隆起，小阴唇渐变厚，阴道出现白色分泌物，卵巢容积增大伴有卵泡发育。10 岁前有月经初潮。③生长速度与骨龄：生长突增，同时体重增长加快，部分女孩出现体重超重或肥胖。骨龄超前实际年龄 1 岁或 1 岁以上，骨骺提前闭合，如果发育时原身高较矮，则可导致成年身高低于遗传靶身高。

（2）外周性性早熟（假性性早熟）：因内源性或外源性激素过早、过多地刺激靶器官所致。其发生年龄一般早于中枢性性早熟，与内源性或外源性性激素水平有关，多见于卵巢肿瘤、McCune-Albright 综合征、原发性甲状腺功能减退症等基础疾病，或大量、长期服用含性激素药品或食品等；性发育顺序无明显规律性，多无卵巢容积增加及卵泡发育；严重而长期的外周性性早熟未治疗者可诱发中枢性性早熟。

（3）不完全性性早熟：具体病因不明，可能与卵巢、肾上腺皮质一过性少量激素分泌、早期脑部损伤或有隐匿肿瘤有关。临床表现为阴毛、腋毛提前出现，月经初潮提前，但无其他性征的发育。

根据女孩出现第二性征的年龄及顺序、临床表现、生殖激素检测及超声等影像学检查，可诊断性早熟，但应进一步进行相关的病因诊断。

女性性早熟的治疗：

（1）一般处理：包括对患儿进行心理疏导、医学知识宣教等。

（2）病因治疗

1）对于服用过多含激素的食品或药物者应立

即停止服用，并促进体内过量激素的排出。

2）对于卵巢肿瘤所致性早熟者应立即手术切除肿瘤；对于肾上腺皮质或中枢神经系统肿瘤者，应分别请泌尿或神经外科医师会诊并治疗。

3）对于先天性肾上腺皮质增生或原发性甲状腺功能减退者，应与内科内分泌专家协同分别酌情予以皮质醇或甲状腺素补充治疗。

4）McCune-Albright 综合征者，可应用芳香化酶抑制剂或合成孕激素（如酮康唑、达那唑、环丙孕酮）。

5）对于外生殖器男性化者可行外阴矫形术。

（3）药物治疗：治疗目的是最大限度地缩小患儿与同龄人的差距，改善最终成年身高，减缓第二性征的成熟速度，推迟初潮早现，保护相应的心理行为。目前推荐 GnRH-a 治疗，对垂体进行降调节。

2. 青春期延迟（delayed puberty）　青春期性征发育出现的年龄比正常人群出现的平均年龄延迟 2.5 个标准差，发病率为 0.4%～0.6%。

病因主要有：

（1）体质性（特发性）青春期延迟，其无明显病理原因，60% 有家族史。约占全部青春期延迟的 90%～95%。GnRH 分泌不足，生长激素和生长激素释放激素缺乏，血 FSH、LH、E_2 浓度及 LH 对 GnRH 的反应性均在青春期前水平。

（2）低促性腺激素性性腺发育不全，包括中枢神经系统肿瘤、先天性中枢神经系统疾病、特发性垂体性侏儒、混合性性发育延迟等病症。

（3）高促性腺激素性性腺发育不全或不发育，包括性腺发育不全，如特纳综合征、46,XX 和 46,XY 单纯性腺发育不全等；原发性卵巢衰竭；甾体类激素合成酶缺陷等。

根据病史、体格检查（身高、体重、上下肢比例等）盆腔超声、手腕 X 射线骨龄测定、垂体促性腺激素（LH、FSH）测定等进行诊断和鉴别诊断。

治疗：应及早发现，及早根据病因进行干预。

专家点评：女性生殖器官发育异常病因尚不清楚，种类多样，有可能带来临床诊治困难，如果不能及时诊断及干预，可影响性器官的发育及功能。对于复诊的女性生殖器官发育异常必要时应及时转诊至有诊治能力的医院进行管理，以免延误诊治或造成二次伤害。

（毕　蕙）

第二节　闭　经

导读：闭经是女性最常见的症状，有原发及继发两类。对于病理性闭经其发生异常的部位有可能是下丘脑性闭经、垂体性闭经、卵巢性闭经、子宫性闭经以及其他因素引起的闭经。在临床诊治中应严格按照诊治流程进行排查，并根据病因进行诊断性治疗。

一、定义及分类

（一）闭经的定义

闭经（amenorrhea）是一妇科常见的临床表现，按是否有过月经来潮分为原发闭经和继发闭经两种。原发闭经是指女性青少年年满 14 岁尚无月经来潮，第二性征不发育者，或年满 16 岁尚无月经来潮，不论其第二性征生长发育是否正常；继发闭经是指已经有月经来潮，但月经停止 3 周期（按本人的月经周期长短计算）或超过 6 个月月经无来潮者。

（二）闭经的分类

世界卫生组织将闭经归纳为 3 种类型，Ⅰ型：无内源性雌激素产生，卵泡刺激素水平正常或低下，催乳素水平正常，无下丘脑 - 垂体器质性病变的证据；Ⅱ型：有内源性雌激素产生、卵泡刺激素及催乳素水平正常；Ⅲ型为卵泡刺激素水平升高，提示卵巢功能衰竭。

但目前临床上常用的是按月经调控生殖轴的功能性或病理性失调的部位分为下丘脑性闭经、垂体性闭经、卵巢性闭经、子宫性闭经以及下生殖道发育异常性闭经。

二、病理性闭经的常见原因

（一）下丘脑性闭经

下丘脑性闭经是由中枢神经系统（包括下丘脑）各种功能和器质性疾病引起的闭经，由于下丘脑合成和分泌促性腺激素释放激素缺陷或下降导致垂体促性腺激素包括卵泡刺激素和黄体生成素分泌功能减低，故属低促性腺激素性闭经。临床上按病因可分为功能性、基因缺陷或器质性、药物性 3 大类。

1. 功能性闭经　因各种应激因素抑制了下丘脑 GnRH 分泌引起闭经，及时发现、及时治疗可完全逆转。

（1）应激性闭经：由精神刺激、环境因素改变等引起内源性阿片类物质、多巴胺和促肾上腺皮质激素释放激素水平应激性升高，从而抑制下丘脑 GnRH 的分泌。

（2）运动性闭经：持续剧烈的运动后可出现闭经，与患者的心理反应、应激反应程度及体脂下降有关。

（3）神经性厌食所致闭经：因过度节食而导致体重急剧下降，最终导致下丘脑多种神经内分泌激素分泌水平的降低，引起垂体前叶多种促激素包括 LH、FSH、ACTH 等分泌水平下降。临床表现为厌食、极度消瘦、低促性腺激素性闭经、皮肤干燥，低体温、低血压、各种血细胞计数及血浆蛋白水平降低，严重时可危及生命。

（4）营养相关性闭经：慢性消耗性疾病、肠道疾病、营养不良等导致体质量过度降低及消瘦，均可引起闭经。

2. 基因缺陷或器质性闭经

（1）基因缺陷性闭经：因基因缺陷引起的先天性 GnRH 分泌缺陷，主要存在伴有嗅觉障碍的染色体 XP22.3 的 *KAL-1* 基因缺陷所致的 Kallmann 综合征与不伴有嗅觉障碍的 GnRH 受体 1 基因突变所致的特发性低促性腺激素性闭经。

（2）器质性闭经：包括下丘脑肿瘤，最常见的为颅咽管瘤；另有炎症、创伤、化疗等原因所致。

3. 药物性闭经　长期使用抑制中枢或下丘脑的药物，如抗精神病药物、抗抑郁药物、避孕药、甲氧氯普胺等可抑制 GnRH 的分泌而致闭经。

（二）垂体性闭经

由于垂体病变致使促性腺激素分泌降低而引起的闭经。

1. 垂体肿瘤　位于蝶鞍内的腺垂体中各种腺细胞均可发生肿瘤，常见的有：催乳细胞增殖分泌过多催乳素，造成闭经泌乳综合征的垂体催乳素瘤，闭经程度与催乳素对下丘脑 GnRH 分泌的抑制程度有关；生长激素细胞分泌过多的生长激素，形成巨人症或肢端肥大症的垂体生长激素腺瘤；促肾上腺皮质激素［分泌过多，出现库欣病（Cushing disease）］的促肾上腺皮质激素瘤等。

2. 垂体梗死　由于产后出血和休克导致的腺垂体急性梗死和坏死，可引起腺垂体功能减退，从而出现低血压、畏寒、嗜睡、食欲减退、贫血、消瘦、产后无泌乳、脱发及低促性腺激素性闭经，称

为席汉综合征（Sheehan syndrome）。

3. 空蝶鞍综合征（empty sella syndrome）　由于蝶鞍隔先天性发育不全，或肿瘤及手术破坏蝶鞍隔，使充满脑脊液的蛛网膜下腔向垂体窝（蝶鞍）延伸，压迫腺垂体，使下丘脑分泌的 GnRH 和多巴胺经垂体门脉循环向垂体的转运受阻，从而导致闭经，可伴有催乳素水平升高和溢乳。

4. 先天性垂体病变　先天性垂体病变包括可能是 LH 或 FSHα、β 亚单位或其受体异常所致单一促性腺激素分泌功能减退的疾病和脑垂体前叶生长激素分泌不足所致的垂体生长激素缺乏症。

（三）卵巢性闭经

由于卵巢功能异常，不能对下丘脑垂体分泌的促性腺激素发生反应并合成卵巢性激素，造成卵巢性激素水平降低，子宫内膜不能发生周期性变化而导致闭经。此外，由于此类患者的卵巢功能减退，不能对垂体及下丘脑轴产生负反馈，患者往往促性腺激素水平升高。常见原因：

1. 先天性性腺发育不全　患者性腺呈条索状，分为染色体异常和染色体正常两种类型。

（1）染色体异常型：包括染色体核型为 45,X0 及其嵌合体，如 45,X0/46,XX 或 45,X0/47,XXX，也有 45,X0/46,XY 的嵌合型。临床表现以原发闭经为主，患者身材矮小，第二性征发育不良、蹼状颈、盾胸、肘外翻。促性腺激素升高，雌激素降低。

（2）染色体正常型：染色体核型为 46,XX 或 46,XY，称 46,XX 或 46,XY 单纯性腺发育不全，可能与基因缺陷有关，患者为女性表型，性征幼稚。

2. 酶缺陷　包括 17α-羟化酶或芳香酶缺乏，由于酶的缺陷，导致雌激素合成障碍，出现低雌激素血症及 FSH 反馈性升高；临床多表现为原发闭经、性征幼稚。

3. 卵巢抵抗综合征　又称卵巢不敏感综合征。促性腺激素受体突变可能是发病原因之一。卵巢内多数为始基卵泡及初级卵泡，无卵泡发育和排卵；内源性促性腺激素特别是 FSH 水平升高；可有女性第二性征发育。

4. 早发性卵巢功能不全及卵巢功能早衰　卵巢功能早衰（premature ovarian insufficiency，POI）是指女性在 40 岁以前出现卵巢功能减退，主要表现为月经异常（闭经、月经稀发或频发）、促性腺激素水平升高（FSH>25U/L）、雌激素水平波动性下降。卵巢功能早衰指女性 40 岁前由于卵巢功能减退引发的闭经，伴有雌激素缺乏症状；激素特征为

高 Gn 水平,特别是 FSH 水平升高,FSH＞40U/L,伴雌激素水平下降,是 POI 的终末阶段;与遗传因素、病毒感染、自身免疫性疾病、医源性损伤或特发性原因有关。

(四)下生殖道和子宫性闭经

因下生殖道闭锁或子宫异常对下丘脑 - 垂体 - 卵巢激素不能产生周期性反应而造成的闭经。患者的下丘脑 - 垂体 - 卵巢轴功能正常,其体内性激素有正常的周期性的变化,第二性征发育正常。

1. 子宫性闭经　又分为先天性和获得性两种。先天性子宫性闭经的病因包括米勒管发育异常的 Mayer-Rokitansky-Kuster Hauser(MRKH)综合征和雄激素不敏感综合征;获得性子宫性闭经的病因包括感染、创伤导致宫腔粘连引起的闭经。

(1)先天性子宫性闭经

1)MRKH 综合征:由于胎儿期双侧副中肾管形成的子宫段未融合而导致先天性无子宫,或双侧副中肾管融合后不久即停止发育,子宫极小,无子宫内膜,并常伴有泌尿系统畸形。

2)雄激素不敏感综合征:患者染色体核型为 46,XY,性腺是睾丸,血中睾酮为正常男性水平,但由于雄激素受体缺陷,雄激素无法与其受体结合发挥作用,出现男性内外生殖器分化异常。完全性雄激素不敏感综合征临床表现为外生殖器女性型且发育幼稚、无阴毛;不完全性雄激素不敏感综合征可存在腋毛、阴毛,但外生殖器性别不清。

(2)获得性子宫性闭经——宫腔粘连:一般发生在反复人工流产或刮宫术、宫腔感染或放疗后;子宫内膜结核时也可因子宫内膜组织破坏粘连,最后形成瘢痕组织而引起闭经。

2. 下生殖道发育异常性闭经　下生殖道发育异常性闭经包括宫颈闭锁、阴道横隔、阴道闭锁及处女膜闭锁等。宫颈闭锁可因先天性发育异常和后天宫颈损伤后粘连所致,常引起宫腔和输卵管积血。阴道横隔是由于两侧副中肾管融合后其尾端与泌尿生殖窦相接处未贯通或部分贯通所致,可分为完全性阴道横隔及不全性阴道横隔。阴道闭锁常位于阴道下段,其上 2/3 段为正常阴道,由于泌尿生殖窦未形成阴道下段所致,经血积聚在阴道上段。处女膜闭锁系泌尿生殖窦上皮未能贯穿前庭部所致,由于处女膜闭锁而致经血无法排出。

(五)其他

1. 雄激素水平升高的疾病　包括多囊卵巢综合征、先天性肾上腺皮质增生症、分泌雄激素的肿瘤及卵泡膜细胞增殖症等。

(1)多囊卵巢综合征:多囊卵巢综合征的基本特征是排卵障碍及高雄激素血症;常伴有卵巢多囊样改变和胰岛素抵抗,多囊卵巢综合征病因尚未完全明确,目前认为,是一种遗传与环境因素相互作用的疾病。其特点为月经失调、不孕、多毛、肥胖以及合并有双侧卵巢增大呈多囊样改变。

(2)分泌雄激素的卵巢肿瘤:主要有卵巢性索间质肿瘤,包括卵巢支持 - 间质细胞瘤、卵巢卵泡膜细胞瘤等;临床表现为明显的高雄激素血症体征,并呈进行性加重。

(3)卵泡膜细胞增殖症:是卵巢间质细胞 - 卵泡膜细胞增殖产生雄激素,可出现男性化体征。

(4)先天性肾上腺皮质增生:先天性肾上腺皮质增生属常染色体隐性遗传病,常见的有 21- 羟化酶和 11β- 羟化酶缺陷。由于上述酶缺乏,皮质醇的合成减少,使 ACTH 反应性增加,刺激肾上腺皮质增生和肾上腺合成雄激素增加;故严重的先天性肾上腺皮质增生患者可导致女性出生时外生殖器男性化畸形,轻者青春期发病,可表现为与多囊卵巢综合征患者相似的高雄激素血症体征及闭经。

2. 甲状腺疾病　常见的甲状腺疾病为桥本病及毒性弥漫性甲状腺肿(Graves 病)。常因自身免疫抗体引起甲状腺功能减退或亢进,并抑制 GnRH 的分泌从而引起闭经;也可因抗体的交叉免疫破坏卵巢组织而引起闭经。

三、诊断步骤

对于有闭经的患者应详细询问病史,了解患者的既往月经史、生育史及家族遗传病病史,本次闭经时间、闭经诱因以及伴随症状,第二性征发育情况,有无先天性疾病及其他疾病史等。对患者进行全身查体包括神志、营养、身高、体重、毛发分布、有无畸形及第二性征发育情况,妇科检查时注意外阴和下生殖道是否存在畸形,内生殖器是否存在异常。全身体检注意甲状腺是否肿大,有无溢乳。

并根据患者情况选择辅助检查项目:

1. 基本项目　育龄期妇女首先应查尿或血 hCG 除外妊娠。

2. 超声检查　可了解子宫大小、有无畸形,双卵巢形态、有无肿物或多囊存在,建议尽可能选择经阴道的超声检查,对于没有性生活的女性可采用经直肠的超声检查。

3. 卵巢及垂体功能检查　可了解闭经患者的卵巢功能，既可以鉴别闭经类型，又可以了解卵巢功能衰退的程度，对闭经患者的早期诊断及治疗有重要意义。常用方法有：

（1）基础体温测定。

（2）阴道脱落细胞学检查。

（3）宫颈黏液检查。

（4）血激素测定：测定血中 LH、FSH、E_2、P、T（睾酮）、A（雄烯二酮）水平，可反映卵巢功能以及下丘脑-垂体-卵巢轴的功能状态，是否有排卵及黄体功能。怀疑垂体催乳素瘤时应查血催乳素。

（5）B 超监测排卵：正常月经周期的 8～10 天起动态观察优势卵泡的生长情况及有无破裂，另外还可在超声下动态观察子宫内膜的形态和厚度。

（6）GnRH 兴奋试验：应用 GnRH 100μg 静脉注射，于用药后 15、30、60、120 分钟取血查 FSH 和 LH，30～90 分钟 LH 升至用药前 3 倍而 FSH 不变，提示垂体功能良好；LH 无反应，提示垂体功能不良；FSH 及 LH 反应均亢进者或 FSH 反应较 LH 亢进，提示卵巢功能早衰。

（7）子宫内膜病理检查。

4. 宫腔镜检查　已婚闭经妇女可通过宫腔镜检查了解宫颈管与宫腔有无粘连、宫腔的深度以及输卵管开口情况；还可通过子宫内膜病理检查了解有无排卵及黄体功能以及除外有无子宫内膜结核等。

5. 染色体检查　对于怀疑有先天畸形者需做染色体核型分析及分带检查。

6. 影像学检查　怀疑有垂体瘤或空蝶鞍综合征的患者应作蝶鞍 X 射线检查、CT 或 MRI 检查，目前认为 MRI 检查对垂体肿瘤检查更为敏感。

7. 药物撤退试验　用黄体酮每天肌内注射 20mg，连续 3～5 天或口服地屈孕酮（10mg，b.i.d.）或黄体酮胶丸（100mg，b.i.d.）7～10 天，停药后 3～7 天出现撤药性出血为孕激素试验阳性，提示闭经者体内有一定雌激素水平。停药 7 天后无撤药性出血为孕激素试验阴性，提示闭经者体内雌激素水平降低，对孕激素无反应，需进一步作雌孕激素序贯试验。方法为每天服用雌激素如戊酸雌二醇或 17β-雌二醇 2～4mg，连续 21 天，后 7～10 天同时服用孕激素（地屈孕酮 10mg，b.i.d.，或黄体酮胶丸 100mg，b.i.d.），停药后 3～7 天出现撤药性出血提示子宫内膜功能正常，无撤药性出血提示子宫内膜功能异常，属子宫性闭经。

8. 甲状腺肾上腺功能检查　考虑闭经与甲状腺、肾上腺功能有关的需测定血 T_3、T_4、TSH，皮质醇、尿 17-酮、17-羟类固醇等。

9. 闭经的诊断步骤　首先行孕激素试验，如有撤血表明体内有雌激素影响即生殖内分泌轴有功能，但无排卵；如无撤血，建议行雌孕激素序贯试验，仍无撤血为子宫性闭经，考虑生殖道畸形或宫腔粘连等；如有撤血，说明下生殖道结构无异常，应进一步行性激素测定，如雄激素水平异常升高，考虑男性化肿瘤或睾丸女性化综合征；如存在高雄激素血症，可疑多囊卵巢综合征；如 FSH 高，E_2 低，提示卵巢性闭经；FSH、LH 均低，提示中枢性闭经。催乳素水平高提示高催乳素血症或垂体微腺瘤。

四、治疗原则

应针对病因进行治疗

1. 先天性畸形的治疗

（1）处女膜闭锁应行处女膜"X"形切开，引流积血。

（2）对于先天性无阴道无子宫并希望结婚者，婚前 6 个月行人工阴道成形术。极少数先天性无阴道而子宫正常者，由于经血无法排出表现为周期性腹痛，可于诊断后即行人工阴道成形术，引流宫腔积血以保留生育功能。对于无法保留子宫者应行子宫全切术。

（3）子宫未发育或子宫发育不全者应尽早给予适量雌激素以促进子宫生长发育。

（4）雄激素不敏感综合征青春期后应切除双侧睾丸以防恶变，术后应长期应用雌激素维持女性第二性征。

2. 子宫内膜粘连的治疗　手术分离粘连，最好采用宫腔镜直视下手术。分离术后应积极预防复发。

3. 高促性腺激素性闭经的治疗

（1）无生育要求者行雌孕激素治疗。

（2）有生育要求者促排卵治疗。

（3）卵巢功能早衰者应尽早咨询生殖专业医师寻求解决方案。

4. 低促性腺激素性闭经的治疗

（1）无生育要求者首选激素治疗，序贯性给予雌孕激素以预防低雌激素状态所引起的骨质疏松、生殖和泌尿系统萎缩等症。

（2）有生育要求者也应尽早寻求生殖专业医

师的帮助。

（3）高催乳素血症或垂体微腺瘤的治疗：大部分患者可使用药物治疗，首选药物为溴隐亭。溴隐亭是多巴胺激动剂，与多巴胺受体结合，可以抑制催乳素的合成和分泌，缩小肿瘤。对于血催乳素≥100ng/ml者应行鞍区影像学检查（MRI或CT），应转诊至神经外科医师共同协商治疗方案。必要时应转诊眼科行眼科检查，包括视力、视野、眼压、眼底检查，以确定有无颅内肿瘤压迫征象。

专家点评：闭经症状常见，原因众多，即使同一层级的闭经也有不同的原因，临床上应按照诊治流程逐一排查，确定闭经原因，进行针对性治疗。在治疗方法选择上应选择长效措施，避免症状的反复；对于有生育愿望者应与生殖专业医师合作，积极助孕。

（毕 蕙）

第三节 异常子宫出血

导读：异常子宫出血是女性最常见的症状，也是女性就诊的最常见原因，病因众多，不同年龄女性异常出血的常见原因不同，关注点亦不同，如果不能针对性进行诊治，严重时可严重威胁女性生殖健康，甚至出现严重贫血、失血性休克等，应引起充分重视。

异常子宫出血（abnormal uterine bleeding，AUB）是指源自子宫腔的与正常月经的周期频率、规律性、经期长度、经期出血量中的任何 1 项或多项不符的异常出血。是妇科门诊常见的症状，可引起患者贫血、继发感染、不孕等。

异常子宫出血原因众多，在不同的年龄病因不尽相同，青春期常因下丘脑 - 垂体 - 卵巢功能尚未发育成熟所致的无排卵型子宫出血；在绝经过渡期因卵巢功能逐渐衰退也有出现无排卵型子宫出血可能，但也有因器质性疾病，如常见的子宫肌瘤、子宫腺肌病、子宫内膜息肉、恶性肿瘤以及增生性疾病等所致的异常出血；育龄期妇女的异常子宫出血原因有因妊娠相关的疾病所致，也有因子宫肌瘤、子宫腺肌病等良性疾病所致，也有因子宫内膜癌、子宫肉瘤等恶性疾病所致，也有一些妇女因排卵异常等所致，为了规范及指导育龄期异

常子宫出血女性的诊断与治疗，2011 年国际妇产科联盟发表了"育龄期非妊娠妇女 AUB 病因新分类 PALM-COEIN 系统"，中华医学会妇产科学分会妇科内分泌学组 2014 年制定了"异常子宫出血诊断与治疗指南"，2018 年国际妇产科联盟对于 PALM-COEIN 分类中的某些诊断进行了修订。

一、定义

非妊娠妇女源自子宫腔的出血，必须排除来自子宫颈、阴道、外阴、泌尿道、直肠、肛门的出血。AUB 分为急性 AUB 以及慢性 AUB。

1. 急性 AUB 一次大量的出血其严重性急需立即干预以防止进一步失血。

2. 慢性 AUB 近 6 个月中至少有 3 次出血量、规律性和时间异常的源自子宫腔的出血。

二、模式

1. 周期规律性 规律或不规律。

2. 月经周期频度

（1）频发：短于 21 天。

（2）稀发：长于 35 天但短于 6 个月。

（3）闭经：超过 6 个月。

3. 经期

（1）延长（超过 7 天）。

（2）缩短（短于 3 天）。

4. 经量

（1）过多（超过 80ml）。

（2）过少（少于 5ml）。

5. 经间期出血 有清晰的规律周期、在可预计的月经之间出现的出血，包括随机的出血和每个周期固定时间出现的出血，按出血的时间可分为：

（1）卵泡期出血。

（2）围排卵期出血。

（3）黄体期出血。

6. 不规则出血 完全无规律可循的出血。

三、病因

国际妇产科联盟非育龄妇女 AUB 病因新分类系统（PALM-COEIN 系统），以 9 类疾病的英文单词的首个字母表示，分别是：

1. P（polyp） 子宫内膜息肉（polyp）所致 AUB（简称 AUB-P）。

2. A（adenomyosis） 子宫腺肌病（adenomyosis）所致 AUB（简称 AUB-A）。

3. L（leiomyoma）　子宫平滑肌瘤（leiomyoma）所致 AUB（简称 AUB-L），包括黏膜下（SM）和其他部位（O）。

4. M（malignancy and hyperplasia）　子宫内膜恶变和不典型增生（malignancy and hyperplasia）所致 AUB（简称 AUB-M）。

5. C（coagulopathy）　全身凝血相关疾病（coagulopathy）所致 AUB（简称 AUB-C）。

6. O（ovulatory disorders）　排卵障碍（ovulatory dysfunction）相关的 AUB（简称 AUB-O）。

7. E（endometrium）　子宫内膜局部异常（endometrial）所致 AUB（简称 AUB-E）。

8. I（iatrogenic）　医源性（iatrogenic）AUB（简称 AUB-I）。

9. N（no classified）　未分类（not yet classified）的 AUB（简称 AUB-N）。

四、病因诊断

对于育龄期异常子宫出血的妇女，首先应通过详细询问病史，全面的体检以及必要的辅助检查，除外妊娠相关的出血，排除来自宫颈、阴道、外阴、泌尿道、直肠、肛门的出血。对于确认为非妊娠妇女的源自子宫的异常出血，其病因的诊断包括以下程序：

1. 确认出血模式。通过详细询问病史，了解患者近 6 个月的子宫出血模式，包括出血规律性 / 不规律、月经频发 / 稀发 / 闭经、经期延长 / 缩短、经量过多 / 过少，抑或经间期出血（具体的月经期别）。

2. 注意询问性生活情况以及避孕方式，采用短效避孕药避孕者应注意询问有无漏服史，有无使用紧急避孕药史等。

3. 全身体格检查及妇科检查，可及时发现相关体征，如性征、身高、泌乳、体重、体毛、腹部包块等，有助于确定出血来源，排除子宫颈、阴道病变，发现子宫结构的异常。

4. 必要的辅助检查，明确 AUB 病因。

五、九类病因的临床表现、诊断与处理

1. AUB-P　子宫内膜息肉可单发或多发，表现为经间期出血、经量过多或不规则出血。少数的子宫内膜息肉可出现腺体的不典型增生或恶变，应警惕。早滤泡期的经阴道超声检查可有助于发现，确诊依据手术后的病理检查。对于无症状的

超声提示的子宫内膜息肉可观察，可于月经后进行超声复查。对体积较大、有症状的息肉建议手术摘除。处理上推荐宫腔镜下的息肉摘除术，避免盲目刮宫的漏诊。子宫内膜息肉术后复发风险为 3.7%～10.0%；对已完成生育或近期无生育要求者可使用短效口服避孕药或左炔诺孕酮宫内缓释节育系统以减少复发风险；对于无生育要求、多次复发者，可建议行子宫内膜切除术；对恶变风险大者可考虑子宫全切术。

2. AUB-A　子宫腺肌病可分为弥漫型及局限型（即为子宫腺肌瘤），主要表现为继发痛经、月经过多和经期延长，部分患者可有经间期出血、不孕。盆腔检查以及超声检查可辅助诊断。确诊需病理检查，临床上可根据典型症状及体征、血 CA125 水平增高作出初步诊断。有条件者可行 MRI 检查。子宫腺肌病的治疗视患者年龄、症状、有无生育要求决定，分药物治疗和手术治疗。对症状较轻、要求保守治疗者可试用短效口服避孕药、促性腺激素释放激素激动剂治疗 3～6 个月，停药后症状会复发，复发后还可再次用药。近期无生育要求、子宫大小小于孕 8 周者也可放置左炔诺孕酮宫内缓释节育系统；对子宫大于孕 8 周者可考虑 GnRH-a 与左炔诺孕酮宫内缓释节育系统联合应用。年轻、有生育要求者可用 GnRH-a 治疗 3～6 个月之后给予辅助生殖技术治疗。无生育要求、症状重、年龄大或药物治疗无效者可行子宫全切术，卵巢是否保留取决于卵巢有无病变以及患者意愿。有生育要求、子宫腺肌瘤者可考虑局部病灶切除 + GnRH-a 治疗后再给予辅助生殖技术治疗。

3. AUB-L　根据生长部位，子宫平滑肌瘤可分为黏膜下肌瘤、肌壁间肌瘤以及浆膜下肌瘤。黏膜下肌瘤以及部分肌壁间肌瘤可能引起 AUB。通常可经盆腔检查、盆腔 B 超、宫腔镜检查发现，确诊可通过术后病理检查。

治疗方案决定于患者年龄、症状严重程度、肌瘤大小、数目、位置和有无生育要求等。AUB 合并黏膜下肌瘤的妇女，可行宫腔镜或宫腔镜联合腹腔镜肌瘤切除术。对以月经过多为主、已完成生育的妇女，短效口服避孕药或左炔诺孕酮宫内缓释节育系统可缓解症状。有生育要求的妇女如肌瘤大或肌瘤影响生育可行肌瘤切除术，对于肌瘤小的妇女也可采用 GnRH-a 或米非司酮治疗 3～6 个月，待肌瘤缩小和出血症状改善后自然妊娠或辅助生殖技术治疗。对严重影响宫腔形态的子宫肌瘤可

采用宫腔镜、腹腔镜或开腹肌瘤切除术等。对于肌瘤大、无生育要求或出现压迫症状、继发贫血或短期内肌瘤增长迅速的妇女建议行子宫全切术。

4. AUB-M 子宫内膜不典型增生和恶变是AUB少见但严重影响妇女健康的病因，应重点关注。子宫内膜不典型增生是癌前病变，不干预有可能进展为子宫内膜癌。常见于多囊卵巢综合征、肥胖、使用他莫昔芬的患者。临床上主要表现为异常子宫出血，患者常有不孕。确诊需行子宫内膜活检病理检查。

对于年龄≥45岁、长期不规则子宫出血、有子宫内膜癌高危因素（如高血压、肥胖、糖尿病等）、B超提示子宫内膜过度增厚回声不均匀、药物治疗效果不显著者应给予诊刮并行病理检查，有条件者首选宫腔镜直视下活检。

（1）子宫内膜不典型增生：处理需根据内膜病变严重程度、患者年龄及有无生育要求选择不同的治疗方案。年龄>40岁、无生育要求的患者建议行子宫全切术。对年轻、有生育要求的患者，经全面评估和充分咨询后可采用高效合成孕激素（如甲羟孕酮、甲地孕酮等）行子宫内膜萎缩治疗3～6个月，治疗后再次在宫腔镜下行子宫内膜活检病理评估，经评价子宫内膜已充分转归，可继续使用高效合成孕激素3～6个月。对于有生育要求且经复查子宫内膜转归的妇女建议积极给予辅助生殖技术治疗。

（2）无不典型性的子宫内膜增生：应注意评价是否存在子宫内膜癌的高危因素，应积极治疗基础病，改善生活方式，减轻体重等。对于无生育要求的子宫内膜增生症建议使用左炔诺孕酮宫内缓释节育系统，或定期行孕激素撤退治疗。

5. AUB-C 包括再生障碍性贫血、各类型白血病、各种凝血因子异常、各种原因造成的血小板减少等全身性凝血机制异常。有报道，月经过多的妇女中约13%有全身性凝血异常。凝血功能异常除表现为月经过多外，也可有经间期出血或经期延长等表现。治疗应与血液科和其他相关科室共同协商决定。

6. AUB-O 排卵障碍包括稀发排卵、无排卵及黄体功能不足，主要由于下丘脑-垂体-卵巢轴功能异常引起，常见于青春期、绝经过渡期，生育期也可因多囊卵巢综合征、肥胖、高催乳素血症、甲状腺疾病等引起。常表现为不规律的月经，经量、经期长度、周期频率、规律性均可异常，有时会引起大出血和重度贫血。可通过监测有无排卵以及激素测定等协助诊断。治疗原则是出血期止血并纠正贫血，血止后调整周期预防子宫内膜增生和AUB复发，有生育要求者给予促排卵治疗。

止血的方法包括孕激素子宫内膜脱落法、大剂量雌激素内膜修复法、短效口服避孕药或高效合成孕激素内膜萎缩法和诊刮。辅助止血的药物还有氨甲环酸等。

对青春期无排卵性出血患者的治疗目的主要是止血，期待下丘脑-垂体-卵巢轴的进一步成熟因而建立正常月经周期。对于出血量多致贫血者（Hb<80g/L），应采用促内膜生长修复法，即雌激素治疗，常用的有结合雌激素0.625～1.25mg或戊酸雌二醇6～8mg，口服，每天1次。激素治疗后12～24小时出血症状应明显改善，如治疗效果不明显应考虑有器质性疾病，注意排除。对于阴道淋漓出血、血红蛋白>80g/L者可采用孕激素内膜脱落法，使子宫内膜全部脱落后再次生长止血，亦称药物性刮宫，可肌内注射黄体酮20mg/d，连续3～5天；或口服黄体酮胶丸200mg/d，连续5～7天，或地屈孕酮20mg/d，连续10天。血止后应长期管理防止复发，调整周期的方法主要是后半期孕激素治疗，建议选用天然或接近天然的孕激素，有利于卵巢轴功能的建立或恢复。

短效口服避孕药主要适合于有避孕要求的妇女。对已完成生育或近1年无生育计划者可放置左炔诺孕酮宫内缓释节育系统，可减少无排卵患者的出血量，预防子宫内膜增生。已完成生育、药物治疗无效或有禁忌证的患者可考虑子宫内膜切除术或切除子宫。

促排卵治疗适用于无排卵有生育要求的患者，可同时纠正AUB，具体方法取决于无排卵的病因。

围绝经期无排卵性出血应注意除外子宫内膜增生性疾病以及肿瘤性疾病，治疗的主要目的是控制月经周期，预防子宫内膜增生及异常子宫出血的复发。

7. AUB-E 由于子宫内膜局部异常所致的出血。症状可表现为月经量过多，经期延长或经间期出血等，诊断前需经子宫内膜活检病理检查除外其他器质性内膜病变。对于无生育要求者，首选子宫内膜切除术，或选用左炔诺孕酮宫内缓释节育系统、孕激素子宫内膜萎缩治疗等，也可辅以氨甲环酸抗纤溶治疗或非甾体抗炎药；对于暂时无生育要求者可使用短效口服避孕药。

8. AUB-I 医源性的异常子宫出血,常见于使用性激素、放置宫内节育器等因素而引起的 AUB。使用性激素制剂过程中引起的异常子宫出血可能与使用激素的量、配比、服用间隔的掌握、漏服等因素有关。放置宫内节育器引起经期延长可能与局部前列腺素生成过多或纤溶亢进有关;使用含有激素的宫内节育器(左炔诺孕酮宫内缓释节育系统)或皮下埋置剂等的初期也常出现异常子宫出血。由于服用药物所致的 AUB,例如继发于华法林或肝素等抗凝药的异常出血、服用干扰排卵的药物导致的稀发排卵和无排卵等,目前均归类于 AUB-I。

9. AUB-N 异常子宫出血可能由一些罕见的因素引起,如子宫动静脉瘘、剖宫产子宫切口瘢痕缺损等,或可能由某些尚未阐明的因素所致。目前暂将这些因素归于"未分类(AUB-N)"。

专家点评: 异常子宫出血是妇科常见病症,病因种多,不同年龄可能的原因亦不同,有可能是器质性疾病所致,也有可能是卵巢功能异常所致,亦有可能是医源性所致,我们要在临床工作中积极寻找有可能的病因,进行针对性治疗,切忌对症治疗,以免延误诊断和治疗,并可造成严重不良结局。

（毕 蕙）

第四节 痛 经

导读:痛经是女性常见症状,严重影响女性的工作及生活,其病因尚不明确,分为原发性及继发性痛经两类,各自常见的病因不尽相同,需要进行细致排查,针对性治疗。如果处理不当可能会对女性身心造成严重影响,应高度重视。

痛经(dysmenorrhea)是指月经期发生在下腹部的一种痉挛性的疼痛,是一组综合征,严重时可影响工作和生活。痛经的确切病因至今尚不明确,痛经分为原发性和继发性两类,原发性痛经多数为功能性的,不伴有明显的盆腔疾患,多与精神因素及体内大量前列腺素分泌有关;继发性痛经多数为器质性的,多见于子宫内膜异位症、子宫肌腺病、生殖道畸形、慢性盆腔炎、宫腔粘连及子宫肌瘤等疾病。

原发性痛经青少年未婚女性易发,常常反复发作,通常发生在月经初潮后不久,表现为月经来潮前数小时即感疼痛,月经的第 1～2 天内加重,经量增多后症状逐渐消失,疼痛常为下腹绞痛、下坠感并向肛门及腰骶部放射,有时合并恶心、呕吐、腹泻等消化道症状,严重者脸色发白、出冷汗、全身无力、四肢厥冷甚至虚脱。就诊时应仔细询问病史,应行妇科检查排除各种器质性病变。对于有性生活女性行盆腔检查,了解生殖道及宫颈通畅情况,子宫大小、形状、质地是否正常,双侧附件有无包块、有无粘连或固定、有无增厚或压痛,子宫后穹窿有无触痛结节;对于无性生活女性行肛诊。必要时结合辅助检查如超声、腹腔镜检查等,排除子宫内膜异位症、子宫腺肌病、盆腔炎症等引起继发性痛经的疾病。

痛经的治疗:轻度痛经不影响日常活动和工作,无需治疗;中度痛经使日常活动和工作受一定影响,很少出现全身症状,用一般止痛药即可缓解症状;重度痛经明显影响日常生活和工作,且全身症状明显,单纯止痛药效果不好,可采取以下方法:

1. 口服避孕药。有避孕要求者可采用短效口服避孕药或放置使用含有激素的宫内节育器(左炔诺孕酮宫内缓释节育系统)或皮下埋置剂以抑制排卵达到止痛的效果。

2. 前列腺素合成酶抑制剂。非甾体抗炎药是前列腺素合成酶抑制剂,通过阻断环氧化酶通路抑制前列腺素合成,达到治疗痛经的效果。

3. 精神过度紧张者可应用镇静剂地西泮 2.5mg,每天 3 次。

专家点评: 痛经原因众多,有器质性的疾病所致,也有可能是精神因素及体内大量前列腺素分泌所致,临床上常见,需认真细致排查,对于因器质性疾病所致者应重点治疗原发疾病,对于因精神因素及体内大量前列腺素分泌所致,应注重宣教并进行对症治疗。在治疗方法的选择上应尽可能选择长效的治疗方法,以避免症状的反复。

（毕 蕙）

第五节　妇科生殖道感染

> 导读：女性生殖道感染是女性最常见的生殖系统疾病，种类多样，影响广泛。不仅对女性的生活质量影响明显，还能够影响生育甚至发生母婴感染，因此特别受到关注。在本章节的学习中，需要特别注意诊断标准和治疗方案的选择，注意抗生素的使用。

一、非特异性外阴炎

非特异性外阴炎（non specific vulvitis）为外阴部皮肤和黏膜由非特异性病原体感染而发炎，称为非特异性外阴炎。邻近部位如尿道、阴道前庭及会阴部均可同时发炎。通常为混合细菌感染，包括葡萄球菌、链球菌、大肠埃希氏菌及变形杆菌等。临床上表现为单纯性外阴炎、外阴毛囊炎、外阴脓疱病、外阴疖肿及汗腺炎等。

（一）诊断

1. 症状与体征

（1）外阴疼痛、灼热或肿胀感。

（2）病情加剧时，有浆液状、黏液状或脓性分泌物，易形成湿疹，称为湿疹性外阴炎。

（3）局部充血、水肿，以小阴唇及处女膜部位最明显。由于行走摩擦，常有表皮脱落。

（4）常伴有腹股沟淋巴结肿大。

（5）由急性期转入慢性阶段时，局部红肿消退，黏膜及皮肤粗糙，并常有瘙痒感。

2. 辅助检查　从病变部位取标本进行细菌学检查。

3. 鉴别诊断　主要除外因假丝酵母菌阴道炎继发的外阴炎症。

（二）治疗

1. 经常保持外阴部清洁，勤换内裤及洗涤外阴，去除病因。

2. 严重者，须卧床休息，以 1 : 5 000 高锰酸钾液坐浴，每天 2 次；同时口服抗生素；当发生腹股沟淋巴结肿大时，可肌内注射抗生素治疗。

3. 外阴毛囊炎时，在病灶处涂碘酊；如有脓头时，用消毒针剔出脓汁，局部涂抗生素软膏。

4. 有局部疖肿形成时，敷以 50% 鱼石脂软膏，并加用局部热敷或红外线照射。

5. 有过敏因素者，口服抗过敏药。

6. 慢性者可加用 1%～2% 石炭酸炉甘石洗剂。

（三）预防

外阴炎症无有效的疫苗预防，在疾病的初起时及时就诊，及早诊断、及早治疗。

二、前庭大腺炎

前庭大腺位于两侧大阴唇下方，腺管开口于小阴唇中下 1/3 内侧近处女膜处。外阴部的葡萄球菌、大肠埃希氏菌、链球菌、肠球菌及外源性的淋病奈瑟球菌和沙眼衣原体等病原体侵入腺体引起感染称前庭大腺炎（bartholinitis）；因腺管开口堵塞，感染脓汁不能外流时形成前庭大腺脓肿。脓液吸收后，腺内充满黏液性分泌液时或因前庭大腺导管有炎症阻塞，腺腔内分泌液积存而形成前庭大腺囊肿。

（一）诊断

1. 症状与体征

（1）急性期

1）患侧外阴局部红、肿、热、痛，腺管开口处充血，脓肿形成时局部有波动感，并可见脓液自腺管口流出。

2）可有发热等全身症状。

3）脓肿自行破溃时有脓液流出。

4）脓液流出不畅时炎症持续不退或反复急性发作。

（2）慢性期

1）无明显自觉症状，或仅外阴一侧或双侧略有不适感。

2）外阴一侧或双侧可触及圆形囊性肿物，位于前庭大腺部位，单侧多见，无压痛，可持续数年不变。

3）继发感染时再次形成脓肿，有急性期表现。

2. 辅助检查　从病变部位取标本作淋病奈瑟球菌及沙眼衣原体等病原学检查。

（二）治疗

1. 急性期应休息。局部热敷或 1 : 5 000 高锰酸钾坐浴；并应用抗生素。

2. 有脓肿时切开引流，可同时作前庭大腺造口术。

3. 慢性期时做囊肿造口术以利于分泌物排出。

（三）预防

前庭大腺炎没有有效的预防性疫苗。及早诊断，及早治疗更为重要。注意健康的性生活方式，减少性传播病原体的感染。

三、细菌性阴道病

细菌性阴道病（bacterial vaginosis，BV）是由多种微生物引起的无阴道黏膜炎症表现的临床综合征。过去曾称本病为非特异性阴道炎、嗜血杆菌性阴道炎及加德纳阴道炎，是育龄妇女常见的阴道感染。与 BV 发生有关的微生物主要有阴道加德纳菌、厌氧革兰氏阴性菌（如拟杆菌）和革兰氏阳性菌（如胨链球菌）及弯曲弧菌菌属等。生殖道人型支原体及解脲脲原体等也可能与本病发生有关。乳杆菌有抑制与 BV 相关微生物过度生长的作用。研究表明，BV 如不治疗可导致生殖系统其他部位感染及并发症，如盆腔炎及子宫全切术后感染等。孕期 BV 有可能致早产、胎膜早破等。

（一）诊断

1. 症状和体征

（1）有 10%～40% 的患者无任何症状，有症状者临床主要表现为伴鱼腥臭味的白带增多。

（2）检查外阴、阴道无明显炎症表现。

2. 辅助检查　用刮板自阴道上 1/3 采集阴道分泌物进行以下检查：

（1）pH 测定：用精密 pH 试纸（pH 3.8～5.4）直接浸于刮板上阴道分泌物中半秒，30 秒钟后读取 pH。

（2）胺试验：在阴道分泌物中加 2 滴 10% 的氢氧化钾，出现氨味者为胺试验阳性。

（3）线索细胞（clue cell）检查：取阴道分泌物做 0.1% 亚甲蓝湿片，在 100 倍和 / 或 400 倍显微镜下检查清洁度常为Ⅰ度、滴虫阴性及有线索细胞（即边缘不整齐的上皮细胞）。线索细胞占全部上皮细胞 20% 以上者为线索细胞阳性。

3. 临床诊断标准　下述 4 项指标中具备 3 项以上者诊断为细菌性阴道病。

（1）白带增多。

（2）阴道 pH≥4.5。

（3）胺试验阳性。

（4）线索细胞阳性。

其中线索细胞阳性为必备诊断指标。

4. 实验室诊断标准　见表 21-1。

5. 鉴别诊断　本病需与外阴阴道假丝酵母菌病、滴虫性阴道炎及子宫颈淋病奈瑟球菌或沙眼衣原体感染相鉴别。

（二）治疗

1. 对有症状的患者、妇科手术前的患者及无症状的妊娠期患者进行治疗，无须对患者的配偶进行治疗。

2. 用药方案

（1）首选甲硝唑 400mg，口服，每天 2 次，共 7 天。

（2）替代方案：克林霉素 300mg，口服，每天 2 次，共 7 天。0.75% 甲硝唑膏 5g，阴道上药 2 次 /d，共 7 天。

（3）局部和全身应用乳杆菌制剂治疗 BV 有一定作用。

（三）随访

治疗后如果症状消失，无需常规随访治疗效果；但对孕妇患者需要随访治疗效果。

（四）复发

对于反复发作的 BV，应积极寻找诱因，帮助恢复阴道菌群，在此基础上适当延长疗程。

（五）妊娠期、哺乳期

孕期无需对全部孕妇进行筛查，应对有早产史的孕妇筛查 BV，以便早期诊断和治疗，预防早产。

1. 首选方案　甲硝唑 400mg，口服，2 次 /d，共 7 天。

2. 替换方案　克林霉素 300mg，口服，2 次 /d，7 天；0.75% 甲硝唑膏 5g，阴道上药 2 次 /d，共 7 天。我国孕期应用甲硝唑需采用知情同意原则。

表 21-1　Nugent 记分系统（0～10 分）

记分	A（乳杆菌——G⁺大杆菌）	B（加德纳菌和拟杆菌——G⁺可变小杆菌、G⁻小杆菌）	C（动杆菌——G⁻可变弯杆菌）
0 分	4+（≥30/OF）	0（No/OF）	0
1 分	3+（5～30/OF）	1+（<1/OF）	1+～2+（<4/OF）
2 分	2+（1～4/OF）	2+（1～4/OF）	3+～4+（5～≥30/OF）
3 分	1+（<1/OF）	3+（5～30/OF）	-------
4 分	0（No/OF）	4+（≥30/OF）	-------

注：总分＝A＋B＋C，0～3 分正常、4～6 分为中间细菌性阴道病、7～10 分为细菌性阴道病。

（六）无症状细菌性阴道病

无需常规对无症状细菌性阴道病患者进行治疗，但对拟进行手术（包括人工流产术、宫腔镜检查术、诊断性刮宫术及子宫全切术等）的无症状细菌性阴道病患者进行治疗。

（七）预防

细菌性阴道病是阴道菌群紊乱导致的疾病，是多种菌群大量繁殖，因此没有有效的预防性疫苗。细菌性阴道病是自限性疾病，无症状患者不需要治疗。特殊人群应该及早诊断、及早治疗。屏障避孕及避免阴道冲洗有一定预防意义。

四、外阴阴道假丝酵母菌病

外阴阴道假丝酵母菌病（vulvovaginal Candidiasis，VVC）系假丝酵母菌侵犯阴道上皮细胞所致的炎症过程。85%～90%为白色假丝酵母菌所致。本病是常见的阴道炎。当阴道内糖原增多、酸度增高时，如孕妇、糖尿病患者及接受大量雌激素或糖皮质激素等治疗时，白色假丝酵母菌能迅速繁殖引起炎症；长期应用抗生素亦易使白色假丝酵母菌繁殖。25%～70%的VVC与抗生素有关。VVC与手足癣疾病无直接关系，因前者属酵母菌，后者属癣菌，但存在于口腔、肠道与阴道三个部位的假丝酵母菌可以相互传染，在局部环境适合时发病。

VVC分为单纯性VVC和复杂性VVC。单纯性VVC是指发生于正常非孕宿主的、散发的、由白色假丝酵母菌引起的轻、中度VVC。复杂性VVC包括：复发性VVC（RVVC）、重度VVC和妊娠期VVC、非白色假丝酵母菌所致的VVC或宿主为未控制的糖尿病、免疫功能低下者。重度VVC是指临床症状严重，外阴或阴道皮肤黏膜有破损，按VVC评分标准（见表21-2）评分≥7分者。复发性VVC是指妇女患VVC后，经过治疗，临床症状和体征消失，真菌学检查阴性后，又出现症状，且真菌学检查阳性或1年内发作4次或以上者。

（一）诊断

1.症状和体征

（1）阴部瘙痒，有时奇痒致坐卧不安。

（2）白带增多，呈凝乳块或豆渣样。

（3）检查可见小阴唇内侧及阴道黏膜附着白色膜状物，擦净后见黏膜充血、水肿，甚至糜烂。

2.辅助检查

（1）阴道分泌物涂片镜检见典型孢子及假菌丝。

表21-2 VVC评分标准

症状及体征	0分	1分	2分	3分
瘙痒	无	偶有发作	症状明显	持续发作，坐立不安
疼痛	无	轻	中	重
充血、水肿	无	轻度阴道壁充血	中度阴道壁充血	重度阴道壁充血
抓痕、皲裂、糜烂	无			有
分泌物	无	较正常稍多	量多，无溢出	量多，有溢出

（2）若症状典型而阴道分泌物未找到孢子及假菌丝时，可用培养法确诊。

（3）阴道pH多数正常。

3.鉴别诊断 本病需与阴道毛滴虫病、老年性外阴阴道炎、下生殖道淋病奈瑟球菌感染、下生殖道沙眼衣原体感染、下生殖道支原体感染、外阴皮炎及外阴白色病变相鉴别。

（二）治疗

1.无症状带菌者一般不主张治疗。

2.外阴阴道假丝酵母菌病不是通过性交获得的，无需夫妻同时治疗。有真菌性龟头炎或阴茎包皮炎的男性性伴可局部应用抗真菌药物治疗。

3.去除易感因素，如避免长期全身或局部用糖皮质激素类药物及广谱抗生素，以及积极治疗糖尿病等。

4.勤换内裤。

5.药物治疗。可选阴道或口服抗真菌药，对未婚、月经期或RVVC者宜选口服抗真菌药物治疗。

（1）单纯性VVC：短疗程、低剂量治疗方案。

1）局部治疗

A.咪康唑：咪康唑栓200mg，阴道上药，每天1次，共7次。咪康唑栓1200mg，阴道上药，共1次。

B.克霉唑：1%克霉唑霜（5g），阴道上药，每晚1次，共7～14天。克霉唑片100mg，阴道上药，每晚1次，共7天。克霉唑片200mg，阴道上药，每晚1次，共3天。克霉唑片500mg，阴道上药，单次剂量。

C.制霉菌素：10万U，阴道上药，每晚1次，共14天。

2）全身治疗：氟康唑150mg，顿服。

（2）重度VVC：重度VVC症状严重，可局部应用低浓度糖皮质激素软膏或唑类霜剂缓解症状。

短疗程治疗效果往往欠佳,需延长疗程。

（3）复发性 VVC

1）治疗前做真菌培养及药敏试验。

2）治疗原则:强化治疗和巩固治疗,在强化治疗达到真菌学治愈后,给予巩固治疗6个月。

3）强化治疗:氟康唑 150mg,口服,第1、4、7天;咪康唑栓 1 200mg,阴道上药,每晚1次,间隔3天重复至症状缓解。克霉唑 500mg,阴道上药,间隔3天重复至症状缓解。

4）巩固治疗:没有常规方案,根据患者的复发间隔可以选择每周或者每月1次用药,氟康唑150mg、咪康唑栓 1 200mg 或克霉唑 500mg,共6个月。

5）全身用抗真菌药期间,定期测肝功能以防止肝损害。

（4）妊娠期 VVC:早孕期权衡利弊慎用药物,以阴道用药为宜,而不选用口服抗真菌药,可选择对胎儿无害的唑类药物如克霉唑、咪康唑。

（5）宿主为未控制的糖尿病、免疫功能低下者:此类患者对常规的短疗程疗效反应不好,因此需延长疗程治疗,目前没有成熟的方案。

（6）非白色假丝酵母菌感染:首选非氟康唑类药物,疗程需延长至7~14天,真菌培养和药敏试验有助于选择药物。

6. 疗效评价和治愈标准 通常在治疗完成后1~2周及4~6周（或经后）进行疗效评价。按涂片或培养结果将疗效分为微生物学治愈或未愈。

（三）预防

外阴阴道假丝酵母菌病是由于机体内环境紊乱,导致真菌繁殖造成的疾病,因此无预防性疫苗。在疾病初期出现症状时,症状不特异,因此应及时就诊,明确诊断,选择合适的疗程及疗法,按时复查,及时发现复杂性感染。

五、阴道毛滴虫病

阴道毛滴虫病（trichomonas vaginitis）是由阴道毛滴虫在阴道内生长繁殖致病。男性滴虫感染时大部分无症状,但女性感染滴虫时多数有症状。月经前后隐藏在腺体及阴道皱襞中的滴虫繁殖可引起炎症发作。可由性交直接传播,但也可由浴池、厕所间接交叉传播。

（一）诊断

1. 症状和体征

（1）白带增多,呈泡沫样;若合并其他细菌感染,则白带可呈脓性。

（2）外阴瘙痒。

（3）外阴、阴道黏膜充血、灼热感,可见阴道黏膜有散在红色斑点。

2. 辅助检查

（1）显微镜下阴道分泌物加生理盐水,在悬液中可找到活动的毛滴虫。

（2）临床可疑阴道毛滴虫病而悬滴法结果阴性时可进一步作滴虫培养或核酸检测。

（3）阴道 pH > 5.0。

（二）鉴别诊断

本病需与外阴阴道假丝酵母菌病、老年性外阴阴道炎、下生殖道淋病奈瑟球菌感染、下生殖道沙眼衣原体感染及下生殖道支原体感染相鉴别。

（三）治疗

1. 注意个人卫生,避免交叉感染。

2. 性伴需同时治疗。常选用单剂量甲硝唑或替硝唑方案治疗。

3. 内裤及洗涤用具应经常暴晒。

4. 全身药物治疗

（1）首选甲硝唑 2g,顿服,共1次。

（2）替硝唑 2g,口服,共1次。

（3）甲硝唑 400mg,口服,每天2次,共7天。

治疗期间要保持外阴的清洁,避免无保护性交;患者服用甲硝唑 24 小时内或在服用替硝唑 72 小时内应禁酒。

5. 局部药物治疗 现已不用,因隐藏在尿道旁腺,阴道皱襞中的滴虫不易被杀灭。

6. 妊娠期和哺乳期 尽管阴道毛滴虫病与围产期并发症（如早产、胎膜早破、低体重儿）存在相关性,但尚未有足够的数据表明对其进行治疗可以降低上述并发症的发病率。对感染阴道毛滴虫的有症状的妊娠期女性进行治疗,可缓解阴道分泌物增多症状,防止新生儿呼吸道和生殖道感染,阻止阴道毛滴虫的进一步传播。

首选甲硝唑 400mg,b.i.d.,共7天或甲硝唑 2g 单次顿服。对于服用甲硝唑的哺乳期妇女,应于治疗期间及服药后 12~24 小时之内避免哺乳,以减少甲硝唑对婴儿的影响。对于服用替硝唑的哺乳期妇女,应于治疗期间及服药后3天内避免哺乳。

7. 持续性阴道毛滴虫病 是指由于硝基咪唑类药物耐药、药物吸收不足或药物运输不充分而导致的治疗失败。持续性阴道毛滴虫病在国内已有报道。阴道毛滴虫对替硝唑的耐药率低于甲硝唑,为1%。诊断持续性阴道毛滴虫病时需要排除再次感染,评估患者的性生活情况和治疗依从性,排除患者是否有其他合并症。如果考虑再次感染,给予再次单剂量甲硝唑 2g 或替硝唑 2g 顿服治疗。如果推荐方案治疗失败,除外再次感染后,可选择替硝唑 2 g 口服,1 次 /d,共 7 天。如果上述治疗失败,除外再次感染或治疗依从性差者,有条件者进行甲硝唑和替硝唑药敏试验,考虑应用高剂量或超高剂量替硝唑方案。

8. 疗效评价、治愈标准及巩固治疗　无症状的患者无须复查。

（四）预防

阴道毛滴虫病无有效的预防性疫苗,属于性传播疾病,健康的性生活方式对于预防感染是最重要的。出现症状,应及早就诊,及早诊断。性伴须同时治疗。

六、老年性阴道炎

老年性阴道炎(senile vaginitis)常见于绝经后的老年妇女,因卵巢功能衰退,体内雌激素水平降低,阴道壁萎缩,黏膜变薄,上皮细胞内糖原含量减少,乳酸杆菌减少,阴道内的 pH 上升,局部抵抗力降低,致病菌趁机入侵繁殖而引起炎症。

（一）诊断

1. 症状和体征

（1）妇女已绝经,或双侧卵巢已切除。

（2）外阴瘙痒或灼热感,如波及尿道口,可出现尿频、尿痛甚至尿失禁。

（3）阴道分泌物增多,呈黄水状,严重者白带呈血性,有细菌感染时白带呈脓性。

（4）阴道检查见阴道黏膜萎缩、菲薄、皱襞消失及散在黏膜下出血点。炎症严重时可形成表浅小溃疡,引起阴道上段粘连或闭锁。有时还可造成阴道和 / 或宫腔积脓。

2. 辅助检查　阴道分泌物镜检清洁度差,未见滴虫或假丝酵母菌。

（二）鉴别诊断

应排除阴道、宫颈或子宫的恶性病变,必要时作宫颈刮片或宫腔分段诊刮。

（三）治疗

老年性阴道炎的治疗原则是增加外阴、阴道局部抵抗力及抑制细菌生长。

常用的治疗方法包括:

1. 阴道药物治疗　如复方甲硝唑栓阴道上药,

每天 1 次,7～10 天为一疗程。

2. 炎症严重者可应用抗生素治疗。

3. 顽固病例可用激素补充疗法(详见围绝经期激素替代章节)。

（四）预防

老年性阴道炎发生的根本原因是体内的低雌激素状态带来的黏膜萎缩,抵抗力下降,因此无预防性疫苗。出现症状需及时就诊,及早诊断。

七、幼女性外阴阴道炎

幼女的外阴和阴道未发育完善,缺乏雌激素,阴道黏膜抵抗力低,容易感染,引起幼女性外阴阴道炎(vulvovaginitis in childhood)。常因卫生不良、外阴不洁、就地而坐及大便污染而引起感染。亦可因阴道异物或蛲虫感染时瘙痒抓伤引起炎症。常见病原菌有链球菌、葡萄球菌及大肠埃希氏菌等。

（一）诊断

1. 症状和体征

（1）有脓性、浆液脓性或血性分泌物自阴道流出。

（2）常因分泌物刺激致外阴痛痒不适,患儿常用手抓外阴,哭闹不安。

（3）检查见外阴、阴蒂、阴道口及尿道口充血水肿,表面可出现破溃或抓痕,有时可见小阴唇粘连。

2. 体格检查

（1）肛门检查、鼻镜、宫腔镜或 B 超等检查阴道,排除阴道内异物,阴道或子宫赘生物。

（2）阴道分泌物检查,寻找病原体,必要时做分泌物培养。

（二）鉴别诊断

注意与肛门及外阴寄生虫病、阴道内异物、阴道或子宫赘生物相鉴别。

（三）治疗

1. 预防发病,幼女不穿开裆裤,保持外阴清洁,培养良好的卫生习惯。

2. 病因治疗包括取出阴道异物等。

3. 用 0.5%～1% 的乳酸液或生理盐水经滴管冲洗阴道。

4. 必要时口服或注射抗生素,如氨苄西林 50mg/kg,分 4 次口服。

5. 针对特异病原体选择抗感染药物治疗。

6. 已形成粘连者,可于消毒后用手指向下、外牵拉小阴唇,一般都能分开。粘连较牢固者可用弯钳或血管钳从小孔处伸入，随即垂直向后，将透亮的薄膜分开，分开后局部涂己烯雌酚软膏或凡士林软膏，以防再粘连。每天以硼酸溶液坐浴，坐浴后局部涂己烯雌酚软膏或凡士林软膏，直到上皮正常。

（四）预防

幼女性外阴阴道炎无有效疫苗，及早诊断，及早治疗最为重要，在疾病的初期治疗较为容易，争取避免发生外阴粘连，如严重需要手术治疗。

八、宫颈炎症及其相关疾病

宫颈炎很常见，在性传播疾病的门诊人群中发病率高达 30%～45%，其中由沙眼衣原体及淋病奈瑟球菌感染所致不足 1/2，很多则是原因未明的感染，包括支原体、细菌性阴道炎相关微生物、单纯疱疹病毒、巨细胞病毒、滴虫、腺病毒等。衣原体发病率文献报道占 11%～50%，且仅有 10%～20% 的衣原体感染者伴有典型的宫颈炎症状。而淋病奈瑟球菌感染则随着人群的不同发病率有很大的不同。

（一）诊断

1. 大部分患者无症状。

2. 有症状者阴道分泌物增多，呈脓性，并有经间期出血、性交后出血等不适。可合并尿路感染。

3. 局部检查可见宫颈充血、水肿及触血，有脓性分泌物从宫颈管流出。

出现以下两个特征、体征，显微镜检查可见白细胞增多，即可做出宫颈炎的初步诊断，随后要进行病原学检查。特征、体征具备一个或两个同时具备：

特征、体征：
（1）子宫颈管或宫颈管棉拭子上，肉眼见到脓性分泌物
（2）棉拭子擦宫颈管，易诱发出血

白细胞检测：
（1）宫颈管脓性分泌物，革兰氏染色，中性粒细胞 >30 个 /HP（亦有采用中性粒细胞 >15 个 /HP 诊断）
（2）阴道分泌物中性粒细胞 >10 个 /HP

病原体检查：包括细菌培养、淋病奈瑟球菌及沙眼衣原体检测等。

（二）鉴别诊断及宫颈炎的相关问题

在以往的临床分类中，慢性宫颈炎是最常见的妇科疾病。通常认为慢性宫颈炎是急性宫颈炎治疗不彻底后转化为慢性所致，或是分娩、流产或手术损伤后引起感染。一般认为虽然各种病原往往是慢性宫颈炎的初始原因，但在慢性宫颈炎的治疗中，局部组织中已不再有大量病原的繁殖。慢性宫颈炎通常包括宫颈糜烂、宫颈息肉、宫颈肥大、宫颈纳氏囊肿、宫颈管黏膜炎几种情况。由于宫颈组织中已经不再有病原体繁殖，组织学上发现宫颈间质中仅存在散在的淋巴细胞，可作为免疫细胞存在，并不能作为慢性宫颈炎症的诊断。目前已放弃"慢性宫颈炎"的概念。

目前应如何看待宫颈糜烂、宫颈息肉、宫颈肥大、宫颈纳氏囊肿、宫颈管黏膜炎这几种情况呢？

宫颈糜烂是由于宫颈鳞状上皮脱落，脱落面被柱状上皮及不成熟化生的鳞状上皮所覆盖。因此宫颈糜烂并非真正的糜烂面，只因柱状上皮菲薄，其下间质透出，故呈红色。我们可以把"宫颈糜烂"看做是鳞 - 柱交接外移形成的宽大转化区及内侧的柱状上皮，这是一种正常的阴道镜图像。国外已于 20 世纪 80 年代陆续取消了"宫颈糜烂"这一术语，而将柱状上皮外移所致，肉眼呈现糜烂样改变者称为宫颈柱状上皮外移（cervical ectopy, cervical columnar ectopy），或翻译为宫颈柱状上皮异位。目前，宫颈糜烂这一术语仅指由于各种原因如单纯疱疹病毒、梅毒等感染性疾病导致的上皮脱落的真性糜烂。

目前临床上处理宫颈柱状上皮外移患者存在着一些不正确的观念，如忽视宫颈柱状上皮外移的生理性及宫颈炎病原体的检测，过度使用物理治疗；另一种则是认为"宫颈糜烂"属于慢性炎症，忽视其与宫颈癌前病变的相似性，长期不进行宫颈细胞学筛查，延误了患者的治疗。这两种观念都是需要纠正的。对于宫颈柱状上皮外移患者，宫颈细胞学正常，病原体检查（-），可定期随访，不需治疗。

宫颈肥大目前无明确诊断标准，亦不需治疗；宫颈腺囊肿是新生的鳞状上皮覆盖宫颈腺管口或伸入腺管，将腺管口阻塞所致，无特殊临床意义，可定期随访，不需治疗；宫颈息肉属宫颈的良性增生性病变，治疗首选手术摘除。以上 3 种情况均不属于宫颈感染性疾病。

宫颈管黏膜炎时，宫颈黏膜水肿、充血，可见宫颈异常分泌物，可检出病原体，诊断和处理等同于宫颈炎。

（三）治疗

宫颈炎患者分离出的病因学微生物中，典型的是沙眼衣原体或淋病奈瑟球菌。宫颈炎也可以合并感染阴道毛滴虫和生殖器疱疹（特别是原发HSV-2感染）。然而，大多数宫颈炎的病例中，分离不出任何病原体，特别是对于那些近期感染性传播疾病风险相对低的女性（例如，年龄>30岁的女性）。有限的数据显示感染生殖道支原体、细菌性阴道病以及频繁的灌洗可能导致宫颈炎。由于一些未知的原因，即使反复抗菌治疗，宫颈炎也可以持续存在。因为大多数持续性宫颈炎的病例不是由沙眼衣原体或淋病奈瑟球菌的复发或再感染导致的，其他因素（比如阴道菌群的持续异常、灌洗或化学刺激，或柱状上皮异位区的特发性炎症）可能与其相关。

1. 治疗 因为宫颈炎可能是上生殖道感染的征象（子宫内膜炎），对于新近感染宫颈炎而就医的女性，应评价盆腔炎性疾病的体征，并首先检测沙眼衣原体和淋病奈瑟球菌。患有宫颈炎的女性也应评价细菌性阴道病和阴道毛滴虫感染的情况，而且这些情况如果存在是需要治疗的。

许多因素将影响医师对宫颈炎实行既定治疗或等待诊断性试验结果的决定。明确致病原因，并使用抗生素治疗是恰当的选择。

2. 推荐的方案

（1）治疗沙眼衣原体感染

1）阿奇霉素1g，单次顿服；或

2）多西环素100mg，口服，每天2次，共7天。

（2）治疗淋病奈瑟球菌感染：单纯性淋病（单纯性淋病指侵犯下生殖道或咽喉、直肠等的淋病；有合并症淋病指其感染了女性盆腔脏器或播散性淋病及妊娠期淋病）。

（1）首选头孢曲松500mg，一次肌内注射。

（2）壮观霉素2g，一次肌内注射。

3. 复发和持续性宫颈炎 患有持续性宫颈炎的女性应重新评估再次感染性传播疾病的可能性，并重新评估其阴道菌群。如果除外复发和/或再感染特异的性传播疾病，未患细菌性阴道病，而且性伴曾被评估和治疗，对于持续性宫颈炎的处理方案还不明确。对于这样的女性，针对持续性症状性宫颈炎实行重复或延长的抗生素治疗的价值还不明确。接受这样治疗的女性应在治疗后复查，从而根据其宫颈炎是否治愈制订下一步治疗方案。对于持续有症状且症状明确是由宫颈炎引起者，

妇科专家可以考虑对其实行物理治疗。

4. 随访 对于感染已经治疗的女性，随访应根据推荐进行。如果症状持续，应建议患者返院重新评估。

5. 对于性伴的处理 对于宫颈炎已经治疗的女性性伴的处理应针对确定或怀疑的性传播疾病。如果源头患者被确定或怀疑感染沙眼衣原体、淋病奈瑟球菌或阴道毛滴虫，性伴应被告知、检查及治疗性传播疾病。为避免再次感染，患者及其性伴应禁欲至治疗结束。

（四）预防

宫颈炎致病病原体种类繁多，既包括性传播疾病病原体，也包括阴道内正常菌群上行感染，无有效的疫苗预防感染。部分宫颈炎的患者没有明显临床症状，特别是沙眼衣原体感染，易导致输卵管损伤，因此出现症状应及时就诊，及早明确诊断，选择针对病原体的抗生素治疗。性伴发现性传播感染，及时没有症状，也应及时来院检查治疗，避免输卵管损伤影响生育力。

九、盆腔炎症性疾病

女性内生殖器及其周围的结缔组织、盆腔腹膜发生炎症时，称为盆腔炎（pelvic inflammatory diseases，PID）。盆腔炎包括子宫内膜炎、子宫肌炎、输卵管炎、输卵管卵巢炎、输卵管-卵巢脓肿、盆腔结缔组织炎及盆腔腹膜炎。由于盆腔内生殖器的解剖特点，发生炎症时，往往上述部位炎症同时存在或互相蔓延。几乎所有的PID都由上行感染所致，病原体从阴道经宫颈上行到子宫及附件引起炎症。最重要的病原体为沙眼衣原体和/或淋病奈瑟球菌。引起PID的其他病原体还有需氧或兼性厌氧菌（如链球菌、大肠埃希氏菌及流感嗜血杆菌）、厌氧菌（如拟杆菌、消化链球菌及消化菌）、人型支原体及解脲脲原体等。PID的并发症和后遗症：

1. 不育症。1次盆腔炎发作者不育症发生率为10%；2次盆腔炎发作者不育症发生率为25%；3次及3次以上盆腔炎发作者不育症发生率为50%。

2. 异位妊娠。发生率为1/200～1/20。

3. 慢性盆腔疼痛。其发生与输卵管-卵巢脓肿、大网膜及肠管粘连有关。

4. 腹膜炎。

5. 输卵管-卵巢脓肿。

6. 败血症。

7. 肠梗阻。

8. 肝周围炎。原报告为淋病奈瑟球菌感染所致，但近来报告沙眼衣原体亦可形成。病原体从输卵管扩散，沿结肠侧沟上升，达到膈下，腹膜炎和肝包膜炎因之发生，但肝表面不一定能发现淋病奈瑟球菌或沙眼衣原体。

由于性传播疾病流行及宫内节育器应用增多，盆腔炎性疾病发病率逐渐增高。与盆腔炎发病有关的因素有：盆腔炎史、性传播疾病、性传播疾病史、多性伴侣、使用宫内节育器避孕及使用阴道棉塞等。

（一）诊断

（1）症状（非必需）：发热，下腹部疼痛，白带增多。

（2）体征

1）最低诊断标准（minimum criteria）

• 宫颈举痛或

• 子宫压痛或

• 附件压痛

2）附加标准（additional criteria）

• 体温超过 38.3℃（口腔温度计）

• 宫颈或阴道异常黏液脓性分泌物

• 阴道分泌物生理盐水涂片见到大量白细胞

• 红细胞沉降率升高

• C 反应蛋白升高

• 实验室证实的宫颈淋病奈瑟球菌或衣原体阳性

3）特异标准（specific criteria）

• 子宫内膜活检证实子宫内膜炎

• 阴道超声或磁共振检查显示输卵管增粗，输卵管积液，伴或不伴有盆腔积液、输卵管卵巢肿块，以及

• 腹腔镜检查发现 PID 征象

腹腔镜确诊：腹腔镜检查对盆腔炎诊断的特异性可达 100%，并可在腹腔镜下采集标本进行病原体检测。

盆腔炎临床误诊率达 35%。长期以来，一直按下腹痛、附件区压痛及子宫颈举痛三联症，或加发热诊断盆腔炎。最近注意到盆腔炎的症状和体征变异范围很大，有些盆腔炎患者可没有症状，延误诊断和治疗常导致盆腔炎后遗症发生。

（二）治疗

1. PID 治疗的目的包括纠正现有症状、体征及防止后遗症发生。药物治疗分门诊治疗方案和住院治疗方案。

2. 住院治疗的指征

（1）诊断不明确。

（2）外科急症表现，例如阑尾炎和异位妊娠不能排除者。

（3）可疑为盆腔脓肿。

（4）病情严重，不适于门诊处理者。

（5）患者为孕妇。

（6）患者为青春期前儿童或青少年。

（7）不能遵循或耐受门诊治疗的患者。

（8）经门诊治疗无效的患者。

（9）抗生素治疗开始后，经临床动态观察 72 小时，仍不能作出分类的患者。对青少年患者，应给予特别关照，因为该年龄组的患者，对治疗的服从性难以预计，而远期后遗症（例如不育）又特别严重。

3. 支持疗法

（1）卧床休息，取半卧位。

（2）注意营养及液体摄入。

（3）纠正水电解质及酸碱平衡。

（4）高热时物理降温，缓慢静脉滴注 5% 葡萄糖生理盐水。

（5）避免不必要的盆腔检查及阴道灌洗。

（6）必要时少量输血。

4. 抗生素治疗　最好根据药敏试验选用抗生素。然而治疗往往需在得到细菌培养结果出来之前开始，因此必须根据经验选择抗生素。治疗盆腔炎所选择的抗生素必须同时对需氧菌（包括淋病奈瑟球菌）、厌氧菌及沙眼衣原体感染有效。对轻度感染可选择口服抗生素，对中、重度感染应选择静脉滴注或肌内注射抗生素。常需联合用药，广谱青霉素如哌拉西林钠、阿莫西林 - 克拉维酸或替卡西林 - 克拉维酸；头孢菌素如头孢唑林、头孢曲嗪、头孢西丁或舒巴坦 / 头孢哌酮；氨基糖苷类如庆大霉素；针对厌氧菌的抗生素包括甲硝唑或替硝唑等；针对沙眼衣原体感染的抗生素包括：四环素类如多西环素或米诺环素及大环内酯类如红霉素等。亚胺培南 / 西司他丁对常见的耐药细菌如铜绿假单胞菌、金黄色葡萄球菌、肠球菌及脆弱拟杆菌等具有杀灭作用，仅限用于严重感染。抗生素治疗应持续 14 天。以下为治疗盆腔炎常用抗生素用药方法：

（1）A 方案：头孢二代或三代抗生素加用多

西环素 100mg，口服，1 次 /12h×14 天或米诺环素 100mg，口服，1 次 /12h×14 天；或阿奇霉素 0.25g，静脉滴注或口服，1 次 /d，首剂加倍。

（2）B 方案：喹诺酮类药物与甲硝唑。氧氟沙星 400mg，静脉滴注，1 次 /12h，或左氧氟沙星 500mg，静脉滴注，1 次 /d 加用甲硝唑 500mg，静脉滴注，每 8 小时 1 次；莫西沙星 400mg，静脉滴注，1 次 /d，不用加甲硝唑。

（3）C 方案：氨苄西林 / 舒巴坦 3g，静脉滴注，1 次 /6h，加用多西环素 100mg，口服，1 次 /12h，或米诺环素 100mg，口服，1 次 /12h；或阿奇霉素 0.25g，静脉滴注或口服，1 次 /d，首剂加倍。

（4）D 方案克林霉素与氨基糖苷类药物联合方案，此方案对以厌氧菌为主的感染疗效较好，常用于治疗输卵管卵巢脓肿。

克林霉素 900mg，静脉滴注，1 次 /8h，加用庆大霉素负荷剂量（2mg/kg），静脉滴注，维持剂量（1.5mg/kg），1 次 /8h，临床症状改善后继续静脉给药至少 24 小时，继续口服克林霉素 450mg，4 次 /d×14 天或多西环素 100mg，口服，1 次 /12h×14 天。

（5）患者症状轻微，也可以选用口服抗生素治疗，疗程亦应达 14 天。

5. 随诊及其他 患者（特别是门诊患者）随诊是处理的一个很重要部分，应在治疗开始 72 小时内对患者进行疗效评价。在患者病情无改善或加重时，首先应重新考虑诊断，诊断无误再考虑增加或更换抗生素，可进行 B 超或腹腔镜检查，并应将患者收住院治疗。

如果患者应用宫内节育器避孕，在抗生素治疗开始后可考虑摘除，有性传播疾病史妇女推荐使用屏障避孕。

6. 需要对患者发病前 60 天内接触的性伴侣进行检查，如果发现性传播感染需要对性伴侣进行治疗。

7. 手术治疗

（1）经治疗后盆腔脓肿增大，症状加重可考虑手术切除病灶。手术困难时可考虑选择最佳部位引流。手术引流和超声引导下穿刺引流都可选择。

（2）当药物治疗后炎症局限致输卵管积脓或输卵管卵巢脓肿时，可于体温正常 2 周时实行腹部手术，切除病灶。

（3）治疗过程中有脓肿破裂、肠梗阻、腹膜炎或中毒性休克时，应急诊手术。

（三）预防

盆腔炎患者多为多种病原体的混合感染，无有效的疫苗，盆腔炎易出现后遗症，及早诊断，及早治疗，有利于疾病康复。对于具有不同高危因素的患者，宜采用不同的治疗方案。

十、女性生殖器结核

女性生殖器结核（genital tuberculosis）好发于 20～40 岁妇女，常继发于肺结核、肠结核或腹膜结核。结核分枝杆菌经血行传播为主，青春期正值生殖器官发育，盆腔血供丰富，故易发病；但也可以通过腹腔直接播散，极少由宫颈上行感染。盆腔结核中以输卵管结核为最多见，占 85%～95%。子宫内膜结核常由输卵管结核蔓延而来，约有半数患者的子宫内膜和输卵管均同时受到侵犯。宫颈结核很少见，常由子宫内膜结核蔓延，或经淋巴或血液循环传播。

（一）诊断

1. 症状和体征

（1）疲劳、乏力、低热、盗汗、消瘦、食欲欠佳及白带增多等症状。

（2）下腹疼痛。

（3）不孕。

（4）结核性腹膜炎。

（5）月经不调、月经过少、闭经或痛经。

（6）妇科检查见子宫小，欠活动，两侧输卵管增厚成索条状或与卵巢粘连成块，表面不平或有硬结节（钙化或干酪样坏死），有压痛。

2. 辅助检查

（1）子宫输卵管碘油造影的特征

1）子宫腔变形、狭窄或畸形、边缘齿状。

2）输卵管多发性狭窄，呈念珠状，或管腔细小而僵直。

3）输卵管峡部阻塞呈牛角形或中段阻塞，碘油进入输卵管间质。

4）碘油溢入淋巴管、血管、静脉丛。

5）盆腔多数钙化点。

（2）子宫内膜病理检查或宫颈活检是诊断子宫结核最可靠的依据。于经前 1 周或月经来潮 12 小时内作诊断性刮宫。刮宫前 3 天及术后 4 天行抗结核治疗，以免病灶扩散。可疑宫颈结核时，应做宫颈活检术。

（3）腹腔镜检查：可取组织做培养或病理检查，但因常伴腹腔内结核粘连，可能损伤脏器，故慎用。

（4）胸部 X 射线，必要时作消化道或泌尿系统 X 射线检查，以便发现原发灶。下腹 X 射线可见多处钙化灶。

3. 应与慢性盆腔炎、子宫内膜异位症、卵巢肿瘤、宫颈癌相鉴别。

（二）治疗

1. 接种卡介苗，积极防治肺结核、肠结核、腹膜结核和淋巴结核。

2. 加强营养、注意增强体质。急性期至少应休息 3 个月。

3. 抗结核药物的选择原则

（1）为减少结核分枝杆菌对药物耐药，治疗开始常两三种抗结核药物联合应用，如乙胺丁醇和异烟肼，治疗 0.5～1 年，后用利福平和异烟肼 4～6 个月，然后再单用异烟肼 6 个月，总疗程 2 年左右。病情严重时也可用三种药物联合治疗。目前常用异烟肼、利福平、乙胺丁醇合用 1 年的方法。

（2）生殖器结核已稳定者，可口服异烟肼 1 年。

4. 用药剂量

（1）异烟肼：100mg，口服，每天 3 次，1.5～2 年为一疗程。副作用主要是胃肠反应，肝脏损害。用药前及用药过程检查肝功能，肝功能不正常时及时停药。

（2）乙胺丁醇：25mg/kg，口服，每天 1 次；2 个月后减为 15mg/kg，4～6 个月为 1 个疗程。本药和其他抗结核药物无交叉耐药性，其不良反应有胃肠道反应、下肢发麻，偶有皮疹、肝功损害，大剂量有球后视神经炎等。若与其他抗结核药物联合应用可减少耐药性。

（3）利福平：每天 400～600mg，饭前 1 小时（空腹）顿服，共 6 个月。副作用主要是肝脏损害。用药前及用药过程检查肝功能，肝功能不正常时及时停药。过去认为早孕妇女用药后可引起胎儿畸形，但现资料未证实。

（4）链霉素耳毒性大，重者可致耳聋，选用链霉素治疗前需评估耳毒性发生的可能性。

5. 手术治疗指征

（1）盆腔包块，经药物治疗后有缩小，但不能完全消退者。

（2）治疗无效或治疗后又有反复发作者。

（3）子宫内膜结核药物治疗无效者。

（4）久治不愈的结核性瘘管患者。

6. 术前、术后抗结核治疗。为避免手术时感染扩散及减轻粘连有利于手术，术前应用抗结核

药物 1～2 个月，术后根据结核活动情况，病灶是否切净，继续用药 6～12 个月以上，以期彻底治愈。

7. 手术以全子宫及双附件切除为宜。年轻妇女卵巢如未侵及应尽量保留卵巢功能（如卵巢已有结核可考虑手术切除后用激素补充疗法）。

8. 术前作肠道准备，术中避免损伤肠管、膀胱及输尿管。

（三）预防

盆腔结核感染多为继发于肺结核等其他部位结核，目前无有效疫苗，注意其他系统结核症状，出现月经异常及时就诊，及早诊断。

专家点评：女性生殖道感染临床非常常见，并且易于其他疾病并存，及时治疗预后良好。因此在临床工作中，我们要积极检测，明确诊断，及时治疗，抗生素使用严格按照指征，最大限度避免并发症出现，保护女性的身心健康。

（张　岱）

第六节　性传播疾病

> 导读：性传播疾病是女性生殖系统感染性疾病的重要组成部分，由于其特殊的传播方式，对女性健康和母婴的影响，格外受到关注。在本节学习中，需要特别关注各类疾病的致病微生物特点，注意到性传播疾病协同感染的特性，积极进行病原微生物的检测，以明确诊断。

近年来，性传播疾病（sexually transmitted disease，STD）呈上升趋势，STD 的范围有所扩大，除传统性病（venereal diseases，VD）所包括的淋病（gonorrhea）、梅毒（syphilis）、软下疳（chancroid）、腹股沟肉芽肿（granuloma inguinale）及性病性淋巴肉芽肿（lymphogranuloma）外，还包括由病毒、衣原体、原虫、真菌及寄生虫等可通过性行为传播的疾病（表 21-3）。我国法定报告 VD 为淋病、梅毒、艾滋病；监测 VD 为软下疳、性病性淋巴肉芽肿、尖锐湿疣（condyloma acuminata）、非淋菌性尿道炎（nongonococcal urethritis，NGU）。

一、淋病

淋病（gonorrhea）是由淋病奈瑟球菌引起的感染，主要为侵犯泌尿、生殖系统的化脓性炎症，也

表 21-3 STD 的病原体及病种

项目	病原体	病种
细菌	淋病奈瑟球菌（淋菌）	淋病
	杜克雷嗜血杆菌	软下疳
	肉芽肿荚膜杆菌	腹股沟肉芽肿
	阴道加德纳菌及多种厌氧菌	细菌性阴道病
螺旋体	苍白螺旋体（梅毒螺旋体）	梅毒
病毒	人乳头状瘤病毒	尖锐湿疣
	单纯疱疹病毒Ⅰ、Ⅱ型	生殖器疱疹
	巨细胞病毒	巨细胞病毒感染
	人免疫缺陷病毒	艾滋病
	乙肝病毒、甲肝病毒、丙肝病毒	乙型肝炎、甲型肝炎、丙型肝炎
	传染性软疣病毒	传染性软疣
衣原体	CTL1-L3 型	淋巴肉芽肿
	CTH-K 型	非淋菌性尿道炎、宫颈炎、输卵管炎
支原体	人型支原体	宫颈炎、阴道炎、输卵管炎
	解脲支原体	非淋菌性尿道炎
原虫	阴道毛滴虫	阴道毛滴虫病
真菌	白色念珠菌	外阴阴道念珠菌病
寄生虫	疥虫	疥疮
	阴虱	阴虱病

可造成眼、咽喉、直肠甚至全身各脏器的损害。淋病是目前世界上最常见的 STD。可在分娩时由母亲传给胎儿。妊娠期淋病的发病率为 0.5%～7%。在美国流行病学调查中约有 40% 以上合并有沙眼衣原体感染。

（一）传播途径

1. 性接触感染 是主要的感染途径，占成人淋病的 99%～100%。

2. 间接接触感染 通过淋病分泌物污染的衣物、便盆、毛巾等感染，是幼女感染的主要方式。

3. 产道感染 分娩时经过被感染的宫颈胎儿可被感染。

（二）临床表现

潜伏期 3～7 天，在女性侵犯部位常为尿道旁腺、宫颈管等，以后感染宫颈，即淋菌性宫颈管内膜炎。当月经期或行宫腔操作时，淋菌可上行感染至子宫内膜及输卵管内膜。40%～60% 的妇女无明显症状，易被忽略，但其有传染性。

根据有无感染女性盆腔脏器，将淋病分为单纯性淋病（无合并症淋病，uncomplicated gonor-rhea）和有合并症淋病（complicated gonorrhea）。无合并症淋病指侵犯下生殖道或咽喉、直肠等的淋病；有合并症淋病指其感染了女性盆腔脏器或播散性淋病（disseminated gonococcal infection）及妊娠期淋病。

1. 单纯性淋病

（1）急性淋病（acute gonorrhea）：不洁性交后 3～7 天即有症状。

1）泌尿系统症状：常常首先表现为尿急、尿痛、尿频等急性尿道炎的症状，并伴有黄绿色脓性白带增多、外阴瘙痒或烧灼感。检查见外阴、阴道口及尿道口充血、红肿，若有尿道旁腺炎，用手指从阴道前壁向上压迫尿道，可见有脓性分泌物自尿道旁腺开口处流出。

2）若有急性前庭大腺炎，以双侧多见，前庭大腺开口处红肿、压痛明显并有脓性分泌物，可形成前庭大腺脓肿。

3）若有急性宫颈炎时，可见宫颈充血、水肿，有脓性分泌物从宫颈口流出。

（2）幼女淋菌性外阴阴道炎：幼女与成年人不

同，由于缺乏雌激素，阴道上皮缺少糖原，阴道内缺乏乳杆菌生长，易受淋菌感染，而宫颈腺体发育不全，淋菌不易侵入内生殖器。为外阴红肿热痛、尿痛、尿急等，阴道口有较多脓性分泌物，严重时可见会阴红肿、糜烂。

2. 有合并症淋病　有 10%~20% 的单纯性淋病会发展为有合并症淋病，多在月经期或月经后 1 周或宫腔操作后起病。主要类型有：

（1）子宫内膜炎、输卵管 - 卵巢炎、盆腔结缔组织炎，甚至形成输卵管积脓、盆腔腹膜炎等。

临床表现及妇科检查见妇科急性宫颈炎及盆腔炎部分。

（2）播散性淋病：系淋菌经血液传播到达全身各个器官引起全身淋菌的感染，发病率为 0.5%~3%。多见于月经期、经后或妊娠期。表现为皮疹、四肢末端脓疱、周围神经系统受淋菌毒素刺激可出现各种神经痛，此外还可有关节炎、脑膜炎、胸膜炎、肺炎、心内膜炎、心包炎、骨髓炎、肌炎等。最严重的是淋菌性败血症，可出现寒战、高热以及周身的中毒症状。

（3）妊娠期淋病：多数孕妇无症状，最常见的是宫颈炎，若不及时治疗，可继续传播给性伴侣，分娩时还可传给胎儿。另外还有尿道炎、尿道旁腺炎及前庭大腺炎，而其他如急性输卵管炎或急性盆腔炎在妊娠期较少见。但播散性淋病比非孕期多见，约占所有淋菌性败血症的 40%~50%。妊娠期生殖道外淋病比非孕期多见，如淋菌性咽炎、直肠炎，可能与妊娠期性行为方式的改变有关。

（三）对妊娠的影响

妊娠早期淋菌性宫颈炎可导致感染性流产与人工流产后感染；妊娠晚期早产、胎膜早破、绒毛膜羊膜炎及产后感染的发生率增高。胎儿在经过感染淋病孕妇的产道时，易患淋菌性结膜炎或败血症。

（四）诊断与鉴别诊断

对所有有高危因素的孕妇（如多个性伴侣、吸毒、性工作者与伴其他 STD）在初次产前检查时及妊娠末期应做宫颈分泌物的淋菌培养。

1. 有不洁性交史、阴道分泌物呈脓性者须高度怀疑此病。

2. 典型体征为尿道口、宫颈口、前庭大腺有脓液。

3. 分泌物涂片检查。取尿道口、宫颈管等处的分泌物涂片，行革兰氏染色查找淋菌，急性期可见多核白细胞内、外均有革兰氏阴性双球菌。涂片法只能作为一种筛查手段，其敏感性在女性只有 50%~60%。

4. 分泌物培养。是诊断淋病的标准方法，阳性率可达 80%~90%。为培养成功，取材后应注意保温、保湿、立即接种，离体时间越短越好。

5. 核酸分析。NAAT 方法灵敏度高、特异性好，可作为非培养方法的金标准。并可同时检测沙眼衣原体、生殖支原体等相关病原。

应注意与非淋菌性尿道炎、阴道毛滴虫病、外阴阴道假丝酵母菌病及细菌性阴道病等鉴别，其中最主要的是与非淋菌性尿道炎鉴别，而需要特别注意的是临床上非淋菌性尿道炎常与淋病混合存在。

（五）治疗

以抗生素治疗为主，原则是及时、足量、规范、彻底，同时治疗性伴侣，注意复查，并兼治其他 STD。

1. 单纯性淋病

（1）首选头孢曲松 250mg，一次肌内注射，近年来为了保证疗效，头孢曲松已用至 500mg，一次肌内注射。

（2）头孢克肟 400mg，一次口服。

（3）壮观霉素 4g，一次肌内注射。

2. 治疗盆腔组织的淋病，详见盆腔炎部分。

3. 对于播散性淋病患者，世界卫生组织（1993）推荐使用头孢曲松 1g，肌内注射或静脉滴注，每天 1 次，共用 7 天；也可用其他三代头孢代替，但每天需用数次；壮观霉素 2g，肌内注射，每天 2 次，共用 7 天。淋菌性心内膜炎应用头孢曲松应静脉滴注，疗程 4 周。

4. 妊娠期淋病

（1）对孕妇治疗首选头孢曲松，250mg，肌内注射 1 次；或壮观霉素 2g，肌内注射 1 次。因近半数患者同时合并有 CT 感染，故应同时口服阿奇霉素 1 000mg，顿服。禁用喹诺酮类药物。

（2）感染淋病的孕妇所生新生儿的处理：为预防新生儿淋菌性结膜炎，应在生后首选 1% 硝酸银滴眼，但如需同时预防沙眼衣原体感染，应加用 0.5% 红霉素眼膏。若新生儿已感染淋菌性结膜炎时，可用头孢曲松 25~50mg/kg，每天静脉滴注或肌内注射，至少 7 天。并用生理盐水冲洗眼部。

（3）需同时治疗孕妇其他 STD，性伴侣也应接受有关 STD 的检查及治疗。

5. 治愈标准

（1）症状、体征全部消失。

（2）尿液常规检查正常。

（3）在治疗结束后 1 周或月经后宫颈分泌物涂片和培养检查 2 次，均阴性。

（4）治疗结束后 3 个月推荐复查淋菌培养。

（六）预防

淋菌抗原经常变异，目前没有有效的预防性疫苗。出现症状及早就诊，及时诊断非常重要，同时应筛查其他性传播疾病。

二、梅毒

梅毒（syphilis）是由梅毒螺旋体（苍白密螺旋体）引起的生殖器、所属淋巴结及全身病变的一种 STD。早期主要侵犯皮肤、黏膜，晚期侵犯心血管系统和中枢神经系统。

（一）传播途径

人是梅毒的唯一传染源，正常人的皮肤和黏膜对梅毒螺旋体是一屏障，当皮肤黏膜在破损后，梅毒螺旋体才能趁机侵入人体，造成感染。传播方式有：

1. 直接性传播 性传播占 95% 以上。

2. 血液传播 输入含有梅毒螺旋体的血液或用未消毒的医疗器械等。

3. 围产期垂直传播 梅毒螺旋体可通过胎盘传染给胎儿。

（二）分期

根据传染途径的不同分为后天梅毒和先天梅毒（congenital syphilis）。

1. 后天梅毒

（1）早期梅毒：病程在 1 年以内，包括一期梅毒（硬下疳）和二期梅毒及早期潜伏梅毒（潜伏梅毒是指梅毒未经治疗或用药剂量不足，无临床症状而血清反应阳性者。当机体抵抗力下降时可再出现症状。感染期限在 1 年以内者，称为早期潜伏梅毒，有传染性；病程在 1 年以上者，称为晚期潜伏梅毒，一般认为无传染性，但女性患者可经胎盘传给胎儿）。

（2）晚期梅毒（三期梅毒，tertiary syphilis）：病程在 1 年以上，包括一般梅毒（皮肤、黏膜、骨、眼等）、内脏梅毒（心血管、肝脏等）、神经梅毒及晚期潜伏梅毒。

2. 先天性梅毒

（1）早期先天性梅毒：年龄 <2 岁。

（2）晚期先天性梅毒：年龄 >2 岁。

（三）临床表现

1. 一期梅毒 梅毒螺旋体多在性行为接触后经皮肤黏膜擦伤处侵入人体，螺旋体到达局部淋巴结内，可伴有局部淋巴结肿大。经过约 3 周的潜伏期，在入侵部位形成一个无痛性红色炎性硬结，称为硬下疳，呈圆形或椭圆形，直径 1～2cm，边界清楚，隆起，表面可有浅表溃疡，有浆液性渗出物（含大量梅毒螺旋体）。90% 发生在外阴、阴唇、阴道、宫颈或肛周，也可出现在口腔、乳房、眼等处，往往单发。硬下疳不经治疗，于 3～8 周自然消退。在硬下疳出现的初期，大多数人的血清学反应呈阴性，以后阳性率逐渐增高，于 7～8 周后全部患者的血清学阳性。

2. 二期梅毒 一般发生在感染后 7～10 周或硬下疳出现后 6～8 周，梅毒螺旋体经血液循环至全身，传染性大，以皮肤黏膜损害为主，亦可见骨骼、感觉器官及神经损害。皮肤黏膜的损害主要表现为各种各样的梅毒疹，可为斑疹、丘疹、斑丘疹或脓疱疹，出现于躯干（背、胸部）、四肢（手、足掌对称），也可在面部及前额部。在外阴、肛门等皮肤摩擦和潮湿的部位，可见扁平湿疣，内含大量梅毒螺旋体。血清学反应几乎全部为阳性，反应滴度也高。在 50%～85% 的患者可有全身淋巴结肿大，但不痛、不化脓、不破溃，内含大量梅毒螺旋体。

3. 三期梅毒 仍可有皮肤黏膜的损害，还可侵犯机体多种组织和器官，包括骨梅毒、眼梅毒、肝梅毒等。10% 未经治疗的患者，在感染后 10～30 年发生晚期心血管梅毒，约 25% 合并神经梅毒。病程长，破坏性大，甚至可致命。晚期潜伏梅毒无临床明显表现，但血清学阳性。

（四）梅毒对妊娠的影响

梅毒对妊娠与胎儿的危害是严重的。梅毒螺旋体可通过胎盘而感染胎儿引起死胎、早产或 FGR。曾认为梅毒螺旋体只有在孕 16 周胎盘形成以后才感染胎儿，但现已证实在孕 6 周开始就可感染胎儿引起流产。孕 16～20 周以后梅毒螺旋体可播散到胎儿的所有器官，引起肺、肝、脾和骨等病变。各期梅毒均可传给胎儿。妊娠合并早期梅毒，胎儿的感染率几乎达 100%。患晚期潜伏梅毒孕妇，虽性接触已无传染性，仍有 10% 的机会传给胎儿。

（五）实验室检查

1. 暗视野显微镜检查 由一期、二期梅毒患者的皮肤病灶或肿大淋巴结中取标本在暗视野下可见梅毒螺旋体。

2. 血清学检查

（1）非梅毒螺旋体抗原血清试验：有快速血浆

反应素试验（rapid plasma reagin，，RPR）、性病研究实验室试验（venereal disease research laboratory test，VDRL）、不加热血清反应素玻片试验（unheated serum reagin test，USR）等。

（2）梅毒螺旋体抗原血清试验：适用于临床疑有梅毒而非梅毒螺旋体抗原血清试验阴性，或后者虽阳性但怀疑为假阳性者。包括荧光密螺旋体抗体吸收试验（fluorescent treponemal antibody absorp-tion，FTA-ABS）、梅毒螺旋体血凝试验（treponema pallidum haemagglutination assay，TPHA）两种。

（六）诊断

性病接触史、临床表现及血清学检查可作为诊断依据。对所有孕妇应在初次检查时做梅毒血清学检查。有高危因素者（单亲、患有性传播疾病、贫困、无业、吸毒者、无充分的产前保健，或虽做了产前保健，但却未做梅毒血清筛查者）应在妊娠末期或分娩期重复检查。

（七）治疗

1. 治疗原则　以青霉素为首选，要早期、足量、正规使用、追踪观察、治疗彻底。

2. 治疗早期梅毒

（1）苄星青霉素 G 240 万 U，臀部肌内注射，每周 1 次，共 2～3 次。普鲁卡因青霉素 80 万 U，肌内注射，每天 1 次，连续 10～15 天。

（2）对青霉素过敏者，可用四环素或红霉素，500mg，每天 4 次口服，共用 10 天；头孢曲松，每 3 天肌内注射 1g，共 4 次。

3. 治疗晚期梅毒

（1）苄星青霉素 G 240 万 U，每周 1 次，共 3 次。普鲁卡因青霉素 80 万 U，肌内注射，每天 1 次，连续 20 天。

（2）对青霉素过敏者，可用四环素或红霉素，500mg，每天 4 次口服，共用 30 天。

4. 妊娠期治疗　有双重目的：一是治疗孕妇；二是可预防或减少先天性梅毒的发生。妊娠期梅毒不同病期的治疗基本与非孕期相同。但以下方面应注意：

（1）对青霉素过敏孕妇，最好的办法仍是脱敏治疗，但一定要在有急救措施的医院内进行，而且脱敏是暂时的，日后患者仍对青霉素过敏。

（2）Jarisch-Herxheimer 反应（J-H 反应）：是由于驱梅治疗后大量梅毒螺旋体溶解释放出的异性蛋白所致，表现为发热、乏力及原有损害暂时性加重。一期梅毒的所有孕妇和二期梅毒的半数孕妇均有此反应。同时，还可出现宫缩、胎动减少和胎心异常等。治疗前口服泼尼松可减轻反应。

（3）应同时检查并治疗性伴侣，许多孕妇治疗失败与再感染有关。

（4）所有梅毒感染孕妇应同时检查有无 HIV 感染，因两病常同时存在。当合并有 HIV 感染时，梅毒的临床表现常有所改变，如侵犯中枢神经系统者增多，治疗失败与复发者增多。

（5）随诊：孕妇治疗后每月应检测 RPR 或 VDRL 的滴度直至分娩。如滴度持续升高 3 个月，或滴度增加 4 倍，或再现一、二期病灶，则应再行驱梅治疗。

5. 治愈标准　梅毒患者治疗后，必须定期复查，前 3 个月每月查 1 次血清反应。以后每 3 个月查 1 次，共查 4 次，至少 2 年，此期间不能妊娠。血清反应阴性、治疗后数次复查均为阴性、无症状复发，为治愈。若临床及血清检查证实为复发，应重复治疗，同时做脑脊液检查，除外神经梅毒。

（八）预防

梅毒螺旋体尚无有效的预防性疫苗，由于疾病初期症状隐匿，但具有传染性，有高危性行为者可以考虑筛查，出现症状及时就诊、及时治疗。

【先天性梅毒】　新生儿先天性梅毒常为全身性，不一定有皮肤损害，故诊断主要靠临床表现和实验室检查。

1. 临床表现　最常见有骨软骨炎、骨膜炎及黄疸。约 95% 以上的先天梅毒儿可在生后 4 周内通过长骨 X 射线发现干骺端病变而确诊。其他可有肝脾大、皮肤紫癜、淋巴结肿大、水肿、腹水、视网膜炎、鼻塞、肺炎、心肌炎、肾炎及假性瘫痪等。

2. 实验室检查　有先天梅毒的临床症状和体征；从病变部位、胎盘或脐带处找到梅毒螺旋体或体液抗梅毒螺旋体 IgM 抗体（+）；婴儿血非梅毒螺旋体抗原血清试验抗体滴度较母血增高 >4 倍，即可诊断新生儿受感染。怀疑先天梅毒的新生儿应做腰椎穿刺取脑脊液查 RPR 或 VDRL、白细胞计数等。血液检查可发现贫血、高胆红素、低血小板及肝功能异常等。

3. 治疗　方案 1：水剂青霉素，出生 7 天内，5 万 U/kg，每 12 小时 1 次，静脉滴注；出生 7 天后，5 万 U/kg，每 8 小时 1 次，静脉滴注，连续 10 天。方案 2：普鲁卡因青霉素，5 万 U/kg，1 次 /d，肌内注射，连续 10 天。方案 3：苄星青霉素 5 万 u/kg，肌内注射，共 1 次。

三、尖锐湿疣

尖锐湿疣（condyloma acuminata）是一种由人乳头状瘤病毒引起的性传播疾病，是国内外最常见的性传播疾病之一，好发于 15～35 岁的女性。妊娠期由于母体生理变化，如雌激素增多刺激鳞状上皮增生，以及免疫系统受抑制，使孕妇对 HPV 的抵抗力下降，致使妊娠期尖锐湿疣增多，且生长快、数量多，但一般产后可自行消退。

（一）病原

HPV 属 DNA 病毒，有 40 余种亚型，其中 HPV6、11 与本病有关。HPV 主要通过损伤的皮肤黏膜而感染。根据在宫颈癌发生中的危险性不同，可将 HPV 分为 2 类：高危型 HPV（high-risk types，HR-HPV），包括 16、18、31、33、35、39、45、51、52、58、59 和 66 型等，HR-HPV 通常在宫颈上皮内高级别病变和癌灶中，如 HPV16、18 型可在大多数宫颈癌、肛管癌、阴茎癌和阴道癌中检测到；低危型 HPV（low-risk types，LR-HPV），包括 6、11、42、43 和 44 型等，低危型 HPV 常常在良性或轻度不典型增生病灶中检测到，而很少存在于癌灶中。HPV6、11 型与外生殖器和肛周区域的外生型湿疣关系密切。HPV 的传染途径以直接性接触为主，亦可通过母婴垂直传播。

（二）对妊娠、分娩及胎儿的影响

1. 孕妇合并生殖道尖锐湿疣时，其病灶中易寄生细菌，细菌上行感染导致绒毛膜羊膜炎、胎盘炎症或导致会阴伤口感染。

2. 孕妇感染 HPV 可在分娩经过产道时胎儿吞咽含 HPV 的羊水、血或分泌物而感染。

3. 新生儿感染 HPV 可引起幼儿喉乳头瘤，平均年龄为 5 岁，表现为嗓音嘶哑、发声困难、呼吸不畅，甚至严重的呼吸道梗阻以致危及生命。

4. 疣体过大可梗阻产道而需行剖宫产术；分娩时损伤可发生大出血。

（三）临床表现

潜伏期 1～6 个月，平均 3 个月。

初发时大阴唇、小阴唇、阴蒂、肛周皮肤黏膜出现小而柔软的淡红色疣状突起，以后逐渐增大、增多，可融合形成乳头样、菜花样和鸡冠样物。可有外阴瘙痒、白带增多、性交后出血，也可无症状。

检查见疣体表面粗糙，呈白色、红色或污灰色，质脆，触之可脱落，不痛，或可有出血表现。宫颈病灶多为扁平状疣，局部上皮增厚，也可呈菜花状团块。12%～34% 的患者合并有其他 STD，约 30% 同时发生于阴道和宫颈。

（四）诊断

结合不洁性交史及典型的临床表现，多可作出诊断。对于可疑者可做以下检查：

1. 阴道镜或醋酸白试验 醋酸白试验是在病变处涂以 3%～5% 醋酸，3～5 分钟后，若部位变白，提示可能有 HPV 感染，其敏感性高，但特异性低，故不能确诊。阴道镜检查可见涂醋酸后病变区变白，宫颈移行区非鳞状上皮呈白色斑状，表面隆起不平、粗糙或为小乳头状突起，可见点状血管和不规则的弯而长的血管。

2. 病理组织学检查 尖锐湿疣镜下见呈外向性生长，增生的乳头小而密集，表层细胞有角化不全或角化过度，棘细胞层高度增生，有挖空细胞，为 HPV 感染的特征性改变。挖空细胞表现为中层细胞核增大，核深染，核周有空泡，细胞边缘增厚。基底细胞增生，真皮水肿，毛细血管扩张，周围有慢性炎细胞浸润。

3. PCR 法 敏感性和特异性均高，方法简便、快速，可用于确诊及分型，对临床工作有指导作用。

4. 其他 电镜观察病毒颗粒、DNA 探针原位杂交等方法亦可对 HPV 感染进行研究。

（五）鉴别诊断

1. 扁平湿疣 是二期梅毒的一种表现，病灶为扁平状丘疹，成群分布，湿润而光滑，暗视野显微镜可在损害部位找到梅毒螺旋体，梅毒血清学反应为强阳性。

2. 外阴癌、宫颈癌 有明显浸润，活组织病理检查可见癌细胞。

3. 假性湿疣 小阴唇黏膜面呈沙粒状、绒毛状或扁平小乳头状，常合并有真菌、滴虫或衣原体感染。

（六）治疗

目前认为，无症状与无病灶 HPV 亚临床感染（subclinical papillomavirus infection，SPI）不需要治疗，但妊娠期尖锐湿疣应积极治疗，以减少产褥感染与胎儿及新生儿患喉乳头瘤的机会。

1. 药物治疗 0.5% 鬼臼毒素溶液或凝胶，外涂于疣体上，每天 2 次，用 3 天，停 4 天，可重复达 4 个疗程；5% 咪喹莫特霜，外用，每周 3 次，6～10 小时后洗去，可用至 16 周。妊娠期因存在致畸风险，一般不使用药物治疗。

2. 物理疗法或手术切除　可采用冷冻、激光等物理疗法,如果疣体过大也可采用手术疗法。

（七）预防

HPV 目前已经有有效的疫苗问世,其中四价、九价两种疫苗均包含对于 HPV6、11 两种型别的保护,能够预防大部分尖锐湿疣的发生,并已在大规模人群应用中证实对尖锐湿疣的预防作用。

我国目前批准四价疫苗应用于 9～45 岁女性,九价疫苗应用于 16～26 岁女性,男性未获准使用 HPV 疫苗。

由于 HPV 感染没有任何临床症状,仅有极少数的患者会表现为尖锐湿疣,因此不需要因为尖锐湿疣进行 HPV 检查,HPV 筛查的目的是预防宫颈癌。出现症状及时到医院就诊,明确诊断非常重要。

四、获得性免疫缺陷综合征

艾滋病全称为获得性免疫缺陷综合征（acquired immunedeficiency syndrome,ADIS）,它是由于机体感染了人类免疫缺陷病毒（human immunodeficiency virus,HIV）而引起的一种严重传染疾病。HIV 进入机体后主要侵犯和破坏辅助性 T 淋巴细胞,使机体细胞免疫功能受损,逐渐失去防御能力,从而导致各种感染和 / 或肿瘤,最终导致死亡。

自 1981 年美国疾病控制与预防中心报道了首例艾滋病病例以来,发生率不断上升。2007 年 11 月 20 日,联合国艾滋病规划署和世界卫生组织共同发布的 2007 年度世界艾滋病报告显示,全球目前有 3 300 多万人感染艾滋病病毒。中国原卫生部、联合国艾滋病规划署和世界卫生组织联合对 2007 年中国艾滋病疫情进行了估计,结果显示:截至 2007 年底,中国现存艾滋病病毒感染者和患者约 70 万。中国艾滋病流行有以下特点:艾滋病疫情上升速度有所减缓;性传播逐渐成为主要传播途径;艾滋病疫情地区分布差异大,云南、河南、广西、新疆、广东和四川六省累计报告的艾滋病病毒感染者和患者人数占全国累计报告数的 80.5%;艾滋病流行因素广泛存在,如注射吸毒人群共用注射器、性工作者不能坚持每次使用安全套、男男性行为者多性伴、对已报告的感染者和患者随访率不高以及社会存在对感染者歧视现象,使许多有高危行为的人不愿接受艾滋病检查,感染者不愿意暴露自己的感染状况,增加了艾滋病传播的危险性。

（一）病原学和发病机制

1987 年 7 月,世界卫生组织宣布用 HIV 作为艾滋病病毒的命名。目前 HIV 主要分为 HIV-Ⅰ型和 IIIV-Ⅱ型。在全世界主要以 HIV-Ⅰ型感染流行为主。

传染源主要是 AIDS 患者和 HIV 感染者,传染性最强的是临床无症状而血清 HIV 抗体阳性的感染者。但是病毒阳性而抗体阴性的 HIV 感染者是最危险的传播者。传播途径主要有以下几种:性传播、血液传播、垂直传播（感染 HIV 的母亲可经宫内、分娩和产后传染给胎儿和婴儿）。

无论是性传播、血液传播还是垂直传播,其共同特点均是 HIV 感染者与未感染者发生了体液交换。人体的体液包括:血液、精液、阴道液、乳汁、唾液、汗液、眼泪等,这其中以血液和精液含 HIV 最多。只要不与 HIV 感染者发生体液交换就不会被感染。所以,在日常工作和生活中与 AIDS 和 HIV 感染者的一般接触如握手、拥抱、礼节性接吻、共同进餐、共用办公用具或学习用具不会感染 HIV。HIV 也不会经毛巾、马桶、浴盆、卧具、电话、游泳池等公共设施传播。咳嗽、打喷嚏、擤鼻涕和蚊虫叮咬都不会传播 HIV。

（二）临床表现

从 HIV 感染到发展为 AIDS 之间的潜伏期长短存在着很大的个体差异,在数月至数年间,平均为 2～10 年。潜伏期的长短与感染 HIV 的量呈负相关。一旦出现 AIDS 症状和体征,如果不进行任何治疗,大多在 6 个月～2 年内死亡。目前世界卫生组织推荐使用成人和青少年 HIV 感染临床分期体系。

1. 临床Ⅰ期:无症状期

- 无症状。
- 持续的全身浅表淋巴结肿大。

2. 临床Ⅱ期:轻度疾病期

- 无原因中度体重下降（体重下降＜10%）。
- 反复性上呼吸道感染（如鼻窦炎、扁桃体炎、中耳炎、咽炎）。
- 带状疱疹。
- 口角炎。
- 反复性口腔溃疡。
- 脂溢性皮炎。
- 瘙痒性丘疹样皮炎。
- 真菌性甲炎。

3. 临床Ⅲ期:中度疾病期

- 无原因重度体重下降（体重下降＞10%）。

- 无原因超过 1 个月的慢性腹泻。
- 无原因的长期发热（间歇性的或者持续性的发热超过 1 个月）。
- 持续性口腔念珠菌（假丝酵母菌）病。
- 口腔毛状白斑。
- 严重的细菌性感染（肺炎、脓血症、脓性肌炎、骨或关节感染、菌血症或脑膜炎）。
- 肺结核。
- 急性坏死性溃疡性口腔炎、牙龈炎、牙周炎。
- 无原因的贫血（<80g/L）、中性粒细胞减少（$<0.5×10^9/L$）或血小板减少（$<50×10^9/L$）。

4. 临床 Ⅳ 期：严重疾病期（艾滋病）

- HIV 消耗综合征。
- 肺孢子菌肺炎。
- 反复严重的细菌性肺炎。
- 慢性单纯疱疹感染（超过 1 个月的口腔、生殖器或肛门直肠感染，或者任何内脏器官感染）。
- 食管念珠菌（假丝酵母菌）病（或者气管、支气管或肺部真菌感染）。
- 肺外结核。
- 卡波西肉瘤。
- 巨细胞病毒感染（视网膜或者其他器官感染）。
- 弓形虫脑病。
- HIV 脑病。
- 肺外隐球菌感染（包括脑膜炎）。
- 播散性非结核分枝杆菌感染。
- 进展性多灶性脑白质病。
- 慢性隐球菌病。
- 慢性肺孢子虫病。
- 播散性真菌病（肺外组织胞浆菌病或者球孢子菌病）。
- 复发性败血症（包括非伤寒性沙门氏菌病）。
- 淋巴瘤（脑部淋巴瘤或者 B 细胞非霍奇金淋巴瘤）。
- 侵袭性宫颈癌。
- 非典型播散性利什曼原虫病。
- 有症状的 HIV 相关性神经炎或者心肌炎。

（三）实验室检查

目前作为诊断的标准检测依然是 HIV 特异性抗体检测，而作为辅助检测的技术有 P24 抗原检测、HIV 核酸检测、病毒培养和病毒载量检测等。

对 HIV 感染者和 AIDS 患者定期进行 $CD4^+$、$CD8^+$ T 淋巴细胞检测具有十分重要的意义。

了解机体的免疫状态以进行疾病分期；长期监测 $CD4^+$ T 淋巴细胞绝对数的变化，有助于了解患者的病情发展，决定正确的治疗方案，并观察对治疗的反应；帮助确定抗 HIV 药物治疗及预防机会性感染治疗的适应证，如当 $CD4^+$ T 淋巴细胞 <200 个 $/μl$ 时，应给予抗卡氏肺孢子虫肺炎的预防性治疗。用于评价一些新的、针对 HIV 的治疗方法和治疗药物疗效的重要指标。

（四）诊断

HIV/AIDS 的诊断需要结合流行病史、临床表现和实验室检查进行综合分析，慎重作出诊断。HIV 抗体的检查包括筛查试验和确认试验。确诊 HIV/AIDS 必须是 HIV 抗体阳性（经确认试验证实），或血浆 HIV-RNA 及 p24 抗原阳性。

（五）治疗

1. 抗反转录病毒治疗　由于 HIV 具有免疫抑制、繁殖迅速和高度基因变异的特性，所以在进行抗病毒治疗时要遵循以下治疗原则：

（1）艾滋病症状发生前进行治疗，以防止免疫抑制。

（2）治疗要标准化，以取得最大治疗效果，并可最大限度地减少耐药发生。

（3）抗病毒药物联合治疗以控制病毒复制和耐药的发生。

（4）在药物的选择上应考虑以下因素：药物剂量和疗效能否最大限度地降低病毒载量。有否服用其他药物和不同的药物间的相互作用，药物的不良反应，对治疗的依从性，既往抗病毒治疗史，是否怀孕及合并其他疾病如感染及代谢异常，可能出现的耐药病毒株、费用以及获得药物的途径等。

药物联合应用方案：

（1）2 种核苷类药物＋1 种非核苷类药物。

（2）2 种核苷类药物＋蛋白酶抑制剂。

（3）3 种核苷类药物。

推荐药物组合方案：

一线方案：齐多夫定（或司他夫定）＋拉米夫定＋伊非韦伦（或奈韦拉平）

二线药物：齐多夫定（或司他夫定）＋拉米夫定＋茚地那韦

齐多夫定＋地达诺辛＋伊非韦伦（或奈韦拉平）

司他夫定＋地达诺辛＋伊非韦伦（或奈韦拉平）

具体治疗方案参见《国家免费艾滋病抗病毒药物治疗手册》。

2. 其他治疗

（1）免疫治疗：包括免疫细胞替代、免疫调节剂如干扰素、白介素、胸腺肽等。

（2）机会性感染和肿瘤的治疗。

（3）心理治疗。

（4）营养疗法。

（5）中医中药治疗。

（六）预防

1. 制定有关的法规和政策。艾滋病的传播和流行已经影响到一个国家的社会、经济和文化的发展，不仅是医学和公共卫生领域的问题，而是一个社会问题。目前我国政府已制定了一系列相关的法规和政策，逐步建立健全管理和控制体系以及监测系统。

2. 普及艾滋病防治知识，动员全社会、多部门参与预防和控制艾滋病的工作。

3. 控制性传播途径的感染。

4. 提倡避免多性伴和使用安全套的安全性行为。

5. 避免血液途径传播。避免不必要的输血和静脉注射。目前静脉吸毒依然是我国主要传播途径之一，因此在加强禁毒的同时，可采取改变吸毒方式如美沙酮替代疗法、避免共用注射器等措施。另外，还要注意不要与他人共用牙刷、剃须刀、修脚刀等生活用具。

6. 阻断 HIV 垂直传播。已感染 HIV 和 AIDS 的妇女怀孕要及时抗病毒治疗。

7. 预防医源性交叉感染。加强医务人员对医疗环境中感染 HIV 的认识；严格执行消毒制度；使用一次性注射器；当接触到患者的体液、黏膜、破损的皮肤时一定要戴手套；预防手术过程中可能受到的损伤；注意医疗垃圾的统一处理。

专家点评：性传播疾病在临床上并不是罕见疾病，我们要在临床工作中积极考虑性传播疾病的可能性，及时检查，发现传染源，及早治疗，切断传播途径，从而维护女性健康，减少其对女性生育的影响，避免垂直传播。

（张　岱）

第七节　妇科常见肿瘤的防治

> 导读：关注女性健康是全社会的责任，女性朋友关注自己的健康更是对社会对家庭负责任。近年来，随着我们社会环境的变化和生活方式的改变，妇科恶性肿瘤已成为妇科常见疾病。因此，做到早期发现、早期诊断、早期治疗极其重要。

一、宫颈癌

宫颈癌（cervical cancer）是最常见的妇科恶性肿瘤。高发年龄为 50～55 岁。近 40 年来，由于宫颈细胞学筛查的普遍应用及宫颈癌筛查方法、手段的不断进步，使宫颈癌和癌前病变得以早期发现和治疗，宫颈癌的发病率和死亡率已有明显下降。

宫颈癌是全球妇女仅次于乳腺癌的第二个最常见的恶性肿瘤。在一些发展中国家妇女中其发病率高居妇科肿瘤之首。2018 年"全球癌症统计数据"报告显示，全世界每年新发生宫颈癌为 57 万人，新增死亡 31 万人。我国每年有 13.15 万人患病，死亡人数每年约 5.3 万，约占全部女性恶性肿瘤死亡人数的 18.4%。近年来，由于性传播性疾病的蔓延与播散，宫颈癌的发病呈明显的年轻化现象。

（一）病因

1. 性行为及分娩次数　性活跃、初次性生活 <16 岁、早年分娩、多产等，与宫颈癌发生密切相关。青春期宫颈发育尚未成熟，对致癌物较敏感。分娩次数增多，宫颈创伤概率也增加，分娩及妊娠内分泌及营养也有改变，患宫颈癌的危险增加。孕妇免疫力较低，HPV-DNA 检出率很高。与有阴茎癌、前列腺癌或其性伴侣曾患宫颈癌的高危男子性接触的妇女也易患宫颈癌。

2. HPV 感染　高危型 HPV 感染是宫颈癌的主要危险因素。90% 以上宫颈癌伴有高危型 HPV 感染。目前已知 HPV 有 120 多种亚型，其中 6、11、42、43、44 亚型属低危型，一般不诱发癌变，主要引起尖锐湿疣；16、18、31、33、35、39、45、51、52、56、58、59，66 及 68 亚型属高危型。其中约 70% 宫颈癌与 HPV16 和 18 型相关。高危型 HPV 亚型产生 E6 和 E7 癌蛋白（oncoprotein），与宿主细胞的抑癌基因 *P*53 和 Rb 相结合，导致细胞周期控制失常发生癌变。

3. 其他　吸烟可增加感染 HPV 效应。

（二）临床表现

早期宫颈癌常无明显症状和体征，宫颈可光滑或难与宫颈柱状上皮异位（columnar ectopy）区别。颈管型患者因宫颈外观正常易漏诊或误诊。随病变发展，可出现以下表现：

1. 症状

（1）阴道流血：早期多为接触性出血；晚期为不规则阴道流血。出血量根据病灶大小、侵及间质内血管情况而不同。若侵蚀大血管可引起大出血。年轻患者也可表现为经期延长、经量增多；老年患者常为绝经后不规则阴道流血。一般外生型宫颈癌出血较早，量多；内生型宫颈癌出血较晚。

（2）阴道排液：多数患者有白色或血性、稀薄如水样或米泔样、有腥臭味的阴道排液。晚期患者因癌组织坏死伴感染，可有大量米泔样或脓性恶臭白带。

（3）晚期症状：根据癌灶累及范围出现不同的继发性症状。如尿频、尿急、便秘、下肢肿痛等；癌肿压迫或累及输尿管时，可引起输尿管梗阻、肾盂积水及尿毒症；晚期可有贫血、恶病质等全身衰竭症状。

2. 体征　微小浸润癌可无明显症状，子宫颈光滑或糜烂样改变。随病情发展，可出现不同体征。外生型子宫颈癌可见息肉状、菜花状赘生物，常伴有感染、质脆易出血；内生型表现为子宫颈肥大、质硬、子宫颈管膨大；晚期癌组织坏死脱落，形成溃疡或空洞伴恶臭。阴道壁受累时，可见赘生物生长或阴道壁变硬；宫旁组织受累时，双合诊、三合诊检查可扪及子宫颈旁组织增厚、结节状、质硬或形成冰冻骨盆状。

（三）诊治流程

1. 筛查与诊断　子宫颈癌有较长的癌前病变期，且由于宫颈易于暴露，便于取材，所以，规范的宫颈癌的筛查即可以尽早地发现宫颈上皮内病变（cervical intraepithelial neoplasias，CIN）及早期宫颈癌。宫颈癌的诊断应采用子宫颈 / 阴道细胞学和 / 或 HPV-DNA 分子检测、阴道镜检查、子宫颈活组织检查的"三阶梯"程序，确诊依据组织病理学诊断。

（1）子宫颈 / 阴道细胞学和 HPV-DNA 分子检测：子宫颈 / 阴道细胞学检查是宫颈上皮内病变及早期宫颈癌筛查的基本方法，相对于高危型 HPV 检测，细胞学检查的特异性高，但敏感性低。可以选用传统的涂片方法（俗称巴氏涂片）或液基薄层细胞学检查等。目前报告形式主要使用 TBS（The Bethesda System）分类系统。

高危型 HPV-DNA 检测：相对于细胞学检查其敏感性高，但特异性较低，因此多与细胞学检查联合应用，以提高病变的检出率。由于年轻妇女 HPV 感染率较高，且多为一过性感染，所以，推荐高危型 HPV 检测用于 30 岁以上的女性。目前主要检测 14 种与癌前病变及癌症相关的高危型 HPV 型别，如 16、18、31、33、35、39、45、51、52、56、58、59、66 及 68 等，其中 HPV16、18 为超高危型，70% 以上的宫颈癌与 HPV16 和 18 型感染相关，所以，一旦发现 HPV16 和 / 或 18 阳性应直接进行阴道镜检查。

结果处理：如细胞学检查及 HPV 检查无异常，可以根据指南定期进行检查。如细胞学异常或者高危型 HPV 阳性，提示有子宫颈癌前病变或子宫颈癌的风险，需要进一步行阴道镜检查，必要时在阴道镜指导下活检以明确诊断。

（2）阴道镜检查：是对可疑病变进一步检查和评估的重要手段，当宫颈癌筛查结果出现以下异常时，需要行阴道镜检查。

阴道镜检查的指征：①筛查异常。高危 HPV 阳性伴 ASC-US；连续 2 次（至少间隔 6 个月）细胞学结果 ASC-US；ASC-H；LSIL；HSIL；AGC；AIS；无临床可疑病史或体征的细胞学阴性、高危 HPV 阳性持续 1 年者；细胞学阴性同时 HPV16 或 18 阳性者。②体征可疑。肉眼可见子宫颈溃疡、肿物或赘生物；肉眼可疑或其他检查可疑癌。③病史可疑。不明原因阴道流血；宫内己烯雌酚暴露史；患者性伴侣生殖器官确诊为湿疣或上皮内瘤变或癌；子宫颈或阴道上皮内病变治疗后随访；外阴或阴道壁存在 HPV 相关疾病。

是否需要在阴道镜指导下进行活检，要结合细胞学检查结果、HPV 感染型别、阴道镜检查满意度及镜下所见等综合分析。活检应该在病变重的部位进行多点活检，对于宫颈浸润癌，应该注意观察是否存在阴道壁受累，必要时阴道壁取活检。

（3）病理学诊断：病理诊断是宫颈病变及宫颈癌诊断的金标准，正确的取材是进一步诊断与治疗的基础。宫颈癌主要以鳞状细胞癌为主，占 75%～80%；近年来宫颈腺癌的发生率有上升的趋势，占子宫颈癌的 20%～25%；腺鳞癌占 3%～5%；其他病理类型的宫颈恶性肿瘤，如神经内分泌癌、未分化癌、混合性上皮 / 间叶肿瘤、间叶肿瘤、黑色素瘤及淋巴瘤等病理类型比较少见。

2. 鉴别诊断

（1）宫颈良性病变：宫颈柱状上皮异位、宫颈息肉、宫颈子宫内膜异位症和宫颈结核性溃疡等。

（2）宫颈良性肿瘤：宫颈黏膜下肌瘤、宫颈乳头瘤等。

（3）其他类型宫颈恶性肿瘤：原发性恶性黑色素瘤、肉瘤及淋巴瘤、转移性癌等。

（四）临床分期

宫颈癌既往采用 2009 年国际妇产科联盟（Federation International of Gynecology and Obstetric，FIGO）的临床分期标准（表 21-4），主要基于临床检查。为了提供足够的 FIGO 分期信息，必须进行全面的盆腔检查，三合诊对临床分期至关重要。2018 年 9 月，国际妇科癌症学会年会上发布了新修订的 FIGO 宫颈癌分期（表 21-5），修订的分期中纳入了影像学或病理证据。

在 2009 年 FIGO 宫颈癌分期中，ⅠA1 期和ⅠA2 期的诊断一般基于宫颈锥切标本的组织病理检查，浸润深度不超过上皮基底膜下 5mm，水平扩散不超过 7mm。超过以上范围或肉眼可见的病变为ⅠB1。静脉和淋巴管等脉管区域受累、宫体扩散和淋巴结受累均不参与临床分期。宫旁组织增厚，但非结节状，并有弹性，与病灶不连续者多为炎症浸润；如增厚为结节状或弹性丧失，使肿瘤与盆壁间距离缩短者，应列为ⅡB 期。当宫旁组织为结节状且固定于盆壁，或肿瘤本身扩展到盆壁时为ⅢB期。因癌灶浸润导致输尿管狭窄而出现肾盂积水或肾无功能者，也应分为ⅢB 期。膀胱黏膜出现泡状水肿者，不能列为Ⅳ期，而是膀胱黏膜下受累的征象。若在膀胱冲洗液中发现恶性细胞，需做进

表 21-4　子宫颈癌临床分期（FIGO 2009 年）

期别	描述
Ⅰ期	癌灶局限在宫颈（扩散至宫体被忽略）
ⅠA 期	显微镜下浸润癌（所有肉眼可见癌灶，即使表浅浸润，均为ⅠB 期） 间质浸润深度 <5mm，宽度≤7mm ⅠA1　间质浸润深度≤3mm，宽度≤7mm ⅠA2　间质浸润深度 >3mm 且 <5mm，宽度≤7mm
ⅠB 期	临床癌灶局限于宫颈，或镜下浸润病灶 >ⅠA ⅠB1　临床可见癌灶最大径线 <4cm ⅠB2　临床可见癌灶最大径线 >4cm
Ⅱ期	癌灶已超出宫颈，但未达骨盆壁或未达阴道下 1/3
ⅡA 期	肿瘤侵犯阴道上 2/3，无明显宫旁浸润 ⅡA1　临床可见癌灶径线 <4cm ⅡA2　临床可见癌灶径线 >4cm
ⅡB 期	有明显宫旁浸润但未达盆壁
Ⅲ期	癌已扩散到盆壁，在进行直肠指诊时，在肿瘤和盆壁之间无间隙。肿瘤累及阴道下 1/3，由肿瘤引起的肾盂积水或肾无功能的所有病例，除非已知由其他原因所引起
ⅢA 期	累及阴道下 1/3，但未扩散到盆壁
ⅢB 期	扩散到盆壁，或有肾盂积水或肾无功能
Ⅳ期	癌扩散超出真骨盆，或侵犯膀胱和 / 或直肠黏膜
ⅣA 期	癌扩散至邻近盆腔器官
ⅣB 期	远处转移

表 21-5　子宫颈癌分期（FIGO 2018 年）

期别	描述
Ⅰ期	癌灶局限在宫颈（是否扩散至宫体不予以考虑）
ⅠA 期	仅在显微镜下可见浸润癌，最大浸润深度≤5mm ⅠA1　间质浸润深度 <3mm ⅠA2　间质浸润深度 >3mm，≤5mm
ⅠB 期	浸润癌浸润深度 >5mm（超过ⅠA 期），癌灶临床癌灶仍局限在子宫颈 ⅠB1　间质浸润深度 >5mm，癌灶最大径线≤2cm ⅠB2　癌灶最大径线 >2cm，≤4cm ⅠB3　癌灶最大径线 >4cm
Ⅱ期	癌灶超越子宫，但未达阴道下 1/3 或未达骨盆壁
ⅡA 期	侵犯上 2/3 阴道，无宫旁浸润 ⅡA1　癌灶最大径线≤4cm ⅡA2　癌灶最大径线 >4cm
ⅡB 期	有宫旁浸润，但未达盆壁
Ⅲ期	癌灶累及阴道下 1/3 和 / 或扩展到骨盆壁和 / 或引起肾盂积水或肾无功能和 / 或累及盆腔和 / 或主动脉旁淋巴结
ⅢA 期	癌灶累及阴道下 1/3，没有扩展到骨盆壁
ⅢB 期	癌灶扩展到骨盆壁和 / 或引起肾盂积水或肾无功能
ⅢC 期	不论肿瘤大小和扩展程度，累及盆腔和 / 或主动脉旁淋巴结 [注明 r（影像学）或 p（病理）证据] ⅢC1 期　仅累及盆腔淋巴结 ⅢC2 期　主动脉旁淋巴结转移
Ⅳ期	肿瘤侵犯膀胱黏膜或直肠黏膜（活检证实）和 / 或超出真骨盆（泡状水肿不分为Ⅳ期）
ⅣA 期	转移至邻近器官
ⅣB 期	转移到远处器官

一步的组织学检查确诊，才能考虑列为ⅣA期。如果对患者的分期存在疑问时，必须归于较早的分期。分期的评估程序仅限于阴道镜检查、活检、宫颈锥切术、膀胱镜和直肠乙状结肠镜检查。影像学和手术分期不纳入评估。CT、MRI、PET-CT和手术分期常常用于指导治疗方案设计。

2018年FIGO宫颈癌分期中：①关于微小浸润癌的分期不再考虑水平浸润宽度，因其会受许多人为因素影响。锥切切缘仍有浸润癌则诊断为ⅠB1期。根据临床可见病灶的最大径线，在新分期中细分为ⅠB1、ⅠB2和ⅠB3期。②临床评估是最重要的，可利用影像学辅助评估，包括超声、CT、MRI、PET提供肿瘤大小、淋巴结状态、局部或全身转移的信息。影像学检查的目的是寻找最佳治疗方法，避免手术和放疗双重治疗加重不良反应。③病理学和影像学均为分期依据。修订后的FIGO分期与TNM分期描述疾病的病理解剖学范围方面更加一致。

（五）防治要点

1. 治疗原则 宫颈癌根据临床分期进行分级治疗，总原则为手术和放疗为主、化疗为辅。治疗需要全面考虑患者年龄、生育要求、全身情况、医疗技术水平及设备条件等因素，制订适宜的个体化综合治疗方案。

（1）手术治疗：手术的优点是可以保留患者的卵巢及阴道功能，主要用于ⅠA～ⅡA期的早期患者。未绝经、<45岁的宫颈鳞癌患者可以保留卵巢。有生育要求的ⅠA2期或ⅠB1患者可以行广泛性宫颈切除术和腹腔镜下淋巴结切除，保留子宫体。

ⅠA1期：ⅠA1期淋巴脉管间隙（lymphovascular space invasion，LVSI）无浸润，需保留生育功能者可行宫颈锥切术，切除部分宫颈及宫颈管组织。切缘至少有3mm的阴性距离。推荐冷刀锥切（cold knife conization，CKC），也可以采用环形电切术（loop electrosurgical excision procedure，LEEP），应尽量整块切除，保持标本的完整性。不需要保留生育功能者，经锥切确诊后可行单纯子宫全切术。ⅠA1期伴有淋巴脉管间隙浸润者，按ⅠA2期处理，行次广泛（改良广泛）性子宫全切术和双侧盆腔淋巴结切除术。

ⅠA2期：不保留生育功能者推荐行次广泛（改良广泛）性子宫全切术及双侧盆腔淋巴结清扫术，必要时行腹主动脉旁淋巴取样。从2013年开始，美国国家综合癌症网络（National Comprehensive

Cancer Network，NCCN）宫颈癌临床实践指南提出保留生育功能者也可选择宫颈锥切术及盆腔淋巴结切除术，必要时主动脉旁淋巴结取样，证据等级为2B级，术前应对患者仔细筛选并评估风险；也可行广泛性子宫颈切除术及盆腔淋巴结切除术。对不能耐受手术的患者可应用盆腔外照射加近距离放疗。

ⅠB1和ⅡA1期：推荐行广泛性子宫全切术及双侧盆腔淋巴结切除术，必要时行腹主动脉旁淋巴取样。对不能手术的患者可应用盆腔外照射加阴道近距离放疗（A点总剂量80～85Gy），可顺铂同期化疗（同步放化疗在晚期宫颈癌的治疗方面已被证明是有效的，但这种方法尚未在ⅠB1或ⅡA1期患者中进行特别研究，所以这些患者应仔细评估利弊）。

ⅠB2和ⅡA2期：可选择①根治性盆腔外照射＋顺铂同期化疗＋阴道近距离放疗，A点剂量≥85Gy（循证医学1类证据）；②广泛性子宫全切术＋盆腔淋巴结切除±腹主动脉旁淋巴结取样（循证医学2B类证据）；③盆腔外照射＋顺铂同期化疗＋近距离放疗，A点剂量75～80Gy，放疗后行辅助性子宫全切术（循证医学3类证据）。以上3种推荐中，首选同期放化疗。第3种选择同期放化疗之后进行辅助性子宫全切术还存在争议。FIGO指南还建议，可考虑新辅助化疗＋广泛性子宫全切术＋盆腔淋巴结切除±腹主动脉旁淋巴结取样，结论有待验证。

（2）放射治疗：根据目的不同主要分为根治性放疗、术后辅助性放疗及局部姑息性放疗。根据放射源放置位置不同分为腔内照射及体外照射。早期以局部腔内照射为主，体外照射为辅；晚期以体外照射为主，腔内照射为辅。主要应用于：①部分局部晚期和晚期的患者。②身体不适合手术的早期患者。③术后病理发现高危因素的辅助治疗（如淋巴转移、宫旁浸润、阴道切缘阳性等）。④局部晚期患者的术前放疗。

（3）化学治疗：主要用于：①晚期、复发及转移性宫颈癌的治疗。②宫颈癌的术前化疗，即新辅助化疗。③宫颈癌的同步放化疗。以铂类为主的同步放化疗已成为治疗局部晚期宫颈癌的标准治疗方案之一。

2. 随访

（1）随访时间：治疗后2年内每3～6个月复查1次；第3～5年每6～12个月复查1次；5年后每年1次。高危患者应缩短随诊间隔。

（2）随访内容：盆腔检查、阴道细胞学和 HPV 检测、影像学检查、肿瘤标志物如鳞癌相关抗原（squamous cancinoma associated antigen，SCC）等。

3. 预防

（1）一级预防：宫颈癌病因明确，与 HPV 长期持续感染有关，可以通过注射 HPV 疫苗有效预防。做好宣传工作，普及 HPV 病毒感染预防知识，加强宫颈癌疫苗接种的意识，及早在青少年群体中得到最广泛的宣传和落实。世界范围内，现已有三种预防性 HPV 疫苗分别于 2006、2007 和 2014 年相继上市，即针对 16、18 型的二价疫苗，针对 HPV6、11、16、18 型的四价疫苗和针对 6、11、16、18、31、33、45、52、58 的九价疫苗。含有 16、18 型的预防性 HPV 疫苗对未曾感染 HPV 或先前感染过随后清除 HPV 的女性有很高的保护效力，对子宫颈癌的预防效率可达 70% 以上。如果在初次性行为之前给予 HPV 疫苗免疫，效果更好。预防性 HPV 疫苗还可预防外阴阴道癌。含有 HPV6 型和 11 型的疫苗还可以预防生殖器疣。预防性 HPV 疫苗仅预防所含基因型别的 HPV 感染，不能保护其他性传播感染，如 HIV。

此外，为减少性传播感染的机会，性行为活跃的人群要注意建立安全性行为如：推迟初次性生活的时间，正确使用避孕套，尽可能减少性伴的数目等。因为吸烟会增加感染高危型 HPV 及发展为子宫颈癌的概率，因此要尽早戒烟。

（2）二级预防：即"三早"预防，其目的是通过宫颈癌筛查方法尽早发现宫颈癌前病变及早期宫颈癌，防止疾病的进展，降低宫颈浸润癌的发生。宫颈癌筛查方法有子宫颈细胞学检查、HPV 检测、醋酸肉眼观察等筛查方法，也可以联合筛查即宫颈细胞学检查与 HPV 检测同时做。25～64 岁的已婚或有性生活的女性都应该定期接受筛查，以便尽早发现癌前病变。特别是有高危因素的女性。选用的筛查方法不同，间隔的时间也不同。建议 25～29 岁女性选用细胞学方法筛查，每 3 年 1 次；30～64 岁如果选择 HPV 检测可以每 5 年检测 1 次，如果选用细胞学筛查可每 3 年 1 次；如果选用醋酸肉眼观察方法则要每年筛查 1 次。65 岁以上女性，若过去 10 年筛查结果阴性（连续 3 次细胞学检测阴性或 2 次 HPV 阴性），可以不再进行筛查。子宫全切术后女性（因良性病变切除）可不筛查。在子宫颈癌筛查过程中，一般子宫颈细胞学结果异常、HR-HPV 结果阳性、醋酸肉眼观察异常会被告知为检查结果异常。异常结果意味着被检查者有患子宫颈癌前病变或子宫颈癌的风险，需要进一步检查以明确诊断和治疗，如果不及时诊断和治疗，有可能进展为子宫颈癌。

（3）三级预防：有效的早期治疗可降低宫颈癌患者的死亡率。高危型 HPV 持续感染后，会有一较长的癌前病变期，根据病变严重程度，分为低级别病变（LSIL）、高级别病变（HSIL）和原位腺癌。如果不及时治疗，当病变突破上皮下基底膜侵袭到间质层时，形成子宫颈浸润癌。因此，一旦发现癌前病变要引起重视，并及时就诊。宫颈病变的级别不同，治疗方法也有所不同。包括物理治疗和局部锥切等。癌前病变的患者即使经过治疗，也存在复发和进展的风险。需要遵医嘱定期随访，以了解和掌握病情进展程度及治疗效果。

二、子宫内膜癌

子宫内膜癌（endometrial carcinoma）是发生于子宫内膜的一组上皮性恶性肿瘤，以来源于子宫内膜腺体的腺癌最常见。近年发病率在世界范围内呈上升趋势，平均发病年龄为 60 岁。

（一）病因

发病原因不清，目前通常将其分为两种类型。

1. 雌激素依赖型 其发生可能是在无孕激素拮抗的雌激素长期作用下，发生子宫内膜增生症，甚至癌变。主要包括无排卵性疾病（无排卵性功能失调性子宫出血、多囊卵巢综合征）、分泌雌激素的肿瘤（颗粒细胞瘤、卵泡膜细胞瘤）、长期服用雌激素的绝经后妇女以及长期服用三苯氧胺的妇女。患者较年轻，常伴有肥胖、高血压、糖尿病、不孕或不育及绝经延迟。大约 20% 内膜癌患者有家族史。

2. 非雌激素依赖型 发病与雌激素无明确关系。病理形态属少见类型，如子宫内膜浆液性乳头状瘤、透明细胞癌、腺鳞癌等。多见于老年体瘦妇女。

（二）临床表现

1. 症状 极早期无明显症状，以后出现阴道流血、阴道排液、疼痛等。

（1）阴道流血：主要表现为绝经后阴道流血，量一般不多。尚未绝经者可表现为月经增多、经期延长或月经紊乱。

（2）阴道排液：多为血性液体或浆液性分泌物，合并感染则有脓血性排液、恶臭。

（3）下腹疼痛及其他：若癌肿累及宫颈内口，可引起宫腔积脓、出现下腹胀痛及痉挛样疼痛。晚期浸润周围组织或压迫神经可引起下腹及腰骶部疼痛。晚期可出现贫血、消瘦及恶病质等相应症状。

2. 体征　早期子宫内膜癌妇科检查可无异常发现。晚期可有子宫明显增大，合并宫腔积脓时可有明显触痛，宫颈管内偶有癌组织脱出，触之易出血。癌灶浸润周围组织时，子宫固定或在宫旁触及不规则结节状物。

（三）诊断要点

1. 病史及家族史　长期无孕激素拮抗的雌激素（包括内源性和外源性）刺激。

2. 临床表现　主要的症状为阴道不正常分泌物，80% 表现为绝经后不规则阴道出血。经常合并的全身性疾病：肥胖、高血压、糖尿病。

3. 辅助检查　经阴道彩色多普勒超声评估宫腔内病变。绝经后阴道流血是子宫内膜恶性病变的危险信号，绝大多数子宫内膜病变患者在癌症早期表现出的症状就是异常阴道出血。对绝经后阴道出血的患者应用经阴道彩色多普勒超声对子宫内膜形态、厚度及血流特征进行检测，能对子宫内膜发生的病变进行初步鉴别诊断。增强 MRI 对评估子宫病变范围特异性强，增强 CT 对淋巴及远隔转移评估特异性好，外周血 CA125 测定对病变的评估有一定的辅助作用。PET-CT 在诊断子宫内膜癌盆腔、腹主动脉旁淋巴结转移、病灶累及宫颈、远处转移及评价预后、复发诊断等方面具有更高的敏感性。

4. 子宫内膜活检　内膜病理为诊断子宫内膜癌的金标准。活检取材的主要方法包括：分段诊断性刮宫、宫腔镜。因早期子宫内膜癌灶局限，分段诊刮易遗漏较小的局限性病灶，造成诊断性刮宫漏诊率高。宫腔镜检查直观，可定位活检。但实施宫腔镜检查需膨胀宫腔，有促使肿瘤细胞经输卵管播散至腹腔的可能性。临床中实施宫腔镜检查时操作应轻柔，在不影响视野的情况下，降低膨宫压力和液体流量，缩短检查时间。

（四）防治要点

1. 治疗原则

（1）手术治疗：是最主要的治疗方法。根据 FIGO 分期的要求，注重对所有早期病例实施包括全子宫、双侧附件切除的全面分期术。根治性子宫全切术适用于Ⅱ期患者。Ⅲ、Ⅳ期患者手术方案应该注重个体化，致力于切除全子宫、双侧附件，实施最大限度的肿瘤细胞减灭术。

（2）放射治疗：对于肿瘤的分化程度低、深肌层浸润、累及宫颈以及晚期病例的术后辅助放疗可以减少盆腔复发。因禁忌证不能手术者可以选择盆腔外照射+腔内放疗。

（3）化学治疗：适用于晚期或复发子宫内膜癌的辅助治疗，也用于特殊病理类型的辅助治疗，一线化疗方案为卡铂+紫杉醇。

（4）孕激素治疗：适用于以下情况的治疗：①年轻要求保留生育功能患者（病变局限于内膜、高分化子宫内膜样癌）。②无症状或高分化的广泛转移的复发病例；③放疗后盆腔复发病例。在实施保留生育功能的孕激素治疗前要求严密评估，包括：①肌层浸润有无。②病理学类型和分化程度。③高危因素（如肥胖、不育、长期应用雌激素及他莫昔芬等，多个高危因素共存时不适合保留生育功能的治疗）。④注意家族史的采集，若条件允许可行基因检测，排除相关遗传综合征。保留生育功能有一定的风险，需要和患者充分的风险告知，在知情同意后方可开始保留生育功能的治疗。

（5）子宫内膜浆乳癌、透明细胞癌及癌肉瘤等的治疗：手术治疗的范围同卵巢癌的分期术，对于晚期病例行最大限度的肿瘤细胞减灭术，术后辅助紫杉醇+卡铂的化疗，酌情辅助放疗。

（6）对全部病例治疗后均应严密随诊。

2. 随访

（1）随访时间：术后 2~3 年内每 3 个月随访 1 次，3 年后每 6 个月随访 1 次。

（2）随访内容：详细病史（包括新的症状）、盆腔检查（三合诊）、阴道细胞学涂片、影像学检查、血清 CA125 检测等。

3. 预防

（1）普及防癌知识，开展防癌宣传普查，加强卫生医学知识教育，有更年期异常出血、阴道排液、合并肥胖、高血压或糖尿病的妇女，要提高警惕、定期体检、及时就医、早期诊断。

（2）重视绝经后妇女阴道流血和围绝经期妇女月经紊乱的诊治。有更年期异常出血的妇女，不能先入为主地认为是妇女随着年龄增大、性激素分泌紊乱所导致的功能失调性子宫出血，并开始长期的内分泌治疗，而是要搞清楚出血的原因。如果超声检查或其他影像学检查发现子宫内膜有异常回声，则需要进行诊断性刮宫，将子宫内膜取出做病理检查，排除子宫内膜恶性病变后，再开始治疗。

（3）正确掌握雌激素应用指征及方法，更年期妇女使用雌激素进行替代治疗，应在医师指导下使用，同时应用孕激素以定期转化子宫内膜。

（4）对有高危因素的人群应进行长期管理，指导患者积极治疗多囊卵巢综合征，控制饮食，增加运动，减轻体重，密切随访或监测。健康的生活方式和维持理想体重是一种很经济且高效的预防子宫内膜病变的措施，必要时需在医师指导下口服避孕药或左炔诺孕酮宫内缓释节育系统。

（5）治疗癌前病变，对子宫内膜有增生过长，特别是有不典型增生患者，应积极给予治疗，严密随诊。疗效不好者及时手术切除子宫。若患者已有子女，或无生育希望或年龄较大者，可不必保守治疗，直接切除子宫。

三、卵巢癌恶性肿瘤

卵巢恶性肿瘤（ovarian cancer）是女性生殖器官常见的恶性肿瘤之一，发病率仅次于子宫颈癌和子宫体癌。卵巢恶性肿瘤根据组织病理类型分为卵巢恶性上皮性肿瘤、恶性生殖细胞肿瘤、恶性性索间质肿瘤及转移癌，其在各种年龄均可发病，不同年龄肿瘤的组织学类型特征有所不同。卵巢恶性上皮性肿瘤好发于50～60岁的妇女，以浆液性囊腺癌最常见，约占卵巢上皮性癌的75%，而卵巢恶性生殖细胞肿瘤多见于30岁以下的年轻女性。由于卵巢位于盆腔深部，早期病变不易发现，一旦出现症状多属晚期，应高度警惕。卵巢恶性上皮性肿瘤的死亡率高居妇科恶性肿瘤首位，已成为严重威胁妇女生命和健康的主要肿瘤。

（一）病因

1. 遗传因素　上皮性卵巢癌的发生与3个遗传性癌综合征有关，即：遗传性乳腺癌-卵巢癌综合征、遗传性位点特异性卵巢癌综合征和遗传性非息肉性结直肠癌综合征，其中HBOC最为常见。真正的遗传性卵巢癌和乳腺癌一样，主要是由于 *BRCA1* 和 *BRCA2* 基因突变所致，属于常染色体显性遗传。

2. 持续排卵　持续排卵需要卵巢表面上皮不断损伤与修复，其结果一方面在修复过程中卵巢表面上皮细胞突变的可能性增加；另一方面增加卵巢上皮包涵囊肿形成的机会。流行病学调查发现卵巢癌危险因素有未产、不孕，而多次妊娠、哺乳和口服避孕药有保护作用。应用促排卵药物可

增加发生卵巢肿瘤的危险性。

3. 环境及其他因素　流行病学证据提示工业的各种物理或化学产物可能与卵巢癌的发病相关。

（二）临床表现

卵巢恶性肿瘤早期常无症状，可在妇科检查时发现。主要症状为腹胀、腹部肿块及腹水，症状的轻重决定于：肿瘤的大小、位置、侵犯邻近器官的程度；肿瘤的组织学类型；有无并发症。肿瘤若向周围组织浸润或压迫神经，可引起腹痛、腰痛或下肢疼痛；若压迫盆腔静脉，出现下肢水肿；若为功能性肿瘤，产生相应的雌激素或雄激素过多症状。晚期可表现为消瘦、严重贫血等恶病质征象。三合诊检查在阴道后穹隆触及盆腔内质硬结节，肿块多为双侧，实性或半实性，表面凹凸不平，不活动，常伴有腹水。有时在腹股沟、腋下或锁骨上可触及肿大淋巴结。

（三）诊断要点

1. 病史　早期可以无症状。较大或晚期时可以有腹胀、腹痛、消化不良、食欲缺乏等症状，当出现肿瘤内出血、坏死、感染、破裂时会出现腹痛、发热等症状。晚期可出现消瘦、严重贫血、肠梗阻等恶病质征象。

2. 体格检查　腹部可扪及肿块或大网膜饼，如果有腹水或包块较大时，腹部膨隆明显，如有腹水，则移动性浊音（+）。

3. 妇科检查　一侧或双侧附件区囊实性/实性包块，较固定、不规则、表面不光滑，三合诊可及直肠陷凹无痛结节。

4. 超声检查　肿物囊实性或实性，彩色多普勒超声可以探测血流丰富。

5. 肿瘤标志物　85%卵巢癌的患者CA125和HE4升高，CA199升高可见于黏液性癌、透明细胞癌，癌胚抗原可见于黏液性癌或肠道转移癌等。

6. CT/MRI　可见到盆腔的囊实性/实性包块、腹水、胸腔积液、增厚的大网膜、腹膜后淋巴结转移等。同时可以了解肿物与周围脏器的关系。增强CT对判定淋巴结转移意义更大。

7. PET-CT　PET能够从细胞代谢角度在细胞形态发生的早期发现病变，PET-CT集功能成像与结构成像于一身，一次扫描可以完成全身PET和CT检查。与彩超、CT相比，能更加敏感和准确地发现癌变组织、腹膜后淋巴结转移及远处转移情况，明确卵巢癌的分期，对临床治疗方案的制订具有指导作用。

（四）防治要点和治疗原则

1. 治疗原则　卵巢癌的治疗是手术为主、化疗为辅，手术和化疗是卵巢癌治疗的"双刃剑"，缺一不可。

（1）手术治疗

1）早期（Ⅰ期）：全面分期手术包括腹水或腹腔冲洗液，仔细全面地探查，全子宫、双附件、大网膜、阑尾和腹膜后淋巴结的切除以及粘连、可疑部位活检，特别是结肠侧沟、膈肌和肠系膜等。对于符合保留生育功能指征的年轻女性，可保留子宫和一侧附件。

2）晚期：肿瘤细胞减灭术包括腹水或腹腔冲洗液，仔细全面地探查，全子宫、双附件、大网膜、阑尾和腹膜后淋巴结的切除，以及盆腹腔转移瘤的切除。

（2）化疗：卵巢上皮性癌对化疗较敏感，即使已有广泛转移也可能取得一定疗效。除了经过全面分期手术的ⅠA和ⅠB且为G1的患者不需化疗外，其他患者均需化疗。化疗方案多采用以铂类为基础的联合化疗，其中卡铂＋紫杉醇联合化疗为"金标准"一线化疗方案。老年患者可用卡铂或紫杉醇单药化疗。

（3）靶向治疗：靶向治疗药物主要有血管内皮生长因子的抑制剂贝伐珠单抗，多腺苷二磷酸核糖聚合酶抑制剂。其中关于多腺苷二磷酸核糖聚合酶抑制剂奥拉帕利的研究取得了前所未有的、出乎意料的里程碑式的进展。美国食品药品管理局已批准奥拉帕利用于携带BRCA突变的新诊断卵巢癌患者一线维持治疗。

2. 随访

（1）随访时间：术后1年内每月1次；术后2年每3个月1次，术后3～5年视病情每4～6个月1次，5年以上者每年1次。

（2）随访内容：临床症状、体征、全身及盆腔检查（包括三合诊检查）、B超检查。必要时行CT或MRI检查。肿瘤标志物测定，如CA125、HE4、AFP等，hCG、雌激素和雄激素可根据病情选用。

3. 预防　卵巢上皮性癌的病因不清，难以预防。但若能积极采取措施对高危人群严密监测随访，早期诊治可改善预后。

（1）开展卫生宣传教育，提高高蛋白、富含维生素A的饮食，避免高胆固醇食物。高危妇女可服用避孕药预防。

（2）高危人群的筛查：最近的研究表明，遗传性卵巢癌综合征家族中的成员是发生卵巢癌的高危人群，发生卵巢癌的危险概率高达20%～59%，BRCA基因表达与遗传性卵巢癌综合征有密切的相关性，而且将BRCA基因监测用于卵巢癌高危人群的筛查。临床筛查的内容主要包括3个步骤：风险评估、遗传咨询和BRCA基因检测。对于经筛查认为高危的患者再进行适当的干预。

（3）重视卵巢肿瘤的诊断及处理：30岁以上妇女每年应行妇科检查；高危人群每6个月检查1次，早期发现或排除卵巢肿瘤。盆腔超声检查联合血清CA125检测提高敏感性。对卵巢实性肿瘤或囊肿直径＞5cm者，应及时手术切除。重视青春期前、绝经后或生育年龄口服避孕药的妇女发现卵巢肿大，应及时明确诊断。盆腔肿块诊断不清或治疗无效者，应及早行腹腔镜检查或剖腹探查，早期诊治。

（4）乳腺和胃肠癌的女性患者，治疗后应严密随访，定期做妇科检查，确定有无卵巢转移癌。

专家点评：女性妇科恶性肿瘤呈现不断年轻化趋势，绝大部分癌症的发病与不良环境及生活方式不当有关联，而避免不良的生活习惯，对女性生殖系统癌症是有一定预防意义的。普及防癌知识，开展防癌宣传普查，加强卫生医学知识，做到疾病的早期发现、早期诊断、早期治疗。

（刘娟娟　林蓓）

第八节　子宫内膜异位症

> 导读：子宫内膜异位症是女性常见的疾病。近年来，其发病率明显升高。一般见于生育年龄妇女。主要症状为继发性痛经，多伴不孕。因此，了解其发病机制、治疗手段，尤其是预防措施对改善女性生殖健康至关重要。

一、概述

（一）定义

具有生长功能的子宫内膜组织（腺体和间质）出现在子宫腔被覆内膜和子宫肌层以外的身体其他部位时称子宫内膜异位症（endometriosis，EM），简称内异症。内异症病变广泛，包括腹膜子宫内膜异位症(peritoneal endometriosis，PEM)、卵巢子宫内膜异位症(endometriosis of the ovary，OEM，又称巧克力囊肿)、深部浸润型子宫内膜异位症(deep infiltrating endometriosis，DIE)和其他部位的子宫内膜异位症(包括腹壁切口子宫内膜异位症、会阴切口子宫内膜异位症、及少见的肺、胸膜部位的子宫内膜异位症等)。

(二)流行病学

子宫内膜异位症的发病率近年明显增高，目前是常见妇科常见疾病之一。此病一般见于生育年龄妇女，发生率高达35%~50%，尤以25~45岁妇女多见。生育少、生育晚的女性发病率明显高于生育多者，初潮早或绝经晚也可使内异症患病率大大增加，绝经后或切除双侧卵巢后异位内膜组织可逐渐萎缩吸收，妊娠或使用性激素抑制卵巢功能可暂时阻止此病的发展，故子宫内膜异位症是激素依赖性疾病。

异位子宫内膜可出现在身体不同部位，但绝大多数位于盆腔内的卵巢、宫骶韧带、子宫下部后壁浆膜面以及覆盖直肠子宫陷凹、乙状结肠的腹膜层和直肠阴道隔，其中以侵犯卵巢者最常见，约占80%。其他如宫颈、阴道、外阴亦有波及者。此外，脐、膀胱、肾、输尿管、肺、胸膜、乳腺、淋巴结，甚至手、臂、大腿处均可发病，但极罕见。

(三)病因和影响因素

1. 病因 子宫内膜异位症为良性病变，但具有增生、浸润、转移及复发等恶性行为。然而其发病机制尚未完全阐明，目前有下列学说。

(1)子宫内膜种植学说：Sampson(1921)最早提出。该学说认为，子宫内膜组织可通过经血逆流、医源性种植、淋巴和血管播散等途径转移到宫腔以外的部位，并种植和生长。

1)经血逆流：在经期时，妇女子宫内膜腺上皮和间质细胞可随经血逆流，经输卵管进入腹腔，种植于卵巢和邻近的盆腔腹膜，并在该处继续生长和蔓延，以致形成盆腔子宫内膜异位症。

2)医源性种植：剖宫产术后继发腹壁切口内异症或阴道分娩后会阴切口处出现内异症，可能是术时将子宫内膜带至切口直接种植导致。

3)淋巴及静脉播散：认为远离盆腔部位的器官如肺、手或大腿的皮肤和肌肉发生的子宫内膜异位症可能是通过淋巴或静脉播散的结果。

(2)体腔上皮化生学说：Meyer提出具有高度化生潜能的体腔上皮在反复受到经血、慢性炎症

或持续卵巢激素刺激后，均可被激活而衍化为子宫内膜样组织，以致形成子宫内膜异位症。但迄今为止，此学说尚无充分的临床或实验依据。

(3)诱导学说：种植的内膜释放某种未知物质诱导未分化的腹膜细胞形成内膜异位组织。

总之，目前有关子宫内膜异位症发病机制的学说甚多，但尚无一种可以解释全部内膜异位症的发生，因而不同部位的内膜异位症可能有不同的发病机制，各种学说可以相互补充。

2. 影响因素 子宫内膜发生异位后，能否形成内异症可能还与下列因素有关：

(1)遗传因素：子宫内膜异位症具有一定的家族聚集性和遗传倾向，内异症患者一级亲属的发病风险是无家族史者的7倍，可能是多基因和多因素遗传的影响。

(2)免疫因素：患者清除盆腔活性子宫内膜细胞的免疫能力降低，即患者自然杀伤细胞(natural killer cell，NK)与巨噬细胞的清除能力降低；机体将异位子宫内膜视为自体组织而不进行清除，产生免疫耐受。

(3)炎症因素：内异症与亚临床腹膜炎症有关，主要表现在患者腹腔液中白细胞特别是巨噬细胞、细胞因子、生长因子和促血管生成物质均增加，促进异位的子宫内膜间质细胞与间皮细胞黏附导致局部纤维增生粘连。

(4)在位内膜决定论：北京协和医院郎景和教授等研究结果发现，在位子宫内膜的特性决定了异位的内膜碎片能否黏附、侵袭、生长。

二、临床表现

(一)症状

因病变部位不同而出现不同症状，但症状特征大多与月经周期紧密相关。主要症状为盆腔疼痛和不孕。20%~25%患者无明显不适。

1. 盆腔疼痛 是内异症的主要症状，可表现为痛经、慢性盆腔痛、性交痛及急腹痛。疼痛部位多为下腹深部和腰骶部，有时可放射至会阴、肛门或大腿。疼痛程度轻重不一，与病灶大小不一定成正比，粘连严重、卵巢异位囊肿患者可能并无疼痛，而盆腔内小的散在病灶却可引起难以忍受的疼痛。

(1)痛经：是子宫内膜异位症的典型症状，表现为继发性痛经，并随病变的进展而进行性加重。典型的痛经多于月经开始前1~2天出现，月经第

1天最剧烈，以后逐渐减轻。但并非所有患者都有如此典型的痛经，部分患者无痛经。

（2）慢性盆腔痛：少数患者表现为慢性盆腔痛，常伴腰痛、腹痛。

（3）性交痛：约30%患者可出现性交痛，多见于直肠子宫陷凹异位病灶或因病变导致子宫后倾固定的患者，一般表现为深部性交痛，月经来潮前性交疼痛更明显。

（4）腹痛：卵巢子宫内膜异位囊肿经常会由于经期囊内出血，压力增加而多次出现小的破裂，由于破裂后立即被周围组织粘连而仅造成一过性的下腹部或盆腔深部疼痛。如较大卵巢子宫内膜异位囊肿出现大的破裂口时，囊内液体流入盆腹腔可引起突发性剧烈腹痛，伴恶心、呕吐和肛门坠胀，破裂多发生在经期前后或经期，部分也可发生在排卵期，破裂前多有性生活或其他腹压增加的情况，其症状类似输卵管妊娠破裂。

2. 月经失调　15%～30%患者有经量增多、经期延长或月经点滴出血。月经失调可能与卵巢无排卵、黄体功能不足或同时合并有子宫腺肌病或子宫肌瘤有关。

3. 不孕　内膜异位症患者不孕率可高达40%。引起不孕的原因复杂：①内异症早期，盆腔内微环境改变，产生炎性反应破坏胚胎。②内异症晚期，盆腔局部解剖结构异常，如卵巢、输卵管周围广泛粘连，导致输卵管梗阻或引起扭曲，使输卵管蠕动异常，影响拾卵和对受精卵的运输功能。

4. 其他症状　消化道内异症累及常有便频、便秘、便血、排便痛或肠痉挛等症状。

膀胱内异症常出现尿频、尿急、尿痛甚至血尿。呼吸道内异症可出现经期咯血及气胸。切口内异症表现为瘢痕部位结节于经期增大，疼痛加剧。

（二）体征

典型的盆腔子宫内膜异位症在妇科检查检查时，发现子宫多后倾固定，直肠子宫陷凹、宫骶韧带或子宫后壁下段等部位扪及触痛性结节。在子宫的一侧或双侧附件处扪到与子宫相连的囊性不活动包块，往往有轻压痛。深部子宫内膜异位症患者三合诊可扪及骶韧带增厚及结节；病变累计阴道时可以见到阴道穹窿黏膜紫蓝色结节。深部病灶影响直肠黏膜时三合诊可能出现指套血染。

三、诊断

1. 病史　仔细询问患者月经史、孕产史、手术史及家族史。是否合并子宫畸形、阴道闭锁、狭窄，宫颈粘连等。注意痛经的发生发展，以及是否有性交痛、排便痛等。值得注意的是，阴性病史并不能排除内异症的可能。

2. 临床表现和体征　生育期女性有继发性痛经且进行性加重、不孕或慢性盆腔痛，妇科检查扪及与子宫相连的囊性包块或盆腔内有触痛性结节，即可初步诊断为子宫内膜异位症。

3. 临床分期　目前，常用的内异症分期方法是美国生殖医学学会（American Society for Reproductive Medicine，ASRM）分期，即1996年第3次修订的美国生育学会修订的内异症分期（r-AFS）。ASRM分期主要根据腹膜、卵巢病变的大小及深浅，卵巢、输卵管粘连的范围及程度，以及直肠子宫陷凹封闭的程度进行评分。共分为4期：Ⅰ期（微小病变）：1～5分；Ⅱ期（轻度）：6～15分；Ⅲ期（中度）：16～40分；Ⅳ期（重度）：>40分。评分方法见表21-6。ASRM分期是目前国际上最普遍使用的内异症临床分期，其主要缺陷是对患者的妊娠结局、疼痛症状、复发等没有很好的预测性。

4. 影像学检查　彩超检查，主要对卵巢子宫内膜异位囊肿的诊断有价值，典型的卵巢子宫内膜异位囊肿的超声影像为无回声区内有密集光点；经阴道或直肠超声、CT及MRI检查对浸润直肠或直肠阴道隔的深部病变的诊断和评估有一定意义。

5. 腹腔镜检查　目前是诊断内异症的最佳方法。在腹腔镜下见到大体病理所述典型病灶或对可疑病变进行活组织病理检查即可确诊。病理诊断标准：病灶内可见子宫内膜腺体和间质，伴炎症反应及纤维化。此外，术中所见亦是临床分期的重要依据。

6. 血清CA125测定　对早期诊断内异症意义不大。中、重度内异症患者血清CA125值可能会升高，但一般低于100U/L。

7. 可疑膀胱内异症或肠道内异症　术前应行膀胱镜或肠镜检查并行活检，以除外器官本身的病变，特别是恶性肿瘤。

8. 鉴别诊断　内异症应与卵巢恶性肿瘤、盆腔炎性肿块、子宫腺肌病相鉴别。

卵巢恶性肿瘤早期无症状，有症状时多有持续性腹痛腹胀，病情发展快，一般情况差。妇科检查除触及肿块，直肠子宫陷凹触及质硬、无触痛结节外，多伴有腹水。CA125值显著升高。腹腔镜检查或剖腹探查可以鉴别。

表 21-6　内异症 ASRM 分期评分表 / 分

类别	异位病灶				粘连				直肠子宫陷凹封闭的评分	
	异位病灶位置	异位病灶大小			粘连程度	粘连范围				
		<1m	1~3cm	>3cm		<1/3 包裹	1/3~2/3 包裹	>2/3 包裹	部分	完全
腹膜	表浅	1	2	3	—	—	—	—	—	—
	深层	2	4	6	—	—	—	—	—	—
卵巢	右侧表浅	1	2	4	右侧轻	1	2	4	—	—
	右侧深层	4	16	20	右侧重	4	8	16	—	—
	左侧表浅	1	2	4	左侧轻	1	2	4	—	—
	左侧深层	4	16	20	左侧重	4	8	16	—	—
输卵管	—	—	—	—	右侧轻	1	2	4	—	—
		—	—	—	右侧重	4	8	16	—	—
		—	—	—	左侧轻	1	2	4	—	—
		—	—	—	左侧重	4	8	16	—	—
直肠子宫陷凹封闭									4	40

注：如果输卵管伞端完全粘连，评 16 分；如果患者只残留一侧附件，其卵巢及输卵管的评分应乘以 2。

盆腔炎性肿块疼痛无周期性，多有急性或反复发作的盆腔感染史，伴发热和白细胞增高等，抗生素治疗有效。

子宫腺肌病痛经症状与内异症相似，但通常更剧烈，疼痛多位于下腹正中。妇科检查子宫多均匀性增大，呈球形，质硬，经期检查子宫触痛明显。本病常与内异症合并存在。

四、治疗

子宫内膜异位症总体治疗目标为："缩减和去除病灶，减轻和控制疼痛，治疗和促进生育，预防和减少复发"。治疗方案应考虑患者年龄、症状、体征、病变范围和严重程度以及对生育要求等不同因素，制定个体化措施。治疗方法主要包括期待治疗、药物治疗、介入治疗、手术治疗和联合治疗等。子宫内膜异位症病变广泛，手术难以切除干净，术后容易复发，有 1% 左右的恶变风险，所以，需要根据不同年龄分层个体治疗及长期管理。

（一）非手术治疗

1. 期待疗法　适用于病变轻微、无症状或症状轻微患者，定期随访。若经期有轻微疼痛时，可给予前列腺素合成酶抑制剂如吲哚美辛、萘普生、布洛芬等对症治疗。

2. 药物治疗

非甾体抗炎药：（吲哚美辛、萘普生、布洛芬等）缓解病变引起的轻微腹痛或痛经，但不能阻止病情进展，不适合长时间使用。

性激素治疗：可降低体内雌激素，阻止异位的内膜生长，使异位内膜萎缩、退化、坏死。目前临床上采用的性激素疗法如下：

（1）口服避孕药：避孕药为高效孕激素和小量炔雌醇的复合片，连续或周期服用，6 个月及以上。不但可抑制排卵起到避孕作用，且可使子宫内膜和异位内膜萎缩，导致痛经缓解和经量减少。此疗法适用于有痛经症状，但暂无生育要求的轻度子宫内膜异位症患者。40 岁以上或有高危因素（糖尿病、高血压、血栓史等）的患者，要警惕血栓形成的风险。

（2）高效孕激素：既能抑制垂体促性腺激素的释放，还能直接作用于子宫内膜和异位内膜，导致内膜萎缩和闭经。临床常用大剂量高效孕激素有甲地孕酮、醋酸甲羟孕酮等。不良反应有乳房胀痛、水钠潴留、体重增加、阴道不规则出血等。

（3）雄激素衍生物：主要有达那唑和孕三烯酮。达那唑为合成的 17α- 乙炔睾酮衍生物，通过多种路径抑制内膜增生，使在位和异位内膜萎缩从而起到治疗作用。副作用是卵巢功能抑制症状及雄性化作用，如多毛、痤疮、皮脂增加、头痛、潮热、性欲减退、体重增加、肝功能损害等。近年来研究表明该药可引起高密度脂蛋白降低，长期应用可引起动脉粥样硬化性心脏病的危险。现在较少应用。

孕三烯酮：是 19- 去甲睾酮甾类药物，有抗孕激素和抗雌激素作用，用于治疗内膜异位的疗效和副作用与达那唑相同，但远较达那唑的副作用为低，由于此药在血浆内半衰期长达 24 小时，故可每周仅用药 2 次，每次 2.5mg，连续用药 6 个月。

（4）促性腺激素释放激素激动剂：促性腺激素释放激素激动剂为人工合成的十肽类化合物，其作用与天然的 GnRH 相同，通过抑制垂体促性腺激素的分泌，导致卵巢分泌性激素减少，造成体内低雌激素状态，出现暂时性闭经。目前我国常用的促性腺激素释放激素激动剂类药物有：亮丙瑞林、戈舍瑞林、曲普瑞林，月经第 1 天皮下或肌内注射，第一针后，每隔 28 天注射 1 次，共 3～6 次。主要副作用为低雌激素状态导致的潮热、阴道干涩、性欲降低等绝经期症状和骨质丢失。必要时采用反向添加治疗，缓解雌激素降低引起的血管症状和骨质丢失。

（5）左炔诺孕酮宫内缓释节育系统：一次放置宫腔内，可持续稳定释放左炔诺孕酮，局部药物浓度高，全身副作用小，耐受性好，缓解子宫腺肌病和 DIE 的疼痛尤为有效。使用 6 个月内容易出现月经淋漓不尽的情况，部分患者出现闭经，取出后可逐渐恢复正常。

（二）手术治疗

除明确诊断和进行临床分期，手术治疗的主要目的是：切除异位内膜病灶及囊肿，恢复正常解剖结构。手术指征：①卵巢子宫内膜异位囊肿直径≥4cm。②合并不孕。③痛经药物治疗无效。首选腹腔镜手术，若病变粘连广泛，病灶巨大，特别是巨大的卵巢巧克力囊肿患者，应行经腹手术。手术目的根据手术范围的不同，可分为病灶切除术、子宫全切术、子宫及双附件切除术 3 类：①病灶切除术，多用于有生育要求的年轻患者。②子宫全切术：多用于 rAFS 分期Ⅲ、Ⅳ期，症状重且无生育要求的 45 岁以下、希望保留卵巢内分泌功能者。③子宫及双附件切除：适合 45 岁以上、症状重或者复发经保守手术或药物治疗无效者。

（三）内异症伴痛经的治疗

1. 治疗原则 ①合并不孕或附件包块 >4cm 者，首选手术治疗。②合并附件包块 <4cm，可观察。若囊肿无变化或长大，手术治疗为主。③未合并不孕及无附件包块者，首选药物治疗。④药物治疗无效可考虑手术治疗。

2. 经验性药物治疗 对无明显盆腔包块及不孕的痛经患者，可选择经验性药物治疗。一线药物包括：NSAID、口服避孕药及高效孕激素（如醋酸甲羟孕酮等），二线药物包括促性腺激素释放激

素激动剂、左炔诺孕酮宫内缓释节育系统，一线药物治疗无效改二线药物，如依然无效，应考虑手术治疗。

（四）内异症伴不孕的治疗

1. 对于内异症合并不孕患者首先按照不孕的诊疗路径进行全面的不孕症检查，排除其他不孕因素。

2. 单纯药物治疗对自然妊娠无效。

3. 腹腔镜手术是首选的治疗方式。手术需要评估内异症的类型、分期及子宫内膜异位症生育指数（endometriosis fertility index，EFI）评分（表 21-7），可评估内异症病变的严重程度并评估不孕的预后，

表 21-7　子宫内膜异位症生育指数（EFI）的评分标准

类别	评分
病史因素	
年龄≤35 岁	2 分
年龄 36～39 岁	1 分
年龄≥40 岁	0 分
不孕年限≤3 年	2 分
不孕年限 >3 年	0 分
原发性不孕	0 分
继发性不孕	1 分
手术因素	
LF 评分 7～8 分	3 分
LF 评分 4～6 分	2 分
LF 评分 0～3 分	0 分
ASRM 评分（异位病灶评分之和）<16 分	1 分
ASRM 评分（异位病灶评分之和）≥16 分	0 分
ASRM 总分 <71 分	1 分
ASRM 总分≥71 分	0 分

注：最低功能评分（least function，LF），指单侧（左侧或右侧）输卵管、输卵管伞端、卵巢 3 个部位各自进行评分，两侧均取单侧评分最低者，两者相加即为 LF 评分，以此纳入最后的统计。根据 3 个部位的情况，将评分分成 0～4 分，4 分：功能正常；3 分：轻度功能障碍；2 分：中度功能障碍；1 分：重度功能障碍；0 分：无功能或缺失。

LF 评分标准：①输卵管。轻度功能障碍：输卵管浆膜层轻微受损；中度功能障碍：输卵管浆膜层或肌层中度受损，活动度中度受限；重度功能障碍：输卵管纤维化或轻中度峡部结节性输卵管炎，活动度重度受限；无功能：输卵管完全阻塞，广泛纤维化或峡部结节性输卵管炎。②输卵管伞端。轻度功能障碍：伞端轻微损伤伴有轻微的瘢痕；中度功能障碍：伞端中度损伤伴有中度的瘢痕，伞端正常结构中度缺失伴轻度伞内纤维化；重度功能障碍：伞端重度损伤伴有重度的瘢痕，伞端正常结构大量缺失伴中度伞内纤维化；无功能：伞端重度损伤伴有广泛的瘢痕，伞端正常结构完全缺失伴输卵管完全性梗阻或积水。③卵巢。轻度功能障碍：卵巢体积正常或大致正常，卵巢浆膜层极小或轻度受损；中度功能障碍：卵巢体积减小在 1/3～2/3 之间，卵巢表面中度受损；重度功能障碍：卵巢体积减小 2/3 或更多，卵巢表面重度受损；无功能：卵巢缺失或完全被粘连所包裹。

根据 EFI 评分给予患者生育指导。EFI 评分高者，自然妊娠率高。

4. 年轻、轻中度内异症、EFI 评分高者，术后可期待自然妊娠 6 个月，并行促排卵治疗，争取尽早妊娠；EFI 评分低、有高危因素者（年龄在 35 岁以上、不孕年限超过 3 年，尤其是原发不孕者；重度内异症、盆腔粘连、病灶切除不彻底者；输卵管不通者），应积极行辅助生殖技术助孕。

（五）深部浸润型内异症的治疗

深部浸润型内异症指病灶浸润深度≥5mm 的内异症，常侵及宫骶韧带、阴道后穹窿、直肠子宫陷凹和直肠阴道隔。典型症状有性交痛和慢性盆腔痛等，侵犯结直肠、输尿管及膀胱时，常引起胃肠道和泌尿系统相关症状，如尿频、血尿、排便痛等。妇科检查可发现阴道后穹窿或子宫后方有触痛结节。深部浸润型内异症侵犯肠道、输尿管等器官导致梗阻或功能障碍时，首选手术治疗。术前可行 MRI 评估及 3 个月促性腺激素释放激素激动剂治疗。年轻有生育要求的患者，以保守性病灶切除术为主，保留子宫和双侧附件。对年龄大、无生育要求或者病情重特别是复发的患者，可以采取子宫切除或子宫双侧附件切除术。输尿管 DIE 与膀胱 DIE 少见，病灶切除术是首选的治疗方法。术后可考虑激素治疗防止复发。

五、子宫腺肌病

子宫腺肌病是指子宫内膜腺体和间质存在于子宫肌层中，约 15% 同时合并子宫内膜异位症。病因尚不清楚。与内异症不同，子宫腺肌病多发生在 30～50 岁产后妇女，与剖宫产术、子宫肌瘤切除术密切相关。主要临床症状为经量增多、经期延长以及逐渐加重的进行性痛经。妇科检查可见子宫均匀性增大，质硬有压痛，合并内异症时，附件区可有囊肿，伴压痛。治疗应视疾病的严重程度、患者的年龄及有无生育要求而定。目前无根治本病的药物。无症状、无生育要求者可期待治疗。症状轻者可选择非甾体抗炎药对症治疗。年轻、希望保留子宫者使用口服避孕药或 LNG-IUS；子宫增大明显或疼痛症状严重者，可应用 GnRH-a 治疗 3～6 个月后，再使用口服避孕药或 LNG-IUS。年轻要求保留生育功能者也可以进行病灶切除或子宫楔形切除术，也可合并使用子宫动脉阻断术。症状重、无生育要求者应行子宫全切术，可根治本病。左炔诺孕酮宫内缓释节育系统可改善子宫腺肌病引起的经量过多和痛经症状。

六、长期管理及防治要点

内异症病因不明确、多因素起作用，并且其组织学发生复杂，因此不能完全预防。但可以通过降低体内雌激素水平，显著降低内异症患病风险。

（一）一级预防

1. 调整生活方式 脂肪是雌激素次要产生场所，因此欲想降低体内雌激素水平，增加体育锻炼，控制体重，降低体内脂肪储量十分必要。

2. 合理膳食 营养学家建议多吃绿色、红色、橙色蔬菜，莓类等富含抗氧化剂的水果，以及高质量的鱼肉。同时，应尽量减少酒精、咖啡因饮料以及大豆蛋白的摄入，因这些食物都会损害肝功能，影响肝脏清除体内雌激素。此外，适量 B 族维生素、ω-3 脂肪酸、粗粮纤维的摄入可以维护肝脏和肠道的功能，有利于多余雌激素的清除。内异症患者常大量失血，应定期补充含铁食物，增加体内铁元素储备。

3. 降低与外源性雌激素的接触 外源性雌激素存在于人工快速饲养的肉和乳类产品，人造食物添加剂，以及残留有各类杀虫剂的食品。外源性雌激素可与体内雌激素受体结合，阻碍激素信号转导过程，导致月经紊乱、儿童早熟，甚至增加罹患癌症的风险。

（二）二级预防

1. 防止经血逆流 及时发现并治疗引起经血潴留的疾病，如先天性生殖道畸形、闭锁、狭窄，宫颈粘连等。

2. 药物避孕 口服避孕药可抑制排卵，促使子宫内膜萎缩，使内异症的发病风险有所降低，对有高发家族史者、容易带器妊娠者可选择口服避孕药。

3. 防止医源性异位内膜种植 尽量避免多次的宫腔手术操作。进入宫腔内的经腹手术，均应用纱布垫保护好子宫切口周围术野，以防宫腔内容物溢入腹腔或腹壁切口；缝合子宫壁时避免缝线穿过子宫内膜层；关腹后应冲洗腹壁切口。月经期间禁止宫腔操作。人工流产吸宫时，宫腔内负压不宜过高，避免突然将吸管拔出，使宫腔血液和内膜碎片随负压被吸入腹腔。

（三）长期管理及跟踪随访

1. 内异症长期管理的原则和目标

（1）坚持以临床问题为导向，以患者为中心，分年龄阶段处理，综合治疗。

（2）长期管理的目标：重在减轻和消除疼痛、促进和保护生育能力、降低和减少复发、警惕和早期发现恶变，提高患者的生命质量。

（3）规范手术的时机、术式的选择，重视术后的综合治疗、长期管理，使患者的手术获益最大化、手术损伤最小化。

（4）提高患者的生命质量，分年龄阶段管理，解决不同年龄阶段最主要的临床问题。

2. 青春期内异症患者的长期管理 青少年内异症也是一种进展性的疾病，影响青少年患者的生命质量及未来的生育能力。对青少年内异症患者，要警惕合并梗阻性生殖器官畸形如阴道闭锁或阴道斜隔综合征。

（1）长期管理目标：青少年内异症主要的问题是疼痛和卵巢囊肿。长期管理的目标主要是控制疼痛、保护生育、延缓进展、预防复发。

（2）青少年内异症的随访建议：建议青少年内异症患者每 6 个月随访 1 次，随访内容应包括：疼痛控制情况、药物副作用、妇科超声检查、有卵巢囊肿者应复查肿瘤标志物，同时应对青少年患者及其家属进行健康教育。

3. 育龄期内异症患者的长期管理 育龄期内异症集中了内异症的主要临床表现——疼痛和不孕。最典型的临床症状是盆腔疼痛，70%～80% 的患者有不同程度的盆腔疼痛，包括痛经、慢性盆腔痛、性交痛、肛门坠痛、排便痛、疼痛过敏以及中枢性疼痛等。痛经常是继发性，进行性加重。临床表现中也可有月经异常。40%～50% 的患者合并不孕，17%～44% 的患者合并盆腔包块。

（1）长期管理目标：控制疼痛；保护、指导和促进生育；预防复发。

（2）育龄期内异症患者术后随访建议：建议术后 6 个月内每 3 个月随访 1 次，6 个月后每 6 个月随访 1 次。随访内容的重点在于药物治疗、药物副作用的管理、病情的监测、生育问题的指导。随访内容包括妇科检查、盆腔超声检查、卵巢储备功能监测、CA125 等。

4. 内异症合并不孕的长期管理 应明确以下几点：

（1）内异症的发生机制：不清，内异症相关的不孕常常是多因素共同作用的结果。

（2）治疗时机：主张积极治疗，不宜等待。

（3）治疗方案：应根据男方精液的检查情况、患者年龄、病情程度、既往治疗过程、卵巢囊肿大小、卵巢储备功能及子宫情况等充分评估，制订个体化的方案。

（4）内异症合并不孕患者长期管理的随访建议：每 3～6 个月随访 1 次，随访的重点应包括：内异症症状的控制、对子宫腺肌病及卵巢囊肿的监测以及再次生育的指导。随访内容包括妇科检查、盆腔超声检查、卵巢储备功能监测等。

5. 内异症复发的长期管理

（1）内异症复发的长期管理重在初治规范、预防复发。

（2）内异症复发长期管理的随访建议：建议对于内异症复发的患者无论是症状复发还是卵巢囊肿的复发，每 3～6 个月随访 1 次。随访的重点应包括：内异症症状的控制、生命质量、卵巢囊肿情况、卵巢囊肿良恶性质的监测、药物副作用以及生育的指导。随访内容包括：妇科检查、盆腔超声检查、卵巢肿瘤标志物、卵巢功能等，对于连续使用促性腺激素释放激素激动剂 6 个月以上的患者，应监测骨密度。

6. 围绝经期内异症患者的长期管理

（1）围绝经期内异症的长期管理需关注与内异症相关的肿瘤，特别是警惕内异症恶变的风险，主要的恶变部位在卵巢。临床有以下情况应警惕内异症恶变：

1）围绝经期内异症患者的疼痛节律改变。

2）卵巢囊肿过大、增长过快、直径 >10cm。

3）影像学检查发现卵巢囊肿内部实性或乳头状结构，病灶血流丰富，阻力指数低。

4）血清 CA125 水平过高 >200kU/L（除外感染或子宫腺肌病）。围绝经期卵巢子宫内膜异位囊肿患者出现以上情况时应积极手术治疗，可行患侧附件切除或子宫加双侧附件切除术，对 DIE 病灶最好一并切除或至少活检行病理检查。

（2）围绝经期内异症患者长期管理的随访建议：建议围绝经期内异症患者每 3～6 个月随访 1 次。随访的重点应包括：内异症症状的控制、卵巢囊肿情况、卵巢囊肿良恶性质的监测以及盆腔其他肿瘤的发生。随访内容包括妇科检查、盆腔超声检查、卵巢肿瘤标志物（如 CA125、CA199）、卵巢功能等。

7. 子宫腺肌病患者术后的长期管理细则

（1）如患者要求生育可直接给予 4～6 个月的促性腺激素释放激素激动剂治疗，在停药后可直接行体外受精胚胎移植术或自然妊娠。

（2）如患者不要求生育，则在促性腺激素释放激素激动剂治疗 6 个月后放置左炔诺孕酮宫内缓释节育系统或口服避孕药或孕三烯酮或高效孕激素（地诺孕素）等治疗，进行序贯或交替治疗以获得长期治疗的目的。子宫腺肌病具体的诊治流程详见上文。

（3）子宫腺肌病患者长期管理的随访建议：建议对于子宫腺肌病患者，每 6 个月随访 1 次。随访的重点应包括：子宫腺肌病症状的控制、生命质量、药物副作用以及生育的指导。随访内容包括妇科检查、盆腔超声检查、CA125、血常规等，对于连续使用促性腺激素释放激素激动剂 6 个月以上的患者，应监测骨密度。

（四）转诊时机

1. 初始治疗无效、不耐受、有禁忌。

2. 内异症症状严重、持续、反复。

3. 内异症出现盆腔部位的体征。

4. 内异症累及肠道、膀胱、输尿管等。

5. 17 岁及以下内异症患者。

（五）内异症患者的教育细则

1. **内容**　月经相关的生理知识；内异症的症状、高危因素等；各项检查的必要性；各种治疗方案及其优缺点；心理健康辅导。

2. **方式**　健康讲堂；术前宣教、术后教育；建立健康教育宣传栏；制作健康教育宣传手册；播放科普视频；鼓励并指导患者记录自己的疼痛及其他症状的变化。

3. **途径**　医院门诊、病房；走进校园；通过自媒体进行健康教育，如即时通信软件微信、微信公众号、微博等；医患之间的沙龙等。

对患者的健康教育，不仅可以增加与患者之间的交流，相互消除不良情绪，相互补充对疾病的认识，同时便于即时了解患者的状态，找寻更佳的治疗方法。

专家点评：子宫内膜异位症发病率呈逐年升高趋势，多见于生育期年龄妇女。其发病机制至今尚未完全明确，组织学发生复杂，因此不能完全预防。但可通过降低体内雌激素水平，进而降低内异症患病风险。作为临床医务工作者，应加强对患者的健康教育，个性化选择治疗方案，对不同年龄段的内异症患者实施长期分层管理，以降低内异症对女性生殖健康的不良影响。

（张文超　林　蓓）

第九节　多囊卵巢综合征

导读：多囊卵巢综合征是生育年龄妇女常见的一种内分泌及代谢异常疾病。有研究认为其发病是由遗传、营养、环境、精神等多因素共同作用的结果。涉及中枢神经系统垂体-卵巢轴、肾上腺、胰岛及遗传等方面。患者发生一系列异常症状，如闭经、不育、多毛、子宫内膜异常增生甚至恶变等。了解多囊卵巢综合征的危害和表现形式，当疾病出现时，才会引起足够的重视并采取积极的治疗。

一、临床表现

多囊卵巢综合征表现呈多样性，主要为月经失调、高雄激素表现及肥胖等。这些特征相互影响，逐渐加重病情。

1. **排卵障碍**　可导致月经不调（月经稀发、闭经或功能失调性子宫出血等），排卵障碍及子宫内膜容受性改变导致的受孕率低、孕后易发生自然流产，子宫内膜病变。

2. **高雄激素血症及临床表现**　睾酮入血后 19% 与白蛋白相结合，80% 与性激素结合蛋白相结合，只有 1% 游离的雄激素才具有活性。目前检验技术还无法检测游离睾酮，故需要重视临床高雄激素表现：①多毛：唇周、下颌、乳晕周围、脐下、耻骨联合上、大腿根部等部位长出粗硬的长毛。②痤疮，多发于面部、前胸、后背等处，具有症状重、持续时间长、顽固难愈、口服或外用传统治疗痤疮的药物效果欠佳等特点。③脱发：主要发生在头顶部，向前可延伸至前头部，但不侵犯发际，向后可延伸到后头部，但不侵犯后枕部。

3. **代谢综合征**　PCOS 有 30%～70% 的人伴有肥胖或超重，肥胖可以引起：①瘦素抵抗，血清瘦素水平增高可直接抑制卵泡的发育。②可使中枢释放 LH 振幅下降，导致 LH 降低。③可以导致胰岛素抵抗，还可以抑制雄激素向雌激素转化，从而使雄激素升高。

4. **胰岛素抵抗**　可使性激素结合蛋白降低，从而使游离的雌激素和雄激素升高；可使游离的胰岛素样生长因子 I 升高，从而使雄激素增高；胰岛素抵抗时还可直接作用于卵泡膜细胞，使雄激素生成增多；也可以直接作用于垂体，使促肾上腺皮质激素升高，从而使肾上腺来源的雄激素增多；长期的胰岛素抵抗，可以导致高血压、高血脂、动脉粥样斑块形成。多囊卵巢综合征的患者较常人易早患高血压、高血脂、糖尿病等代谢性疾病及心血管疾患。

5. 黑棘皮病　PCOS 伴胰岛素抵抗患者可出现黑棘皮病，即：局部皮肤或大或小的天鹅绒样、角化过度、灰棕色病变，常分布在颈后、腋下、外阴、腹股沟等皮肤皱褶处。

二、诊断

目前对该病的诊断标准国际上并未统一，我们曾沿用鹿特丹标准，根据诊断依据（表 21-8），只要满足下列三项中的两项并排除其他高雄激素病因即可诊断多囊卵巢综合征：①排卵障碍。稀发排卵或无排卵。② B 超提示双侧或单侧卵巢多囊状态（2～9mm 卵泡≥12 个）和 / 或卵巢体积≥10ml。③高雄激素血症或临床高雄激素表现：包括多毛、痤疮等男性化表现。2011 年中国 PCOS 诊断标准：稀发排卵或无排卵或不规则子宫出血为必需条件，同时合并下列两项中一项：①高雄激素血症或高雄激素表现。②卵巢多囊样改变，但需排除其他引起高雄和排卵障碍的疾病才能确定诊断。

目前国际上尚无公认的青春期 PCOS 诊断标准，《多囊卵巢综合征中国诊疗指南》（2017）对于青春期 PCOS 的诊断需要同时符合以下 3 个指标：①初潮后月经稀发持续至少 2 年或闭经。②高雄激素临床表现或高雄激素血症。③超声下卵巢呈多囊样表现。同时应排除其他引起高雄激素和月经失

表 21-8　PCOS 诊断依据

病史	现病史	年龄、就诊原因、月经情况、婚姻状况、孕产史及生育要求
	既往史	既往疾病情况、相关检查结果、治疗措施及效果
	月经史	无排卵可表现为周期<21 天的频发出血或周期>35 天的月经稀发，偶有正常周期（21～35 天）的出血仍可能为无排卵。如果出血周期正常，可通过检测黄体中期的孕激素水平验证有无排卵
	家族史	家族中糖尿病、肥胖、高血压、体毛过多的病史 女性亲属的月经异常情况、生育状况、妇科肿瘤病史 男性亲属是否有秃发情况
	一般情况	体重是否明显变化、饮食和生活习惯
体格检查	全身检查	身高、体重、体重指数、腰围、臀围、血压、乳房发育、有无挤压溢乳、体毛多少与分布、有无黑棘皮病、痤疮
	妇科检查	阴毛分布及阴蒂大小，盆腔检查有时可触及一侧或双侧增大卵巢
	基础体温	无排卵者表现为单向型基础体温曲线
超声检查	卵巢大小及形态	一侧或双侧卵巢内直径 2～9mm 的卵泡数≥12 个，和 / 或卵巢体积≥10 ml（卵巢体积：0.5×长径×横径×前后径）即可超声诊断多囊卵巢* 卵泡围绕卵巢边缘，呈车轮状排列，称为"项链征"
诊断性刮宫		在月经前数天或月经来潮 6 小时内进行，刮出内膜呈不同程度增殖改变，无分泌期变化
腹腔镜检查		镜下见卵巢增大、包膜增厚、表面光滑，呈灰白色，有新生血管。包膜下显露多个卵泡，无排卵征象（排卵孔、血体、黄体）。镜下取卵巢或组织检查可确诊
实验室检查	性激素	• 高雄激素血症：血清总睾酮水平正常或轻度升高，通常不超过正常范围上限的 2 倍；可伴有雄烯二酮水平升高，脱氢表雄酮、硫酸脱氢表雄酮水平正常或轻度升高 • 血清 FSH 正常或偏低，LH 升高，但排卵前峰值出现，LH/FSH 比值≥2～3，多见于非肥胖 PCOS 患者 • 20%～35% 的 PCOS 患者可伴有血清催乳素（PRL）水平轻度增高 • 雌激素：E_1 明显升高，E_2 正常或轻度升高，并恒定于早卵泡期水平，$E_1/E_2>1$，高于正常期
	抗米勒管激素	较正常明显增高
	代谢指标	口服葡萄糖耐量试验；空腹血脂、脂蛋白测定；肝功能
	其他内分泌激素	甲状腺功能、胰岛素释放试验、皮质醇、肾上腺皮质激素释放激素、17α-羟孕酮测定

注：*超声检查前应停用性激素类药物至少 1 个月。稀发排卵患者若有卵泡直径>10mm 或有黄体出现，应在以后的月经周期进行复查。无性生活者，可选择经直肠超声检查或腹部超声检查，其他患者应选择经阴道超声检查。

调的疾病。无排卵和卵巢多囊样改变可能是生殖成熟过程中的常见表现,不足以诊断青春期PCOS。

三、鉴别诊断

正常月经的形成,依赖于下丘脑-垂体-卵巢-子宫间协调的神经内分泌反应,其中任何一个环节异常均可导致月经紊乱。多囊卵巢综合征存在性腺轴功能失调,卵巢局部产生过高雄激素,抑制卵泡生长成熟,导致排卵障碍,月经紊乱。需要排除其他能够导致排卵障碍(如高催乳素血症、低促性腺激素性闭经、卵巢储备功能减退导致的月经紊乱、甲状腺功能异常等)及高雄激素疾病(如Cushing综合征、卵泡膜细胞增生症、先天性肾上腺皮质增生、分泌雄激素的肿瘤等)才能诊断为PCOS。

1. Cushing综合征 根据测定皮质醇昼夜节律,24小时尿游离皮质醇,小剂量地塞米松试验确诊。

2. 卵泡膜细胞增殖症 临床表现及内分泌检查与PCOS相仿,但更严重,血睾酮高值,血硫酸脱氢表雄酮正常,LH/FSH比值可正常。卵巢组织检查,镜下可见卵巢皮质黄素化的卵泡膜细胞群,皮质下无类似PCOS的多个小卵泡。

3. 先天性肾上腺皮质增生 又称21-羟化酶缺乏症,根据血基础17α-羟孕酮水平和ACTH刺激60分钟后17α-羟孕酮反应鉴别。

4. 甲状腺功能异常 根据甲状腺功能测定和抗甲状腺抗体测定可诊断。建议疑似PCOS的患者常规检测血清促甲状腺素水平及抗甲状腺抗体。

5. 高催乳素血症 催乳素升高较严重,而LH和FSH水平偏低,垂体MRI可能显示占位性病变。

6. 卵巢功能早衰 主要表现为40岁之前出现月经异常(闭经、月经稀发)、促性腺激素水平升高(FSH>40U/L)、雌激素<10~20pg/ml。

7. 卵巢或肾上腺分泌雄激素肿瘤 血睾酮水平150~200ng/dl以上,影像学提示占位性病变。

8. 功能性下丘脑性闭经 FSH、LH正常或减低,E_2相当于早卵泡期水平,而无高雄诊断。

除了上述疾病,还有很多因素可以影响月经来潮,如过度的节食减肥导致性腺轴的抑制、人工流产刮宫对宫腔的损害等。

四、多囊卵巢综合征的危害

多囊卵巢综合征的危害可以从青春期影响到生育期,一直延续到老年期,甚至危害子代的健康。注意每个时期疾病的特点,给予合理的预防、治疗及长期管理非常重要。

1. 青春期 稀发排卵或不排卵,使子宫内膜长期在单一雌激素的刺激下处于过度增生状态,子宫内膜不规则脱落致不规则阴道流血;高雄激素血症引起的体毛增加、声音变粗、痤疮等,肥胖PCOS患者高雄激素血症的表现更为突出,长期患病会影响青春期女性的心理疾病。

2. 生育期 因排卵障碍、性激素水平失调、胰岛素抵抗、高雄激素血症以及高促性腺激素水平和子宫内膜容受性异常,肥胖型PCOS患者对脉冲性GnRH的促排卵反应明显降低,以上因素均可导致自然受孕周期和不孕治疗周期的受孕率低,自然流产率高。合并肥胖的PCOS患者妊娠后出现产科并发症的风险也明显增加(包括妊娠糖尿病、羊水过多、早产和子痫前期、血栓栓塞和伤口感染)。

3. 远期健康 长时间不排卵、稀发排卵导致缺乏周期性孕激素分泌,使子宫内膜长期在单一雌激素的刺激下处于增生状态,甚至导致子宫内膜癌;PCOS与糖尿病和心血管疾病的发病风险密切相关,肥胖型PCOS患者高密度脂蛋白降低,甘油三酯和总胆固醇升高,空腹或餐后胰岛素浓度和糖耐量异常的比例增高,胰岛素的敏感性显著性降低。高胰岛素血症、糖脂代谢异常进行性发展可导致糖耐量异常、高血脂,若不加以干预,极易罹患2型糖尿病、高血脂、高血压、冠心病、心肌梗死等。长期患病亦增加患阻塞性睡眠呼吸暂停和精神疾病的风险。

4. 对子代的影响 由于孕妇本身的内分泌和代谢问题,使得胎儿在宫内发育的过程中以及卵细胞在成熟的过程中,也都暴露在不良的环境中,PCOS的女性子代在成年后也更加容易发生PCOS。研究发现,如果母亲有高雄激素血症,子代在儿童及成年期发生糖尿病的风险明显增加,可能与卵细胞表观遗传修饰发生了改变有关。

PCOS对妇女的危害贯穿终身,引发多种疾病,不容忽视,必须积极治疗及长期管理,必要时应多学科共同协作,降低其危害。

五、治疗

PCOS的治疗需要根据患者的年龄、对生育的需求等采取个体化对症治疗。对于无生育需求的患者主要调经、降雄、治疗胰岛素抵抗等;有生育需求患者在控制体重及纠正代谢紊乱基础上促排卵辅助生育治疗。

（一）一般治疗

肥胖是 PCOS 常见的一种特征，肥胖型 PCOS 患者罹患代谢综合征、2 型糖尿病、心血管疾病及乳腺癌、子宫内膜癌等远期并发症的风险均明显上升，因此生活方式的合理调整对 PCOS 的治疗尤为重要。生活方式干预包括饮食控制、运动和行为干预。

1. 饮食控制　长期限制热量摄入，选用低糖、高纤维饮食，以不饱和脂肪酸代替饱和脂肪酸。改变不良的饮食习惯、减少精神应激、戒烟、少酒、少咖啡。

2. 运动　适量规律的锻炼（30min/d，每周至少 5 次）及减少久坐的行为，是减重最有效的方法。应给予个体化锻炼方案。

3. 行为干预　包括对肥胖认知和行为两方面的调整，在临床医师、心理医师、护士、营养学家等团队的指导和监督下，加强对低热量饮食计划和增加运动的措施依从性，使患者逐步改变生活习惯（不运动、摄入酒精和吸烟等）和心理状态（如压力、沮丧和抑郁等），使传统的饮食控制或运动的措施更有效。

（二）对症药物治疗

1. 调整月经周期　对于月经稀发但周期短于 2 个月，且有规律排卵的患者，如无生育或避孕要求，可观察随诊，无需用药。对于因排卵障碍引起的孕激素缺乏且无生育需求的患者，以调整月经周期、保护子宫内膜为主要治疗方案。

（1）孕激素：①口服 / 肌内注射孕激素。为青春期、围绝经期 PCOS 患者的首选，也可用于育龄期有妊娠计划的 PCOS 患者。常见的孕激素有黄体酮、地屈孕酮、甲羟孕酮等，转化子宫内膜剂量分别为：微粒化黄体酮（口服 100～200mg/d）、醋酸甲羟孕酮（口服 10mg/d）、地屈孕酮（口服 10～20mg/d）、黄体酮（肌内注射 20mg/d）。口服用药时间一般为每周期 10～14 天，如使用肌内注射黄体酮则为 3～5 天。对于青春期患者推荐使用天然孕激素或地屈孕酮。②左炔诺孕酮宫内缓释节育系统。是一种含有高效的孕激素左炔诺孕酮的避孕装置，对于育龄期无生育要求的患者既可以避孕，又可以治疗无排卵性异常子宫出血，保护子宫内膜。

（2）短效复方口服避孕药（combined oral contra-ceptive，COC）：由低剂量炔雌醇和不同高效孕激素

组成。目前常用的 COC 主要有达英（炔雌醇 35μg + 2mg 醋酸环丙孕酮）、去氧孕烯炔雌醇（炔雌醇 30μg + 0.15mg 去氧孕烯）、屈螺酮炔雌醇（炔雌醇 30μg + 屈螺酮 3mg）、屈螺酮炔雌醇（Ⅱ）（炔雌醇 20μg + 屈螺酮 3mg）等。用药方法：在孕激素撤退出血第 5 天起服用，每天 1 片，共服 21 天；停药撤退出血的第 5 天或停药第 8 天重复下一周期。疗程一般为 3～6 个月，可重复使用。COC 可作为育龄期无生育要求的 PCOS 患者的首选，要求体重指数 <30kg/m²；青春期患者酌情可用。由于使用 COC 有增加血栓的风险，应用前需对患者的代谢情况进行评估，对于围绝经期或体重指数 >30kg/m² 或有代谢疾病的患者应慎用。COC 对重度肥胖、严重胰岛素抵抗的 PCOS 患者可能加重其糖耐量损害程度。因此，对有严重胰岛素抵抗或已存在糖代谢异常的 PCOS 患者应慎用 COC，必须要用时应与胰岛素增敏剂联合使用。

（3）雌孕激素周期序贯治疗：对于有生育要求但雌激素水平较低、子宫内膜薄，单一孕激素治疗后子宫内膜无撤药出血反应的 PCOS 患者，需要采取雌孕激素序贯治疗。可口服雌二醇 1～2mg/d（每月 21～28 天），周期的后 10～14 天加用孕激素，孕激素的选择和用法同上。对伴有低雌激素症状的围绝经期 PCOS 患者可作为首选，既可控制月经紊乱，又可缓解低雌激素症状，具体方案参照"绝经期管理与激素补充治疗临床应用指南（2012 版）"。

2. 降低雄激素水平

（1）孕激素：醋酸环丙孕酮为 17-α 羟孕酮衍生物，能抑制垂体促性腺激素的分泌，使体内睾酮水平降低，是抗雄活性最强的孕激素；屈螺酮抗雄激素作用仅为环丙孕酮的 1/3，同时还有抗醛固酮作用，能有效防止水钠潴留；去氧孕烯同样有降雄作用。这些孕激素与炔雌醇结合的 COC 较单独孕激素抗雄作用强，故较少采用单独孕激素降雄治疗。

（2）螺内酯：是醛固酮受体的竞争性抑制剂，通过抑制卵巢和肾上腺合成雄激素，增加雄激素分解。螺内酯治疗多毛症效果与剂量相关，建议初始剂量为 50mg/d，逐渐递增至 200mg/d，治疗多毛需用药 6～9 个月。螺内酯是保钾利尿药，需建议定期复查血钾及肾功能，慎用于糖尿病或应用补钾药物的患者。理论上螺内酯对雄激素作用的干扰可引起男性胎儿女性化，因此育龄妇女应用时应避孕。

（3）促性腺激素释放激素激动剂：通过对垂体

促性腺激素细胞上的 GnRH 受体的降调节作用,造成短期药物性卵巢去势状态,可以降低卵巢来源的雄激素生成。目前国内常用的有亮丙瑞林 3.75mg、曲普瑞林 3.75mg 和戈舍瑞林 3.6mg,每 4 周(或 28～31 天)皮下注射 1 次,一般 6 个疗程。其副作用与低刺激素状态有关(潮热多汗、情绪变化、阴道干涩、骨质丢失等),所以患者若无雌激素禁忌,可在下一周期用药时进行反向添加适量的雌激素治疗。由于这种治疗方法价格昂贵并伴随低雌激素症状,限制了其在 PCOS 高雄激素血症中的应用。

(4)糖皮质激素,主要通过抑制内源性 ACTH 分泌,治疗肾上腺源的高雄激素血症;常用的方法为:地塞米松 0.25～0.5mg/d,或泼尼松 2.5～5mg/d,或氢化可的松 10～2mg/d,每晚口服对下丘脑-垂体-卵巢轴的抑制作用最明显。常见的副作用包括:骨质疏松、感染、皮肤病变、下丘脑-垂体-肾上腺轴受到抑制等。

(5)怀疑其他内外科疾病原因导致的高雄激素血症时,应联合相应科室医师指定专一治疗方案。

3. 代谢调节

(1)二甲双胍:胰岛素增敏剂,既能纠正胰岛素抵抗,还可直接抑制卵泡膜细胞产生雄激素。适应证:① PCOS 伴胰岛素抵抗的患者。② PCOS 不孕、枸橼酸氯米芬(clomiphene citrate,CC)抵抗患者促性腺激素促排卵前的预治疗。初始 250mg/d,每天 3 次,2～3 周后可根据病情逐渐加量至 500mg/ 次。禁忌证:心、肺、肝、肾功能不全,既往有乳酸性酸中毒者,酗酒等。妊娠期是否继续使用尚有争议。

(2)噻唑烷二酮类:胰岛素增敏剂,可有效改善胰岛素抵抗,与促排卵药物合用能产生较好的促排卵协同效应。目前上市的有吡格列酮及罗格列酮,对于不能耐受二甲双胍、无生育要求的患者,可考虑噻唑烷二酮药物。但由于其肝脏毒性,在服用期间应监测肝功能。

(3)阿卡波糖是新型口服降糖药。在肠道内竞争性抑制葡萄糖苷水解酶,使糖的吸收相应减缓,降低餐后血糖。一般单用,或与其他口服降糖药或胰岛素合用。配合饮食,治疗胰岛素依赖型或非依赖型糖尿病。

4. 促进生育治疗

(1)药物促排卵治疗:氯米芬为经典一线促排卵药。能竞争性结合雌激素受体,减少雌激素对性腺轴的负反馈,FSH、LH 分泌,启动卵泡发育、

排卵。有氯米芬抵抗时可以采用来曲唑、他莫昔芬或促性腺激素等。

(2)辅助生殖技术:对于应用 6 个月以上标准的促排卵治疗后有排卵但仍未妊娠,手术不能奏效的 PCOS 患者,存在盆腔粘连、输卵管梗阻、盆腔子宫内膜异位症等原因时,可以考虑该方案。

(三)手术治疗

1. 腹腔镜下卵巢打孔术 对 LH 和游离睾酮升高者效果较好,每侧打孔 4 个为宜,可提高排卵率和受孕率。

2. 卵巢楔形切除术 将双侧卵巢各楔形切除 1/3 可降低雄激素水平,减轻多毛症状。但术后卵巢周围粘连发生率较高,临床已不常用。

(四)心理疏导

PCOS 是终身疾病,由于激素紊乱、体形改变、不孕恐惧心理等多方面因素的联合作用,患者易出现心理负担增加、意志薄弱,不易坚持诊疗,食欲很难控制。在 PCOS 患者的临床诊疗过程中,相关的医务人员应在尊重隐私和良好沟通的基础上,引入长期的健康管理理念。通过加强自我管理、控制进餐和强化认知等方式,必要时结合实际情况,通过咨询指导或互助小组等形式给予患者合理的心理支持及干预,尤其是对于有暴饮暴食、自卑、有形体担忧的 PCOS 患者。

(五)PCOS 并发症的防治

PCOS 发生于年轻妇女并使其面临近期的代谢综合征及远期的代谢并发症,即高血压、高血脂、糖尿病、粥样动脉硬化、子宫内膜癌、乳腺癌等,这些并发症常常又是致命的,因此必须强调预防。PCOS 患者应注意以下情况:

1. 控制体重在正常范围。

2. 监测血压及血脂,必要时根据内科治疗原则给予治疗。

3. 筛选患者有无糖耐量异常的迹象(过于肥胖、糖尿病家族史、黑棘皮病)。

4. 监测子宫内膜和乳腺组织的变化。

专家点评:多囊卵巢综合征是需要我们长期关注、长期管理的慢性病,几乎影响女性一生的健康,不可治愈,但可以控制。积极治疗可以达到缓解临床症状、满足生育要求、维护身体健康、提高生活质量的最终目标。

(刘大我 林蓓)

第十节　女性生殖器官损伤性疾病

导读：女性生殖器官损伤性疾病包括盆腔器官脱垂、压力性尿失禁和生殖道瘘等，其中盆腔器官脱垂和压力性尿失禁等疾病统称为盆底功能障碍性疾病，随着人口老化及三孩政策的实施，盆底功能障碍性疾病的发病率会有所增加，而由于助产技术的提高，由于分娩所导致的生殖道瘘的发生率很低。

一、盆底功能障碍性疾病

盆底功能障碍性疾病（pelvic floor dysfunction, PFD）是一组疾病的统称，包括盆腔器官脱垂、压力性尿失禁、大便失禁及性功能障碍等，其中最常见的是盆腔器官脱垂和压力性尿失禁。

（一）盆腔器官脱垂

盆底支持结构缺陷、损伤或功能障碍造成盆腔器官从正常位置沿阴道下降，称为盆腔器官脱垂。

1. 病因　盆底支持结构的损伤和缺陷是造成盆底功能障碍性疾病的主要原因，如妊娠和分娩的损伤、长期腹压增加、退行性改变、遗传因素等。还与一些尿道、阴道手术，盆腔肿物压迫，体重指数过大以及激素水平影响等相关。

2. 分度　目前国际上采用的是 POP-Q 分期法。它是 1995 年由美国妇产科学会制定的盆腔器官脱垂评价系统。

POP-Q 以处女膜为参照点（0 点），以阴道前壁、后壁和顶部的 6 个指示点（前壁 Aa、Ba；后壁 Ap、Bp；顶部 C、D 点）与处女膜之间的距离来描述器官脱垂的程度，指示点位于处女膜缘内侧记为负数，位于处女膜缘外侧记为正数。另外还有 3 个衡量指标：①生殖道裂孔（genital hiatus, gh）。尿道外口中点至阴唇后联合之间的距离。②会阴体（perineal body, pb）。阴唇后联合到肛门中点的距离。③阴道总长度（total vaginal length, tvl）。将阴道顶端复位后阴道深度。除了 tvl 外，其他指标均在让患者用力屏气处于最大脱垂状态下测量（表 21-9、表 21-10）。

3. 临床表现

（1）症状：轻者无明显症状；重者自觉下坠、腰酸，并于行走和腹压增加时有块状物自阴道脱出，

表 21-10　POP-Q 分期法分期标准

分期	标准
0	没有脱垂，Aa、Ap、Ba、Bp 都是 −3cm，C 点在 −tvl 和 −（tvl−2cm）之间
I	脱垂最远处在处女膜内，距离处女膜 −3～−1cm（不包括 −1）
II	脱垂最远处距处女膜边缘 −1～+1cm（≥−1，≤+1）
III	脱垂最远处在处女膜外，距处女膜边缘在 +1～+（tvl−2）cm
IV	下生殖道完全或几乎完全外翻，脱垂最远处≥+（tvl−2）cm

表 21-9　POP-Q 分期法指示点及范围

指示点	解剖描述	定位范围 /cm
Aa	阴道前壁中线，距处女膜 3cm 处的测量点，此测量点相当于尿道膀胱皱褶处，与处女膜的关系可为 −3～+3cm，即处女膜上 3cm 至处女膜下 3cm 的范围	−3～+3cm
Ba	自阴道前穹窿顶端至 Aa 点的阴道前壁的脱垂最低点，在无盆腔器官脱垂的情况下，规定 Ba 点正好位于处女膜上 3cm 处；在阴道前壁完全脱垂时，Ba 点即阴道前穹窿顶端	−3cm～+tvl
Ap	阴道后壁中线，距处女膜 3cm 处，此测量点与处女膜的关系可为 −3cm 至 +3cm，即处女膜上的 3cm 至处女膜下 3cm 的范围	−3～+3cm
Bp	自阴道后穹窿顶端至 Ap 点的阴道后壁脱垂最低点，在无盆腔器官脱垂的情况下，Bp 点位于处女膜上 3cm 处；在阴道后壁完全脱垂时，Bp 点即阴道后穹窿顶端	−3cm～+tvl
C	宫颈上脱垂最低点或子宫全切术后阴道断端的前边缘	−tvl～+tvl
D	有宫颈妇女的后穹窿顶端处，代表子宫骶骨韧带附着于宫颈后壁水平。当宫颈缺如时，则可不测量 D 点，C 点位置即可代表阴道穹窿的位置	−tvl～+tvl
gh	尿道外口的中点至处女膜后缘的长度	4～6cm
pb	自处女膜的后缘至肛门口中点的长度	2～4cm
tvl	当 C 点或 D 点处于完全正常位置时，阴道的最大深度。发生盆腔器官脱垂时，可将子宫或阴道穹窿恢复到正常位置，这时测量阴道全长的最大深度	10～12cm

休息后可还纳。常导致排尿困难而发生尿潴留，甚至继发尿路感染。也可合并用力屏气等腹压增加时尿液溢出，称压力性尿失禁。可有排便困难或手助排便。

（2）体征：检查可见用力后子宫颈及宫体位置下移或脱出于阴道口外和/或阴道前壁呈球状膨出和/或阴道后壁黏膜呈球状物膨出，可伴阴道松弛，多伴陈旧性会阴裂伤。肛门检查手指向前方可触及向阴道凸出的直肠，呈盲袋，如无盲袋的感觉，可能仅为阴道后壁黏膜膨出。

长期暴露于阴道外的宫颈或阴道前后壁，因摩擦可发生局部黏膜角化、溃烂、出血及分泌物增多。

4. 诊断和鉴别诊断　通过病史和临床检查不难诊断，但诊断同时判断分度，有无局部糜烂、膀胱炎、压力性尿失禁等。分清前、中、后三个腔室中哪个腔室的脱垂。

应与阴道壁肿物、宫颈延长及子宫黏膜下肌瘤等疾病相鉴别。

5. 治疗

（1）非手术治疗：一般轻、中度患者首选非手术治疗方案，非手术治疗也适用于不能耐受手术、等待手术和不愿意接受手术治疗的患者。目前非手术治疗包括：生活方式干预性治疗、盆底康复（盆底肌肉锻炼、生物反馈治疗和电刺激治疗等）、子宫托等。

（2）手术治疗：手术治疗适用于中、重度脱垂患者，保守治疗失败者或不愿意保守治疗者。主要是有症状的脱垂，或者脱垂程度在Ⅱ度以上伴有明显进展者。所有患者都应当给予尝试保守治疗的机会。

手术路径包括经阴道、经腹和腹腔镜，或者这几种方式的联合。根据脱垂程度和部位，手术应该包括阴道前壁、阴道顶端、阴道后壁和会阴体的修补。还可能同时进行抗尿失禁和便失禁的手术。

1）前盆腔缺陷的外科手术治疗方法：阴道前壁脱垂不伴压力性尿失禁者可采用阴道前壁修补术、阴道旁侧修补术、阴道前壁修加用网片的修补术。阴道前壁脱垂伴有压力性尿失禁者可同时加用抗尿失禁手术。

2）中盆腔缺陷的手术治疗方法：中盆腔缺陷可以行传统的手术方法和新的盆底重建手术方法。如阴道闭合术、曼式手术、阴道骶骨固定术、骶棘韧带固定术、宫骶韧带悬吊术等。

3）后盆腔缺陷的手术治疗方法：对于较轻的后壁膨出，可采用经典直肠阴道筋膜加固缝合术、阴道后壁桥式缝合术、会阴体修补术。较重者可以采用骶骨阴道固定术、加用网片的后壁修补术等，注意辨别有无疝并进行修补。

盆腔器官脱垂手术的并发症有：出血，感染，脏器损伤，局部血肿形成，加用网片者有网片侵蚀和暴露、挛缩，性交困难，泌尿系统感染和新发的排空障碍，瘘管形成等。

盆腔器官脱垂的手术方法很多，需要综合考虑脱垂的类型和严重程度、术者的经验、患者的倾向和手术的预计目标来决定。

（二）压力性尿失禁

国际尿控协会（international continence society, ICS）提出压力性尿失禁（stress urinary incontinence, SUI）的定义是腹压突然增加导致尿液不自主流出，不是由逼尿肌收缩或膀胱壁对尿液的压力引起的。

1. 病因和发病机制　盆底支持结构的损伤和缺陷是主要原因，如妊娠和分娩的损伤、长期腹压增加、退行性改变、遗传因素等。还和一些尿道阴道手术、盆腔肿物压迫、体重指数过大、激素水平影响等相关。绝经后女性由于雌激素缺乏，尿道黏膜及黏膜下血管萎缩，使得尿道黏膜闭合作用丧失。

2. 临床分度　主观分度为：①轻度。尿失禁发生在咳嗽和打喷嚏时，每周至少发作2次。②中度。尿失禁发生在走路快等日常活动时。③重度。尿失禁在站立位时即发生。

客观分度为：以尿垫试验为标准，1小时尿垫试验分度如下：①轻度：2～5g；②中度：5～10g；③重度：10～50g；④极重度：>50g。

3. 临床表现

（1）症状：用力（如咳嗽、大笑、跑跳、打喷嚏甚至走路及改变体位等）时发生不自主漏尿，无尿频、尿急等症状。

（2）体征：在患者膀胱充盈的情况下进行检查。取膀胱截石位，嘱患者连续用力咳嗽数次，可观察到尿道口有漏尿现象。有些患者可以同时检查到尿道膨出和阴道前壁膨出。

4. 诊断与评估

（1）病史：了解尿失禁发生的诱因，伴随症状有无尿频、尿急，每天使用尿垫或卫生巾的情况，有无排尿困难。既往病史，合并疾病，有无手术史及生育情况等。

（2）体检：腹部检查；盆腔检查了解有无脱垂，

盆底肌张力;直肠检查了解有无肿块、肛门张力和括约肌收缩力,会阴感觉,有无粪便嵌塞等;骶神经检查了解会阴感觉、反射和足部运动。

(3)尿常规检查:排除感染、血尿和代谢异常。

(4)压力诱发试验:患者憋尿截石位,增加腹压时尿液从尿道口溢出,停止动作后尿流停止,则诱发试验阳性,反之为阴性。

(5)膀胱抬举试验:患者憋尿截石位,检查者两手指放在阴道前壁尿道两侧,嘱患者增加腹压,如两手指上抬,尿流停止,则试验阳性,反之为阴性。

(6)棉签试验:用于判断尿道下垂的程度。截石位消毒后,尿道插入 4cm 长的棉签,应力状态下和无应力状态下,棉签活动的角度超过 30° 为尿道下垂。

(7)尿垫试验。

(8)排尿日记:至少记录 3 天。

(9)残余尿量测定:为排尿后即刻测量膀胱内的残存尿量,正常应 <50ml。若残余尿量异常,应考虑膀胱出口梗阻或其他问题存在。

(10)尿动力学检查:是在膀胱充盈和排空过程中测定表示膀胱和尿道功能的各种生理指标。可用于评价膀胱容量、逼尿肌稳定性、逼尿肌的收缩能力、有无残余尿量、腹压漏尿点压力、最大尿流率、尿量、尿道压力和尿道闭合压等。

(11)其他特殊检查:包括磁共振、超声、膀胱镜、影像尿动力学检查等(必要时)。

5. 治疗 压力性尿失禁的治疗分为非手术治疗和手术治疗。

(1)非手术治疗是压力性尿失禁的一线治疗方法,主要用于轻、中度患者,还可用于手术治疗前后的辅助治疗。

1)生活方式干预:主要包括减轻体重、戒烟、禁止饮用含咖啡因饮料、避免重体力劳动、避免参加增加腹压的活动,饮食上注意减少便秘等。

2)盆底肌肉锻炼(pelvic floor muscle training, PFMT):又称为 Kegel 运动,是指有意识地进行以肛提肌为主的盆底肌肉群的自主性收缩锻炼,以增强尿道阻力,从而减少漏尿。

3)生物反馈治疗和电刺激治疗:生物反馈治疗指采用模拟声音或视觉信号来反馈提示正常和异常的盆底肌肉活动状态,以使患者或医师了解盆底锻炼的正确性,从而获得正确的、更有效的盆底锻炼。电刺激治疗是采用低频电流对盆底肌肉进行刺激,从而使相应的肌群收缩,增强盆底肌肉

的力量,以此达到尿失禁的治疗目的。

4)子宫托治疗:近年出现的新型子宫托,为尿道和膀胱颈提供不同程度的支撑,改善压力性尿失禁的症状。

5)药物治疗:α_1-肾上腺素受体激动药、三环抗抑郁药和雌激素等。前两种药物由于其副作用,临床应用不多。对于绝经后妇女,单用雌激素可缓解 10%~30% 的压力性尿失禁症状,还可减轻尿频、尿急等症状。推荐阴道内给药,口服给药目前无有效证据。其作用机制可能为:刺激尿道上皮生长,增加尿道黏膜下静脉丛血供,增加盆底支持结构的张力等。

(2)手术治疗

1)阴道前壁修补术(Kelly 手术):该手术通过增加膀胱尿道后壁的作用,缩小尿道内径,极少部分可使膀胱颈位置稍有提高,从而达到治疗目的。但该手术的效果较差,术后一年治愈率为 30% 左右,并随着时间的推移而下降。目前公认的是,该手术不能作为以尿失禁为主诉就医的患者的首选手术方式,仅用于某些盆腔器官膨出合并轻度压力性尿失禁患者。

2)耻骨后膀胱尿道悬吊术:即 Burch 手术。Burch 手术曾被认为是治疗压力性尿失禁的"金标准",可经开腹和经腹腔镜进行,文献报道该手术的治愈率为 90% 左右。此手术的适应证为中度或重度压力性尿失禁以及保守治疗无效或复发者,但对于尿道固有括约肌衰竭或缺失(此类患者一般表现为重度压力性尿失禁)的患者则不适合使用。

3)悬吊带术:该手术经下腹切口在膀胱颈下做一隧道插入悬带,将两侧悬带缝到髂耻韧带上,形成很小的张力,该手术可用自身筋膜(腹直肌、圆韧带等)和尸体筋膜或合成材料硅胶带。

4)尿道中段无张力悬吊术:近年来,尿道下方悬吊带术,尤其是医用合成悬吊带发展迅速。已经代替 Burch 手术成为治疗压力性尿失禁的金标准术式。

5)填充剂尿道注射:一般用于膀胱颈稳定且尿道括约肌缺损者,或用于以往手术治疗失败的老年患者再次治疗时的一种可选方法。

二、生殖道瘘

生殖器官瘘是指生殖道与其邻近器官间有异常通道。临床上尿瘘最多见,其次为粪瘘,两者可同时存在,称为混合性瘘。尿瘘(urinary fistula)是

指生殖道与泌尿道之间任何部位形成的异常通道。患者常无法自主排尿，表现为尿液自阴道外流。根据泌尿生殖瘘的发生部位，分为膀胱阴道瘘、膀胱宫颈瘘、尿道阴道瘘、膀胱尿道阴道瘘、膀胱宫颈阴道瘘及输尿管阴道瘘等。临床以膀胱阴道瘘最多见。粪瘘（fecal fistula）是指肠道与生殖道之间的异常通道，致使粪便由阴道排出。最常见的是直肠阴道瘘，有时可有小肠、结肠阴道瘘，少数并发尿瘘。粪瘘近年来已很少发生。

（一）病因

1. 产伤，主要由难产处理不当引起。

2. 妇科手术损伤。

3. 其他病因，如外伤、放射治疗后、膀胱结核、晚期生殖泌尿道肿瘤、子宫托安放不当、局部药物注射治疗子宫脱垂及先天性畸形等。

（二）临床表现

1. 尿瘘者会出现阴道漏尿，出现的时间因产生瘘孔的原因不同而有区别。

2. 粪瘘者不能控制排气及阴道排气。若瘘孔小，大便干燥，大便可自肛门排出，大便稀时则自阴道排出。若瘘孔大，则干燥大便及稀便均自阴道排出。

3. 尿液和粪便的刺激，可引起外阴部痒和烧灼痛，外阴呈湿疹、丘疹样皮炎改变，继发感染后疼痛明显，影响日常生活。

4. 尿瘘伴有膀胱结石者多有尿路感染，出现尿痛、尿急症状。

5. 尿瘘者可出现闭经或月经稀发，原因尚不清楚，可能与精神创伤有关。

（三）诊断

患者常有难产、手术产、妇科手术等病史。检查尿瘘时令患者胸膝卧位，用窥器的下叶向上方提拉阴道后壁，可发现膀胱或尿道的瘘孔，注意瘘孔的大小及部位，瘘孔周围有无瘢痕组织。诊断困难者，可进行下列辅助检查：

1. **亚甲蓝试验** 用于鉴别尿瘘的类型。将200ml稀释亚甲蓝溶液经尿道注入膀胱，若见到蓝色液体经阴道壁小孔溢出者为膀胱阴道瘘；蓝色液体自宫颈外口流出者为膀胱宫颈瘘；阴道内流出清亮尿液，为输尿管阴道瘘。

2. **靛胭脂试验** 对亚甲蓝试验瘘孔流出清亮液的患者，静脉推注靛胭脂5ml，见到瘘孔流出蓝色尿液，确诊为输尿管阴道瘘。

3. **膀胱镜、输尿管镜检查** 了解膀胱容积、黏膜情况，有无炎症、结石、憩室，明确瘘孔的位置、大小、数目及瘘孔和膀胱三角的关系等。

4. **静脉肾盂造影** 了解肾脏功能、输尿管通畅情况，用于输尿管阴道瘘、结核性尿瘘及先天性输尿管异常。

大的直肠阴道瘘在阴道窥器暴露下能直接窥见瘘孔。瘘孔极小者往往在阴道后壁只见到一颜色鲜红的小肉芽样组织，若从此处用探针探测，同时用另一手示指放入直肠内能直接接触到探针即可确诊。小肠或结肠阴道瘘需经钡剂灌肠方能确诊。

（四）治疗

1. **非手术治疗** 手术损伤后7天内发现的小的膀胱阴道瘘、尿道阴道瘘和输尿管阴道瘘可以通过持续引流促使瘘管组织自然愈合。留置尿管或D-J管，2～4周有愈合可能。15%～20%的患者可治愈。

2. **手术治疗** 对结核、癌肿所致者，应先针对病因进行治疗。

直接器械损伤所致新鲜清洁尿瘘的瘘孔可在发现后立即手术修补，缺血损伤性尿瘘或伴感染瘘孔应等3～6个月，待炎症消失、局部血供恢复正常后再行手术。瘘管修补失败后至少应等待3个月再行手术。手术有经阴道、经腹和经阴腹联合途径之分。

粪瘘均需手术治疗。手术损伤应立即修补。先天性粪瘘应在患者15岁左右月经来潮后再行手术，过早手术易造成阴道狭窄。压迫坏死性粪瘘，待3～6个月后再行手术修补。高位巨大直肠阴道瘘合并尿瘘者、前次手术失败致阴道瘢痕严重者，应先行暂时性乙状结肠造瘘，3个月后再行修补手术。

专家点评：盆底功能障碍性疾病主要是盆腔器官脱垂和压力性尿失禁，由于其严重影响患者生活质量，被称为"社交癌"。随着人们生活水平的提高，盆底功能障碍性疾病越来越受到人们的重视，人们已经认识到妊娠和分娩对盆底的损伤，产后盆底功能筛查和盆底康复已经在国内广泛开展，用于预防年老后盆腔器官脱垂和压力性尿失禁的发生。各种治疗盆底功能障碍性疾病的术式也不断出现，但手术后仍有一定的复发率，这需要医学工作者继续研究更好的治疗方法。

（陆 叶）

第十一节 乳腺保健及常见疾病的防治

导读：乳腺是女性的重要器官，妇女各个时期的乳腺保健和疾病预防，对乳腺健康极为重要。乳腺癌是女性最常见的恶性肿瘤，可以通过定期筛查早期发现和早期治疗，提高乳腺癌患者生存率和妇女生活质量。

乳腺是受多种激素调控的外分泌器官，也是女性第二性征的器官，在其生长、发育的过程中，可因各种因素的干扰或忽略了对其的呵护而发生一些病理性变化，这些病变会对妇女的生理、心理或生活质量都会带来很大的影响。应对乳腺保健内容、方法及常见疾病应有一个清楚的认识，并指导妇女进行自身乳房保健和正确的检查，早期发现异常与疾病，以得到及时和恰当的治疗十分重要。

一、基本概念

（一）乳房的发育

乳腺为皮肤大汗腺派生出来的外分泌腺体，哺乳动物乳腺为多对，人类的乳腺进化为一对，从腋窝至腹股沟的弧形连线称之为乳线，在此线上可发生多对乳腺，称其副乳。乳腺的发育从8～12岁开始，青春期末结束。乳腺的大小可因人而异，两侧乳腺大小可不一，在青春期及哺乳期可生长较快，如果在其他时期迅速生长应视为异常。乳腺的生长受脑垂体、肾上腺、卵巢、甲状腺、胰腺等器官分泌的多种激素调控。进入青春期后，乳腺的大小可随月经周期的变化而有一些变化，月经前及排卵期受激素的影响乳腺可出现胀感，外观较其他时期膨隆，乳头也较隆起，乳腺有结节状，有时可有少许乳头浆液性分泌物。进入绝经期后，乳腺逐渐萎缩，并被脂肪所代替，外观表现为下垂，失去弹性。

（二）乳腺的解剖

乳腺是由15～20个腺叶呈放射性组成的外分泌器官，由乳腺小叶及乳腺导管组成。位于第2～6肋、皮肤与胸肌之间，呈半球形，外上突出尾状叶延伸至腋窝，由Cooper韧带将其固定于胸肌筋膜与皮肤之间，乳头为所有乳腺导管的集中开口处，其周围的乳晕有大的皮肤腺体分泌油脂类物质，起到对皮肤的保护作用。乳腺血液供应较为丰富，

由锁骨下动脉、腋动脉、肋间动脉等多条途径供血，并且有很丰富的淋巴回流系统（与乳腺癌转移及手术方式相关）。

二、乳腺的保健

加强对乳腺的健康保护对妇女的一生有着不可估量的意义，应对乳腺疾病进行积极的预防和及时、有效的治疗，不仅能有效地控制疾病的发生，还对女性的心身健康、工作的顺利、家庭的幸福都有着很大的影响。乳腺在女性不同的生理时期有着不同的特点，根据不同时期的特点应采取相应方法的乳房保健。

（一）青春发育期

青春期正直乳房发育的最重要过程，精心的呵护是十分重要的，往往此期的少女缺乏相应的知识，忽略了对乳房的关注，使其发育受到影响，进而影响到一生的生活。首先，应教育少女不要因乳腺的发育而产生害羞心理，有意含胸，不仅会造成脊柱弯曲，还会因此影响乳腺的正常发育。此期也不宜束胸，尤其是过紧的束胸会影响乳腺血液循环而造成乳腺发育不良，也会限制胸廓及肺的发育而使全身的生长发育受到影响，同时也会造成乳头内陷，乳头内陷会对将来的哺乳不利，并且还是发生乳腺炎的危险因素。在月经周期的变化过程中，乳腺会有胀痛感，此时不应过多地挤弄乳房，特别是乳头，以免造成皮肤破损而发生感染。乳头、乳晕的清洁应以清水为宜，过多地使用香皂会破坏乳晕孟氏腺分泌的油脂保护层，而使该部分皮肤干裂。胸罩的选择也很重要，应选择能称托起乳房而且宽松的胸罩，这样既达到美观的目的，又不会因胸罩过紧而影响乳房的发育。乳罩的及时清洗、更换也是十分重要的。乳房发育过小，可通过健美操强健肌肉来达到丰满的目的。发育过程中出现了乳头内陷多由于乳头下结缔组织较紧，处理方法可用机械牵拉的方法，可使其恢复正常形态。

（二）妊娠哺乳期

妊娠哺乳期阶段的乳腺受激素影响生长较迅速，乳腺小叶增生及导管扩张，组织充血。由于此期乳腺变化可能会出现乳腺胀痛，孕妇可能会以紧胸罩约束乳房而减少症状，但这样会影响乳腺的正常生理变化，降低乳管的顺应性，使泌乳受到影响，排乳不畅会增加积乳或乳腺炎的概率，所以应选择合适的、宽松的胸罩。妊娠中晚期应作好

乳房的哺乳准备，经常清洗和摩擦乳晕和乳头很有必要，但不要过多使用香皂或酒精清洁，这样会破坏乳晕孟氏腺分泌的油脂保护层，容易造成皮肤干裂，当婴儿吸吮时易破损造成感染。也可使用生理盐水擦洗乳头和乳晕，以增加角质层的厚度，防止因婴儿的用力吸吮造成破损。

（三）中老年期

中老年女性的乳腺会随着卵巢功能的逐渐退化而萎缩塌陷，同时各种乳腺疾病也易在此时发生，故保持乳房的挺拔，防止乳腺疾病成为中老年妇女的重点问题。此期应保持健康乐观的生活态度，提倡适当的体育锻炼，特别是形体锻炼。合理的饮食结构如低脂肪摄入是保持体形以及防止发生乳腺恶性肿瘤的有效方法。定期进行乳房自我检查和寻求专科医师检查是早期发现乳腺疾病的有效方法。

（四）乳腺自我检查

乳腺自我检查主要是指妇女对自己的乳腺进行自我望诊和触诊，了解乳房的健康状况，是早期发现乳房疾病的有效手段之一。妇女应在青春期后每月进行一次检查，并于每1～2年由乳腺专科医师检查一次。乳腺自我检查应在月经来潮后10天内进行。乳房望诊的方法，可在淋浴前站在镜子前，分别做两臂上举和叉腰动作，观察乳房和乳头大小及形状是否有改变，两侧是否对称，皮肤是否有皱褶或凹陷。乳房触诊可站立或平卧姿势，正确方法是用示指和中指腹与乳腺皮肤平行，轻轻地旋转平移触按乳房组织，绝不能用手指挤捏，以免将乳腺组织误认为肿块，检查时按顺时针的方向进行。乳腺检查通常分为5个区域，从乳房的内上象限-外上象限-外下象限-内下象限，然后触摸乳晕部，检查时注意有无乳头溢液。由于乳房外上方为乳腺癌的好发部位，故对此部位要反复触诊，如有副乳，要仔细触诊有无肿块。触诊过程中如发现有肿块、固定部位的触痛、乳头溢液等要及时就诊治疗，乳腺自我检查指导如图21-4所示。

（五）乳腺癌筛查

妇女应定期进行乳腺癌筛查，40岁以下的妇女以临床触诊和乳腺超声为主，应每1～2年进行1次乳腺超声检查；40岁以上的妇女可以选择乳腺X射线（钼靶）检查，应每年进行1次乳腺超声检查，并每2年进行1次乳腺X射线检查。40岁以上妇女高危人群及50岁以上妇女应每年进行1次乳腺X射线检查。有乳腺癌遗传因素或家族史者可提前筛查年龄及筛查，对可疑病变可考虑行磁共振检查。

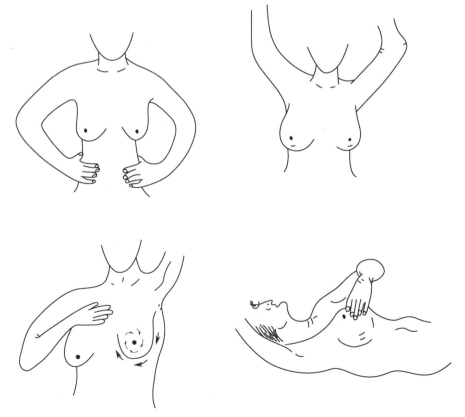

图21-4　乳腺自我检查指导图

三、乳腺常见疾病的诊治

乳腺疾病的常见症状为乳腺疼痛、乳头溢液、乳腺肿物，典型代表疾病为乳痛症、导管内乳头状瘤、乳腺纤维腺瘤、乳腺炎、乳腺癌。

（一）乳头溢液

乳头溢液（discharge of nipple）分为浆液性和血性，极少为因感染而引起的脓性溢液。

1. 症状

（1）血性溢液：多为乳管内乳头状瘤，少数可于乳晕旁触及肿块，极少数为导管内乳头状癌，一般大小为3～5mm。

（2）浆液性溢液：见于多种情况，如乳腺增生症。

2. 诊断

（1）溢液涂片有时可发现肿瘤细胞以鉴定其性质。

（2）导管造影可显示扩张的导管、充盈缺损或导管阻塞。

（3）乳管镜可发现病变并可指导切除。

3. 治疗 导管内乳头状瘤可行相应乳腺小叶切除。

（二）乳腺纤维腺瘤

乳腺纤维腺瘤是年轻妇女较常见疾病。

1. 多为单发，亦可多发，球形、卵状或分叶状。

2. 体格检查表现为质韧、无痛、活动度好的肿物。

3. 少数瘤体会自行缩小或消失。

4. 应注意与乳腺分叶状肿瘤及乳腺癌相鉴别。

5. 治疗

（1）诊断明确者，尤为年轻者可观察，部分可自限，如果肿瘤生长缓慢，35岁以前不建议手术切除。

（2）手术切除：>3cm，生长较快及大龄者可考虑手术切除，以单纯腺瘤切除为宜，需与分叶状肿瘤鉴别。

（三）乳痛症

为临床常见乳腺不适主诉，该情况是否为病态尚有争论。

1. "病因"未明，推测与内分泌紊乱有关，但无证据。

2. 临床常将其诊断为乳腺增生。

3. 多见于中年妇女，以乳房胀痛为常见主诉，多为月经前出现，经后缓解，认为是生理现象。

4. 常伴有乳房结节，多发或单发，疼痛与结节

可无相对关系。

5. 可伴有乳头溢液，多为浆液性、单孔、多孔甚至双侧。

6. 诊断

（1）不建议以乳腺增生作临床诊断，乳腺囊性增生为病理学诊断。

（2）应鉴别乳房外疼痛，如胸壁疼痛、心脏疾患等。

（3）时有结节与乳腺癌易相混淆，应设法以组织病理学证实。

7. 治疗 以自我调节为主，首选是解释安慰，85%患者产生"安慰剂"效应。此状态具有自限性，大多数将在几个月之内消退。乳痛症状每个月持续>7天，反复发作>6个月，影响生活者，则可予药物治疗，首先选择非甾体抗炎药，无效者且症状严重者可考虑雌激素受体拮抗剂（三苯氧胺）治疗。

（四）乳腺炎

乳腺炎分为急性乳腺炎和非哺乳期乳腺炎。

1. 急性乳腺炎 急性乳腺炎多发生在哺乳期，一般分为淤滞性乳腺炎和化脓性乳腺炎。

（1）淤滞性乳腺炎：多发于年轻初产妇（产后1～2周），由于乳汁排泄不畅，造成乳汁潴留所致，并非真正意义上的炎症。其症状为乳腺弥漫性或局限性肿胀，轻度发热及乳腺疼痛。治疗原则是疏通乳管，如乳房的按摩以及挤压乳房使乳汁排出，不必使用抗生素。必要时可考虑抑制泌乳。

（2）急性化脓性乳腺炎：多为淤滞性乳腺炎发展而来，见于产后2～6周，以金黄色葡萄球菌为主，症状为局部的红、肿、热、痛，全身表现为寒战、高热，初期表现为局部蜂窝织炎，继而形成脓肿。治疗：初期以冷敷、排乳汁、全身应用抗生素为主，一旦脓肿形成可行穿刺吸脓及脓肿切开引流术。

（3）急性乳腺炎需与炎性乳癌相鉴别。

2. 非哺乳期乳腺炎 是发生在女性非哺乳期的一组非特异性炎症。主要包括乳腺导管扩张症、导管周围乳腺炎、肉芽肿性小叶乳腺炎等。临床上以乳腺肿块、乳头内陷、乳头溢液以及乳晕下脓肿为主要表现，甚至形成乳腺周围瘘管或窦道。

非哺乳期乳腺炎症的发病机制、病理生理学改变还没有统一的认识。

导管周围乳腺炎发病的高峰年龄在18～48岁，具有导管扩张表现的患者主要在42～85岁之间。

国内文献显示其发病的平均年龄为34～46岁。此外，该类疾病的发生也可能同吸烟、乳腺解剖学异常（乳头内陷）、激素水平、毒素以及精神心理等因素有关。

（1）临床分型

1）隐匿型：以乳房胀痛、轻微触痛或乳头溢液为主要表现。

2）肿块型：此型最常见，约占74%。

3）脓肿型：在慢性病变的基础上继发急性感染形成脓肿。

4）瘘管型：少见，约占6.3%。

（2）组织病理学：病理学所见为导管周围乳腺炎及肉芽肿性小叶乳腺炎。

（3）诊断：应详细询问病史，仔细查体，同时结合患者的临床表现、辅助检查、组织病理学等进行诊断。

（4）辅助检查

1）血常规检查：通常情况下血常规检查结果无改变，但伴急性炎症的患者应尤其注意其白细胞总数和分类的变化。

2）病原微生物检查：应积极寻找病原微生物存在的证据，方法包括镜检和细菌培养。

3）细胞学检查：溢液者涂片可见大量泡沫性组织细胞、成熟的浆细胞。肉芽肿性小叶乳腺炎行细针穿刺，细胞学检查可见多量的上皮样细胞。

4）乳管镜：MDE 的乳管镜下表现为总乳管或/和大导管内大量白色、絮状、团块状分泌物，导管增宽伴管壁弹性消失，有时可以见到纤维架桥网状结构。

5）乳腺超声：表现为边缘不规则的低回声肿块，回声不均匀，部分可见液性暗区。有时仅变现为局部腺体层结构紊乱，不同程度的导管扩张。

6）乳腺 X 射线摄片：表现为与周围腺体密度相似的肿块，毛刺细小，可伴有稀疏钙化灶。

7）乳腺 MRI：T_1WI 上呈现低信号，T_2WI 上呈现较高信号，动态增强扫描为不均匀混杂化。

（5）穿刺活检：推荐空心针穿刺进行病理学检查，不建议行细针穿刺的细胞学检查。

（6）处理原则

1）手术治疗：目前治疗尚以手术为主，手术方式可选择肿块切除术、区段或象限切除术、皮下腺体切除术等，手术原则是必须完整充分切除病灶。脓肿形成者须切开引流，多房脓肿注意引流要彻底。已经形成乳腺瘘管或窦道的患者可以行瘘管切除术，广泛多发病变或反复发生者可行单纯皮下腺体切除术。

2）药物治疗：急性期经验治疗推荐使用广谱抗生素联合抗厌氧菌的药物，根据药敏结果调整使用方案。反复发作、窦道经久不愈或病变广泛不适合手术者，可给予三联抗分枝杆菌药物治疗取得缓解后再行手术治疗。肉芽肿性乳腺小叶炎可口服激素类药物取得缓解。也有建议首选药物治疗，部分患者可药物治愈，避免手术干预。部分患者可给予药物干预，待病灶缩小限局后，再行手术治疗，可避免手术影响乳腺外形。

（五）乳腺癌

乳腺癌（breast cancer）是在世界范围内严重威胁妇女健康的恶性肿瘤，随着社会发展和生活方式的改变，其发病率呈上升趋势，已占妇女恶性肿瘤发病的第一位，恶性肿瘤死亡的第三位。无论是在发达国家还是发展中国家都日益受到人们的重视。近来，对乳腺癌相关的基础与临床研究亦有迅速的进展，治疗效果也得到相应提高，大大提高了患者的生存率及生活质量。

1. 病因与流行病学

（1）病因尚不十分清楚，但已明确与雌激素高暴露有明显相关，绝大部分乳腺癌（60% 以上）细胞存在雌、孕激素受体（ER、PR）表达，故称之为激素依赖性肿瘤。

（2）发病分布：发病率在世界各地有显著差异，美国和北欧为高发区，东欧、南欧及南美次之，亚洲为最低，目前此差距正在逐渐缩小，我国以每年3%～4%的速度增长。

（3）移民流行病学：移民夏威夷的第一代日本移民发病率高于日本本土，第二代已接近美国白人发病水平。

（4）年龄分布：35～45 岁呈上升趋势，45～55呈高峰状态，提示体内激素水平的变化起着重要作用。

（5）家族性：5%～10% 由遗传基因突变引起，目前已明确的乳癌相关基因有 *BRCA1*、*BRCA2*。有一极亲属患乳腺癌的妇女发病概率较无家族史的高2～3 倍。

（6）生殖因素：初潮年龄小、绝经年龄迟的妇女发病率高，月经周期短发病危险性大。未育、未哺乳时乳腺癌的高危因素，第一胎妊娠年龄越小，患病危险概率越低，多产次妇女患病概率低，母乳喂养时间长可减少患病危险。

（7）性激素：围绝经期补充外源性雌（孕）激素会增加乳腺癌的发病风险。

（8）饮食因素：摄入高热量、高脂肪，饮用酒精过量会增加乳腺癌发病风险。

2. 筛查　进行乳腺癌的定期筛查，早期发现、及时治疗乳腺癌是降低乳腺癌死亡率，提高生存质量的有效方法。

（1）乳腺自我检查：自生育年龄起每月应自我检查一次，20~40 岁妇女至少每 3 年去医院进行一次检查。西方国家资料显示，乳腺自我检查并未降低乳腺癌死亡率，但是否适合我国国情尚无证据。

（2）乳腺临床检查：由乳腺专科医师进行检查，包括乳房望诊和触诊。乳房望诊：重点观察乳房和乳头的大小，形状是否有改变，两侧是否对称，皮肤是否有皱褶或凹陷。乳房触诊：用示指和中指腹按顺时针方向触按乳房，依次从乳房的内上象限 - 外上象限 - 外下象限 - 内下象限 - 乳晕部等 5 个区域进行检查，发现有无肿物，肿物性质及是否粘连，并检查乳头有无溢液。

（3）乳腺 X 射线检查：是最重要的早期发现的方法，通过对微小钙化灶的发现可检出约 1/2 不能触及肿块的乳腺癌。50 岁以上妇女应每年进行一次乳腺 X 射线检查，有乳腺癌发生高位风险者应在 40 岁以前进行 X 射线检查。

（4）乳腺彩色多普勒超声：可弥补 X 射线检查未能发现的乳腺肿块及证实临床检查所触及肿块性质。西方国家以 X 射线检查作为主要的筛查方法，我国因女性乳房体积及密度因素，以将超声检查列为筛查的首选。

（5）磁共振成像：较 X 射线及超声检查有更高的敏感性和特异性，但由于检查费用较为昂贵，尚不适用大规模人群普查。

3. 临床表现

（1）乳腺肿块：多为无痛性、单发性肿块，少数可有 2 个或更多病灶，甚至可两侧发生。特点为质地硬，有浸润感，活动度差，可伴有酒窝征、乳腺皮肤水肿（橘皮样变）、卫星结节甚至破溃。

（2）淋巴结肿大：多为同侧腋窝、锁骨下甚至锁骨上淋巴结肿大，单发、多发或融合成团。

（3）远隔转移：可转移至肺、肝、骨、脑。

（4）湿疹样癌：又称 Paget 病，乳头和乳晕破溃、瘙痒、分泌物。

4. 诊断与鉴别诊断

（1）重视每一例乳腺肿块患者，仔细临床检

查，双侧应同时检查。

（2）彩色多普勒超声（以 BI-RADS 分级评判）。

（3）乳腺 X 射线检查（以 BI-RADS 分级评判）。

（4）乳腺肿块细针穿刺进行细胞学检查或空心针穿刺行组织学检查，后者尤为推荐。

（5）手术活体组织学检查：建议尽量避免手术活检，除非穿刺活检与临床检查不一致时可采用。

（6）其他重要器官的转移灶检查：骨扫描、肺部 X 射线，必要时行 CT、磁共振检查。

（7）肿瘤标志物：进行 CA15-3、CA12-5、CEA 检查。

（8）鉴别诊断：主要与乳腺纤维腺瘤、非哺乳期乳腺炎、乳腺结核、乳腺脂肪坏死相鉴别。

5. 乳腺癌的分期　根据乳腺癌灶的大小、淋巴结转移情况、远隔转移有否将其分为四期。

- 0 期：$T_{is}N_0M_0$
- Ⅰ期：$T_1N_0M_0$
- ⅡA 期：$T_0N_1M_0$、$T_1N_1M_0$、$T_2N_0M_0$
- ⅡB 期：$T_2N_1M_0$、$T_3N_0M_0$
- ⅢA 期：$T_0N_2M_0$、$T_1N_2M_0$、$T_3N_1M_0$、$T_3N_2M_0$
- ⅢB 期：T_4 任何 NM_0、任何 TN_3M_0
- Ⅳ期：任何 T 任何 NM_1

2018 年，世界卫生组织更新的肿瘤分期标准中，将下述病理分型纳入分期的预后标准，首次体现肿瘤分子生物学结果与形态学结果相结合判断预后的形式。

6. 病理类型

（1）非浸润型：根据肿瘤细胞发生部位分为小叶原位癌和导管原位癌，目前认为是癌前病变。

（2）浸润型：有多种类型，多见为浸润性导管癌及浸润性小叶癌，根据雌激素受体、孕激素受体、表皮生长因子受体（Her2）及细胞增殖指数（Ki67）的表达状态将乳腺癌分为 LuminalA、LuminalB、Her2 过表达、三阴四种临床类型。

7. 治疗　乳腺癌目前认为是一种全身性疾病，故应注意全身性的治疗，根据乳腺癌分期及分子分型的情况，采用不同的侧重性治疗又称个体化治疗。主要治疗方法有手术、化疗、放疗、内分泌治疗和靶向治疗。

（1）手术治疗：乳腺癌根治术、改良根治术、乳腺象限切除术、肿物扩大切除术，后两者为保留乳房手术，随着早期乳腺癌检出例数的增多，后两者所占比例逐年增多。远期疗效与前两者基本相同。

腋窝淋巴结处理：临床检查阴性者，可进行前

哨淋巴结活检,阴性者可避免行腋窝淋巴结清扫。

（2）化疗:为乳腺癌治疗的又一重要手段。

1）辅助化疗:手术治疗后跟进的有效治疗。

2）新辅助化疗:手术前进行的化疗,可使疾病降期,增加可手术及保乳手术的可能性,也是获取治疗效果信息的有效手段。

目前已进入以紫杉类与蒽环类药物为基础的联合化疗时代,方案众多,可根据综合情况选择。

（3）内分泌治疗:对雌激素受体、孕激素受体表达阳性患者使用雌激素受体拮抗剂三苯氧胺,绝经后患者可服用芳香化酶抑制剂。

（4）基因靶向治疗:针对瘤细胞跨膜表皮生长因子受体（HER-2 受体）的表达,选用其人源单克隆抗体进行靶向治疗,可抑制肿瘤生长、防止肿瘤复发和转移。已上市药物为曲妥珠单抗、帕妥珠单抗等多种制剂,预计乳腺癌治疗将进入靶向治疗时代。

（5）免疫治疗:针对肿瘤细胞免疫位点的表达（PD-1、PD-L1）,选用免疫抑制剂的治疗,在部分亚型中得到获益。

8. 具有以下高危因素者,推荐定期检查

（1）有乳腺癌家族史。

（2）既往有乳腺良性肿瘤史。

（3）未育。

（4）第一胎足月妊娠＞35 岁。

（5）月经初潮年龄＜12 岁或绝经＞55 岁。

（6）进食过量的动物脂肪;绝经后体重超重。

（7）长期服用或注射雌激素。

9. 预防

（1）营造自我健康的心理环境,保持积极乐观的生活态度。

（2）饮食结构合理,避免高热卡、高脂肪的摄入,蔬菜、水果、适量的黄豆及其制品对乳腺癌有预防作用。

（3）定期进行乳腺癌筛查。

（4）有家族史或其他高危因素者可进行化学性预防:绝经前妇女可用三苯氧胺;绝经后妇女可选择三代芳香化酶抑制剂,可明显降低高危人群的乳腺癌发病;对证实携带有基因突变者（*BRCA1/BRCA2*）甚至可进行预防性乳房切除术;基因治疗在不远的将来也会成为现实。

　　专家点评:乳腺的保健和疾病预防是妇女健康的重要组成部分。本节对乳房的发育和作用,各年龄阶段乳房发育特点和保健,妇女各个时期的乳腺保健和疾病乳腺良性疾病的预防和处理,以及乳腺癌的发病流行特征、危险因素、预防、筛查及早期发现和治疗原则进行了阐述和指导。

（段学宁）

参 考 文 献

1. 黄醒华,王临虹. 实用妇女保健学. 北京:中国协和医科大学出版社,2006.

2. 王临虹,赵更力. 妇女保健学. 北京:北京大学医学部出版社,2008.

3. 曹泽毅. 中华妇产科学. 3 版. 北京:人民卫生出版社,2014.

4. 谢幸,孔北华,段涛. 妇产科学. 9 版. 北京:人民卫生出版社,2018.

5. 中国医师协会妇产科医师分会子宫内膜异位症专业委员会,中华医学会妇产科学分会子宫内膜异位症协作组. 中华妇产科杂志,2018.

6. National Institute for Health and Care Excellence Guideline. Endometriosis: diagnosis and management. Britain,2017.

7. TEHRANI FR, SIMBAR M, TOHIDI M, et al. The prevalence of polycystic ovary syndrome in a community sample of Iranian population: Iranian PCOS prevalence study Reprod. Biol Endocrinol,2011,25（9）: 39.

8. M KOLLMANN, P KLARITSCH, WP MARTINS, et al. Maternal and neonatal outcomes in pregnant women with PCOS: comparison of different diagnostic definitions. Hum Reprod,2015,30（10）: 2396-2403.

9. 中华医学会妇产科学分会内分泌学组及指南专家组. 多囊卵巢综合征中国诊疗指南. 中华妇产科杂志,2018,53（1）: 2-6.

10. 王建六. 妇科泌尿学与盆底重建外科. 4 版. 北京:人民卫生出版社,2017.

11. 陆叶. 盆腔器官脱垂国际量化分期法及应注意的问题. 中国医刊,2014,49（4）: 4-5.

12. 朱兰,郎景和. 女性盆底学. 3 版. 北京:人民卫生出版社,2021.

第六篇

妇女保健管理

第二十二章
各阶段妇女保健管理

妇女其人口数为 6.75 亿，约占总人口的 1/2。妇女的健康水平直接关系到整个人群当前和未来的健康水平，因此开展妇女健康管理，促进全生命周期保健，保护妇女健康具有很重要的作用。

第一节 概 述

> 导读：妇幼保健管理具有完善的组织体系和明确的职责和任务，拥有独特的服务对象。坚持以保健为重点，生殖健康为核心，为妇女儿童全生命周期提供全面、系统、连续的保健服务。

一、妇幼保健管理组织体系

妇幼卫生服务体系作为中国三大公共卫生服务体系之一，承担着我国 8.8 亿人口的妇幼保健服务的任务。经过半个多世纪的发展和完善，目前已建立起以妇幼保健专业机构为核心，乡村、社区卫生服务机构为基础，大中型综合医疗机构和相关科研教学机构为技术支撑的妇幼保健服务网络体系。各组成部分是相互依赖、相辅相成，职责明确、功能优化、优势互补、服务贯通为机构的整体目标。妇幼卫生工作具有独特的服务对象和专业性质，以保健为重点，其主要任务是针对妇女儿童全生命周期中不同生理发展阶段的健康问题，提供全面、系统、连续的保健服务。经过几十年坚持建设和发展，全国各市（地）、县（区）基本都建有专门的妇幼保健机构。虽然规模、条件、人员、水平不尽相同，个别地方妇幼保健机构甚至隶属于其他单位，但机构的性质不变，都是承担妇幼保健共同的工作和任务。同时，妇幼保健工作也较好、较快地向基层和公共卫生服务有机发展，实现了所有地区妇幼保健服务全覆盖。

目前我国农村妇幼保健工作主要由县妇幼保健院、乡镇卫生院、村卫生室三级服务网络以及县级疾病控制机构辅助承担。上层服务机构在业务技术、管理方面指导下层服务机构，下层服务机构主动与上层服务机构合作，充分利用基层掌握群众基本信息的优势，形成妇幼保健服务在纵向结构上的衔接和发展。

二、各级妇女管理结构的职责和任务

国家卫生健康委员会负责制定相关的工作规范和技术指南，建立妇女保健工作信息系统，负责全国妇女保健工作的监督管理。

县级以上地方人民政府卫生行政部门负责本辖区妇女保健工作的监督管理：①落实妇女保健工作的相关法律法规，定期对辖区的孕产期保健工作进行督导、考核。②组建妇女保健技术指导组，负责妇女保健的技术管理工作。

各级妇幼保健机构受辖区卫生行政部门委托，负责妇女保健技术管理的具体组织和信息处理工作：

1. 定期组织妇女保健技术指导组对各级各类医疗保健机构的妇女保健工作进行技术指导及质量控制。

2. 组织妇女保健技术指导组开展专业人员技术培训。

3. 具体实施各项指标评审工作。

4. 负责信息资料的收集、分析和上报及管理。

5. 提供与本级职责和能力相适应的妇女保健服务。

各级各类医疗保健机构应当按照卫生行政部门登记的诊疗科目范围，提供妇女保健服务及相关指标的评审工作，接受卫生行政部门管理、指导和监督。乡镇卫生院、社区卫生服务中心定期召开辖区村、社区卫生服务站妇女保健工作例会和

举行专业培训，并指导工作。村卫生室（所）、社区卫生服务站负责辖区内的妇女健康教育，收集相关数据，按时参加妇女保健工作例会和专业培训，汇报孕产妇管理工作情况，学习业务知识，提高专业技术水平。

三、妇女保健管理的挑战和发展

认真完成"母婴保健法和妇女发展纲要"确定的妇女工作任务和健康指标，保证所有妇女公平享有妇女合法权益，使广大妇女特别是贫困孕产妇得到基本医疗保健服务，是今后一个时期各级妇女保健工作目标和方向。

妇女保健工作较快、较好地实现了所有地区妇幼保健机构妇女保健服务的全覆盖。在今后的妇女保健服务中，各级妇幼保健机构都应客观、全面地履行责任分工，加强责任意识。一方面妇幼保健机构在提供妇女保健服务中，打破地域、部门、层级、单位、专业的限制，协调使用所有妇女服务力量；另一方面要合理解决好与医疗、应急、基层、监督、疾控等多部门间的关系，密切合作，有机融入卫生工作的大格局。在卫生行政部门的领导下，以省妇幼保健机构为龙头，以市妇幼保健机构为主干，以县区妇幼保健机构为核心，以乡村、社区卫生服务机构为基础；以省、市、县主要综合医疗机构为技术补充，形成纵向到底、横向到边、责任到人、覆盖到户的完整的妇女保健服务体系，保证妇女保健服务进乡村、进社区、进学校、进家庭。逐级建立起妇女保健工作监督管理的常规、长效机制，对各项工作的推进及落实进行客观评价和科学激励。推行规范有序、行之有效的工作机制和运行模式，加强人才队伍建设，培育一支知识结构宽、综合能力强的复合型人才队伍。

> **专家点评：** 妇幼保健管理是维护和保障妇女儿童健康的重要手段和措施。依靠各级妇幼保健服务机构，承担着我国 8.8 亿人口的妇幼保健服务的任务，有效地提高了妇女儿童的身心健康水平。

（杜玉开）

第二节　青少年女性保健管理

> 导读：青少年女性人群是妇女保健管理的重要对象，进入青春期在生理、心理上会发生很大的变化。因此，针对青少年女性人群的生理、心理、生殖和信息等方面提供保健服务和实施健康管理。

一、青少年女性保健管理概述

青少年进入青春期在生理上会发生很大的变化，同时又是心理、人格变异发生最多的时期，让每位青少年拥有身心健康的未来已成为全球的共识。随着医学科学技术的发展，青春期保健已作为一项重要的社会公共卫生问题。青春期保健就是以青少年（10～24 岁）为主要对象。由于生活水平的提高、媒体性文化的影响及一些保健品的不恰当使用，青春期明显提前，性早熟儿童明显增多。青春期功能失调性子宫出血易造成贫血、继发感染、不孕及增生型子宫内膜瘤或子宫内膜腺癌的危害。因此，青春期卫生保健及健康管理非常重要。

1. 开展青春期常见疾病的诊治，如性腺、性器官发育异常和功能发育延迟的诊治，性发育异常如性早熟、性发育迟缓以及其他异常（如两性畸形）的诊治。

2. 开展青少年青春期身体发育的监测指导，建立青少年身体发育的数据库，为开展青少年体格发育和性发育保健提供原始数据。

3. 开展青少年生理、心理和生殖健康的保健工作，向青少年提供青春期生理、心理行为及疾病防治干预的知识指导，帮助她们解决身体发育中产生的各种生理心理问题，在理智中健康地成长。

4. 提供生殖健康教育、咨询服务。开展多种形式的健康教育，努力提高青少年的生殖健康水平，帮助青少年确立对性及相关问题的正确认知，增强青少年自尊、自信、自爱的观念，引导青少年选择安全、健康和负责任的性与生殖健康行为。

二、青少年女性保健及措施

1. 饮食卫生指导

（1）健康的生活习惯，将每天的学习、工作、闲暇时间等进行有计划的安排，以学习为主做到有条不紊。

（2）合理锻炼和劳动，以促进发育，增强体质，提高抗病能力。根据不同年龄，有计划、系统地安排锻炼和适当的劳动内容，循序渐进，持之以恒，注重效果。

（3）形成良好的卫生行为，对促进健康、预防疾病非常重要。个人卫生包括口腔卫生、用眼卫生和学习卫生，预防龋齿、近视眼和脊柱弯曲等。此外，衣着卫生（包括合适的胸罩、勤换内衣裤、保持外阴清洁等）和化妆、美容卫生也十分重要。

（4）保证充足睡眠，13～15 岁的少女应保证 9 小时睡眠，15 岁以后 7～9 小时，一般应每天保证 8～9 小时，以醒后的自我感觉来判断睡眠时间是否充足。睡眠越深，越容易消除疲劳，效果越好。

（5）废弃不良行为，特别是吸烟、酗酒及吸毒等不良行为。青少年常处于好奇阶段，开始尝试吸烟、饮酒乃至毒品的感觉，一旦沾染成瘾就难以自拔，严重危害身心健康且易发生意外。

2. 营养卫生指导 少女时期正处于生长发育阶段，对营养特别是蛋白质及热量的需要量增加，对维生素及矿物质等微量营养素的需要也大于成年人，当营养的量和质不能满足需要时，就会直接影响正常的生长发育。青少年的营养问题直接受家庭经济和社会生活水平的影响，同时还受饮食习惯的影响。培养良好的饮食习惯，遵循饮食规律，不要盲目节食，以避免对身体健康的影响。足量的饮水有利于青少年身体的健康成长，尤其是对促进新陈代谢及其废物的排出十分重要。青少年体内总液量比成年人要多 7% 左右，故青少年养成多饮水的习惯有益于健康。

3. 心理卫生指导 指人们的心理与环境之间保持和谐与平衡。少女心理健康的标准包含：①智力发育正常。②能适应一般人际关系。③有符合其年龄的生理特点。④行为协调及反应适度。⑤具有良好的情绪。少女在青春期从形态、功能到心理情绪均发生很大变化，大多数少女能较顺利地度过青春期，但也有部分少女会在此阶段产生某些心理卫生问题。如有些少女会对自己一些发育体征出现较早或较迟而增加心理负担，容易受到影响，有的对性发育困惑或不解，或害羞或憎恨、恐惧。家长、教师和保健工作者应掌握青春期少女的生理、心理变化，有针对性地进行教育和指导，培养她们健康的心理、健全的人格、乐观的情绪及适应环境和改善环境的意志。对所发生的心理问题及心理障碍，要尽早发现，尽早矫治，以促进她们身心健康成长。

4. 经期卫生指导

（1）开展月经和经期健康教育，使少女了解青春期月经来潮的表现和生理意义，消除对月经不正确的看法和忧虑。知晓初潮出现后 1～2 年内可能还会出现短期闭经或月经紊乱现象，随着性轴发育成熟会逐渐形成有规律的月经。正确识别正常和不正常的经期、周期和出血量，有利于少女的身心健康。

（2）保持月经期情绪稳定，不因经期某些不适而易产生情绪失调。经期常有小腹发胀、腰酸、乳房胀痛、轻度腹泻、易疲劳、瞌睡、情绪易波动等均属正常现象，不必紧张。

（3）月经周期记录，月经来潮日期，经期长短和经量，详细记于自己的月经卡。有时初潮后，月经尚有不规则，更需做好记录，以便及时调节或治疗。

（4）经期保健。避免寒冷刺激，长时间在冷水中作业、游泳、洗冷水浴。经期过度冷刺激，导致盆腔内血管收缩，使经量减少或产生痛经。经期要注意营养，增强体质，多饮水，不宜吃刺激性食品，以减少盆腔充血，保持大便通畅。经期还要注意劳逸结合，保证充足睡眠。有问题及时向妇科医师咨询，切忌滥服激素类药物，造成更严重的月经紊乱。

（5）注意经期卫生，预防感染。所用卫生巾、月经垫、内裤都必须干净，并做到勤更换。少女最好不要用塞在阴道内的月经棉条，要保持外阴部清洁，每天早晚用温水洗涤。

5. 性教育 在青春期少年的性和生殖健康是非常重视的内容，因此大多数青春期少年应能及时获得生殖健康信息和服务。近 30 年来，我国有关性和生殖健康的社会价值观产生了深刻的变化，尽管中国与其他国家的社会文化背景不同，但生殖健康服务正在与国际接轨，青少年的身心健康状况得到不断的改善和提高。

性教育的内容主要包括：①男女生殖器官的解剖生理学知识。②关于生命的形成和生育过程。③青春期第一性征和第二性征发育。④月经、手淫和遗精。⑤性道德教育。⑥性器官和性生活卫生。⑦男女性别心理特征，社会角色特征。⑧性功能障碍的表现、治疗和预防。⑨避孕和生殖知识。开展性教育的形式，可以通过课堂讲课，或通过家庭、学校或医院咨询门诊的集体授课和个别交流，亦可通过科普读物、电影、电视、录像等进行健康教育。进行性教育还应注意：①因人、因地、因时和适宜、适时、适度的原则。②经常性进行和防微杜渐的原则。③正面疏导、尊重和理解青少年的原则。④言教与身教并重的原则。

青春期性健康教育不是一项单纯的教育，是由多部门合作的一项社会系统工程。家庭应承担起对子女进行性启蒙教育的责任和义务；学校也要明确承担性教育的责任，把性教育作为一门必修课程，寓性教育入青少年成长过程之中。组织加强对师资队伍的培养，提高其知识与技能的质量和效果。政府和非政府组织及其他社会力量应关注流动人口和校外青少年的保健和指导，在全国建立系统、科学、有效的性健康教育体制，及时得到性和生殖健康的服务和指导，保护青少年的生殖健康和身心健康。

三、青少年女性保健信息管理

（一）青少年女性保健信息途径

青少年女性保健信息管理系统：利用现代化技术和互联网手段，通过妇幼卫生三级保健网收集、整理、存储、分析有关青少年女性健康或危险因素的信息，并利用所获得的完整、系统的信息，为青少年女性生殖健康保健提供服务和指导。通过青少年女性保健信息管理系统的实施，促使青少年女性保健管理逐步走向标准化、规范化。

1. 信息的收集 收集青少年女性的健康状况、保健服务工作和卫生资源分配等基本资料、数据，经过处理分析转化为信息，从而有利于指导青少年女性保健服务。一般资料来源有经常性的，如日常工作的记录、统计报表及定期的监测等。还有现场调查收集来的相关资料等两大类。

2. 信息分析和挖掘 收集资料的目的是为了比较和分析，从中获得对提供青少年女性保健服务有用的信息，因此收集可靠的资料数据十分重要。资料分析举例，某地孕产妇死亡率高出该地区平均值很多，但同时发现该地产前检查覆盖率、平均产检次数、住院分娩率等都较该地区偏低，同时缺乏信息系统的监测和保障作用。据此，在此基础上加强了孕产妇信息管理和系统管理，发现问题及时处理，采取有效的提高住院分娩率等综合措施，取得同期孕产妇死亡率明显下降的成效。

3. 动态监测 连续、系统的动态监测，跟踪青少年女性健康和生殖健康状况实时变化和发展，从检测资料中及时发现问题。例如，随世代更迁，过去早婚、早育、多产、密产带来的高宫颈癌发生率现呈明显下降趋势，而受环境污染等原因导致

妇女乳腺癌、肺癌发生率不断增多，因此针对妇女保健的内容及预防常见癌症的对象需要调整和健康管理。因此，为维护和促进青少年女性身心健康制定政策和开展健康管理提供依据。

（二）青少年女性保健信息管理

1. 开展青少年女性身体发育和性发育监测 系统全面掌握青少年女性生殖状况，根据监测资料预测青少年健康发展的趋势，认真做好青少年女性保健信息管理，为保障青少年女性保健优质服务提供信息依据。

2. 青少年女性性发育异常信息管理 通过性发育异常信息管理，加强性早熟、性发育迟缓以及其他异常（如两性畸形）、月经病（痛经、闭经、月经不规则）、青春期饮食障碍如神经性厌食和贪食症以及肥胖、心理行为异常[神经衰弱、抑郁、焦虑、学习成绩下降、学习困难、注意缺陷多动障碍（attention deficit hyperactivity disorder，ADHD）、强迫症（obsessive-compulsive disorder，OCD）、自杀倾向等]的发生、筛查、统计与诊治等信息的收集和保存，以供保健决策和服务所利用。

3. 青少年女性避孕与生殖信息管理 推广以避孕为主的知情选择信息及避孕措施，指导青少年女性了解和掌握安全有效的避孕方法，降低人工流产率及少年意外妊娠率。提高避孕技术服务质量，减少和防止避孕并发症，确保青少年生殖健康与安全。应用先进技术开展青少年女性生殖保健咨询和指导，帮助她们正确认知性及生殖健康问题，促进身心健。

专家点评： 开展青少年女性保健管理，充分利用健康促进和健康教育的形式和方法，有利于青少年女性较系统全面的了解和掌握预防青春期心身疾病的基本知识、技能和适宜方法，减少疾病发生，促进身心健康成长。

（杜玉开）

第三节 孕产妇保健管理

导读：孕产妇保健管理是针对孕妇在孕早期、孕中期、孕晚期和生产及其产后各不同阶段的基本情况，提供咨询指导、保健服务、产时保健、产后访视等系统的健康管理和信息管理。

一、概述

孕产妇保健管理指从妊娠开始至产后42天，医疗保健机构对孕产妇和胎儿、婴儿进行的定期检查、保健指导和追踪随访的服务过程。包括早孕检查、产前检查（至少8次）、住院分娩和产后访视等保健服务，是实现优生优育的重要内容和工作基础。孕产期保健包括孕前、孕期、分娩期及产褥期各阶段的系统保健。孕前保健，指健康教育与咨询、孕前医学检查、健康状况评估和健康指导等，一般在计划受孕前6个月进行。孕期保健，指建立孕产期保健册（卡）、提供产前检查、筛查危险因素、诊治妊娠合并症和并发症，提供营养和心理卫生指导等。在妊娠期间至少5次产前检查，发现异常者应视情增加检查次数，根据不同妊娠时期确定各期保健重点。对高危孕妇进行专案管理，密切观察且及时处理危险因素。分娩期保健，指对产妇和胎儿进行全产程监护、安全助产及对新生儿进行评估及护理。为产妇和新生儿提供产褥期保健，包括为产妇和新生儿进行健康评估、母乳喂养、产后营养、心理卫生及避孕指导，及时为新生儿预防接种和新生儿疾病筛查等。正常分娩的产妇和新生儿至少住院24小时观察，产后3～7天及28天进行家庭访视，产后42天进行母婴健康检查，高危产妇和新生儿应当视情增加访视次数。

1. 制定孕产期保健质量标准　县级以上人民政府和卫生行政部门负责制定辖区孕产期保健工作质量方案、评价指标。妇幼保健机构受卫生行政部门委托，应当定期组织专家对辖区孕产期保健工作进行质量督查，提出改进建议。各级各类医疗保健机构应当建立保障孕产期保健服务质量的自查制度，定期接受同级卫生行政部门的质量检查，建立孕产期保健服务质量标准。

2. 制定孕产期保健服务规范　各级卫生行政部门制定辖区内孕产期保健服务规范和细则，并负责组织实施。建立健全辖区内孕产期保健工作管理体系和高危孕产妇转诊、会诊网络，明确各级职责，实行统一管理。组织建立由妇幼保健、妇产科、儿科等相关学科专家组成的孕产期保健技术指导组，负责对孕产期保健专业人员的培训。组织管理孕产妇死亡、围产儿死亡评审，制定孕产期保健工作质量评价标准和相关制度，定期进行质量检查与督导。依法对医疗保健机构提供的孕产期保健服务进行监督、指导和考核。

3. 建立孕产期保健技术指导小组　各级妇幼保健机构受卫生行政部门委托组织孕产期保健技术指导小组，对辖区各级医疗保健机构的孕产期保健服务进行技术指导与评价。同时，接受卫生行政部门的监督和上级妇幼保健机构的指导，协助卫生行政部门制定本辖区孕产期保健工作相关规章制度，负责对本辖区孕产妇死亡、围产儿死亡及出生缺陷进行监测，开展孕产妇死亡、围产儿死亡评审，有条件的可开展孕产妇危重症评审工作。组织开展辖区内孕产期保健业务培训，开发适宜健康教育材料，推广适宜技术，组织对专业人员的技能考核。负责指导和开展本辖区孕产期健康教育服务。并向辖区内医疗保健机构进行反馈，且提供相适应的孕产期保健服务。

4. 建立孕产期服务的规章制度　各级各类医疗保健机构遵照孕产期保健相关的法律法规、规章制度、诊疗指南、技术规范标准，为辖区内的孕产妇提供系统保健服务。

（1）建立孕产期保健手册，提供孕前保健、产前检查、助产服务、产后访视、产后42天健康检查和相关健康教育，进行高危孕产妇的专案管理。按照规定向辖区妇幼保健机构报告孕产期保健服务、孕产妇死亡和围产儿死亡、出生缺陷等情况，按照要求填报有关报表。

（2）严格执行孕产妇死亡和围产儿死亡评审制度，按照规定提供死亡孕产妇和围产儿的相关资料，接受卫生行政部门管理、指导和监督。

（3）县级以上医疗保健机构成立由妇产科、儿科、内科、外科、辅助科室等相关科室组成的产科急救小组，承担辖区危重孕产妇的抢救工作。

（4）乡镇卫生院、社区卫生服务中心定期召开辖区村、社区卫生服务站妇女工作例会和专业培训，并指导工作。负责对依法取得家庭接生员技术合格证书的接生员进行接生技术指导。村卫生室（所）、社区卫生服务站负责辖区内孕产妇的健康教育，动员督促怀孕妇女于孕12周前到医疗保健机构建立孕产期保健册（卡）、定期接受产前检查、住院分娩及产后42天健康检查。协助上级医疗保健机构进行高危孕产妇管理，做好产后访视。负责收集辖区内妇女妊娠、婴儿出生、孕产妇死亡、围产儿死亡、新生儿死亡及出生缺陷的有关数据，定期向乡（镇）卫生院、社区卫生服务中心报告。按时参加妇幼保健工作例会和专业培训，汇报孕产妇管理工作情况，学习业务知识，提高专业技术水平。

二、孕产妇保健管理内容及措施

(一)孕妇孕12周前

由居住地的乡镇卫生院、社区卫生服务中心建立《孕产妇保健手册》,进行1次孕早期随访。

1. 孕妇健康状况评估　询问既往史、家族史等,观察体态、精神等,并进行一般体检、妇科检查和血常规检查,有条件的地区建议进行血型、尿常规、肝功能、阴道分泌物、梅毒血清学试验、HIV抗体检测等检查。

2. 孕早期个人卫生、心理和营养卫生指导,特别要强调避免致畸因素和疾病对胚胎的不良影响,同时进行产前筛查和产前诊断的宣传告知。

3. 填写第一次产前随访服务记录表,对具有妊娠危险因素和可能有妊娠禁忌证及严重并发症的孕妇,及时转诊到上级医疗保健机构,并在2周内随访转诊结果。

(二)孕16~20周、21~24周

各进行1次产前随访,对孕妇的健康状况和胎儿的生长发育情况进行评估和指导。

1. 孕妇健康状况评估　通过询问、观察、一般体格检查、产科检查、实验室检查对孕妇健康和胎儿的生长发育状况进行评估,识别需要做产前诊断和需要转诊的重点孕妇。

2. 正常孕妇保健指导　进行孕妇的个人卫生、心理、运动和营养摄入的指导,对预防出生缺陷的产前筛查和产前诊断的宣传告知。

3. 自我监护指导　开展分娩准备教育和孕期自我监护及母乳喂养指导,落实孕24周后到有助产资质的医疗保健机构继续进行产前检查和住院分娩。

4. 异常孕妇保健指导　视孕妇情况具体进行指导,如有高危现象或先兆及时转至上级医疗保健机构。出现危急征象的孕妇,要立即转上级医疗保健机构急诊。

(三)孕25~36周、37~40周

各进行1次产前随访,重点孕妇应在有助产资质的医疗保健机构进行,并视情增加次数。

1. 询问前次产前检查之后有无特殊变化,特别要关注孕期并发症和合并症的表现特征。

2. 测量体重及血压,检查有无水肿及其他异常,建议复查血常规和尿常规。

3. 复查胎位,听胎心率,测宫底高度、腹围,并注意胎儿大小与孕周是否相符。

4. 对孕妇进行孕期保健教育,并督促做好自我监测。

(四)产后访视

乡镇卫生院(村卫生室)、社区卫生服务中心在收到分娩医院转来产妇分娩的信息后,应于3~7天内进行产妇产后访视,产褥期健康管理,新生儿访视。加强母乳喂养和新生儿护理指导。

1. 通过观察、询问和检查,了解产妇一般情况、乳房、子宫、出血和恶露、会阴,剖宫产产妇应检查腹部伤口恢复等情况。

2. 对康复正常及出现母乳喂养、产后便秘、痔疮、会阴伤口等问题的产妇要进行产褥期保健指导和相关问题处理。

3. 发现有产后感染、产后出血、子宫复旧不佳、妊娠合并症未恢复者以及产后抑郁等问题的产妇,应及时转至上级医疗保健机构治疗。

4. 通过观察、询问和检查新生儿的基本情况。

(五)产后42天健康检查

1. 正常产妇做产后健康检查,异常产妇需到原分娩医疗保健机构检查。

2. 通过询问、观察、一般体检和妇科检查,必要时进行辅助检查对产妇康复情况进行评估。

3. 对已康复者进行性保健、避孕、生殖道感染、纯母乳喂养6个月等方面的指导。

(六)高危孕产妇管理

孕产妇妊娠风险评估与管理工作流程如图22-1所示。

三、孕产期保健信息管理

1. 最高卫生行政部门负责全国孕产期保健的信息管理。

2. 各级卫生行政部门应当不断完善辖区孕产期保健信息系统,改善信息收集方法,提高信息收集质量,充分利用信息资料进行分析,掌握地区孕产妇的健康情况,确定孕产期保健工作重点。

3. 各级妇幼保健机构应当根据管辖区域的要求,建立信息科(室)和指定专人负责辖区内信息的汇总、整理、上传工作。对收集的信息进行比较分析,向卫生行政部门提出建议。定期对各级医疗保健机构信息质量进行检查。组织召开信息管理例会,对信息相关人员进行定期培训。

4. 各级各类妇幼保健机构应当建立健全孕产期保健手册、产前检查登记、高危孕产妇、随访、分娩、转会诊、危重症抢救、死亡等登记,统计报表等

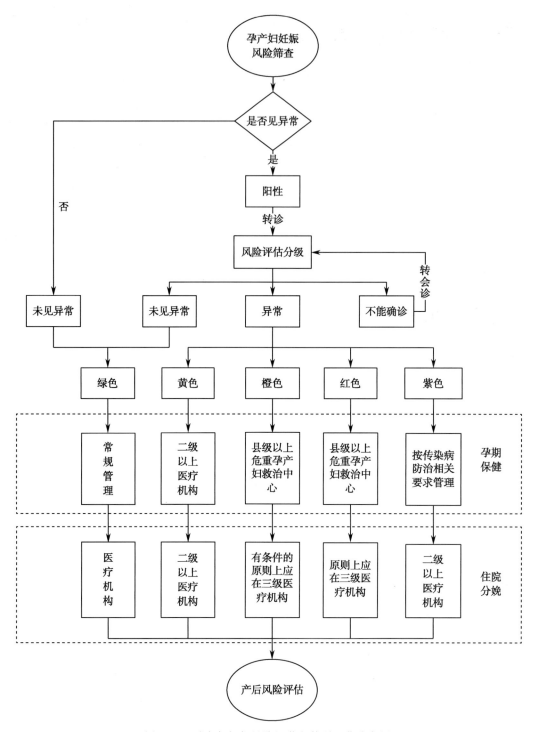

图 22-1　孕产妇妊娠风险评估与管理工作流程图

孕产期保健相关的原始登记。各种登记要规范、准确、完善。发生孕产妇死亡及围产儿死亡应及时上报。

5. 各级各类妇幼保健机构应当指定专人负责机构内的信息收集，对信息进行审核，按照要求填报相应表卡，按照规定及时、准确报送同级妇幼保健机构。

专家点评：开展孕产妇保健管理，能及时了解和掌握孕妇孕期不同阶段的基本情况，进行有针对性的指导，提供需要的保健服务，由此能有效地减少和控制孕产妇死亡率和新生儿死亡率，确保母婴安全。

（杜玉开）

第四节　更年期、老年期保健管理

导读：更年期、老年期是人生的一个特殊阶段。开展更年期、老年期保健管理主要针对身心状况、疾病发生状况、生殖健康状况以及信息档案情况，提供咨询指导、疾病干预、康复培训等保健服务、生活方式指导和健康管理。

一、概述

随着年龄的增长，老年人的心、脑、肾等各个脏器生理功能逐渐减退，代谢功能已发生紊乱，免疫力相继降低，故易患高血压、糖尿病、冠心病及肿瘤等各种慢性疾病。这些疾病致残率及病死率极高，开展保健管理服务能早发现，早治疗，可以预防疾病的发生发展，减少并发症，降低致残率及病死率。每年对老年人进行一次保健管理服务，对老年人的生活以及饮食方面进行调查，以便开展更年期、老年期健康管理。

妇女更年期指生理功能及生殖器官由成熟逐渐衰退最终完全停止的过渡时期。更年期又称为围绝经期，其衰退过程一般从 40 岁左右开始，历时 6~8 年（绝经前期）。卵巢功能衰退的临床表现是绝经，指月经永久性闭止，其最后 1 次月经期定为绝经期。绝经后经过 6~8 年的时间（绝经后期），卵巢内分泌功能会完全消失，妇女就进入了老年期。此阶段实质以性腺为主的卵巢功能退化、生殖能力消停的老化过程。由于激素分泌水平下降，尤其是卵巢分泌雌激素水平显著降低，常可导致机体发生许多病理生理改变，引起一系列临床症状，甚至可能使某些心血管疾病提前发生，从而影响了身体健康和生活质量。

随着人类期望寿命的延长，进入中老年期的妇女已形成一个庞大的人群。到目前为止我国 40~60 岁妇女占总人口的 11.28%，预计到 2030 年 50 岁以上的妇女将增加到 2.8 亿以上。因此，更年期保健管理开展综合性、多学科、全方位的保健服务，包括建立医疗保健档案，提供更年期健康教育，定期、适时、有效的疾病筛查等服务。开展更年期保健管理的目的，在于促进更年期妇女健康，延缓机体衰老。目前，更年期妇女的保健管理正受到全球范围的广泛重视，世界卫生组织已将提高晚年生活质量列为 21 世纪促进健康的三大主题

之一，为老年期健康奠定基础。

二、更年期、老年期保健管理

（一）正确认识更年期

更年期是每位妇女的自然生理过程，但不同妇女更年期症状存在较大的个体差异，多数妇女可能未经治疗能够平稳度过这一时期。更年期除了潮热、出汗等常见的一些症状外，还是某些老年女性慢性疾病如骨质疏松、心血管疾病和阿尔茨海默病的起始阶段。在这一时期，应该针对每个人的不同问题，给予正确的预防保健建议和积极治疗，为老年期健康奠定基础。因此，正确认识更年期的健康问题，开展适宜的保健管理，提高更年期妇女自我保健意识，对维护更年期、老年期妇女身心健康尤为重要。

（二）建立健康的生活方式

1. 合理饮食与营养　妇女进入更年期，应适当减少碳水化合物的摄入量，总热量的摄入需相应减少。饮食特点为低热量、低脂肪、低盐、低糖，增加膳食纤维摄入量，注意增加钙的摄入量和补充抗氧化剂。

2. 戒烟限酒　吸烟产生的烟雾中含有已知的致癌物达 69 种。这些致癌物会促发体内相关基因突变，使机体免疫机制失调，最终导致恶性肿瘤发生。被动吸烟同样可以导致女性肺癌、乳腺癌、冠心病、脑卒中风险增加。因此，避免被动吸烟同样重要。酒可促进血液循环，适量饮酒对于更年期妇女有一定的保健作用。饮酒要限量，45~59 岁中老年人酒精摄入量应掌握在 5~10g/d 为宜。

3. 合理运动　更年期妇女在运动中应尽量避免肌肉、关节组织损伤，倡导有氧运动，每周至少 3 次，每次 30 分钟，运动心率一般应 150 次 /min，达到中等强度。中国居民平衡膳食宝塔（2016）建议每天活动 6 000 步。

4. 控制体重　女性人到中年，体重容易增加、腰围增粗是符合一般规律的，但需要实时控制，及时注意调控饮食，调整饮食结构。保持体重指数在正常范围内（22~24kg/m^2）。

5. 充足的睡眠　更年期妇女每天睡眠需要 6~7 小时，午睡为 30~60 分钟。促进睡眠的方法：①制造良好的睡眠环境，为自己营造一个幽静、清洁、舒适的睡眠环境，让自己睡得安心、安稳。②不要强迫自己睡觉，睡觉是人体的自然反应，困了就会自动进入睡眠状态，因此不要人为地

强迫自己入睡，要根据自己的工作和生活制定合理的睡觉时间，但是不能超过 11 点半睡。③饮食规律，晚餐不要吃得太饱、太晚，睡觉前 30 分钟可以喝 1 杯牛奶。④睡前不要活动，睡觉前 2 小时内不运动、不洗澡，避免对睡眠效果的影响。

6. 适宜的性生活　性生活是更年期妇女生命活动的一个组成部分。更年期妇女过早地终止性生活，不仅对本人的身心健康有影响，而且会影响夫妻感情和生活，影响家庭的幸福与和谐。应结合患者的个体情况选择合适的治疗和指导，制定有针对性的保健措施。

（三）自我保健管理

1. 健康的基本状况　根据世界卫生组织提出的身体健康和心理健康的标准，即"五快"（食得快、便得快、睡得快、说得快、走得快）和"三良好"（良好的个性、良好的处世能力、良好的人际关系）。

2. 控制体型体重　定期测量腰围和体重，发现体型体重超过标准，应主动调控饮食，增加运动。不明原因的消瘦和体重减轻更不能忽视。

3. 注重经期变化　妇女到更年期，无排卵的月经增多，经期和周期以及经量都可能发生变化，按时做好记录经期规律，可及时发现异常，为调整及诊治提供依据。

4. 更年期、老年期妇科疾病风险识别　常见更老年期妇科病早期症状的识别，除了更年期综合征的症状外，白带异常、绝经后出血都是妇科病的症状，应及时诊治。妇女进入更年期后应主动定期参加妇科病普查，或定期（2 年左右）去妇科门诊做一次常规检查，包括宫颈刮片细胞学检查，有利于早发现更年期、老年期妇科疾病。

5. 乳房自我检查　在月经来潮的 7～10 天内，如无月经，则可固定每月的某一天进行检查。采用视诊和触诊的方法，初次检查时，详细观察两侧乳腺的正常情况，以便再检查时可按此标准发现有无不正常表现。

（四）避孕与激素补充疗法

1. 避孕　在确认绝经以前妇女应该继续采取避孕措施，并选择适宜的方法。可选择的避孕方式包括：宫内节育器、激素类避孕方法、屏障避孕法，围绝经期不推荐安全期法。临床明确诊断绝经者，可以停止避孕。

2. 激素替代疗法　指因性激素缺乏所引起的一切临床症状或疾病，如没有禁忌证，均可选择性激素治疗。性激素缺乏导致的临床表现：①月经

紊乱、各种原因导致的闭经等。②更年期综合征如潮热、出汗、关节和肌肉痛，情绪波动、睡眠障碍及其他神经精神症状、性功能障碍 / 性欲减退等。③泌尿生殖道萎缩问题，包括萎缩性阴道炎（老年性阴道炎）/ 尿道炎，如阴道干燥、疼痛、尿痛、尿频等，可持续或反复发作。④骨关节肌肉症状，如疼痛、抽筋、关节晨僵，骨质疏松 / 骨折。⑤其他绝经相关症状如皮肤干燥、心脏症状等。

（五）心理指导

心理健康有利于减轻更年期、老年期常出现的各种症状。如经常处于焦虑与悲观的心态之中，则会加重这些症状并延迟其康复。更年期、老年期心理指导：①保持良好的情绪，学会运动、聆听音乐等方法进行情绪调整，学会转移注意力。②保持心理平衡，学会放松，多与社会、朋友沟通交流，以调缓身心疲劳。

对更年期、老年期妇女焦虑和抑郁障碍，争取做到早发现，早诊断，早治疗，防止复发。更年期是女性抑郁障碍的好发期，在过渡老年期中 50% 女性出现抑郁症状，26% 可明确诊断。围绝经期抑郁症发生率是绝经前期的 4 倍。女性罹患抑郁症的总患病率中，围绝经晚期是育龄期的 14 倍，是围绝经早期的 3 倍。

三、更年期、老年期常见肿瘤的健康管理

（一）乳腺癌

乳腺癌是女性最常见的恶性肿瘤之一，在我国女性恶性肿瘤中居第一位，目前发病率正以每年 3%～4% 的速度增长。城市乳腺癌每年高达 7.5% 的速度上升，死亡率每年平均上升 6.9%，超出全球 1～2 个百分点，且呈年轻化的趋势。根据乳腺癌的发病状况，预计到 2030 年，乳腺癌的发病人数和死亡人数将分别达到 264 万和 170 万。

1. 乳腺癌筛查意义　通过有效、简便、经济的乳腺检查，以期早发现、早诊断、早治疗，以便有效降低人群乳腺癌的死亡率。

2. 乳腺癌筛查方法

（1）乳腺彩色超声检查：虽然单独作为乳腺癌筛查的效果尚需实证，但目前多为国内乳腺疾病筛查的首选方法。通对致密型乳腺的筛查，可能发现部分乳腺局部血管的变化及早期病变。也可以作为乳腺 X 射线筛查的联合检查或乳腺 X 射线筛查结果为 BI-RADS-0 级者的补充检查措施。

（2）乳腺 X 射线检查（钼靶）：国际目前把乳腺

X 射线检查作为乳腺癌筛查的常规检查方法,认为其射线剂量低,不会危害妇女健康。

（3）乳腺临床体检:建议作为乳腺 X 射线或乳腺超声筛查的联合检查措施,可能弥补乳腺 X 射线筛查的遗漏。不单独作为乳腺癌筛查的方法。

（4）乳腺自我检查:鼓励妇女采用自我检查乳腺的方法,每月 1 次,建议选择月经来潮后的 7～10 天进行,可以提高妇女的防癌意识,实现早发现的目的。

3. 开始筛查年龄、时间　乳腺筛查一般建议 40 周岁开始,每年 1 次。有明显乳腺癌遗传倾向者、*BRCA1/2* 基因突变携带者以及乳腺不典型增生和小叶原位癌患者可提前参加乳腺筛查。

4. 分类管理方法

（1）40～49 周岁:每年 1 次乳腺超声或乳腺 X 射线检查,推荐与临床体检联合,尤其对致密型乳腺推荐 X 射线与 B 超检查联合。

（2）50～69 周岁:上述方法每 1～2 年 1 次。

（3）70 周岁及以上:上述方法每 2 年 1 次。

（二）宫颈癌及癌前病变

1. 宫颈癌筛查意义　更年期妇女仍然有易患宫颈癌的可能性,应定期进行宫颈癌筛查,及时发现和治疗宫颈癌前病变和早期宫颈癌是降低宫颈癌发生率和死亡率的重要措施。

2. 宫颈癌筛查方法　宫颈细胞学检查、人乳头状瘤病毒检测是目前较为常用的初筛方法,可以单独也可同时进行检测。①宫颈细胞学检查:采集宫颈外口鳞 - 柱状上皮细胞交接部（移行带）和宫颈管内细胞,并对其进行检查和评价,包括宫颈细胞学涂片检查和液基薄层细胞学检查。②人乳头状瘤病毒检测:绝大多数宫颈癌可能是由 HPV 感染造成的,HPV 检测是宫颈癌及癌前病变的筛查方法之一。③全子宫切除术后的妇女可不再做宫颈癌筛查,但仍应常规妇科检查。④宫颈细胞学检查出现异常或 HPV 阳性者均需及时到医院确诊。

3. 宫颈癌筛查年龄及时间间隔　宫颈癌筛查建议在开始性生活后进行。① 30～65 岁的妇女 HPV 和细胞学联合筛查,两项均正常者每 5 年复查一次。正常者每 3 年复查一次,单独细胞学

或 HPV 筛查。②＞65 岁的妇女既往接受了规范的筛查,并且无宫颈癌高危因素,结果阴性者可终止筛查。如果既往有≥CIN Ⅱ及以上病史者至少进行 20 年的常规筛查。③宫颈细胞学检查出现异常或 HPV 阳性者均需及时到医院就诊。

四、更年期、老年期保健信息管理

更年期、老年期妇女保健是一项内容广泛和技术复杂的服务,开展更年期保健信息管理有助于更好地帮助妇女个人顺利渡过更年期进入老年期,同时长期的监测数据有利于了解妇女身体各种不适、疾病的筛查、发生与诊治的变化情况。具体内容包括:①身体各项指标数据监测,分析身体运动技能,选择合理的运动方式,推荐相应的康复方案。②改善患者的生活习惯。③绝经、激素补充有关药物,确定安全有效剂量。④疾病发生及治疗情况。

专家点评:开展更年期、老年期保健管理,能及时了解和掌握更老年期妇女不同阶段的基本情况,进行有针对性的指导,提供需要的保健服务,由此能有效地减少和控制更年期、老年期妇女更年期综合征及相关疾病的发生率,延缓衰老时间,提高生命质量。

（杜玉开）

参 考 文 献

1. 黄醒华,王临虹. 实用妇女保健学. 北京:中国协和医科大学出版社,2006.
2. 熊庆,王临虹. 妇女保健学. 北京:民卫生出版社,2014.
3. 钱序,陶芳标. 妇幼卫生概论. 北京:人民卫生出版社,2014.
4. Stubbs ML. Cultural perceptions and practices around menarche and adolescent menstruation in the United States AnnNY Acad Sci, 2008, 1135: 58-66.
5. RAM NARESH YADAV, SHRIJANA JOSHI, RAJESH POUDEL, et al. Knowledge, Attitude, and Practice on Menstrual Hygiene Management among School Adolescents. J Nepal Health Res Counc, 2018, 15 (3): 212-216.

第二十三章
妇幼体系建设与妇女保健

新中国成立以来,我国就建立并不断完善了妇幼卫生服务体系,成为最早建立起来的公共卫生服务体系之一。经过60多年来的发展,妇幼卫生服务体系不断发展壮大,机构和人员数量稳步增长,网络逐步健全、功能日臻完善,成为一个遍布城乡、分层负责、各有侧重、根在基层的有机整体,在减少孕产妇死亡和儿童死亡、提高出生人口素质、促进妇女儿童健康方面作出了巨大的贡献。是独具中国特色的服务体系。

第一节　妇幼卫生服务体系与妇女保健

导读:妇幼卫生服务体系由专业妇幼保健机构、妇产医院和儿童医院、综合医院妇产科和儿科、相关科研教学机构、城市社区卫生服务机构、农村乡镇卫生院和村卫生室组成,是为广大妇女提供医疗保健服务的主力军。

我国妇幼卫生服务体系组成完善,服务网络遍布全国,纵向从上到下包括国家级、省级、市级、县级、乡级到村级,覆盖了全国4万多个行政区域(乡级以上),横向覆盖每个行政区域中的妇幼保健专业机构、综合医院、妇产儿童专科医院、城乡基层医疗卫生机构等不同类型的医疗保健机构,是我国妇女医疗保健服务的提供者,是妇女健康保障的主力军。

一、妇幼卫生服务体系组成

妇幼卫生服务体系(maternal and children health system)是以专业妇幼保健机构为核心,以基层医疗卫生机构为基础,以大中型医疗机构和相关科研教学机构为技术支撑,具有中国特色的妇幼保健服务网络。

妇幼卫生服务体系包括专业妇幼保健机构(分国家级、省级、市级和县级)、妇产医院和儿童医院、综合医院妇产科和儿科、相关科研教学机构、城市社区卫生服务机构、农村乡镇卫生院和村卫生室。

国家级妇幼保健机构接受国家卫生健康委妇幼健康司的领导,地方各级妇幼保健机构接受同级妇幼健康行政部门的领导和上级妇幼保健机构的业务指导。妇幼保健机构对本辖区妇幼卫生服务体系中其他专业机构开展的妇幼保健服务进行业务指导和质量控制(图23-1)。

2013年,我国妇幼保健与计划生育技术服务两个系统进行资源整合。按照国家"省选优、市县合、乡增强、村共享"的原则,全国部分省级和全部市县级妇幼保健机构与同级计划生育技术服务机构合并,部分省份保留了原省级妇幼保健机构和计划生育科研机构。

截止到2016年,全国拥有妇幼保健机构3 064个、妇产医院757个、儿童医院117个、社区卫生服务中心(站)3.4万个、乡镇卫生院3.7万个。妇幼保健机构卫生技术人员38.8万人。妇产科医师约26万人,儿科医师约11万人。全国妇幼健康服务人员总量达80多万人。

二、妇幼卫生服务体系与妇女保健职能

妇幼卫生服务体系内不同级别和类型的医疗卫生机构,职责任务明确,层级分明,在职能上既有分工,更有合作,上下联动,共同努力,为我国广大妇女提供全生命周期的医疗保健服务。

1. 妇幼保健机构妇女保健职能　妇幼保健机构是为妇女儿童提供医疗保健服务的专业机构。其妇女保健职能包括两方面:一方面为妇女提供个体的妇女保健服务,同时,受卫生健康行政部门委托承担辖区妇女保健业务管理和技术支持工作。

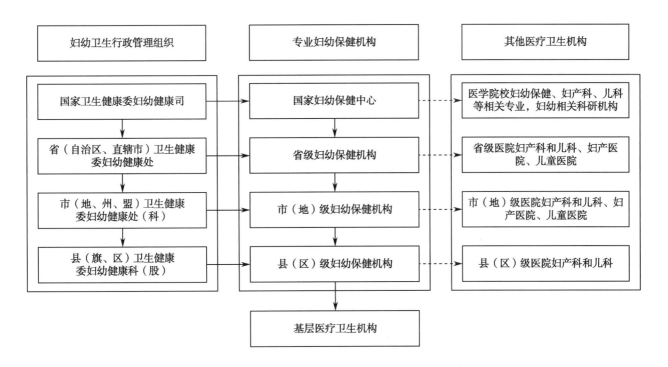

注：——→ 行政领导或业务指导关系

　　·····► 业务指导或业务协作关系

图 23-1　妇幼卫生服务体系组成

（1）妇女保健服务（service for women's health）：包括孕产保健、妇女保健服务。

孕产保健主要包括婚前、孕前、孕期、分娩期、产褥期保健服务等；妇女保健主要包括青春期保健、更年期保健、老年期保健、心理卫生、营养、乳腺保健、妇女常见病诊治、避孕节育、生殖保健和中医妇女保健等。

（2）辖区妇女保健业务管理：辖区妇女保健业务管理主要是掌握本辖区妇女健康状况及影响因素，组织对辖区内提供妇女保健服务的各级各类医疗卫生机构进行技术指导、业务培训、监督考核等，重点加强对基层医疗卫生机构的指导和考核。组织开展辖区妇幼卫生健康教育、妇女保健适宜技术开发和推广。

2. 妇产医院、综合医院妇女保健职能　主要是针对个体的妇女提供医疗保健服务，主要包括妇女孕产期保健、助产技术服务、产科合并症和并发症处理、孕产妇危重症抢救和治疗、妇女疑难疾病诊疗、避孕节育等。

3. 乡镇卫生院 / 城市社区卫生服务中心妇女保健职能　其职能包括提供基本公共卫生服务：如孕产妇健康管理、健康教育、免费提供避孕药具；提供妇女常见病、多发病的诊治，取得资质的

乡镇卫生院提供助产技术服务，主要负责正常分娩服务；及时掌握全辖区（乡 / 社区）妇女保健工作的基本情况，收集、统计和上报妇幼卫生相关信息；完成健康教育工作；定期接受县 / 区级妇幼保健机构的业务指导和培训；对本辖区村卫生室 / 社区卫生服务站进行业务指导，并对村级妇幼保健人员进行培训。

4. 村卫生室 / 社区卫生服务站妇女保健职能　村卫生室 / 社区卫生服务站是基层三级妇幼卫生服务网络的网底，机构数量最多，直接面对的服务人口也最多，均配有兼职的妇幼保健工作人员，承担以下妇女保健工作：提供一般疾病的初级诊治；开展妇幼健康教育、宣传国家妇幼卫生政策，动员妇女按时接受妇女保健服务；护送孕产妇住院分娩；承担本村 / 社区妇幼卫生信息的收集、上报；接受县 / 区级妇幼保健机构业务指导和培训。

三、妇幼卫生服务体系与辖区妇女保健工作网络运转

辖区妇女保健工作网络运转是在当地政府和卫生行政部门的领导下，妇幼卫生服务体系中不同类型的服务机构根据各自功能定位和职责任务，建立分工协作机制，相互配合，为广大妇女提

供医疗保健服务，共同承担保护广大妇女健康的重任。

（一）政府主导妇幼卫生工作

1. 明确政府在妇幼卫生工作中的职责，为妇幼卫生工作提供支持和保障。《中华人民共和国母婴保健法》中明确提出：国家发展母婴保健事业，提供必要条件和物质帮助，使母亲和婴儿获得医疗保健服务；各级人民政府领导母婴保健工作；国务院卫生行政部门主管全国母婴保健工作，根据不同地区情况提出分级分类指导原则，并对全国母婴保健工作实施监督管理。我国深化医药卫生体制改革，确立了政府在提供公共卫生和基本医疗服务中的主导地位。公共卫生服务主要通过政府筹资，向城乡居民均等化提供。

2. 加强妇幼卫生服务体系建设，为妇幼卫生工作提供物质基础。包括加强妇幼保健机构的建设、加强基层医疗卫生网络建设、鼓励社会办医。

（1）加强妇幼保健机构的建设。《中国儿童发展纲要（2011—2020年）》明确提出在省、市、县三级均建成1所政府举办、标准化的妇幼保健机构。妇幼保健机构的建设列入国家卫生事业发展"十二五"规划。在"十三五"卫生计生事业发展规划编制中，也将妇幼保健机构建设作为重点支持内容，切实改善业务用房和装备条件，确保尽快实现《中国儿童发展纲要（2011—2020年）》任务目标。《中共中央国务院关于深化医药卫生体制改革的意见》明确提出全面加强公共卫生服务体系建设。专业公共卫生服务机构的人员经费、发展建设和业务经费由政府全额安排。妇幼卫生隶属公共卫生服务体系，国家医改政策的实施为促进妇幼卫生事业的发展提供了物质基础。

（2）加强基层医疗卫生网络建设。国家加大对城乡基层医疗卫生网络的建设。在城市，建设以社区卫生服务机构为主体的城市社区卫生服务网络。建立城市医院与社区卫生服务机构的分工协作机制，引导一般疾病诊疗下沉到基层，逐步实现社区首诊、分级医疗和双向转诊。大力发展农村医疗卫生服务体系，改善农村医疗卫生条件。政府重点办好县级医院，在每个乡镇办好一所卫生院，每个行政村都有一所村卫生室。基层妇幼卫生服务网络也因此得到加强，促进了基层妇幼卫生工作的开展。

（3）鼓励社会办医。我国深化医疗卫生体制改革，提出进一步完善医疗服务体系，以公立医疗机构为主导、非公立医疗机构共同发展的原则。将社会办医纳入区域卫生规划统筹考虑。我国非公立医院中妇产（科）医院和儿童医院分别由2005年的44个和7个增加到2016年的690个和49个。社会办医为中国妇女儿童医疗保健服务提供资源补充。

（二）建立辖区妇女保健网络常规工作机制

依赖妇幼卫生服务体系，建立妇女保健网络工作机制（working mechanism of women's health network）。在卫生行政部门的领导下，妇幼保健机构作为体系的核心，与妇产医院、综合医院等相关机构分工协作，建立良好工作机制，共同管理辖区妇女保健工作。

1. 成立辖区妇幼卫生专家组，指导辖区妇女保健工作。妇幼健康行政部门牵头，成立由辖区妇幼保健机构、妇产医院、综合性医院相关专业的专家组成的妇幼卫生专家组，协助妇幼保健机构对辖区妇女保健工作管理。主要工作内容如下：①辖区妇幼卫生专家组定期召开会议，讨论并解决本辖区妇女保健工作重要问题和疑难问题。②成立由辖区各类医疗机构相关专业专家组成的孕产妇危急重症抢救专家组，参与辖区孕产妇危急重症的抢救，保证孕产妇生命安全。③定期开展危重孕产妇评审、孕产妇死亡病例评审。召开评审会议，对辖区危重孕产妇、孕产妇死亡病例进行评审，分析原因，提出干预措施，为降低孕产妇死亡率提供政策建议。④定期开展辖区妇女保健服务质量检查，如孕产妇妊娠风险评估管理、产科质量检查、爱婴医院管理、"两癌"筛查等。⑤参与辖区年度妇幼卫生工作检查、绩效考核与评价。

2. 建立辖区危重孕产妇救治转诊网络。经过多年探索，我国建立了辖区危重孕产妇救治转诊网络和"绿色通道"。指定符合条件的妇幼保健机构或者综合医院作为辖区危重孕产妇急救中心；建立了医疗机构之间的转诊关系和工作机制；辖区孕产妇危重症抢救专家组随时参与危重病例抢救，保证患者得到及时救治。在基层医疗机构分娩的孕产妇，一旦发生了危重症，可以通过辖区危重孕产妇急救"绿色通道"及时转诊到三级医院，迅速得到有效救治，确保母婴安全，对降低孕产妇死亡率起到很大作用。妇幼保健机构协助妇幼健康行政部门对辖区危重孕产妇救治转诊网络进行管理，保证转诊"绿色通道"的畅通。

3. 建立体系内服务机构之间分工协作。辖区各类医疗卫生服务机构功能定位明确，职能任务各自有侧重，有分工更有合作。基层医疗卫生机构承担妇女常见病、多发病的诊疗和国家妇幼基本公共卫生服务。妇幼保健机构为妇女提供涵盖三级预防的全程连续的医疗保健服务，接受基层医疗卫生机构和下级妇幼保健机构的转诊。综合医院和妇产专科医院提供妇女重大疾病和疑难疾病的诊疗，接受其他医疗机构疑难病例的转诊。

以农村孕产妇保健服务网络为例，简述辖区妇女保健工作网络运转机制。①村医为准备怀孕的育龄妇女提供妇幼健康教育，发放叶酸，提供随访服务，发现孕产妇，督促其到乡镇卫生院进行产前检查。②乡镇卫生院为负责准备怀孕的夫妻免费提供孕前优生健康检查、发放叶酸；按照国家基本公共卫生服务规范为怀孕的妇女免费提供孕产期健康管理，包括建立孕产期保健手册、5 次产前检查、2 次产后访视。乡镇卫生院在提供产前检查过程中识别有高危因素的孕产妇，根据风险评估分级结果，按要求转诊到相应级别的医疗保健机构。有助产技术服务资质的乡镇卫生院可提供正常孕妇的住院分娩。③孕妇也可凭孕产期保健手册自愿选择到各级妇幼保健机构、妇产医院和综合医院接受孕产期保健服务和住院分娩，分娩后接受居住地基层医疗卫生机构提供的产后访视和新生儿访视服务；④妇幼保健机构为怀孕妇女提供系统的专业的孕期保健服务（孕期高危因素的筛查、识别妊娠期合并症，对高危孕产妇进行专案管理、孕期营养和心理保健、胎儿生长发育监测、促进自然分娩和母乳喂养）；并提供住院分娩服务；对处理不了的有严重妊娠期合并症的孕妇，如妊娠合并心脏病、高血压及肝、肾疾病等疾病的孕妇，及时转诊到综合医院。⑤综合医院则发挥综合救治能力的优势，侧重于承担危重孕产妇和新生儿的救治任务，为母婴安全保驾护航。各级机构都要根据《孕产妇妊娠风险评估与管理工作规范》开展妊娠风险筛查、评估分级，及时发现、干预影响妊娠的风险因素，按要求及时转诊，防范不良妊娠结局，保障母婴安全。

4. 妇幼保健机构对基层医疗卫生机构进行业务指导。妇幼保健机构作为辖区妇幼保健业务的管理者，对基层医疗卫生机构开展孕产保健、妇女保健、健康教育、信息管理等妇女保健相关工作进行业务指导、督导和考核评估，培训基层人员，接受基层医疗卫生机构筛查出的高危孕产妇。

（三）政府主导，通过项目实施解决妇幼保健重点问题

我国政府为了重点解决特殊地区的突出的妇女健康问题，通过实施妇幼卫生项目（maternal and children health project）的形式，采取中央政府主导，地方各级政府和相关部门紧密配合，明确职责，各司其职，加强协调配合，全社会动员，形成上下联动、齐抓共管的工作局面，明确项目工作总体目标和阶段目标，制订具体的实施方案，集中人力、物力和财力，稳步实施，不断推进，保证目标的实现。依托项目实施推进妇幼保健工作，我国政府积累了丰富的经验，也取得很好的成效。如实施"降低孕产妇死亡消除新生儿破伤风"项目、孕前优生健康检查、孕妇增补叶酸预防出生缺陷、农村孕产妇住院分娩补助，孕产妇艾滋病、梅毒、乙肝母婴阻断，农村妇女"两癌"筛查、孕产妇系统保健等与妇女保健有关的基本和重大公共卫生服务项目。通过一系列项目的深入实施，我国妇女健康水平得到大幅度提升，孕产妇和 5 岁以下儿童死亡率持续下降，妇女常见病患病率明显下降。

专家点评：在各级政府主导下，妇幼卫生服务体系运转良好，建立辖区妇女保健网络常规工作机制，体系内各级各类医疗卫生机构职责明确，分工合作，为保障妇女健康作出了重大贡献。

（罗　荣）

第二节　妇幼保健机构与妇女保健

导读：妇幼保健机构是具有公共卫生性质、不以营利为目的的公益性事业单位，按照行政区域设置，分为国家级、省级、地市级和县区级四级机构，为妇女儿童提供全生命周期的主动连续的医疗保健服务。

妇幼保健机构（Maternal and Children Health Care Institution）是妇幼卫生服务体系的核心组成部分，为保护母婴健康，降低孕产妇、婴儿和 5 岁以下儿童死亡率，提高妇幼健康水平，作出了巨大贡献。我国妇幼保健工作发展 60 多年的历史经验证明，在我国这样一个人口众多、经济相对落后的发展中国家，降低孕产妇死亡率和婴儿死亡率取得显著的成绩,农村特别是贫困地区的妇女儿童健康状况不断改善,我国多年来构建的妇幼卫生服务体系尤其是各级妇幼保健机构发挥了举足轻重的作用。

一、妇幼保健机构发展历程与现状

(一)妇幼保健机构的设置与发展

1949年11月,卫生部成立,并设妇幼卫生局,下设妇女保健处和儿童保健处,此后全国省、市、县相继成立了各级妇幼卫生机构。1950年,卫生部在北京建立中央妇幼保健实验院。1955年,卫生部颁布了《妇幼保健所组织试行简则》和《妇幼保健站组织试行简则》,使妇幼卫生专业机构的发展有章可循。1958年,全国已有妇幼保健院230个,县区及工矿企业共设保健所、站4599所,部分地区的妇幼保健网基本形成。

从新中国成立初期至今,经过60多年的发展,我国各级妇幼保健机构数量逐年增多,按照行政区域设置,分为国家级、省级、地市级和县区级四级机构,至2016年全国已有妇幼保健院(所、站)3064所。2016年,我国拥有国家妇幼保健机构1所、省级25所、地市级382所、县区级2553所、其他103所。机构规模、人力资源、基础设施建设和服务能力等方面均得到了较大发展。2013年,卫生与计划生育技术服务两个系统整合融合,按照省选设、市县合、乡增强的原则,市级和县级的妇幼保健机构与计划生育技术服务机构合并,妇幼保健机构房屋、设备设施和人员配备都得到加强。

2011年,国务院印发《中国妇女发展纲要(2011—2020年)》和《中国儿童发展纲要(2011—2020年)》,就明确提出省、市、县均设置1所政府举办、标准化的妇幼保健机构。同时,原国家卫生计生委颁布了一系列针对妇幼健康服务机构的文件,包括《关于优化整合妇幼保健和计划生育技术服务资源的指导意见》《关于妇幼健康服务机构标准化建设与规范化管理的指导意见》《各级妇幼健康服务机构业务部门设置指南》等,为妇幼健康服务机构管理奠定了基础,指明了方向,对妇幼卫生事业的可持续发展具有重要意义。

"十二五""十三五"期间国家启动了新一轮的妇幼保健机构标准化建设,截至2017年,中央财政已投资118亿用于全国1400多个妇幼保健机构的房屋建设。截至2016年底,平均62%的妇幼保健机构开展住院服务,省级76.7%、市级78.6%、县级59.8%。妇幼保健机构服务能力不断提升。

2005—2016年,全国妇幼保健机构的床位数由9.4万张增加至20.7万张,增长了120.2%;诊疗人次由1亿人次增加至2.6亿人次,增长了160.0%;出院人次由347万人次增加至936万人次,增长了169.7%。

2021年,国务院印发《中国妇女发展纲要(2021—2030年)》和《中国儿童发展纲要(2021—2030年)》,重申加强妇幼保健机构标准化建设,全面开展妇幼保健机构绩效考核,强化考核结果应用,保障妇女儿童享有高质量的医疗保健服务。

(二)性质和功能定位

《关于妇幼健康服务机构标准化建设与规范化管理的指导意见》(简称指导意见)明确提出,各级妇幼健康服务机构是具有公共卫生性质、不以营利为目的的公益性事业单位。保健与临床相结合的服务模式是我国妇幼健康服务机构在长期实践中形成的防治结合的有效模式。各级妇幼保健机构应坚持以保健为中心,实行保健与临床相结合,预防为主,防治结合,面向群体、面向基层的妇幼卫生工作方针。妇幼健康服务机构按照全生命周期和三级预防的理念,以一级和二级预防为重点,为妇女儿童提供从出生到老年、内容涵盖生理和心理的主动、连续的服务与管理,以适应妇女儿童的实际健康需求。同时,妇幼健康服务机构的主要功能任务,除了提供妇幼健康服务,还受卫生计生行政部门委托,承担辖区妇幼健康工作业务管理。

各级妇幼保健机构职能明确、上下联动、分级管理。国家级妇幼保健机构是全国妇幼保健业务技术指导中心,其任务是参与制定妇幼保健相关法律、法规、政策和技术规范;开展科学研究,为政策制定提供科学依据;指导全国妇幼保健技术服务的开展。省级除承担妇幼保健技术中心任务外,还应当协助卫生健康行政部门开展区域业务规划、科研培训、信息分析利用、技术推广及对下级机构的指导、监督和评价等工作;地市级根据区域卫生规划承担妇幼保健技术分中心任务;县区级侧重辖区管理、人群服务和基层指导。同时,各级妇幼保健机构与辖区内基层医疗卫生机构建立稳定的业务指导和双向转诊关系,与其他医疗机构和相关科研教学机构建立技术协作机制。

二、内部设置与妇女保健专科建设

为了促进妇幼保健机构保健和临床实质性融合,《指导意见》强调要以"大保健"的思维,以"妇女儿童健康为中心"的理念,通过推进妇幼健康服务机构内部业务部门改革重组,打通以往保健部和临床部分别设置的部门格局,规范设置孕产保健部、儿童保健部、妇女保健部和计划生育技术服务部四大业务部门,以真正实现群体保健和个体保健有机融合、公共卫生和临床医疗人才交流融合。

《各级妇幼健康服务机构业务部门设置指南》作为《指导意见》的配套文件,明确业务部门设置原则应与各级妇幼健康服务机构职能、任务、规模相适应,保证落实工作职责,提高工作效率,应充分体现妇女儿童健康为中心、保健与临床相结合,在整体发展基础上,加强保健专科建设,突出保健优势,并对省、市、县各级妇幼健康服务机构业务部门设置和职能任务提出了具体要求。

（一）内部设置

妇幼保健机构内部设置（internal setting of maternal and children health care institution）围绕孕产妇、儿童和妇女三大目标人群,妇幼保健机构业务部门分为孕产保健部、儿童保健部、妇女保健部、计划生育技术服务部四大业务部,每个业务部依据所承担的职能设置相应的业务科室。每个业务部中均设置群体保健科,负责辖区妇幼卫生业务管理。四大业务部中各业务科室之间加强功能衔接与合作。

1. 省市级妇幼健康服务机构　省市级妇幼健康服务机构内部设置如下:

（1）孕产保健部:包括孕产群体保健科、婚前保健科、孕前保健科、孕期保健科、医学遗传与产前筛查科、产科、产后保健科。根据功能定位、群众需求和机构业务发展需要可增设产前诊断等科室。

（2）儿童保健部:内设儿童群体保健科、新生儿疾病筛查科、儿童生长发育科、儿童营养与喂养科、高危儿管理科、儿童心理卫生科、儿童眼保健科、儿童口腔保健科、儿童耳鼻喉保健科、儿童康复科、儿科、新生儿科、中医儿科。根据功能定位,群众需求和机构业务发展需求可增设相关儿童保健科室。

（3）妇女保健部:内设妇女群体保健科、青春期保健科、更老年保健科、乳腺保健科、妇科、中医妇科。根据功能定位、群众需求和机构业务发展需要可增设妇女营养科、妇女心理卫生科、不孕不育科等科室。

（4）计划生育技术服务部:内设计划生育服务指导科、计划生育咨询指导科、计划生育手术科、

男性生殖健康科、避孕药具管理科。

2. 县（区）级妇幼健康服务机构内部设置　县（区）级妇幼健康服务机构内部设置如下:

（1）孕产保健部包括孕产保健科（含孕产群体保健、婚前保健、孕前保健、孕期保健、医学遗传与产前筛查、产后保健专业）、产科。

（2）儿童保健部内设儿童保健科（含儿童群体保健、新生儿疾病筛查、儿童生长发育、儿童营养与喂养、高危儿管理、儿童心理卫生、儿童五官保健、儿童康复专业）、儿科（含新生儿科专业）、中医儿科。

（3）妇女保健部内设妇女保健科（含妇女群体保健、青春期保健、更老年保健、乳腺保健专业）、妇科、中医妇科。

（4）计划生育技术服务部内设计划生育指导科、计划生育技术服务科（包括计划生育咨询指导、计划生育手术服务和男性生殖健康等业务内容）、避孕药具管理科。

妇幼健康服务机构应当加强对四个业务部门开展的信息管理和健康教育等工作的统筹协调,并设立与四个业务部门相配套的急诊、手术、医学影像、药剂、检验和病理等相关部门。省级妇幼健康服务机构应当设立妇幼保健科学研究中心、妇幼保健适宜技术培训推广中心,承担科学研究和适宜技术培训推广等工作。

（二）妇女保健专科建设

《指导意见》提出,妇幼保健机构在实现基本功能任务的基础上,各级妇幼健康服务机构应当根据自身发展情况,选择优势领域加强妇幼保健专科建设（construction of professional department）,规范业务管理和技术服务,促进妇幼保健学科发展。

为了落实《指导意见》和《各级妇幼健康服务机构业务部门设置指南》,原国家卫生计生委妇幼司制定了《妇幼保健专科建设与管理指南（试行）》（简称指南）,对妇幼保健专科的服务内容、服务要求（人员配备与资质、房屋设施、设备、专科管理）、服务流程作出规范要求,指导全国妇幼保健机构加强妇幼保健专科建设和规范管理。

《指南》对27个妇幼保健特色专科的建设与管理做出规范要求,其中妇女保健相关的专科有14个,包括婚前保健、孕前保健、孕产期保健、产前筛查和诊断、产后保健、青少年保健、更年期保健、乳腺保健、妇女营养、妇女心理、不孕不育、妇女常见病、中医妇科、计划生育专科。

专科服务内容要遵循三级预防的理念，预防为主，防治结合，把保健临床结合的内容融入其中。要求每一个专科即要提供妇幼全程医疗保健个体服务，同时承担辖区业务指导、人员培训推广新技术和适宜技术、健康教育、妇幼卫生信息管理等公共卫生服务职能。同时要开展妇幼保健科学研究和学术交流活动。

通过妇幼保健机构的妇女保健专科建设，一方面规范妇幼保健机构妇女保健专科建设，提升自身服务水平，促进妇女保健特色专科的发展；另一方面，带动辖区妇女保健工作的发展，保护辖区妇女健康。

原国家卫生计生委从 2017 年起，组织开展全国示范专科评审工作，分期分批在全国培训优秀示范专科，发挥典型示范作用，带动全国妇幼保健特色专科的发展，也为妇幼保健专科人才培养打下基础。

三、妇幼保健机构妇女保健服务现状

全国 3 000 余所妇幼保健机构，为广大妇女提供了大量的医疗保健服务。根据全国妇幼保健机构监测数据，全国妇幼保健机构每年提供妇女医疗保健服务人数超过 1 亿人次，且逐年上升。2013—2016 年机构监测覆盖全国所有妇幼保健机构，数据显示，2013—2016 年 4 年间省级、地市级、县区级妇幼保健院妇女保健和妇产科年门诊诊疗人次分别增长了 38.7%、28.1%、27.5%、28.6%（表 23-1）。

2013—2016 年，省级、地市级、县区级妇幼保健院妇产科出院人次分别增长了 32.7%、33.8%、10.2%、18.5%（表 23-2）。

2016 年省级、地市级、县区级妇幼保健院妇女保健和妇产科年门诊诊疗人次占全院门诊人次的比例分别为 51.7%、40.6%、46.6%；妇产科年出院人次占全院总出院人次的比例分别为 59.9%、54.9%、59.0%。

2017 年全国各级妇幼保健机构，共有 614 所（20.1%）机构属于孕产妇危重症救治中心，承担辖区孕产妇危重症的救治工作。

专家点评：自新中国成立以来，经过 60 年的发展，我国妇幼保健机构不断发展壮大，妇幼保健机构服务网络日益完善，机构建设和管理日趋规范，妇女医疗保健服务能力不断增强。

（罗　荣）

参 考 文 献

1. 中华人民共和国卫生部. 2006 中国卫生统计年鉴. 北京：中国协和医科大学出版社，2006.
2. 国家卫生和计划生育委员会. 2017 中国卫生和计划生育统计年鉴. 北京：中国协和医科大学出版社，2017.
3. 国务院妇女儿童工作委员会. 中国妇女发展纲要（2011-2020）. 北京：中国妇女出版社，2013.
4. 国务院妇女儿童工作委员会. 中国儿童发展纲要（2011-2020）. 北京：中国妇女出版社，2013.
5. 中国疾病预防控制中心妇幼保健中心. 全国妇幼保健机构资源与运营监测报告. 2008-2017.

表 23-1　2013—2016 年妇幼保健院妇女保健和妇产科年门诊诊疗人次

机构级别	2013 年	2014 年	2015 年	2016 年
省级	9 190 209	10 252 406	10 640 774	12 744 095
地市级	32 198 623	35 719 575	35 490 188	41 247 901
县区级	67 239 180	72 462 929	73 687 767	85 735 527
合计	108 628 012	118 434 910	119 818 729	139 727 523

表 23-2　2013—2016 年妇幼保健院妇产科年出院人次

机构级别	2013 年	2014 年	2015 年	2016 年
省级	364 571	425 937	419 657	483 808
地市级	1 521 647	1 765 953	1 645 796	2 036 027
县区级	3 398 129	3 624 214	3 324 973	3 744 659
合计	5 284 347	5 816 104	5 390 426	6 264 494

6. 国家卫生和计划生育委员会、中央机构编制委员会. 国卫妇幼发〔2013〕44 号,关于优化整合妇幼保健和计划生育技术服务资源的指导意见. 2013.

7. 国家卫生和计划生育委员会. 国卫妇幼发〔2015〕54 号,国家卫生计生委关于妇幼健康服务机构标准化建设与规范化管理的指导意见. 2015.

8. 国家卫生和计划生育委员会. 国卫办妇幼发〔2015〕59 号,国家卫生计生委办公厅关于印发各级妇幼健康服务机构业务部门设置指南的通知. 2015.

9. 国家卫生和计划生育委员会. 国卫妇幼卫便函〔2016〕113 号,国家卫生计生委关于印发妇幼保健专科建设和管理指南(试行)的通知. 2016.

10. 国务院. 国发〔2021〕16 号,国务院关于印发中国妇女发展纲要和中国儿童发展纲要的通知. 2021 年 9 月 27 日.

第二十四章
信息化与妇女保健

信息化代表新的生产力和新的发展方向，已经成为引领创新和驱动转型的先导力量。信息化发展是时代发展的重要内容，经济社会发展新常态，供给侧结构性改革，提升健康服务和健康管理的新业态；构建统一开放的数字市场体系和医疗卫生服务，满足人民生活、促进人民健康新需求，增强国家医疗卫生软实力和国际竞争力，推动社会和谐稳定与文明进步；加快信息化发展，统筹线上线下两个空间，拓展医疗卫生治理新领域，让互联网更好造福人民健康，实现健康中国战略，已成为新时期践行新发展理念、破解发展难题、增强发展动力、厚植发展优势的战略举措和必然选择。妇女保健领域是健康中国建设中的一个重要领域，涉及妇女人群自身健康及人类再生产，在新时代需要信息化这一新理念、新措施助力妇女健康快速可持续发展。我国的网络强国战略、大数据战略、"互联网+"行动等一系列重大决策，开启了妇女保健信息化发展新征程，迎来了妇女保健信息化发展新机遇。

截至 2021 年 12 月，我国网民数达到 10.11 亿，互联网普及率达到 71.60%，互联网用户、宽带接入用户规模位居全球第一。

社会信息化水平持续提升，网络富民、信息惠民、服务便民、健康为民深入发展。国家、省、市、县四级人口健康信息平台建设加快推进，电子病历普及率大幅提升，远程会诊系统初具规模。医保、社保即时结算和跨区统筹取得新进展，截至 2020 年年底，全国社会保障卡持卡人数达到 13.35 亿人；电子健康档案城乡居民覆盖率达到 75%；为妇女保健信息化奠定了坚实的基础。

妇女从出生到更年期、老年期的全生命周期中，涉及新生儿、婴幼儿、青春期、围婚期、围孕期、产后哺乳期、非生育期及更老年期等全过程。妇女保健工作主要涉及保健服务与临床医疗两大块，是两项业务并重的公共卫生与基本医疗的条线业务，主要包括妇女保健服务提供和服务监管两个层面的业务内容，其特点是参与协作机构多和时间跨度长。其中，妇女保健服务不仅有妇幼保健机构承担，还有相关医疗保健机构承担，是面向妇女这一特定服务对象提供的全生命周期的有计划、连续、系统、主动、动态的系统保健服务。一项系统、完整的妇女保健服务可分解为多个相对独立又相互关联的业务服务活动，这些业务服务活动的具体执行需要多个相关医疗保健机构、在一定的时间段内联动协同完成，相关医疗保健机构主要包括妇幼保健机构、承担妇女保健服务的综合医院和社区卫生服务机构、乡镇卫生院以及相关领域其他部门等。而服务监管则是由业务主管部门负责，在妇女保健服务过程中针对各项服务提供的质量、效率、效果等进行动态业务监管，指导和保障妇女保健工作按目标、按计划、保安全、有质量完成。监管工作不仅在辖区范围实施，而且需要从国家一直到县区，进行逐级业务管理和业务指导，各项监管职能由国家、省、市、县区各级卫生行政部门及其授权的各级妇幼保健机构负责。

信息化必须依靠信息技术创新，创新活力、集聚效应和应用潜能裂变式释放，更快速度、更广范围、更深程度地改变现行医疗保健服务模式和管理模式。物联网、云计算、大数据、人工智能、机器深度学习、区块链、生物基因工程等新技术驱动网络空间从人人互联向万物互联演进，数字化、网络化、智能化服务将无处不在，现实世界和数字世界日益交汇融合。从供给侧看，推动信息化与妇女保健深度融合，有利于提高妇女保健服务效率，保障服务效果，提高供给侧妇女保健服务质量和效率，更好地满足人民群众日益增长、不断升级和个性化的需求；从需求侧看，推动互联网与妇女保健深度融合，创新数据驱动型的生产和健康消费模式,有利于促进广大妇女深度参与,不断激发新的需求。打破传统医疗卫生之间的信息壁垒和孤岛,实现医疗卫生领域各业务系统互联互通和妇女保健信息跨部门跨层级共享共用,面向医疗卫生机构和广大妇女一体化医疗卫生公共服务体系基本建成,构建跨行业、跨区域、跨部门的现代妇女保健信息网络,建立线上线下结合的开放式妇女保健创新服务模式,让妇女保健服务提供和管理更加便捷和均等。

目前,由于体制机制、信息化认识水平以及技术资源等条件限制,在妇女保健方面尚缺乏完整、统一、系列的母代与子代的信息网络,尚未建立妇女一生与健康相关的信息收集平台,难于获得母代健康及健康影响因素与疾病对子代健康影响的基础资料,缺乏妇女一生不同阶段生理、心理及社会环境影响基础资料和健康与疾病相关分析的依据。

第一节　建立统一的大数据妇女保健信息网络平台

导读:统一开放的大数据妇女保健信息网络平台主要包括"区域业务管理平台"和共享的"区域业务数据中心",实现妇女保健领域信息的收集、整合和综合利用,以及与其他业务应用系统间的互联互通和业务协同。

建立统一开放的大数据妇女保健信息网络平台,首先从推进妇女不同生命周期的大数据高效采集、有效整合、安全利用,深化医疗卫生各领域数据和妇女健康数据关联分析、融合利用,提高妇女保健服务和管理服务精准性和有效性。建立国家关键数据资源目录体系,统筹布局区域、行业数据中心,建立国家互联网大数据平台,构建统一高效、互联互通、安全可靠的妇女保健国家数据资源体系。

注重妇女信息数据资源管理。建立健全国家妇女保健信息数据资源管理体制机制,建立数据开放、产权保护、隐私保护相关政策法规和标准体系。推动妇女数据资源分类分级管理,建立数据采集、管理、交换、体系架构、评估认证等标准制度。加强妇女信息数据资源目录管理、整合管理、质量管理、安全管理,提高妇女保健信息数据准确性、可用性、可靠性。

注重妇女保健信息数据安全保护。实施妇女保健信息大数据安全保障工程,加强妇女保健信息数据资源在采集、传输、存储、使用和开放等环节的安全保护及数据安全技术研发及应用。切实加强对涉及国家利益、人口战略、健康安全、健康产业商业秘密、个人隐私等信息的保护,打击非法泄露和非法买卖妇女保健信息数据的行为。制定出台妇女保健信息数据使用云计算服务、大数据相关规定。

创新妇女保健服务供给模式。利用信息化手段深入推进妇女健康社会保障一卡通工程,统筹推进全面覆盖城乡的社会保障、社会救助系统,实现妇女保健服务、基本医疗服务跨区域共享,构建线上线下相衔接的信息服务体系。

拓展妇女保健服务渠道。深入实施妇女保健信息惠民工程,全面开展"互联网+妇女保健服务",构建方便快捷、优质高效的妇女保健服务信息体系,建立医疗卫生机构与广大妇女进行健康服务交流沟通的互联网平台,推动各级医疗卫生系统通过互联网了解广大妇女健康需求。

稳步实施妇女健康信息资源共享开放。各级医疗卫生机构根据职能及本部门所产生和管理的数据集,编制数据共享开放目录,依法推进数据开放。充分利用已有设施资源,建立统一的妇女健康数据共享和开放平台。开放广大妇女对健康迫切需要,实施对开放数据的更新维护,逐步扩大数据开放范围,确保动态及时更新。

规范妇女健康信息数据共享开放管理。构建共享开放妇女信息数据的全生命周期管理。建立共享开放数据汇聚、存储和安全的管理机制。按照网络安全管理和密码管理等规范标准,研发应用自主核心技术及软硬件产品,提升数据开放平台的安全保障水平。加强数据再利用安全管理。

促进和规范妇女健康医疗卫生大数据应用。推进妇女保健、医疗临床和科研大数据应用,加强疑难疾病等重点方面的研究,推进基因芯片和测序技术在遗传性疾病诊断、癌症早期诊断和疾病预防检测中的应用,推动精准医疗技术发展。推进公共卫生大数据应用,全面提升公共卫生监测评估和决策管理能力。推动健康医疗相关的人工智能、生物三维打印、医用机器人、可穿戴设备以及相关微型传感器等技术和产品在疾病预防、卫生应急、健康保健、日常护理中的应用,推动由医疗救治向健康服务转变。

一、妇女保健信息网络平台技术现状

妇女保健信息系统现状：

1. 妇女保健系统功能完整、封闭运行。系统结构和功能完整，由多个妇女保健业务子系统组成，且从信息的采集、处理、传输与交换、存储以及分析利用等全部在一个封闭式系统环境中完成，支撑妇女保健工作的各项保健服务和管理业务活动很难在跨机构、跨专业的执行过程中顺利开展和工作延续。

2. 妇女保健相关数据独立采集、专项管理。独立建立本领域的妇女保健档案，并在区域范围通过妇女保健各业务子系统从各业务活动的具体执行机构直接采集所需的完整的服务对象健康信息。

目前，妇女保健信息系统可分解为 3 个层次结构。

第一层负责数据采集与数据上传，通过部署到妇女保健各业务活动执行机构的应用系统客户端实现。

第二层负责业务过程的全流程控制和数据集中存储，通过本领域独立的妇女保健业务信息平台和业务数据中心完成。

第三层基于业务信息平台和业务数据中心负责业务数据分析及综合利用，用于妇女保健服务提供、业务管理和决策支持。见图 24-1。

二、妇女保健信息网络平台主要内容

妇女的健康决定因素包括生物因素、社会因素、环境因素等三个方面，通过基于区域卫生信息平台的新一代妇女保健信息系统的建设，能将生物因素中的生物致病因素、心理因素、遗传因素；社会因素中的人口、经济、文化、服务；环境中的物理因素、化学因素等，在区域卫生信息平台上充分发掘利用，通过在区域卫生信息平台上构建的"区域业务管理平台"和共享的"区域业务数据中心"，实现妇女保健领域信息的收集、整合和综合利用，以及与其他业务应用系统间的互联互通和业务协同。同时，基于区域卫生信息平台的妇女保健信息系统也是健康档案妇女保健域的主要信息提供者和信息利用者，并承担着为其他业务域推送和从中获取共享信息的任务，在与其他业务应用系统有机协作过程中实现妇女健康档案的"共享共用"，保证妇女健康档案为妇女健康服务、为妇女保健工作者服务、为妇女保健学科建设与发展服务。见图 24-2。

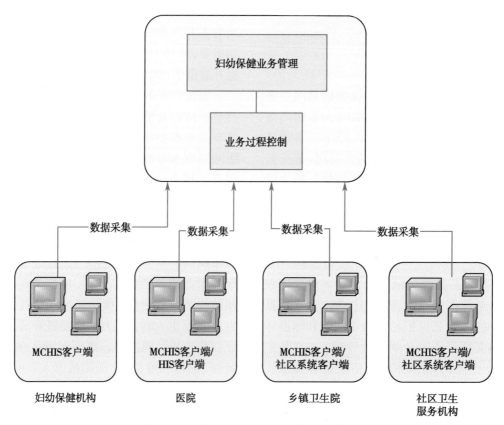

图 24-1　传统妇女保健信息系统的部署架构

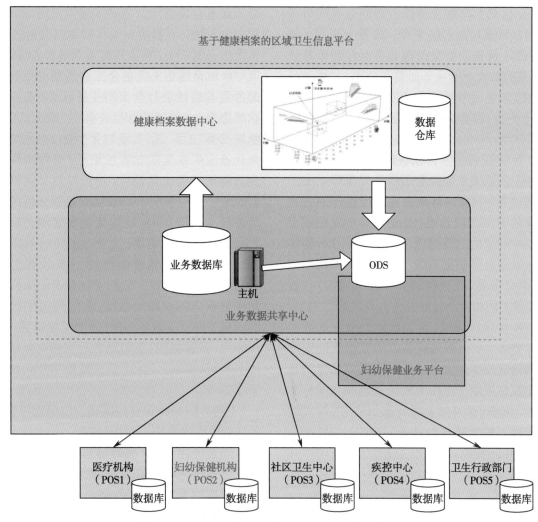

图 24-2　基于区域卫生信息平台的妇女保健信息系统

三、妇女保健信息网络平台应用

完善的母子健康和妇女保健信息网络平台是通过建立母子系列数据共享平台,应在满足妇女保健领域自身服务与管理需求基础上,向以"人的健康"为中心的全生命周期健康管理模式发展,体现"以人为本"的区域医疗卫生信息系统一体化设计理念。做到"统一规划、统一标准、集成开发、共建共用",准确理解和把握妇女保健信息系统在健康档案和区域卫生(公共服务)信息平台中的定位、作用和相互关系,做好与其他相关业务应用系统的统筹规划和资源整合,并充分利用区域卫生信息平台提供的各项公共服务功能,搭建高效统一的业务管理平台及共享的业务数据中心,实现与其他业务应用系统的互联互通和信息共享,满足区域医疗卫生服务协同及妇女健康档案建设的需要。形成从父母孕前开始直至婴幼儿的全面的、

统一的健康信息网络系统,获得父母代与子代的与健康相关的系列的全面信息,不仅对本次妊娠生命开始的监测与保护,并对揭示人类生命的发生和发展、疾病预测和预防均有重要意义。

(一)充分体现以人为本,实现妇女全生命周期的健康管理

母子健康和妇女保健信息网络平台是从卫生服务理念、医疗卫生制度、卫生服务模式和服务手段等各方面充分体现以服务妇女个人为中心,提高对有限卫生资源的可及性和公平性。以妇女健康档案和区域卫生信息平台建设为重点的卫生信息化战略,完全体现"以人为本"各项保健服务和服务管理等各项举措。

在妇女保健业务应用系统建设上,充分实现以"人的健康"为中心的全程服务理念,实现妇女全生命周期健康管理为目标,建成从传统的"面向领域、重业务管理"到"面向区域、重服务个人"的

互联互通、信息共享和业务服务协同建设的母子健康和妇女保健信息网络平台。服务于妇女保健工作的全局，优化的妇女保健业务流程和服务模式，相当高的妇女保健服务质量和效率，能够满足"惠及居民、服务应用"的卫生信息化战略要求。

（二）妇女保健数据资源高度整合，业务数据中心共享共用

妇女保健信息系统不再是孤立的业务应用系统，而是整个区域卫生信息化业务应用体系中的一个重要成员，妇女保健信息系统所管理的特定服务对象的专项健康数据，只是服务对象在整个生命进程中形成的完整健康信息的一部分。能够很好处理妇女保健信息系统与其他业务应用系统（如临床医疗服务、疾病控制和社区卫生等）在数据资源建设上的相互衔接和互为补充的协作关系，在区域层面实现跨领域、跨系统的妇女保健数据资源高度整合，实现相关业务应用系统共同支撑全程一体化健康管理服务。新一代妇女保健信息系统是在做好区域卫生信息资源规划和数据标准化基础上，将基于"领域业务数据中心"的传统烟囱式系统建设模式转变为基于"区域业务数据中心"的集成化开发模式，实现业务数据中心的"共享共用"，彻底取消不同业务信息系统间的"数据接口"，实施"统一高效、资源共享"。见图24-3。

（三）高度优化的妇女保健系统体系架构，实现区域业务高效协作

由于妇女保健工作是由一系列保健服务和管理业务活动有机组成，这些业务活动的具体执行和业务数据产生的源头可能涉及多个医疗服务机构和业务管理部门。能够实现信息资源高效整合和充分利用，不再是妇女保健系统功能重复建设和数据重复采集，完全打破各领域和条块限制，实现对区域范围内与人的全生命周期健康管理相关的各业务领域进行全面的业务需求、业务流程和职能边界分析与统筹规划，按照"数据从哪来、功能就归哪"的原则，实现妇女保健信息系统以及相关业务应用系统的功能域重组、数据流程再造以及功能模型的优化设计，将负责妇女保健数据采集的服务应用和负责妇女保健数据分析的管理应用合理地区分开来，能够避免底层相关应用系统之间的功能交叉重叠，完全改变传统封闭式的妇女保健信息系统建设格局，实现妇女保健领域信息系统的逻辑特性。使妇女保健逻辑架构下的妇女保健信息各业务子系统，在区域卫生信息平台的基础支撑下，具备"统一高效、各司其责"的协作能力，能够共同、有机地参与到妇女保健业务活动中来，从根本上消除"信息孤岛"和"信息烟囱"。见图24-4。

（四）妇女保健立足区域卫生信息平台，构建条线业务应用系统

如前所述，妇女保健信息系统是一个由多个业务子系统逻辑组成的领域信息系统。经过与相关业务应用系统整合后，这些业务子系统逻辑上均隶属于妇女保健业务范畴，但物理层面实际上分别归属于不同业务应用系统的功能域，且分散在区域范围内不同的医疗保健机构中运行和采集数据。逻辑的妇女保健信息系统其各业务子系统间的信息交互和业务协作，实现区域内多个业务

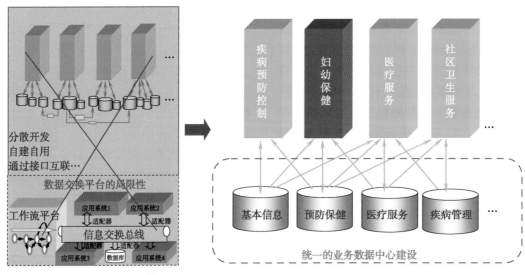

图24-3 基于数据资源整合的共享业务数据中心

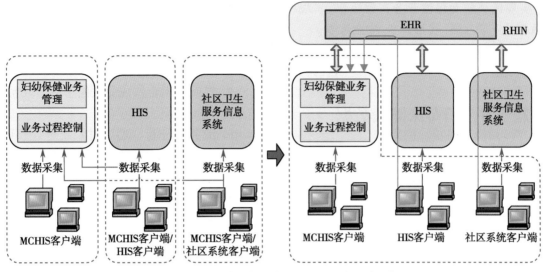

图 24-4　基于区域卫生信息平台的业务应用系统整合

应用系统之间按照一定业务规则进行的信息整合利用和有机协作。这种跨系统、跨领域的信息整合利用与协作是依托于一个统一的、多系统共享的"区域业务数据中心",并在一个能连接各相关业务应用系统的"区域业务管理平台"的集中控制。

新一代妇女保健信息系统是在健康档案和基于健康档案的区域卫生信息平台建设方案及相关标准的出台基础上建立和发展的。妇女健康档案是人从出生到死亡全过程中出现各种疾病或健康问题和接受相应医疗保健服务(或干预措施)的完整健康记录,是为支持全生命周期健康管理服务而设计的个人健康数据中心,通过相关业务应用系统的运行与协作实现动态信息收集和更新。区域卫生信息平台是支撑妇女健康档案建设的,用于连接区域内各类业务应用系统,实现互联互通、信息共享和协同工作的公共服务信息平台,是以区域内妇女健康档案的信息收集和管理为核心、整合各业务领域数据资源的区域卫生数据中心。区域卫生信息平台一方面向区域内所有业务应用系统提供公用的基础服务功能,如个人身份注册与识别、健康档案索引服务、数据存储服务等;另一方面为各业务应用系统提供基于区域卫生数据中心的信息共享和协同服务等互联互通功能。充分利用"区域卫生信息平台"提供的各项基础服务和互联互通功能,能够使妇女保健业务应用系统所需要的"区域业务管理平台"得以高效、简捷和十分经济的搭建,能很方便地实现与其他业务应用系统的资源整合和互联互通。"区域业务管理平台"可以视为"区域卫生信息平台"上的业务子平台。

区域卫生信息平台所承担的区域卫生数据中心角色:一是"健康档案数据中心",主要负责相对静态、结果性的健康档案记录信息的集中存储和服务管理;二是"区域业务数据中心",存放的是业务应用系统之间需要交换共享以及健康档案需要的数据,在"区域业务管理平台"直接控制下,从连接的各业务应用系统中进行数据动态抽取和整合。健康档案信息来源于业务应用系统,但并不直接与业务应用系统发生信息交互,而是通过搭建在区域卫生信息平台上的"区域业务管理平台"和"区域业务数据中心"来间接实现的。业务应用系统首先通过"区域业务管理平台"将采集的数据提交到"区域业务数据中心",以完成相关业务活动之间的动态的信息交互、信息整合和协同服务,待业务活动阶段性完成后再将结果性数据上传到"健康档案数据中心",完成健康档案数据的静态存储以及提供数据二次利用等服务。

（五）遵循卫生信息标准与规范,实现信息互联互通

新一代妇女保健信息系统是以健康档案为核心的区域卫生信息化中的一个组成部分,是基于语义层互联互通、实用共享的信息系统,能够实现医疗卫生机构之间经济、高效的信息共享和协同服务。遵循国家统一的基本卫生信息标准与规范,同时,在此信息标准基础上不断研究和逐步完善。

专家点评:妇女保健信息网络平台构建要遵循国家统一的基本卫生信息标准与规范,充分体现以人为本,实现妇女全生命周期的健康

管理、实现区域妇女保健业务高效协作、实现信息数据的互联互通、实用共享、安全可靠。

（杜其云）

第二节　妇女保健大数据

> 导读：妇女保健大数据具有大量、高速、多样、低价值密度、真实性的特点，妇女信息数据应确保安全，妇女保健大数据主要分为临床大数据、健康体检大数据、生物样本大数据、健康服务大数据四大类。

一、什么是大数据

大数据（big data）指无法在一定时间范围内用常规软件工具进行捕捉、管理和处理的数据集合，是需要新处理模式才能具有更强的决策力、洞察发现力和流程优化能力的海量、高增长率和多样化的信息资产。

在维克托·迈尔-舍恩伯格及肯尼斯·库克耶编写的《大数据时代》中大数据指不用随机分析法（抽样调查）这样捷径，而采用所有数据进行分析处理。大数据的 5V 特点：大量（volume）、高速（velocity）、多样（variety）、低价值密度（value）、真实性（veracity）。

二、信息安全

（一）概念

信息作为一种资源，它的普遍性、共享性、增值性、可处理性和多效用性，使其对于社会具有非常重要的意义。有信息的地方就会存在安全问题。信息安全的实质就是要保护信息系统或信息资源免受各种类型的威胁、干扰和破坏，即保证信息的安全性。根据国际标准化组织的定义，信息安全性的含义主要是指信息的完整性、可用性、保密性和可靠性。信息安全是任何国家、政府、部门、行业都必须高度重视的问题，已经上升为国家的安全战略。

（二）信息安全类别

1. 信息泄露　信息被泄露或透露给某个非授权的实体。

2. 信息完整性被破坏　数据被非法进行增删、修改或破坏。

3. 拒绝服务　对信息或其他资源的合法访问被无条件地阻止。

4. 非法使用　某一资源被某个非授权的人，或以非授权的方式使用。

5. 窃听　用合法或非法的手段窃取系统中的信息资源和敏感信息。

6. 业务流分析　通过对系统进行长期监听，利用统计分析方法对诸如通信频度、通信的信息流向、通信总量的变化等参数进行研究，从中发现有价值的信息和规律。

7. 假冒　通过欺骗通信系统或用户达到非法用户冒充成为合法用户，或者特权小的用户冒充成为特权大的用户的目的。

8. 旁路控制　攻击者利用系统的安全缺陷或安全性上的脆弱之处获得非授权的权利或特权。

9. 授权侵犯　被授权以某一目的使用某一系统或资源的某实体，将权限用于其他非授权的目的，也称作"内部攻击"。

10. 特洛伊木马　软件中包含有害的程序段，当它被执行时，会破坏用户的安全。

11. 陷阱门　系统或部件中设置"机关"，在特定的数据输入时，允许违反安全策略。

12. 抵赖　这是一种来自用户的攻击，如否认自己曾经发布过的某条消息、伪造一份对方来信等。

13. 重放　出于非法目的，将所获取的某次合法的通信数据进行拷贝重新发送。

14. 计算机病毒　一种在计算机系统运行过程中能够实现传染和侵害功能的程序。

15. 人员不慎　一个授权的实体为了某种利益，或由于粗心，将信息泄露给一个非授权的实体。

16. 媒体废弃　信息被从废弃的磁碟或打印过的存储介质中获取。

17. 物理侵入　侵入者绕过物理控制而获得对系统的访问。

18. 窃取　重要的安全物品或介质，如令牌或身份卡被盗。

19. 业务欺骗　某一伪系统或系统部件欺骗合法的用户或系统自愿地放弃敏感信息等。

（三）信息安全保护

信息在存储、处理和交换过程中，都存在泄密或被截取、窃听、窜改和伪造的可能性。单一的保密措施已很难保证通信和信息的安全，必须综合应用各种保密措施，即通过技术的、管理的、行政的手段，实现信源、信号、信息三个环节的保护，方能达到保障信息安全的目的。

三、妇女保健大数据特点

妇女保健大数据符合大数据的数据规模大、数据种类多、处理速度快及数据价值高密度低的5V特征外，同时也具有复杂性、不完整性、长期保存性、时间性等特有的特征。

1. 复杂性　妇女保健数据跟大多数健康数据一样非凡复杂，一次孕检可以出现上百种结果，一个疾病有上千种不用的表现，无法用一个统一的标准去展现。

2. 不完整性　无法全部搜集、处理和全面反映妇女保健的全部信息，即使是其中的一种疾病或者一次诊疗过程。数据存在偏差和残缺，造成妇女保健数据的不完整性。

3. 长期保存性　按照相关要求，婚前医学检查表的保存期一般不得少于30年，婚前医学检查证明保存不少于15年，助产机构接产登记、出生医学证明签发信息等永久保存，使得妇女保健大数据具有长期保存性。

4. 时间性　妇女保健服务对象接受服务或者某项妇女常见病的发生过程都在时间上有一个进展和进度，如更年期综合征在不同时期的症状、病情、就诊情况不同。同时医学检验、影像都是时间函数，这些都具有一定的时间性。

四、妇女保健大数据应用

从2015年起，国家密集出台了一系列政策文件，以推动和深化我国健康医疗大数据的发展，推进健康医疗大数据的开放共享、深入挖掘和广泛应用，拓展信息便民、利民、惠民服务。2016年8月召开的全国卫生与健康大会上，习近平总书记提出要把人民健康放在优先发展的战略地位，努力全方位、全周期保障人民健康，将健康融入所有政策，强调要完善人口与健康信息服务体系建设，推进健康医疗大数据应用。

妇女保健大数据是涵盖女性全生命周期数据的汇聚和集合，从婴儿期到青春期到孕产期到更年期和老年期全过程覆盖，从生理到心理到营养到社会全类别覆盖。

按照生产数据的来源，妇女保健大数据主要可以分为临床大数据、健康体检大数据、生物样本大数据、健康服务大数据4类。下面列举部分案例介绍。

（一）孕前优生健康检查大数据

预防出生缺陷是妇幼保健三项重点任务之一，孕前优生健康检查是出生缺陷一级预防的关键措施，是防控出生缺陷的第一道防线。国家高度重视预防出生缺陷、提高出生人口素质工作，2010年起组织实施国家免费孕前优生健康检查项目，为农村计划妊娠夫妇免费提供健康教育、健康检查、风险评估、咨询指导等19项孕前优生服务。为总结国家免费孕前优生健康检查项目的经验，部分专家对孕前优生检查的大数据进行深层次的分析研究，以指导孕前保健工作。主要结果刊登在《中华医学杂志》2015年第95卷第3期上。其中：

对2 120 131名育龄妇女进行孕前风险评估。评估的风险包括遗传风险、生殖风险、慢性病风险、感染风险、营养风险、行为风险、环境风险以及社会心理风险等8类风险。结果显示中国21~49岁育龄妇女孕前健康风险暴露的检出率为54.63%，其中21~24岁组53.05%最低，45~49岁组66.94%最高，风险随着年龄的增大而增大；8类风险中，位于前3位的暴露风险分别是营养风险35.74%、感染风险10.16%和慢性病风险6.96%。2010、2011和2012年妇女孕前健康风险暴露的检出率分别为55.35%、56.03%和52.82%。营养风险、感染风险、行为风险和遗传风险暴露均以2011年为高，而8类风险均以2012年为低；3年中不同年龄组妇女的8类孕前健康风险暴露的检出率均以21~24岁组为低，以45~49岁组妇女最高，孕前健康风险暴露有随妇女年龄增加而增大的趋势。

对2 120 131名育龄妇女进行孕前营养指标分析，主要包括体重指数、血红蛋白含量和空腹血糖。结果显示2010—2012年总体上中国育龄妇女孕前平均血红蛋白含量持续升高，而孕前平均体重指数和空腹血糖水平呈逐年下降趋势。将3个孕前营养指标测定的结果均分为4类，各类构成人群主要分布在25~34岁年龄组。孕前低体重指数人群发生率逐年增加，从2010年10.4%增加到2012年14.14%；孕前超重人群及肥胖人群均在2012年发生率最低，分别为10.65%和2.32%。孕前低血糖发生率由2010年5.45%降至2012年5.23%；孕前空腹血糖受损及糖尿病发生率逐年降低，分别从2010年3.17%和1.64%降至2012年2.71%和1.05%。孕前轻度及中重度贫血的发生率在逐年下降，分别从2010年12.29%和0.95%降至2012年9.62%和0.78%；孕前高HB含量人群也呈现不断下降趋势。2010—2012 年中国育龄妇女 3 个孕前营养指标的变化趋势在 4 个分类中差异均有统计学意义（$P < 0.001$）。

对 2 030 083 名男性进行孕前风险暴露评估。评估的风险包括行为风险、传染病风险和遗传风险等 3 类与子代健康密切相关的风险。分析男性孕前风险状况及其变化情况。结果显示男性吸烟率为 31.19%，饮酒率为 31.81%，有出生缺陷患病史、家族近亲结婚史、遗传病家族史者分别占 0.12%、0.20% 和 0.94%；有乙型肝炎病史、性病史者分别占 0.67% 和 0.05%；孕前乙型肝炎表面抗原阳性检出率、梅毒螺旋体初筛异常的检出率分别为 6.32% 和 0.37%；3 类风险中，风险暴露最高的是行为风险，最低的是遗传风险。

（二）宫颈癌大数据

宫颈癌是最常见的女性生殖道恶性肿瘤，发病率在女性恶性肿瘤中居第二位。中国每年新发病例达 13.15 万例，宫颈癌死亡人数每年约 5.3 万例，约占全部女性恶性肿瘤死亡人数的 18.4%。对宫颈癌大数据的研究目前也是热点。

1. 临床流行病学大数据　由郎景和院士牵头，南方医科大学南方医院组织了中国内地部分地区（19 个省市 48 个地区）宫颈癌临床诊疗大数据回顾性研究。前后一共 70 家医院加盟宫颈癌临床诊疗大数据及严重并发症调查。项目的研究一共分为 3 个阶段：第一阶段，宫颈癌临床诊疗基本数据的收集（2004—2016 年），总共收集了完整宫颈癌数据 31 599 例，其中手术病例 25 542 例，放化疗病例 6 057 例；第二阶段，宫颈癌手术严重并发症的收集；第三阶段，随访结果的收集。目前已经完成第一阶段和第二阶段的资料收集。

通过大数据研究提出了我国宫颈癌的流行病学特点：发达城市患者初治年龄小，腺癌和其他特殊病理类型占比高；农村患者占比高，腺癌和其他特殊病理类型占比较城市患者低；宫颈癌发病年轻化趋势不如既往文献报道明显；少数民族病理类型中鳞癌占比较汉族高；鳞癌仍占病理类型的首位，腺癌患者发病年龄相对较轻；在全球范围宫颈癌发病率逐步下降的大趋势下，参与单位收治宫颈癌病例仍有逐年增多趋势。一方面反映了我国宫颈癌诊治整体水平的提高，另一方面也反映了经济欠发达地区整体水平的欠缺。

同时也总结出了医院在宫颈癌诊疗中存在的主要问题：我国妇科医师宫颈癌术前辅助检验、检查的使用率极低，在术前影像学检查应用上体现得尤为明显。宫颈癌诊断中存在 FIGO 分期缺失、FIGO 分期不准确、FIGO 分期与妇科检查描述不一致和 FIGO 分期更改等诸多问题。NCCN 指南并未推荐术前辅助治疗作为宫颈癌的治疗方式，而且目前的各项研究也不能提示术前辅助治疗能改善患者的预后的情况下，术前辅助治疗在我国的宫颈癌治疗中占有重要的地位，超过 20% 的病例使用。宫颈癌手术方式存在记录的子宫切除方式和实际不符，同时还存在"过度手术"。术后辅助治疗方法多样、化疗方案疗程多样、过度治疗、治疗不足等问题依然存在。

2. 细胞学大数据　2016 年，金域检验发布了 1 611 万宫颈癌筛查大数据，重点是宫颈细胞学和 HPV 检测结果分析。主要结果包括宫颈细胞学阳性检出率液基细胞学方法为 6.21%，高于传统涂片（4.12%）；宫颈细胞学 HSIL 检出率液基细胞学方法为 0.55%，高于传统涂片（0.30%）；宫颈细胞学鳞状细胞癌检出率液基细胞学方法为 45.7/10 万，高于传统涂片（3.7/10 万）。常见的高危型 HPV 感染主要是 52 型、16 型和 58 型，而与 HSIL 高度相关的高危型 HPV 感染类型是 16 型、33 型和 58 型。

3. 分子生物学大数据　仇小强等基于大数据对宫颈癌缺氧生物标志物进行分析。其利用 GEO 数据库中宫颈癌表达谱（GSE75034）缺氧组织和非缺氧组织中的数据进行差异性分析，再运用基因功能分析（gene ontology，GO）与通路富集分析（kyoto encyclopedia of genes and genomes，KEGG）筛选出相关的通路和相关功能的基因，结合 TCGA 数据库中宫颈癌的数据对其预后运用 KaplanMeier 与 Log-rank 检验方法进行生存分析。结果显示有 337 个基因表达存在差异，缺氧组织中上调的基因有 184 个，下调的有 153 个。GO 分析显示这些基因与免疫反应、炎症反应、细胞增殖、血管形成等有关；KEGG 分析显示主要富集在 TNF 信号通路、PI3K-Akt 信号通路、HIF-1 信号通路等。生存分析显示富集在 HIF-1 通路上的 PAI-1、BCL-2、HK-2 与宫颈癌患者预后相关，其中 PAI-1、HK-2 是预后的危险因素（P 均 < 0.05），高表达组与患者生存期缩短相关，BCL-2 是保护因素（$\chi^2 = 6.508$，$P = 0.011$），高表达组与患者生存期延长相关。结论是 PAI-1、BCL-2、HK-2 可以作为宫颈癌缺氧生物标志物，与宫颈癌患者的预后相关。

4. 宫颈上皮大数据　在人工智能宫颈癌实时

筛查技术研究中,研究者依据循证医学收集以百万计的妇女宫颈上皮组织病理、阴道镜影像资料,按照宫颈上皮发生病变的种类和不同的特征值进行分类归纳和整理,每一种病变都收集了大量的组织病理样本,例如原始鳞状上皮、柱状上皮。息肉、穿窿以及不同级别的 CIN 和鳞癌腺癌等,建立起标准化的宫颈上皮数据库。人工智能宫颈癌实时筛查技术就是将收集的新患者的宫颈上皮大量参数和特征值和已经建立的标准化的宫颈上皮数据库进行对比,从而模拟病理学医师的分析判断过程。

> 专家点评:妇女保健大数据是涵盖女性全生命周期数据的汇聚和集合,规模大、种类多、结构复杂。集全社会之力推进妇女保健大数据的开放共享、深入挖掘和广泛应用,方能让数据为工作所用、为利民所享。

(杜其云 周晓军)

第三节 人工智能与互联网+妇女保健

导读:人工智能的本质是模拟人的思维信息过程,在妇女保健各项工作中主要用于宫颈图像识别、疾病辅助诊断、健康管理、疾病预测等;"互联网+妇女保健"可实现线上线下同步服务。

一、什么是人工智能

(一)概念

人工智能(artificial intelligence, AI)是研究人类智能行为规律(如学习、计算、推理、思考、规划等),构造具有一定智慧能力的人工系统,以完成既往需要人的智慧才能胜任的工作。人工智能是计算机科学的一个分支,它企图了解智能的实质,并生产出一种新的能以人类智能相似的方式做出反应的智能机器,该领域的研究包括机器人、语言识别、图像识别、自然语言处理和专家系统等。

人工智能涉及计算机技术、控制论、信息论、语言学、神经生理学、心理学、数学、哲学。认知学等多学科领域的交叉与融合,其概念与内涵也在随着相关学科和应用领域的发展而持续变化。

(二)发展阶段

公元前近千年,中国、埃及和希腊的能工巧匠们开始尝试制作精巧的歌舞人偶。直至 20 世纪 30～50 年代初,香农、图灵等奠定了现代信息论和计算机科学的理论基础,人工智能开始萌芽。

1956 年夏季,在美国达特茅斯会议上,以麦卡赛、明斯基、罗切斯特等为首的一批有远见卓识的年轻科学家在一起聚会,共同研究和探讨用机器模拟智能的一系列有关问题,并首次提出和确立了"人工智能"这一概念。从此,人工智能得到快速发展。

近年来,人工智能技术呈现加速发展态势,其发展水平也达到前所未有的高度。从依靠海量计算能力的强计算弱智能,到依靠深度学习大数据、云计算的网络协同强智能,人工智能技术和发展模式正在发生深刻和本质性的转变。

(三)人工智能的本质

人工智能的本质是对人的思维信息过程的模拟。一是结构模拟,仿照人脑的结构机制,制造出"类人脑"的机器;二是功能模拟,暂时撇开人脑的内部结构,而从其功能过程进行模拟。模拟的基础是大数据。

对于模拟实现的模式,有两种不同的观点。

1. 弱人工智能(TOP-DOWN AI) 弱人工智能观点认为不可能制造出能真正地推理和解决问题的智能机器,这些机器只不过看起来像是智能的,但是并不真正拥有智能,也不会有自主意识。

2. 强人工智能(BOTTOM-UP AI) 强人工智能观点认为有可能制造出真正能推理和解决问题的智能机器,并且,这样的机器被认为是有知觉的和自我意识的。

目前主流的研究还是集中在弱人工智能上,并且已经取得可观的成就。强人工智能的研究还处于发展的初期。

(四)人工智能的实际应用

人工智能已经深刻而广泛地改变着人们的生活。从手机智能系统、机器视觉到图像识别,从嵌入软件到智能控制,从大数据采集到分析理解等,都渗透着人工智能的创新应用。目前。人工智能已经在诸如金融、教育、医疗等领域得以广泛应用,智能导航、无人驾驶、无人机、人脸识别、视网膜识别、虹膜识别、掌纹识别、专家系统、智能搜索、智能控制、信息感应等均是人工智能应用的典范。

二、人工智能在妇女保健中的应用

伴随着新一代人工智能发展上升为国家战略，人工智能在医疗领域的应用备受青睐，在医学图像识别、疾病辅助诊断、健康管理、疾病预测、药物研发、精准医学等方面作用凸显，不仅有可能解决医疗资源短缺、成本支出增加的困境，而且还有可能带来医疗能力、医疗体验上的提升。特别是对我国欠发达地区，人工智能的应用可以弥补其医疗资源不足的短板，提高医疗服务的公平性，助力分级诊疗的建设。2017年7月，国务院印发的《新一代人工智能发展规划》中提到"应深化人工智能在智能医疗领域的应用，推广应用人工智能诊疗新模式、新手段，建立快速精准的智能医疗体系。"

人工智能在医疗健康的各个领域的应用，在妇女保健工作中均得到体现。

（一）医学图像识别

目前，人工智能在医学图像识别当中的作用凸显，对于医学影像的识别是实际应用时间最长的智能功能。通过较为成熟的算法和大数据应用，机器读片可以做到更加客观、精准和高效。

传统的宫颈癌细胞学筛查是由医技人员在显微镜下根据经验进行诊断。按国际标准，宫颈癌细胞学筛查医技人员每天阅片量应<100例；但尽管如此，也还是不能避免因疲劳或经验的不同所造成人为诊断误差。2017年，人工智能宫颈癌诊断机器人出现，它采取人工智能的方式让机器从提供的数百万份样本中学习癌细胞、癌前病变细胞以及正常细胞样本的辨识，使其最终能够精准识别宫颈正常细胞与癌细胞，并具备了持续学习的能力。人工智能宫颈癌诊断机器人的诞生，弥补了我国基层因缺乏细胞病理医技人员而不能保质保量完成政府宫颈癌筛查任务的缺憾，同时改变有限的医技人员花费大量时间精力做简单重复的阅片工作导致宫颈癌筛查普及推广难、质量差的现状。机器人虽然具备了强大的人工智能系统，可替代人工做宫颈细胞筛查初筛工作，但仍然不可能完全代替医师，因为机器人目前只能区分正常宫颈细胞和癌变宫颈细胞，还不能像医师一样分析诊断导致病变的原因以及其他病变的可能。

（二）疾病辅助诊断

医学图像识别的下一步就是辅助诊断。通过让机器学习海量的医学数据和专业知识，模拟医师思维的诊断方式，综合了自然语言处理、认知技术、机器学习等技术，可以让人工智能具备医师的诊断能力，短时间内提供出高效、精准的诊断结果和个性化的治疗方案，提高医师的诊断效率。

同样是宫颈癌的筛查，人工智能宫颈癌实时筛查技术的出现又是一个里程碑。它充分融合人工智能+大数据分析手段的强大优势，通过使用不同波长光和业界公认电阻抗技术的生物传感器，更精准地利用专用探头的光电信号对宫颈进行扫描获取反映细胞和组织生理变化的数据，然后由人工智能专家系统对获取的数据进行全自动识别鉴定，与数据库中百万份宫颈上皮细胞及组织样本数据通过算法自动分析比对，实时得出结果，提高筛查效率。该技术具有快速、准确、无痛无创、检查过程简单、对检查环境要求低、设备体积小、便于携带等优势。

（三）健康管理

随着智能可穿戴设备和家庭智能健康检测监测设备的研发和应用，人工智能在健康管理方面的应用越来越多，它可以动态监测个人健康数据，利用这些数据进行人工智能计算，对个人健康进行精准把握，规范、准确地预测疾病风险，管理个人健康。听诊式远程胎心监护便应运而生。

既往所用胎心监护仪均为超声多普勒技术，其原理为向腹部发射超声波并回收信号，将胎心率曲线和宫缩压力波形记下来供临床分析使用。由于超声过量的危害未可知、设备操作专业性强、监测结果复杂难懂等原因，并不建议超声多普勒设备应用于院外，同时传统模式的远程胎心监护也需要医师值守在电脑或者移动终端前，对远端传输回来的胎心监护报告予以人工解读，因此远程胎心监护没有广泛开展。听诊式智能远程胎心监护设备的出现解决了这些难题，它不发射任何波能量，只被动提取胎心音，通过专业设备和技术过滤杂音，用神经生物算法准确呈现胎心监护数据，不需要任何耦合剂涂抹，也不需要专业医护人员协助操作，可以通过智能系统引导自己找胎心，方便居家使用，并通过互联网智能传递胎心监护的报告给远程的医护人员进行专业解读，或者人工智能解读报告，大大降低孕妇的就医检查成本。

（四）疾病预测

人工智能通过定时收集样本，利用大数据分析和深度学习技术，从采集样本里预测出疾病的高风险人群，目前已经能预测心血管疾病风险、癌症风险、精神疾病等多种疾病。

四川大学华西医院吴邦华等利用多种机器学习算法建模对孕妇在第 12 周检查的生化指标以及孕妇建档数据进行分析,结果 TreeNet 算法预测效果最佳。通过此算法发现孕妇的空腹血糖、分娩年龄、孕 12 周的前白蛋白水平、孕 12 周的体重指数等指标与妊娠期患糖尿病高度相关,整体跨期验证确诊率达 64% 以上。并使用 CART 算法找到了一组患 GDM 高风险人群的规则特征,可以对妊娠期糖尿病发生概率进行早期预测,为 GDM 预防性的干预治疗提供依据。

三、互联网 + 妇女保健

随着互联网时代的到来,"互联网 +"已经展现出广阔的前景和无限的潜力,也对我国传统的妇幼保健事业产生着战略性和全局性的影响。

2018 年 4 月 28 日,国务院办公厅正式发布《国务院办公厅关于促进"互联网 + 医疗健康"发展的意见》,主要包含三方面的内容:一是健全"互联网 + 医疗健康"服务体系。从医疗、公共卫生、家庭医师签约、药品供应保障、医保结算、医学教育和科普、人工智能应用等方面推动互联网与医疗健康服务相融合。所以涵盖了医疗、医药、医保"三医联动"诸多方面。二是完善"互联网 + 医疗健康"的支撑体系。从及时制定完善相关配套政策、加快实现医疗健康信息互通共享、建立健全"互联网 + 医疗健康"标准体系,提高医院管理和便民服务水平、提升医疗机构基础设施保障能力等方面提出了有关举措。三是加强行业监管和安全保障,对强化医疗质量监管和保障数据安全作出明确规定。

在妇幼保健领域,《意见》明确"以纳入国家免疫规划的儿童为重点服务对象,整合现有预防接种信息平台,优化预防接种服务。鼓励利用可穿戴设备获取生命体征数据,为孕产妇提供健康监测与管理"。

妇女保健包括从青春时期的心理咨询、健康咨询、健康体检,到婚前保健、孕前期的保健、孕产期的保健以及更年期的保健等。"互联网 + 妇女保健"针对当前妇女不断增加的健康需求,以当下较成熟的健康管理平台为基础,为女性用户建立电子健康档案、提供连续的健康监测与干预指导服务、便捷的健康检查关爱提醒服务以及科学的健康自我监测服务等。

下面介绍部分比较成功的案例。

(一)基于妇幼健康信息平台的母子健康手册 APP

济南市建设全市妇幼健康信息平台。实现了妇幼健康服务全程信息化管理,简化了群众办事流程、提高了工作人员的服务效率。在此基础上开发《母子健康手册》APP。本着从使用者需求出发的理念,设计了一系列便民功能:实现了《母子健康手册》的信息化,可随时上网查询母子健康手册上的孕产期、儿童保健信息;提供在线咨询、报告查看、个性化健康教育等服务,便于孕产妇实施自我孕期管理;设计了孕妇自我建册功能,自行录入姓名、身份证、地址等基本信息,可减少排队等待时间;孕妇在 APP 中输入居住地后,可直接查询到建册机构的地址、联系电话,方便及时建册;通过 APP,基层医师还会定期对孕产妇、儿童进行健康管理和指导,是医师和妇女儿童之间不间断的"空中纽带"。实现与医疗、公卫数据的共享协同。

(二)建设掌上妇幼综合服务平台,开创妇幼领域智慧医疗

湖南省妇幼保健院 2014 年开始建设"掌上妇幼",包括大众版和医护版两个版本。其中大众版实现预约挂号、查询排号、查看化验结果、了解健康资讯、医院导航等功能。同时针对不同的需求,开辟了月嫂到家的预约服务、情绪筛查功能、宝宝免疫力测试、疫苗接种提醒等一系列功能。医护版目前已实现咨询挂号、患者管理、空中诊室、检查查询、通讯录、消息推送、药物手册、医学工具等多种功能。消息推送:及时、准确接收各方消息,包括医患沟通、医院通知、互动讨论等。通讯录:一键快速查询医院通讯录,轻松实现同事之间互动讨论、消息群发。咨询挂号:协助患者挂号,实现低成本、高效率就医,改善医患关系。检查查询:掌上查询指定患者的检查检验结果,无需等待纸质报告单结果。患者管理:掌上查询患者的健康档案,快捷实现院内关怀、院外随访。空中诊室:医护工作者的移动诊间,有效实现医患互动。药物手册:2 万余种药物说明书,随时查看药物详情。医学工具:常用医学换算工具,简单输入即可查询结果。

(三)全程、全员和全面的妇幼保健信息管理系统

苏州市妇幼卫生信息化建设通过妇幼保健信息管理系统、妇幼卫生监管系统和妇幼健康公众

服务系统的建设、部署和应用，体现妇幼健康信息服务的"全程、全员和全面"，即业务信息系统涵盖妇幼健康服务全过程全领域、公众服务平台业务涵盖了妇女儿童生命全周期、妇幼信息平台部署十各级妇幼健康服务和管理机构以及服务对象的个人终端。

其业务应用系统涵盖妇幼健康服务全过程，按照"统一规划、统一标准、集成开发、共建共用"的原则，严格遵循国家标准和规范，建成业务内涵全面、契合便民需要的妇幼卫生业务应用信息系统。该系统涵盖妇幼保健服务全过程全领域，部署于该市所有提供妇幼保健服务的医疗保健机构，包括 185 家医院、160 家社区卫生服务中心/乡镇卫生院、1 000 多家社区卫生服务站，实时动态提取服务过程中产生的妇女儿童健康信息，效益显著。

监管信息系统推进妇幼健康的科学动态管理。通过对苏州市妇幼健康数据库信息进行深度挖掘与分析，实现对全市妇幼保健业务的绩效管理、重点指标的预警预示、机构和人员的资质管理等功能。该系统部署于全市各级卫生计生行政部门和妇幼保健机构，实现了从以数据统计为目的的"指标管理"转化为以服务对象为核心的"个案管理"。从基于统计分析的"结果管理"转化为基于对服务过程长期跟踪，具有动态性、实时性的"过程管理"，全面提升妇幼卫生服务质量和管理水平。

基于区域卫生信息平台实现妇幼信息互联互通。苏州市以出生医学信息为起点，统一信息标准。基于共享健康档案和区域卫生信息平台，建立妇幼保健业务协同服务信息系统，横向实现了与医院、疾控中心、社区等跨机构的信息互联互通，即将实现与教育、公安等跨部门的信息交互共享；纵向实现了全市范围内、不同区域间妇幼保健数据的同步与交换，真正实现一次录入，多方共用的信息共享模式，推进居民健康档案的及时性、完整性和准确性。

（四）线上孕妇学校

智能化的线上孕妇学校，依托微信公众号，为孕妇提供便捷的孕妇学校、提升孕妇的学习体验；同时也帮助医院节省开设孕妇学校的人力和场地成本，增加了医院传授孕期知识的便利性。目前比较成功的"半米孕妇学校"，有系列孕期健康教育视频 280 集，孕期知识点全覆盖，专业性极强，形成一套完整的孕期健康教育体系，从备孕到孕期、再到新生儿，覆盖所有相关健康科普知识点。

同时，视频以动画形式呈现，轻松活泼、通俗易懂。和普通微信公众号完全不同的是，"线上孕妇学校"系统可以根据每个孕妇设置的不同预产期，每天自动为每个孕妇推送不同的孕期知识。

这个系统还有很多强大功能，如产检提醒通知、社区孕妇追访管理、国家政策宣传、帮助医师计算孕周、记录体重变化曲线、《母子健康手册》电子档案、高危妊娠管理等。

在医院管理方面，医院的医护人员可以通过微信方便地查看医院每天有多少孕妇关注，有多少孕妇进行了学习，还可以看到每个孕妇的孕周、预产期、体重变化、是否高危妊娠、产检参与率等信息。医护人员还可以登录电脑管理后台，自己更新医院的介绍信息，或给医院所有关注的孕妇发送推送必要的消息。

（五）移动互联网之女性健康管理

互联网兴起后，以女性保健为切入点的移动 APP 得到广泛关注和应用。国外的女性健康管理类 APP 侧重于健身减肥应用，而国内的侧重于怀孕母婴类应用和女性生理周期记录类。

目前比较成功的月经移动 APP，其主要功能是记录女性生理周期，帮助女性用户更好地管理自己的生理周期状况。包括健康社区、健康小贴士、健康咨询、孕期模式、健康数据统计等主要模块。让使用 APP 的女性记录管理自己的经期之外，还可以学习到很多的健康小常识。

专家点评：妇女保健工作中充分利用信息化手段，可提供妇幼领域智慧医疗、妇女保健全程、全员和全面的妇幼保健信息管理系统、健康管理等服务，借助"互联网+"和人工智能为工作服务，保障妇女全生命周期的身心健康。

（杜其云　周晓军）

参 考 文 献

1. 国务院办公厅关于促进"互联网+医疗健康"发展的意见. 国办发〔2018〕26 号. 2018 年 04 月 28 日.
2. 中共中央办公厅. 国务院办公厅印发《国家信息化发展战略纲要》.2016 年 07 月 27 日.
3. 国务院. "促进大数据发展行动纲要". 国发〔2015〕50 号. 2015 年 09 月 05 日.
4. 国务院办公厅. 国务院办公厅关于促进和规范健康医疗大数据应用发展的指导意见. 国办发〔2016〕47 号.

2016 年 06 月 24 日.

5. 国家卫生计划生育委员会.“十三五”全国人口健康信息化发展规划. 国卫规划发〔2017〕6 号. 2016 年 06 月 24 日.

6. 秦耕,张彤,汤学军. 区域卫生信息平台与妇幼保健信息系统. 北京:人民卫生出版社,2011:7-15.

7. 卢朝霞. 健康医疗大数据理论与实践. 北京:中国工信出版集团,2017:58-59.

8. 刘民,王巧梅,沈海屏,等. 2010 至 2012 年 31 省 2 120 131 名育龄妇女孕前健康风险的暴露状况. 中华医学杂志,2015,95(3):172-175.

9. 刘萍. 中国大陆 13 年宫颈癌临床流行病学大数据评价. 中国实用妇科与产科杂志,2018,34(1):41-45.

10. 卢克·多梅尔(美). 人工智能. 北京:中信出版社,2016.

11. 吴邦华,黄海莹,姚强,等. 大数据及人工智能方法在妊娠期糖尿病预测的应用. 中国卫生信息管理,2017,14(6):832-836.

12. 海天电商金融研究中心. 一本书读懂在线医疗. 北京:清华大学出版社,2016:163-164.

第二十五章
健康教育与妇女保健

第一节 概 述

导读：健康教育和健康促进是保障妇女健康的重要措施之一，其目的帮助妇女学习、了解、掌握保护健康、预防疾病、早期发现疾病、早期治疗疾病等的知识，增强自我主动健康意识，树立健康行为，不断提高健康管理能力。

《"健康中国 2030"规划纲要》中提出"共建共享、全民健康"是建设健康中国的战略主题。坚持政府主导与调动社会、个人的积极性相结合，推动人人参与、人人尽力、人人享有，落实预防为主，推行健康生活方式，减少疾病发生，强化早诊断、早治疗、早康复，实现全民健康。

健康教育作为公共卫生策略始终是妇幼卫生工作的主要内容之一。妇女的健康不仅关系着家庭幸福和谐，还与社会文明经济发展密切相关，是衡量社会发展水平的重要指标，要落实健康中国战略，关键是要做好妇女健康保健工作。妇女健康教育对培育公众健康意识、保障妇女健康起到了不可忽视的推动作用，同时也是促进各项基本及重大公共卫生项目得以顺利实施的重要手段。

一、健康教育的概念

健康教育（health education）是通过开展信息传播和行为干预，帮助个人和群体掌握卫生保健知识，培养健康意识和观念，自愿采纳有利于健康的行为和生活方式的教育活动和过程。它的中心点是促进个人和群体改变不良行为和生活方式，其目的是消除或减少影响健康的危险因素，预防疾病的发生和发展，促进健康和提高生活质量。

健康教育是有计划、有组织、有系统和有评价的教育活动。实际上健康教育是一种行为干预。

它是在提供行为改变所需的知识、技术和服务后，使人们在面临促进健康、预防疾病、治疗与康复等健康问题时，能够在知情同意的前提下，做出恰当的行为选择。

二、健康促进的概念

从 20 世纪 90 年代开始，健康促进受到广泛关注。世界卫生组织定义："健康促进是促进人们维护和提高他们自身健康的过程，是协调人类与他们环境之间的战略，规定个人与社会对健康各自所负的责任"。1995 年，世界卫生组织西太区办事处在《健康新视野》一文中指出："健康促进是个人与其家庭、社区和国家一起采取措施，鼓励健康的行为，增强人们改进和处理自身健康问题的能力"。健康促进强调的基本内涵包括了个人和群体行为改变以及政府行为（社会环境）改变两个方面，并重视发挥个人、家庭和社会的健康潜能。可见健康促进是一个综合的教育，是调动社会、经济和政治的广泛力量，改善人们健康的活动过程，它不仅包括那些直接增强个体和群体健康知识和技能的教育活动，而且包括那些直接改变社会、经济和环境条件的活动，以减少他们对个体和大众健康的不利影响。

三、妇女保健健康教育基本内容

应包括以下方面：

1. 妇女生命周期中不同年龄阶段的生理和心理特点。

2. 青春期生理心理卫生保健知识。

3. 性保健知识和安全性行为。

4. 妇女营养与体重管理。

5. 妇女健康与心理保健。

6. 婚前、孕前保健和优生优育指导。

7. 孕产期保健和母乳喂养知识。

8. 计划生育基础知识和避孕方法的知情选择。

9. 预防生殖道感染、性病和艾滋病。

10. 不孕症预防与治疗。

11. 更年期和绝经后妇女保健。

12. 宫颈癌和乳腺癌的预防与控制。

13. 盆底功能障碍性疾病的预防。

以上与妇女保健有关内容的基础知识和技能，已分别在本书中的有关章节中详细阐述，请参见各章节。

四、健康教育和健康促进在妇女保健中的地位和作用

妇女保健是男性和女性的共同需求，直接与社会经济发展有关。因为它的内涵既包括了安全地妊娠分娩、婴儿能够健康成长，也要能够有计划地生育，有安全和谐的性生活，即不用担心意外妊娠和感染性传播疾病。孕产妇死亡率和婴儿死亡率是衡量一个国家经济文化水平和医疗卫生水平的重要指标。而性传播疾病特别是艾滋病更是目前全球关注的重要健康问题，因为它直接影响了社会和经济的发展。要达到妇女保健的目标，健康教育和健康促进起着重要的作用。因为保障妇女健康不仅要求人们了解和掌握与妇女保健相关的基本知识和健康的行为，以及男性参与，而且要求社会提供一定的保障，如相关的法律法规、卫生服务技术和设施。

在妇女保健中开展健康教育活动可以使人们在了解相关知识的基础上采取自觉的健康行为，如在性生活时使用安全套（既可避孕，减少非意愿妊娠，又可预防性传播疾病/艾滋病）；怀孕后定期产前检查；30~64岁女性定期做宫颈癌和乳腺癌筛查等。从成本-效益的角度分析，健康教育是一项投入少、产出高、效益大的保健措施。在妇女保健中提倡自我保健意识，因为它能发挥自身的健康潜能和个人的主观能动作用，提高人们对健康的责任感，但是自我保健意识和能力不能自发产生和拥有，只有通过健康教育和健康促进才能掌握和提高。

> **专家点评**：健康促进的内涵比健康教育更加宽泛，除了强调个人和群体行为改变外，还强调调动社会、经济和政治的广泛力量，改善人们健康的活动。健康教育的核心信息要覆盖全生命周期。

（赵更力）

第二节　健康教育的基本理论

> 导读：健康教育的基本理论为认知理论和健康信念模式。

1992年，世界卫生组织的一份报告指出，全球大约有60%的死亡与不良行为和生活方式有关。而与妇女保健相关的疾病也与行为和生活方式有很大的关系。健康教育和健康促进的核心就是改善人们的健康相关行为。因此健康行为学是健康教育的基本理论依据，它是研究健康相关行为发生、发展规律的科学。

人类的健康相关行为与其他行为一样是一种复杂的活动，受到遗传、心理、自然和社会环境等众多因素的影响。目前国内外的学者提出许多改变行为的理论，以期改变人们的健康相关行为，促进人类健康。应用较多的理论有认知理论、健康信念模式、理性行为理论、计划行为理论、群体动力论和组织变化阶段理论等。以下主要介绍认知理论（cognitive theory）和健康信念模式（health belief model）。

一、认知理论

认知是指人们获得和利用信息的全部过程和活动，包括对受到外界信息的刺激、对信息做出的解释和理解、对信息做出的反应和采取适当的行动。认知理论认为，只有当人们感知信息，认同信息内容，产生行为意愿并具有行为所需的技能后，行为才有可能实现。

目前在健康教育中应用较广的知信行（knowledge，attitude，belief and practice，KABP 或 KAP）模式实际上就是认知理论的发展。这里的"知"指的是人们对卫生保健知识和卫生服务信息的知晓和理解程度；"信"主要指人们对事务、信息、知识、思想、理念、价值观的信念和态度；"行"即行为，主要指在健康知识和健康信念的驱使和环境的影响或限制下所产生的行为。知信行模式强调的是，卫生保健知识和信息是建立积极、正确的信念和态度、改变健康相关行为的基础，而信念和态度是行为改变的动力。只有当人们了解和掌握了相关的健康知识，建立起积极和正确的态度和观念，才能主动形成和保持有利于健康的行为，改变不利健康的行为。但是健康行为的建立是一个漫长和

复杂的过程,因为行为的形成和保持还要受遗传、环境和学习因素的影响。

遗传因素对行为的影响已经在大量的动物实验和人类学研究中得到证实。基因的稳定性使人类在长期进化过程中获得的行为优势得以承袭,而基因的突变、选择和整合又使人类行为能够不断丰富和发展。环境因素包括自然环境和社会环境,人类行为是环境刺激作用于机体的产物。环境因素对人类行为影响有大小和强弱之分。性别、年龄、知识、态度和技术等主要影响行为者个体,且能决定个体接受环境作用的程度,行为者对这些因素的控制能力较大,但生态环境、风俗习惯、卫生服务、社会经济、法律制度等因素虽然也会影响人群行为,而个体对这些因素的控制力非常有限。学习因素对于人们建立健康行为和改变不利于健康的行为起着非常重要的作用。人类的许多行为形成和发展都是通过学习建立的,这种学习包括较低层次的模仿学习和较高层次的主动系统学习。以上任何一种因素都有可能导致健康行为的形成和不良行为转变的失败。

二、健康信念模式

健康信念模式是遵循认知理论原则,强调个体的主观心理过程即期望、思维、推理和信念对行为的主导作用,其中健康信念是人们接受劝导、改变不良行为、采纳健康促进行为的关键。

影响健康信念形成的主要因素:

1. 知觉易感性　每个人对健康和疾病的主观知觉存在很大差异,往往对遥远的、可能性不大的危害不予关注,如吸烟导致心脏病、肺癌要到老年才发病。疾病发病率越高、流行范围越广,易感性就越大。如何使人通过事实评价、作出主观判断,形成疾病易感性的信念是健康教育成败的关键。

2. 对行为效果的期望　仅仅认识到疾病的危害性和严重程度还不够,只有意识到自己为采取健康促进行为所付出的时间、经济负担确实能换取到预防效果,人们才会采取行动。另外,人们对采纳促进健康行为的困难的认识是使行为巩固持久的必要前提。

3. 自我效能　是指对自己的能力有正确的评价和判断,相信自己能够形成的一个健康促进的行为,如戒烟。

健康信念模式形成的步骤:

(1)让人们对自己目前的不良行为方式感到害怕和恐惧。

(2)使人们相信一旦改变不良行为会得到非常有价值的效益。

(3)充分认识到行为改变中可能出现的困难。

(4)使人们建立起长期努力改变不良行为的信心和能力。

专家点评: 只有当人们了解和掌握了相关的健康知识,建立起积极和正确的态度和观念,才能主动形成和保持有利于健康的行为,改变不利健康的行为。这是一个需要时间和反复强化的漫长过程。

(赵更力　游　川)

第三节　健康教育传播方式

导读:健康传播就是以不同的传递方式将健康相关的内容发散出去的行为,常用的有大众传播、人际传播和组织传播等形式。

健康传播这一概念是 Jackson 于 1992 年首先提出的。美国学者 Rogers、Everett M. 在 1996 年对健康传播做了如下定义:凡是人类传播的类型涉及健康的内容,就是健康传播。这一定义因其简洁明了、易于理解,被大多数人接受和引用。紧接着,Rogers 对这一定义加以补充说明,认为健康传播是以传播为主轴,是由 4 个不同的传递层次将健康相关的内容发散出去的行为。这 4 个层次是:自我个体传播、人际传播、组织传播和大众传播。其中自我个体传播是最基本的传播活动,是一切社会传播活动的生物学基础,指个人接受外界信息后,在头脑中进行信息加工处理的过程,如独立思考、自言自语等。一般讲,自我传播属于心理学的研究范畴。其他 3 个传播分别介绍如下:

一、大众传播

(一)概念

大众传播(mass communication)是指职业性信息传播机构和人员通过广播、电视、网络、电影、报纸、期刊、书籍等大众媒介和特定传播技术手段,向范围广泛、为数众多的社会人群传递信息的过程。

（二）特点

1. 大众传播的一般特点　传播者是职业性的传播机构和人员，并需要借助非自然的特定传播技术手段；传播的信息是公开的、公共的，面向全社会人群；传播信息扩散距离远，覆盖区域广泛；速度非常快，健康信息在短时间内迅速传及千家万户；传播对象为数众多，分散广泛。

2. 大众传播的共同特点　间接性传播：通过机械性、技术性媒介传播信息，传播者与受传者之间的关系是间接性的；覆盖面广：大众媒介的网络，覆盖了几乎社会的各个角落，把千千万万散在各处的人们联系起来；资源利用率与传播效率高：大众传播媒介都拥有广大的受众，具备任何其他传播方式都不能达到的影响面；大众传播媒介面向整个社会，具有公开性，负有重大的舆论导向和社会责任：大众媒介传播出的每条确切或错误的卫生信息，可能使数以万计的人受益或上当受骗；大众传播媒介具有时效性：传播信息一要新，二要快，针对当前社会人群中普遍存在的健康问题或重点卫生工作，可以迅速通过适宜的大众媒介进行宣传教育，广而告之；传播材料的统一成批生产与重复利用：可以确保信息的标准化和规范化，电视录相片、小册子、广播录音节目等，一般都可以成批复制。

（三）大众传播媒介的选择原则

凡是具有大众传播活动特征的传播活动中应用的媒介均属于大众传播媒介。大众传播媒介主要有广播、电视、网络、电影、报纸、杂志书籍等媒介，此外，健康教育中经常使用并广泛散发的卫生标语、卫生传单以及置于闹市等公共场所的卫生宣传画廊等，也都属于大众传播媒介范畴。健康传播者应当在不同规模的健康传播活动中，依据传受双方实际情况，运用不同传播策略和媒介，在工作中选择最佳的方法组合，扬长避短，相互补充完善，进而完成健康传播的目的和任务，取得预期传播效果。

1. 保证效果原则　根据预期达到的健康传播目标和信息内容选择传播媒介。注意媒介对讯息内容表达的适应性及效果，如疫病流行期间，宜选用大众媒介的健康新闻发布或公益广告传播（如"世界卫生组织警告：某某病近 10 年内将会在某地暴发流行！"，"O-157 致病性大肠菌污染食物发病死亡人数在某地急剧增加！"）以达到"广而告之"的目的；开展青春期性教育，采用咨询讲座等人际

传播手段效果会更好；开展孕妇教育，采用讲座、现场演练等人际传播的效果较佳，采用网络传播覆盖面会更大。

2. 针对性原则　针对目标人群状况，选择传播媒介。针对性是指所选择媒介对目标人群的适用情况，比如对儿童采用卡通视图与儿歌等视听电子媒介就比文字印刷媒介效果好；对农村妇女进行营养教育，采用函授和电视讲座就会缺乏针对性，而利用简单的图解、模型、实物示教，才有针对性。

3. 速度快原则　力求将健康信息以最快、最通畅的渠道传递给目标人群。一般讲，电视、广播、网络是新闻传递最快的渠道。在农村中常见的迅速传递信息形式还有广播通知、召开村民大会等。

4. 可及性原则　根据媒介在当地的覆盖情况、受众对媒介的拥有情况和使用习惯来选择媒介。

5. 经济性原则　从经济角度考虑媒介的选择，如有无足够经费和技术能力制作、发放材料或使用某种媒介。实际工作中，在通盘考虑以上 4 个原则后，经济性原则可能有决定性。

二、人际传播

（一）概念

人际传播（interpersonal communication）也称人际交流，是指人与人之间进行直接信息沟通的交流活动。这类交流主要是通过语言来完成，但也可以通过非语言的方式来进行，如动作、手势、表情、眼神等。人际传播是人类最早的、最原始、最基本的传播方式。

人类的祖先最早仅仅是用声音、动作、手势、表情来传递信息，表达感情。之后懂得用符号（如刻木、刻石、结藤等）来传递信息。有了语言和文字后，这类交流活动变得方便、丰富、广泛而久远。而近代随着传播技术的发展，特别是媒介技术的发展，人际传播的方式也发生了很大的改变。人们不仅可以通过书信来交流，而且还可以通过电话来交流，现在又可以通过互联网视频和语音来交流，从而使人际传播这种直接的交流形式逐渐扩大到间接交流的范围。

（二）特点

人际传播简便易行。直接的人际传播不需要任何非自然的媒介，不受机构、媒介、时空等条件的限制，人际传播在健康教育的传播活动中应用

广泛,特别是在媒介使用还不够普及、不够方便的广大偏远农村,人际传播往往是主要的传播策略。

就传播活动中信息的发出者和接受者而言,在同一次人际传播活动中,交流的双方可以互为传播者和受传者。接受信息的一方能够即时做出反应,而且传递到传播者,这时,开始发出信息的传播者就转变成了接受信息的一方,成了受传者;而原来接受信息的一方转变成了信息的发出方,成了传播者。所以,在人际交流的过程中交流的双方或多方都在不断地变换着自己的角色,不断地接受信息和发出信息。因此,作为健康教育工作者,不仅要掌握传播信息的技巧,而且也需要掌握接受信息的技巧,才能适应人际交流活动的需要。

人际传播双方的交流比较充分、直接。交流的双方都可以即时了解对方对信息的接受情况和自己的传播效果,这样就能够及时地调整自己的传播策略和技巧,以提高传播的针对性。在健康教育的人际传播活动中,健康教育人员应该根据传播的目的、信息内容和传播对象的反馈随时了解传播效果,随时调整传播技巧,以提高传播效率、实现传播目标。这种在传播活动过程中即时收集反馈、即时调整传播技巧的特点在大众传播中就难以做到,所以孕妇学校的现场讲座会让医患双方交流得比较充分和直接。

相对大众传播而言,人际传播覆盖的范围比较小。

在人际传播活动中,特别是在多级的人际传播活动中,信息容易走样。这是因为接受者的理解能力、知识背景、接受习惯以及记忆力等原因造成的。因此,在开展孕妇学校管理时,要特别注意对传播者(老师)的培训,使其理解、记忆和掌握要传播的内容,正确传播,管理者在孕妇学校开展过程中开展质量监控,比如开展教师满意度调查或知晓率调查,发现问题及时纠正。如果能够有标准课件,可以更大程度地减少传播过程中的信息走样。

(三)人际传播在妇幼健康教育中的应用

1. 一对一的医患沟通 在健康教育活动中健康教育人员经常会针对某一个干预对象的特殊不健康行为和具体情况,向其传授健康知识,教授保健技能,启迪其健康信念,说服其改变态度和行为,在医疗领域经常使用。

2. 小组讨论 是属于人际传播中的团体传播(group communication)形式,是一种小群体交流的方法。组织者为了某目的将一定数量(8人左右)具有相似背景的人召集在一起,在主持人的主持下对某一共同关心的主题或对大家某一共同经历进行开放式讨论。通过小组讨论,参与者可以就某一共同的与健康有关的问题谈论自己的认识和看法,而组织者则可以从中获得信息,健康教育工作者可以利用小组讨论传递某种健康信息,并使小组成员在讨论中加深对信息的理解,小组讨论中形成的意见倾向可能产生一种群体压力,这种压力可以帮助部分参与者改变不正确的理念,做出正确行为。

3. 讲座 根据受众的某种需要,针对某专题有组织、有准备地面对目标人群进行的健康教育活动。这种活动形式可以使比较多的目标人群同时接受信息,信息的传播比较直接,如演讲的人具有比较好的知识基础,又有比较好的演讲技巧,则可以给听众比较大的感染力,取得比较好的传播效果。

4. 培训 健康教育人员运用教育的手段针对干预对象的需求进行保健技能的培训(training)。这种培训是培训者和受训者面对面进行的,交流充分,反馈及时,培训者可以运用讲解、演示等方法逐步使受训者理解和掌握需要掌握的健康保健技能。这种培训不同于一般的知识培训,具有针对性强、目标明确、现学现用的特点。这种方式在健康教育活动中是不可缺少的,也是促进受训对象建立健康行为的重要环节。

三、组织传播

(一)概念

组织传播是以组织为主体的信息传播活动,包括组织内部个人与个人、团体与团体、部门与部门、组织与其成员的传播活动以及组织与相关的外部环境之间的交流沟通活动。组织传播既是保障组织内部正常运行的信息纽带,也是组织作为一个整体与外部环境保持互动的信息桥梁。组织传播开始于20世纪初,在20世纪60年代后期,国际传播学会成立"组织传播小组",标志着传播学界对组织传播的认可与重视。

组织传播主要研究传播如何通过组织成员的互动与协调达成组织目标的基本过程,其理论范围包括传播理论、组织管理理论与组织传播理论三个方向;其研究方法涵盖了经验研究与分析研究方法;而其研究的实务包括微观与宏观层次的传播过程与问题、个人与组织层面的传播行为，以及经由成员间互动或／和环境的相互作用而建构的组织结构、文化与组织发展和存活间之关系。

（二）特点

1. 组织传播主要从宏观方面，研究组织的信息传播活动与组织的互动过程，它是非线性的，遵循组织本位。

2. 组织是组织传播的组织者和主体，在具体的组织传播行为中，不论传者是组织，还是组织中的某个中介机构或领导者，或是普通的组织成员，都必须服从组织的需要和安排，经由一定的组织程序，凭借一定的组织系统。

3. 组织掌握着传播的主动权，因而组织传播具有一定的强制性，组织传播首先考虑的是组织发展的需要，遵循的是组织本位。

4. 组织传播的根本宗旨是组织的整个运行、生存和发展。

5. 公共关系在实际操作上以对外为主，而组织传播则内外并重。

6. 组织传播侧重于文化理念层面与社会公众及内外环境进行沟通和交流。

7. 正如凯瑟琳·米勒所说："研究组织传播时，必须注意到传播过程在促进组织及个人目标的协调活动上有何贡献，这样的研究同时也将我们的注意力导向结构与权力对传播的影响之上，及其如何在组织界限的内、外产生影响，并且突显出象征性所显示出的多重意义，以及历史与各种组织因素对传播过程的影响"。

（三）健康组织传播的研究路径和主题（表 25-1）

表 25-1　健康组织传播的研究路径和主题

学科	研究内容
管理科学	研究健康组织结构、流程、人力资源管理，研究其中的传播要素，如传播与凝聚力、职业倦怠、团队绩效、领导力等相关内容
传播学	研究健康组织中的人际传播、组织传播，如医师-医师、医师-护士、护士-护士之间的传播，团队传播等
社会学	生物社会学、医学社会学路径在健康组织中的研究，如健康组织中的身份研究、性别研究、阶层研究、社会支持等
心理学	医疗从业人员心理活动和相关传播活动
政治学	对健康组织中的意识形态、权力、伦理等进行研究，如医者意识形态对医患关系影响，医师、护士权力关系等

专家点评：三种传播方式各具特色。大众传播以速度快、覆盖广为特点，但多为单向交流，适合于动员和倡导；人际传播简便易行，针对性强，可以及时得到反馈，但覆盖面小，适于个人或集体咨询和培训；组织传播既是保障组织内部正常运行的信息纽带，也是组织作为一个整体与外部环境保持互动的信息桥梁。

（游　川　赵更力）

第四节　妇女保健领域健康教育项目的计划与实施

导读：任何一个健康教育项目在实施前都要做一个设计科学的计划，一般要包括 9 个步骤；实施是按照计划的要求去开展健康教育活动、实现计划目标和获取实际效果的过程；评价是指客观实际与预期目标进行的比较。

健康教育和健康促进都强调计划性和科学性，一个完整的健康教育项目应该讲究科学的设计、科学的实施和科学的评价。任何一项健康教育项目或活动应包括计划和设计、实施和评价三个阶段。

一、计划

妇女保健领域的健康教育计划与任何一项健康教育计划一样，只是它所涉及的内容涵盖了促进妇女健康、预防与生殖相关的疾病、控制影响妇女健康的各种危险因素以及政策和组织机构等众多领域。因此，妇女保健健康教育与促进的活动无论周期长短都必须有科学和周密的计划设计。它需要通过科学的预测和决策，提出在未来一定时期内所要达到的目标及实现这一目标的方法、途径等所有活动的过程。

从 20 世纪 90 年代开始，随着我国卫生领域包括妇女保健、计划生育、母亲安全等方面与国际组织的合作的不断扩大，有关健康教育和健康促进计划设计的思维逻辑和系统工作方法框架或工作模式已引入到中国的卫生工作中，以下介绍联合国儿童基金会在资助中国《生命知识》项目时提出的计划设计 9 个基本步骤：

第一步：问题与政策分析
第二步：形势分析

第三步：目标人群分析

第四步：制定目标

第五步：确定教育策略

第六步：材料制作和预试验

第七步：人员培训计划

第八步：活动预日程管理

第九步：监测与评价

前三步为计划前研究阶段，即在正式设计计划之前的准备工作阶段，中心任务是需求评估。一般可通过现有资料回顾分析，如利用卫生统计报表、专项问题调查研究报告或为实施项目的基础调查、现况调查、相关问题的定性研究等，目的是确定优先要解决的妇女保健问题和影响因素是什么？确定目标人群并分析他们的特点和需求，以改变他们的不良健康行为。

后六步为计划活动研究，是就计划本身的具体内容来进行有效活动的研究设计，他们中心的任务是确定对策。目标的建立是非常重要的，即要有总目标（远期目标），也要有切实可行的具体目标（近期目标），只有这样才能体现计划的整体性和特殊性，保证以最小的投入取得最大的效益。要根据实际情况确定策略，要熟悉目标人群的健康问题、知识水平、思想观念、经济状况、风俗习惯等一系列客观资料，提出符合实际情况，制订出有可行性的活动计划。在整个活动过程中不仅要监测所有活动是否按计划日程进行，也要注意过程评价，及时发现问题，及时纠正。

二、实施

实施是一个完整计划的重要组成部分。实施是按照计划的要求去开展健康教育和健康促进活动、实现计划目标和获取实际效果的过程，是体现计划根本思想的具体行动。实施的过程是复杂的，包括的内容多，涉及部门广，因此需要在有科学理论的指导下按步骤实施。

目前在健康教育领域普遍认可的计划实施理论为 SCOPE 模式，它将复杂的实施工作归纳成 5 大环节：即制定实施工作时间表（schedule）、控制实施质量（control of quality）、建立实施的组织机构（organization）、组织和培训实施工作人员（person）、配备所需设备与健康教育材料（equipment and material）。这 5 个环节与实施过程紧密相连，同时 5 个环节之间也相互关联。见图 25-1。

制定实施工作时间表是整个执行计划的核心，

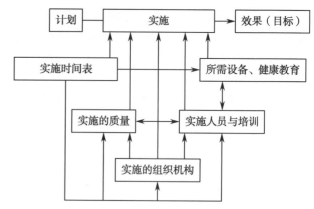

图 25-1　健康教育计划实施的 SCOPE 模式图

也是实现目标管理的依据。它不是一个简单的时间计划，而是一个以时间为引线排列出各项实施工作的内容、具体负责人员、检测指标、经费预算、特殊需求等内容的一个综合时间表。

实施的质量控制是对工作进程、活动内容、活动开展状况、对目标人群的 KAP 及有关的危险因素和经费开支情况的监测和评估，即过程评估和即时效应评估，以发现和解决实施过程中出现的问题，保证计划的顺利实施和取得预期的效果。因此，在实施工作中要十分重视对实施质量的控制，并且应该从计划开始实施之前就建立起有效的监测和质量控制体系。

实施的组织机构应包括管理机构和执行机构，同时还要确定协作单位，建立协作关系，组织机构的建立是项目实施的基本保证，能否有一个强有力的领导机构和一个工作效率高的执行机构，决定着一个计划实施的成败。

实施人员与培训。实施人员应该掌握与实施该项计划有关的知识和技能，虽然培训是必需的，但实施人员原有的知识、技能和经验也十分重要。实施人员包括项目管理人员和专业技术人员。培训的目的一方面是要求实施人员熟悉项目管理程序，能够把计划分解并用具体的方法表达和体现计划的思想和实现计划目标，另一方面要使其掌握相关的知识和技能。培训要有计划，方法要采用参与式教学方法。

计划的实施需要有物质条件的保障，物质条件是实施人员和机构借以达到实施效果的阶梯。实施所需的设备物件大到交通工具，小到纸张铅笔，凡是实施工作所需要的都与计划的顺利实施有着密切的关系。使用好健康教育材料是获取好的传播效果的必要手段和方法。一套高水平的健康教育材料制作应遵循以下 6 个程序：分析需求和确定信息、制作计划、形成初稿、预试验、生产、发放和使用、评价。预试验发现问题后，及时对初稿进行修改。评价是对整个制作程序的评价，这一活动有利于及时总结经验，发现不足，指导其他健康教育材料制作活动。

三、评价

评价是指客观实际与预期目标进行的比较。评价是健康教育计划取得成功的必要保障，它不仅用在制订健康教育的计划的过程中，评估目标人群的健康状况、健康教育需求及资源情况，以确定适宜的干预内容和方法。评价也用在计划实施阶段，及时评价项目实施情况，以保证计划实施的质量和进度。评价的种类和内容如下：

（一）形成评价

形成评价（formative evaluation）又称诊断评价（diagnostic evaluation）或需求评估（needs assessment），是一个为健康教育和健康促进计划设计和发展提供信息的过程。评估内容包括在计划设计阶段进行的目标人群需求评估和他们的 KAP、政策、环境和资源评估等，目的在于使计划符合目标人群的实际情况，使计划更科学、更完善。方法有查阅文献、档案、资料回顾、专家咨询、专题小组讨论、目标人群调查现场观察等。

（二）过程评价

过程评价（process evaluation）始于计划实施开始之时，贯穿于计划执行的全过程。完善的过程评价资料可以为解释计划的产出提供丰富信息。在计划执行阶段，过程评价可以有效地监督和保障计划的顺利实施，从而促进计划目标成功实现。过程评价的内容可包括 3 个方面，即个体、组织和政策环境。常用的评价指标有项目活动执行率、干预活动覆盖率、干预活动暴露率、干预活动有效指数和目标人群满意度等。过程评价方法有查阅档案资料、目标人群调查和现场观察三类。

（三）效应评价

效应评价（impact evaluation）是评估健康教育和健康促进项目导致的目标人群健康相关行为及其影响因素的变化。效应评价内容包括目标人群的知识、态度和信念、实现促进健康行为所需的政策、环境、条件、服务和技术、与目标人群关系密切的人、社会舆论以及项目实施前后目标人群的行为变化程度等。常用的评价指标有：卫生知识均分、卫生知识合格率、卫生知识知晓率、信念持有率、行为流行率、行为改变率、是否有新政策新法规颁布，是否有环境、服务、技术、条件方面的改变等。

（四）结局评价

结局评价（outcome evaluation）是评价健康教育和健康促进项目实施后导致的目标人群健康状况和生活质量的变化情况。评价内容常包括：生理和心理健康指标（身高、体重、血压、血红蛋白等）、疾病和死亡指标（疾病发生率、患病率、死亡率等）、生活质量指数、日常活动量表、生活满意度指数、健康政策、环境条件等。

专家点评：设计一个科学的健康教育项目计划应包括：问题与政策分析、形势分析、目标人群分析、制定目标、确定教育策略、材料制作和预试验、人员培训计划、活动预算和日程管理以及监测与评价九方面内容，并按照计划组织实施，并进行效果评价。

（赵更力 游 川）

参 考 文 献

1. 吕姿之. 健康教育与健康促进. 北京：北京大学医学出版社，2002.
2. 王向阳. 健康传播学. 北京：人民卫生出版社，1993.
3. 胡河宁，叶玉枝. 组织传播学的界定及其意义. 中国人民大学学报，2004，6：2004.
4. 凯瑟琳·米勒. 组织传播. 2 版. 袁军，石丹，周积华，等译. 北京：北京华夏出版社，2000.

中英文名词对照索引